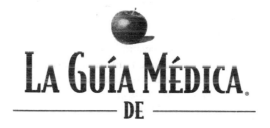

La Guía Médica.
DE
REMEDIOS ALIMENTICIOS

**Desde el aguacate hasta
las zanahorias, expertos en la nutrición
revelan qué debe comer para prevenir y
tratar más de 100 enfermedades**

por **Selene Yeager**
y los editores de

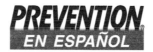

RODALE

INTRODUCCIÓN
Curas de la cocina

Llevamos cientos de años comiendo prácticamente lo mismo, y parece difícil que se pueda decir algo nuevo acerca de los alimentos que todos los días aparecen en nuestras mesas. ¿Qué es lo que este libro ofrece de nuevo, pues?

De hecho son muchísimas cosas. Empecemos por la quercetina. La mayoría de las personas, entre ellas un gran número de médicos, nunca la han oído mencionar. Sin embargo, en este libro damos cuenta de la asombrosa capacidad para proteger el corazón que distingue a esta sustancia recién descubierta presente en la manzana y en otras frutas. También vale la pena mencionar el licopeno. Este compuesto se encuentra en el tomate y el albaricoque (chabacano, damasco) y tiene la virtud de reducir enormemente el riesgo de sufrir cáncer.

La quercetina, el licopeno, los flavonoides, el sulforafano y el alfacaroteno sólo son unas cuantas de las sustancias increíblemente poderosas que aportan a los alimentos la capacidad de prevenir e incluso detener el desarrollo de muchísimas enfermedades. Estas y muchas otras desfilan por las páginas de este libro, desde las vitaminas y los minerales más conocidos hasta los compuestos naturales recién descubiertos cuyos nombres a veces parecen ser trabalenguas. Todos los que redactamos los libros de *Prevention en Español* nos pasamos más de dos años estudiando las revistas científicas y entrevistando a cientos de los más destacados expertos en alimentación. Queríamos reunir para nuestros lectores los mejores consejos y la información más reciente acerca de cómo aprovechar la comida que a todos nos encanta para evitar las enfermedades que nadie quiere sufrir. Quedamos sorprendidos de lo que descubrimos, y usted seguramente se sorprenderá también.

En las páginas de este libro averiguará que, para decir que un alimento es "curativo", muchas veces debe contener más que sólo vitaminas, minerales y fibra. Muchos alimentos también contienen una gran cantidad de unas sustancias curativas microscópicas llamadas fitonutrientes. Al parecer los fitonutrientes son tan buenos para la salud que algunos científicos les llaman "las vitaminas del mañana".

El descubrimiento de los fitonutrientes ha transformado de raíz nuestro conocimiento sobre los alimentos. Desde hace mucho tiempo se sabe, por ejemplo, que la fibra dietética de la avena hace que baje el colesterol. Pues resulta que este cereal también protege el corazón de otra forma. Los científicos

En la cocina

Hay aceites de oliva muy finos, de sabor exquisito y precios muy elevados, por desgracia. Otros son mucho más económicos, lo cual desde luego se refleja en su sabor. Muchas personas tienen dos (o más) tipos de aceite de oliva en la cocina: uno *gourmet* para esparcir sobre las ensaladas o las pastas en pequeñas cantidades y un aceite menos fino para cocinar.

- **Extra virgen:** Entre los aceites de oliva este es el modelo de lujo. Por lo común se utiliza para sazonar, no para cocinar. Cuando compre aceite de oliva extra virgen, fíjese en el color. Entre más oscuro sea, más intenso será el sabor a oliva.
- **Puro o virgen:** Este aceite de oliva es más pálido que el extra virgen y tiene un sabor menos fuerte. Normalmente se utiliza para freír a temperaturas bajas o medianas.
- **Ligero:** Este aceite de oliva lo suelen preferir las personas que quieren mimar su corazón con los beneficios de las grasas monoinsaturadas, pero a las que no les agrada que tenga un fuerte sabor a oliva. Este aceite soporta muy bien el calor, así que puede usarse para freír a temperaturas altas.

maneras muy diferentes dentro del cuerpo. Las grasas saturadas, por ejemplo, son sumamente destructivas. Este tipo de grasa se encuentra en los tipos de aceites que mencionamos anteriormente así como en las carnes y los productos lácteos. La grasa saturada le dificulta al cuerpo deshacerse del colesterol lipoproteínico de baja densidad (o *LDL* por sus siglas en inglés), el cual obstruye las arterias y aumenta el riesgo de sufrir enfermedades cardíacas.

El aceite de oliva, por el contrario, es una grasa monoinsaturada. Cuando las grasas saturadas se sustituyen por aceite de oliva en la alimentación, el nivel del colesterol LDL disminuye sin afectar en absoluto el colesterol lipoproteínico de alta densidad, el cual es bueno para la salud.

A los griegos les encanta el aceite de oliva y comen muy poca mantequilla o margarina, agrega el Dr. Trichopoulos. Es más, su comida fuerte del día por lo general consiste en verduras o legumbres en lugar de carne. Por lo tanto consumen muy poca grasa saturada y mucho aceite de oliva.

El proyecto científico denominado *La investigación de siete países* descubrió que en los Estados Unidos las enfermedades cardíacas causan el 46 por ciento de las muertes entre los hombres de mediana edad. En Creta, por el contrario, esta cifra baja a un índice del 4 por ciento, o sea, más de 10 veces menor.

Química para el corazón

La grasa monoinsaturada no es el único componente del aceite de oliva que consiente el corazón. También cuenta con otros compuestos benéficos capaces de prevenir los daños a las arterias.

Sucede lo siguiente. El cuerpo produce de manera natural unas moléculas nocivas de oxígeno llamadas radicales libres. Estas moléculas dañan el colesterol LDL en el torrente sanguíneo, lo cual aumenta la probabilidad de que esta sustancia perjudicial se pegue a las paredes de las arterias. No obstante, varios de los compuestos presentes en el aceite de oliva, como los polifenoles, son poderosos antioxidantes, lo que significa que pueden neutralizar los radicales libres antes de que hagan daño, según explica el Dr. Trichopoulos. De esta forma, aumentar el consumo de aceite de oliva puede ayudar a mantener despejadas las arterias. (Para más información sobre los radicales libres, vea la página 591).

El mejor amigo de la mujer

Dijo Marilyn Monroe que los diamantes son los mejores amigos de la mujer, pero cuando se trata de la salud y no de lucirse, parece que la estrella norteamericana se equivocó. Resulta que el aceite de oliva tal vez sirva para proteger los senos. En un estudio que abarcó a más de 2,300 mujeres, un grupo de investigadores pertenecientes a las Escuelas de Salud Pública de Harvard y de Atenas en Grecia observaron que en las mujeres que consumían aceite de oliva más de una vez al día, el riesgo de sufrir cáncer de mama disminuía en un 25 por ciento en comparación con aquellas que lo ingerían con menor frecuencia. De hecho, las mujeres griegas tienen mucha menos probabilidad de morir de cáncer de mama que las estadounidenses.

"Aún no estamos seguros de cómo explicar este aparente efecto protector", admite el Dr. Trichopoulos. Sin embargo, se sabe que el aceite de oliva es rico en vitamina E, la cual se ha demostrado que evita los daños celulares que pueden producir cáncer. Y desde luego es posible que los mismos polifenoles que ayudan a impedir que los radicales libres perjudiquen el corazón influyan en la prevención del cáncer.

Cómo maximizar sus poderes curativos

Escoja el extra virgen. Todos los aceites de oliva son ricos en grasas monoinsaturadas, pero no contienen cantidades iguales de polifenoles. Escoja un aceite de oliva cuya etiqueta diga "extra virgen" para obtener la mayor cantidad posible de estos guerreros en la lucha contra las enfermedades. Este tipo de aceite se obtiene cuando las aceitunas perfectamente maduras se exprimen una sola vez, proceso que deja intactos los polifenoles y mantiene el aceite libre de ácidos amargos.

Enfríelo. No siempre se usa mucho aceite de oliva, por lo que tiende a estropearse en la despensa (alacena, gabinete), perdiendo su buen sabor y también sus compuestos benéficos. Para mantenerlo fresco guárdelo en el refrigerador o en otro lugar oscuro y fresco. Para que fluya nuevamente con facilidad basta con dejarlo a temperatura ambiente para que se le quite lo frío.

Nota: Si no reconoce algún término en este capítulo, vea el glosario en la página 711.

Aliño (aderezo) de limón y romero

1   **ramita de romero (*rosemary*) fresco**

1   **diente pequeño de ajo**

1   **tira de cáscara de limón (1" × ½" o 2.5 cm × 1.25 cm)**

¾   **taza de aceite de oliva**

¼   **taza de jugo fresco de limón**

POR CUCHARADA

calorías	**90**
grasa total	**10.1 g**
grasa saturada	**1.4 g**
colesterol	**0 mg**
sodio	**0 mg**
fibra dietética	**0 g**

Ponga el romero y el ajo en una tabla para picar. Machaque el ajo ligeramente con la parte plana de un cuchillo pesado. Frote las hojas de romero entre sus dedos para que suelten sus aceites esenciales. Coloque el romero, el ajo y la cáscara de limón en un frasco limpio con una tapa que se ajuste bien. Agregue el aceite y el jugo de limón. Tape el frasco y agite bien. Ponga en el refrigerador si no lo va a usar enseguida. Agite el aliño antes de servir.

Para 1 taza

Consejo de cocina: El aceite de oliva puro produce un aliño con un suave sabor a oliva. Si prefiere un sabor más intenso puede utilizar una mezcla mitad aceite de oliva extra virgen y mitad aceite de oliva puro. El aliño se conserva en el refrigerador durante 1 semana como máximo. Espárzalo encima de verduras preparadas al vapor, pescado o mariscos. También puede usarlo con pastas, ensaladas de papa u otras ensaladas.

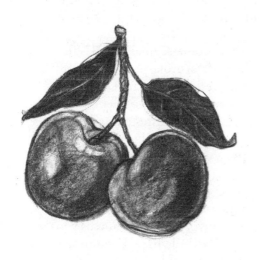

ACEROLA
Baya boricua
bien benéfica

Poderes curativos
Fortalece el sistema
inmunitario

Ayuda a acelerar la
curación de las heridas

Evita las enfermedades
cardíacas

Protege contra
cancerígenos

A pesar de ser una isla pequeña, Puerto Rico ha brindado mucho a este mundo: escritoras como Julia de Burgos y Rosario Ferré; inmortales peloteros como Roberto Clemente y Orlando Cepeda; doctoras como la antigua Cirujana General de los Estados Unidos, Dra. Antonia Novelló; músicos como el gran compositor Rafael Hernández, el legendario Cheo Feliciano y el fenómeno musical mundial que es Ricky Martin. Y ahora los estudios indican que la isla del encanto —más sus hermanas antillanas— nos ha vuelto a brindar otro beneficio. No se trata de otro gran artista, atleta o figura literaria, sino de una simple baya: la acerola.

Esta humilde fruta es la fuente natural de vitamina C más rica del mundo, lo cual indica que fortalece el sistema inmunitario y ayuda a impedir algunos de los males relacionados con el envejecimiento, como las enfermedades del corazón y el cáncer.

"En Puerto Rico e incluso en los estados más calurosos como la Florida, la gente cultiva la acerola en sus jardines traseros", afirma Arturo Cedeño-Maldonado, Ph.D., profesor de Fisiología Botánica de la Universidad de Puerto Rico en Mayagüez. Una de las dos variedades de la acerola es bastante dulce y se puede comer como si se tratara de uvas. La otra es muy ácida. Sin embargo, tiene un contenido más alto de vitamina C. Con frecuencia esta última variedad se prepara en forma de mermelada, jalea o jugo.

Contiene mucha "C" curativa

Muchas personas aumentan su consumo de toronjas (pomelos) o jugo de naranja (china) a la primera señal de un resfriado (catarro). Tiene sentido porque se ha demostrado que la vitamina C, presente en abundancia en los cítricos, ayuda a aliviar los síntomas de esta afección.

Por su parte, en el Caribe las personas podrían comerse unas acerolas frescas como medida de prevención. Una sola baya de acerola proporciona 80 miligramos de vitamina C, el 133 por ciento de la Cantidad Diaria Recomendada. A manera de comparación, una naranja entera contiene más o menos 70 miligramos. Ni siquiera la guayaba, una de las fuentes naturales más ricas de vitamina C, puede competir con estos niveles. Una baya de acerola cuenta con casi 10 veces más vitamina C que una cantidad semejante de guayaba.

El alivio de los síntomas del resfriado no es el único beneficio que aporta la vitamina C. También ayuda al cuerpo a producir colágeno, una proteína fibrosa dura que colabora a construir el tejido conjuntivo, la piel, los huesos y los dientes y que interviene en la curación de las heridas. Además, la vitamina C protege el cuerpo contra los radicales libres, unas moléculas de oxígeno que dañan las células y que según se cree actualmente contribuyen al desarrollo del cáncer, las enfermedades cardíacas y muchos males más. (Para más información sobre los radicales libres, vea la página 591).

En la cocina

En vista de que en los Estados Unidos la acerola es difícil de conseguir en los súper (colmados), la mayoría de las personas no saben qué hacer con ella en la cocina. Para quienes tienen la suerte de contar con un acerolo en su jardín incluimos algunos consejos sobre cómo preparar su fruta.

- La acerola fresca puede usarse de la misma forma que cualquier baya: en jaleas, mermeladas, pasteles (pays, tartas, *pies*) u otros postres de frutas. Sin embargo, si se trata de la variedad ácida hay que tener en cuenta que le hará falta mucha azúcar para darle buen sabor.

- La acerola seca se puede machacar con un rodillo (palo de amasar, fuslero, amasador) para luego agregarse en pequeñas cantidades a pasteles, confituras o mermeladas de frutas con especias (*fruit butters*). Se conserva durante meses en un frasco de vidrio con la tapa bien cerrada, si periódicamente se le revisa para tirar las bayas mohosas.

Cómo maximizar sus poderes curativos

Disfrute el dulce. Es cierto que las variedades ácidas de la acerola ofrecen más vitamina C que las dulces, pero en realidad no importa. "La fruta dulce también contiene una enorme cantidad de vitamina C", indica el Dr. Cedeño-Maldonado.

Pruébela procesada. En Puerto Rico hay tiendas de alimentos selectos que venden mermeladas, jaleas y jugos de acerola. Su contenido de vitamina C se reduce un poco en comparación con las bayas frescas, pero siguen siendo fuentes muy buenas de este nutriente. "Se ha encontrado que estos productos retienen entre el 60 y el 80 por ciento de su contenido original de vitamina C", explica el Dr. Cedeño-Maldonado.

Tómese un té. Secas y machacadas, las bayas de la acerola sirven para preparar té. Desafortunadamente el proceso de hervirlas o de dejarlas en infusión reduce su contenido de vitamina C más o menos a la mitad. Para obtener la mayor dosis posible de vitamina C por taza, tal vez quiera agregar un mayor número de bayas.

Nota: Si no reconoce algún término en este capítulo, vea el glosario en la página 711.

ACIDEZ ESTOMACAL
Alimentos que apagan el ardor

Las personas que han sufrido acidez estomacal conocen esa sensación de que el pecho se les incendia por dentro. De hecho, el dolor puede llegar a ser tan intenso que algunas personas corren a ver al médico por temor a que se trate de un ataque cardíaco.

Sin embargo, en realidad la acidez estomacal no tiene nada que ver con el corazón. Se produce cuando los jugos digestivos del estómago, llenos de ácidos, se introducen en el esófago, el tubo que conecta la boca con el estómago. En condiciones normales, un músculo pequeño y apretado ubicado en la base del esófago, una especie de esfínter conocido como el músculo frenoesofágico (o *LES* por sus siglas en inglés), impide que estos jugos se escapen. No obstante, cuando el músculo se relaja en el momento equivocado los jugos estomacales suben y literalmente queman los sensibles tejidos del esófago. Esto es lo que provoca el ardor.

Las principales causas de la acidez estomacal son los alimentos que comemos diariamente y la hora a la que los comemos. Pero también hay alimentos que se encargan de apagar el ardor en un dos por tres. Por lo tanto, antes de salir corriendo a la farmacia para comprar un antiácido pase primero a su propia cocina.

"Modificar la alimentación sigue siendo la principal forma de tratamiento para las personas con acidez estomacal", afirma la Dra. Suzanne Rose, una gastroenteróloga del Centro Médico del Hospital de Nueva York y Cornell en la ciudad de Nueva York.

CURACIÓN INTERNA

Un alimento que puede ayudar a controlar la acidez estomacal es el jengibre, indica John Hibbs, un naturópata y profesor adjunto de Medicina Clínica en la Universidad Bastyr de Seattle, Washington. El jengibre ayuda a aumentar la fuerza de contención del LES, lo cual contribuye a mantener el ácido en el lugar que le corresponde. El sabor del jengibre fresco es muy fuerte, por lo que es mejor prepararse un té. Para ello se agrega entre ½ y 1 cucharadita de jengibre recién rallado (o entre ¼ y ½ cucharadita de jengibre en polvo) a una taza de agua caliente. Se deja reposar 10 minutos, se cuela el jengibre y se toma el té.

Otra forma de acabar con la acidez es comiendo pasta, arroz, papas u otros alimentos ricos en carbohidratos complejos, los cuales absorben el ácido del estómago, sugiere Ara H. DerMarderosian, Ph.D., profesor de Farmacognosia en el Colegio de Farmacia y Ciencia en Filadelfia, Pensilvania.

Por último es buena idea no acostarse muy pronto después de haber comido, recomienda la Dra. Rose. Cuando el estómago se encuentra lleno se le facilita al ácido subir hacia el esófago, sobre todo al adoptar una posición tendida, por la fuerza de la gravedad. Al permanecer erguido, ya sea de pie o sentado en una silla, es más probable que el ácido se quede abajo.

LOS CULPABLES COMUNES

Los investigadores calculan que todos los días sufren acidez estomacal hasta 25 millones de personas en los Estados Unidos. Por otra parte, los estadounidenses consumimos más calorías provenientes de la grasa que casi cualquier otro pueblo en el mundo. ¿Será coincidencia? Los científicos lo dudan.

Algunos estudios han demostrado que varios alimentos, sobre todo los que tienen un alto contenido de grasa, como la mantequilla y la carne roja, llegan a reducir temporalmente la fuerza de contención del LES. En una investigación realizada por expertos de la Escuela de Medicina Bowman Gray de la Universidad Wake Forest en Winston-Salem, Carolina del Norte, por ejemplo, se descubrió que las personas que consumían comidas ricas en grasa quedaban expuestas al ácido durante cuatro veces más tiempo que quienes comían alimentos con un menor contenido de grasa.

El chocolate es otro culpable común. Además de tener mucha grasa es posible que también cuente con otros compuestos que se encargan de relajar el LES aún más. En otro estudio llevado a cabo por la Escuela Bowman Gray, los investigadores observaron que el ácido estomacal sube al esófago durante un período de hasta una hora después de haber comido chocolate.

Los alimentos con un alto contenido de grasa no son el único problema. A algunas personas la cebolla les produce acidez estomacal, por ejemplo. Los científicos no están seguros de cuál es la sustancia de la cebolla que provoca el ardor, pero a algunas personas una sola rodaja les da acidez.

La menta (*peppermint*) que muchas veces se agrega a los productos panificados, el helado y los dulces también provoca acidez estomacal con frecuencia.

Por último hay que evitar los alimentos condimentados hasta que la acidez estomacal haya desaparecido por completo. Muchas personas no dudan en atacar los sensibles tejidos del esófago con una comida de chile (ají o pimiento picante) o un vaso de jugo de naranja (china). No es necesario que nadie renuncie por completo a sus alimentos preferidos. Sólo hay que evitarlos por unos días hasta sentirse mejor.

Nota: Si no reconoce algún término en este capítulo, vea el glosario en la página 711.

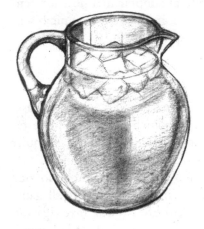

AGUA
El combustible del cuerpo

Poderes curativos

Reduce el riesgo de desarrollar cálculos renales

Evita el estreñimiento

Devuelve la energía

Cuando el radiador de un carro se queda sin agua empieza a echar vapor y se para. Algunas personas nunca permitirían que esto les sucediera a sus automóviles. Sin embargo, esas mismas personas muchas veces son capaces de andar por la vida sin echarle suficiente agua a su propio "radiador": su cuerpo. A cada célula del cuerpo le hacen falta líquidos para disolver y transportar las vitaminas, los minerales, el azúcar y las demás sustancias químicas que utiliza. Por lo tanto, la persona que no toma suficiente agua termina sintiéndose como un cacharro (carcacha).

La persona común pierde más o menos el 2 por ciento de su peso corporal (aproximadamente 1½ cuartos de galón/1.42 l de agua) a través de la orina, el sudor y otros líquidos corporales todos los días. Para recuperar estos líquidos, los médicos recomiendan tomar por lo menos ocho vasos de agua, leche o jugo al día, o más si usted es una persona corpulenta, ha rebasado los 55 años de edad, tiene un resfriado (catarro) o suele estar activa físicamente.

Para asegurarse de que se tome suficiente agua, el cerebro cuenta con sensores especiales ubicados en una parte conocida como el tálamo, los cuales se mantienen al tanto de los niveles de sodio en la sangre. Un aumento en las concentraciones de sodio significa que el nivel de agua anda bajo. Entonces el cerebro envía una señal —la sed— para indicar que es hora de servirse un vaso de agua.

Por lo general este sistema funciona muy bien. No obstante, conforme envejecemos el sensor de la sed pierde sensibilidad, por lo que no siempre bebemos lo suficiente, afirma Lucia Kaiser, R.D., Ph.D., profesora adjunta de Nutrición de la Universidad de California en Davis. Además, a veces estamos tan ocupados que no nos tomamos el tiempo necesario para beber algo. Esto puede provocar varios problemas serios, desde cálculos renales hasta estreñimiento o fatiga. Veamos algunas de las formas en que el agua puede ayudar a mantenernos saludables.

El caso de los cálculos

Los hombres dicen que los cálculos renales provocan el dolor más intenso que han sentido en sus vidas. Las mujeres dicen que prefieren el dolor del parto. Tanto los unos como las otras están de acuerdo en que una vez que se ha tenido un cálculo renal nunca se quiere pasar nuevamente por la misma experiencia.

Una forma de asegurar que así sea es bebiendo una cantidad suficiente de agua, afirman los médicos. Normalmente gran parte de los desechos corporales se disuelven en líquidos y se eliminan a través de la orina. Sin embargo, cuando no se toma suficiente agua los desechos pueden llegar a concentrarse y a formar cristales que posteriormente se unen para producir los cálculos renales.

"Les digo a las personas que piensen en el interior de sus cuerpos como si fuera su cocina —explica Bernell Baldwin, Ph.D., especialista en Fisiología Aplicada del Centro de Estilo de Vida y Hospital Wildwood en Georgia—. No se le puede pedir al cuerpo que lave sus platos (trastes) sin darle suficiente agua"

Hay una forma fácil de saber si se está bebiendo una cantidad suficiente de agua. Sólo hay que fijarse en la orina. Salvo por la mañana, cuando se lleva toda la noche sin tomar nada, la orina debe ser de color amarillo pálido o incluso transparente. Si se ve oscura significa que los desechos están demasiado concentrados y que se debe tomar más agua.

El agua ablanda

Otra forma en que el agua ayuda a eliminar los desechos del cuerpo es al mantener blando el excremento, lo cual contribuye a evitar el estreñimiento, afirma el Dr. Baldwin. Cuando no se toma suficiente agua, el excremento se pone duro y seco y tarda más en recorrer el intestino.

El estreñimiento es incómodo, pero este detalle es lo de menos, agrega el Dr. Baldwin. Diversos estudios han demostrado que puede provocar otros problemas, como hemorroides (almorranas), diverticulosis cólica e incluso cáncer del colon.

"Se deben beber dos vasos de agua más o menos media hora antes de desayunar —recomienda el Dr. Baldwin—. Además de hidratar al cuerpo esto prepara el organismo, pues saca los desechos y lo deja listo para los alimentos".

El fin de la fatiga

Por lo común atribuimos la fatiga a la falta de sueño o el exceso de trabajo. No obstante, en muchos casos el problema es aún más elemental: escasez de agua.

Sucede lo siguiente: cuando no se toma suficiente agua las células empiezan a secarse un poco en todo el cuerpo. Para saciar esta sed extraen agua del lugar que tienen más a la mano: el torrente sanguíneo. La sangre queda espesa, como con sedimentos, y resulta más difícil de bombear. El cuerpo tiene que trabajar más para moverla y la energía de la persona disminuye, según explica el Dr. Baldwin.

No hay que deshidratarse por completo para sentir este efecto. Los investigadores a cargo de un pequeño estudio de ciclistas hallaron que el rendimiento de estos bajaba con tan sólo perder una cantidad de líquidos equivalente al 2 por ciento de su peso corporal, o sea, unos seis vasos de agua.

Un arma contra el hambre

Uno de los beneficios más agradables de tomar más agua es que esto ayuda a bajar de peso. En primer lugar, muchas veces se tiene la impresión de que es hora de comer cuando en realidad sólo se tiene sed. Tomar agua es una excelente forma de sofocar las punzadas del hambre. Además, cuando se bebe algo a la hora de la comida es más probable que se consuman menos calorías, según indica la Dra. Kaiser.

El agua también puede ayudar de otra forma. Cuando se toma fría (40°F/4°C o menos) hasta se queman calorías, porque el cuerpo tiene que elevar la temperatura del agua a 98.6°F (37°C). Para ello quema un poco menos de 1 caloría por cada onza (30 ml) de agua. Por lo tanto, si se toman ocho vasos de agua fría al día se queman más o menos 62 calorías. En total esto suma 430 calorías a la semana, según Ellington Darden, Ph.D., un científico dedicado al estudio del ejercicio en Colorado Springs, Colorado.

Cómo maximizar sus poderes curativos

Aprenda a beber al comer. Beber no es la única forma de agregar más agua a la alimentación. Muchos alimentos contienen agua. Un plato de sopa o un guiso (estofado), por ejemplo, puede contribuir mucho a satisfacer las necesidades diarias de agua, explica la Dra. Kaiser. "Para obtener más líquidos todavía, agregue unas verduras crujientes como apio y pimiento (ají, pimiento morrón) a estos platillos", sugiere la nutrióloga.

Disfrute la fruta. Las frutas jugosas, como la sandía, el cantaloup (melón chino), la naranja (china) y la toronja (pomelo), están compuestos principalmente de agua, por lo que son una forma excelente (y conveniente) de agregarla a su alimentación, opina la Dra. Kaiser.

Busque sus bebidas con cuidado. Los jugos y el té descafeinado cuentan como agua, pero no las bebidas que contienen cafeína, como el café y el refresco (soda) de cola. De hecho, al igual que el alcohol las bebidas que contienen cafeína son diuréticas, lo que significa que extraen más agua del cuerpo de la que le brindan. Para compensar este efecto hay que tomar un vaso de agua por cada bebida alcohólica o con cafeína.

Nota: Si no reconoce algún término en este capítulo, vea el glosario en la página 711.

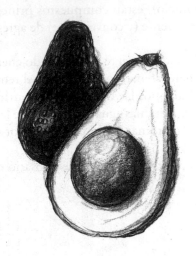

AGUACATE
Deleite dotado con poderes antidiabéticos

Poderes curativos
Ayuda a controlar la diabetes

Controla el colesterol

Baja la presión arterial

Previene los defectos de nacimiento

Sin lugar a dudas, el aguacate (palta) es bueno para la salud. Nos aporta nutrientes valiosos como el folato y el potasio. Su alto contenido de grasa monoinsaturada es un excelente auxilio alimenticio para los diabéticos y los que padecen de problemas cardíacos.

No obstante, con el aguacate la clave es la moderación. ¿Por qué? Porque la grasa monoinsaturada que contiene —por más saludable que sea— aún engorda. Después de todo es grasa. Y todos sabemos que si consumimos demasiada grasa por la boca, esta termina depositada en nuestras barrigas, muslos y caderas, por mencionar algunos de los lugares populares que frecuenta esta amiga —y enemiga— alimenticia. En fin, es la fruta que más grasa contiene: 30 gramos por pieza, la mitad de la cantidad diaria recomendada por los dietistas para un adulto común.

Ahora bien, esto no quiere decir que tiene que eliminarlo por completo de sus ensaladas. Como ya verá, en moderación puede ser muy eficaz contra varios males.

SUS DOTES ANTIDIABETES

A los diabéticos por lo común se les dice que coman más carbohidratos y reduzcan su consumo de grasa. En términos generales estos consejos son buenos, pero no necesariamente para todos.

Los médicos han descubierto que una gran cantidad de carbohidratos pueden llegar a aumentar el nivel de triglicéridos en la sangre de algunas personas con diabetes. Los triglicéridos son una grasa sanguínea que al parecer fomenta las enfermedades cardíacas. Sin embargo, cuando una parte de esos carbohidratos se sustituyen por grasa, sobre todo por grasa del tipo que contienen los aguacates, tiende a bajar la cantidad de peligrosos triglicéridos en el torrente sanguíneo.

El aguacate es una rica fuente de varios tipos de grasa monoinsaturada, sobre todo de una llamada ácido oleico. "Hemos observado que las grasas monoinsaturadas mejoran el nivel de grasa en el cuerpo y ayudan a controlar la diabetes", dice el Dr. Abhimanyu Garg, profesor adjunto de Medicina Interna y Nutrición Clínica en el Centro Médico del Sudoeste de la Universidad de Texas en Dallas.

En un estudio realizado en México, los científicos sometieron a 16 mujeres diabéticas a una dieta

relativamente alta en grasa; más o menos el 40 por ciento de las calorías que consumían provenían de esta fuente. La mayor parte de esta grasa provenía del aguacate. ¿Y qué pasó? Su nivel de triglicéridos bajó en un 20 por ciento. Las mujeres que se alimentaron con una dieta más rica en carbohidratos, por el contrario, sólo experimentaron una reducción del 7 por ciento en su nivel de triglicéridos.

"Lo bueno del aguacate es que contiene mucha grasa monoinsaturada", dice el Dr. Garg. Para alguien que debe consumir 2,000 calorías diarias, por ejemplo, sería aconsejable ingerir 33 gramos de grasa monoinsaturada. "Un solo aguacate contiene más o menos 20 gramos", señala el experto.

UN REDUCTOR CON SABOR

Los muchos beneficios que ofrece el aguacate no se limitan sólo a los diabéticos. Basta con aumentar un poco su consumo de aguacate para que el ácido

En la cocina

Aunque usted nunca haya escogido, preparado ni comido un aguacate (palta), no se preocupe. No es nada del otro mundo.

Con la ayuda de estos consejos, pronto será un experto.

Déjelos madurar. Al igual que el plátano, el aguacate queda mejor si no se deja madurar en el árbol. Por lo tanto, se recoge y se vende verde. Déjelo madurar en su cocina durante varios días (fuera del refrigerador), hasta que se suavice un poco.

Deshuéselo para disfrutarlo. Para abrir un aguacate, córtelo a lo largo, dando toda la vuelta al hueso con el cuchillo. Sujete cada mitad con una mano y hágalas girar en direcciones opuestas para separarlas. Saque el hueso haciendo palanca con la punta de una cuchara.

Échele limón. La superficie del aguacate pelado se oscurece muy rápido al contacto con el aire. Rocíela con un poco de jugo de limón o de limón verde (lima) para que conserve su color natural.

oleico contenido en esta fruta le ayude a bajar su nivel de colesterol.

¿Qué mejor lugar para estudiar el aguacate que en México, donde el guacamole no puede faltar en ninguna mesa? Otro pequeño estudio llevado a cabo en ese país comparó los efectos de dos dietas bajas en grasa con respecto al colesterol. Las dietas eran exactamente iguales, excepto que una de ellas incluía aguacate. Los investigadores observaron que ambas hacían bajar el nivel del colesterol lipoproteínico de baja densidad, la variedad perjudicial de colesterol. Sin embargo, la que contenía aguacate también aumentaba el nivel del saludable colesterol lipoproteínico de alta densidad, además de bajar un poco el de los triglicéridos.

No contento con eso, el aguacate también ataca el colesterol por otro lado al agregar una saludable cantidad de fibra a la alimentación, indica el Dr. Garg. La fibra hace que el excremento sea más voluminoso, lo cual sirve para que se expulse más rápido del cuerpo, con todo y el colesterol que contiene. Un solo aguacate contiene más fibra que un *muffin* (panqué) de salvado: 10 gramos, es decir, el 40 por ciento de la Cantidad Diaria Recomendada (o *DV* por sus siglas en inglés).

PROPORCIONA POTASIO POTENTE

Además de todo, el aguacate es una auténtica mina de potasio. Sólo la mitad de uno tiene 548 miligramos, o sea, el 16 por ciento de la DV y un 15 por ciento más que un plátano amarillo (guineo, banana) mediano, que es la fuente más conocida de este mineral.

Diversos estudios han demostrado que al comer una buena cantidad de alimentos ricos en potasio, como el aguacate, disminuye en mucho el peligro de sufrir hipertensión (presión arterial alta) y las enfermedades relacionadas con esta afección, como ataques cardíacos y derrame cerebral.

"Es imposible consumir demasiado potasio", dice David B. Young, Ph.D., profesor de Fisiología y Biofísica de la Universidad de Mississippi en Jackson. En opinión del experto, basta con agregar pequeñas cantidades a la alimentación para obtener grandes beneficios.

BUENO PARA SU BEBÉ

El aguacate es un alimento perfecto para la mujer durante el embarazo, cuando es muy importante que obtenga suficiente folato. Este nutriente ayuda

---

Ensalada de aguacate y jícama

2 **tazas de jícama pelada y picada en palitos**

¼ **taza de jugo de naranja (china) fresco**

2 **cucharadas de cebolla picada en trocitos**

1 **chile serrano pequeno, picado en rodajas (use guantes de plástico al tocarlo)**

⅛ **cucharadita de chile en polvo**

1 **aguacate (palta) de la Florida**

1 **cucharada de cilantro fresco picado**

POR PORCIÓN

calorías	**121**
grasa total	**6.9 g**
grasa saturada	**1.4 g**
colesterol	**0 mg**
sodio	**9 mg**
fibra dietética	**4 g**

Ponga la jícama en un platón extendido.

Mezcle el jugo de naranja, la cebolla, el chile serrano y el chile en polvo en un tazón (recipiente) pequeño. Vierta más o menos la mitad de este aderezo sobre la jícama y mezcle bien. Extienda la jícama sobre el platón de manera uniforme.

Corte el aguacate a la mitad a lo largo y haga girar las mitades suavemente para separarlas. Saque el hueso y tírelo. Pele cada mitad de aguacate y luego córtelo en rebanadas delgadas a lo largo. Acomode las rebanadas de aguacate sobre el lecho de jícama en forma de los rayos de una rueda.

Rocíe con el aderezo restante. Extienda el aderezo suavemente sobre las rebanadas de aguacate con el dorso de una cuchara, hasta que queden perfectamente cubiertas. Tape la ensalada y póngala en el refrigerador de 15 a 30 minutos. Espolvoree con el cilantro.

Para 4 porciones

a prevenir ciertos defectos de nacimiento del cerebro y la espina dorsal que pueden llegar a ser mortales. Si bien la alimentación de muchas mujeres no contiene una cantidad suficiente de folato, el aguacate puede ayudarles a remediar esta situación. La mitad de uno contiene 57 microgramos de folato, el 14 por ciento de la DV.

Sin embargo, por importante que el folato sea para las futuras mamás, no se trata de reservar el guacamole sólo para ellas. Se trata de un nutriente esencial que todos necesitamos para que nuestros nervios funcionen como es debido. También es posible que el folato ayude a combatir las enfermedades cardíacas.

Cómo maximizar sus poderes curativos

Que la variedad de la Florida sea su preferida. Aunque la grasa monoinsaturada del aguacate hace que baje el colesterol en sus venas, no hay que olvidar que también tiene la mala costumbre de hacer subir de peso. A fin de aprovechar al máximo los nutrientes que ofrece esta fruta sin consumir tanta grasa, compre el aguacate de la Florida. Esta variedad tiene más o menos dos tercios de las calorías y la mitad de la grasa de los que se cultivan en California.

Cómprelo en el momento justo. También hay otra manera de evitar la grasa mientras disfruta de esta delicia: compre los aguacates cosechados entre noviembre y marzo. Tienen hasta dos tercios menos de la grasa de los recogidos en septiembre u octubre.

Nota: Si no reconoce algún término en este capítulo, vea el glosario en la página 711.

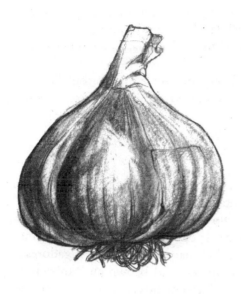

AJO
Amigo antibiótico y anticanceroso

Poderes curativos
Previene las enfermedades cardíacas y el derrame cerebral

Reduce el riesgo de contraer cáncer del estómago y del colon

Baja los triglicéridos y el colesterol

Alivia las infecciones del oído

Este bulbo humilde no es solamente un ingrediente imprescindible en la cocina. Probablemente usted ya sepa esto, dado que el ajo es un conocido remedio casero empleado en muchos hogares, en particular entre los de los latinos. Lo que quizás no sepa es que los científicos elogian al ajo tanto como lo hacía su mamá o abuelita. Y lo hacen por muy buenas razones: 1,200 razones, para ser exacto. Esta es la cantidad de estudios que confirman todos los beneficios que este bulbo brinda a nuestra salud. He aquí un resumen breve de sus propiedades curativas:

- Los estudios demuestran que el ajo baja el colesterol y hace que la sangre sea menos espesa, lo cual posiblemente ayude a prevenir la hipertensión (presión arterial alta), las enfermedades cardíacas y el derrame cerebral.
- Se ha observado que en el laboratorio el ajo detiene, al parecer, el crecimiento de las células cancerosas. Diversos estudios realizados entre la población en general indican que se dan menos casos de cáncer del estómago y del colon entre las personas que comen mucho ajo que entre las que lo comen poco.
- En un estudio realizado por el Hospital de la Ciudad de Boston, el ajo se mostró capaz de acabar con 14 tipos de bacterias tomadas de las narices y las gargantas de niños que tenían infecciones del oído.

Por si todo lo anterior fuera poco, algunas investigaciones han demostrado que el ajo puede ayudar a fortalecer el sistema inmunitario y a reducir la concentración de azúcar en la sangre. También es posible que alivie el asma y que mantenga saludables y fuertes todas las células del cuerpo, retrasando o impidiendo la aparición de algunas de las afecciones relacionadas con el envejecimiento.

A continuación trateremos estos poderes curativos en mayor detalle, empezando por la manera en que puede ayudar a usted y a sus familiares a evitar problemas cardíacos.

Entréguele su corazón

Hasta ahora los investigadores han descubierto dos formas en que el ajo ayuda al corazón y a la circulación de manera importante. En primer lugar, contiene muchos compuestos de azufre, entre ellos bisulfito de dialilo (o *DADS* por sus siglas en inglés), el cual al parecer facilita la circulación de la sangre al impedir que las plaquetas se peguen entre sí y se coagulen. Los investigadores a cargo de un estudio llevado a cabo por la Universidad Brown en Providence, Rhode Island, dieron extracto añejo de ajo —más o menos el equivalente a entre cinco y seis dientes de ajo fresco— a 45 hombres afectados por un alto nivel de colesterol. Al examinar posteriormente la sangre de estos hombres, observaron que la velocidad con la que las plaquetas se juntaban y se pegaban había bajado del 10 al 58 por ciento.

"Cuando la actividad de las plaquetas es muy alta, aumenta la probabilidad de sufrir arteriosclerosis, un ataque cardíaco o un derrame cerebral", dice el investigador Robert I. Lin, Ph.D., vicepresidente ejecutivo de la empresa Nutrition International ubicada en Irvine, California. "Sin embargo, los compuestos del azufre son muy eficaces. Hacen que la sangre sea menos espesa".

El ajo también beneficia al corazón porque reduce los índices de colesterol y de las grasas sanguíneas llamadas triglicéridos. De acuerdo con Yu-Yan Yeh, Ph.D., profesor de Ciencias de la Nutrición en la Universidad Estatal de Pensilvania en University Park, gran parte de la labor protectora del ajo se concentra en el hígado, el centro de producción del colesterol. Un estudio de laboratorio observó que las ratas, al consumir extracto de ajo, producían un 87 por ciento menos de colesterol y un 64 por ciento menos de triglicéridos.

"La síntesis de la grasa y la producción del colesterol de la sangre tienen lugar principalmente en el hígado —explica el Dr. Yeh—. Entre menor sea la cantidad de estas sustancias producida por el hígado, menos se van a encontrar en la sangre".

En la cocina

A menos que se tenga un paladar de hierro, es difícil comer una gran cantidad de ajo crudo de una sola vez. No obstante, existe una manera de aumentar su consumo de ajo considerablemente sin sufrir. Se llama asar.

El ajo asado tiene un sabor dulce y acaramelado. Es la forma más agradable de comerlo, ya que sólo se conserva un toque muy ligero de su penetrante sabor.

Para asar el ajo, corte la parte superior de la cabeza de ajo, de manera que apenas se vean las puntas de los dientes. Frote la cabeza de ajo ligeramente con un poco de aceite de oliva y envuélvala con un pedazo de papel aluminio. Deje un poco de espacio entre el ajo y el papel, pero selle las orillas muy bien. Ase en el horno a 350°F (178°C) durante unos 45 minutos, hasta que esté muy suave. (También puede "asar" el ajo en el horno de microondas: ponga la temperatura en alto y cocine, sin tapar y sin aceite, durante unos 10 minutos; voltee el ajo dos veces durante este tiempo). Saque del horno y deje enfriar un poco.

Para comer el ajo asado sólo tiene que apretar la cabeza firmemente del lado de la raíz para sacar los dientes de sus cascarillas. Puede untarlo en pan o mezclarlo con pasta o verduras cocidas. Si no lo va a comer de inmediato se conserva durante una semana como máximo en un recipiente herméticamente cerrado en el refrigerador.

Al revisar 16 estudios efectuados con 952 personas, unos investigadores británicos encontraron que el consumo de ajo, ya sea fresco o en polvo, baja el colesterol en promedio en un 12 al 13 por ciento.

De acuerdo con un resumen hecho por investigadores del Colegio Médico de Nueva York en Valhalla, las pruebas científicas indican que entre medio diente de ajo y uno entero al día pudiera ser suficiente para reducir el nivel de colesterol en la sangre en un 9 por ciento, más o menos.

NOS CUIDA CONTRA EL CÁNCER

Los estudios especializados han recabado cada vez más pruebas de que es posible prevenir y tratar el cáncer con sólo incluir un poco de ajo en la alimentación diaria. Indican que el ajo ayuda de varias maneras a obstruir el desarrollo del cáncer: impide que los cambios que conducen al cáncer ocurran en las células, frena el crecimiento de los tumores y mata las células dañinas directamente.

- El ajo contiene un compuesto llamado "s-alilcisteína", el cual al parecer detiene la actividad metabólica por la cual una célula sana se vuelve cancerosa. Así lo afirma John Milner, Ph.D., profesor de Nutrición en la Universidad Estatal de Pensilvania.
- La sustancia llamada DADS que mencionamos en la página 20 aparentemente afecta la capacidad de las células cancerosas para dividirse y multiplicarse, por lo que evita que crezcan. "El DADS asfixia las células cancerosas hasta que disminuyen sus cantidades y comienzan a morir", explica el Dr. Milner.
- Además, el ajo contiene trisulfito de dialilo (o *DATS* por sus siglas en inglés), una sustancia 10 veces más fuerte que el DADS cuando se trata de matar las células de cáncer del pulmón en los seres humanos. "Su eficacia puede compararse con la del 5-fluorouracilo, que se utiliza mucho en la quimioterapia", dice el Dr. Milner. El ajo tiene la ventaja de que resulta mucho menos tóxico para las células sanas que esta droga quimioterapéutica. Por lo tanto, se tiene la esperanza de que algún día pueda servir de base para una quimioterapia menos severa para el cuerpo humano.
- El ajo cuenta con otros compuestos que ayudan a evitar que los nitratos —sustancias comunes encontradas en ciertos alimentos, así como en diversos contaminantes cotidianos— se transformen en nitrosaminas, compuestos nocivos que pueden provocar cambios cancerosos en las células del cuerpo.

Los beneficios del ajo no se manifiestan sólo en el laboratorio. Los investigadores han observado, por ejemplo, que en el sur de Italia, donde se come mucho ajo, hay menos cáncer del estómago que entre la población del norte del país, que no consume tanto ajo.

"En cierta provincia del norte de China, las personas suelen comer entre cuatro y siete dientes de ajo al día", dice el Dr. Paxton. "Por cada 100 casos de cáncer del estómago que se dan en la provincia vecina, donde no se consume la misma cantidad de ajo, sólo se dan ocho casos o menos entre la población que sí lo come".

Sin embargo, no hace falta cruzar el océano para encontrar indicios de las bondades del ajo. Un estudio realizado con 41,837 mujeres radicadas en el estado de Iowa descubrió que las que comían ajo por lo menos una vez a la semana tenían un 35 por ciento menos de riesgo de sufrir cáncer del colon que las mujeres que nunca comían ajo.

"Basándose en la información de la que se dispone, yo diría que tres dientes de ajo al día pueden reducir en un 20 por ciento el peligro de contraer muchos tipos de cáncer", dice el Dr. Lin. "Y seis dientes lo reducen en por lo menos un 30 por ciento", agrega el experto.

También es sano por ser antibacteriano

La creciente capacidad de las bacterias para resistir los efectos de medicamentos que antes eran eficaces ha sido motivo de preocupación en los últimos años. Las investigaciones recientes sugieren que el ajo tal vez sea capaz de curar en los casos en que fracasan los medicamentos tradicionales o en los que estos resultan demasiado tóxicos.

Algunos investigadores del Hospital de la Ciudad de Boston tomaron muestras de 14 cepas diferentes de bacterias de las narices y las gargantas de niños afectados por infecciones del oído. Algunas de las infecciones no habían respondido en absoluto al tratamiento con antibióticos. En cambio, en el laboratorio, el extracto de ajo resultó muy eficaz para matar incluso los microbios más resistentes.

Diversos investigadores llevaron a cabo otro estudio en la Universidad de Nuevo México en Albuquerque, para averiguar si el ajo sirve para tratar la otomicosis, una enfermedad del oído común entre los nadadores. Los científicos creen que la causa es un hongo llamado aspergillus. Los tratamientos médicos convencionales dejan mucho que desear. Los medicamentos de uso externo llegan a ser molestos y no se pueden utilizar si el tímpano ya está roto.

En el laboratorio, los investigadores trataron estos hongos con una mezcla de extracto de ajo y agua. El ajo, incluso en concentraciones muy bajas, resultó

Cremita de ajo

3 **dientes de ajo medianos**

1 **taza de crema agria descremada**

2 **cucharadas de mayonesa de grasa reducida**

1 **cucharada de perejil fresco picado en trocitos**

Por ¼ taza

calorías	**91**
grasa total	**2.5 g**
grasa saturada	**0.5 g**
colesterol	**3 mg**
sodio	**45 mg**
fibra dietética	**0.1 g**

Ponga el ajo en una licuadora (batidora) o en un procesador de alimentos. Muela brevemente. Agregue la crema agria, la mayonesa y el perejil. Muela durante 1 minuto o hasta que todos los ingredientes se incorporen perfectamente.

Para 1 taza

Consejo de cocina: Sirva esta crema con papas al horno o cocidas, verduras al vapor o pescado.

Pan con ajo

1 **pan francés (*baguette*) integral de 12 onzas (336 g)**

2 **cucharadas de aceite de oliva**

4 **dientes de ajo, picados en trocitos**

1 **cucharadita de sazonador de hierbas tipo italiano**

POR PORCIÓN
calorías	**126**
grasa total	**4.1 g**
grasa saturada	**0.5 g**
colesterol	**0 mg**
sodio	**231 mg**
fibra dietética	**2.9 g**

Precaliente el horno a 400°F (206°C).

Rebane el pan francés a la mitad a lo largo. Ponga directamente sobre la parrilla del horno. Hornee durante 10 minutos, hasta que se tueste.

Ponga el aceite, el ajo y el sazonador de hierbas tipo italiano en un tazón (recipiente) pequeño y revuelva. Saque el pan del horno y unte de manera uniforme con la mezcla del ajo. Ponga nuevamente en el horno durante 5 minutos.

Para 8 porciones

Consejo de cocina: Si le es imposible encontrar un pan francés integral, puede usar uno normal.

---

igual de bueno que los medicamentos disponibles para impedir que los hongos crecieran. En algunos casos hasta fue mejor.

Cómo maximizar sus podres curativos

Si está fresquito funciona bien. Es mejor comer el ajo crudo machacado porque este contiene alicina, un compuesto que se descompone fácilmente y libera toda una serie de elementos saludables, como DADS y DATS. Desde luego el penetrante sabor del ajo crudo no es del agrado de todo el mundo. Haga la prueba de cortar un diente a la mitad y de frotarlo con fuerza en la superficie interior de una ensaladera de madera antes de agregar la ensalada. Obtendrá un sabor muy leve a ajo y grandes beneficios para su salud. Otra manera de aprovechar el ajo crudo que seguramente usted conoce es el sofrito, que generalmente emplea el ajo. Agregue un poco más de ajo a la sartén la próxima vez que prepare un sofrito. También podría comer yuca con mojo más frecuentemente. La yuca es un tubérculo caribeño con una pulpa blanca que se hierve en agua y se aderza con aceite de oliva y ajo. De hecho hay una receta parecida a la tradicional de yuca con mojo en la página 703 que puede probar. Así disfrutará tres alimentos curativos —el ajo, la yuca y el aceite de oliva— a la vez.

También funciona en otras formas. El ajo no tiene que estar fresco para que usted aproveche las bondades que le ofrece este condimento. Cada una de sus formas —crudo, cocido o en polvo— contiene compuestos importantes. Si las utiliza todas en diferentes momentos, podrá agregar más ajo y poder curativo a su alimentación.

Hay que picarlo para aprovecharlo. Ya sea que el ajo le guste cocido o crudo, su superficie aumenta muchísimo cuando se pica en trocitos, se aplasta o se machaca. Por lo tanto, se produce y se libera la mayor cantidad posible de compuestos saludables.

Mientras menos cocido es más curativo. Al recocer el ajo se pierden algunos de sus delicados compuestos. Según el Dr. Lin, lo mejor es cocerlo sólo levemente: sofrito con verduras al estilo asiático, por ejemplo, o agregándolo a un guiso (estofado) de cocción prolongada sólo durante unos cuantos minutos al final. De cualquier manera, "el sabor resulta mucho más suave que si usara el ajo crudo", indica el experto.

Nota: Si no reconoce algún término en este capítulo, vea el glosario en la página 711.

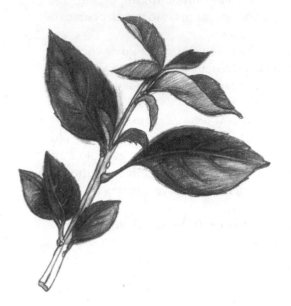

ALBAHACA
La hoja que asienta el estómago

Poderes curativos
Facilita la digestión

Reduce el riesgo de sufrir cáncer

En todo el continente americano los amantes de la pizza la condimentan con albahaca seca. Los conocedores de la pasta se deleitan con el aroma a ajo y albahaca de un buen plato de pasta al *pesto*. Y los apasionados de la jardinería sueñan con el primer tomate de la temporada, aliñado con aceite de oliva y albahaca fresca de la propia huerta.

El fuerte aroma y distintivo sabor de la albahaca seca o fresca dan gusto tanto a la nariz como al paladar. Además, es posible que esta hierba brinde importantes beneficios a la salud, pues contiene ciertas sustancias que calman el estómago y que tal vez incluso prevengan el cáncer, según opinan algunos científicos.

UN AUXILIAR DIGESTIVO

Cuando el estómago lanza un grito de auxilio después de comer es buena idea tomarse una taza de té de albahaca. La hierba tiene la fama de aliviar varios trastornos digestivos, sobre todo los gases.

Nadie está seguro de la razón exacta por la que la albahaca parece calmar el estómago. Una posible explicación es el compuesto llamado eugenol. Se ha demostrado que el eugenol ayuda a reducir los espasmos musculares. Esto serviría para explicar por qué la albahaca parece aliviar los gases y los cólicos estomacales (retortijones).

Para preparar un té calmante de albahaca se vierte ½ taza de agua hirviendo sobre 1 ó 2 cucharaditas de albahaca seca. Se deja reposar 15 minutos, se cuela y se sirve. A las personas que con frecuencia tienen problemas de gases les puede hacer bien tomar 2 ó 3 tazas diarias de este té entre comidas.

LA SALUD DE LAS CÉLULAS

Aún no se cuenta con resultados definitivos, pero algunos estudios de laboratorio indican que ciertos compuestos hallados en la albahaca pueden ayudar a interrumpir la peligrosa cadena de acontecimientos que a veces culmina en el cáncer.

En un estudio, unos científicos de la India agregaron extracto de albahaca al alimento de un grupo de animales de laboratorio, mientras que un segundo grupo de animales siguió con su alimentación normal. Después de 15 días, el nivel de unas enzimas que desactivan los cancerígenos en el cuerpo había subido en los animales que tomaron el extracto.

Los investigadores especulan que la capacidad de la albahaca para impedir los cambios cancerosos no se debe a un compuesto específico presente en la

En la cocina

La albahaca fresca que aún guarda la tibieza del sol esparce un aroma divino, sin duda, pero ¿qué hacemos con ella? Las siguientes sugerencias serán de utilidad.

Trátela con cuidado. La albahaca es una hierba delicada y sus hojas se marchitan si se las trata con brusquedad. Para conservar su frescura, los tallos y las flores se quitan con cuidado y se tiran. Luego las hojas se rocían con agua fresca (no fría) y se secan suavemente con una toalla de papel. Antes de guardarlas se dejan secar al aire encima de otra toalla de papel.

Envuélvalas bien. Guarde las hojas de albahaca fresca en una bolsa de plástico. Extraiga todo el aire posible de la bolsa, ciérrela muy bien y póngala en el refrigerador. Cuando se guarda adecuadamente, la albahaca se conserva por unos cuatro días.

Guárdela para después. Una forma de asegurar que siempre habrá albahaca fresca en la casa es congelándola. Vierta una pequeña cantidad de aceite de oliva en una licuadora (batidora) o en un procesador de alimentos, agregue hojas de albahaca fresca y muela hasta que la mezcla tenga una consistencia pastosa. Congélela en charolas para cubos de hielo y guarde los cubos congelados en una bolsa para congelador. De esta manera siempre contará con pequeñas porciones de albahaca de sabor fresco para condimentar sus recetas favoritas.

Pasta con *pesto* y tomates

¼ **taza de almendras peladas**

2 **tazas de hojas de albahaca fresca no muy apretadas**

2 **dientes de ajo**

2 **cucharadas de aceite de oliva extra virgen**

2 **cucharadas de queso parmesano rallado**

¼ **cucharadita de sal**

¼ **cucharadita de pimienta negra molida**

1 **pizca de nuez moscada molida**

3 **cucharadas de consomé de pollo sin grasa de sodio reducido**

8 **onzas de pasta tipo *penne* o *rotini***

2 **tomates medianos maduros picados en rebanadas delgadas cortadas a la mitad**

Ponga las almendras en un procesador de alimentos y muela, prendiendo y apagando el procesador repetidamente, hasta que queden finamente picadas. Vierta en un tazón (recipiente) pequeño.

Agregue la albahaca y el ajo al procesador de alimentos. Muela un poco hasta que queden en trozos grandes. Añada el aceite, el queso parmesano, la sal, la pimienta, la nuez moscada y el consomé. Muela hasta dejarlo todo en trocitos muy pequeños. Agregue las almendras picadas. Si la mezcla está muy seca, agregue 1 cucharada de consomé y muela hasta mezclar bien.

Cocine la pasta en una olla grande de agua hirviendo de acuerdo con las instrucciones del paquete. Escurra y ponga en un tazón grande. Vierta el *pesto* encima de la pasta. Agregue los tomates y mezcle hasta que la pasta y los tomates queden bien recubiertos de *pesto*.

Para 4 porciones

POR PORCIÓN

calorías	**398**
grasa total	**12.4 g**
grasa saturada	**2 g**
colesterol	**3 mg**
sodio	**211 mg**
fibra dietética	**10.4 g**

hierba sino a la colaboración entre varios. Aún no se sabe si la albahaca es capaz de ofrecerle los mismos beneficios al cuerpo humano, pero no está por demás incluir una mayor cantidad de esta sabrosa hierba en los menús de cada día.

Cómo maximizar sus poderes curativos

Combínela. Muchas veces los alimentos frescos son más nutritivos que los secos, pero en el caso de la albahaca da lo mismo. Es cierto que una cucharadita de albahaca seca molida contiene más minerales esenciales, como calcio, hierro, magnesio y potasio, que una cucharada de hojas recién cortadas. No obstante, también hay que tomar en cuenta que en su caso una superficie más grande está expuesta al ambiente, lo cual puede acelerar la descomposición natural de los compuestos benéficos. Según los investigadores, la mejor estrategia es utilizar la hierba tanto fresca como seca con mano generosa.

Guárdela con cuidado. Cuando la albahaca seca se encuentra expuesta al calor, la luz o el aire durante mucho tiempo, gran parte de sus compuestos protectores se desvanecen. Para maximizar sus poderes curativos es importante guardarla en un lugar fresco y oscuro, de preferencia dentro de un recipiente de vidrio o de metal.

Nota: Si no reconoce algún término en este capítulo, vea el glosario en la página 711.

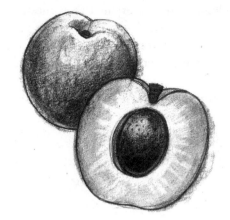

ALBARICOQUES
Frutas listas para cuidarle la vista

Poderes curativos
Protegen la vista

Previenen las enfermedades cardíacas

Hubo una vez que en China las novias comían albaricoques (chabacanos, damascos) para aumentar su fertilidad. Tal vez suene chistoso, pero lo cierto es que esta fruta es muy rica en un mineral que se necesita para producir las hormonas sexuales.

Actualmente es poco probable, por supuesto, que la gente recurra a los albaricoques cuando quiera tener hijos. Pero esta fruta dulce de cáscara aterciopelada también tiene otras gracias. Algunos de los compuestos con los que cuenta combaten las infecciones, la ceguera y las enfermedades del corazón.

La mayoría de los beneficios que el albaricoque brinda a la salud se deben a su contenido muy abundante y sumamente variado de carotenoides. Los carotenoides son unos pigmentos vegetales que a muchas de nuestras frutas y verduras favoritas les dan sus vivos colores rojos, anaranjados y amarillos y que protegen la salud del cuerpo humano gracias a una amplia gama de propiedades benéficas. Los científicos han identificado por lo menos 600 carotenoides diferentes. Algunos de los más fuertes, entre ellos el betacaroteno, se encuentran en los albaricoques.

"Los albaricoques son uno de los mejores alimentos para obtener carotenoides", afirma Ritva Butrum, Ph.D., vicepresidente de investigaciones en el Instituto Estadounidense para la Investigación del Cáncer en Washington, D. C.

Ventajas visuales

Muchas personas no compartirán el gusto de Popeye por las espinacas, una importante fuente de vitamina A. No obstante, es posible obtener grandes cantidades de este nutriente de los albaricoques. (El cuerpo convierte el betacaroteno de los albaricoques en vitamina A). La vitamina A ayuda a proteger los ojos, y los ojos necesitan toda la ayuda que puedan conseguir.

Cada vez que la luz penetra en los ojos se suelta cierta cantidad de radicales libres, los cuales pueden causar daño a los tejidos del cuerpo. Si no se les pone el alto, estas moléculas destructivas de oxígeno atacan y lesionan los cristalinos del ojo y posiblemente les preparen el camino a las cataratas. Los mismos radicales libres también llegan a atacar los vasos sanguíneos que riegan la parte central de las retinas, conocida como la mácula. Si el riego sanguíneo se corta se puede dar la degeneración macular, la principal causa de pérdida de la vista en los adultos mayores. (Para más información sobre los radicales libres, vea la página 591).

Diversos estudios científicos han demostrado que la vitamina A es un poderoso antioxidante, lo cual quiere decir que ayuda a frenar los efectos de los radicales libres. Una investigación que abarcó a más de 50,000 enfermeras, por ejemplo, descubrió que las mujeres que consumían la mayor cantidad de vitamina A a través de su alimentación reducían su riesgo de padecer cataratas en

En la cocina

La mayoría de las personas se comen los albaricoques (chabacanos, damascos) directamente del frutero, pero existen otras muchas formas de preparar y disfrutar estas riquísimas frutitas doradas.

Prepárelos a la parrilla. Los albaricoques asados a la parrilla adquieren un humeado levemente dulce al acaramelarse su azúcar natural. Simplemente ensarte unos albaricoques enteros o partidos a la mitad en unos alambres (pinchos), úntelos con miel y cocine de 7 a 10 minutos, volteándolos con frecuencia.

Áselos al horno. Para cocinar los albaricoques en la cocina parta la fruta a la mitad, úntela con miel y ase en el horno con la superficie partida hacia arriba.

Cocínelos a fuego lento. Los albaricoques cocidos son una excelente forma de calentar una noche fresca. Ponga una cantidad suficiente de jugo de fruta y unos clavos enteros o una raja (rama) de canela en una cacerola pequeña y deje que se caliente a fuego lento hasta que hierva. Agregue los albaricoques enteros o partidos a la mitad y cocine de 6 a 8 minutos. Saque la fruta y deje el jugo a fuego lento hasta que se espese. Sirva encima de los albaricoques.

más de un tercio. Tres albaricoques contienen 2,769 unidades internacionales de vitamina A, o sea, el 55 por ciento del Cantidad Diaria Recomendada (o *DV* por sus siglas en inglés).

UNA COMBINACIÓN PARA EL CORAZÓN

La combinación única de compuestos curativos que contiene el albaricoque lo convierte en un poderoso aliado en la lucha contra las enfermedades cardíacas. Además de betacaroteno, esta fruta ofrece licopeno. Diversos estudios científicos han demostrado que ambos compuestos combaten el proceso debido al cual la forma peligrosa del colesterol, las lipoproteínas de baja densidad (o *LDL* por sus siglas en inglés), se pone rancia en el torrente sanguíneo. Esto es importante, porque cuando el colesterol LDL se echa a perder es más probable que se adhiera a las paredes de las arterias.

"Actualmente se considera que el licopeno es uno de los antioxidantes más fuertes que conocemos", señala Frederick Khachik, Ph.D., un químico investigador del Laboratorio de Composición de los Alimentos en el Departamento de Agricultura de los Estados Unidos en Beltsville, Maryland.

Una investigación llevada a cabo a lo largo de 13 años llegó a la conclusión de que las personas que consumían la mayor cantidad de carotenoides corrían un riesgo tres veces menor de contraer enfermedades cardíacas que las personas que consumían la menor cantidad de carotenoides. Un estudio de 90,000 enfermeras que duró ocho años mostró que en las personas con la alimentación más rica en carotenoides el riesgo disminuía en un cuarto.

Los albaricoques son una buena fuente de betacaroteno. Tres de estas frutas contienen unos 2 miligramos, lo cual es más o menos el 30 por ciento de la DV.

LA FUERZA DE LA FIBRA

Es casi imposible exagerar los beneficios de recibir una cantidad suficiente de fibra a través de la alimentación. Los alimentos altos en fibra pueden ayudar a bajar de peso, controlar los altos índices de azúcar en la sangre (glucosa) y reducir el nivel del colesterol. También son indispensables para mantener la regularidad de la digestión.

Esa es una razón más para agregar unos cuantos albaricoques al frutero. Tres albaricoques contienen 3 gramos de fibra, es decir, el 12 por ciento de la DV. También tienen la ventaja de sumar muy pocas calorías, un total de 51 entre los tres. No obstante, cuando lo que se pretende obtener del albaricoque es la fibra es muy importante comer la cáscara, la cual contiene una gran parte de la fibra de esta fruta.

Aviso
AFIRMACIONES PELIGROSAS

La idea de que los huesos del albaricoque (chabacano, damasco) sirven de medicamento data de los años 20, cuando el Dr. Ernst T. Krebs dio a conocer la teoría de que la amigdalina, un compuesto hallado en los huesos del albaricoque que el cuerpo convierte en cianuro, era capaz de destruir las células cancerosas.

Unos 30 años más tarde, su hijo cambió la fórmula del extracto y le puso *Laetrile*. Para los años 70 había personas afectadas de cáncer que, convencidas de que la medicina moderna no les servía de nada, viajaban a clínicas apartadas y pagaban precios exorbitantes por esta nueva cura "milagrosa". El *Laetrile* adquirió tal popularidad que en un momento dado se podía comprar en tiendas de productos naturales en 27 estados de los Estados Unidos.

En la actualidad la venta de *Laetrile* está prohibida en los Estados Unidos, aunque se obtiene fácilmente en México y otros países. ¿Y funciona? La mayoría de los expertos responden con un "no" rotundo.

"El *Lactrile* no sólo es inútil sino potencialmente mortal", afirma el Dr. Maurie Markman, director del Centro Clínico para el Cáncer de Cleveland, Ohio. De hecho, un estudio llevado a cabo por la Clínica Mayo de Rochester, Minnesota, encontró que el *Laetrile* con frecuencia produce náuseas, vómitos, dolor de cabeza y otros síntomas de envenenamiento por cianuro.

El *Laetrile* también es peligroso por otra razón, agrega el Dr. Markman. Algunas personas dependen de esta sustancia en lugar de recurrir a un tratamiento más seguro y eficaz contra el cáncer.

Cómo maximizar sus poderes curativos

Fíjese en la firmeza. Incluso a quienes les gusta la fruta suavecita, el mejor momento para comerse un albaricoque es cuando todavía esté un poco firme. En el momento de máxima madurez del albaricoque es cuando concentran la mayor cantidad de nutrientes. Cuando empiezan a ablandarse, estos compuestos se descomponen rápidamente.

Cuide el color. A diferencia de la mayoría de las frutas, los albaricoques maduros pueden ser amarillos o anaranjados. Ambos colores son aceptables cuando se trata de maximizar sus poderes curativos. Por el contrario, los albaricoques un poco verdes se cosecharon antes de tiempo y tal vez no maduren nunca, lo cual significa que se pierden muchas de sus bondades curativas.

Consérvelos correctamente. Es importante mantener los albaricoques en un lugar fresco para evitar que se pasen de maduros. A menos que se vayan a comer en uno o dos días lo mejor es guardarlos en el cajón para las frutas del refrigerador, donde se conservarán durante más o menos una semana.

Y falta una última sugerencia para guardar los albaricoques. Se trata de una fruta muy suave y delicada que recoge otros sabores con gran facilidad, por ejemplo los de las frutas junto a las que se guarde o incluso los olores del refrigerador en general. Es una buena idea meterlos en una bolsa de papel (cartucho, estraza) o de plástico.

Nota: Si no reconoce algún término en este capítulo, vea el glosario en la página 711.

Parfait de *granola* con albaricoques

1 **taza de *granola* baja en grasa (sin pasas)**

1 **taza de yogur natural sin grasa**

8 **albaricoques (chabacanos, damascos) deshuesados y partidos en rodajas delgadas**
Canela molida

POR PORCIÓN

calorías	**173**
grasa total	**2.3 g**
grasa saturada	**0.1 g**
colesterol	**1 mg**
sodio	**75 mg**
fibra dietética	**2.9 g**

En 4 copas para *parfait* ponga 1 cucharada de *granola* en cada una. Agregue 2 cucharadas de yogur por copa. Extienda el yogur en una capa uniforme. Divida la mitad de los albaricoques entre las copas. Espolvoree ligeramente con canela. Agregue 1 cucharada más de *granola* a cada copa.

Reparta el yogur restante entre las copas. Remate con los albaricoques restantes y la ½ taza restante de *granola,* repartiendo ambos ingredientes por partes iguales entre las copas.

Sirva de inmediato o tape y deje enfriar en el refrigerador durante 2 horas como máximo.

Para 4 porciones

Consejo de cocina: Use sólo albaricoques maduros para esta receta. La fruta está madura si cede un poco cuando se le aprieta suavemente y también despide un leve aroma.

Es posible usar platos hondos de vidrio para postre si no se cuenta con copas para parfait*. Reparta el yogur entre 4 platos y remate con los albaricoques y la* granola.

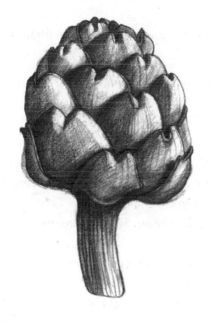

ALCACHOFAS
Cuidan contra el cáncer de la piel

Poderes curativos
Protegen contra el cáncer de la piel

Previenen las enfermedades cardíacas y hepáticas

Previenen los defectos de nacimiento

Cuando la esposa de Enrique II empezó a comer alcachofas en Francia durante el Renacimiento produjo un verdadero escándalo. Según se decía, la alcachofa tenía propiedades afrodisiacas. No parecía de buen gusto que una dama como la reina Catalina la disfrutara.

Han transcurrido 400 años desde entonces y existen pocas pruebas de que las alcachofas estimulen el deseo sexual. Lo que sí se sabe es que aportan muchísimos beneficios a la salud. Las investigaciones científicas han demostrado que uno de los compuestos que contienen puede ayudar a prevenir ciertos tipos de cáncer e incluso curar un hígado dañado.

UN PRODIGIO DE PROTECCIÓN

En un estudio realizado por los Hospitales University de Cleveland y la Escuela de Medicina de la Universidad Case Western Reserve, también en Cleveland, Ohio, los investigadores descubrieron que un ungüento hecho con silimarina, un compuesto presente en las alcachofas, previene el cáncer de la piel en los ratones.

No hay que untarse las alcachofas para obtener protección. "La silimarina funciona porque se trata de un poderoso antioxidante", según explica el

En la cocina

A primera vista la alcachofa puede resultar intimidante. Quizá llame la atención y hasta se antoje, pero se ve un poco difícil de tratar.

Pero las apariencias engañan. Unas cuantas sencillas sugerencias le permitirán preparar y comer las alcachofas sin ningún problema.

- Las hojas escamosas de la alcachofa atrapan la tierra fácilmente, por lo que es importante enjuagarlas muy bien antes de cocinarlas.
- Desprenda los duros pétalos inferiores. Corte los tallos con un cuchillo afilado a ras de la base de las alcachofas.
- Pare las alcachofas en una cacerola grande. Cúbralas hasta la mitad con agua y hiérvalas a fuego lento, tapadas, de 30 a 40 minutos. También puede colocarlas sobre una rejilla y cocinarlas al vapor por el mismo tiempo.
- Para ver si están cocidas, jale un pétalo de los del centro. Si se desprende fácilmente la alcachofa está cocida.
- Para comer las hojas sosténgalas por la punta con el lado curvo hacia abajo y jálelas entre los dientes para desprender la pulpa suave.
- Cuando se haya acabado las hojas utilice un tenedor o una cuchara para sacar la capa velluda, las llamadas barbas. Tírelas y luego saboree la mejor parte de todas: el tierno corazón.

investigador Hasan Mukhtar, Ph.D., profesor de Dermatología y Ciencias de la Salud y el Medio Ambiente en la Escuela de Medicina de la Universidad Case Western Reserve. Los antioxidantes ayudan a impedir el cáncer al eliminar los radicales libres, unas moléculas perjudiciales que dañan las células, antes de que puedan afectar el ADN y despejarles el camino a los tumores. Los radicales libres se producen de manera natural, pero la exposición a cosas como la luz del Sol y la contaminación atmosférica acelera su aparición. No es posible evitar que se formen, pero las alcachofas pueden contrarrestar sus efectos. (Para más información sobre los radicales libres, vea la página 591).

"Es un antioxidante tan eficaz que en Europa el extracto de silimarina incluso se utiliza como medicina contra las enfermedades hepáticas", afirma el Dr. Mukhtar. Aún no se ha llevado a cabo ningún estudio para determinar cuántas alcachofas habría que comer para cosechar estos beneficios, agrega el experto. Mientras tanto, las investigaciones preliminares indican que definitivamente es buena idea incluir una mayor cantidad de estas verduras supersaludables —y muy sabrosas— en la alimentación.

Corazones para el corazón

En los Estados Unidos se disfruta mucho la comodidad ofrecida por el autoexprés (*drive-through*) y la comida rápida. No obstante, la alimentación de muchas personas se queda corta en lo que se refiere a un gran número de elementos importantes, particularmente la fibra que sólo se obtiene en los alimentos de origen vegetal.

La fibra dietética es importantísima a pesar de que no ofrece ningún valor nutritivo. En primer lugar agrega mayor volumen al excremento, lo cual permite que los desechos abandonen el cuerpo más pronto. Este proceso resulta fundamental para sacar las toxinas y el colesterol del tracto intestinal antes de que causen problemas. Además, el hecho de recibir una cantidad suficiente de fibra (la Cantidad Diaria Recomendada o *DV* por sus siglas en inglés es 25 gramos) a través de la alimentación puede ayudar a impedir un alto índice de colesterol, enfermedades cardíacas, hipertensión (presión arterial alta), altos índices de azúcar (glucosa) en la sangre (un síntoma precursor de la diabetes) y ciertos tipos de cáncer.

Las alcachofas representan una excelente fuente de fibra. Una alcachofa

Aviso
DULZURA OCULTA

Las alcachofas tradicionalmente se sirven como plato separado, no como guarnición. En primer lugar hay que dedicarles mucha atención al comérselas. Además, aunque las alcachofas mismas no sean dulces al parecer les gusta esta cualidad en los demás alimentos. De hecho cuentan con los medios necesarios para endulzarlos.

Las alcachofas contienen un compuesto llamado cinarina. Cuando la cinarina se mezcla con otros alimentos les otorga un sabor más dulce del que tienen por sí solos. "La cinarina estimula los receptores de dulce en la lengua —indica Aliza Green, una asesora alimenticia de restaurantes en Elkins Park, Pensilvania—. Incluso el agua sabe dulce después de comer una alcachofa. Por lo tanto lo mejor es servirlas solas o con un alimento de sabor neutro como la pasta".

Tal vez también sea buena idea guardar esa costosa botella de *Pinot Noir* para otra ocasión, agrega Green. "Al estimular el sentido de lo dulce las alcachofas realmente alteran el sabor de los vinos. Si sólo se está tomando un simple vino de mesa no importa. No obstante, en el caso de los vinos de calidad de los que se quiera aprovechar todos los sutiles matices, lo mejor es no tomarlos con alcachofas".

mediana cocida contiene más de 6 gramos de fibra, lo cual equivale más o menos a un cuarto de las necesidades diarias del cuerpo. Es posible obtener mucha fibra tan sólo del corazón de la alcachofa, sin comer las hojas. Una ración de media taza de corazones de alcachofa congelados o frescos proporciona más o menos 5 gramos de fibra, es decir, el 20 por ciento de la DV.

Las alcachofas también son una buena fuente de magnesio, mineral que ha demostrado ser útil para controlar la hipertensión. El magnesio contribuye a que los músculos funcionen sin problemas y disminuye el riesgo de que se produzca la arritmia, una variación potencialmente peligrosa en el ritmo normal del corazón. De acuerdo con ciertos estudios científicos, entre el 20 y el 35 por ciento de las personas que padecen insuficiencia cardíaca también tienen bajos índices de magnesio.

Una alcachofa mediana brinda 72 miligramos de magnesio, el 18 por ciento de la DV. Una ración de media taza de corazones de alcachofa contiene 50 miligramos, casi el 13 por ciento de la DV.

Nos favorece con su folato

Particularmente a las mujeres embarazadas se les debe recomendar que se pongan a deshojar unas alcachofas. Los científicos han descubierto que esta verdura está llena de folato, una de las vitaminas del grupo B conocida por su importancia para el desarrollo del feto.

Sin embargo, el folato en realidad es esencial para todos, no sólo para las mujeres embarazadas. Ayuda al sistema nervioso a funcionar correctamente. Diversos estudios han demostrado, además, que tal vez sea importante para proteger el cuerpo contra las enfermedades cardíacas y ciertos tipos de cáncer.

Desafortunadamente la escasez de folato es una de las carencias vitamínicas más comunes en los Estados Unidos. No comemos cantidades suficientes de quimbombó (guingambó, calalú), espinacas y otros alimentos ricos en folato para obtener los 400 microgramos que necesitamos diariamente.

Una alcachofa mediana contiene 61 microgramos de folato, el 15 por ciento de la DV. Media taza de corazones de alcachofa cuenta con más o menos 43 microgramos, es decir, el 11 por ciento de la DV.

También contienen bastante "C" clave

La vitamina C es un poderoso antioxidante, al igual que la silimarina. Por lo tanto, acaba con los radicales libres antes de que hagan daño. Diversos estudios científicos también han demostrado que el consumo de una gran cantidad de vitamina C ayuda a mantener sana la piel y a fortalecer el sistema inmunitario contra las bacterias y los virus. Una alcachofa mediana contiene más o menos 12 miligramos de vitamina C, el 20 por ciento de la DV.

Corazones de alcachofa gratinados

2 paquetes de 9 onzas (252 g) cada uno de corazones congelados de alcachofa

1 cucharada de jugo fresco de limón

3 cucharadas de pan rallado (pan molido) sin sabor

1 cucharada de queso parmesano rallado

1 cucharadita de sazonador de hierbas secas tipo italiano

1 diente de ajo, picado en trocitos

1 cucharadita de aceite de oliva

POR PORCIÓN

calorías	**95**
grasa total	**2.5 g**
grasa saturada	**0.7 g**
colesterol	**1 mg**
sodio	**137 mg**
fibra dietética	**7 g**

Precaliente el horno a 375°F (192°C). Rocíe un molde de vidrio de 9" (23 cm) de diámetro para hornear pasteles (pays, tartas, *pies*) con aceite antiadherente en aerosol.

Ponga los corazones de alcachofa en un colador y enjuague bien con agua fría para separarlos. Escurra muy bien y termine de secarlos cuidadosamente con toallas de papel. Coloque sobre el molde para pasteles ya preparado y rocíe con el jugo de limón. Revuelva para cubrir los corazones de alcachofa.

Ponga las migajas de pan, el queso, el sazonador de hierbas, el ajo y el aceite en un tazón (recipiente) pequeño. Mezcle con un tenedor. Espolvoree la mezcla de manera uniforme sobre las alcachofas.

Hornee de 15 a 20 minutos o hasta que la cubierta se dore. Sirva calientes.

Para 4 porciones

Consejos de cocina: Puede utilizar los corazones de alcachofa recién sacados del congelador. No hay necesidad de descongelarlos.

Si no dispone del sazonador de hierbas tipo italiano, sustitúyalo por ½ cucharadita de orégano seco, ½ cucharadita de albahaca seca y una pizca de romero seco machacado.

Cómo maximizar sus poderes curativos

Facilítese la vida. Una queja común contra las alcachofas es que cuesta demasiado trabajo prepararlas. Una opción muy conveniente son las bolsas de corazones congelados de alcachofa, que se preparan en un dos por tres. Si bien es cierto que han perdido algunos nutrientes, hasta contienen más folato que la verdura fresca.

Prefiera la fresca si quiere más "C". Cuando la alcachofa se somete a procesos industriales su contenido de vitamina C se pierde fácilmente. Por lo tanto, si lo que usted busca es aumentar su consumo de esta importante vitamina opte por las alcachofas frescas.

Sazónelas saludablemente. En su estado natural las alcachofas son un alimento bajo en grasa, ventaja que se esfuma si las hojas se aliñan con mantequilla. Para mantener bajo el contenido de grasa y agregar sabor al mismo tiempo, cambie la mantequilla por un *dip* de yogur bajo en grasa sazonado con ajo o jugo de limón.

Nota: Si no reconoce algún término en este capítulo, vea el glosario en la página 711.

ALERGIAS A LOS ALIMENTOS
Cómo cuidarse al comer

Un hombre alérgico a los mariscos pide una hamburguesa y papas a la francesa. Apenas ha terminado de comer cuando empieza a respirar con dificultad. Después se entera de que el aceite en el que se frieron las papas también se utilizó para preparar unos camarones.

Una mujer alérgica a la mostaza pide pollo. Después de comer empieza a sentirse mareada. Resulta que la mostaza estuvo entre los ingredientes con los que se rebozó el pollo.

Para cuidarse de las alergias a los alimentos muchas veces no basta con saber cuáles son las comidas que pueden provocar reacción, ya que llegan a aparecer en los lugares más inesperados. Ahí radica el problema con este tipo de alergias: literalmente hay que mantenerse en guardia todo el tiempo.

DEFENSAS DESORIENTADAS

Las alergias a los alimentos se dan cuando el sistema inmunitario del cuerpo se confunde y piensa que las proteínas de un alimento no son buenas sino malas. Por lo tanto, cuando se come uno de estos alimentos este sistema, cuya responsabilidad principal es defendernos contra invasores que podrían enfermarnos, se lanza al ataque. Algunas posibles consecuencias son la congestión nasal, los trastornos digestivos, la comezón, la hinchazón de la boca y las manos e incluso problemas para respirar. Hasta alimentos saludables como la leche baja en grasa o el trigo son capaces de provocar este tipo de reacción.

Las alergias a los alimentos se dan con mayor frecuencia en los niños. Por lo general las dejan atrás al crecer, pero algunas de ellas, particularmente a los cacahuates (maníes) y los mariscos, llegan a durar toda la vida. Así lo indica el Dr. Talal M. Nsouli, profesor clínico adjunto de Alergias e Inmunología en la Universidad de Georgetown en Washington, D. C. Algunos alimentos que comúnmente causan alergia son el huevo, la soya, el trigo, el cacahuate y los mariscos, aunque cualquier alimento puede causarle molestias a alguien, afirma el Dr. Nsouli.

El dolor de oídos y los alimentos

El dolor de oídos es una de las razones más comunes por las que se acude al pediatra y también la principal causa por la que se someten a los niños a operaciones quirúrgicas en los Estados Unidos. Se trata de un mal muy frustrante, porque a pesar del tratamiento con antibióticos algunos niños vuelven a infectarse una y otra vez.

Es posible que las alergias a los alimentos desempeñen un papel fundamental cuando se trata de las infecciones del oído. Así lo afirma el Dr. Talal M. Nsouli, profesor clínico adjunto de Alergias e Inmunología en la Universidad de Georgetown en Washington, D. C. Muchos niños alérgicos a los alimentos sufren congestiones frecuentes. Al acumularse los líquidos y las bacterias en el tubo que conecta la nariz con el oído medio, es mucho más probable que sufran una infección.

En un estudio científico realizado por el Dr. Nsouli y sus colegas se encontró que 81 de 104 niños con infecciones recurrentes del oído eran alérgicos a ciertos alimentos. Cuando el Dr. Nsouli eliminó los elementos dañinos de la alimentación de estos niños, la mayoría mostraron mejorías importantes. Cuando a los niños que ya habían mejorado se les permitió volver a comer esos alimentos, el 94 por ciento otra vez sufrió una infección del oído.

"Cualquier niño que sufra infecciones recurrentes del oído debe consultar a un alergólogo", afirma el Dr. Nsouli.

Las alergias a los alimentos por lo general son hereditarias, de acuerdo con Sheah Rarback, R.D., portavoz de la Asociación Dietética de los Estados Unidos en Miami, Florida. De hecho, si el padre o la madre de alguien tiene una alergia a un alimento, la probabilidad del hijo de desarrollar una alergia semejante aumenta en un 20 a 30 por ciento. Si ambos padres son alérgicos a los alimentos, este riesgo aumenta a un 40 ó 50 por ciento.

La causa de las alergias a los alimentos no está muy clara. Existe la teoría, señala el Dr. Nsouli, de que los bebés y los niños que comen alimentos problemáticos antes de que sus sistemas inmunitarios se hayan desarrollado plenamente llegan a sufrir de alergia a estos alimentos durante el resto de sus vidas. Por esta razón muchos médicos recomiendan no darles alimentos sólidos a los bebés sino hasta los seis meses de edad y evitar la leche de vaca hasta que cumplan un año. Además, el huevo debe evitarse hasta después de que hayan cumplido dos años y no deben comer pescado ni cacahuates hasta que tengan tres. Otra forma de prevenir las alergias a los alimentos en los niños es dándoles pecho cuando son bebés.

Una probadita puede causar un problemón

Cuando una alergia es leve, la persona afectada tal vez pueda disfrutar de vez en cuando una pequeña porción del alimento en cuestión. Sin embargo, algunas alergias son tan graves que hasta el menor rastro del alimento basta para causar una reacción potencialmente mortal llamada anafilaxis. En el caso de las personas que tienen alergias graves, los alimentos que los perjudican "deben evitarse como si fueran veneno", declara el Dr. Nsouli.

Muchas veces es difícil conocer con exactitud todos los ingredientes de la comida que se consume. Por eso los médicos recomiendan que las personas afectadas por alergias graves a los alimentos siempre lleven consigo jeringas de autoinyección cargadas de epinefrina. Este medicamento contrarresta los choques anafilácticos casi de manera instantánea, indica el Dr. William Ziering, profesor clínico adjunto en la Universidad de California en Fresno.

Qué hacer para comer con confianza

Si bien no existe cura para las alergias a los alimentos se pueden hacer muchas cosas para prevenir una manifestación alérgica. Para empezar, siempre hay que leer con cuidado las etiquetas de los productos. Nunca se debe suponer automáticamente que un producto dado no contiene el ingrediente dañino, advierte el Dr. Nsouli. Si usted es alérgico al cacahuate, por ejemplo, es obvio que no debe comer crema de cacahuate. No obstante, es posible encontrar cacahuate en polvo en muchos alimentos más, por ejemplo los chocolates *M&M's* simples.

Para complicar aún más las cosas, las empresas productoras de alimentos a veces sorprenden a sus clientes modificando los ingredientes de sus productos, afirma Rarback. El hecho de que un alimento no contenga el ingrediente dañino actualmente no significa que nunca será así. "No se puede descansar nunca —explica Rarback—. Hay que seguir leyendo las etiquetas".

Por otra parte, si las etiquetas de los alimentos siempre emplearan palabras cotidianas como "leche" o "trigo", por ejemplo, sería fácil evitar lo que nos hace daño. Sin embargo, en el complejo mundo del procesamiento de los alimentos no siempre resulta obvio lo que se está comprando. Por eso las personas alérgicas a los alimentos muchas veces necesitan aprender un poco de vocabulario especializado. Si una persona tiene una alergia a los productos lácteos, por ejemplo, no tardará en averiguar que ciertos ingredientes, como la caseína (*casein*) y el suero (*whey*), son tan peligrosos como un vaso de leche. Tendrá que pedirle a su médico una lista completa de los productos e ingredientes que debe evitar, sugiere el Dr. Nsouli.

Por último, aunque se sepa qué alimentos evitar, comer en restaurantes llega a tener sus bemoles porque no hay forma de controlar el contenido de los platos. Es buena idea interrogar al cocinero, recomienda Rarback. Hay que hacerle preguntas acerca de los aceites, los condimentos y cualquier otro ingrediente que pueda causarle problemas.

Una forma de asegurar que la cena no se convierta en una desagradable sorpresa es explicándoles a las personas la gravedad de la alergia. Deben estar advertidas del peligro de que la enfermedad se manifieste no sólo por probar ciertos ingredientes sino también por el contacto con los objetos tocados por estos ingredientes, como tazones (recipientes) de cocina o cucharas. "Adviértales", dice el Dr. Nsouli. Una vez que entiendan la verdadera gravedad de la situación, pondrán más atención a lo que colocan en el plato.

Algunos alimentos son muy fáciles de eliminar porque se les puede sustituir con muchas cosas. Las personas alérgicas a la leche de vaca, por ejemplo, frecuentemente cambian a leche de soya o de arroz, señala el Dr. Nsouli. (Estos productos con frecuencia están enriquecidos con calcio, de modo que se obtienen los beneficios de la leche sin sus problemas). Otros alimentos son más difíciles de reemplazar. Es posible preparar pan con harina de arroz, por ejemplo, pero no sabe igual que el pan de trigo ni tiene la misma textura. Algunas opciones serían los panes de centeno, millo (mijo) o cebada. Una persona alérgica tiene que experimentar hasta hallar alimentos que satisfagan su paladar sin que trastornen su organismo.

Nota: Si no reconoce algún término en este capítulo, vea el glosario en la página 711.

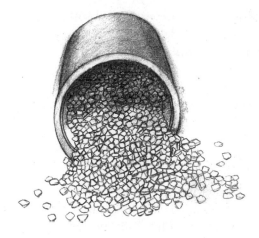

ALFORJÓN
Medida para manejar mejor la diabetes

Poderes curativos
Ayuda a manejar la diabetes

Previene el cáncer y las
enfermedades cardíacas

Los gastrónomos modernos por lo general consideran que en la ciudad de París es donde se sirve la comida más exquisita del planeta. No obstante, para el escritor Mark Twain, quien anduvo de viaje por Europa en 1878, la Ciudad Luz fue una decepción. No encontró el alimento estadounidense básico que su paladar añoraba más: panqueques (*pancakes*, *hotcakes*) de alforjón.

El alforjón (trigo sarraceno) o la sémola (*kasha*), según se le llama a la versión tostada del cereal, es un producto tan típico del continente americano como el maíz. Sin embargo, ya no goza de mucha popularidad en los Estados Unidos, según afirma Michael Eskin, Ph.D., profesor de Química de los Alimentos en la Universidad de Manitoba en Winnipeg, Canadá. Dado los beneficios que aporta en la lucha contra varios males, quizás ya sea hora de que se ponga de moda.

AUXILIO DIABÉTICO Y DIETÉTICO

Uno de los aspectos más valiosos del alforjón es su capacidad para ayudar a controlar el nivel del azúcar en la sangre (glucosa) en las personas que han contraído la forma más común de la diabetes, la que se da en la edad adulta.

Los carbohidratos del alforjón, la amilosa y la amilopectina, se digieren más lentamente que otros tipos de carbohidratos. Por lo tanto, el nivel del azúcar en la sangre se eleva de manera más uniforme. Este efecto es bueno para la salud de cualquiera, pero resulta particularmente importante en el caso de los diabéticos, cuyos niveles de azúcar tienden a dispararse y luego permanecer altos durante demasiado tiempo. Se ha demostrado que al controlarse el azúcar sanguínea se reducen o evitan muchas de las complicaciones graves de la diabetes, como el daño a los riñones.

Aunque no se tenga diabetes, el alforjón sirve. El cuerpo lo absorbe más despacio que a otros cereales, por lo que la sensación de saciedad que produce dura más tiempo. Así se facilita comer menos y controlar el peso.

Además, el alforjón reviste una importancia especial para quienes padecen la enfermedad celiaca. Este problema intestinal potencialmente grave afecta a personas sensibles al gluten, una proteína que se halla en el trigo y otros cereales. El alforjón carece de gluten, por lo que se puede consumir en la cantidad que se quiera.

UNA DOBLE DEFENSA CONTRA EL CÁNCER

El alforjón contiene varios compuestos llamados flavonoides que ayudan a evitar la propagación del cáncer, según lo han demostrado varios estudios científicos. Dos compuestos en particular, la quercetina y la rutina, prometen mucho, porque al parecer detienen el desarrollo del cáncer de dos maneras distintas.

Ambas sustancias les dificultan a las hormonas que provocan el cáncer adherirse a las células sanas. Literalmente son capaces de detener el cáncer antes de que se produzca. Si alguna sustancia causante de cáncer lograra introducirse en las células, es posible que estos compuestos reducirían los daños al ADN, el patrón químico del que dispone el cuerpo para la división normal de las células.

CONVENIENTE PARA SU CIRCULACIÓN

La rutina, otro compuesto que contiene el alforjón, protege la salud de otra manera. Junto con otros compuestos ayuda a evitar que las plaquetas —los compuestos sanguíneos que contribuyen a la coagulación de la sangre— se peguen unas a otras. Al ayudar a la sangre a correr con facilidad, el alforjón puede desempeñar un papel importante cuando se trata de proteger el corazón.

El mismo componente del alforjón, la rutina, también ayuda de otra forma a que la sangre fluya. Al parecer hace que se encojan las partículas del colesterol "malo", el lipoproteínico de baja densidad (o *LDL* por sus siglas en inglés). Así hay menos probabilidad de que estas partículas se adhieran a las paredes de las arterias y se reduce aún más el riesgo de un ataque cardíaco o un derrame cerebral.

Esto podría explicar por qué el pueblo yi de China, cuya alimentación contiene mucho alforjón desde la infancia, tiene un nivel total de colesterol particularmente bajo. Es más, su nivel de colesterol LDL es bastante reducido, mientras que el del colesterol bueno, el lipoproteínico de alta densidad (o *HDL* por sus siglas en inglés), permanece alto.

También se ha observado que la rutina estabiliza los vasos sanguíneos y controla la acumulación de un exceso de líquidos en el cuerpo. Es posible que así reduzca la presión sanguínea y de tal forma, el riesgo de sufrir enfermedades cardíacas.

Las investigaciones indican que los beneficios se incrementan aún más cuando los flavonoides se combinan con la vitamina E, que también está presente en el alforjón. La vitamina E, que se disuelve en grasa, es capaz de neutralizar los peligrosos radicales libres, unas moléculas dañinas de oxígeno que pueden lesionar las células, en las partes grasas de las células. Los flavonoides, por su parte, son solubles en agua y atacan a los radicales libres en las partes acuosas de las células. "De esta forma se cuenta con un antioxidante en las partes tanto acuosas como grasas de las células", indica Timothy Johns, Ph.D., profesor adjunto en la Escuela de Dietética y Nutrición Humana de la Universidad McGill en Montreal, Canadá. (Para más información sobre los radicales libres, vea la página 591).

En la cocina

A diferencia del arroz y del trigo, el alforjón no contiene gluten, una proteína con la consistencia de pegamento. Sin el gluten para darle solidez al cereal, este "se hará papilla a menos que lo precocine", advierte Clifford Orr, director del Instituto del Alforjón en Penn Yan, Nueva York. El experto recomienda seguir estos pasos.

- Después de lavar y escurrir el alforjón, póngalo en una sartén caliente y muévalo suavemente de 3 a 5 minutos. "Esto hace que la piel exterior se expanda y se fortalezca, lo cual le ayuda a mantenerse intacta durante el proceso de cocción", explica Orr.

- Si está utilizando sémola (la versión tostada del alforjón también conocida como *kasha*) quebrada, mézclela con una clara de huevo antes de agregarla a la sartén. La albúmina del huevo le ayudará a conservar su firmeza. La sémola entera, por el contrario, puede cocinarse sin el huevo.

- Ponga el alforjón en una cacerola y agregue 2 tazas de agua por cada taza de cereal. Siempre utilice el agua hirviendo, pues el calor sellará la superficie de los granos y les ayudará a mantener su forma mientras se cocinan.

- Tape la cacerola y hierva el alforjón a fuego lento durante 15 minutos, hasta que haya absorbido toda el agua y los granos estén suaves.

Poder proteínico

Ahora les tenemos excelentes noticias a los vegetarianos y todos los que estén tratando de reducir su consumo de carne: entre los cereales, el alforjón es la mejor fuente conocida de proteínas de alta calidad. El cuerpo humano requiere proteínas para muchas cosas, desde la curación de heridas hasta el funcionamiento cerebral. Las proteínas del alforjón se encargan de eso y más, porque también ayudan a reducir el colesterol.

En diversos experimentos de laboratorio, los animales alimentados con extractos proteínicos de alforjón mostraban un nivel de colesterol mucho menor

Sémola al estilo *pilaf*

2 cucharaditas de aceite de *canola*

¾ taza de cebolla picada

¾ taza de sémola (*kasha*)

½ taza de zanahoria rallada

1 clara de huevo, batida levemente

1½ tazas de consomé de pollo sin grasa de sodio reducido

1 cucharadita de mejorana seca

¼ cucharadita de pimienta negra molida

⅛ cucharadita de sal (opcional)

1 cucharadita de perejil fresco picado

POR PORCIÓN

calorías	**175**
grasa total	**3.2 g**
grasa saturada	**0.4 g**
colesterol	**0 mg**
sodio	**80 mg**
fibra dietética	**4 g**

Ponga el aceite a calentar a fuego mediano en una sartén grande. Agregue la cebolla y fría durante 5 minutos, revolviendo de vez en cuando, hasta que esté suave. Pase la cebolla a un plato y ponga aparte.

Agregue la sémola a la sartén. Baje el fuego a lento. Fría durante 30 segundos sin dejar de revolver. Agregue la zanahoria y revuelva hasta mezclar. Agregue la clara de huevo y revuelva constantemente con un tenedor, de modo que la clara se adhiera a la sémola y a la zanahoria. Cocine durante 1 minuto, revolviendo para desintegrar los grumos grandes, hasta que la clara de huevo haya cuajado y la sémola tenga un aspecto seco y desmigajado.

Sin dejar de revolver, agregue el consomé, la mejorana y la cebolla que guardó. Tape parcialmente y cocine de 10 a 12 minutos, hasta que la sémola haya absorbido todo el líquido. Agregue la pimienta y la sal (si la está usando). Revuelva hasta mezclar bien. Espolvoree con el perejil.

Para 4 porciones como guarnición

que los que se quedaban sin este cereal. De hecho, el nivel de colesterol en los animales alimentados con alforjón era aún más bajo que en los que recibían extractos de proteínas de soya, uno de los alimentos más poderosos en la lucha contra el colesterol.

Por si fuera poco, el alforjón es una excelente fuente de nutrientes muy importantes. "Es rico en varios minerales, particularmente en magnesio y manganeso, pero también en cinc y cobre", indica el Dr. Eskin.

Cómo maximizar sus poderes curativos

Prenda el horno. El alforjón muchas veces se sirve como guarnición. Sin embargo, es posible preparar pan, *muffins* (panqués) y panqueques con su harina. Es importante utilizar la harina ligera de alforjón ("*light buckwheat flour*"), la cual contiene más nutrientes que la integral ("*whole buckwheat flour*"), aparentemente la más saludable.

Para producir la harina integral de alforjón, la cáscara del cereal se muele y se agrega a la mezcla. Así se obtiene un fuerte color oscuro pero casi nada de nutrientes, según explica Clifford Orr, el director del Instituto del Alforjón en Penn Yan, Nueva York. De hecho este proceso "diluye" la harina ligera más nutritiva y reduce sus beneficios en un 8 por ciento. "Todo el mundo piensa que la versión integral es más saludable, pero en este caso simplemente no es verdad", agrega Orr.

Nota: Si no reconoce algún término en este capítulo, vea el glosario en la página 711.

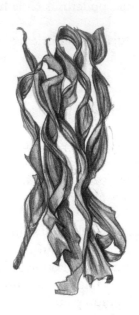

ALGAS MARINAS

Protección de las profundidades

Poderes curativos

Inhiben el crecimiento de tumores

Estimulan la inmunidad

Impiden la degeneración macular

En la canción "Bajo el mar", el cangrejo trata de convencer a la sirenita de Walt Disney de quedarse en el mar y se pone a describirle todas las ventajas que la vida marítima ofrece. Desde el primer verso menciona las algas marinas, aunque no precisamente como alimento. Sin embargo, si tomamos en cuenta todo lo que hemos aprendido acerca de estas valiosas plantas no cabe duda de que debió hacerlo.

Las algas marinas, a las que en inglés se les llama *sea vegetables* o "verduras marinas", son una valiosa fuente de vitaminas y minerales esenciales cuando se comen con regularidad. Además, contienen diversos compuestos que tal vez ayuden a proteger la salud del cuerpo contra las amenazas graves como el cáncer.

ANTIGUAS ARMAS ANTICANCEROSAS

Las culturas asiáticas han utilizado las algas marinas para prevenir y tratar el cáncer desde hace cientos y quizá miles de años. Como sucede con frecuencia, las investigaciones actuales han proporcionado muchas pruebas científicas de las bondades de estos antiguos métodos de curación. "Necesitamos más estudios clínicos, pero hasta ahora ha habido algunos interesantes estudios poblacionales y con animales que demuestran que las algas marinas pueden prevenir los tumores", explica Alfred A. Bushway, Ph.D., profesor de Ciencias de la Alimentación en la Universidad de Maine en Orono. Según él, es posible que las algas marinas tengan que ver con los índices tan bajos de cáncer en países como el Japón, donde su consumo es tan común como en los Estados Unidos es el de la papa.

Algunos investigadores japoneses estudiaron los efectos que los extractos de ocho tipos diferentes de algas marinas tenían en células tratadas con potentes sustancias carcinógenas. Los resultados indicaron que las algas marinas posiblemente posean la capacidad de acabar con los tumores.

Los científicos no están completamente seguros de cuáles son los compuestos benéficos de las algas marinas. Sin embargo, sospechan que tal vez sea el betacaroteno, el mismo compuesto antioxidante que se halla en verduras como la zanahoria y la batata dulce (camote, *yam*, *sweet potato*). El alga marina llamada *nori* (también conocida como *laver*), que se vende en forma de hojas secas, es una buena fuente de betacaroteno.

Los científicos piensan que las algas marinas tal vez contengan otros compuestos anticancerígenos que simplemente no se encuentran en las verduras terrestres. Por ejemplo, un compuesto llamado alginato de sodio, el cual se halla en concentraciones muy altas en las algas marinas, quizá combata el cáncer, señala el Dr. Bushway. "Pero una vez más se trata de un ámbito de la investigación que debe explorarse más a fondo", comenta.

KELP PARA EL CORAZÓN Y LA SANGRE

Para darle la fuerza del mar a la sangre conviene consumir una dosis de algas tomadas de sus aguas.

Una onza (28 g) de *kelp*, un alga marina delgada y suave que con frecuencia se agrega a sopas y a platillos sofritos preparados al estilo asiático, proporciona 51 microgramos de folato, lo cual equivale al 13 por ciento de la Cantidad Diaria Recomendada (o *DV* por sus siglas en inglés) de este nutriente que ayuda a descomponer las proteínas en el cuerpo así como a regenerar los glóbulos rojos. Una onza de *nori*, el alga marina que con frecuencia se utiliza para el *sushi*, contiene 42 microgramos de este nutriente de vital importancia, es decir, el 11 por ciento de la DV.

La *kelp* también contiene magnesio, un mineral que según se ha demostrado controla la hipertensión (presión arterial alta), sobre todo en las personas sensibles al sodio. Una onza de *kelp* tiene más de 34 miligramos de este nutriente benéfico para el corazón, o sea, casi el 9 por ciento de la DV.

UN MAR DE INMUNIDAD

No hay muchas ballenas con resfriado (catarro). Tal vez se deba a todas las algas marinas que ingieren entre las olas del mar.

Ciertas variedades de algas marinas están llenas de vitaminas importantes que estimulan el sistema inmunitario y protegen el cuerpo contra una gran cantidad de enfermedades.

La nutritiva *nori* encabeza la lista. Una onza de *nori* cruda contiene 11 miligramos de vitamina C, una gran luchadora contra las infecciones, lo cual corresponde a más del 18 por ciento de la DV. La vitamina C es un nutriente antioxidante conocido por su capacidad para acabar con las perjudiciales moléculas de oxígeno llamadas radicales libres, que dañan los tejidos. (Para más información sobre los radicales libres, vea la página 591).

Una onza de *nori* también proporciona casi 1,500 unidades internacionales de vitamina A, el 30 por ciento de la DV. Los estudios demuestran que la vitamina A no sólo fortalece el sistema inmunitario sino que también puede proteger contra la ceguera nocturna y ciertos problemas de la vista relacionados con la edad, como la degeneración macular. Además, la vitamina A protege contra varios tipos de cáncer.

Aviso
PELIGROS POTENCIALES DE LAS ALGAS

A pesar de que las algas marinas contienen una gran cantidad de nutrientes curativos, también cuentan con otros, como el yodo y el sodio, que no resultan tan útiles cuando se consumen en grandes cantidades.

Se necesitan pequeñas cantidades de yodo para digerir las proteínas y los carbohidratos. Además, la tiroides requiere yodo para regular el crecimiento y el desarrollo. No obstante, un poco rinde mucho: sólo se necesitan unos 150 microgramos al día.

Sin embargo, las algas marinas llegan a contener una cantidad mucho mayor. Las personas que comen muchas algas marinas pueden estar consumiendo demasiado yodo —se considera que 1,000 microgramos diarios es el límite superior—, lo cual reduce la eficiencia de la tiroides, dice Alfred A. Bushway, Ph.D., profesor de Ciencias de la Alimentación en la Universidad de Maine en Orono.

Otro mineral que las algas marinas contienen en abundancia es el sodio. Un exceso de sodio puede producir hipertensión (presión arterial alta) en las personas sensibles a este elemento.

Las personas sensibles al sodio, indica el Dr. Bushway, deben enjuagar las algas marinas antes de cocinarlas para reducir su contenido de sodio más o menos entre un 10 y un 20 por ciento. Remojarlas en agua reducirá su contenido de sodio aún más, entre un 50 y un 70 por ciento, según la variedad que se use.

Buenas nuevas para los vegetarianos

Los "veganos"—es decir, los vegetarianos más rigurosos que no sólo evitan la carne y los productos cárnicos sino también la leche y el huevo— tal vez quieran agregar unas algas marinas a su selección de verduras terrestres. Sería una forma útil de asegurar un consumo adecuado de la vitamina B_{12}, un nutriente cuya fuente más común es la carne.

Si bien existe cierta polémica con respecto a la cantidad de vitamina B_{12} que proporcionan las algas marinas, los expertos están de acuerdo en que las personas que disfrutan estas verduras regularmente muestran un índice mayor de vitamina B_{12} en su sangre que quienes no las consumen.

Los investigadores a cargo de un estudio que abarcó a 21 veganos hallaron que quienes consumían algas marinas con regularidad tenían un índice sanguíneo de vitamina B_{12} dos veces más alto que quienes no comían estas verduras.

Cuando el cuerpo no obtiene cantidades suficientes de vitamina B_{12} puede sufrir fatiga, pérdida de memoria y daños en el sistema nervioso que producen hormigueos en los pies y las manos. Si bien son pocas las personas que corren el riesgo de padecer una deficiencia de vitamina B_{12}, puede ser un motivo de preocupación para los veganos así como para algunas personas mayores que tienen problemas para absorber este nutriente tan importante.

Cómo maximizar sus poderes curativos

Enjuáguelas muy poco. Muchos de los valiosos minerales de las algas marinas secas se encuentran en su superficie. Por lo tanto, los expertos recomiendan proceder con cuidado al enjuagarlas antes de cocinarlas. "Algunas personas remojan y escurren sus algas marinas hasta dejarlas sin vida —indica el Dr. Bushway—. Sólo recomendamos enjuagarlas ligeramente. De otro modo se pierden muchos de los minerales superficiales, como el potasio".

Mejore sus caldos. Para obtener la mayor cantidad posible de nutrientes, lo mejor es preparar un caldo con sus algas marinas, afirma el Dr. Bushway. "Cuando las algas marinas se utilizan en los caldos, algunos de los minerales se liberan en el consomé —explica— Lo demás proporciona la valiosa fibra y fitoquímicos únicos, como el alginato que se halla en la *kelp*".

Varíe los usos. No se necesitan muchas algas marinas para cosechar sus beneficios. "Los estudios de nutrición indican que una cantidad tan reducida como ¼ onza (7 g) de alga marina seca puede hacer una contribución alimenticia significativa a su alimentación", dice el Dr. Bushway.

Experimente para encontrar las mejores formas de incluir más algas marinas en su alimentación. "Agregue pequeños trozos del tamaño de un bocado a las ensaladas, los caldos, los guisos (estofados), los platos de cereales, los platos

En la cocina

La primera vez que saque una hoja verde plana de *nori* seca de su envoltura, lo más seguro es que exclame: "¿Cómo se supone que me voy a comer esto?"

A pesar de la apariencia extraña de las algas marinas, que se venden en tiendas tanto de productos naturales como de productos asiáticos, son muy fáciles de preparar. No obstante, es importante saber qué tipo se compró, ya que cada una se maneja de manera un poco diferente.

Alaria. También conocida como *wakame*, esta alga marina es la que tradicionalmente se usa en la sopa japonesa llamada *miso*. Para una ensalada o un plato de pasta, simplemente suavícela en agua de 2 a 3 minutos y píquela en tiras. La *alaria* a veces es algo correosa, pero si le corta el nervio central duro quedará más suave.

Dulse. La *dulse* seca tiene hojas arrugadas de un intenso color rojo que pueden comerse directamente del paquete. (No obstante, llega a estar bastante salada, así que tal vez quiera enjuagarla primero). Al igual que la *nori*, la forma más típica de preparar la *dulse* es picada y en caldos, guisos (estofados) y platos de pasta. También se vende en hojuelas listas para usarse.

Hijiki. La *hijiki* (o *hiziki*) es una de las algas marinas de sabor más fuerte. Empaquetada parece una especie de fideo cabellos de ángel negro. Para suavizar el intenso sabor salobre, remójela entre 10 y 15 minutos y escurra; aumentará a cuatro veces su tamaño original cuando se hidrate. Los *chefs* recomiendan hervir la *hijiki* a fuego lento durante unos 30 minutos o hasta que esté suave y luego agregarla a ensaladas o platos de verduras o frijoles (habichuelas). También se puede esparcir un poco de aceite de sésamo (ajonjolí) encima y servirse como guarnición.

Kelp. Vendida en tiras anchas y secas color verde oscuro, la *kelp* con frecuencia se agrega a caldos y guisos en lugar de sal. Los *chefs* también les ponen tiras de *kelp* a sus platos de frijoles y cereales para condimentarlos. Además, las hojuelas asadas de *kelp* son excelentes para adornar un plato.

Nori. Conocida también como *laver*, la *nori* se vende en hojas verdes secas y delgadas como papel. Tiene un leve sabor salobre y por lo general se utiliza para envolver el *sushi*, en sopas y para realzar el sabor de las ensaladas o pastas. Al agregar *nori* a un plato, use tijeras para cortarla en tiras. O rómpala con las manos y espolvoréela sobre la comida, revolviendo para que no se pegue.

sofritos preparados al estilo asiático y los sándwiches (emparedados)", sugiere Carl Karush de Maine Coast Sea Vegetables, empresa que se dedica a cosechar, empacar y vender algas marinas en la ciudad de Franklin, Maine.

Nota: Si no reconoce algún término en este capítulo, vea el glosario en la página 711.

Caldo de *kelp* y papas

1 **cucharada de aceite de *canola***

1 **cebolla grande, picada en cubitos**

7 **tazas de agua**

4 **papas medianas para hervir, peladas y picadas en cubitos finos**

1 **taza de *kelp* seca finamente desmenuzada (más o menos ¾ onza/21 g)**

⅛ **cucharadita de sal**

Pimienta negra molida

Ponga el aceite a calentar en un caldero (caldera) de hierro para asar (*Dutch oven*) a fuego mediano-alto. Agregue la cebolla y fría entre 8 y 10 minutos, revolviendo con frecuencia, hasta que la cebolla esté dorada.

Agregue el agua, la papa, la *kelp* y la sal. Deje que rompa a hervir. Tape parcialmente, baje el fuego a lento y cocine de 30 a 35 minutos, hasta que la papa esté suave. Sazone con pimienta al gusto.

Para 6 porciones

POR PORCIÓN

calorías	**116**
grasa total	**2.5 g**
grasa saturada	**0.2 g**
colesterol	**0 mg**
sodio	**208 mg**
fibra dietética	**2.7 g**

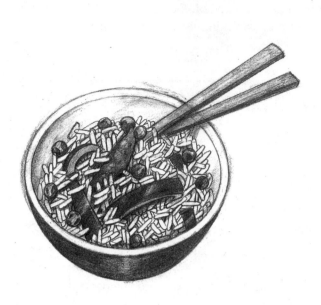

ALIMENTACIÓN ASIÁTICA
Minimiza los malestares menopáusicos

Poderes curativos
Alivia las molestias de la menopausia

Baja el colesterol

Reduce el riesgo de sufrir cáncer y enfermedades cardíacas

Todos los años el deseo de mantenernos más jóvenes y sanos y de vivir por más tiempo lleva a los habitantes de los Estados Unidos a gastar más de $884 mil millones de dólares en asistencia médica. No obstante, si realmente tuviéramos la intención de mejorar nuestra salud, tal vez deberíamos tomar un poco de ese dinero y subir al próximo barco que salga para China o el Japón. Los estudios científicos han demostrado que las personas que viven en los países asiáticos tienen un menor índice tanto de colesterol como de enfermedades cardíacas y cáncer que la población estadounidense.

También son más delgados. En promedio, la mujer japonesa que mide 5 pies y 4 pulgadas (1.63 m) pesa 126 libras (57 kg). Son 24 libras (11 kg) menos que la mujer estadounidense común de la misma estatura, quien pesa alrededor de 150 libras (68 kg).

¿A qué se debe su buena salud? El ejercicio y las estrechas relaciones familiares sin duda tienen que ver, pero la razón principal al parecer es la tradicional alimentación asiática, la cual se considera la más saludable del mundo.

"Conocí a gente que tenía una alimentación parecida a la asiática cuando era un médico joven en una plantación de Hawai, donde atendía a filipinos de todas las generaciones —recuerda el Dr. John A. McDougall, director médico del Programa McDougall en el Hospital St. Helena de Napa Valley, California—.

Las personas mayores de la primera generación nunca se enfermaban. Pero sus hijos, quienes adoptaron los hábitos alimenticios estadounidenses, con el tiempo engordaron y contrajeron todas las enfermedades que vemos actualmente".

La alimentación asiática es asombrosamente sencilla y llenadora. El arroz, la pasta, el pan y otros cereales forman la base, a la que se agregan generosas raciones de *bok choy* (el repollo/col china), hongos y otras frutas y verduras. La alimentación también incluye frijoles (habichuelas), semillas, frutos secos, un poco de pescado, huevos y aves, unos cuantos dulces y de vez en cuando algo de carne.

Cuando pensamos en el término *alimentación asiática* normalmente se nos ocurre la comida china y japonesa, pero también abarca las cocinas de Corea, India, Tailandia y Vietnam. En todos estos países la gente disfruta de una amplia variedad de alimentos, pero las bases de su alimentación son las mismas.

LA SALUDABLE SOYA

Una de las piedras angulares de la alimentación asiática es la soya. En Asia, la gente come de 3 a 4 onzas (84–112 g) diarias de muchos productos alimenticios a base de soya, tales como el *tempeh*, el tofu y la harina de soya sin grasa.

Hay varias razones por las que esta costumbre es tan saludable, afirma Christopher Gardner, Ph.D., investigador del Centro de Investigación para la Prevención de las Enfermedades de la Universidad de Stanford ubicado en Palo Alto, California. La soya es rica en un grupo de compuestos naturales llamados fitoestrógenos, a los que el cuerpo convierte en unas sustancias parecidas a las hormonas que actúan como una versión débil del estrógeno. En las mujeres premenopáusicas, estos estrógenos falsos bloquean los receptores de estrógeno del cuerpo y reducen la cantidad de estrógeno en el cuerpo. Así pueden ayudar a reducir el riesgo de tener cáncer de mama.

Más adelante en la vida, los fitoestrógenos de la soya pueden aliviar algunos síntomas de la menopausia, como los sofocos (calentones, bochornos), al reemplazar el estrógeno que se pierde durante esta etapa. De hecho las mujeres asiáticas rara vez padecen sofocos. Debido al efecto de protección de los fitoestrógenos, también tienen menos probabilidades de sufrir enfermedades cardíacas que las mujeres radicadas en los Estados Unidos.

Los alimentos derivados de la soya representan la principal fuente de proteínas en los países asiáticos. En China, la gente obtiene sólo el 11 por ciento de sus proteínas de la carne, mientras que en los Estados Unidos el 69 por ciento de las proteínas provienen de la carne. Entre más proteínas de fuentes animales se consumen, más calcio expulsa el cuerpo. Esto puede convertirse en un problema para las mujeres, quienes enfrentan un riesgo más alto de sufrir osteoporosis que los hombres.

¿Se necesita un complemento cálcico?

La alimentación asiática tradicional incluye muchos de los alimentos que comemos todos los días. Con una excepción notable: no hay mucha leche, queso ni otros productos lácteos. Se trata de una de las razones por las que es tan baja en grasa. Pero tal vez también explique por qué los huesos asiáticos no son tan fuertes como pudieran ser.

A pesar de que es posible obtener bastante calcio de fuentes vegetales como el *bok choy* o el brócoli, la mayoría de los científicos están de acuerdo en que los productos lácteos son de importancia fundamental para mantener fuertes los huesos. De hecho, cuando unos investigadores compararon el consumo de calcio y la densidad ósea, encontraron que la densidad ósea de las mujeres que obtenían su calcio principalmente de productos lácteos era un 20 por ciento más alta que la de las mujeres cuyo calcio provenía principalmente de alimentos vegetales.

"La densidad ósea es un motivo de preocupación en países como China", explica el Dr. Robert M. Russell de la Universidad Tufts de Boston, Massachusetts. Por lo tanto, aunque se consuma una alimentación asiática tradicional hay que complementarla con leche y queso bajos en grasa así como con otros productos lácteos, sugiere el Dr. Russell.

Aunque no se adopte la alimentación asiática de manera rigurosa no sería mala idea aumentar el consumo de derivados de la soya, opina el Dr. Gardner.

¿QUÉ PASÓ CON LA CARNE DE RES?

Aparte de la soya, la alimentación asiática contiene muchos otros componentes importantes. Sin embargo, es posible que el factor más saludable sea lo que no contiene: grandes cantidades de carne con toda la grasa saturada y el colesterol que eso implica.

En China, por ejemplo, la gente come en promedio 4 libras (1.8 kg) de carne de res al año. En el Japón comen más, aproximadamente 23 libras (10.4 kg) de carne de res y ternera al año. El habitante común de los Estados Unidos, por el contrario, consume 94 libras (42.6 kg) de carne de res al año, además de pollo, carne de puerco y otras carnes. En la alimentación estadounidense aproximadamente el 35 por ciento de las calorías provienen de la grasa, mientras que en el Japón esta cifra se reduce al 11 por ciento.

Según se esperaría, el nivel del colesterol tiende a ser mucho menor en los países asiáticos, por lo menos entre la gente que se alimenta de la manera tradicional. Los beneficios potenciales son muy grandes, ya que un nivel más bajo de colesterol reduce el riesgo de sufrir no sólo una enfermedad cardíaca sino también de cáncer.

NUTRICIÓN A LO NATURAL

El Instituto Nacional del Cáncer insiste en que comamos "cinco frutas y verduras al día", y los nutriólogos nos han rogado que cumplamos con la Cantidad Diaria Recomendada de 25 gramos de fibra, en lugar de los míseros 11 ó 12 gramos que la mayoría consumimos diariamente.

La alimentación asiática está a la vanguardia mundial con su abundancia

Alimentación a lo asiático

Basta echar una mirada a la envoltura prácticamente de cualquier pan para encontrar la Pirámide de Alimentos del Departamento de Agricultura de los Estados Unidos. Esta guía recomienda que todo el mundo coma un total de entre 15 y 26 raciones diarias, más o menos, de frutas, verduras, frijoles (habichuelas), cereales y proteínas. En los Estados Unidos, esta pirámide se considera el parámetro obligatorio de la alimentación saludable.

Pero resulta que también existe una Pirámide de Alimentos Asiáticos, la cual de hecho resume uno de los planes de alimentación más saludables del mundo. A diferencia de la versión estadounidense, que incluye lácteos y carne para asegurar que se consuma una cantidad suficiente de proteínas cada día, la pirámide asiática reemplaza estos alimentos con frijoles, frutos secos, semillas y pescado. Además, contiene una buena cantidad de aceites vegetales así como raciones moderadas de sake, cerveza, té y otras bebidas. El ejercicio también representa una parte importante de este plan.

Al seguir el plan asiático de alimentación, es importante elegir la mayoría de los alimentos de la base de la pirámide y dejar los de la punta para ocasiones especiales. Por cierto, con excepción de la India rara vez se comen lácteos en Asia.

Pirámide de Alimentos Asiáticos:

Carne — Una vez al mes (o más a menudo en cantidades muy pequeñas)

Dulces / Huevos y aves — Una vez a la semana (o más a menudo en cantidades muy pequeñas)

Pescado y Mariscos o lácteos — Opcional a diario

Aceites vegetales — A diario

Frutas / Legumbres, frutos secos, y semillas / Verduras

Arroz, productos de arroz, fideos, panes, millo, maíz y otros cereales (sin refinar, de ser posible)

Ejercicio regular — Consumo moderado de alcohol

Adaptado de la "Pirámide Dietética Asiática Saludable"
© 1995 Oldways Production & Exchange Trust

de frutas y verduras frescas así como otros alimentos ricos en fibra. En China, por ejemplo, la gente consume 33 gramos de fibra al día. Eso es protección cardíaca de verdad, indican los investigadores de la Escuela de Salud Pública de Harvard. En un estudio científico de seis años de duración que abarcó a casi 41,000 hombres, estos investigadores descubrieron que quienes aumentaban su consumo diario de fibra en sólo 10 gramos disminuían en casi un 30 por ciento su riesgo de sufrir enfermedades cardíacas.

Las frutas y verduras también son ricas en vitamina C, carotenoides (entre ellos el betacaroteno) y otros compuestos antioxidantes que protegen el cuerpo contra las enfermedades. Las investigaciones demuestran que las personas que más frutas y verduras comen tienen los menores índices de enfermedades cardíacas y cáncer.

UNA TACITA DE SALUD

El té es una bebida de rigor en cualquier restaurante asiático. Y no hay por qué limitarse a una sola taza. Según indican las investigaciones, cuatro tazas pequeñas de té al día pueden reducir de manera considerable su riesgo de sufrir enfermedades cardíacas y derrame cerebral. En Asia la gente desde luego se toma las teteras completas, lo cual tal vez sirva para explicar su salud de hierro.

El té contiene unos fuertes compuestos antioxidantes llamados fenoles, que protegen el cuerpo contra las enfermedades. En un estudio que abarcó a 552 hombres, unos investigadores de los Países Bajos observaron que quienes bebían alrededor de cinco tazas de té negro al día reducían en un tercio su riesgo de sufrir un derrame cerebral en comparación con los hombres que bebían menos de 2½ tazas.

En el mundo de los antioxidantes, los fenoles del té son "definitivamente exquisitos", según Gary D. Stoner, Ph.D., el director del programa de quimio-profilaxis del cáncer manejado por el Centro Integral del Cáncer de la Universidad Estatal de Ohio en Columbus. Y el té verde, la variedad que se prefiere en los países orientales, tiene un mayor poder antioxidante que el té negro.

LOS PEROS DEL PESCADO

El Japón es una isla, lo cual significa que la gente come mucho pescado. Durante años los investigadores estaban convencidos de que entre más pescado comiera la gente, más sanos estarían. Muchos estudios demuestran que hasta una pequeña cantidad de pescado, tan sólo 3 onzas (84 g) a la semana, protegen la salud en grande. "El pescado contiene ciertas grasas que hacen que la sangre sea menos espesa y ayudan a prevenir las enfermedades cardíacas", afirma el Dr. McDougall.

Pasta asiática con verduras

1 **huevo, batido levemente**

9 **onzas (252 g) de pasta seca sin huevo tipo** *chow mein* **o de fideos horneados tipo** *ramen*

1 **cucharada de aceite de** *canola*

1 **cucharada de ajo picado en trocitos**

4 **tazas de tallos y hojas de** *bok choy* **picados muy finos**

1 **zanahoria mediana, rallada**

1 **cucharada de salsa de soya de sodio reducido**

1 **cucharadita de azúcar**

1 **cucharadita de aceite de sésamo (ajonjolí) oscuro**

POR PORCIÓN

calorías	**338**
grasa total	**7.2 g**
grasa saturada	**1 g**
colesterol	**53 mg**
sodio	**197 mg**
fibra dietética	**3.9 g**

Rocíe una sartén antiadherente pequeña con aceite antiadherente en aerosol. Ponga a calentar a fuego mediano. Agregue el huevo y agite la sartén de forma horizontal para que el huevo cubra el fondo. Cocine durante más o menos 1 minuto, hasta que esté casi cuajado. Voltee cuidadosamente y cocine por unos segundos, hasta que el huevo esté cuajado en la parte inferior. Saque de la sartén y ponga en una tabla para picar para que se enfríe un poco. Haga un rollo apretado con el huevo y córtelo en tiras. Ponga aparte.

Cocine la pasta (tire la bolsita del sazonador o guárdela para otra receta) durante 3 minutos en una olla con agua hirviendo o según lo indiquen las instrucciones del paquete. Escurra, enjuague con agua fría y vuelva a escurrir. Ponga aparte.

Ponga el aceite de *canola* a calentar a fuego mediano en una sartén antiadherente grande o un *wok*. Agregue el ajo y fría durante 30 segundos o hasta que empiece a soltar su aroma. Agregue el *bok choy* y la zanahoria. Fría y revuelva constantemente entre 1 y 2 minutos o hasta que el *bok choy* empiece a marchitarse. Agregue la pasta, la salsa de soya, el azúcar y el aceite de sésamo. Cocine durante 1 ó 2 minutos sin dejar de revolver, hasta que la pasta esté bien caliente. Agregue las tiras de huevo que guardó y mezcle bien.

Para 4 porciones

Es cierto que un poco de pescado es bueno para la salud. Sin embargo, no necesariamente conviene comerlo en cantidades mayores. Un estudio de 2,000 hombres llevado a cabo durante 30 años por un grupo de investigadores de la Escuela de Medicina de la Universidad del Noroeste en Chicago, Illinois, descubrió que quienes comían más de 8 onzas (224 g) de pescado a la semana tenían índices más altos de derrame cerebral que quienes consumían cantidades menores de este alimento. De hecho el derrame cerebral y otras enfermedades cerebrovasculares han sido desde siempre una de las principales causas de mortalidad en el Japón.

Esto no significa que deba dejar de comer pescado, señala el Dr. Mc-Dougall. "Es un manjar y se debe comer en pequeñas cantidades —advierte el experto—. No sustituya su pollo simplemente por un gran trozo de pescado pensando que se está alimentando sanamente".

Nota: Si no reconoce algún término en este capítulo, vea el glosario en la página 711.

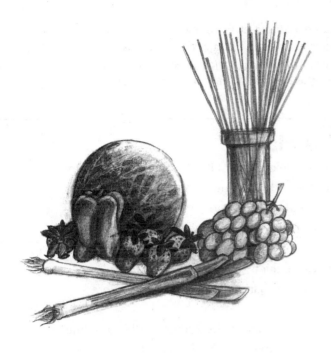

ALIMENTACIÓN BAJA EN GRASA
Potencia preventiva

Poderes curativos
Reduce el riesgo de enfermedades cardíacas

Previene el cáncer

Estimula la pérdida de peso

Conserva la vista

Desde hace una década se ha estado acumulando una cantidad impresionante de pruebas de que hay pocas cosas mejores para la salud que reducir la cantidad de grasa en la alimentación. Los alimentos grasosos aumentan de manera espectacular el riesgo de sufrir enfermedades cardíacas, diabetes, hipertensión (presión arterial alta) y ciertos tipos de cáncer, además de otras muchas afecciones. El consumo excesivo de grasa también tiene la desventaja de engordar. Hace treinta años, más o menos el 25 por ciento de los habitantes de los Estados Unidos tenían sobrepeso. Actualmente ese porcentaje ha subido al 33 por ciento aproximadamente, y al parecer sigue aumentando.

El peso adicional no sólo corre por cuenta de los adultos, por cierto. Un alto porcentaje de niños también están excedidos de peso, y diversos estudios científicos demuestran que en los pequeños la diabetes del Tipo II (no dependiente de la insulina), una enfermedad muchas veces ligada al sobrepeso, es hoy 10 veces más frecuente que hace una década.

Para mejorar la salud de nuestros hijos y también la nuestra, los investigadores dicen que debemos adoptar una alimentación baja en grasa. Además de comer alimentos menos grasosos, eso significa aumentar nuestro consumo de frutas, verduras, legumbres y otros alimentos saludables.

La clave para bajar de peso está en reducir el número de calorías que comemos. Y la forma más fácil de reducir las calorías es bajándole a la grasa, explica Judy Dodd, R.D., de Pittsburgh, Pensilvania, una asesora en educación sobre la nutrición. Cada gramo de grasa contiene más energía —la cual se

Cambios clave

No es posible abrir una revista o sintonizar la televisión a altas horas de la noche sin ser bombardeado con información acerca de nuevas dietas que garantizan la pérdida de peso. Sin embargo, en realidad la alimentación baja en grasa no tiene nada de complicada. Al reducir la carne roja que se come, por ejemplo, automáticamente disminuye el consumo de grasa saturada. El mismo efecto se obtiene al cambiar el yogur de leche entera por yogur bajo en grasa y comer más frutas, verduras, legumbres y cereales integrales. Además, hay muchas maneras menos obvias de bajarle a la grasa. Tal vez quiera probar algunas de las siguientes opciones.

Pruebe algunos nuevos quesos. El queso suele ser uno de los primeros alimentos que se prohiben al cambiar a una alimentación baja en grasa. Sin embargo, algunos tipos de queso son naturalmente más bajos en grasa que otros. El *feta*, el *camembert* y el *mozzarella* semidescremado, por ejemplo, contienen menos de 10 gramos de grasa por ración de 1½ onzas (42 g). Si bien no carecen totalmente de grasa, son una mejor opción que el queso tipo *cheddar*, por ejemplo, que contiene casi 14 gramos de grasa por ración.

Sírvase de una servilleta. Esos *muffins* (panqués) grandes y esponjosos de la panadería del supermercado tal vez se vean muy saludables, pero muchas veces contienen enormes cantidades de grasa. Antes de llevar una bolsa de *muffins* gigantes a su casa, póngalos a prueba. Compre un *muffin* y colóquelo sobre una servilleta de papel. Si deja una marca grasosa seguro que contiene más de 3 gramos de grasa y será mejor buscar alguno más bajo en grasa.

"Desgrase" la pizza. La pizza es uno de los alimentos más populares en Estados Unidos que no merece del todo que se le llame comida chatarra. De hecho una rebanada bien caliente puede ser una buena opción alimenticia, siempre y cuando no esté nadando en aceite. Para que la pizza sea un poco más saludable, extienda una servilleta sobre cada rebanada y con cuidado recoja el exceso de aceite.

Ojo con los alimentos sin grasa. Actualmente los supermercados parecen estar llenos a reventar de versiones sin grasa de casi cualquier cosa. Sin embargo, aunque las mide en calorías— que cualquier otro nutriente. Un gramo de grasa proporciona 9 calorías, más del doble que la misma cantidad de proteínas o carbohidratos. Además, al cuerpo humano le encanta la grasa. Es mucho más probable que almacene las calorías de la grasa que las calorías correspondientes a otras fuentes.

En un estudio, unos investigadores daneses encontraron que quienes reducían la cantidad de grasa en su alimentación del 39 al 28 por ciento del total

versiones de grasa reducida de mayonesa, aliños (aderezos) para ensaladas y quesos pueden ser unas herramientas excelentes para ayudarle a respetar sus límites diarios de grasa, "sin grasa" no es lo mismo que "sin calorías". La moderación no deja de ser importante, advierte Judy Dodd, R.D., una asesora en educación sobre la nutrición de Pittsburgh, Pensilvania.

Disfrute sus favoritos. No hay motivo para renunciar a los postres sólo porque quiere adoptar una alimentación baja en grasa. De hecho, muchas delicias tradicionales como las galletitas de jengibre, las galletitas de barquillo de vainilla y las galletitas integrales *graham* también son muy bajas en grasa.

Cuidaíto con la carne. Un bistec *Porterhouse*, con sus abundantes vetas de grasa, puede consumir un gran porcentaje de su presupuesto de grasa (una ración de 3 onzas/ 84 g contiene 9 gramos de grasa), pero muchos cortes de carne son bajos en grasa. La carne que diga "*loin*" o "*round*", por ejemplo, llega a tener sólo 3 gramos de grasa por ración.

Aligere la leche. La leche es una buena fuente de proteínas y una magnífica fuente de calcio. Desafortunadamente también puede ser una maravillosa fuente de grasa. Para obtener los beneficios de la leche sin tanta grasa simplemente tiene que renunciar a la versión con grasa entera, la cual contiene 8 gramos de grasa por ración de 8 onzas (240 ml).

La leche semidescremada al 1 por ciento es una buena opción, con sus 3 gramos de grasa por ración. Mejor todavía, beba más leche descremada, la cual prácticamente no tiene grasa pero sí tiene la misma cantidad de calcio (o aún más) que la leche entera.

Saboree las nuevas variedades de helado. Hace muy pocos años, el sabor de los postres congelados bajos en grasa o sin ella no era muy bueno en comparación con el helado tradicional. No obstante, en la actualidad los productores de helados han mejorado mucho cuando se trata de fabricar postres congelados bajos en grasa con el mismo rico sabor y cremosa textura que sus semejantes ricos en grasa.

de sus calorías consumidas a diario y aumentaban su consumo de carbohidratos lograban perder 9 libras (4 kg) en promedio en sólo 12 semanas. Además, las personas que de ahí en adelante siguieron con la alimentación baja en grasa evitaron subir de nuevo durante mucho tiempo después de concluir el estudio.

Reducir la grasa de la alimentación tiene otros beneficios aparte de mejorar la salud. Las investigaciones indican que una alimentación baja en grasa también puede incrementar la sensación general de bienestar. En un estudio científico que abarcó a más de 550 mujeres, un grupo de investigadores del Centro Fred Hutchinson para la Investigación del Cáncer en Seattle, Washington, observó que cuando las mujeres reducían su consumo diario de grasa a la mitad —del 40 al 20 por ciento de su total de calorías consumidas— se sentían con más energía y menos preocupadas y deprimidas que con su alimentación anterior.

CUIDA CONTRA CARDIOPATÍAS

Desde luego existen los suertudos que pueden comer lo que quieran sin subir de peso. No obstante, incluso en su caso la grasa que comen tiene que ir a parar a alguna parte, y ese sitio muy frecuentemente son las arterias.

Existe un vínculo directo entre la cantidad de grasa en la alimentación y el riesgo de sufrir una enfermedad cardíaca, afirma Dodd. Esto se aplica sobre todo a la grasa saturada, esa grasa peligrosa que tapa las arterias y que se halla principalmente en la carne, los productos lácteos de grasa entera y los alimentos para merienda (botana, refrigerio, tentempié). Las investigaciones han demostrado que la mejor forma para disminuir este riesgo tal vez sea una alimentación baja en grasa. En un estudio, los investigadores sometieron a las personas a una alimentación muy baja en grasa, en la que sólo el 5 por ciento del total de calorías consumidas a diario provenían de la grasa. Después de 11 días sus niveles de colesterol habían bajado en un 11 por ciento en promedio, mientras que su presión arterial descendió en un 6 por ciento en promedio. Es posible que esta disminución del 11 por ciento del colesterol haya reducido casi en un 33 por ciento sus probabilidades de morir de un ataque al corazón.

No es necesario adoptar una alimentación muy baja en grasa para cosechar algún beneficio. Incluso una pequeña reducción de la cantidad de grasa consumida puede disminuir el nivel del colesterol, indica Dodd.

CONTRARRESTA EL CÁNCER

Existe un motivo muy persuasivo para cambiar a una alimentación baja en grasa. "Varios estudios indican que la alimentación baja en grasa ofrece una protección excelente contra muchas enfermedades, incluyendo el cáncer", señala Leena Hilakivi-Clarke, Ph.D., profesora adjunta de Psiquiatría en el Centro Lombardi para el Cáncer del Centro Médico de la Universidad de Georgetown en Washington, D. C.

En un estudio realizado por la Universidad de Benin en Nigeria, los investigadores descubrieron que los animales del laboratorio empezaron a producir unas enzimas que les provocaron cambios cancerosos en el colon después de sólo tres semanas de recibir una alimentación alta en grasa.

Lo que funciona en el laboratorio también es eficaz en la vida real. En un estudio que abarcó a 450 mujeres, unos investigadores del departamento de Epidemiología y Salud Pública en la Escuela de Medicina de la Universidad de Yale hallaron que una reducción de sólo 10 gramos de grasa saturada al día —lo cual equivale a cambiar de dos vasos de leche entera a la misma cantidad de leche descremada— redujo en un 20 por ciento su riesgo de contraer cáncer de los ovarios.

En otro estudio, unos investigadores de la Universidad de Iowa en Iowa City compararon las alimentaciones de unas mujeres con cáncer con las de un grupo de mujeres que no tenía esta enfermedad. Encontraron que las mujeres que consumían más carne roja tenían un 50 por ciento más de probabilidades de desarrollar algún tipo de cáncer que las mujeres que comían la menor cantidad de carne roja. Se trata de un dato significativo, ya que la carne roja es de los alimentos que más grasa saturada contiene.

Una alimentación baja en grasa protege no sólo por lo que no contiene sino también por lo que sí incluye. Al reducir la grasa en la alimentación por lo general se comen más frutas, verduras, cereales integrales y legumbres. Se ha demostrado que todos estos alimentos nos mantienen más saludables, según indica la Dra. JoAnn Manson, profesora adjunta de Medicina en la Escuela de Medicina de Harvard.

VIGOR PARA LA VISTA

Por último existen ciertas pruebas de que una alimentación baja en grasa tal vez proteja contra afecciones como la degeneración macular, la principal causa de pérdida de la vista en los adultos mayores.

En una encuesta que abarcó a más de 2,000 personas, unos investigadores de la Universidad de Wisconsin en Madison hallaron que quienes afirmaban consumir la mayor cantidad de grasa saturada tenían un 80 por ciento más de probabilidades de padecer de degeneración macular que quienes consumían la menor cantidad.

PARA EMPEZAR

Aunque se esté decidido a reducir la cantidad de grasa en la alimentación, no siempre es fácil saber por dónde empezar. En primer lugar se necesita calcular cuánta grasa está consumiendo diariamente. La cantidad ideal sería entre un 25 y un 30 por ciento del total de calorías que consume a diario, afirma Dodd.

Imaginémonos, por ejemplo, un consumo normal de 2,000 calorías al día.

Al seguir una alimentación baja en grasa, no más de 600 calorías de este total deben provenir de la grasa. Esto equivale más o menos a 67 gramos de grasa al día.

La manera más fácil de cuidar el consumo diario de grasa tal vez sea leyendo las etiquetas de los alimentos, sugiere Dodd. Al comprar queso, por ejemplo, tal vez observe que una ración de 1 onza (28 g) de queso *Cheddar* contiene poco más de 9 gramos de grasa. En vista de que eso puede representar un alto porcentaje de la cantidad de grasa que se tiene permitida diariamente, quizá prefiera elegir un queso más bajo en grasa. Al comer en restaurantes o comprar alimentos sin etiquetas puede averiguar cuánta grasa se está consumiendo con la ayuda de una guía de nutrición que puede comprar en una librería o en el supermercado. Estas guías incluyen listas de la cantidad de grasa contenida en la mayoría de los alimentos comunes, entre ellos los que se sirven en los restaurantes.

Lo más importante es mantener a raya la grasa saturada, la cual se encuentra en alimentos de origen animal como la carne, la mantequilla, el queso y el huevo. Además de que esta grasa perjudica la salud, los alimentos ricos en grasa saturada también tienden a contener mucho colesterol. De esta forma, al cortar una cosa automáticamente se reduce la otra también. La Asociación del Corazón de los Estados Unidos recomienda que no más (y de preferencia menos) del 10 por ciento del total de calorías que consumimos a diario provenga de la grasa saturada.

A pesar de que la margarina y la manteca vegetal se han anunciado como alternativas saludables a la grasa saturada, no siempre son una buena selección. Los estudios científicos indican que las grasas hidrogenadas usadas para producir la margarina y la manteca vegetal también pueden tapar las arterias.

Si bien en términos generales es buena idea reducir cualquier grasa en la alimentación, algunas de ellas, como las grasas monoinsaturadas y poliinsaturadas, no son tan malas. Estas grasas se encuentran abundantemente en los aceites vegetales y de semillas, como los de oliva, sésamo (ajonjolí) y alazor (cártamo) así como en los frutos secos y semillas, y se ha demostrado que reducen el nivel de colesterol y tal vez ayuden a evitar que se pegue en las paredes de las arterias. Desde luego contienen el mismo número de calorías que otras grasas menos saludables, de modo que no es buena idea consumirlos en grandes cantidades, agrega Dodd.

Existe otro tipo más de grasa que desempeña un papel muy importante para la alimentación saludable baja en grasa. Se ha demostrado que la grasa del pescado, conocida como ácidos grasos omega-3, reduce la coagulación e inflamación en las arterias, lo cual puede reducir de manera significativa el riesgo de sufrir enfermedades cardíacas y derrame cerebral. No es necesario comer mucho pescado para recibir estos beneficios. Dentro del marco de una alimentación baja en grasa, dos comidas de pescado a la semana sirven muy bien para mantener despejadas las arterias, señala Dodd.

Nota: Si no reconoce algún término en este capítulo, vea el glosario en la página 711.

Bacalao fresco con verduras mixtas

4   **filetes de bacalao fresco
    (de 6 onzas/168 g cada uno)**

1   **bulbo de hinojo**

2   **zanahorias, picadas en
    palitos**

1   **_zucchini_ (calabacita)
    pequeño, picado en palitos**

2   **cebollines o 1 cebolla
    pequeña, picadas en rodajas
    finas**

1   **taza de jugo de manzana**

¼   **cucharadita de sal**

2   **tazas de agua
    Pimienta negra molida**

POR PORCIÓN

calorías	**202**
grasa total	**1.5 g**
grasa saturada	**0.3 g**
colesterol	**80 mg**
sodio	**269 mg**
fibra dietética	**3.8 g**

Enjuague el bacalao con agua fría y seque con toallas de papel.

Separe el tallo del hinojo del bulbo; guarde los delgados tallos superiores y algunas de las hojas parecidas a plumas. Corte el bulbo a la mitad a lo largo. Extraiga y tire el corazón. Pique en palitos.

Rocíe una sartén grande con aceite antiadherente en aerosol y ponga a calentar a fuego mediano-alto. Agregue el hinojo, la zanahoria, el _zucchini_ y los cebollines o cebollas. Sofríalos durante más o menos 1 minuto. Agregue ¼ taza de jugo de manzana y ⅛ cucharadita de sal. Cocine de 2 a 3 minutos, hasta que las verduras empiecen a suavizarse pero aún estén crujientes. Sazone con pimienta al gusto. Pase las verduras a un platón extendido y tape para mantenerlas calientes.

En la misma sartén ponga el agua, los tallos y las hojas de hinojo que guardó y la ¾ taza restante de jugo de manzana. Ponga a calentar a fuego mediano hasta que hierva. Baje el fuego a lento y agregue el bacalao. Cocine de 4 a 5 minutos, volteándolo una sola vez, hasta que el bacalao esté opaco en el centro del filete. Para saber si está cocido, introduzca la punta de un cuchillo afilado en 1 filete.

Saque el bacalao con una pala calada. Coloque encima de las verduras en el platón. Espolvoree con la ⅛ cucharadita restante de sal. Sazone con pimienta al gusto.

Para 4 porciones

Pastel tipo pudín de chocolate y menta

1   taza de harina multiuso sin blanquear

¾   taza de azúcar granulada

1   cucharadita de bicarbonato de sodio

¾   cucharadita de polvo de hornear

¼   cucharadita de sal

½   taza de cocoa en polvo

½   taza de suero de leche descremada

½   taza de compota de manzana (*applesauce*) sin azúcar

1   cucharadita de vainilla

½   cucharadita de extracto de menta (*peppermint*)

¾   taza de azúcar morena (mascabado) clara

1   taza + 2 cucharadas de agua hirviendo

POR PORCIÓN

calorías	**208**
grasa total	**1 g**
grasa saturada	**0.5 g**
colesterol	**1 mg**
sodio	**293 mg**
fibra dietética	**5 g**

Precaliente el horno a 350°F (178°C). Rocíe una fuente para hornear (refractario) de 12" × 8" (30 cm × 20 cm) con aceite antiadherente en aerosol. Ponga aparte.

En un tazón (recipiente) grande, ponga la harina, el azúcar granulada, el bicarbonato de sodio, el polvo de hornear, la sal y ¼ taza de cocoa. Bata a mano hasta mezclar bien.

Agregue el suero de leche, la compota de manzana, la vainilla y el extracto de menta. Mezcle justo hasta que los ingredientes secos estén bien incorporados. No bata demasiado; la masa parecerá de *brownies* y se verá un poco grumosa debido a la compota de manzana. Vierta en la fuente preparada.

Ponga el azúcar morena y el ¼ de taza restante de cocoa en un tazón pequeño. Mezcle bien. Espolvoree encima de la masa. Vierta el agua encima sin mezclar.

Meta cuidadosamente al horno. Hornee de 25 a 30 minutos, hasta que esté cuajada la superficie y el pastel (bizcocho, torta, *cake*) se desprenda de los lados de la fuente. Deje enfriar de 20 a 30 minutos sobre una rejilla (parrilla) de alambre.

Para servir, saque el pastel de la fuente con un volteador para panqueques (*pancakes, hotcakes*). Coloque cada trozo cabeza abajo sobre un plato, para que el pudín (budín) quede arriba.

Para 8 porciones

Consejo de cocina: Este pastel sabe mejor tibio. Si ya se enfrió, caliente en alto cada trozo durante 30 segundos en el microondas hasta que esté tibio.

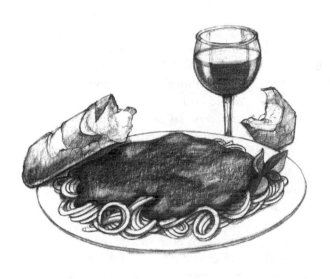

ALIMENTACIÓN MEDITERRÁNEA
Comida "cuidacardíaca"

Poderes curativos
Reduce el riesgo de enfermedades cardíacas y cáncer

Baja el colesterol

A comienzos de los años 60 el índice de enfermedades cardíacas se disparó en los Estados Unidos. Mientras tanto, la población de Grecia disfrutaba uno de los más bajos índices de enfermedades cardíacas del mundo.

El detalle curioso era el siguiente: gozaban una salud de hierro a pesar de que casi el 40 por ciento de las calorías que consumían a diario provenían de la grasa. Además, por lo general acompañaban sus comidas con una o dos copas de vino.

Los científicos quisieron averiguar más. Recorrieron las orillas del Mediterráneo y descubrieron que no sólo la población de Grecia tenía vidas más largas y sanas, sino también la de naciones vecinas como Francia, Italia y España. Era obvio que compartían algún secreto.

¿Pero cuál?

"Por una parte, la alimentación mediterránea tradicional incluye muchas verduras y legumbres, así como frutas, panes integrales frescos, dátiles y frutos secos", afirma Christopher Gardner, Ph.D., investigador del Centro de Investigación para la Prevención de las Enfermedades de la Universidad de Stanford ubicado en Palo Alto, California. "Carnes como las de cordero y pollo se consumen de manera poco frecuente y en pequeñas raciones, y la principal fuente de grasa de este tipo de alimentación es la grasa monoinsaturada de las aceitunas y el aceite de oliva, en lugar de la grasa saturada de los alimentos animales. Además, la actividad física representa una parte importante de su rutina diaria", agrega el experto.

Cosas del corazón

¿Qué tan saludable es la alimentación mediterránea tradicional? Los investigadores franceses a cargo de un estudio trabajaron con 600 hombres que habían sufrido un infarto recientemente. A la mitad de los hombres les recetaron una alimentación mediterránea tradicional y a la otra mitad la alimentación baja en grasa y en colesterol a la que comúnmente deben someterse las personas que tienen una enfermedad cardíaca. Los que seguían la alimentación mediterránea tradicional tuvieron un 70 por ciento menos de problemas cardíacos recurrentes que quienes observaban la prudente alimentación baja en grasa.

Otros estudios llegaron a resultados semejantes. Cuando los investigadores examinaron la forma de alimentación y los índices de enfermedades de la población de siete países diferentes, por ejemplo, encontraron que las enfermedades cardíacas causan el 46 por ciento de las muertes de los hombres de mediana edad en los Estados Unidos, pero que sólo el 4 por ciento de los hombres radicados en Creta, una isla del Mediterráneo, tenían problemas semejantes. De hecho, el índice de mortalidad por cualquier causa fue más bajo en Creta que en los demás países durante los 15 años que duró el estudio.

El factor de la grasa

Hay muchas razones por las que la alimentación mediterránea es buena para el corazón. Sin embargo, la más importante tal vez sea el origen de la grasa que contiene.

A pesar de que la población de los países mediterráneos come la misma cantidad de grasa que nosotros (o más), ingiere una cantidad relativamente reducida de carne. Eso significa que sólo consumen cantidades minúsculas de la grasa saturada que tapa las arterias. "El mayor beneficio se obtiene de limitar la cantidad de grasa saturada y sustituirla por grasa monoinsaturada, como el aceite de oliva", explica el Dr. Gardner. Además de ser una grasa monoinsaturada, el aceite de oliva contiene compuestos antioxidantes que ayudan a impedir que se lleven a cabo los cambios químicos en el cuerpo por los que el peligroso colesterol lipoproteínico de baja densidad (o *LDL* por sus siglas en inglés) se adhiere a las paredes de las arterias.

La segunda fuente más común de grasa en la alimentación mediterránea son los frutos secos y semillas. Los frutos secos contienen ácido alfalinolénico, que el cuerpo convierte en el mismo tipo de grasa saludable para el corazón encontrada en el pescado (que los pueblos del Mediterráneo también consumen).

La Pirámide Mediterránea

Todas las personas que no se hayan alimentado exclusivamente de palomitas (rositas) de maíz y chocolate durante los últimos 10 años deben de conocer la Pirámide de Alimentos del Departamento de Agricultura de los Estados Unidos (o *USDA* por sus siglas en inglés), la cual recomienda que todos comamos entre 15 y 26 raciones diarias de frutas, verduras, frijoles (habichuelas), cereales y proteínas, aproximadamente. En los Estados Unidos se considera que este plan de alimentación es el mejor.

Sin embargo, la pirámide del USDA no es la única. También existe la Pirámide Mediterránea, la cual se basa en la alimentación tradicional del sur de Europa. A diferencia de la pirámide estadounidense, que incluye carne como una forma de cubrir las necesidades diarias de proteínas, la Pirámide Mediterránea recurre a las legumbres, el pescado y los frutos secos para obtener las proteínas necesarias. La carne roja se restringe a unas pocas veces al mes.

La Pirámide Mediterránea también incluye grandes cantidades de aceite de oliva y raciones diarias de queso y yogur, acompañado todo de una saludable copita de vino tinto. La actividad física constante también es una parte importante de este plan.

A la derecha verá la Pirámide Mediterránea Tradicional. Hay que elegir la mayoría de los alimentos de la base de la pirámide y guardar los de la punta para ocasiones especiales.

Carne roja — Unas cuantas veces al mes (o más a menudo en cantidades muy pequeñas)

Dulces

Huevos

Aves de corral — Unas cuantas veces por semana

Pescado

Queso y yogur

Aceite de oliva (en cantidades variables)

Frutas | **Frijoles, otras legumbres y frutos secos** | **Verduras**

Panes, pasta, arroz, cuscús, polenta, *bulgur*, otros cereales y papas

Ejercicio regular — *Consumo moderado de vino*

Adaptado de la "Pirámide Dietética Mediterránea Saludable"
Copyright © 1994 by Oldways Preservation & Exchange Trust

Diversos estudios han demostrado que las personas que consumen la mayor cantidad de estos ácidos grasos son los que tienen la menor probabilidad de padecer una enfermedad cardíaca.

"Eso no significa que la gente debería salir corriendo y empezar a agregar toneladas de aceite de oliva y frutos secos a su alimentación", advierte el Dr. John A. McDougall, director médico del Programa McDougall en el Hospital St. Helena de Napa Valley, California. La alimentación no es la única razón por la que

Control con el queso

En la alimentación mediterránea el queso forma parte de la mayoría de las comidas. ¿Cómo le hacen para estar tan sanas unas personas que comen tanto queso, el cual muchas veces es rico en grasa saturada?

Hay varias explicaciones. Los quesos populares en la región mediterránea no son las variedades altas en grasa que comemos en los Estados Unidos, como el queso amarillo, el suizo (gruyere) o el *cheddar*. Más bien se trata de quesos que naturalmente contienen menos grasa, como el *feta* y el parmesano.

"Además, la gente del Mediterráneo usa estos quesos en pequeñas cantidades —señala Christopher Gardner, Ph.D., investigador del Centro de Investigación para la Prevención de las Enfermedades de la Universidad de Stanford ubicado en Palo Alto, California—. No comen onzas y más onzas todos los días. Tampoco deberíamos hacerlo nosotros".

Aunque el queso puede ser una importante fuente de calcio hay que limitar las raciones a más o menos una onza (28 g) al día —aproximadamente el tamaño de tres fichas de dominó— o menos. También debe darse la preferencia a los quesos de grasa reducida o a los que naturalmente contienen poca grasa.

la gente de los países mediterráneos es tan sana. También caminan mucho, realizan arduos trabajos físicos y se mantienen activos en términos generales. Por lo tanto, aunque consuman muchas calorías provenientes de la grasa, por lo común pueden mantener su peso bajo control.

"Los estadounidenses que consumieran tanta grasa a través del aceite de oliva sólo engordarían, lo cual representa en sí un importante riesgo con respecto a las enfermedades cardíacas", afirma el Dr. McDougall. No obstante, un poco de aceite de oliva es bueno, sobre todo si lo utiliza para reemplazar las grasas saturadas menos saludables en su alimentación.

LAS CINCO SON CLAVE

La gente que trabaja para la Asociación del Corazón de los Estados Unidos estarían encantados si pudieran lograr que comiéramos las cinco raciones (o más) de frutas y verduras que la población del Mediterráneo consume diariamente. Algunos estudios científicos han demostrado que las personas que comen la mayor cantidad de frutas y verduras tienen menos problemas con enfermedades cardíacas. Es de suponer que esto se debe a las vitaminas antioxidantes y otros compuestos curativos que estos alimentos contienen.

Además, las frutas, las verduras y los frijoles (habichuelas), otro alimento básico del Mediterráneo, se encuentran entre las mejores fuentes de folato, una vitamina que posiblemente sea clave en la lucha contra las enfermedades cardíacas, comenta el Dr. Gardner.

El folato contribuye a que disminuya el nivel de un aminoácido llamado homocisteína. Esto es importante porque existe un vínculo entre el exceso de homocisteína y las enfermedades cardíacas. Las investigaciones científicas han mostrado que las personas sanas con altos niveles de homocisteína tienen 14 veces más probabilidades de sufrir una enfermedad cardíaca que las personas con un bajo o moderado nivel de este aminoácido.

Además, la alimentación mediterránea es sumamente rica en fibra. Los alimentos ricos en fibra no sólo ayudan a controlar el peso al dejar satisfecho el estómago sin mucha grasa ni calorías, sino que también ayudan a inhibir la absorción de ciertas grasas y de colesterol. Esto significa que algunas de estas sustancias dañinas abandonan el cuerpo antes de entrar al torrente sanguíneo.

El beneficio de la fibra es tan grande que un estudio de casi 44,000 hombres entre los 40 y los 75 años de edad halló que quienes agregaban sólo 10 gramos de fibra a su alimentación diaria reducían en casi un 30 por ciento su riesgo de sufrir una enfermedad cardíaca.

Una copa de cuidado cardíaco

El aceite de oliva, las frutas y las verduras no son los únicos alimentos por los que la alimentación mediterránea es tan buena para el corazón. Otro factor al parecer es el vino, particularmente el vino tinto que las personas en aquellos países toman casi con todas las comidas.

El vino contiene unos compuestos llamados fenoles que ayudan a que el colesterol LDL no se adhiera a las paredes de las arterias. También evita que las plaquetas en la sangre se peguen entre sí y formen coágulos. "En cantidades moderadas, el vino puede ser un buen complemento para una alimentación saludable", opina el Dr. Robert M. Russell del Centro Jean Mayer de Investigación de la Nutrición Humana de la Universidad Tufts de Boston, Massachusetts.

Más allá del corazón

A pesar de que la fama de la alimentación mediterránea se basa principalmente en su capacidad para mantener saludable el corazón, al parecer también reduce el riesgo de otras amenazas a la salud, como el cáncer de mama y el del colon.

Diversos estudios científicos han demostrado que en comparación con las mujeres de otras partes del mundo las de algunos países mediterráneos corren un riesgo dos veces menor (o menos aún) de desarrollar cáncer de mama. Es posible que se deba a que comen poca grasa saturada y a su alto consumo de grasa monoinsaturada, frutas y verduras.

De hecho, unos investigadores italianos han hallado que las personas de la región del Mediterráneo que siguen la alimentación tradicional —es decir, que comen muchas frutas y verduras y poca grasa y proteínas— tienen menos probabilidad de desarrollar cáncer que quienes adoptan una alimentación más moderna y menos saludable.

"El mensaje es sencillo —afirma el Dr. Gardner—. Para un óptimo estado de salud elija una alimentación basada en productos vegetales, la cual es naturalmente rica en vitaminas, minerales, fibra y antioxidantes y baja en grasa, colesterol y sodio".

Nota: Si no reconoce algún término en este capítulo, vea el glosario en la página 711.

Penne al estilo mediterráneo

8   **onzas (224 g) de pasta estilo *penne***

½   **taza de tomates secados al sol y envasados en seco, picados en 3 ó 4 tiras cada uno**

2   **cucharadas de aceite de oliva**

2   **dientes de ajo, picados en trocitos**

1   **lata de 15 onzas (420 g) de frijoles (habichuelas) *cannellini* o *Great Northern*, enjuagados y escurridos**

2   **cucharadas de salvia (*sage*) fresca picada**

¼   **cucharadita de sal**

    Pimienta negra molida

POR RACIÓN

calorías	**394**
grasa total	**11.8 g**
grasa saturada	**1.5 g**
colesterol	**0 mg**
sodio	**413 mg**
fibra dietética	**7.6 g**

Cocine la pasta en una olla grande de agua hirviendo siguiendo las instrucciones del paquete. Más o menos 1 minuto antes de que ya esté la pasta, agregue el tomate a la olla.

Con un cucharón saque ¼ taza del agua en que se cocinó la pasta y ponga aparte. Escurra la pasta y el tomate y ponga en un tazón (recipiente) grande. Agregue el agua que guardó y mezcle bien.

Ponga el aceite a calentar a fuego mediano en una cacerola mediana. Agregue el ajo y fría durante 30 segundos o hasta que empiece a soltar su aroma. Retire del fuego. Agregue los frijoles, la salvia y la sal. Cocine durante 1 minuto sin dejar de revolver, hasta que los frijoles estén calientes. Sazone con pimienta.

Vierta encima de la pasta y mezcle con cuidado.

Para 4 porciones

Pan árabe con verduras y salsa cremosa de menta

Salsa de menta

½ **taza de yogur natural sin grasa**

1 **cucharada de menta (hierbabuena) fresca picada**

1 **diente de ajo, picado**

Sándwiches (emparedados) de pan árabe (pan de *pita*)

2 **berenjenas medianas (de 1 libra/448 g cada una)**

4 **cucharaditas de aceite de oliva**

⅛ **cucharadita de sal**

4 **panes árabes (con un diámetro de 6"/15 cm)**

2 **tomates grandes, picado cada uno en 8 rodajas**

POR SÁNDWICH

calorías	**301**
grasa total	**6 g**
grasa saturada	**0.9 g**
colesterol	**1 mg**
sodio	**428 mg**
fibra dietética	**7.5 g**

Para preparar la salsa: Mezcle el yogur, la menta y el ajo en un tazón (recipiente) pequeño.

Para preparar los sándwiches: Precaliente el asador (*broiler*) del horno. Rocíe la charola del asador del horno con aceite antiadherente en aerosol.

Pique las berenjenas a lo largo en rodajas de ⅛" (3 mm) de grueso. Tire las rodajas exteriores que están compuestas principalmente de piel. Ponga las rodajas de berenjena en la charola ligeramente encimadas. Unte con el aceite y espolvoree con la sal.

Ase entre 5 y 6 minutos a 6" (15 cm) de la fuente de calor, hasta que las piezas empiecen a dorarse ligeramente. Voltee las rodajas y rocíe levemente con aceite antiadherente en aerosol. Siga asando de 3 a 4 minutos, hasta que las rodajas estén casi suaves. Pase a un plato. Deje aparte de 1 a 2 minutos, para que el vapor termine de suavizar las rodajas.

Corte el pan árabe a la mitad y abra las mitades. Llene cada bolsa con varias rodajas de berenjena y 2 rodajas de tomate. Agregue 1 cucharada de salsa a cada bolsa.

Para 4 porciones

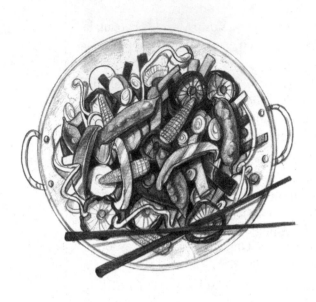

ALIMENTACIÓN VEGETARIANA
Una alternativa que alarga la vida

Poderes curativos
Baja los niveles de colesterol

Protege la vista

Reduce el riesgo de sufrir cáncer y enfermedades cardíacas

Los primeros experimentos culinarios sin carne se dieron durante los años 60 y la comida con frecuencia carecía de color, de sabor o de ambas cosas. Al fin y al cabo hay pocas formas de variar un pan de arroz integral y lentejas o un plato de tofu simple sobre una cama de germinados de alfalfa.

No obstante, aquella sencillez básica de los inicios prácticamente ha desaparecido del mapa. Después de treintitantos años de experiencia, los cocineros modernos están encontrando formas muy atractivas de combinar las frutas, las verduras, los cereales y las legumbres. El sabor es tan bueno, de hecho, que incluso grandes cadenas de restaurantes están ofreciendo platos sin carne.

Es posible que los menús vegetarianos hayan cambiado, pero una cosa se ha mantenido igual. Una alimentación basada en productos vegetales —la cual es baja en grasa saturada y rica en fibra, vitaminas antioxidantes y una poderosa selección de sustancias químicas que protegen el organismo— es la receta ideal para tener una vida más larga y sana, afirma Virginia Messina, R.D., una dietista de Port Townsend, Washington.

Hace casi 40 años, un estudio muy amplio realizado con 27,530 adventistas del Séptimo Día, cuya religión recomienda evitar el consumo de carne, estableció el primer vínculo científico entre la alimentación vegetariana y un mejor estado de salud. Los investigadores se maravillaron al descubrir que entre

En la cocina

La carne, por muchos inconvenientes que tenga, cuenta con un importante punto a su favor: su gran sabor. Cuando se elimina del menú, hay que encontrar otras formas de dar sabor a la comida. Los *chefs* recomiendan utilizar muchas hierbas, especias, mezclas de condimentos y líquidos con sabor, como el vinagre balsámico, para preparar platillos sin carne muy gratos al paladar. Experimente con las siguientes posibilidades.

- Una cucharadita de pasta de *curry* les dará un intenso gusto aromático a los frijoles (habichuelas) y los cereales.
- Un chorrito de vinagre de sabor —el balsámico y el vinagre con estragón son opciones muy estimadas— agrega un sugestivo toque de acidez a las verduras cocidas al vapor, como el brócoli o las coles (repollitos) de Bruselas.
- Las mostazas no sirven sólo para acompañar a los *hot dogs* o las hamburguesas. Una cucharada de mostaza estilo *gourmet* les agrega sabor y un poquito de acidez a los frijoles, los cereales e incluso los aliños (aderezos) para ensalada. Las mostazas de sabor darán aún más interés al resultado.
- Las hierbas frescas tienen un sabor mucho más intenso que las secas. La mayoría de los supermercados ofrecen perejil, eneldo y cilantro frescos. Las tiendas de productos naturales por lo común tendrán una selección más extensa.
- Existen docenas de salsas picantes con nombres como *"Prairie Fire"* o *"Raging Passion"*. Si a usted le gusta lo picante, estas salsas dan buenos resultados casi con todos los platillos, desde sopas y guisos (estofados) hasta cacerolas (guisos).

los adventistas vegetarianos el índice de mortalidad por cáncer era entre un 50 y un 70 por ciento más bajo que entre los demás habitantes de los Estados Unidos.

Desde entonces, un estudio tras otro ha demostrado que la gente que come poca o nada de carne padece un índice mucho menor de enfermedades cardíacas, diabetes y cálculos biliares. Un vegetariano tiene menos probabilidades de estar excedido de peso que alguien que come carne. También tienen menos probabilidades de sufrir hipertensión (presión arterial alta) o un derrame cerebral.

En China, por ejemplo, donde la gente come poca o nada de carne, enfermedades como las cardíacas, el cáncer de mama y la diabetes son mucho menos comunes que en los Estados Unidos. "Si tuviéramos una alimentación semejante en los Estados Unidos se prevendría entre el 80 y el 90 por ciento de las enfermedades degenerativas crónicas que la gente desarrolla antes de los 65 años", afirma T. Colin Campbell, Ph.D., un bioquímico de la nutrición de la Universidad Cornell en Ithaca, Nueva York.

Las grasas gratas

Una cosa que hace tan saludables a las comidas vegetarianas es lo que *no* contienen: toda la grasa saturada y el colesterol que proceden de la carne. De hecho, mientras que la mayoría de las personas radicadas en los Estados Unidos obtienen más o menos el 36 por ciento de su total de calorías consumidas a diario de la grasa, en el caso de los vegetarianos este porcentaje normalmente se reduce a entre el 30 y el 34 por ciento. Además, la mayor parte de la grasa que sí consumen pertenece a los tipos poliinsaturados y monoinsaturados más saludables, en lugar de la peligrosa grasa saturada que se encuentra en los alimentos de origen animal.

En un estudio, los investigadores sometieron a 500 personas a una alimentación vegetariana. Después de 12 días, sus niveles de colesterol habían descendido en promedio en un 11 por ciento, según indica el Dr. John A. McDougall, director médico del Programa McDougall en el Hospital St. Helena de Napa Valley, California.

La falta de grasa saturada no es lo único que hace tan saludable a la comida vegetariana. Este hecho también se debe a las grasas "buenas" que la reemplazan. Diversos estudios han demostrado, por ejemplo, que tanto las grasas poliinsaturadas como las monoinsaturadas, las cuales se encuentran en el aceite de oliva, los frutos secos, las semillas y otros muchos alimentos de origen vegetal, pueden hacer que baje el nivel de colesterol si se utilizan para reemplazar la grasa saturada en la alimentación.

El poder de las plantas

En los Estados Unidos, los médicos nos han rogado desde hace años que comamos más frutas, verduras, cereales integrales y legumbres, precisamente los alimentos que la comida vegetariana incluye de manera abundante. La mayoría de los alimentos de origen vegetal están llenísimos de antioxidantes como el betacaroteno y las vitaminas C y E, los cuales resultan fundamentales para proteger el cuerpo contra las enfermedades. Además, muchos alimentos de origen vegetal contienen una gran cantidad de fitonutrientes, unos compuestos naturales de las plantas que al parecer reducen el riesgo de sufrir cataratas, enfermedades cardíacas y muchos otros problemas graves.

Los investigadores de un estudio, por ejemplo, hallaron que las personas que consumían la mayor cantidad de carotenoides, los pigmentos vegetales que se encuentran en las espinacas, las berzas (bretones, posarnos, *collard greens*) y varias frutas y verduras de intenso color anaranjado, tenían un riesgo dos veces menor de desarrollar degeneración macular (la principal causa de la pérdida irreversible de la vista en los adultos mayores) que las personas que consumían estos alimentos en menores cantidades.

No obstante, aunque se les extrajeran todos los nutrientes a los alimentos vegetales, la alimentación vegetariana de todas formas llevaría la ventaja debido a toda la fibra dietética que contiene. El habitante común de los Estados Unidos sólo consume unos 12 gramos de fibra al día, mientras que los vegetarianos obtienen hasta tres veces esa cantidad, indica Messina.

La importancia de obtener suficiente fibra dietética es casi imposible de exagerar. En vista de que el cuerpo no la absorbe, la fibra recorre todo el tracto

Verduras mixtas en su jugo

4	cucharaditas de aceite de oliva
4	papas medianas, picadas en trozos grandes
6	onzas (168 g) de champiñones (setas) pequeños (*button mushrooms*)
16	zanahorias cambray (*baby carrots*)
1	paquete de 9 onzas (252 g) de corazones de alcachofa congelados
4	dientes de ajo, picados en rodajas
1½	tazas de caldo de verduras o agua
¼	cucharadita de sal
1½	cucharadas de eneldo fresco picado en trocitos
	Pimienta negra molida

Ponga el aceite a calentar a fuego mediano en un caldero (caldera) de hierro para asar (*Dutch oven*). Agregue la papa, los champiñones y las zanahorias. Fría durante 5 minutos, hasta que las verduras empiecen a dorarse levemente.

Agregue los corazones de alcachofa, el ajo, el caldo o el agua y la sal. Tape y baje el fuego a lento. Cocine de 30 a 35 minutos, hasta que la papa y las zanahorias estén muy suaves. Agregue hasta ¼ de taza más de agua si las verduras empiezan a secarse.

Agregue el eneldo. Sazone al gusto con la pimienta. Revuelva con cuidado hasta mezclar.

Para 4 porciones como plato principal

Consejo de cocina: Para una comida más sustanciosa, sirva las verduras encima de cuscús cocido.

POR PORCIÓN

calorías	**181**
grasa total	**5.3 g**
grasa saturada	**0.8 g**
colesterol	**0 mg**
sodio	**187 mg**
fibra dietética	**7.1 g**

digestivo; agrega volumen al excremento y le ayuda a avanzar más rápido. Esto tiene otras ventajas aparte de prevenir el estreñimiento. Entre más rápido el excremento y las sustancias dañinas que puede contener atraviesen el colon, menos probabilidad hay de que causen los daños celulares que pudieran producir cáncer.

Además, un tipo de fibra, la llamada fibra soluble, forma un gel en el intestino que ayuda a impedir que la grasa y el colesterol atraviesen las paredes intestinales y entren al torrente sanguíneo. En un estudio llevado a cabo con más

---

Tofu condimentado con espinaca y tomate

16 **onzas (448 g) de tofu firme normal**

 2 **cucharaditas de aceite de** *canola*

1¾ **tazas de cebolla picada**

 1 **cucharada de ajo picado en trocitos**

1½ **cucharadas de jengibre fresco rallado**

1½ **cucharaditas de comino molido**

 2 **tomates medianos, picados cada uno en 8 trozos de forma de cuña**

⅓ **taza de agua**

 1 **bolsa de 6 onzas (168 g) de hojas de espinaca lavadas y limpias, rotas con las manos en pequeños pedazos**

¼ **cucharadita de sal**

POR PORCIÓN

calorías	**163**
grasa total	**8.3 g**
grasa saturada	**1 g**
colesterol	**0 mg**
sodio	**174 mg**
fibra dietética	**4 g**

Pique el tofu en cubos de 1" (2.5 cm). Coloque sobre varias toallas de papel y tape con más toallas de papel. Oprima levemente para extraer un poco del líquido. Ponga aparte.

Ponga el aceite a calentar a fuego mediano en una sartén antiadherente grande. Agregue la cebolla. Fría de 6 a 8 minutos, revolviendo con frecuencia, hasta que se dore.

Suba el fuego a mediano-alto. Agregue el tofu, el ajo, el jengibre y el comino. Fría de 3 a 4 minutos, hasta que el tofu empiece a dorarse. Agregue el tomate y mezcle bien. Fría durante 1 minuto. Agregue el agua.

Agregue un puñado de espinaca; en cuanto empiece a encogerse con el calor, agregue otro puñado de espinaca y así sucesivamente. Cocine justo hasta que la espinaca empiece a marchitarse. Espolvoree con la sal.

Para 4 porciones como plato principal

Consejo de cocina: Sirva con arroz cocido o con pan árabe (pan de pita) tostado.

de 43,000 hombres, por ejemplo, los investigadores descubrieron que quienes sólo agregaban 10 gramos de fibra a su alimentación diaria —más o menos el 25 por ciento de la cantidad que los vegetarianos consumen todos los días— disminuían su riesgo de sufrir una enfermedad cardíaca casi en un 30 por ciento.

Ofrece un equilibrio esencial

Una alimentación vegetariana puede proporcionar todos los nutrientes que el cuerpo necesita, incluso las proteínas. Esto se aplica hasta a los "veganos" (vegetarianos rigurosos), que llegan a evitar por completo el huevo, la leche u otros alimentos de origen animal. Las proteínas de la carne son completas, o sea, contienen todos los aminoácidos que el cuerpo necesita. Por el contrario, las proteínas de las legumbres y los cereales pueden mostrar una escasez de uno o más aminoácidos. No obstante, debido a que las legumbres y los cereales contienen algunos aminoácidos es posible lograr el equilibrio adecuado si estos alimentos se comen a lo largo del día.

Además de las proteínas hay otro nutriente que las personas que observan una alimentación "vegana" deben cuidar. La vitamina B_{12}, que el cuerpo utiliza para producir los glóbulos rojos, sólo se encuentra en los alimentos de origen animal. Las personas que no consumen una cantidad suficiente de vitamina B_{12} se sienten cansadas y débiles, una afección que los médicos llaman anemia perniciosa.

No obstante, es posible obtener mucha vitamina B_{12} de los alimentos enriquecidos con este nutriente, como cereales, leche de soya o levadura de cerveza enriquecida con B_{12}.

Nota: Si no reconoce algún término en este capítulo, vea el glosario en la página 711.

ALIMENTOS DE SOYA
Doman las hormonas

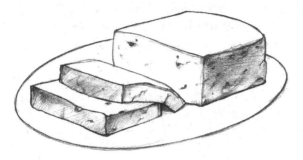

Poderes curativos
Previenen las enfermedades cardíacas

Alivian los síntomas de la menopausia

Reducen el riesgo de sufrir cáncer de mama y de la próstata

En un mundo perfecto, los batidos (malteadas, *milkshakes*) disminuirían el nivel del colesterol, las hamburguesas ayudarían a prevenir el cáncer y la tarta (pay) de queso aliviaría los sofocos (bochornos, calentones), los cambios bruscos de humor y otras molestias relacionadas con la menopausia.

Es difícil de imaginarse, ¿verdad? Sin embargo, tal vez no sea tan descabellado después de todo, siempre y cuando todos los alimentos mencionados se preparen con soya. Los científicos han encontrado que el frijol (habichuela) común de soya (*soybean*), que la mayoría de los habitantes de los Estados Unidos nunca han visto y mucho menos comido, ofrece los beneficios mencionados para la salud, entre muchos más.

Los estudios demuestran que varios de los compuestos en el frijol de soya así como en los alimentos derivados de este, como el tofu, el *tempeh* y la leche de soya, tal vez ayuden a bajar el colesterol, reducir el riesgo de tener enfermedades cardíacas y cáncer y aliviar algunas de las molestias de la menopausia. De hecho, si las investigaciones resultan favorables en este sentido, es posible que en el futuro las mujeres utilicen los alimentos de soya para reemplazar o por lo menos complementar la terapia de reposición de estrógeno.

Los investigadores especulan que la clave del poder curativo de la soya radica en un tipo de compuestos llamados fitoestrógenos. Algunos fitoestrógenos, como la genisteína y la daidzina, son versiones más débiles del estrógeno que las mujeres producen de forma natural. Al parecer ayudan de varias maneras distintas, desde inhibir los efectos negativos del estrógeno natural hasta complementarlos cuando escasea.

Las pruebas de los beneficios de la soya para la salud aún son preliminares, advierten los expertos. No obstante, las posibilidades son fascinantes. "Los datos que están surgiendo con respecto a la soya son muy emocionantes", afirma el Dr. James W. Anderson, profesor de Medicina y Nutrición Clínica en la Universidad de Kentucky en Lexington.

En la cocina

Seguramente ha visto el tofu en la sección de frutas y verduras de su supermercado. Pero ¿cómo se come esa cosa pálida y esponjosa?

Casi de la forma que quiera. La ventaja del tofu es que tiene poco sabor propio y adopta el gusto de los ingredientes con que se cocina. Se puede incluir en platillos de carne o verduras, con sopas e incluso postres.

Las dos principales clases de tofu son el firme y el suave. Todo depende de cómo quiera utilizarlo.

- Al **tofu firme** (*firm tofu*) se le ha sacado gran parte del agua, lo cual le da una consistencia sólida. Por lo general se utiliza cuando se pretende que conserve su forma, como en las recetas para platos sofritos preparados al estilo asiático, cacerolas (guisos) o albóndigas.

- El **tofu suave (también llamado *"silken tofu"*,** o sea, tofu sedoso) contiene más agua que la variedad firme, lo cual le brinda una textura suave y cremosa. Por lo general se utiliza para preparar *dips*, aliños (aderezos) para ensalada y postres.

Ambos tipos de tofu deben enjuagarse con agua fría antes de utilizarse. Si usted no tiene pensado usar el tofu inmediatamente después de abrir el envase, o si lo compra fresco de un recipiente abierto en una tienda de productos asiáticos, enjuáguelo diariamente y manténgalo sumergido en agua fresca. También puede congelarlo hasta que esté listo para usarlo.

Después de enjuagar el tofu, exprímale el exceso de agua con las manos o colóquelo entre varias capas de toallas de papel y oprima con la palma de la mano. La eliminación del exceso de agua le ayudará a guardar su forma mientras se prepara.

Suspenden los sofocos

Más de la mitad de las mujeres menopáusicas radicadas en los Estados Unidos se quejan de sofocos (calentones, bochornos) y sudores nocturnos. En japonés ni siquiera existe un término para decir "sofoco". ¿Será posible que las mujeres japonesas tengan menos problemas durante la menopausia porque comen más soya?

"Algunos datos preliminares sugieren que la soya reduce ciertos síntomas de la menopausia como los sofocos", indica Mark Messina, Ph.D., antiguo encargado del Programa de Ingeniería Alimenticia del Instituto Nacional del Cáncer.

En un estudio realizado por la Clínica Médica Brighton de Victoria, Australia, los investigadores les dieron aproximadamente 1½ onzas (52 g) diarias de harina de soya o de harina de trigo a un grupo de 58 mujeres posmenopáusicas. Después de tres meses, los sofocos de las mujeres que estaban comiendo la harina de soya cayeron en picada en un 40 por ciento. Las mujeres que estaban comiendo la harina de trigo por el contrario sólo tuvieron una reducción del 25 por ciento.

"Si estos datos se confirman, dentro de algunos años tal vez lleguemos al punto de que los médicos digan: 'Tome 2 tazas de leche de soya al día', en lugar de recomendar la terapia de reposición hormonal para aliviar los síntomas de la menopausia", opina el Dr. Messina.

Poderosa protección para los pechos

Algunos investigadores creen que los fitoestrógenos de la soya, que imitan el estrógeno natural de la mujer, tal vez ayuden a reducir los efectos de esta hormona en el cuerpo. Se considera que el estrógeno estimula el crecimiento de los tumores de mama, por lo que una menor actividad de esta hormona en el cuerpo podría traducirse en un menor riesgo de desarrollar cáncer en los senos.

Los estrógenos de la soya pueden ayudar a proteger a las mujeres de varias formas, según la etapa de su vida en que se encuentren. En las mujeres premenopáusicas, por ejemplo, es posible que una alimentación rica en alimentos de soya alargue el ciclo menstrual. Esto es importante, ya que todas las mujeres experimentan un repentino aumento de estrógeno al comienzo de su ciclo. Sumados a lo largo de la vida, estos aumentos repentinos exponen al cuerpo a grandes cantidades de estrógeno, el cual con el tiempo puede producir cambios celulares que desembocan en el cáncer. De acuerdo con los expertos, el alargamiento del ciclo menstrual reduce la frecuencia de estos repentinos incrementos de estrógeno y por lo tanto, la exposición de la mujer a esta hormona a lo largo de su vida.

En un estudio científico, unos investigadores de la Universidad Nacional de Singapur descubrieron que las mujeres premenopáusicas que consumían grandes cantidades de alimentos de soya así como generosas raciones de betacaroteno y grasas poliinsaturadas tenían un riesgo dos veces menor de desarrollar cáncer de mama que las mujeres que consumían muchas proteínas de origen animal.

A las mujeres posmenopáusicas, por su parte, los alimentos de soya al parecer proporcionan, curiosamente, una "inyección" de estrógeno que ayuda a compensar el bajo nivel de esta hormona en el cuerpo. Esta inyección parece brindar los beneficios protectores del estrógeno (como ayudar a prevenir la osteoporosis), pero no aumenta el peligro de sufrir cáncer.

LE CONVIENEN AL CORAZÓN

Un alto nivel de colesterol es uno de los principales factores de riesgo para las enfermedades cardíacas. Al aumentar la cantidad de alimentos derivados de la soya en la alimentación es posible que se reduzca el nivel de colesterol.

Para probar los beneficios de la soya, los científicos hacen referencia a los países asiáticos, donde la gente come tofu, *tempeh* y otros alimentos derivados de la soya prácticamente todos los días. Consideremos a los japoneses, por ejemplo: viven más que cualquiera en todo el mundo. Los hombres japoneses tienen el menor índice de mortalidad por enfermedades cardíacas en todo el mundo, seguidos de cerca por las mujeres japonesas. Una de las posibles razones es el hecho de que los japoneses comen alrededor de 24 libras (11 kg) de alimentos de soya por persona al año, lo cual equivale a un promedio de 1 onza (28 g) diaria. Las personas que viven en los Estados Unidos, por el contrario, en promedio comen 4 libras (1.8 kg) por persona al año.

Según lo que conjeturan los investigadores, los alimentos de soya incrementan la actividad de los receptores del colesterol lipoproteínico de baja densidad (o *LDL* por sus siglas en inglés), una especie de "trampitas" ubicadas en la superficie de las células que se encargan de extraer las moléculas dañinas de LDL del torrente sanguíneo y transportarlas al hígado, el cual finalmente las expulsa. Es posible que al reducir la cantidad de LDL en la sangre se evite que este tipo de colesterol se oxide y tape las arterias que salen del corazón.

El Dr. Anderson y sus colegas realizaron un amplio estudio para analizar los resultados de 38 investigaciones distintas en las que se examinaba la relación entre la soya y el nivel del colesterol. Llegaron a la siguiente conclusión: el consumo de entre 1 onza (28 g) y 1½ onzas (42 g) de proteínas de soya (en lugar de proteínas de origen animal) al día reducía el nivel total de colesterol en un 9 por ciento y el del perjudicial colesterol LDL en un 13 por ciento.

PROTECCIÓN PROSTÁTICA PARA LOS HOMBRES

Si bien la mayoría de las investigaciones en las que se exploran los efectos protectores de los alimentos de soya se han concentrado en las

Sobre la soya

Para las personas que no saben distinguir el tofu del *tempeh* incluimos a continuación una lista de los derivados más comunes de la soya, así como unas sugerencias para usarlos.

Sustitutos de carne. Si quiere reducir la cantidad de carne que consume a la vez que aumenta su consumo de soya, busque las "carnes" de imitación; hay fiambres, tocino, embutidos, salchichas de Frankfurt y hamburguesas. Su principal ingrediente es la soya y en algunos casos son prácticamente imposibles de distinguir de la versión original hecha con carne.

Harina de soya. Preparada con frijoles (habichuelas) de soya tostados y molidos, la harina de soya sirve para reemplazar una parte de la harina de trigo en los productos panificados. Los nutriólogos recomiendan comprar harina de soya desengrasada, la cual contiene menos grasa y más proteínas que la variedad de grasa entera.

Leche de soya. Esta bebida cremosa parecida a la leche está hecha de frijoles de soya remojados y molidos y agua. Se vende al natural o con diversos sabores. Algunas personas prefieren la leche de soya "*lite*". Es más baja en grasa que la normal, pero también es posible que contenga menos fitoestrógenos protectores.

---

mujeres, los expertos están de acuerdo en que los hombres también pueden beneficiarse.

Una alimentación rica en soya al parecer reduce los efectos dañinos de la testosterona, una hormona masculina que se considera estimula el crecimiento de células cancerosas en la próstata.

De acuerdo con un estudio que abarcó a 8,000 hombres japoneses radicados en Hawai, quienes comían la mayor cantidad de tofu tenían el menor índice de cáncer de próstata. A pesar de que los japoneses desarrollan cáncer de próstata con la misma frecuencia que los hombres occidentales, con todo su índice de mortalidad por este motivo es el más bajo del mundo. Los expertos sospechan que los alimentos de soya, al inhibir los efectos de la testosterona, ayudan a cerrar el suministro del "combustible" que hace crecer el cáncer.

En el caso tanto de hombres como de mujeres, "lo que estos estudios sugieren es que una sola ración basta para reducir el riesgo de padecer cáncer —explica el Dr. Messina—. Si eso es cierto, la soya podría tener un enorme impacto sobre la salud pública".

NOTAS DE NUTRICIÓN

El tofu, el *tempeh* y otros alimentos derivados de la soya ofrecen más que sólo fitoestrógenos. Son buenos para la salud en general. "Hay muchas razones

Tempeh. Estas tortitas suaves con trocitos de soya están hechas de frijoles de soya fermentados y con un toquecito de moho, lo cual les otorga su muy particular sabor a humo y frutos secos. El *tempeh* se puede preparar a la parrilla o bien en salsa para espaguetis, en chile con carne (*chili*) o cacerolas (guisos).

Proteínas de soya texturizada. Este sustituto de carne hecho de harina de soya puede reemplazar, ya sea en parte o totalmente, la carne de un pan de carne (*meat loaf*), hamburguesas o chile con carne.

Tofu. Un alimento suave de color blanco cremoso, parecido al queso, que se hace con la leche de soya cuajada. El tofu se vende firme o suave y puede utilizarse prácticamente en todos los platos, desde la sopa hasta los postres.

La mayoría de los supermercados venden las variedades suave y firme del tofu en la sección de frutas y verduras. Otros derivados de soya pueden comprarse en las tiendas de alimentos selectos y de productos naturales.

para agregar soya a la alimentación desde el punto de vista básico de la nutrición", afirma el Dr. Messina.

Por ejemplo, media taza de tofu proporciona más o menos 20 gramos de proteínas, el 40 por ciento del Cantidad Diaria Recomendada (o *DV* por sus siglas en inglés). La misma media taza contiene aproximadamente 258 miligramos de calcio, más del 25 por ciento de la DV, así como 13 miligramos de hierro, el 87 por ciento de la Asignación Dietética Recomendada para las mujeres y el 130 por ciento de la misma para los hombres.

Es cierto que los alimentos de soya son relativamente ricos en grasa, pero la mayor parte de esta grasa es del tipo poliinsaturado. Los alimentos de soya contienen una cantidad muy reducida de la grasa saturada que tapa las arterias, la cual se halla en la carne y en muchos productos lácteos, según indica el Dr. Messina.

Cómo maximizar sus poderes curativos

Úsela a lo último. A la hora de cocinar con tofu y otros productos derivados de la soya, siempre agréguelos en una fase avanzada del proceso de cocimiento. Los investigadores opinan que muchos de sus beneficios nutritivos se reducen o se eliminan cuando se cocinan a temperaturas altas durante períodos prolongados de tiempo.

Procure el poder proteínico. Siempre va a ser mejor comer los alimentos de soya sin adulterar. Sin embargo, es posible que a veces se le antoje una hamburguesa vegetariana o una salchicha de soya para desayunar de las que se venden ya hechas. Al adquirir alimentos procesados de soya, asegúrese de que contengan "*soy proteins*" (proteínas de soya), "*hydrolyzed vegetable protein*" (proteínas vegetales hidrolizadas) o "*texturized vegetable protein*" (proteínas vegetales texturizadas); todas estas son fuentes aceptables de fitoestrógenos. Por el contrario, no les pida mucho a los productos que contengan concentrados de proteínas de soya, advierte el Dr. Anderson. "Por desgracia se han extraído la mayoría de las sustancias benéficas de estos productos", comenta el experto.

Gane con grasa entera. Normalmente es buena idea reducir la cantidad de grasa en la alimentación. No obstante, la leche de soya de grasa entera contiene un 50 por ciento más de fitoestrógenos que la versión baja en grasa, señala el Dr. Anderson. "Esos fitoestrógenos adicionales bien compensan la grasa adicional", opina.

Nota: Si no reconoce algún término en este capítulo, vea el glosario en la página 711.

Batido (licuado) de soya y frutas

2 **tazas de bebida de soya de sabor vainilla, bien fría**

1 **taza de melocotón (durazno) congelado en rodajas**

1 **plátano amarillo (guineo, banana) mediano, picado en trozos**

8 **fresas medianas**

¼ **cucharadita de canela molida**

Ponga la bebida de soya, el melocotón, el plátano amarillo, las fresas y la canela en una licuadora (batidora). Muela hasta que quede cremoso.

Para 2 porciones

POR PORCIÓN
calorías	**248**
grasa total	**3.3 g**
grasa saturada	**0.6 g**
colesterol	**0 mg**
sodio	**122 mg**
fibra dietética	**4.8 g**

Pudín de tofu sabor moca

2   **paquetes de 10½ onzas (294 g) cada uno de tofu sedoso**

⅔   **taza de azúcar morena (mascabado) clara bien apretada**

5   **cucharadas de cocoa en polvo**

1¼   **cucharaditas de vainilla**

⅛   **cucharadita de canela molida**

2   **cucharaditas de café instantáneo soluble**

2   **cucharaditas de agua hirviendo**

POR PORCIÓN

calorías	**133**
grasa total	**3.6 g**
grasa saturada	**0.4 g**
colesterol	**0 mg**
sodio	**43 mg**
fibra dietética	**1.6 g**

Escurra el tofu y seque suavemente con toallas de papel. Ponga en un procesador de alimentos. Agregue el azúcar, la cocoa, la vainilla y la canela. Mezcle el café y el agua en una taza y revuelva hasta disolver el café. Agregue al procesador de alimentos.

Muela hasta obtener una mezcla homogénea, parando el procesador de vez en cuando para quitar la mezcla de las paredes interiores del recipiente del procesador.

Pase la mezcla a platos pequeños para postre. Tape y ponga en el refrigerador durante por lo menos 30 minutos, hasta que el pudín (budín) cuaje bien.

Para 6 porciones

ANEMIA
Alimentos que aumentan su energía

Este mal generalmente empieza con aquel elixir especial sin el cual ni nosotros —ni Drácula— podríamos vivir: la sangre. No se trata de mala circulación ni reservas bajas de sangre sino de las partículas diminutas que ayudan a la sangre a trabajar. Los glóbulos rojos se encargan de transportar el oxígeno que respiramos por la sangre para que tengamos suficiente energía. Cuando alguien sufre de anemia en muchos casos se debe al hecho de que los glóbulos rojos no pueden transportar una cantidad suficiente de oxígeno a través del cuerpo. Aunque hay muchas formas de anemia, la más común suele ser la anemia por insuficiencia de hierro. Cuando no se obtiene una cantidad suficiente de hierro a través de la alimentación o bien se pierde sangre —durante la menstruación, por ejemplo—, la capacidad de la sangre para transportar oxígeno puede bajar muchísimo. Y el cuerpo definitivamente lo resiente. La anemia produce una sensación de letargo y debilita el cuerpo. La persona afectada puede sentirse aturdida y siempre tiene frío.

Se calcula que más o menos la tercera parte de las mujeres en los Estados Unidos tienen bajas sus reservas de hierro y corren peligro de padecer anemia. Lo bueno es que este problema es muy fácil de corregir. Y se cura con un medicamento muy agradable: la comida.

LAS CANTIDADES NECESARIAS Y CÓMO CONSEGUIRLAS

Las mujeres en edad fértil necesitan 15 miligramos de hierro al día para asegurar su salud. Una vez que pasan de la menopausia sólo requieren 10 miligramos, al igual que los hombres. A las mujeres embarazadas, por el contrario, les hace falta una cantidad mucho mayor: 30 miligramos al día. Es prácticamente imposible obtener tanto hierro a través de la alimentación, por lo que muchos médicos obstétricos les recetan suplementos de hierro.

¿Y el resto de la humanidad? ¿Puede satisfacer sus necesidades de hierro a través de la alimentación? Si usted come pescado y todo tipo de carne, incluyendo la de aves, en realidad no es tan difícil. Todos estos alimentos contienen cantidades considerables de hierro. Tres onzas (84 g) de mejillón azul al vapor, por ejemplo, tienen 6 miligramos de hierro. Una ración de 3 onzas de bistec *top round* magro asado contiene 3 miligramos de hierro y la misma cantidad de carne blanca de pavo (chompipe) asada, por su parte, proporciona 1 miligramo de hierro.

Si usted come poca carne o ninguna, por el contrario, tendrá que cuidar su alimentación un poco más. El problema no es que las verduras no tengan hierro. Media taza de calabaza (calabaza de Castilla) de lata, por ejemplo, contiene 2 miligramos de hierro. La misma ración de frijoles (habichuelas) colorados o de lenteja proporciona 3 miligramos de hierro. Como usted puede ver, el problema de estos alimentos no es la cantidad total de hierro que proporcionan. Entonces, ¿cuál es? Se trata de algo que se llama "biodisponibilidad".

LA COMBINACIÓN PERFECTA

El término "biodisponibilidad" se refiere a la capacidad de nuestro cuerpo para absorber los nutrientes que comemos. En el caso del hierro, existen dos tipos con niveles de biodisponibilidad muy diferentes. El compuesto de hierro que se encuentra en la carne, el pescado y los mariscos contiene algo llamado hemo, y el cuerpo lo absorbe fácilmente. El hierro encontrado en los alimentos de origen vegetal, por el contrario, no contiene hemo y no se absorbe con la misma facilidad.

Veamos un ejemplo. De los 6 miligramos de hierro contenidos en 3 onzas (84 g) de mejillón, el cuerpo absorbe más o menos el 15 por ciento. Sin embargo, sólo es capaz de absorber el 3 por ciento de los 3 miligramos de hierro encontrados en media taza de lentejas.

Si se sabe combinar los alimentos correctamente, es posible aumentar la biodisponibilidad del hierro. Por ejemplo, la cantidad de hierro que pasa al torrente sanguíneo aumenta mucho al reunir un alimento que contiene vitamina C con uno que tiene hierro. "El hierro se absorbe mejor en un ambiente ácido, particularmente de ácido ascórbico o vitamina C", dice la Dra. Carol Fleischman, profesora adjunta de Medicina en los Hospitales de la Universidad Allegheny en Filadelfia.

De manera semejante, al combinar carne con verduras en una misma comida se aprovecha una mayor cantidad de hierro. El hierro hemo de la carne "potencia" el hierro no hemo de las verduras y facilita su absorción.

"Usted no tiene que dedicar demasiado tiempo a preocuparse por la proporción entre la vitamina C y el hierro en su alimentación, ni por la proporción entre los alimentos que contienen el hierro hemo y los alimentos que contienen el hierro no hemo", agrega la Dra. Fleischmann. "Los mayores beneficios se obtienen al combinar estos alimentos, pero si una mujer tiene una insuficiencia de hierro, lo absorberá con mucha más avidez. Por lo tanto, entre más hierro coma, más absorberá".

Fuentes férreas

Si usted sospecha que tiene anemia, su médico probablemente querrá hacerle un chequeo médico completo para asegurarse de que no se trata de nada serio. Si resulta que su alimentación no contiene una cantidad suficiente de hierro, el problema casi siempre será fácil de corregir.

Si a usted le gustan las almejas, por ejemplo, ya resolvió el problema. Veinte almejas pequeñas al vapor contienen la sorprendente cantidad de 25 miligramos de hierro, lo cual equivale a más de tres veces el hierro encontrado en una ración de hígado de pollo.

La carne, las legumbres y las verduras también contienen mucho hierro. Cuando se combina el hierro hemo de la carne con el no hemo de los frijoles y verduras, la absorción del segundo tipo de hierro aumenta del 10 al 15 por ciento, lo cual es "una cantidad apreciable", según Henry C. Lukaski, Ph.D., fisiólogo supervisor de investigaciones del Centro de Investigaciones sobre Nutrición Humana del Departamento de Agricultura de los Estados Unidos (o *USDA* por sus siglas en inglés), ubicado en Grand Forks, Dakota del Norte.

Para obtener la mayor cantidad posible de hierro de su comida, asegúrese de consumir un poco de vitamina C al mismo tiempo. La vitamina C llega a "duplicar la absorción del compuesto de hierro no hemo", explica Janet R. Hunt, R.D., Ph.D., una nutrióloga investigadora del Centro de Investigaciones sobre Nutrición Humana del USDA.

Hay muchas formas de agregar un poco de vitamina C a sus comidas. Un tomate contiene 24 miligramos, por ejemplo, cantidad que equivale al 40 por ciento de la Cantidad Diaria Recomendada (o *DV* por sus siglas en inglés). También es posible obtener esta vitamina de jugos como el de naranja (china), piña (ananá) u otros cítricos.

La papa ofrece otra forma de combinar vitamina C con hierro. Una sola papa al horno contiene 20 miligramos de vitamina C, es decir, el 33 por ciento de la DV, además de 0.6 miligramos de hierro. Si come la papa con todo y cáscara, la cantidad de hierro se multiplicará por más de tres.

Sin embargo, también hay nutrientes que no deben combinarse con el hierro. Uno de ellos es el calcio. El consumo de alimentos ricos en calcio en la misma comida que el hierro puede afectar la capacidad del cuerpo para aprovechar este último. Esto es cierto especialmente cuando se toman suplementos de hierro. "Compiten por los mismos sitios receptores en sus células", explica Fergus Clydesdale, Ph.D., profesor y jefe del departamento de Ciencias de la Alimentación en la Universidad de Massachusetts en Amherst. El calcio también compite con el hierro de los alimentos, pero no tanto como con los suplementos.

El Dr. Clydesdale recomienda dejar pasar 3 horas entre su consumo de calcio y el de hierro. Está bien que le ponga leche a su cereal por la mañana, por ejemplo, pero espérese un rato antes de tomar su suplemento de hierro.

Existe una regla muy fácil para arreglar este problema. Si en una comida dada pretende obtener la mayor cantidad posible de hierro, espérese hasta la siguiente para disfrutar cualquier alimento rico en calcio o para tomar un suplemento de calcio.

Lo mismo se aplica al café y al té. Ambos contienen taninos, unas sustancias químicas que bloquean los suplementos de hierro levemente, explica el Dr. Clydesdale. Por lo tanto, este experto sugiere que evite tomar sus cápsulas de hierro junto con el café matutino.

Según el Dr. Lukaski, para aumentar la cantidad de hierro en su alimentación de manera muy fácil, sólo tiene que preparar su comida en ollas de hierro fundido. "Como regla general, esto aumenta el hierro entre el 2 y el 5 por ciento", dice el experto. Con esto no se agotan las posibilidades de incrementar su consumo de hierro. Es posible hacerlo desde el desayuno, con el cereal *Cream of Wheat* cocido, por ejemplo, que está enriquecido con hierro. Media taza contiene 5 miligramos de este nutriente. La avena instantánea también contiene hierro, aunque un poco menos: aproximadamente 3 miligramos por cada media taza de avena.

LOS PELIGROS DEL VEGETARIANISMO

La anemia es dos veces más frecuente entre los vegetarianos que entre las personas que comen carne, indica el Dr. Victor Herbert, profesor de Medicina en la Escuela de Medicina Mount Sinai en la ciudad de Nueva York. En este caso, el problema no sólo se debe a una insuficiencia de hierro sino también a una insuficiencia de la vitamina B_{12}. Este nutriente es necesario para que las células se dividan y maduren correctamente, explica el especialista, y se encuentra sobre todo en los alimentos de origen animal. Por lo tanto, los "veganos" (vegetarianos rigurosos) obtienen muy poca vitamina B_{12} a través de su alimentación, y a veces ninguna.

La enfermedad que deriva de este problema se llama anemia perniciosa y no plantea un problema inmediato, por el simple hecho de que el cuerpo usa muy poca vitamina B_{12}. La mayoría de las personas contamos con una reserva suficiente como para durarnos más o menos seis años. Debido a este "período de gracia", según lo llama la Dra. Fleischman, es posible que pase mucho tiempo antes de que los veganos noten los síntomas de la insuficiencia de vitamina B_{12}, como un estado de fatiga y una sensación de hormigueo en las manos y los pies.

Al igual que en el caso de la anemia por insuficiencia de hierro, un bajo índice de vitamina B_{12} es fácil de corregir. "Los veganos que no comen carne ni alimentos lácteos probablemente tendrán que tomar suplementos de vitamina B_{12} o levadura de cerveza", recomienda la Dra. Fleischman. "Consulte con su médico para ver qué es lo mejor para usted".

Nota: Si no reconoce algún término en este capítulo, vea el glosario en la página 711.

Las mejores fuentes

El cuerpo humano necesita hierro para producir glóbulos rojos. Cualquier reducción en la cantidad de hierro obtenida a través de la alimentación puede a su vez hacer que disminuya el número de glóbulos rojos en la sangre, lo cual limita la cantidad de oxígeno que ésta es capaz de transportar.

La siguiente tabla incluye las mejores fuentes de hierro, tanto del hierro hemo (el tipo de hierro que el cuerpo absorbe más fácilmente y que se encuentra en la carne y el pescado) como del hierro no hemo (el cual se absorbe con menos facilidad y se encuentra en las plantas).

Alimentos que contienen el hierro hemo

Alimento	Porción	Hierro (mg)
Almeja al vapor	20 pequeñas (3 onzas/84 g)	25.2
Hígado de pollo, hervido	3 onzas	7.2
Mejillón al vapor	3 onzas	5.7
Ostras (ostiones) al vapor	6 medianos (1½ onzas/42 g)	5.0
Codorniz, entera	1	4.2
Carne de res para asar *bottom round roast*, magra, en su jugo	3 onzas	2.9
Atún de carne blanca, en agua	3 onzas	2.7
Camarones al vapor	3 onzas	2.6
Pavo (carne oscura), asado	3 onzas	2.0
Pierna de pollo, asada	3 onzas	1.2

Alimentos que contienen el hierro no hemo

Alimento	Porción	Hierro (mg)
Cereal *Cream of Wheat* de cocción rápida	¾ taza	7.7
Tofu, normal	¼ barra (4 onzas/112 g)	6.2
Semilla de calabaza (pepita), pelada y seca	1 onza (28 g)	4.3
Lenteja hervida	½ taza	3.3
Papa al horno	7 onzas (196 g)	2.8
Frijoles (habichuelas) colorados, hervidos	1½ taza	2.6
Frijoles pintos, hervidos	½ taza	2.2
Frijoles negros, hervidos	½ taza	1.8
Calabaza (calabaza de Castilla) de lata	½ taza	1.7
Chícharo (guisante, arveja) partido, hervido	½ taza	1.3

ANTIOXIDANTES
Guardaespaldas para las células

Poderes curativos

Reducen el riesgo de sufrir enfermedades cardíacas

Impiden ciertos tipos de cáncer

Reducen el peligro de tener degeneración macular

Impiden los dolores musculares

Para saber cómo funcionan las vitaminas antioxidantes hay que regresar mentalmente a la Segunda Guerra Mundial.

El Japón contaba con una flota de aviones de caza cuyos pilotos —llamados *kamikaze*— defendían su patria con tal decisión que estaban dispuestos a sacrificar sus vidas. Descendían en picada del cielo para estrellarse contra los barcos invasores en el mar. Pues los antioxidantes son para el cuerpo lo que aquellos pilotos *kamikaze* fueron para el Japón de los años 40: sus servidores más valientes y agresivos.

Todos los días el cuerpo humano debe hacer frente a unos 10,000 ataques por parte de unas partículas que dañan las células. Se trata de los radicales libres, unas moléculas inestables de oxígeno que han perdido un electrón debido a la exposición al sol, la contaminación y el desgaste cotidiano. Estas moléculas desequilibradas recorren el cuerpo y tratan de estabilizarse robándoles electrones a otras moléculas. Al lograrlo producen más radicales libres y en el proceso dañan las células sanas. (Para más información sobre los radicales libres, vea la página 591).

Los daños causados por los radicales libres permiten que el colesterol lipoproteínico de baja densidad (o *LDL* por sus siglas en inglés) se adhiera a las paredes de las arterias, lo cual produce el endurecimiento de las mismas y las enfermedades cardíacas, por ejemplo. Cuando los radicales libres dañan el ADN en el interior de las células, por su parte, pueden provocar mutaciones celulares y finalmente cáncer. Los ataques de los radicales libres contra los ojos llegan a producir cataratas y degeneración macular, la principal causa de pérdida de la vista en personas mayores de 50 años. Y muchos científicos piensan que los radicales libres son la razón fundamental del envejecimiento mismo.

A menos que algo se le oponga, este ataque frontal de los radicales libres puede producir daños irreparables. Ahí es donde entran los antioxidantes. Cada vez que comemos frutas, verduras u otros alimentos ricos en antioxidantes, estos compuestos protectores inundan el torrente sanguíneo. Viajan por todo el cuerpo para interceder entre las moléculas sanas y el pillaje de los radicales libres, ofreciendo sus propios electrones. Así, los radicales libres se neutralizan y las células resultan ilesas.

LOS TRES MOSQUETEROS ANTIOXIDANTES

De la misma forma en que el cuerpo produce radicales libres, también produce antioxidantes. Algunos son enzimas creadas con el exclusivo fin de acabar con los radicales libres. No obstante, al igual que los pilotos *kamikaze* de antaño, estos defensores a veces deben admitir su derrota ante ataques muy fuertes, como por parte de los gases de escape de los automóviles o el humo de los cigarrillos, por ejemplo, o incluso por una extenuante sesión de ejercicios.

Entonces es cuando hay que llamar a las reservas: los compuestos antioxidantes. Literalmente existen cientos de compuestos naturales en los alimentos que funcionan como antioxidantes en el cuerpo. Y lo bonito es que no tienen por qué agotarse nunca. Basta con comer un poco más.

A pesar de que los investigadores están examinando nuevos compuestos antioxidantes todos los días, la mayor parte de los estudios científicos se han concentrado en tres: las vitaminas C y E y el betacaroteno.

"No cabe duda de que los antioxidantes desempeñan un papel fundamental en reducir el riesgo de sufrir todo tipo de enfermedades —comenta Alfred Ordman, Ph.D., profesor de Bioquímica en el Colegio Beloit de Beloit, Wisconsin—. Las pruebas científicas son simplemente abrumadoras".

LA VITAMINA C

Al igual que el equipo de mar, aire y tierra de la marina de los Estados Unidos, las moléculas de vitamina C (también llamada ácido ascórbico) patrullan las aguas del cuerpo en busca de enemigos y atrapan los peligrosos radicales libres en la sangre y otros líquidos, como los de los pulmones o los ojos. El consumo de una gran cantidad de vitamina C a través de la alimentación puede ayudar a proteger contra los daños en muchas de las partes del cuerpo que están llenas de líquidos, como el corazón, las arterias y los ojos.

Una característica importante de este antioxidante acuático, que se halla en alimentos como las frutas tropicales y los cítricos, el pimiento (ají, pimiento morrón) rojo y el brócoli, es que entra en acción muy rápidamente. Se ha demostrado que la vitamina C detiene a los radicales libres antes de que otros compuestos antioxidantes lleguen a batallar.

Uno de los descubrimientos más emocionantes en relación con la vitamina C es que al parecer ayuda a reducir los efectos del envejecimiento. Unos investigadores analizaron una encuesta nacional sobre el consumo de la vitamina C y el índice de mortalidad en 11,348 personas entre los 25 y los 74 años de edad durante un lapso de 10 años. Encontraron que los hombres y las mujeres con un alto consumo de vitamina C —unos 300 miligramos al día— tanto a través de los alimentos como de los suplementos tuvieron un índice de mortalidad por enfermedades cardíacas mucho menor que quienes consumían poco de esta vitamina. En términos concretos, los hombres tuvieron un índice de mortalidad por enfermedades cardíacas menor en un 42 por ciento; y las mujeres, un índice de mortalidad menor en un 25 por ciento. Incluso cuando se consumían menos de 50 miligramos de vitamina C al día, se observaba una reducción en los índices de mortalidad por enfermedades cardíacas del 10 por ciento en las mujeres y del 6 por ciento en los hombres.

"Otros estudios han arrojado resultados semejantes", indica James Enstrom, Ph.D., profesor adjunto de Investigación en la Universidad de California en Los Ángeles.

Los investigadores han reconocido ampliamente la capacidad de la vitamina C —al igual que de la mayoría de los antioxidantes— para proteger el cuerpo contra el cáncer, particularmente el cáncer del estómago. Al comparar el consumo de vitamina C de las poblaciones de siete países diferentes durante un período de 25 años, los investigadores encontraron que entre más vitamina C consumía la gente —hasta unos 150 miligramos diarios—, menos riesgo tenían de morir de cáncer del estómago.

"A pesar de que la Cantidad Diaria Recomendada (o *DV* por sus siglas en inglés) de 60 miligramos fijada para la vitamina C probablemente sea insuficiente, debería quedarse por debajo de 1,000 miligramos al día, para que la vitamina no interfiera con otros nutrientes en su cuerpo", advierte Robert R. Jenkins, Ph.D., profesor de Biología en el Colegio Ithaca de Nueva York.

El Dr. Ordman recomienda tomar 500 miligramos de vitamina C dos veces al día para mantener la reserva del cuerpo en un nivel óptimo. Mejor aún, hay que obtener toda la que se pueda de los alimentos en lugar de suplementos, sugiere.

Mantener la reserva de vitamina C es particularmente importante si se fuma o se vive con un fumador. Se requieren unos 20 miligramos de vitamina C para evitar los daños por radicales libres causados por un cigarrillo.

La vitamina E

Mientras la vitamina C trabaja patrullando los líquidos del cuerpo, la vitamina E (también conocida como alfatocoferol) hurga en terrenos más densos para proteger los tejidos adiposos de la invasión por radicales libres.

Esta capacidad para proteger las grasas es lo que le otorga particular eficacia a la vitamina E en la lucha contra las enfermedades cardíacas. Los investigadores han descubierto que la vitamina E, soluble en grasa, desempeña un papel importante en evitar que el colesterol LDL "malo" se oxide y se adhiera a las paredes de las arterias.

Varios grandes estudios poblacionales que han involucrado a decenas de miles de personas han relacionado un alto consumo de vitamina E con una importante disminución del riesgo de sufrir enfermedades cardíacas. En un estudio que abarcó a 80,000 enfermeras, los investigadores hallaron que las mujeres con el más alto consumo de vitamina E —unas 200 unidades internacionales al día— tenían tres veces menos probabilidades de padecer enfermedades cardíacas que quienes sólo consumían unas 3 unidades internacionales al día.

Uno de los hallazgos más prometedores para la salud femenina derivó de un estudio realizado por la Universidad de Nueva York en Buffalo, en el que los investigadores examinaron los niveles de vitamina E en mujeres con un alto riesgo hereditario de sufrir cáncer de mama. Observaron que las mujeres que mantenían altos niveles de vitamina E tenían un riesgo considerablemente menor de contraer esta enfermedad que las mujeres con bajos niveles de este nutriente. Los beneficios fueron más marcados entre las mujeres jóvenes, aunque las que habían pasado de la menopausia también resultaron protegidas.

Obtener una cantidad suficiente de vitamina E a través de la alimentación —se halla principalmente en los aceites vegetales para cocinar, el germen de trigo y las semillas de girasol— es muy importante también para los hombres. Más del 50 por ciento de los hombres diabéticos, por ejemplo, tienen problemas para lograr una erección. Con frecuencia se debe a los daños causados por los radicales libres a las arterias que suministran sangre al pene. Las investigaciones sugieren que el consumo de una cantidad suficiente de vitamina E a través de la alimentación puede ayudar a que la sangre siga corriendo sin problemas por estas arterias.

Si bien la vitamina E es eficaz a título propio, su eficacia aumenta cuando se combina con la vitamina C, afirma el Dr. Ordman. "Es como si la vitamina C ayudara a la vitamina E a recuperarse. Después de que la vitamina E es oxidada por los radicales libres, la vitamina C viene a regenerarla para que pueda trabajar de nuevo", explica.

La DV para la vitamina E es 30 unidades internacionales, pero el Dr. Ordman recomienda aspirar a 400 unidades internacionales para maximizar la protección.

EL BETACAROTENO Y SUS HERMANOS

La reputación del betacaroteno, un pigmento natural entre amarillo y anaranjado que se transforma en vitamina A en el cuerpo, ha experimentado altibajos muy marcados durante las últimas décadas. Disfrutó una enorme popularidad cuando los científicos lo relacionaron con índices más bajos de enfermedades cardíacas y cáncer. No obstante, las opiniones cambiaron cuando los investigadores descubrieron que los suplementos de betacaroteno al parecer aumentaban el riesgo de sufrir algunas de estas enfermedades. Ahora, conforme la ciencia médica ha aprendido más acerca de este misterioso antioxidante, de nuevo la fama del betacaroteno va en ascenso, aunque se mantiene una actitud más cautelosa que antes.

"Sabemos que el betacaroteno brinda beneficios definidos, pero la cantidad que la gente necesita está dentro de los límites de lo que pueden obtener de comer

Astros antioxidantes

Todas las frutas y verduras son excelentes fuentes de compuestos antioxidantes. Pero ¿cuáles son las mejores? Unos investigadores de la Universidad Tufts de Boston, Massachusetts, han reunido una lista de alimentos muy ricos en vitamina C y betacaroteno. (Es difícil cubrir las necesidades de vitamina E del cuerpo tan sólo a través de los alimentos, aunque los aceites, los frutos secos, las semillas y el germen de trigo son buenas fuentes). A continuación mencionamos algunos de los alimentos favoritos de esos científicos.

Alimento	Ración	Vitamina C (mg)	Betacaroteno (mg)
Brócoli cocido	½ taza	37	1.0
Coles (repollitos) de Bruselas	4	36	0.3
Butternut squash picado en cubos	½ taza	15	4.3
Cantaloup (melón chino)	¼	56	2.6
Kiwi	1	89	0.1
Naranja (china) nável (ombliguera)	1	80	0.2
Papaya (fruta bomba, lechosa)	½	94	0.3
Fresas	½ taza	42	—
Batata dulce (camote, *yam*, *sweet potato*) al horno	1	28	15.0
Pimiento (ají, pimiento morrón) rojo picado	½ taza	95	1.7
Sandía picada en cubos	½ taza	8	0.2

cinco o más raciones de frutas y verduras al día —explica el Dr. Ordman—. Por lo tanto, no se necesitan cantidades extraordinarias. Los suplementos guardan claros riesgos".

¿Por qué las fuentes alimenticias del betacaroteno son mucho mejores que los suplementos? Los científicos no están del todo seguros, pero se imaginan que tal vez se deba a que el betacaroteno cuenta por lo menos con 500 hermanos que en conjunto se llaman carotenoides. Según los expertos es posible que no sea sólo el betacaroteno el que está produciendo los beneficios, sino la combinación del betacaroteno más sus parientes menos conocidos.

El licopeno, un carotenoide que se encuentra en el tomate, por ejemplo, tal vez sea mucho más potente que el betacaroteno cuando se trata de luchar contra el cáncer. Al examinar la eficacia de estos compuestos en el laboratorio, los investigadores encontraron que el licopeno es más eficaz que el betacaroteno para inhibir el crecimiento de ciertos tipos de células cancerosas.

En un estudio que comprueba que las zanahorias son muy buenas para la vista, los investigadores encontraron que la gente con el nivel más alto de carotenoides tiene un riesgo entre tres y dos veces menor de sufrir degeneración macular que las personas con niveles más bajos de estos nutrientes.

Cuando se pasa por la sección de frutas y verduras del supermercado es muy importante llenar el carrito con muchos alimentos ricos en carotenoides, como espinacas y otras verduras de hoja verde oscura o bien frutas y verduras de intenso color anaranjado, como la calabaza (calabaza de Castilla), las batatas dulces (camotes, *yams, sweet potatoes*), las zanahorias y el cantaloup (melón chino).

TRABAJO DE EQUIPO

A pesar de que los antioxidantes funcionan muy bien por cuenta propia, en realidad no les gusta el trabajo individual. Como una orquesta bien afinada rinden más al presentarse en conjunto.

Unos investigadores de Escocia realizaron un estudio en el que a 50 hombres les dieron un "cóctel" antioxidante que consistía en 100 miligramos de vitamina C, 400 unidades internacionales de vitamina E y 25 miligramos de betacaroteno. A otros 50 hombres les dieron pastillas inactivas. Después de 20 semanas observaron que en los hombres que tomaban los antioxidantes los glóbulos blancos de la sangre, encargados de luchar contra las enfermedades, habían sufrido sólo dos tercios del daño al ADN presente en los glóbulos blancos de los hombres que no estaban tomando píldoras activas. El dato es importante, porque los daños al ADN pueden conducir al desarrollo de cáncer.

Además, cuando se trata de cuidar el corazón, quizá no haya nada tan eficaz como la combinación de las vitaminas C y E. A esta conclusión llegó un estudio llevado a cabo por el Instituto Nacional del Envejecimiento ubicado en Bethesda, Maryland. En un trabajo que abarcó a 11,178 personas entre los 67 y los 105 años de edad, los investigadores encontraron que quienes tomaban vitamina C y E todos los días reducían el peligro de morir de una enfermedad cardíaca a la mitad.

A pesar de que los antioxidantes han demostrado lo que valen en la lucha contra amenazas importantes contra la salud, como las enfermedades cardíacas y el cáncer, también sirven para impedir afecciones menos graves. Un estudio observó que la vitamina E tal vez alivie el dolor muscular de las personas que la mayor parte del tiempo llevan una vida sedentaria y de repente hacen ejercicio intenso. Al parecer la vitamina E reduce los daños por radicales libres que pueden producir dolores musculares.

El resto de la tropa

A pesar de que las vitaminas C y E y el betacaroteno son los antioxidantes que más se han estudiado, sólo representan unos pocos elementos dentro del ejército gigantesco de compuestos protectores que se halla en los alimentos. Los minerales selenio (*selenium*) y cinc, por ejemplo, también actúan como poderosos antioxidantes, al igual que los compuestos fenólicos del té verde y los flavonoides del vino tinto.

Un argumento fructífero

La próxima vez que su cónyuge lo vea feo por servirse un trozo de pastel (bizcocho, torta, *cake*) esponjoso de fresa, sólo dígale que lo necesita para asistir en la lucha contra los radicales libres. Tal vez le lance una mirada escéptica, pero por lo menos usted le estará diciendo la verdad.

Unos investigadores de la Universidad Tufts en Boston, Massachusetts, así como de otras universidades evaluaron 12 frutas comunes y cinco jugos de frutas para determinar cuál era el más eficaz en la guerra contra los radicales libres. Las fresas ganaron sin ningún problema.

Para empezar, las fresas son una riquísima fuente de vitamina C. Media taza de esta fruta cubre más del 70 por ciento de la Cantidad Diaria Recomendada. También contienen otros compuestos antioxidantes, como el ácido elágico.

Otras frutas que obtuvieron una puntuación particularmente alta fueron la ciruela, la naranja (china), las uvas rojas y el kiwi.

"Todos estamos de acuerdo en que todo el mundo debe comer por lo menos cinco raciones de frutas y verduras al día para asegurarse de que obtienen cantidades saludables de todos estos antioxidantes —explica el Dr. Ordman—. No obstante, en lo que se refiere a suplementos adicionales deben limitarse a los que se han estudiado extensamente y cuya seguridad ha sido probada en ensayos clínicos de larga duración. Esos son las vitaminas C y E. Todo lo demás debe obtenerse exclusivamente de los alimentos".

Nota: Si no reconoce algún término en este capítulo, vea el glosario en la página 711.

APENDICITIS
Frústrela con fibra

Desde hace años los investigadores se han preguntado por qué la apendicitis es relativamente poco frecuente en continentes como África y Asia, mientras que en los Estados Unidos es muy común. En este país afecta a entre el 7 y el 12 por ciento de las personas en algún momento de sus vidas.

¿Qué estamos haciendo mal?

"Desde siempre se ha especulado que la alimentación rica en fibra protege contra la apendicitis", indica el Dr. David G. Addiss, médico epidemiólogo en la división de enfermedades parasíticas de los Centros para el Control y la Prevención de Enfermedades en Atlanta, Georgia. En África y Asia la gente come una enorme cantidad de frutas, verduras, cereales integrales y otros alimentos ricos en fibra. En los Estados Unidos, por el contrario, la mayor parte de la población sólo consume de 11 a 12 gramos de fibra al día, menos de la mitad de la Cantidad Diaria Recomendada (o *DV* por sus siglas en inglés) de 25 gramos.

No obstante, durante un breve lapso de tiempo en los años 40 sucedió una cosa curioso. Debido al racionamiento obligado por la guerra la gente empezó a comer menos carne y más alimentos ricos en fibra. Los índices de apendicitis descendieron. ¿Habrá sido una coincidencia? Algunos investigadores no lo creen.

UNA FÁCIL DIGESTIÓN

La apendicitis por lo común ocurre cuando un trozo duro de excremento tapa la abertura —que es del tamaño de un chícharo (guisante, arveja)— del apéndice (una parte del intestino grueso), lo cual permite que las bacterias se aniden en su interior. En vista de que la fibra de los alimentos absorbe el agua, una alimentación rica en fibra hace que el excremento sea más grande, más suave y menos dado a romperse. Estas características ayudan a evitar que partículas separadas de excremento tapen el apéndice.

Otra ventaja de aumentar el contenido de fibra de la alimentación es que el excremento recorre el tracto digestivo más rápidamente. "Cualquier cosa que disminuya el tiempo que todos los productos de desecho permanezcan en el intestino grueso tiene que ayudar", afirma el Dr. Frank G. Moody, profesor de Cirugía en la Universidad de Texas en Houston. A pesar de que los médicos no están del todo seguros de que el aumento en el consumo de fibra impida la apendicitis, definitivamente ofrece cierta protección contra esta.

Una de las maneras más fáciles de aumentar el consumo de fibra es empezando el día con un cereal. La mayoría de los cereales de caja, tanto los que se sirven calientes como los fríos, son unas maravillosas fuentes de fibra, según Pat Harper, R.D., una asesora en nutrición de la región de Pittsburgh, Pensilvania. Algunos cereales de hecho contienen 10 gramos o más de fibra por ración. Eso corresponde a casi la mitad de la DV concentrada en un plato. Por lo tanto, es una buena idea traerse una selección de varias cajas de cereal del supermercado, pero no sin haberse tomado unos minutos para leer las etiquetas, agrega Harper. Un cereal debe contar por lo menos con 5 gramos de fibra por ración. Si no es así, quizá sería preferible escoger otra marca. O bien, si un cereal particularmente delicioso tiene un contenido relativamente bajo de fibra, es posible mezclarlo con uno rico en fibra para asegurarse de la protección adicional.

Otra forma de obtener más fibra es a través de los alimentos integrales. Productos como el pan blanco, el arroz blanco y la harina blanca están hechos con cereales procesados y se les ha eliminado gran parte de su fibra tan saludable. De hecho tendría que comer 20 rebanadas de pan blanco para obtener sólo 10 gramos de fibra. Los alimentos hechos de cereales integrales, por el contrario, contienen muchísima fibra. Una rebanada de pan integral, por ejemplo, cuenta con 2 gramos de fibra, más de cuatro veces la cantidad presente en una rebanada de pan blanco. Una ración de media taza de cebada cocida contiene 3 gramos de fibra, al igual que media taza de avena cocida. Todos los cereales integrales son excelentes fuentes de fibra, opina Harper.

Las legumbres son aún más ricas en fibra. Media taza de chícharos partidos, por ejemplo, proporciona 8 gramos de fibra, casi la tercera parte de la cantidad recomendada para el consumo diario. La misma cantidad de frijoles (habichuelas) colorados cuenta con casi 6 gramos de fibra y media taza de frijoles negros cocidos brinda casi 8 gramos.

Las frutas y las verduras no pueden competir con las legumbres en cuanto a su contenido de fibra, pero no dejan de representar fuentes muy importantes. Media taza de brócoli, por ejemplo, contiene 2 gramos de fibra. Las manzanas y las naranjas (chinas) ofrecen unos 3 gramos de fibra cada una. Y no hay que olvidar las frutas secas. Media taza de pasas cuenta con 4 gramos de fibra, mientras que 10 mitades de albaricoque (chabacano, damasco) seco tienen 3 gramos.

A pesar de que la jugosa pulpa de las frutas contiene algo de fibra, la mayor parte de esta se encuentra en la cáscara o piel. Por lo tanto, cuando sea posible es mejor comerse las frutas (y las verduras, incluso la papa) con todo y su piel o cáscara.

Los cítricos desde luego forman una excepción de esta regla, ya que no se come la cáscara. Lo bueno es que gran parte de la fibra de la naranja, la toronja (pomelo) y otros cítricos se halla en el tejido blanco fibroso que está justo debajo de la cáscara. Para obtener la mayor cantidad posible de fibra es mejor no partir los cítricos en trozos, sino pelarlos y comérselos enteros. Así se obtiene la mayor dosis de fibra con cada bocado.

Nota: Si no reconoce algún término en este capítulo, vea el glosario en la página 711.

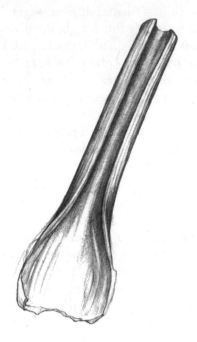

APIO
Tallos terapéuticos para la presión alta

Poderes curativos
Reduce la hipertensión
(presión arterial alta)

Disminuye el riesgo de
sufrir cáncer

Los romanos de la Antigüedad, a quienes como sabemos les encantaban las fiestas, se ponían coronas de apio para protegerse contra la resaca (cruda). Tal vez eso explique la costumbre de ponerle apio a un *Bloody Mary*.

No hay pruebas de que un sombrerito de apio proteja contra las consecuencias de tomarse una copita de más. Sin embargo, el apio posee otras propiedades curativas comprobadas. Este miembro de la familia del perejil contiene ciertos compuestos que tal vez ayuden a disminuir la presión arterial y también a impedir el cáncer. Además, el apio es una buena fuente de fibra insoluble así como de varios nutrientes muy importantes, entre ellos de potasio, vitamina C y calcio.

IMPIDE LA HIPERTENSIÓN

Desde hace siglos los pueblos asiáticos utilizan el apio como un remedio popular contra la hipertensión. En los Estados Unidos tuvo que llegar un hombre con hipertensión y dotado de una gran tenacidad para persuadir a los investigadores del Centro Médico de la Universidad de Chicago de que sometieran este tratamiento a estudios científicos.

La historia comenzó cuando un hombre, el señor Le, desarrolló un

Aviso
PELIGRO PARA LA PIEL

El apio es una planta tan suculenta y dulce que se ve obligado a producir sus propios pesticidas para protegerse contra los hambrientos hongos.

Estos compuestos, los psoralenos, efectivamente protegen el apio. No obstante, a nosotros nos pueden perjudicar. Los psoralenos que entran al cuerpo a través de la alimentación (o incluso a través de la piel) pueden hacer que la piel de algunas personas se vuelva sumamente sensible al sol, a tal grado que una breve exposición al sol basta para que se quemen.

Si se comienzan a tener problemas con la piel después de haber comido apio, tal vez haya que dejarlo. No obstante, antes de llegar a este extremo es recomendable lavar el apio muy, muy bien antes de comérselo. Este proceso elimina los hongos que se hayan formado en la superficie de la planta, los cuales a veces estimulan la producción de psoralenos.

caso moderado de hipertensión. En lugar de reducir su consumo de sal según le recomendó su médico, empezó a comer un cuarto de libra (112 g) de apio al día (unos cuatro tallos). Una semana después su presión arterial había bajado de 158/96 a 118/82.

El Dr. William J. Elliott, Ph.D., era en ese entonces profesor adjunto de Medicina y Ciencias Farmacológicas y Fisiológicas en la Universidad de Chicago. Decidió examinar el apio. Los investigadores les inyectaron a unos animales de laboratorio una pequeña cantidad de 3-n-butil ftálido, un compuesto químico que se encuentra en el apio. Después de una semana la presión arterial de los animales bajó entre un 12 y un 14 por ciento en promedio.

"Se encontró que el ftálido relaja los músculos de las arterias que regulan la presión arterial, lo cual permite que los vasos se dilaten", explica el Dr. Elliott. Además, esta sustancia química redujo la cantidad de "hormonas del estrés", las catecolaminas, en la sangre. Es posible que esto contribuya al efecto deseado, puesto que las hormonas del estrés suelen aumentar la presión arterial al hacer que se estrechen los vasos sanguíneos.

Las personas que tienen hipertensión y quisieran probar el apio pueden intentar la siguiente estrategia recomendada por los curanderos populares de Asia: comer cuatro o cinco tallos diarios durante una semana y luego suspender el consumo de apio durante tres semanas. A continuación se empieza de nuevo a comer apio durante otra semana.

Sin embargo, no hay que exagerar comiendo libras enteras de apio, advierte el Dr. Elliott. El apio contiene sodio —35 miligramos por tallo—, lo cual en algunas personas hace que la presión arterial suba en lugar de bajar. "Consumir una tonelada de apio puede ser peligroso si su hipertensión es sensible a la sal", señala el experto.

Un cerco a la células cancerosas

¿Quién hubiera creído que el apio pudiera ayudar a prevenir el cáncer? Pues así es. Esta planta contiene varios compuestos que según los investigadores tal vez ayuden a impedir que las células cancerosas se extiendan.

Para empezar, el apio contiene unos compuestos llamados acetilénicos. "Se ha demostrado que los acetilénicos detienen el crecimiento de las células tumorosas", indica Robert T. Rosen, Ph.D., director asociado del Centro para Tecnología Avanzada de los Alimentos de la Universidad de Rutgers, en New Brunswick, Nueva Jersey.

Además, el apio contiene unos compuestos llamados ácidos fenólicos, que inhiben la acción de unas sustancias parecidas a hormonas conocidas como prostaglandinas. Se cree que algunas prostaglandinas estimulan el crecimiento de las células tumorosas, explica el Dr. Rosen.

Apio con pimiento rojo

5 **tallos grandes de apio**

1 **cucharadita de aceite de oliva**

¼ **taza de pimiento (pimiento morrón, ají) rojo asado y picado en rodajas finas**

1 **cucharada de vinagre de vino blanco**

2 **cucharaditas de azúcar**

¼ **cucharadita de semilla de apio**

Por porción

calorías	**33**
grasa total	**1.3 g**
grasa saturada	**0.2 g**
colesterol	**0 mg**
sodio	**107 mg**
fibra dietética	**0.9 g**

Separe las hojas de los tallos de apio. Pique las hojas y ponga aparte. Pique los tallos en diagonal en rodajas de ⅛" (3 mm).

Ponga el aceite a calentar a fuego mediano en una sartén antiadherente grande. Agregue el apio y fría de 1 a 2 minutos, revolviendo con frecuencia, hasta que esté cocido pero aún crujiente. Agregue el pimiento y mezcle bien.

Agregue el vinagre, el azúcar y la semilla de apio y revuelva. Cocine durante 10 segundos, hasta que el azúcar se disuelva. Retire del fuego, agregue las hojas picadas y revuelva.

Para 4 porciones

Cómo maximizar sus poderes curativos

Obséquiese las hojas. Los tallos del apio sin duda son una merienda (botana, refrigerio, tentempié) muy saludable, pero las hojas son las que más potasio, vitamina C y calcio contienen.

Cómalo como más le guste. Muchos alimentos pierden nutrientes cuando se cocinan. No obstante, la mayoría de los compuestos del apio se conservan muy bien aunque esté cocido. Una taza de apio crudo o cocido proporciona unos 9 miligramos de vitamina C, el 15 por ciento de la Cantidad Diaria Recomendada (o *DV* por sus siglas en inglés); 426 miligramos de potasio, el 12 por ciento de la DV; y 60 miligramos de calcio, el 6 por ciento de la DV.

Sazone con la semilla. La semilla del apio, que se halla en la sección de especias del supermercado, ofrece un beneficio de nutrición adicional. Una cucharada de semillas, las cuales pueden agregarse a las sopas, los guisos (estofados) o las cacerolas (guisos), contiene 3 miligramos de hierro, el 17 por ciento de la DV.

Nota: Si no reconoce algún término en este capítulo, vea el glosario en la página 711.

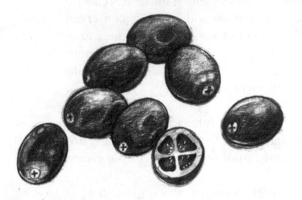

ARÁNDANOS AGRIOS

Frutitas fabulosas anticancerosas y antiinfecciosas

Poderes curativos

Protegen las células de los cambios cancerosos

Reducen el riesgo de sufrir enfermedades cardíacas y derrame cerebral

Previenen y tratan las infecciones del tracto urinario

El humilde arándano agrio (*cranberry*) lleva una vida triste y abandonada. Al igual que las golondrinas que volvían a San Juan de Capistrano en California, este alimento básico de la cena del Día de Acción de Gracias vuelve a hacerse presente año con año en la alimentación de una gran parte de la población estadounidense, pero se pierde de nueva cuenta al término de la temporada de fiestas.

Y es una lástima. Son prometedores los indicios de que varios compuestos del arándano agrio combaten el cáncer y las enfermedades cardíacas. Es más, el tradicional papel del jugo de arándanos agrios para aliviar las infecciones de la vejiga por fin se ha ganado la confirmación científica.

COMBATE EL CÁNCER

Al igual que la frambuesa, la fresa y la zarzamora, el arándano agrio es una buena fuente de ácido elágico, un compuesto antioxidante en el que muchos investigadores del cáncer cifran sus esperanzas.

Diversos estudios de laboratorio han demostrado que el ácido elágico ayuda a impedir las mutaciones del ADN, el material genético que instruye a nuestras células acerca de cómo deben funcionar. Además, se ha observado que el ácido elágico neutraliza los agentes causantes de cáncer y también impide el crecimiento de los tumores.

De hecho un aspecto sugerente de este compuesto es su aparente capacidad para luchar contra los carcinógenos tanto antes como después de que hayan entrado en acción. "El ácido elágico realiza lo que llamamos actividad antiiniciadora. Inhibe los daños genéticos que inician el proceso canceroso", según afirma Gary D. Stoner, Ph.D., el director del programa de quimioprofilaxis del cáncer manejado por el Centro Integral del Cáncer de la Universidad Estatal de Ohio en Columbus. De acuerdo con este experto, incluso después de introducirse un carcinógeno en las células el ácido elágico ayuda a impedir que estas se vuelvan cancerosas.

El ácido elágico puro, que es la forma en que se utiliza en los estudios de laboratorio, es difícil de introducir en el torrente sanguíneo. No obstante, las investigaciones del Dr. Stoner sugieren que este compuesto se absorbe mejor en el estado natural en que se encuentra en los alimentos: buenas noticias para aquellos que disfrutan sus arándanos agrios durante todo el año.

LA FUERZA DE LOS FLAVONOIDES

Otra forma en que los arándanos agrios contribuyen a la buena salud es al agregar más flavonoides a la alimentación. Los flavonoides son unos pigmentos vegetales que pintan de rojo y amarillo las frutas y las verduras. Poseen una gran capacidad antioxidante. Es decir, impiden que nos hagan daño los radicales libres, unas moléculas perjudiciales de oxígeno que pueden provocar cáncer, enfermedades cardíacas y otras afecciones graves. (Para más información sobre los radicales libres, vea la página 591).

Los arándanos agrios contienen dos flavonoides muy poderosos, la quercetina y la miricetina. Además, las variedades más oscuras de esta frutita, como el arándano agrio *Stevens*, el *Early Black* y el *Ben Lear*, contienen un tercer compuesto llamado kampferol. Diversos estudios han demostrado que todos estos compuestos ayudan a impedir los cambios genéticos que pueden conducir al cáncer.

Y ofrecen un beneficio adicional. Se cree que los flavonoides en general y la quercetina en particular intervienen para prevenir las enfermedades arteriales. Posiblemente se deba a que su capacidad antioxidante impide que las paredes de los vasos sanguíneos sufran daños.

Unos estudios muy amplios llevados a cabo en Finlandia, los Países Bajos y el Reino Unido han demostrado que las personas que consumen muy pocos flavonoides enfrentan un alto riesgo de padecer enfermedades coronarias. De acuerdo con una investigación que se concentró en hombres de mediana edad radicados en el pueblo holandés de Zutphen, en aquellos que consumían muchas

En la cocina

La compra y la preparación del arándano agrio (*cranberry*) son de lo más sencillo. Si resultara más fácil habría que incluirlo entre la comida rápida.

Los arándanos agrios enteros por lo general se venden en bolsas de 1 libra (448 g). Se conservan muy bien. Duran un mes o más cuando se guardan en el refrigerador y más de un año congelados. Ni siquiera hay que lavarlos, porque se echan a perder si se lavan antes de guardarlos.

Para preparar una salsa fresca de arándano agrio hay que hacer lo siguiente.

- Ponga una libra de arándanos agrios (4 tazas) en una cacerola mediana y cubra con 2 tazas de agua hirviendo. Deje que vuelva a hervir, tape la cacerola y siga cocinando durante unos 4 minutos, hasta que la piel de la fruta reviente.
- Agregue azúcar al gusto. Como bien indica su nombre, esta fruta es agria, por lo que probablemente necesitará unas 2 tazas de azúcar.
- Regrese la cacerola al fuego y deje que rompa a hervir. Retire del fuego inmediatamente y sirva.

frutas y verduras —y por lo tanto una gran cantidad de flavonoides— el riesgo de sufrir un derrame cerebral bajaba en un 73 por ciento en comparación con quienes comían pocas frutas y verduras.

UTILIDAD URINARIA

Desde tiempos inmemoriales las abuelitas y las mamás —así como algunos médicos sabios— han recomendado el jugo de arándano agrio para combatir las infecciones del tracto urinario. Ahora los científicos están aceptando la idea. Una investigación realizada en 1994 por la Escuela de Medicina de Harvard con un grupo de mujeres mayores observó que quienes bebían unas 10 onzas (300 ml) de cóctel de jugo de arándano agrio diariamente durante seis meses tenían muchas menos bacterias en su orina. Por lo tanto, su probabilidad de desarrollar infecciones descendía en un 60 por ciento en comparación con otro grupo de mujeres, el cual bebió un jugo sin arándanos agrios.

En lo que se refiere a las mujeres que ya tenían infecciones, la probabilidad de que se aliviaran aumentaba en casi un 75 por ciento en las que tomaban jugo de arándano agrio.

Desde hace mucho tiempo se ha creído que al volverse más ácida la orina las bacterias tendrían más problemas para crecer. Se pensaba que esta era la razón por la que el jugo de arándano agrio ayudaba a prevenir las infecciones del tracto urinario. De acuerdo con el mismo razonamiento, los médicos a veces les recomendaban altas dosis de vitamina C —hasta 1,000 miligramos diarios— a las personas que tenían infecciones de la vejiga o de alguna otra parte del tracto urinario.

Según el Dr. Mark Monane, profesor adjunto de Medicina de la Escuela de Medicina de Harvard y uno de los colaboradores del estudio, no fue la acidez del arándano agrio la que ayudó a controlar las bacterias. Al parecer fueron dos compuestos del jugo —fructosa y otro que aún no se identifica— los que ayudaron a impedir que las bacterias se adhirieran a las paredes de la vejiga y la uretra.

Por cierto, unos investigadores israelíes han encontrado que el jugo del arándano azul (*blueberry*), un primo muy cercano del arándano agrio, tiene el mismo efecto.

El Dr. Isadore Rosenfeld, profesor clínico de Medicina en el Centro Médico del Hospital de Nueva York y Cornell en la ciudad de Nueva York, les sugiere a las mujeres que tienen infecciones del tracto urinario que tomen dos vasos (de 8 onzas/240 ml cada uno) de jugo de arándano agrio al día, además de los antibióticos que su médico les haya recetado. En cuanto a las mujeres propensas a sufrir infecciones que desean evitarlas, un vaso de jugo al día les ayudará a prevenir el peligro.

Nota: Algunos profesionales de la medicina afirman que las mujeres deben evitar los "cócteles" de jugo de arándano agrio (*cranberry cocktails*) que comúnmente se venden en los supermercados. Dicen que el alto contenido de azúcar en esas bebidas sirve para alimentar las bacterias que causan las infecciones del tracto urinario y por tanto no las remedian. De hecho aseveran que estos cocteles hasta pueden empeorar una infección. Recomiendan comprar jugo de arándano agrio sin edulcorantes. Normalmente el jugo sin edulcorantes es más caro que el jugo regular y sólo se encuentra en las tiendas de productos naturales. Dirá "*unsweetened*" en la etiqueta. Si tomar este jugo agrio le es difícil, los profesionales de salud recomiendan diluirlo en un poco de agua; por ejemplo, puede mezclar 4 onzas (120 ml) de jugo con 4 onzas de agua.

Cómo maximizar sus poderes curativos

"Salséelos". Los arándanos agrios crudos contienen muchos más compuestos curativos que cuando se cocinan. Por lo tanto, tal vez quiera probar una salsa estilo *relish* de arándano agrio. Ponga una libra (448 g) de arándano agrio, dos manzanas y una naranja (china) grande en un procesador de alimentos y pique en trozos. Agregue miel o azúcar al gusto, ponga en el refrigerador durante varias horas y sirva.

Póngase a beber. El arándano agrio es algo duro y de sabor ácido, por lo que probablemente no le gustará crudo. No obstante, el jugo también le brindará su carga nutritiva completa.

El cóctel comercial de jugo de arándano agrio está lleno de vitamina C. Un vaso cubrirá sus necesidades de todo el día. Desafortunadamente la mayoría de las marcas también cubrirán sus necesidades de azúcar de todo el día y ninguna contiene más de un 30 por ciento de jugo.

Además, como indicamos anteriormente, con este jugo dulce cabe la posibilidad de que se empeore una infección. Por lo tanto quizás le convenga más probar el jugo sin edulcorante vendido en las tiendas de productos naturales. Así podrá aprovechar sus poderes curativos sin consumir tanta azúcar.

Nota: Si no reconoce algún término en este capítulo, vea el glosario en la página 711.

Relish de arándano agrio

1   **bolsa de 12 onzas (336 g) de arándanos agrios (*cranberries*)**

1   **manzana mediana**

1   **naranja (china) nável (ombliguera) de cáscara delgada**

½   **taza de azúcar**

⅛   **cucharadita de jengibre molido**

POR ¼ TAZA

calorías	**70**
grasa total	**0.1 g**
grasa saturada	**0 g**
colesterol	**0 mg**
sodio	**0 mg**
fibra dietética	**1.7 g**

Ponga los arándanos agrios en un colador. Enjuague bien con agua fría. Deseche los arándanos suaves.

Ponga en un procesador de alimentos. Quite el corazón a la manzana y pique en trozos. Agregue al procesador de alimentos. Pique la naranja en trozos, con todo y cáscara. Agregue al procesador de alimentos. Muela hasta que todo esté picado finamente, con una o dos interrupciones para desprender lo que se haya pegado al recipiente.

Pase a un tazón (recipiente) mediano. Agregue el azúcar y el jengibre y mezcle bien. Deje reposar durante por lo menos 15 minutos. Revuelva antes de servir.

Para 2½ tazas

Consejo de cocina: Para obtener un relish *más dulce, pele la naranja.*

El relish *se conserva fresco en un recipiente tapado en el refrigerador durante un máximo de 2 días.*

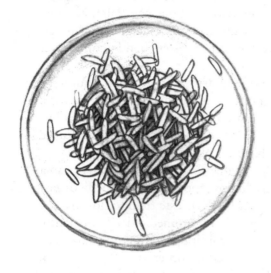

ARROZ
Conquistador del colesterol

Poder curativo
Baja el colesterol

Reduce el riesgo de cáncer
del colon y de mama

Facilita la digestión

Si todos los cocineros se vieran obligados a quedarse con un solo alimento en su despensa, probablemente elegirían el arroz. Este grano es el ingrediente principal en la cocina de muchos países en todo el mundo, entre ellos los de Latinoamérica, donde disfrutamos el arroz con pollo, el arroz con leche y el arroz chaufa de mariscos, por mencionar unos pocos platillos de nuestro repertorio arrocero. Se calcula que existen unas 40,000 variedades diferentes. En los Estados Unidos es posible comprar el arroz *basmati* de la India y Pakistán, el arroz *arborio* de Italia, el arroz valenciano (tipo Valencia) de España y el arroz "pegajoso" del Japón. (El arroz silvestre o *wild rice*, por cierto, en realidad no es arroz sino una hierba).

El arroz más nutritivo es el integral, que contiene grandes cantidades de fibra, carbohidratos complejos y las vitaminas B tan importantes para nuestra salud, dice Maren Hegsted, Ph.D., profesora de Nutrición Humana en la Universidad Estatal de Louisiana en Baton Rouge. Además, contiene un compuesto muy poderoso que ayuda a reducir la cantidad de colesterol producida por el cuerpo. En vista de que un alto nivel de colesterol es uno de los principales factores de riesgo para las enfermedades cardíacas, el arroz integral puede convertirse en parte importante de cualquier plan para proteger el corazón.

(*Nota:* En inglés el arroz integral se llama "*brown rice*" y se consigue en las tiendas de productos naturales y en algunos supermercados).

115

Al combate con el colesterol

Muchas veces se nos olvida que el cuerpo necesita pequeñas cantidades de colesterol para realizar algunas de sus funciones, como fabricar paredes celulares, por ejemplo, así como para producir hormonas imprescindibles. El hígado elabora colesterol todos los días a fin de proporcionar el que haga falta. No obstante, cuando nuestra alimentación tiene un alto contenido de grasa, el cuerpo hace más colesterol del que puede aprovechar. Entonces es cuando aumenta el peligro de sufrir una enfermedad cardíaca.

Según la Dra. Hegsted, es posible que el arroz integral evite que esto suceda. El salvado, la capa exterior del grano, contiene una sustancia llamada orizanol. Se ha demostrado que este compuesto reduce la producción de colesterol que realiza el cuerpo humano. De hecho, su composición química se parece a la de los medicamentos especiales para bajar el colesterol.

Un estudio llevado a cabo por la Universidad Estatal de Louisiana puso a un grupo de personas a comer 100 gramos diarios (aproximadamente 3½ onzas) de salvado de arroz durante tres semanas. Al finalizar este tiempo, los investigadores observaron que su nivel de colesterol bajó un promedio del 7 por ciento. La mejor noticia fue que sus niveles de colesterol lipoproteínico de baja densidad, la variedad perjudicial de colesterol, se redujeron en un 10 por ciento, mientras que se mantuvo relativamente alto su índice de colesterol lipoproteínico de alta densidad.

Tal vez una reducción del 10 por ciento no suene muy impresionante. Sin embargo, los médicos calculan que por cada un 1 por ciento que se reduzca el colesterol, el riesgo de sufrir una enfermedad cardíaca disminuye en un 2 por ciento. Esto significa que los participantes en el estudio, al comer arroz integral, bajaron el riesgo de enfermarse del corazón en un 20 por ciento en sólo tres semanas.

"Cuando el arroz integral se agrega a un régimen de alimentación baja en grasa, es uno de los mejores alimentos en lo que se refiere a la reducción del colesterol", declara la Dra. Hegsted.

Una esponja saludable

El arroz integral es más oscuro y duro de masticar que su homólogo blanco, porque cada grano viene envuelto por una nutritiva capa exterior. Esta parte del arroz es la que más fibra contiene, dice Christine Negm, R.D., nutrióloga y directora de servicios técnicos en Lundberg Family Farms, una empresa productora de arroz ubicada en Richvale, California. Media taza de arroz integral contiene más o menos 2 gramos de fibra, explica Negm.

La fibra del arroz integral es insoluble, de modo que al llegar al intestino funciona como una esponja que absorbe grandes cantidades de agua, explica la Dra. Hegsted. El excremento se hace más voluminoso y húmedo, de modo que

En la cocina

Los fabricantes de arroz con frecuencia prometen que su producto saldrá perfecto siempre, lo cual indica que algunos tipos de arroz salen pegajosos y húmedos o, lo que es peor, secos y duros. Estas indicaciones le permitirán preparar un arroz perfecto siempre, sin importar cuál compre.

Déjelo en paz. A los cocineros les cuesta trabajo no revolver o revisar el arroz mientras se está cocinando. Lo malo es que cuando el arroz se revuelve frecuentemente antes de cocerse los granos se dañan y el producto final puede quedar suave y pegajoso. (Una excepción a esta regla es el arroz *arborio*, que debe revolverse mientras se cocina).

Condiméntelo con caldo. Por lo común el arroz se cocina con agua simple. No obstante, muchos *chefs* prefieren darle un toque especial de sabor al líquido con el que lo cocinan, lo cual puede convertir el arroz terminado de bueno en delicioso. Los caldos de pollo o de res son ideales para este fin. Si no los tiene a la mano, puede sazonar el agua con unas gotas de limón, un poco de vinagre de sabor o una pizca de hierbas culinarias.

Buena textura = sabrosura. Para evitar que el arroz se recueza es una buena idea revisarlo un poco antes de que, según usted, deba estar listo. Si todavía se ve un poco mojado, le hace falta otro minuto o dos en la lumbre (o más tiempo aún) para absorber el exceso de agua.

Cuando las variedades de arroz de grano largo están listas, sus granos se separan con facilidad, sin quedar secos ni tampoco mojados y pegajosos. El arroz de grano corto o mediano, por su parte, suele pegarse un poco. Deje reposar el arroz de 15 a 20 minutos después de cocido para que este efecto se reduzca un poco.

se expulsa más fácilmente. Además, avanza más rápido por el colon. Por lo tanto, las sustancias perjudiciales que pueda contener disponen de menos tiempo para dañar las células de la pared del intestino, lo cual posiblemente reduzca el peligro de contraer cáncer. Algunos investigadores calculan que el riesgo de sufrir cáncer del colon bajaría en un 31 por ciento si las personas aumentaran la cantidad de fibra en su alimentación a 39 gramos al día.

No sólo el colon se beneficia con la fibra del arroz integral, sino también los senos. La fibra se enlaza con el estrógeno en el tracto digestivo, por lo cual se reduce la circulación de esta hormona por el torrente sanguíneo. Esto es importante porque se ha demostrado que los cambios provocados en las células por un alto nivel de estrógeno pueden producir cáncer de mama. Un estudio realizado por investigadores australianos y canadienses llegó a la conclusión de que el riesgo de padecer cáncer de mama disminuía en un 38 por ciento en las mujeres que consumían 28 gramos de fibra al día, en comparación con las que consumían sólo la mitad.

¿Y POR QUÉ NO HEMOS MENCIONADO EL ARROZ BLANCO?

El problema del arroz blanco es que el proceso de elaboración elimina las nutritivas capas exteriores del grano, dejando sólo el centro tierno pero menos saludable. A manera de compensación, los fabricantes hacen un juego de manos alimenticio. Vuelven a agregar algunos de los nutrientes eliminados durante el proceso de elaboración, como niacina y tiamina. De esta manera, el arroz blanco llega a contener una cantidad mayor de estos nutrientes que la proporcionada originalmente por la naturaleza.

Media taza de arroz blanco contiene 0.2 miligramos de tiamina, una vitamina B necesaria para convertir el alimento en energía, así como 2 miligramos de niacina, que ayuda a asegurar el buen funcionamiento del metabolismo. El arroz integral, por el contrario, sólo contiene 0.1 miligramos de tiamina y 1 miligramo de niacina. "El contenido nutritivo del arroz blanco se enriquece al máximo", dice Negm.

Sin embargo, lo que le falta al arroz blanco es la fibra. Media taza de este grano contiene escasos 0.2 gramos de fibra, 10 veces menos que la misma cantidad de arroz integral. Por lo tanto, si se trata de obtener el mayor número de beneficios nutritivos posibles, el arroz integral normalmente es la mejor opción.

Cómo maximizar sus podres curativos

Manténgalo fresco. El arroz integral está lleno de aceites y no tarda en ponerse rancio si se guarda a una temperatura ambiente normal, dice la Dra. Hegsted. Los compuestos curativos se conservan mejor si se guarda en un recipiente hermético en el refrigerador, donde se mantendrá fresco hasta por un año.

Aproveche el agua. Muchos de los nutrientes importantes tanto del arroz integral como del blanco se filtran al agua durante el proceso de cocción. Cocine el arroz hasta que absorba toda el agua, en lugar de escurrirlo. Así esos nutrientes terminarán en su plato, no en el desagüe.

Prepare el blanco de la bolsa. En el caso del arroz blanco enriquecido, la niacina y la tiamina se encuentran en la parte exterior del grano. Por lo tanto, si el arroz se lava antes de cocerlo, estos nutrientes se pierden. Negm sugiere preparar el arroz de la bolsa tal como viene. La única excepción es el importado, que llega a contener más impurezas que las variedades estadounidenses.

Nota: Si no reconoce algún término en este capítulo, vea el glosario en la página 711.

Arroz frito con carne
de cerdo y espinacas

2⅓ tazas de agua

1¼ tazas de arroz integral de grano largo

2 cucharaditas de aceite de *canola*

1 cucharada de jengibre fresco rallado

2 cucharaditas de ajo picado en trocitos

6 tazas de hojas de espinaca cortadas en pedazos con las manos y no muy apretadas

1 taza de filete de cerdo (*tenderloin*) cocido y picado en cubitos

1 lata de 8 onzas (224 g) de castañas de agua, escurridas y picadas

1 cucharadita de aceite de sésamo (ajonjolí) oscuro

¼ cucharadita de sal

POR PORCIÓN

calorías	341
grasa total	7.3 g
grasa saturada	1.2 g
colesterol	27 mg
sodio	203 mg
fibra dietética	7.5 g

Ponga a hervir el agua a fuego alto en una cacerola grande. Agregue el arroz y revuelva. Reduzca el fuego a bajo, tape y cocine de 40 a 50 minutos, o hasta que el arroz esté suave y haya absorbido toda el agua. Retire del fuego.

Destape y deje reposar durante 5 minutos. Esponje con un tenedor. Deje enfriar de 15 a 20 minutos más, esponjando el arroz de vez en cuando con un tenedor. Ponga en un recipiente tapado y deje en el refrigerador durante dos días como máximo. El arroz debe estar frío cuando lo fría.

Ponga el aceite de *canola* a calentar a fuego mediano-alto en una sartén antiadherente grande. Agregue el jengibre y el ajo. Fría durante 30 segundos, o hasta que empiecen a soltar su aroma. Agregue el arroz, las espinacas, la carne de cerdo, la castaña de agua, el aceite de sésamo y la sal. Fría sin dejar de revolver y mezclar constantemente, hasta que el arroz y la carne se calienten y las hojas de espinaca estén marchitas.

Para 4 porciones

Artritis
Alimentos aliviadores para sus articulaciones

La medicina tradicional de China tiene un tratamiento especial contra la artritis. Se agregan 100 víboras muertas a 5 litros de vino tinto mezclado con algunas hierbas. Se deja reposar durante tres meses. Luego se toma el vino tres veces al día durante entre 6 y 12 semanas.

No cabe duda de que se trata de un brebaje bastante raro. No obstante, hasta hace poco la mayoría de los médicos opinaban que cualquier tratamiento alimenticio contra la artritis era casi tan extraño como esa bebida poco apetitosa.

No existe ningún alimento específico que ayude a aliviar la artritis en todas las personas. Sin embargo, actualmente los médicos se han dado cuenta de que lo que uno come —o bien lo que no come, en algunos casos— puede ayudar a aliviar las molestias e incluso frenar el desarrollo de la enfermedad.

Articulaciones desarticuladas

La artritis causa dolor, rigidez e hinchazón en las articulaciones y alrededor de las mismas. En realidad no se trata de una sola enfermedad sino de muchas. La forma más común de artritis es la osteoartritis, causada por el desgaste del cartílago, el material que recubre las articulaciones y que sirve para amortiguar los impactos. Cuando el cartílago se desgasta un hueso termina frotándose contra otro, lo que produce dolor y rigidez en los dedos de las manos, las rodillas, los pies, las caderas y la espalda.

Una forma más grave de la enfermedad es la artritis reumatoide. Este tipo de artritis se da cuando el sistema inmunitario empieza a atacar el cuerpo en lugar de protegerlo. Estos ataques hacen que se hinche la membrana que recubre las articulaciones, lo cual con el tiempo va corroyendo el cartílago de las mismas. Esta artritis es la que se ve más afectada por la alimentación.

El factor de la nutrición

Existen ciertas pruebas de que la artritis reumatoide es producto de un sistema inmunitario defectuoso. En vista de que lo que comemos afecta nuestro sistema inmunitario, tiene sentido que la alimentación pueda influir en cómo se sienten algunas personas.

Alivio acelerado

Muchos médicos no están convencidos de que el ayuno sirva para aliviar el dolor de la artritis reumatoide. No obstante, el Dr. Joel Fuhrman, un especialista en medicina de la nutrición del Centro Amwell para la Salud en Belle Mead, Nueva Jersey, está segurísimo de que desempeña un papel muy importante. "Prácticamente todos los afectados por artritis reumatoide que ayunan observan que su dolor desaparece de forma temporal", declara.

Según el Dr. Fuhrman, el sistema inmunitario de muchas personas que tienen artritis reumatoide trabaja horas extras y se pone a atacar las partículas de alimentos parcialmente digeridos que el intestino deja escapar al torrente sanguíneo. El ayuno le permite a todo el cuerpo recuperarse, incluyendo al sistema inmunitario, indica el experto. Además, si al término del ayuno se van agregando los alimentos despacio, uno por uno, se puede empezar a determinar cuáles son los que parecen agravar el dolor de la artritis, agrega el Dr. Fuhrman.

Las personas a quienes no les gusta la idea de privarse totalmente de alimento, ni siquiera por unos cuantos días, pueden tomar jugos de frutas o verduras o tés de hierbas. Este ayuno más moderado normalmente ayuda a aliviar el dolor de la artritis y a la vez le proporciona nutrientes adicionales al cuerpo.

Por lo general el ayuno es algo seguro. Sin embargo, de acuerdo con el Dr. Fuhrman puede resultar peligroso para las personas que están tomando medicamentos. Para estar seguro, siempre hay que consultar al médico antes de ayunar.

"La alimentación es de importancia fundamental para tratar esta forma de artritis —explica el Dr. Joel Fuhrman, un especialista en medicina de la nutrición del Centro Amwell para la Salud en Belle Mead, Nueva Jersey—. En las poblaciones que tienen alimentaciones naturales que consisten principalmente en frutas, verduras y cereales sin procesar, las enfermedades autoinmunes son casi inexistentes. No se ve a mucha gente inmovilizada por la artritis reumatoide en las zonas rurales de China, por ejemplo, porque la gente tiene una alimentación distinta de la nuestra".

No se trata simplemente de consumir más frutas, verduras y cereales. Algunas personas son sensibles a ciertos alimentos —como el trigo, los productos lácteos, el maíz (elote, choclo), los cítricos, el tomate y el huevo—, los cuales echan a andar la reacción inflamatoria. En términos generales, la sensibilidad a los alimentos rara vez es la culpable de que empeore la artritis, afirma el Dr. David Pisetsky, Ph.D., codirector del Centro para la Artritis de la Universidad de Duke en Durham, Carolina del Norte.

Son muchas las cosas que pueden exacerbar el dolor de la artritis reumatoide. Por lo tanto puede ser difícil averiguar qué alimento debe evitarse, en caso de que haya alguno. El Dr. Pisetsky recomienda llevar un diario de la alimentación para saber qué se comió al agravarse la artritis. Si se descubre un patrón —si recuerda, por ejemplo, que se comió tomate poco antes de un ataque de artritis— se tendrá una idea de qué evitar en el futuro. Una vez que haya identificado a un posible culpable, hay que dejar de comer ese alimento (o alimentos) durante por lo menos cinco días, sugiere el médico. Luego se prueba de nuevo para ver si los síntomas regresan.

LAS VIRTUDES DEL VEGETARIANISMO

Las proteínas de la carne ocasionalmente producen el dolor de la artritis. Por lo tanto tiene sentido que la alimentación vegetariana ayude a aliviarlo. Las investigaciones lo han confirmado.

En un estudio efectuado por la Universidad de Oslo en Noruega, 27 personas con artritis reumatoide siguieron una dieta vegetariana durante un año. (Después de los primeros tres a cinco meses se les permitió comer productos lácteos si así lo deseaban). También evitaron el gluten (una proteína que se encuentra en el trigo), el azúcar refinada, la sal, el alcohol y la cafeína. Después de un mes tenían las articulaciones menos hinchadas y adoloridas, sufrían de menos rigidez en las articulaciones por la mañana y tenían más fuerza para sostener objetos que las personas que continuaron con su alimentación normal.

LA GRASA LA AGRAVA

Actualmente es difícil encontrar una enfermedad que no sea agravada por una alimentación rica en grasas saturadas. La artritis al parecer no es la excepción.

Un estudio sometió a 23 personas con artritis reumatoide a una dieta muy baja en grasa (el 10 por ciento de las calorías consumidas a diario provenían de la grasa) durante 12 semanas. También caminaron durante 30 minutos al día y observaron un régimen antiestrés. El dolor y la hinchazón de las articulaciones se redujeron entre un 20 y un 40 por ciento en las personas de este grupo y muchas de ellas pudieron reducir los medicamentos que tomaban contra la artritis. Las personas de un segundo grupo que no se sometieron a la misma dieta no mostraron ninguna mejoría de este tipo.

"Pensamos que la dieta produjo la mayoría de las mejorías en la hinchazón y el dolor de las articulaciones", afirma el responsable del estudio, el Dr. Edwin H. Krick, profesor adjunto de Medicina en la Universidad Loma Linda de California.

Una alimentación baja en grasa saturada reduce la producción de prostaglandinas por parte del cuerpo, unas sustancias parecidas a las hormonas que contribuyen a la inflamación, indica el Dr. Krick. Además, una alimentación baja en grasa tal vez obstruya las comunicaciones enviadas por el sistema inmunitario, lo cual interrumpiría la reacción inflamatoria del cuerpo. "Interrumpir esas sustancias químicas puede ayudar a las articulaciones a mejorar —señala el médico—. Una forma de lograrlo es mediante el consumo de una alimentación baja en grasa o en buena parte vegetariana".

Algunos médicos recomiendan limitar la grasa dietética a no más del 25 por ciento del total de calorías consumidas a diario y que no más del 7 por ciento de estas calorías provengan de las grasas saturadas. "Existe una forma muy sencilla de reducir el consumo de grasas saturadas: simplemente no las agregue a los alimentos —sugiere el Dr. Pisetsky—. Al prepararse un sándwich (emparedado), por ejemplo, utilice mayonesa baja en grasa en lugar de la verdadera".

La sustitución de la mantequilla, la crema agria y el queso por sus versiones más bajas en grasa o sin grasa también puede reducir el consumo de grasas saturadas. Aunque no se eliminen por completo de la alimentación, la simple reducción de las cantidades consumidas puede marcar una diferencia.

ALIVIO ACUÁTICO

A pesar de que en términos generales es buena idea reducir las grasas consumidas, existe un tipo de grasa que tal vez sería recomendable incluir en una estrategia alimenticia para combatir la artritis. Los ácidos grasos omega-3, que se hallan principalmente en los pescados de agua fría como la caballa (macarela, escombro), la trucha y el salmón, reducen la producción de prostaglandinas y leucotrienos por parte del cuerpo, dos sustancias que contribuyen a la inflamación.

En un estudio realizado por investigadores del Colegio Médico de Albany en Nueva York, 37 personas con artritis consumieron altas dosis de aceite de pescado. Después de seis meses estas personas afirmaron sentir menos dolor en las articulaciones, menos rigidez por las mañanas y más fuerza para sostener objetos que quienes consumían poco o nada de aceite de pescado.

A pesar de que los estudios científicos con frecuencia se basan en suplementos es posible obtener beneficios semejantes directamente del pescado, según una investigación llevada a cabo por la Universidad de Washington en Seattle. Los científicos observaron que las mujeres que comían una o más raciones semanales de pescado preparado al horno o asado tenían menos probabilidades de desarrollar artritis reumatoide que las mujeres que no comían pescado.

Para obtener los beneficios curativos del pescado hay que comerlo dos o tres veces por semana, indica Joanne Curran-Celentano, R.D., Ph.D., profesora adjunta de Ciencias de la Nutrición en la Universidad de Nueva Hampshire en Durham. Entre los pescados ricos en ácidos grasos omega-3 están el salmón, el atún de aleta azul, la trucha arco iris, el hipogloso (*halibut*) y el gado (*pollack*).

Algunos pescados de lata, como la caballa, el arenque, las sardinas y el atún, también son ricos en estos ácidos grasos.

Detenga el desgaste al consumir la "C"

Durante muchos años los médicos no se imaginaban que pudiera haber un vínculo entre la alimentación y la osteoartritis. Al fin y al cabo, suponían, esta afección es el resultado "natural" del desgaste de las articulaciones. ¿En qué iba a influir la alimentación?

No obstante, de acuerdo con un estudio preliminar lo que uno come sí puede marcar una diferencia. Unos investigadores de la Escuela de Medicina de la Universidad de Boston, Massachusetts, estudiaron los hábitos alimenticios de un grupo de personas afectadas por osteoartritis de la rodilla. Encontraron que quienes consumían la mayor cantidad de vitamina C —más de 200 miligramos diarios— tenían hasta tres veces menos probabilidades de que se agravara su condición que quienes consumían la menor cantidad de vitamina C (menos de 120 miligramos al día).

Los investigadores no están seguros de la razón por la que la vitamina C influye tanto, afirma el encargado del estudio, el Dr. Timothy McAlindon, profesor adjunto de Medicina en la Escuela de Medicina. No obstante, en vista de que la vitamina C es un antioxidante es posible que proteja las articulaciones de los daños causados por los radicales libres, unas moléculas inestables que pueden causar inflamación en las articulaciones. "La vitamina C tal vez también ayude a generar colágeno, el cual aumenta la capacidad del cuerpo para reparar los daños causados al cartílago", agrega. (Para más información sobre los radicales libres, vea la página 591).

El Dr. McAlindon recomienda que se consuman por lo menos 120 miligramos de vitamina C al día a través de la alimentación, una cantidad equivalente al doble de la Cantidad Diaria Recomendada . "Es la cantidad que hay en un par de naranjas (chinas)", indica el médico. Otras frutas y verduras ricas en vitamina C son el cantaloup (melón chino), el brócoli, las fresas, los pimientos (ajíes, pimientos morrones) y el jugo de arándano agrio (*cranberry*).

Sin embargo, la alimentación no es lo único que influye en la osteoartritis, sino también el peso. "Hay pruebas convincentes de que las personas que tienen sobrepeso corren más riesgo de desarrollar osteoartritis en las articulaciones que deben soportar su peso, como las rodillas", afirma el Dr. Pisetsky. Además, las investigaciones indican que las personas excedidas de peso enfrentan un mayor peligro de desarrollar osteoartritis también en las articulaciones que no deben soportar ningún peso, como las de las manos. "Perder peso disminuye el dolor y aumenta la movilidad", señala el Dr. Pisetsky.

Nota: Si no reconoce algún término en este capítulo, vea el glosario en la página 711.

Asma
Comidas para respirar tranquilo

Un ataque asmático puede ser aterrador tanto para el asmático como para sus familiares. La medicina convencional generalmente recomienda fármacos e inhaladores para controlar este mal común. Sin embargo, ciertas investigaciones indican que los asmáticos no tienen que depender de estas medidas solamente; parece que lo que comen también puede ser de gran ayuda en controlarlo. "La alimentación es la clave", dice Richard N. Firshein, D.O., profesor adjunto de Medicina Familiar en el Colegio de Medicina Osteopática de Nueva York en la ciudad de Nueva York.

La lucha contra la inflamación

Gran parte de la lucha contra el asma lo es contra la inflamación. Cuando el polen, la contaminación ambiental u otras sustancias irritantes transportadas por el aire penetran en los pulmones, el sistema inmunitario libera ciertas sustancias químicas para que "maten" a los invasores. Desafortunadamente, estas sustancias defensoras pueden hacerle mucho daño al asmático. Sus vías respiratorias se inflaman y se hinchan, lo cual dificulta la respiración. Al mismo tiempo, su cuerpo libera nubes enteras de radicales libres, unas moléculas perjudiciales de oxígeno que empeoran la inflamación aún más. Por eso las vías respiratorias de los asmáticos tienden a seguir inflamadas por mucho tiempo después de acabarse el ataque. (Para más información sobre los radicales libres, vea la página 591).

Para combatir el asma se puede empezar por reducir la inflamación. Existen ciertas pruebas de que los alimentos altos en vitamina C y otros antioxidantes, los cuales bloquean los efectos de los radicales libres, pueden ayudar a las vías respiratorias a recuperar su estado normal. "Sabemos que un ataque de asma es un problema de inflamación y sabemos que produce muchos radicales de oxígeno", dice Gary E. Hatch, Ph.D., toxicólogo investigador de la división de Toxicología Pulmonar de la Agencia para la Protección Ambiental. "Por lo tanto, los antioxidantes deberían de ayudar".

Los tres antioxidantes que al parecer resultan más eficaces en la lucha contra el asma son el selenio y las vitaminas C y E. Además, se ha demostrado que varios alimentos, como el pescado, reducen la inflamación en todo el cuerpo, incluyendo los pulmones.

La "C" controladora

La naturaleza está muy consciente del peligro de los radicales libres, tanto que a fin de controlarlos colocó una concentración natural de vitamina C en las paredes pulmonares internas. Por eso es bueno que los asmáticos tengan una alimentación rica en este nutriente antioxidante.

Dos estudios muy amplios, las Encuestas Nacionales de Salud y Análisis de la Nutrición, encontraron que las personas cuya alimentación contiene la mayor cantidad de vitamina C tienen mucha menos probabilidad de contraer enfermedades respiratorias, entre ellas el asma, que quienes consumen la menor cantidad de este nutriente. Además, según el Dr. Hatch no hace falta mucha vitamina C para cosechar estos beneficios. Las investigaciones indican que 200 miligramos diarios, que es más de tres veces la Cantidad Diaria Recomendada (o *DV* por sus siglas en inglés) de 60 miligramos, bastan para mantener fuertes los pulmones.

Es más fácil obtener grandes cantidades de vitamina C que de otros antioxidantes. Un vaso de 6 onzas (180 ml) de jugo de naranja recién exprimido, por ejemplo, proporciona 93 miligramos de vitamina C, un tercio más que la DV. Otras fuentes muy buenas son los cítricos, el pimiento morrón (ají, pimiento morrón), el brócoli, las coles (repollitos) de Bruselas y la fresa.

La "E" también puede ser excelente

Algunas investigaciones indican que la vitamina E es capaz de reducir radicalmente el riesgo de sufrir asma. Un estudio amplio llevado a cabo entre 75,000 enfermeras por investigadores de la Universidad de Harvard, por ejemplo, descubrió que las que consumían la mayor cantidad de vitamina E a través de su alimentación tenían un 47 por ciento menos de probabilidades de contraer asma que las que comían la menor cantidad de este nutriente.

La ventaja de la vitamina E es que al parecer ataca los radicales libres producidos por la contaminación del aire, una de las principales causas del asma. Además, hace que el cuerpo libere una mayor cantidad de las sustancias químicas que ayudan a relajar los músculos lisos, entre ellos los que forman las vías respiratorias en los pulmones.

Al igual que en el caso de la vitamina C, no se requiere mucha vitamina E para obtener estos beneficios. De acuerdo con el estudio de las enfermeras, por ejemplo, las mujeres con un bajo índice de asma no consumían más de la DV de 30 unidades internacionales.

El único problema de la vitamina E es que se encuentra principalmente en los aceites de cocina, por lo que no siempre es fácil consumirla en la cantidad indicada. Tal vez la mejor forma de aumentar la cantidad de este nutriente en su alimentación es por medio del germen de trigo, que puede agregarse a otros alimentos, como *muffins* (panqués) o pan de carne (*meat loaf*). Una ración de germen de trigo contiene 5 unidades internacionales de vitamina E, casi el 17 por ciento de la DV. Se encuentran cantidades menores de vitamina E en la almendra, la semilla de girasol, los cereales integrales, la espinaca y la col rizada.

UN BUEN MINERAL PARA ESTE MAL

El mineral selenio es un oligoelemento, es decir, un mineral que el cuerpo no necesita en grandes cantidades. Sin embargo, las investigaciones indican que incluso en muy pequeñas cantidades ofrece grandes beneficios para la salud, sobre todo a los asmáticos.

Al igual que las vitaminas C y E, el selenio es un antioxidante que puede ayudar a proteger los pulmones de los radicales libres. Es más, el cuerpo lo utiliza (junto con un compuesto llamado glutation) para que las vitaminas C y E trabajen de manera más eficaz.

En un estudio realizado con 115 personas, algunos investigadores de Nueva Zelanda descubrieron que quienes recibían la mayor cantidad de selenio a través de su alimentación tenían cinco veces menos probabilidades de contraer asma que quienes obtenían la menor cantidad de este mineral. La DV para el selenio es de 70 microgramos. Al parecer esto es todo lo que hace falta para mantener bajo el riesgo de sufrir asma. Los distintos tipos de carne, el pollo y los mariscos son buenas fuentes de selenio, pero ninguna le llega al coquito del Brasil (castaña de Pará). Un solo coquito del Brasil contiene 120 microgramos de selenio, el 170 por ciento de la DV.

COMIDAS QUE ABREN LOS CAMINOS

A la larga, los antioxidantes son muy buenos para controlar (y prevenir) el asma. Sin embargo, no sirven de mucho cuando se trata de obtener un alivio rápido. Para ello tal vez quiera prepararse una rica comida de hipogloso (*halibut*), ostras (ostiones) al vapor, espinacas y frijoles (habichuelas) de caritas. Todos estos alimentos son ricos en magnesio, un mineral que puede ayudar a normalizar la respiración.

El magnesio relaja los músculos lisos de las vías respiratorias, lo cual abre el paso a una mayor cantidad de aire. Además, reduce la actividad de las células en el cuerpo que causan inflamaciones. De hecho, en los hospitales los médicos con frecuencia utilizan una forma de magnesio —en una inyección, desafortunadamente, no en su concha— para aliviar los ataques de asma rápidamente.

En un estudio, algunos investigadores ingleses expusieron a más de 2,600 asmáticos a una sustancia química que estrecha las vías respiratorias. Encontraron que quienes recibían la menor cantidad de magnesio a través de su alimentación tenían el doble de probabilidades de que se les cerraran las vías respiratorias que quienes comían la mayor cantidad de este nutriente.

Las ostras, el hipogloso y la caballa (macarela, escombro) son buenas fuentes de magnesio. La espinaca cocida también es buena. Media taza proporciona 78 miligramos de magnesio, más o menos el 20 por ciento de la DV.

ACCESORIOS ACEITOSOS PARA LOS ASMÁTICOS

Por último, tal vez quiera buscar alivio para el asma en su pescadería local. Diversos estudios han demostrado que los ácidos grasos omega-3 que se encuentran en el pescado pueden ayudar a reducir la inflamación pulmonar. Además, estos aceites al parecer reducen los daños a los tejidos causados con frecuencia por los ataques de asma, señala el Dr. Firshein.

El salmón, la caballa y otros pescados grasos, que tienen un alto contenido de ácidos grasos omega-3, aparentemente son los mejores para combatir el asma. De acuerdo con una encuesta amplia llevada a cabo por unos investigadores australianos, en las familias en que se come muy poco pescado graso casi el 16 por ciento de los niños tienen asma. Cuando estos pescados aparecen en el menú con frecuencia, por el contrario, sólo el 9 por ciento de los niños tienen asma. Y en las familias que no comen nada de pescado, el 23 por ciento de los niños tienen asma.

Nota: Si no reconoce algún término en este capítulo, vea el glosario en la página 711.

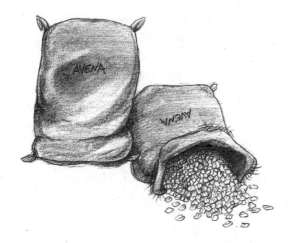

AVENA
Cereal que controla el colesterol

Poderes curativos
Baja el colesterol y el azúcar en la sangre (glucosa)

Aumenta la sensibilidad a la insulina

Controla el apetito

Reduce el riesgo de sufrir enfermedades cardíacas y cáncer

De no ser por los caballos probablemente ni conoceríamos la avena, por no hablar de los grandes beneficios que ofrece a la salud. Conforme estos animales fueron llevados a distintas partes del mundo, la avena los acompañó como alimento. Debido a este uso no sorprende que los seres humanos se hayan resistido un poco a comer avena. El diccionario del idioma inglés publicado por Samuel Johnson en 1755 definió la avena como "un cereal que en Inglaterra por lo general se les da a los caballos pero que en Escocia alimenta a la gente". Al parecer los escoceses estaban adelantados a su tiempo.

La avena es un cereal muy saludable. En primer lugar, a diferencia del trigo, la cebada y otros cereales, la avena procesada conserva sus capas de salvado y germen, donde se encuentra la mayor parte de los nutrientes. Además, la avena contiene diversos compuestos que, según se ha demostrado, reducen las enfermedades cardíacas, luchan contra el cáncer, hacen bajar el azúcar en la sangre, aumentan la sensibilidad a la insulina y ayudan a bajar de peso.

AYUDA PARA CORREGIR EL COLESTEROL

Desde hace años se nos ha dicho que la avena y el salvado de avena ayudan a bajar el colesterol, un factor muy importante cuando se trata de reducir

Aviso
EL DETALLE DE LA GRASA

Las personas que están tratando de reducir la cantidad de grasa en su alimentación tal vez se queden dudando al leer la etiqueta de una caja de avena. Todos los cereales contienen un poco de grasa, pero en la avena este contenido aumenta. Una ración de media taza de avena cuenta con un poco más de 1 gramo de grasa, por ejemplo, mientras que la misma cantidad de *farina* proporciona 0.1 gramos de grasa.

Gran parte de la grasa de un cereal se encuentra en las capas correspondientes al salvado y el germen. En la mayoría de los cereales estas capas se eliminan durante el procesamiento, pero en la avena se conservan. Por lo tanto, si se pretende reducir la cantidad de grasa en la alimentación un plato de avena quizá no sea la mejor opción.

Por otra parte, aunque el contenido de grasa de la avena es algo alto, casi el 80 por ciento de esta es grasa insaturada saludable.

el riesgo de sufrir enfermedades cardíacas. Los estudios científicos demuestran que aumentar la cantidad de avena en la alimentación no sólo hace bajar el nivel total de colesterol sino que, mejor aún, hace que disminuya el colesterol "malo", el lipoproteínico de baja densidad (o *LDL* por sus siglas en inglés), mientras que deja intacto el saludable colesterol lipoproteínico de alta densidad.

Es decir, la avena actúa como un "sacabullas" (gorila) en una discoteca. Cuando alguien arma una bronca, el sacabullas lo agarra y lo bota del sitio. Claro, no se mete con los que no arman broncas. De la misma manera, la avena saca el colesterol "malo" que puede armar su bronca en el cuerpo (al provocar enfermedades cardíacas) y no molesta al colesterol lipoproteínico de alta densidad, el "bueno". ¿Cómo hace esto?

Resulta que la avena contiene una fibra soluble llamada betaglucana, la cual con un pegajoso gel atrapa el colesterol de la alimentación dentro del intestino. Este gel no es absorbido por el cuerpo, por lo que pasa por todo el intestino llevándose el colesterol no deseado.

La fibra soluble no es lo único que atrapa al colesterol. La avena también contiene unos compuestos llamados saponinas. De acuerdo con estudios preliminares realizados con animales, las saponinas al parecer se unen al colesterol y lo sacan del cuerpo. También capturan los ácidos biliares. Esto es bueno porque un alto nivel de ácidos biliares puede hacer que aumente el nivel de colesterol.

"Solíamos pensar que las saponinas sólo tenían efectos negativos en el cuerpo —comenta Joanne L. Slavin, Ph.D., profesora de Nutrición en la Universidad de Minnesota en St. Paul—. De hecho les decimos antinutrientes porque inhiben la absorción de varias sustancias nutritivas. No obstante, los beneficios positivos que ofrecen a la salud evidentemente son más importantes que sus atributos negativos".

No hace falta tener el apetito de un caballo para bajar el colesterol comiendo avena. Un consumo diario de más o menos ¾ taza de avena seca (que al cocinarse se convierte en aproximadamente 1½ tazas) o un poquito menos de ½ taza de salvado seco de avena (que al cocinarse se convierte en alrededor de 1 taza) puede ayudar a bajar el total de colesterol en un 5 por ciento.

UN PRODIGIO DE PROTECCIÓN

Al igual que todos los alimentos vegetales, la avena contiene diversos compuestos que proporcionan distintas formas de protección. Tres de ellos —los tocotrienoles (emparentados con la vitamina E), el ácido ferúlico y el ácido cafeico— son antioxidantes. Es decir, ayudan a controlar los radicales libres, unas partículas dedicadas a dañar las células que si se dejan en paz pueden contribuir a provocar enfermedades cardíacas, cáncer y ciertas afecciones de la vista. (Para más información sobre los radicales libres, vea la página 591).

Los tocotrienoles, que son muy abundantes en la avena, guardan por lo menos dos armas contra las enfermedades del corazón. Son muy eficaces para detener la oxidación, el proceso que torna rancio el colesterol LDL y hace que se adhiera a las paredes de las arterias. De hecho, los tocotrienoles son más fuertes que la vitamina E en un 50 por ciento, afirma el Dr. David J. A. Jenkins, Sc.D., Ph.D., profesor de Ciencias de la Nutrición y Medicina en la Universidad de Toronto, Canadá. Además,

En la cocina

La avena es de los alimentos más fáciles de cocinar. Simplemente agregue 1 parte de avena a 2 partes de agua, tape, hierva un poco a fuego lento y sirva. Existen varias formas de cambiar tanto la textura como el sabor de la avena de acuerdo con los gustos personales.

Aproveche la leche. La avena cocida con leche en lugar de agua da una papilla mucho más cremosa que algunas personas prefieren a la versión más firme cocida con agua.

Consiga más consistencia. Si le gusta la avena con una textura firme y menos suave, los *chefs* sugieren agregarla al agua hirviendo en lugar de mezclarla con agua fría para luego subirle al calor.

Apapache su paladar. Para agregar más sabor a la avena, puede olvidarse por completo del agua o la leche y cocinarla con jugo de manzana, pera o melocotón (durazno).

El azúcar del jugo se quema fácilmente, dándole un leve sabor a quemado al cereal. Por lo tanto es importante que lo cocine a fuego lento en una cacerola de fondo grueso o para baño María, manteniéndose muy atento al proceso de cocción.

la actividad de los tocotrienoles se concentra en el hígado, lo que tal vez sirva para reducir la producción de colesterol por parte del cuerpo mismo.

La campaña contra el cáncer

Es posible que algunos de los compuestos de la avena que protegen el cuerpo contra las enfermedades cardíacas también ayuden a prevenir el cáncer, opina A. Venket Rao, Ph.D., profesor de Nutrición de la Universidad de Toronto, Canadá.

Ya hemos hablado de cómo las saponinas de la avena se unen a los ácidos biliares. Es un dato importante porque los ácidos biliares, si bien hacen falta para absorber y digerir la grasa, también pueden causar problemas. En el intestino grueso, una bacteria los convierte en algo llamado ácidos biliares secundarios. Los ácidos biliares secundarios pueden dañar las células del intestino y posiblemente desencadenar los acontecimientos que conducen al cáncer. "Al unirse a los ácidos biliares y reducir la cantidad que puede transformarse en una versión tóxica, es posible que las saponinas ayuden a reducir el riesgo de sufrir cáncer", indica el Dr. Rao.

Además, las saponinas al parecer fortalecen el sistema inmunitario. Así, aumenta la capacidad del cuerpo para detectar y desactivar los invasores externos, como bacterias, virus y células cancerosas. "En experimentos realizados con animales, la adición de saponinas a la alimentación aumentó el número de células asesinas naturales, lo cual se traduce en un sistema de vigilancia inmunitaria más fuerte", explica el Dr. Rao.

Otros compuestos de la avena protegen contra el cáncer más o menos de la misma forma en que ayudan a prevenir las enfermedades cardíacas: mediante la neutralización de los peligrosos radicales libres antes de que puedan hacer daño.

Por último, la avena contiene una generosa cantidad de un compuesto llamado ácido fítico, señala la Dra. Slavin. "A pesar de que no hemos identificado el mecanismo exacto de cómo funciona, existen ciertas pruebas de que el ácido fítico se une a ciertos minerales reactivos, lo cual tal vez sea importante para prevenir el cáncer del colon".

Auxilio para el azúcar en la sangre

Otro beneficio de la avena es que al parecer ayuda a mantener equilibrado el nivel de azúcar en la sangre (glucosa). Este efecto es muy importante para los más o menos 21 millones de personas radicadas en Estados Unidos que padecen tolerancia reducida a la glucosa, una afección parecida a la diabetes que aumenta el riesgo de sufrir enfermedades cardíacas y derrames cerebrales.

En las personas con este mal, los niveles de azúcar en la sangre son más altos de lo que deberían ser, pero no tanto para que realmente sean diabéticos. No obstante, incluso una leve elevación del nivel de azúcar en la sangre es motivo de preocupación, porque obliga al cuerpo a producir mayores cantidades de insulina para hacerlos bajar nuevamente.

La fibra soluble en la avena extiende una capa viscosa protectora en el intestino. Así se reduce la velocidad con la que el cuerpo absorbe los carbohidratos, lo cual a su vez mantiene estable el nivel de azúcar en la sangre. Además, al parecer la fibra soluble reduce la presencia hormonal en el tracto digestivo, lo que hace que disminuya la producción de insulina por parte del cuerpo.

La fibra soluble de la avena ofrece otra ventaja adicional. Al absorber una gran cantidad de agua crea una sensación de saciedad. Por lo tanto, al comer avena uno se siente satisfecho por más tiempo y probablemente comerá menos, lo cual es una buena noticia para cualquiera que esté tratando de bajar de peso.

Ayuda contra el VIH

Las pruebas aún son preliminares, pero es posible que las saponinas de la avena trabajen eficazmente para desactivar el VIH, el virus que causa el SIDA.

Desde hace mucho tiempo ha resultado desconcertante que a algunas personas infectadas por el VIH se les manifieste el SIDA en relativamente poco tiempo, mientras que otras no se enferman durante años. Los científicos quieren descubrir qué es lo que le da mayor virulencia al VIH en algunas personas.

Es posible que varios de los compuestos que se encuentran en los alimentos, entre ellos las saponinas de la avena, intervengan en aplastar el VIH. "Esta línea de investigación está apenas en sus primeras etapas, pero definitivamente se trata de algo que debe continuarse", opina el Dr. Rao.

Cómo maximizar sus poderes curativos

Coma lo más conveniente. A diferencia de muchos alimentos de los que la versión procesada frecuentemente es la menos nutritiva, la avena conserva sus beneficios en sus diversas presentaciones. Por lo tanto, si no dispone de mucho tiempo disfrute unos copos de avena de cocimiento rápido (*quick-cooking oats*). Proporcionan la misma cantidad de vitaminas y minerales que la avena tradicional de cocimiento más lento. No obstante, tenga presente que los copos de avena instantáneos contienen más sodio que esta.

Provéase de proteínas. Tanto los copos como el salvado de avena son buenas fuentes de proteínas. Una taza de salvado de avena cocido contiene 7 gramos, el 14 por ciento de la Cantidad Diaria Recomendada (o *DV* por sus siglas en inglés), mientras que una ración de copos de avena cuenta con 6 gramos, el 12 por ciento de la DV.

Sálvese de las calorías con salvado. Cuando se trata de comer para adelgazar, el salvado de avena (*oat bran*) muchas veces es una mejor opción que la avena. Una ración de una taza de salvado de avena cocido contiene 87 calorías, mientras que la misma cantidad de avena tiene 145 calorías.

Nota: Si no reconoce algún término en este capítulo, vea el glosario en la página 711.

Galletitas de avena y albaricoque

⅔ **taza de orejones de albaricoque (chabacano, damasco), picados en trozos grandes**

⅓ **taza de agua hirviendo**

1 **taza de azúcar morena (mascabado) apretada**

¼ **taza de mantequilla sin sal a temperatura ambiente**

¼ **taza de sustituto de huevo sin grasa**

1½ **cucharaditas de vainilla**

½ **taza de harina multiuso sin blanquear**

1 **cucharadita de canela molida**

1 **cucharadita de bicarbonato de sodio**

¼ **cucharadita de sal**

2½ **tazas de copos de avena de cocción rápida**

POR GALLETITA

calorías	**78**
grasa total	**2.1 g**
grasa saturada	**1.1 g**
colesterol	**4 mg**
sodio	**70 mg**
fibra dietética	**1 g**

Precaliente el horno a 350°F (178°C). Rocíe 2 bandejas de hornear con aceite antiadherente en aerosol.

Muela los albaricoques con el agua en un procesador de alimentos, hasta que se incorporen muy bien (es posible que queden algunos trocitos).

Vacíe los albaricoques molidos en un tazón (recipiente) grande. Agregue el azúcar morena y la mantequilla y bata con un procesador de alimentos (mezcladora) hasta que todos los ingredientes se hayan incorporado perfectamente. Agregue el sustituto de huevo y la vainilla y bata hasta incorporarlos a la masa.

Agregue la harina, la canela, el bicarbonato de sodio y la sal y bata todo hasta apenas mezclar los ingredientes. Espolvoree la masa con la avena y revuelva con una cuchara grande para incorporarla.

Con una cuchara grande ponga montoncitos de masa sobre las bandejas de hornear ya preparadas. Hornee 1 bandeja a la vez durante 10 ó 12 minutos o hasta que las galletitas se doren. Pase las galletas a una rejilla (parrilla) de alambre para que se enfríen. Guárdelas en un frasco para galletas o en algún otro recipiente tapado que no se cierre herméticamente.

Para 28 galletitas

AVES DE CORRAL
Arrasan con la anemia

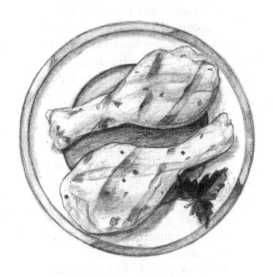

Poder curativo
Previenen la anemia por insuficiencia de hierro

Previenen problemas de energía y con la memoria

Fortalecen el sistema inmunitario

Mantienen la salud del sistema nervioso

Evitan la pérdida de la vista

Las aves de corral han sido un símbolo de prosperidad en los Estados Unidos desde hace muchos años. Durante la Gran Depresión, el presidente Franklin Delano Roosevelt prometió poner un pollo en la mesa de cada familia estadounidense. Y todos los años las personas se reúnen en torno a un pavo en el Día de Acción de Gracias para dar las gracias por las bendiciones recibidas.

El valor de las aves de corral no es sólo simbólico. Cuando se preparan correctamente son una parte importante de una alimentación sana. Sin su pellejo, las aves se convierten en una sabrosa alternativa baja en grasa a las carnes con mayor contenido de ésta, como las de res y de cerdo. Además, combaten las enfermedades y aumentan los niveles de energía mediante una gran cantidad de vitaminas y minerales difíciles de obtener sólo de fuentes vegetales.

Sin embargo, hay que tener una cosa en mente: ese pollo tan saludable puede anidar de manera permanente en su cintura si no lo despelleja antes de saborearlo. Y con mayor razón si lo va a disfrutar en un restaurante de comida rápida, o las aves rostizadas que se sirven en algunas populares cadenas de restaurantes. Ciertos investigadores demostraron, por ejemplo, que el contenido de grasa, sodio y calorías de medio pollo de los que se sirven en Boston Market es comparable al de un *Big Mac* acompañado de una porción grande de papas fritas y un batido (malteada, *milkshake*) de chocolate.

En la cocina

Los mejores *chefs* están de acuerdo en que el truco para cocinar las aves a la perfección es dejarles el pellejo. Al derretirse la grasa de la piel, la carne conserva su sabor y no se seca durante el largo proceso de cocción.

"La carne de las aves de corral muchas veces sale demasiado seca cuando se cocina sin el pellejo", dice Susan Kleiner, R.D., Ph.D., dueña de High Performance Nutrition, un empresa dedicada a la asesoría alimenticia ubicada en Mercer Island, Washington. "Además, los estudios demuestran que si se quita el pellejo una vez que la pieza esté cocida, su contenido de grasa es más o menos el mismo que cuando se quita desde el principio".

NOS ARMAN CONTRA AFECCIONES

Los caballeros de la Antigüedad —como el Rey Arturo, el Cid o hasta Don Quijote— nunca hubieran salido al campo de batalla sin sus armaduras de hierro. Estas ya no nos hacen falta, pero no por eso hemos dejado de necesitar el hierro para fortalecernos en los combates cotidianos de la vida moderna. La diferencia es que ahora nos lo comemos, en lugar de vestirnos con él.

El hierro es uno de los nutrientes más importantes cuando se trata de asegurar un máximo de energía y vitalidad. Sin embargo, muchos de nosotros, sobre todo las mujeres, no consumimos los 15 miligramos diarios que se requieren, dice Susan Kleiner, R.D., Ph.D., dueña de High Performance Nutrition, un empresa dedicada a la asesoría alimenticia ubicada en Mercer Island, Washington.

Una pieza de carne de ave le proporciona entre el 5 y el 16 por ciento del hierro que necesita diriamente. Más o menos 3 onzas (84 g) de muslo de pollo o pechuga de pavo contienen 1.2 miligramos de hierro, el 8 por ciento de la Asignación Dietética Recomendada (o *RDA* por sus siglas en inglés) para las mujeres. La misma cantidad de carne oscura de pavo asado proporciona 2.0 miligramos de hierro, el 13 por ciento de la RDA para las mujeres.

El hierro existe en abundancia en los cereales enriquecidos, el tofu, los frijoles (habichuelas) y otros alimentos aparte de la carne. Sin embargo, el cuerpo no siempre lo absorbe fácilmente cuando proviene de estas fuentes. En cambio, el tipo de hierro contenido en la carne de las aves de corral (que contiene un compuesto llamado hemo) se absorbe fácilmente, explica la Dra. Kleiner. El cuerpo es capaz de absorber hasta un 15 por ciento más de este tipo de hierro que del compuesto que no contiene hemo, indica la experta. Además, el consumo del primero ayuda a absorber el segundo tipo de hierro. De esta manera se aprovecha al máximo el contenido de hierro de todos los alimentos que consumimos, dice la Dra. Kleiner.

Sálgase del corral

Por más rico que sea el pollo, de vez en cuando nos hartamos y queremos algo distinto. Quizá sea hora de alejarse un poco de la granja para cazar aves de otras comarcas. Aunque normalmente cuestan más caras, las aves como el faisán o la codorniz le permiten variar su menú a la vez que le ofrecen los mismos beneficios alimenticios que el pollo o el pavo (chompipe).

Aquí le presentamos dos de las variedades menos comunes de aves. La información alimenticia se refiere a una ración de 3 onzas (84 g) y se incluyen los porcentajes correspondientes a la Cantidad Diaria Recomendada (o *DV* por sus siglas en inglés) o a la Asignación Dietética Recomendada (o *RDA* por sus siglas en inglés), en el caso del hierro.

Faisán		Codorniz	
Calorías	113	Calorías	123
Grasa	3 gramos	Grasa	4 gramos
Calorías de grasa	25 por ciento	Calorías de grasa	31 por ciento
Hierro	1 miligramo (10 por ciento de la RDA para hombres y 7 por ciento para mujeres)	Hierro	4 miligramos (40 por ciento de la RDA para hombres y 27 por ciento para mujeres)
Niacina	6 miligramos (30 por ciento de la DV)	Niacina	8 miligramos (40 por ciento de la DV)
Vitamina B_6	0.6 miligramos (30 por ciento de la DV)	Vitamina B_6	0.5 miligramos (25 por ciento de la DV)
Vitamina B_{12}	0.7 microgramos (12 por ciento de la DV)	Tiamina	0.3 miligramos (20 por ciento de la DV)
Cinc	0.8 miligramos (5 por ciento de la DV)	Cinc	3 miligramos (20 por ciento de la DV)
Riboflavina	0.1 miligramos (8 por ciento de la DV)	Riboflavina	0.3 miligramos (18 por ciento de la DV)
Vitamina C	5 miligramos (6 por ciento de la DV)	Vitamina C	7 miligramos (12 por ciento de la DV)

Son minas de vitaminas B

Algunas vitaminas son muy famosas, como las vitaminas C y E y el betacaroteno, y la mayoría de las personas sabemos que es importante comerlas diariamente en cantidades adecuadas. No obstante, si le preguntara a alguien para qué sirven las vitaminas B, lo más probable es que no tendría la menor idea.

Estos héroes olvidados del mundo de las vitaminas no atacan de manera espectacular y directa problemas importantes de la salud, como las enfermedades del corazón o el cáncer, aunque sin duda ayudan a prevenirlos. En términos generales, se encargan de los servicios de mantenimiento del cuerpo. De muchas maneras casi imperceptibles facilitan el funcionamiento de nuestras mentes y cuerpos. Sin las vitaminas B andaríamos tropezándonos por la vida, deprimidos, confundidos, anémicos, nerviosos. . . o hasta en peores condiciones.

Las aves de corral, afortunadamente, contienen grandes cantidades de tres vitaminas B esenciales para la salud: niacina, vitamina B_6 y vitamina B_{12}.

Según la pieza que escoja, la carne de pollo y de pavo proporciona entre el 16 y el 62 por ciento de la Cantidad Diaria Recomendada (o *DV* por sus siglas en inglés) de niacina, que asciende a 20 miligramos. (La pechuga de pollo ocupa el extremo más alto de la escala y la carne oscura de pavo el extremo más bajo). Diversos estudios han demostrado que la niacina posiblemente sirva para reducir el colesterol y disminuir el peligro de sufrir un ataque cardíaco.

Las aves de corral también contienen 0.3 microgramos de vitamina B_{12}, el 5 por ciento de la DV de este nutriente. La vitamina B_{12} se encuentra casi exclusivamente en alimentos de origen animal y resulta esencial para el funcionamiento saludable del cerebro. Si uno no consume suficiente vitamina B_{12}, se puede llegar a sentir fatiga, pérdida de la memoria y otros problemas neurológicos.

Otra vitamina B, la B_6, es crucial para fortalecer el sistema inmunitario. También es necesaria para la producción de glóbulos rojos y para conservar la salud del sistema nervioso. Las aves de corral proporcionan entre 0.2 y 0.5 miligramos de vitamina B_6, lo cual equivale a entre el 10 y el 25 por ciento de la DV.

También nos ofrece el "mineral de mantenimiento"

Nuestro sistema inmunitario es fundamental cuando se trata de evitar todo tipo de problemas de la salud, empezando por los más leves, como las infecciones y los resfriados (catarros). Hay que mantener fuerte este sistema y un mineral esencial para ello es el cinc. Las células de nuestro cuerpo que combaten las infecciones requieren una cantidad muy pequeña de este mineral para hacer bien su trabajo.

Además, diversos estudios han demostrado que al consumir una cantidad suficiente de cinc se frena el avance de una afección frecuente de los ojos llamada

Aviso
PROTECCIÓN CONTRA LA INTOXICACIÓN

La carne de las aves de corral no sólo contiene vitaminas y minerales esenciales para la salud humana. También tiene muchos microorganismos, en particular salmonella, una bacteria que puede provocar intoxicaciones.

Es imposible eliminar las bacterias por completo. Sin embargo, hay varias maneras de asegurarse de que la carne de ave que coma sea segura y saludable. Resumimos los consejos de los expertos.

Líbrese de ellas al limpiar. Cuando se maneja la carne cruda de aves, las bacterias se trasmiten fácilmente a la tabla de picar y los utensilios, y de ahí a su cuerpo. Para impedir que las bacterias se multipliquen, frecuentemente lave muy bien sus utensilios y área de trabajo con jabón y agua tibia.

Manténgalas frías. La salmonella es feliz reproduciéndose a temperatura ambiente. Por lo tanto, los expertos recomiendan que las aves de corral se descongelen en el refrigerador, no sobre la mesa de la cocina. Siga el mismo consejo si va a adobar su carne: hágalo en el refrigerador, no a temperatura ambiente. Y tire el adobo de inmediato, usándolo sólo una vez. Puede estar contaminado por el contacto prolongado con la carne, dicen los especialistas.

Busque la transparencia. Para matar todas las bacterias es importante que las aves se cocinen muy bien. Cuando rebane la carne, esta debe estar completamente blanca o color café, si se trata de carne oscura, sin el menor toque de rosado. Lo mismo se aplica al jugo de la carne. Cuando la apriete, el jugo debe salir transparente, no rosado. Para asegurarse de que pueda comer la carne sin ningún problema, utilice un termómetro para carne para comprobar que tenga una temperatura interna de 140°F (60°C).

degeneración macular. Este mal puede llegar a provocar la pérdida irreversible de la vista, sobre todo entre las personas mayores.

Al igual que en el caso del hierro, el cinc está presente en otros alimentos aparte de la carne, como los granos integrales y el germen de trigo. No obstante, de nueva cuenta le cuesta más trabajo al cuerpo absorberlo de las fuentes vegetales que de la carne, dice la Dra. Kleiner. "Sobre todo las mujeres corremos el riesgo de no obtener una cantidad suficiente de cinc", explica.

Según la Dra. Kleiner, las aves de corral le ayudarán a obtener la cantidad suficiente de cinc. La mayor parte de su carne proporciona del 6 al 25 por ciento de los 15 miligramos de cinc que requiere diariamente.

Cómo maximizar sus podres curativos

Opte por la oscura. Cuando se trata de las aves de corral, muchas personas evitan la carne oscura por su contenido más alto de grasa. Tienen razón, admite la Dra. Kleiner. Sin embargo, la carne oscura también tiene un contenido mucho más alto de minerales. Por lo tanto, vale la pena comerla de vez en cuando.

"Lo importante es quitarle el pellejo, que es donde está la mayor parte de la grasa", dice la experta. "Gran parte del hierro y del cinc se encuentran en la carne oscura".

Nota: Si no reconoce algún término en este capítulo, vea el glosario en la página 711.

Muslos de pollo al estilo vaquero

8   **muslos de pollo**

1   **cucharada de pimentón (paprika)**

1   **cucharada de salsa *Worcestershire***

2   **cucharaditas de azúcar morena (mascabado) clara apretada**

½   **cucharadita de pimienta roja molida**

½   **cucharadita de cebolla en polvo**

¼   **cucharadita de semilla de apio**

POR PORCIÓN

calorías	**167**
grasa total	**5.3 g**
grasa saturada	**1.4 g**
colesterol	**82 mg**
sodio	**127 mg**
fibra dietética	**0.4 g**

Precaliente el asador (*broiler*) del horno. Rocíe la charola del asador con aceite antiadherente en aerosol. Afloje el pellejo de los muslos de pollo, pero no lo quite.

Ponga el pimentón, la salsa *Worcestershire*, el azúcar morena, la pimienta, la cebolla en polvo y las semillas de apio en un tazón (recipiente) pequeño y revuelva hasta obtener una pasta espesa. Unte de manera uniforme sobre la carne de los muslos de pollo, por debajo del pellejo. Jale el pellejo para cubrir la mayor parte posible de los muslos. Ponga los muslos de pollo sobre la charola del asador.

Ase a 6" (15 cm) de la unidad de calor de 8 a 10 minutos por lado, hasta que la carne esté bien cocida. Para saber si está cocida, introduzca la punta de un cuchillo afilado en la parte más gruesa del muslo. El jugo que salga debe estar transparente; si sale rosado, todavía le falta tiempo de cocción. Quite el pellejo antes de servir los muslos.

Para 4 porciones

Pechuga de pavo con orégano y limón

1 **libra (448 g) de pechuga de pavo (chompipe) cortada en rebanadas**

3 **cucharadas de harina de trigo sin blanquear**

⅛ **cucharadita de sal**

¾ **cucharadita de orégano**

1 **cucharada de aceite de oliva**

2 **dientes de ajo, picados en trocitos**

¼ **taza de consomé de pollo sin grasa de sodio reducido**

3 **cucharadas de jugo de limón fresco**

POR PORCIÓN

calorías	**184**
grasa total	**4.6 g**
grasa saturada	**0.8 g**
colesterol	**77 mg**
sodio	**124 mg**
fibra dietética	**0.3 g**

Lave las rebanadas de pavo y seque cuidadosamente.

Ponga la harina, la sal y ½ cucharadita del orégano en un plato. Mezcle con un tenedor. Ponga las rebanadas de pavo en la mezcla de la harina y voltee para cubrirlas de manera uniforme por ambos lados. Sacuda el exceso de harina.

Ponga el aceite a calentar a fuego mediano-alto en una sartén antiadherente grande. Agregue las rebanadas de pavo en una sola capa y fría de 2 a 3 minutos por lado, o hasta que estén doradas y bien cocidas. Para saber si están cocidas, introduzca la punta de un cuchillo afilado en la carne. El jugo que salga debe estar transparente; si está rosado, todavía le falta tiempo de cocción. Retire el pavo y ponga en un plato limpio.

Agregue el ajo a la sartén y fría de 10 a 12 segundos, o hasta que empiece a soltar su aroma. Agregue el consomé de pollo, el jugo de limón y la ¼ cucharadita restante de orégano. Fría de 2 a 3 minutos, revolviendo constantemente, o hasta que la mezcla esté bien caliente. Vierta sobre el pavo.

Para 4 porciones

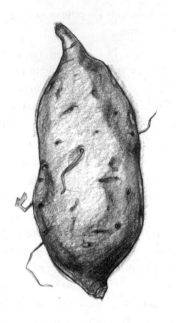

BATATAS DULCES
Control culinario cardíaco y diabético

Poder curativo

Reducen el riesgo de sufrir enfermedades del corazón y cáncer

Controlan la diabetes

Conserva la memoria

¿Alguna vez se ha preguntado cómo le hacía Scarlett O'Hara (la protagonista de la novela *Lo que el viento se llevó*) para conservar su cinturita de 19 pulgadas (50 cm)? Es posible que las batatas dulces (camotes, *yams*, *sweet potatoes*) hayan formado parte de su secreto. Antes de que Scarlett fuera a las parrilladas, su nana siempre le servía un plato lleno de estas sabrosas raíces para evitar que luego se atascara con las carnes y los otros alimentos de la fiesta. Satisfecha ya por obra de las nutritivas batatas, no le quedaba otra opción más que rechazar las tentaciones que sólo la hubieran engordado.

Las batatas dulces no sólo sirven para quitar el hambre, por supuesto. Estos miembros de la familia de la campanilla (a pesar de su parecido con la papa blanca no tienen ninguna relación botánica con ella) contienen tres antioxidantes conocidos: betacaroteno y las vitaminas C y E. Por lo tanto, es posible que prevengan el cáncer y las enfermedades del corazón. Además, los expertos las recomiendan cuando se trata de controlar el peso y de tratar ciertas afecciones relacionadas con este, como la diabetes, por su alto contenido de carbohidratos complejos y sus pocas calorías, ya que cada ración de 4 onzas (112 g) sólo tiene 117 calorías.

PROTECCIÓN PARA EL CORAZÓN

Los especialistas muchas veces recomiendan las batatas dulces por su alto contenido de betacaroteno. Una ración de 4 onzas proporciona más de

14 miligramos de este nutriente. Si las incluye en su menú será fácil proteger su corazón y combatir el cáncer. Esto es lo que dice Pamela Savage-Marr, R.D., portavoz de la Asociación Dietética de los Estados Unidos de Dearborn, Michigan.

Al igual que las vitaminas C y E y otros antioxidantes, el betacaroteno ayuda a proteger el cuerpo contra unas moléculas dañinas de oxígeno llamadas radicales libres, explica el Dr. Dexter L. Morris, Ph.D., profesor adjunto de Medicina de la Universidad de Carolina del Norte en Chapel Hill. Las batatas dulces y otros alimentos con un alto contenido de betacaroteno ayudan a neutralizar estas moléculas antes de que puedan perjudicar diversas partes del cuerpo, como los vasos sanguíneos y ciertas partes del ojo. (Para más información sobre los radicales libres, vea la página 591).

En un estudio que abarcó a un total de casi 1,900 hombres, el Dr. Morris y sus colegas descubrieron que aquellos que tenían la mayor cantidad de carotenoides en su sangre —no sólo betacaroteno, sino también sustancias como luteína y zeaxantina— sufrían un 72 por ciento menos de ataques cardíacos que los hombres cuya sangre mostraba la menor cantidad de estos elementos. Estos beneficios incluyeron hasta a los fumadores, obligados a cuidar su salud por todos los medios posibles: aquellos que tenían la mayor cantidad de estos compuestos protectores en su sangre sufrían un 25 por ciento menos de ataques cardíacos que quienes tenían menos.

Las batatas dulces también son una rica fuente de vitamina C. Cada ración de 4 onzas contiene 28 miligramos de esta sustancia, casi la mitad de la

En la cocina

Los productores de la batata dulce (camote, *sweet potato*) curan la raíz antes de enviarla al mercado (es decir, la mantienen en condiciones de alta humedad y temperaturas elevadas durante más o menos una semana y media). Por lo tanto, se conserva muy bien y se mantiene fresca durante un mes, aproximadamente, desde que llegue a su casa. De todas maneras es importante observar ciertas indicaciones para evitar que se eche a perder.

Fíjese en la frescura. La batata dulce debe guardarse en el sótano o en alacenas en las que la temperatura se mantenga entre 45° y 55°F (7° y 13°C). (No la ponga en el refrigerador, porque este acorta su vida). Cuando se guarda a temperatura ambiente se mantiene fresca durante más o menos una semana.

Guárdelas secas. Las batatas dulces se echan a perder si se mojan. Lo mejor es guardarlas secas y no lavarlas hasta que llegue el momento de cocinarlas.

Trátelas con ternura. Las batatas dulces se echan a perder rápidamente si se cortan o magullan. No las compre si se ven golpeadas. Trátelas con cuidado para asegurar que se conserven por más tiempo.

Cantidad Diaria Recomendada (o *DV* por sus siglas en inglés). Además, la misma cantidad proporciona 6 unidades internacionales de vitamina E, el 20 por ciento de la DV. "Este nutriente es muy difícil de obtener de fuentes naturales", dice Paul Lachance, Ph.D., profesor de Nutrición en la Universidad de Rutgers en New Brunswick, Nueva Jersey.

Amigas de los diabéticos

El alto contenido de fibra de las batatas dulces las convierte en un alimento muy saludable para los diabéticos. La fibra ayuda de manera indirecta a reducir la concentración de azúcar en la sangre (glucosa), al reducir la velocidad con la que el alimento se convierte en glucosa e ingresa al torrente sanguíneo. Además, las batatas dulces tienen muchos carbohidratos complejos, por lo cual pueden ayudar a las personas a controlar su peso, lo que a su vez facilita el control de la diabetes.

El peso y la concentración de azúcar en la sangre están directamente relacionados. Las estadísticas demuestran que más o menos el 85 por ciento de las personas que padecen diabetes del Tipo II (no dependiente de la insulina) también tienen sobrepeso. Las batatas dulces son muy llenadoras y así disminuye la tentación de comer otros alimentos con mayor contenido de grasa.

Bajar de peso llega a producir grandes mejorías en cuanto a la concentración de azúcar en la sangre. En algunas personas, esta se normaliza después de bajar sólo 5 ó 10 libras (2–4.5 kg). Así lo indica el Dr. Stanley Mirsky, profesor de Enfermedades Metabólicas en la Escuela de Medicina de Mount Sinai en la ciudad de Nueva York.

Cuidan bien el coco

Además de fibra y vitaminas antioxidantes, las batatas dulces contienen las vitaminas B conocidas como folato y B_6. Estos nutrientes posiblemente ayuden al cerebro a realizar algunas de sus funciones que a veces se ven afectadas por el proceso de envejecimiento.

Los investigadores del Centro Jean Mayer de Investigación de la Nutrición Humana en Relación con el Envejecimiento, del Departamento de Agricultura de los Estados Unidos en la Universidad de Tufts en Boston, estudiaron los índices de folato y de vitaminas B_6 y B_{12} en la sangre de 70 hombres entre los 54 y los 81 años de edad. Los hombres con un bajo índice de folato y de vitamina B_{12} mostraron una concentración más alta de un aminoácido llamado homocisteína. Un alto nivel de homocisteína al parecer se relaciona con ciertas dificultades para resolver pruebas de dominio espacial, como copiar un cubo o un círculo o identificar patrones.

Cómo maximizar sus podres curativos

Concéntrese en el color. Cuando compre batatas dulces, siempre escoja las que tengan el color anaranjado más intenso y bonito. Entre más fuerte el

---

Batatas dulces con sésamo

2 **libras (896 g) de batata dulce (camote, *yam*, *sweet potato*)**

2 **cucharaditas de semilla de sésamo (ajonjolí)**

1 **manojos de cebollín, picado**

1 **cucharada de aceite de oliva**

2 **dientes de ajos, picados en trocitos**

1 **cucharada de salsa de soya de sodio reducido**

1 **cucharada de azúcar morena (mascabado) clara apretada**

1 **cucharadita de aceite de sésamo oscuro**

POR PORCIÓN

calorías	**208**
grasa total	**5.6 g**
grasa saturada	**0.8 g**
colesterol	**0 mg**
sodio	**275 mg**
fibra dietética	**4.7 g**

Lave las batatas dulces muy bien y seque cuidadosamente con toallas de papel. Pique cada una 3 ó 4 veces con un tenedor. Ponga las batatas dulces sobre una toalla de papel en forma de los rayos de una rueda, con los extremos más delgados hacia el centro. Cocine durante 5 minutos en el horno de microondas, con el horno en alto. Voltee las batatas dulces. Hornee de 5 a 8 minutos más, o hasta que sea posible introducir fácilmente la punta de un cuchillo afilado en las batatas, pero sin que hayan perdido su firmeza. Ponga aparte hasta que se hayan enfriado lo suficiente para tocarlas. Pele y luego corte en rodajas gruesas.

Ponga las semillas de sésamo a fuego mediano en una sartén antiadherente grande. Revuelva constantemente durante 30 segundos, hasta que estén doradas. Agregue el cebollín, el aceite de oliva y el ajo. Revuelva hasta mezclar todos los ingredientes. Fría durante 30 segundos, o hasta que empiecen a soltar su aroma.

Agregue la salsa de soya, el azúcar y el aceite de sésamo. Fría durante unos 10 segundos, hasta que el azúcar se derrita. Agregue las batatas dulces y mezcle bien hasta que se recubran perfectamente. Fría durante 1 minuto o hasta que estén bien calientes.

Para 6 porciones

color, más cantidad de betacaroteno contiene la raíz, dice Mark Kestin, Ph.D., profesor de Epidemiología en la Universidad de Washington en Seattle.

Cómalas con un poco de grasa. Algunas vitaminas se disuelven con agua, pero el betacaroteno necesita un poco de grasa para atravesar la pared del intestino, dice John Erdman, Ph.D., experto en betacaroteno y director de la división de Ciencias de la Nutrición en la Universidad de Illinois en Urbana. En la mayoría de los casos, explica el especialista, los otros alimentos que componen su menú le darán la cantidad necesaria de grasa, que normalmente es de 5 a 7 gramos.

Nota: Si no reconoce algún término en este capítulo, vea el glosario en la página 711.

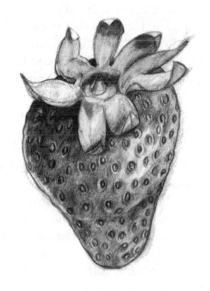

BAYAS
Contraatacan el cáncer y las cataratas

Poderes curativos
Defienden contra el cáncer

Previenen las cataratas

Evitan el estreñimiento

Reducen el riesgo de sufrir infecciones

Los romanos creían que la fresa (frutilla) lo curaba todo, desde dientes flojos hasta gastritis. Y de acuerdo con el folclor la frambuesa tiene la capacidad de aliviar la angina.

Es cierto que ha habido ciertas exageraciones con respecto a los beneficios de las bayas. No obstante, está bien ganada su fama de curativas. Las bayas contienen varias sustancias que prometen prevenir problemas tan graves como las cataratas y el cáncer.

UN AMIGO ÁCIDO

El compuesto que distingue a las bayas se llama ácido elágico. Según se cree, ayuda a impedir los cambios celulares que pueden conducir al cáncer. Todas las bayas contienen un poco de ácido elágico, pero la fresa y la zarzamora ocupan el primer lugar. "El ácido elágico es un buen amigo para nosotros al ayudar a combatir el proceso del cáncer", según afirma Hasan Mukhtar, Ph.D., profesor de Dermatología y Ciencias de la Salud y el Medio Ambiente en la Escuela de Medicina de la Universidad Case Western Reserve en Cleveland, Ohio.

Es posible que las bayas —y el ácido elágico que contienen— ayuden a batallar contra el cáncer en varios frentes, afirma Gary D. Stoner, Ph.D., el director del programa de quimioprofilaxis del cáncer manejado por el Centro

Aviso
CUIDADO CON LAS COSECHAS

A pesar de que la baya de saúco (*elderberry*) es un auténtico tesoro de la nutrición, no conviene cosechar la fruta silvestre. Antes de alcanzar la madurez plena llega a contener unos compuestos llamados glucósidos cianogenéticos, los cuales pueden ser venenosos, advierte Ara H. DerMarderosian, Ph.D., profesor de Farmacognosia y Química Medicinal en el Colegio de Farmacia y Ciencia de Filadelfia, Pensilvania.

La baya no es el único peligro, agrega el especialista. Las hojas y la corteza del árbol también contienen los compuestos venenosos. De hecho se han dado varios casos de envenenamiento de niños que tallaron ramitas de saúco para utilizarlas como cerbatanas (canutos). Ni siquiera comieron las bayas.

Sin embargo, no hay necesidad de evitar la baya de saúco para estar a salvo. Simplemente debe procederse de la misma forma que con los hongos silvestres, un alimento sabroso que es mejor cosechar en el puesto de frutas y verduras que en el bosque. También es buena idea cocinar las bayas, porque el calor destruye los compuestos peligrosos, agrega el Dr. DerMarderosian.

Integral del Cáncer de la Universidad Estatal de Ohio en Columbus. El ácido elágico es un poderoso antioxidante, lo cual significa que puede reducir los daños causados por los radicales libres, unas moléculas perjudiciales de oxígeno capaces literalmente de abrir hoyos en las células sanas y de iniciar el proceso canceroso. "También elimina la toxicidad de los carcinógenos", agrega el Dr. Stoner. (Para más información sobre los radicales libres, vea la página 591).

En un estudio, los animales expuestos a un cancerígeno que recibieron un extracto purificado de ácido elágico tenían mucha menos probabilidad de sufrir cáncer del esófago que los animales a los que sólo se les daba el cancerígeno. Otros experimentos han observado que las probabilidades de los animales de desarrollar tumores hepáticos bajan en un 70 por ciento cuando se les suministra ácido elágico junto con la sustancia dañina.

Aún no se sabe cuánto ácido elágico necesita el ser humano para obtener los mismos beneficios, advierte el Dr. Stoner. "Mientras que en los primeros experimentos se alimentó a los animales de laboratorio con ácido elágico purificado, en algunos experimentos posteriores se les alimentó con fresas secas —explica el especialista—. A pesar de que la cantidad de ácido elágico de las fresas correspondía sólo a la tercera parte de la cantidad administrada en forma purificada, los animales pudieron rechazar un cáncer del esófago producido químicamente. Eso nos indica que puede obtenerse algún beneficio de consumir el ácido elágico tal como lo pretendió la naturaleza: en los alimentos de verdad".

Ventajas para la vista, entre otras cosas

El ácido elágico no es el único compuesto de las bayas que lucha contra los radicales libres. También son muy ricas en vitamina C, uno de los antioxidantes más poderosos que existe. Es posible que al incluir mucha vitamina C en la alimentación se reduzca el riesgo de sufrir enfermedades cardíacas, cáncer e infecciones. La vitamina C parece particularmente importante en lo que se refiere a prevenir las cataratas, las cuales se cree son causadas por la oxidación de las proteínas que forman el cristalino del ojo.

Todas las bayas contienen grandes cantidades de vitamina C. Media taza de fresas, por ejemplo, cuenta con 42 miligramos, o sea, el 70 por ciento de la Cantidad Diaria Recomendada (o DV por sus siglas en inglés). (Eso equivale a más vitamina C de la que se obtiene de una cantidad semejante de toronja/pomelo). Media taza de bayas de saúco (*elderberries*) proporciona 26 miligramos de vitamina C, el 43 por ciento de la DV; y media taza de zarzamoras ofrece 15 miligramos, es decir, el 25 por ciento de la DV.

En la cocina

Las bayas frescas son muy perecederas y hay que saber tratarlas para conservar su frescura.

Selecciónelas secas. Cuando está húmedo el fondo de un paquete de bayas es señal de que están viejas o de que fueron aplastadas y están soltando su jugo. Busque unas más frescas y secas.

Ábrales espacio. Para guardar las bayas una vez en casa no las amontone, porque sólo se deteriorarán más rápido. Lo mejor es ponerlas, sin lavar y sin tapar, en un gran tazón (recipiente) en el refrigerador o bien extendidas sobre un platón.

Consérvelas congelándolas. Las bayas se conservan bien congeladas, así que podrá disfrutar su sabor fresco durante todo el año.

También eliminan el estreñimiento

Una de las cosas más agradables de las bayas es su capacidad para ayudar a evitar un problema muy desagradable: el estreñimiento. Las bayas contienen grandes cantidades de fibra insoluble, la cual es sumamente absorbente. Atrae ríos de agua al intestino, lo cual aumenta el peso del excremento. El excremento más pesado recorre el intestino más rápido, lo que significa que se corre menos peligro de estreñirse.

La fibra de las bayas también ayuda de otra forma. Contribuye a evitar que el ácido biliar (una sustancia química que el cuerpo utiliza durante el proceso de digestión) se convierta en una sustancia más potencialmente cancerígena.

Las bayas de saúco son una fuente increíble de fibra, ya que media taza contiene 5 gramos. Por su parte, media taza de zarzamoras cuenta con más de 3 gramos de fibra, y media taza de frambuesas con 4.

Cómo maximizar sus poderes curativos

Cómprelas por el color. Para obtener la mayor cantidad posible de nutrientes con cada bocado, es importante comprar (o recoger) las bayas en su momento culminante de frescura. La forma más fácil de distinguirlo es a través del color. Las zarzamoras definitivamente deben estar negras; las frambuesas, negras, doradas o rojas; los arándanos, azul pastel; y la fresa, un rojo vivo.

Disfrútelas frescas. La cocción destruye grandes cantidades de vitamina C. Es más, el simple hecho de picar las fresas en rodajas hace que disminuya su contenido de vitamina C, porque provoca la liberación de una enzima que destruye la vitamina rápidamente. Para obtener la mayor cantidad posible de vitamina C, lo mejor es comprar fresas que aún tengan su gorrito verde y picarlas justo antes de servirlas.

Nota: Si no reconoce algún término en este capítulo, vea el glosario en la página 711.

Helado de dos bayas

½ **pinta (275 g) de frambuesas**

12 **onzas (336 g) de arándanos azules**

2 **cucharadas de jugo de naranja (china) fresca**

1 **cucharada de miel**

1 **cucharadita de vainilla**

¼ **cucharadita de extracto de almendra**

1 **pinta (473 ml) de yogur sin grasa congelado sabor vainilla**

POR PORCIÓN

calorías	**170**
grasa total	**0.6 g**
grasa saturada	**0 g**
colesterol	**0 mg**
sodio	**45 mg**
fibra dietética	**4 g**

Ponga la mitad de las frambuesas en un tazón (recipiente) mediano de vidrio. Aplástelas un poco con un tenedor. Agregue los arándanos, el jugo de naranja, la miel, la vainilla, el extracto de almendra y las frambuesas restantes. Revuelva muy bien. Tape y deje reposar durante por lo menos 30 minutos para que los sabores se mezclen.

Ponga bolas de yogur congelado en 4 platitos para postre. Revuelva las bayas y reparta encima del yogur.

Para 4 porciones

Tarta de fresa con concha de avena y canela

Concha

- ⅔ **taza de copos de avena tradicionales (*old-fashioned oats*) o de cocimiento rápido**
- ½ **taza de harina multiuso sin blanquear**
- 1 **cucharada de azúcar**
- 1 **cucharadita de canela molida**
- ¼ **cucharadita de bicarbonato de sodio**
- 2 **cucharadas de aceite de *canola***
- 2 3 **cucharadas de yogur natural sin grasa**

Relleno de fresas

- 1½ **pintas (825 g) de fresas**
- ¼ **taza de mermelada de fresa (*all-fruit strawberry spread*)**
- ½ **cucharadita de vainilla**

Para preparar la concha: Precaliente el horno a 375°F (192°C). Rocíe una bandeja de hornear con aceite antiadherente en aerosol.

Ponga la avena, la harina, el azúcar, la canela y el bicarbonato de sodio en un tazón (recipiente) mediano. Mezcle muy bien con un tenedor. Agregue el aceite y 2 cucharadas de yogur para obtener una masa suave y levemente pegajosa. Si está demasiado espesa, agregue la cucharada restante de yogur.

Ponga la masa sobre la bandeja de hornear ya preparada y con las palmas de las manos forme un círculo plano de 10" (25 cm) de diámetro. Si la masa se le pega a las manos, rocíelas con una ligera capa de aceite antiadherente en aerosol. Coloque un molde para hornear de 9" (23 cm) de diámetro sobre la masa y trace toda la orilla del círculo en la masa con un cuchillo afilado. Con los dedos levante y pellizque la masa alrededor de la orilla para obtener un círculo de masa de 9" de diámetro con un borde de ¼" (6 mm) de alto.

Hornee durante 15 minutos o hasta que esté firme y se dore. Saque del horno y ponga aparte para que se enfríe. Con una pala para panqueques (*pancakes, hotcakes*) pase la concha cuidadosamente a una fuente de servir (bandeja, platón) grande y extendida.

(continúa)

Tarta de fresa con concha
de avena y canela (*continuación*)

POR PORCIÓN

calorías	**161**
grasa total	**5.5 g**
grasa saturada	**0.5 g**
colesterol	**0 mg**
sodio	**73 mg**
fibra dietética	**2.6 g**

Para preparar el relleno de fresa: Lave las fresas y séquelas suavemente con toallas de papel. Corte y tire la parte de los tallos.

Mezcle la mermelada de fresa y la vainilla en un tazón pequeño que se pueda utilizar en un horno de microondas. Caliente en alto de 10 a 15 segundos o hasta que se derrita.

Unte la concha de modo uniforme con una cucharada de la mezcla de mermelada, ya sea con una brocha o una cuchara. Reparta las fresas sobre la concha, colocándolas con la parte cortada hacia abajo. Unte las fresas de modo uniforme con la mermelada restante, ya sea con una brocha o una cuchara. Introduzca un poco de la mermelada entre las fresas para sostenerlas.

Deje en el refrigerador durante por lo menos 30 minutos o hasta que la mermelada cuaje. Corte en trozos.

Para 6 porciones

Consejo de cocina: Puede servir la tarta acompañada de una bola de yogur congelado sin grasa sabor vainilla.

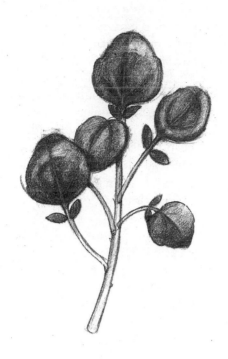

Berro
Un ramo de protección contra el cáncer

Poderes curativos
Reduce el riesgo de sufrir cáncer del pulmón

Previene las enfermedades cardíacas

Disminuye el peligro de tener cataratas

Previene las arrugas

Si de veras se quiere regalar algo muy especial en el Día de los Enamorados hay que olvidarse de los chocolates, pasar por alto la langosta y mejor agasajar a su amor con un ramo de berros frescos.

Esta verdura delicada con sus hojas pequeñas y sabor acre y ligeramente picante es una ensalada digna de celebrarse. Se trata de una planta crucífera (lo cual significa que sus flores tienen cuatro pétalos acomodados en forma de cruz). Las filas de las crucíferas incluyen al brócoli y la coliflor y se les conoce por su capacidad para luchar contra el cáncer. El berro es, además, una verdura de hoja verde oscura, o sea, está lleno de betacaroteno, un nutriente que ayuda a prevenir las enfermedades cardíacas y algunos males relacionados con el envejecimiento, como las cataratas.

Ayuda anticancerosa

Algunos estudios poblacionales indican que las personas que comen muchas verduras crucíferas como el berro tienen menores índices de cáncer. Los investigadores del berro afirman que esta planta se muestra particularmente eficaz en la lucha contra el cáncer del pulmón causado por fumar o por respirar humo de segunda mano producido por los cigarrillos de otros.

Los científicos descubrieron que al incluir isotiocianato de fenetilo

En la cocina

El aspecto del berro, con sus hojitas delicadas y tallos gruesos, es muy distinto del de otras verduras verdes para ensalada. No obstante, un poco de cuidado basta para que este miembro picante de la familia de la mostaza pueda utilizarse de la misma forma que cualquier otra verdura de hojas verdes.

Para mantenerlo fresco, ponga el berro en una bolsa de plástico en el refrigerador. También puede colocar los tallos en un vaso de agua, taparlos con una bolsa de plástico y meterlos al refrigerador. Se conservará durante cinco días.

A menos que quiera utilizar el berro para darle sabor a un caldo, use sólo las hojas y los tallos más delgados. De otra forma el sabor acre y picante puede resultar demasiado fuerte.

Por cierto, no escatime las cantidades. El berro se encoge mucho al prepararlo. El gran montón sobre la encimera (mueble de cocina) puede pasar casi desapercibido cuando se sirve. Calcule un manojo por persona.

(o *PEITC* por sus siglas en inglés), un compuesto natural del berro, en la alimentación diaria de los animales de laboratorio y exponerlos a cancerígenos químicos presentes en el humo del tabaco, la probabilidad de que los animales desarrollaran los tumores relacionados con el cáncer de pulmón descendía en un 50 por ciento en comparación con los animales que consumían su alimentación normal sin PEITC.

Animados por los resultados, los científicos reclutaron a 11 fumadores para averiguar si en las personas el berro tendría un efecto similar al obtenido en el laboratorio.

Así fue. "Los resultados que obtuvimos con seres humanos concordaron con lo observado en los animales de laboratorio", señala Stephen Hecht, Ph.D., profesor de Prevención del Cáncer en el Centro de Cáncer de la Universidad de Minnesota en Minneapolis.

Pero existe un problema. Hay que comer grandes cantidades de berro para que surta este efecto. Además, no necesariamente protege contra otros cancerígenos químicos en el humo del tabaco, agrega el Dr. Hecht.

"Los voluntarios de nuestro estudio comieron 2 onzas (56 g) de berro en cada comida, tres veces al día. Eso corresponde a un sándwich (emparedado) de muy buen tamaño o a una ensalada grande; es más de lo que normalmente se comería de una sola vez. Y habría que hacerlo varias veces al día", explica el Dr. Hecht.

Desde luego nadie está diciendo que el berro elimine los efectos tóxicos del humo. Ningún alimento del mundo es capaz de tanto. No obstante, incluirlo en

Ensalada de berros

4 manojos (aproximadamente 1 libra/448 g) de berros

2 cucharadas de mostaza café

2 cucharadas de vinagre de vino tinto o blanco

2 cucharadas de yogur natural sin grasa

1½ cucharadas de miel

1 cucharada de aceite de oliva

Pimienta negra molida

POR PORCIÓN

calorías	76
grasa total	3.8 g
grasa saturada	0.5 g
colesterol	0 mg
sodio	139 mg
fibra dietética	1.7 g

Enjuague los berros bajo el chorro de agua fría. Corte y tire los tallos más gruesos. Seque cuidadosamente con toallas de papel. Ponga en un tazón (recipiente) grande.

Ponga la mostaza, el vinagre, el yogur, la miel y el aceite en un tazón pequeño. Bata a mano hasta que todo quede bien mezclado. Sazone con pimienta al gusto.

Vierta sobre los berros. Mezcle suavemente hasta cubrirlos.

Para 4 porciones

la alimentación diaria puede complementar favorablemente el esfuerzo para erradicar el humo por completo.

OTROS BENEFICIOS

Además de mantener a raya a las células del cáncer, el berro también ayuda a combatir otro gran enemigo de la salud pública: las enfermedades cardíacas.

Al igual que otras verduras de hoja verde oscura, el berro está lleno de betacaroteno, un nutriente antioxidante que se ha relacionado con índices más bajos de enfermedades cardíacas. Una ventaja adicional es que una ración de una taza de berro también proporciona el 24 por ciento de la Cantidad Diaria Recomendada de vitamina C, otra vitamina antioxidante valiosa en la lucha contra las enfermedades.

Los antioxidantes, entre los cuales figuran el betacaroteno y las vitaminas C y E, ayudan a recoger del cuerpo las moléculas de oxígeno que dañan las células. Una buena cantidad de betacaroteno en el torrente sanguíneo parece ser la clave para reducir el riesgo de sufrir un ataque cardíaco, ciertos tipos de cáncer y muchos males relacionados con el envejecimiento, como las cataratas y las arrugas.

Cómo maximizar sus poderes curativos

Cómaselo crudo. La mejor forma de comer el berro es en su estado natural, fresco y crujiente. El proceso de cocción destruye su capacidad de liberar PEITC. "Afortunadamente la mayoría de las personas no lo cocinan —comenta el Dr. Hecht—. La dosis de ese componente activo es menor en una verdura cocida que en una cruda".

Agréguelo a menudo. Lo más probable es que nunca consuma las 6 onzas (168 g) diarias de berro que necesita para maximizar sus poderes curativos, indica el Dr. Hecht. Pero puede agregar una buena cantidad de berro a su alimentación acostumbrándose a utilizarlo más a menudo. Es sabroso como sustituto de la lechuga en los sándwiches y las ensaladas, por ejemplo.

Nota: Si no reconoce algún término en este capítulo, vea el glosario en la página 711.

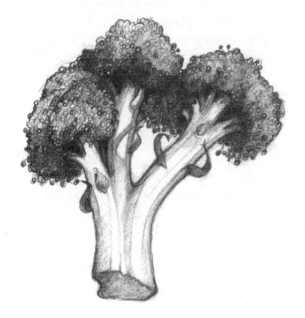

BRÓCOLI
Prometedor para prevenir tres tipos de cáncer

Poderes curativos
Combate el cáncer

Protege contra las enfermedades cardíacas

Si a los investigadores se les preguntara qué verdura comprarían específicamente para prevenir el cáncer, dirían que el brócoli.

Es difícil exagerar los poderes curativos del brócoli. Se ha demostrado que este miembro crujiente y delicioso de la familia de las crucíferas previene muchísimas afecciones graves, entre ellas las enfermedades cardíacas y el cáncer.

DISPONE DE UN DÚO DINÁMICO ANTICANCEROSO

El impresionante poder que el brócoli desarrolla en su lucha contra el cáncer se debe en parte a su ataque doble. No contiene sólo uno sino dos compuestos separados —indol-3-carbinol (o *I3C* por sus siglas en inglés) y sulforafano— que ayudan a recoger las sustancias cancerígenas antes de que tengan oportunidad de causar daño.

El compuesto I3C, que también se encuentra en el repollo (col) y las coles (repollitos) de Bruselas, es particularmente eficaz contra el cáncer de mama. Algunos estudios de laboratorio han observado que baja los niveles de estrógenos dañinos que llegan a estimular el crecimiento de tumores en las células sensibles a las hormonas, como las de los senos.

Mientras el I3C se enfrenta a los tipos de cáncer producidos por hormonas, el sulforafano protege el cuerpo en otro ámbito al estimular la producción de enzimas que inhiben el cáncer, indica Thomas Kensler, Ph.D., profesor del departamento de Ciencias de la Salud y el Medio Ambiente en la Escuela de Salud Pública de la Universidad Johns Hopkins en Baltimore, Maryland.

En un estudio pionero, el Dr. Kensler y sus colegas de la Universidad Johns Hopkins expusieron a 145 animales de laboratorio a un poderoso agente cancerígeno. De estos animales, 25 no habían recibido ningún tratamiento especial, mientras que a los demás se les alimentó con elevadas dosis de sulforafano. Después de 50 días, el 68 por ciento de los animales no protegidos tenían tumores mamarios, en comparación con sólo el 26 por ciento de los que ingirieron el sulforafano.

No sorprende que los investigadores coloquen el brócoli a la cabeza de sus listas de astros alimenticios. "Sabemos que la gente que come muchas verduras crucíferas, como el brócoli, está protegida contra todo tipo de cáncer", afirma el Dr. Jon Michnovicz, Ph.D., presidente de la Fundación para Oncología Preventiva y del Instituto para Investigaciones Hormonales, ubicados ambos en la ciudad de Nueva York. El brócoli y otras crucíferas son particularmente útiles cuando se trata de prevenir el cáncer del colon, de mama y de la próstata, agrega el experto.

La ventaja del betacaroteno

Muchas investigaciones recientes se han concentrado en compuestos "exóticos" como el sulforafano. No obstante, el brócoli también está lleno hasta el tope de compuestos más comunes pero de todas formas poderosos, como el betacaroteno. Este nutriente, convertido por el cuerpo en vitamina A, es uno de los antioxidantes. Es decir, ayuda a prevenir las enfermedades al recoger las moléculas de oxígeno dañinas para las células que naturalmente se acumulan en el cuerpo. Se ha relacionado un elevado nivel de betacaroteno con índices menores de ataques cardíacos, ciertos tipos de cáncer y cataratas.

El brócoli es una excelente fuente de betacaroteno. Una ración de media taza de brócoli cocido proporciona más o menos 0.7 miligramos, el equivalente a entre el 7 y el 12 por ciento de la cantidad recomendada para el consumo diario.

Sus otros cómplices curativos

Aparte de betacaroteno, sulforafano e I3C esta verdura contiene una gran variedad de nutrientes. Cada uno de ellos ayuda a defender el cuerpo contra muchas afecciones, desde las enfermedades cardíacas hasta la osteoporosis.

Por ejemplo, sólo media taza de brócoli picado cocido cubre casi el 100 por ciento de la Cantidad Diaria Recomendada para la vitamina C. Los estudios han demostrado que esta vitamina antioxidante ayuda a estimular la inmunidad y a luchar contra males como las enfermedades cardíacas y el cáncer.

Además, es una de las mejores fuentes vegetales de calcio. Una taza de brócoli cocido contiene 72 miligramos de calcio, más o menos la cuarta parte del que se encuentra en un vaso de 8 onzas (240 ml) de leche descremada. Está bien comprobado que el calcio es el nutriente más importante que las mujeres necesitan para mantener a raya la osteoporosis (pérdida de densidad en los huesos).

El brócoli también es rico en folato, un nutriente de importancia fundamental para el crecimiento normal de los tejidos. Según los estudios, es posible que proteja contra el cáncer, las enfermedades cardíacas y los defectos de nacimiento. Las mujeres con frecuencia muestran una insuficiencia de este nutriente básico, sobre todo si están tomando la píldora anticonceptiva.

En la cocina

La consistencia del brócoli —o más bien su falta de consistencia— es uno de los problemas que se enfrentan al cocinarlo. Tiene tallos duros, por una parte, y cabezuelas tiernas, por otra. Por lo tanto, frecuentemente algunas partes terminan demasiado cocidas o les falta cocimiento a otras.

Para asegurarse de que se cocine parejo es buena idea picarlo. Primero corte y tire la parte gruesa y leñosa del tallo, que normalmente termina en el nacimiento de las cabezuelas del brócoli. Luego corte las cabezuelas y los tallos grandes a la mitad a lo largo.

Si le parece que los tallos siguen demasiado duros para comérselos, córtelos más arriba o pélelos antes de cocinar el brócoli.

Por último, si desea evitar complicaciones en el funcionamiento de su aparato digestivo, el brócoli es la solución al problema, señalan los expertos. Media taza de esta verdura brinda 2 gramos de fibra, una materia esencial, según se ha probado, para proteger el cuerpo contra el estreñimiento, las hemorroides (almorranas), el cáncer del colon, la diabetes, un elevado nivel de colesterol, las enfermedades cardíacas y la obesidad.

Los expertos aún no están seguros acerca de cuánto brócoli se necesita para sacar el mayor provecho de sus poderes curativos. El Dr. Kensler recomienda comer por lo menos cinco raciones de frutas y verduras al día e incluir esta crucífera crujiente en el menú todas las veces que sea posible.

Cómo maximizar sus poderes curativos

Caliéntelo, pero sólo un poco. Un proceso de cocción ligero ayuda a liberar algunos de los compuestos protectores del brócoli. Calentarlo demasiado, por el contrario, llega a destruir otros compuestos. "Los carotenoides como el betacaroteno son conservados por el calor, pero los índoles, como el I3C, no soportan mucho calor", explica el Dr. Michnovicz. Un cocimiento ligero al vapor o en microondas son formas excelentes de cocinar el brócoli.

Morado es mejor. Se dará cuenta en el supermercado de que el brócoli a veces es tan oscuro que casi llega a morado. Eso es bueno. El color oscuro significa que contiene una mayor cantidad de betacaroteno, indican los expertos. Si se ve amarillento, por el contrario, no lo compre. Eso quiere decir que está viejo y sus beneficios nutritivos se están agotando.

Búsquelo germinado. Unos estudios llevados a cabo por la Universidad Johns Hopkins en Baltimore, Maryland, observaron que el germinado de brócoli de tres días de edad contiene entre 20 y 50 veces más sustancias protectoras que las encontradas en la verdura madura. El germinado de brócoli aún no está disponible en todas partes. Pregunte cuándo lo podrá comprar en su supermercado.

Nota: Si no reconoce algún término en este capítulo, vea el glosario en la página 711.

Ensalada de brócoli

4 **tazas de cabezuelas de brócoli**

¼ **taza de cebolla morada finamente picada**

3 **cucharadas de pasas**

2 **cucharadas de semillas de girasol tostadas**

¼ **taza de yogur natural sin grasa**

2 **cucharadas de jugo de naranja (china) fresco**

1 **cucharada de mayonesa de grasa reducida**

Ponga el brócoli, la cebolla, las pasas y las semillas de girasol en un tazón (recipiente) grande.

Bata a mano el yogur, el jugo de naranja y la mayonesa hasta mezclarlos bien. Vierta sobre la mezcla del brócoli y revuelva hasta cubrir.

Para 4 porciones

POR RACIÓN

calorías	**100**
grasa total	**3.7 g**
grasa saturada	**0.5 g**
colesterol	**2 mg**
sodio	**68 mg**
fibra dietética	**3.5 g**

Brócoli en salsa *hoisin*

1   **cucharadita de aceite de *canola***

2   **cucharaditas de jengibre fresco rallado**

3   **dientes de ajo, picados en trocitos**

4   **tazas de cabezuelas de brócoli**

1½ **cucharadas de salsa *hoisin***

POR PORCIÓN

calorías	**52**
grasa total	**1.7 g**
grasa saturada	**0.1 g**
colesterol	**0 mg**
sodio	**118 mg**
fibra dietética	**2.7 g**

Ponga el aceite a calentar a fuego mediano-alto en una sartén grande o un *wok*. Agregue el jengibre y el ajo y revuelva durante 10 segundos, hasta que suelten su aroma. Agregue el brócoli y 2 cucharadas de agua. Cocine de 1 a 2 minutos sin dejar de revolver, hasta que el brócoli esté tierno pero crujiente y haya absorbido toda el agua. Agregue la salsa *hoisin* y mezcle hasta cubrir.

Para 4 porciones

Consejo de cocina: Hoisin *es una salsa asiática de sabor dulce y picante que generalmente se usa para sazonar comidas asadas a la parrilla. También se conoce como* Peking sauce *y se consigue en la sección de productos asiáticos en el supermercado o bien en tiendas asiáticas.*

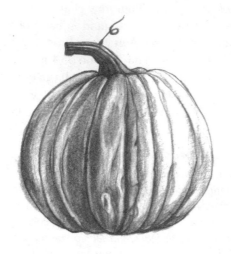

CALABAZA
Verdura valiosa para la vista y el sistema inmunitario

Poderes curativos
Previene la degeneración macular

Refuerza el sistema inmunitario

Previene la deficiencia de hierro

Desde 200 años antes de Cristo se menciona esta verdura americana en los anales de la historia humana. Su pulpa sirvió para múltiples platillos, desde los pasteles (pays, tartas, *pies*) que muchos conocemos hasta la cerveza, un invento de los colonizadores ingleses que llegaron a Norteamérica durante el siglo XVII. Hoy en día la polifacética calabaza (calabaza de Castilla) —perteneciente a la familia de las cucurbitáceas que incluye muchos tipos de calabaza y hasta el pepino— no es tan popular entre los norteamericanos. Por lo general ellos la comen muy poco. Quizás se coman un pastel de calabaza durante el Día de Acción de Gracias pero el resto del año la mayoría se olvidan de que existe. De hecho el uso principal que los norteamericanos hacen de esta verdura, que se llama *pumpkin* en inglés, es como una decoración durante el *Halloween*.

En cambio, los latinos aprendieron bien de las indígenas americanas sobre el sabor —y valor nutritivo— de todas las variedades de calabazas. Aprovechan los distintos tipos de calabaza en buñuelos, sopas, como relleno para taquitos y también en dulces, para mencionar unos pocos de sus usos. No obstante, la mayoría de los estudios alimenticios se han centrado en las propiedades de la calabaza grande que siempre vemos en Halloween, o sea, la *pumpkin*. Por lo tanto, en este capítulo trataremos todos los beneficios que reporta integrar más de este tipo de calabaza en su alimentación.

Como ya verá en este capítulo, la calabaza brinda múltiples beneficios gracias a sus poderosos carotenoides como el betacaroteno, capaz de detener los cambios celulares antes de que produzcan enfermedades.

Mire, es buena para la vista

Media taza de calabaza de lata contiene más de 16 miligramos de betacaroteno, entre el 160 y el 260 por ciento de la cantidad recomendada por los expertos para el consumo diario. La calabaza asimismo sirve como fuente de carotenoides menos conocidos, como la luteína y la zeaxantina.

Los carotenoides, responsables del color anaranjado de la calabaza, ayudan a proteger el cuerpo al neutralizar unas moléculas perjudiciales de oxígeno conocidas como radicales libres. "La luteína y la zeaxantina son unos destructores muy poderosos de radicales libres", comenta Paul Lachance, Ph.D., profesor de Nutrición de la Universidad de Rutgers en New Brunswick, Nueva Jersey. Una

En la cocina

Debido a su tamaño y consistencia perfecta para tallar hemos condenado a las calabazas (calabazas de Castilla) a pasar sus vidas sobre los porches (portales) de las casas en lugar de la mesa del comedor.

No obstante, a pesar de sus usos ornamentales no dejan de ser una especie de *squash*. Por lo tanto se pueden comer enteras, en puré o picadas en trozos para un sustancioso guiso (estofado).

- Para hornear la calabaza córtela a la mitad (si es muy grande, en cuartos), saque las semillas y coloque los trozos en un molde para hornear con la parte cortada hacia abajo. Agregue un poco de agua para evitar que se quemen y hornee a 350°F (178°C) de 45 a 60 minutos, hasta que penetre la pulpa fácilmente con un cuchillo.
- Para reducir el tiempo de cocción es posible picar la calabaza en trozos más pequeños y cocinarla al vapor o bien hornearla en el horno tradicional o en el de microondas.
- Cuando la calabaza se va a utilizar en un pastel (pay, tarta, *pie*), una sopa o un guiso (estofado) hay que quitarle la piel. La manera más fácil de hacerlo es la siguiente: prepare la calabaza para el horno y hornee a 350°F hasta que la pulpa empiece a suavizarse. Cuando se haya enfriado lo suficiente para tocarla, desprenda la pulpa con una cuchara o un cuchillo. Tire la piel y continúe con las indicaciones de la receta.

alimentación rica en antioxidantes puede ayudar a prevenir muchas de las afecciones relacionadas con el envejecimiento, como las enfermedades cardíacas y el cáncer. (Para más información sobre los radicales libres, vea la página 591).

La luteína y la zeaxantina no se encuentran sólo en la calabaza sino también en los cristalinos de los ojos. Los estudios científicos indican que el consumo de alimentos ricos en estos compuestos tal vez ayude a evitar la formación de cataratas.

Unos científicos del hospital Massachusetts para la Vista y el Oído en Boston realizaron un estudio en el que compararon la alimentación de un grupo de personas mayores con casos avanzados de degeneración macular, una afección que produce vista borrosa, con la de personas que no tenían esta enfermedad. Los investigadores observaron que el riesgo de sufrir este mal bajaba en un 43 por ciento en quienes comían la mayor cantidad de alimentos ricos en carotenoides, en comparación con las personas que comían estos alimentos menos. Entre las personas que ya padecían la degeneración macular, los que incluían la mayor cantidad de carotenoides en su alimentación tenían menos probabilidades de desarrollar una forma más grave de la enfermedad.

El betacaroteno de la calabaza protege la planta contra las enfermedades, el exceso de sol y otros factores naturales de estrés. Todo parece indicar que el betacaroteno también puede ayudar a proteger a los seres humanos contra diversos males. Las investigaciones han demostrado, por ejemplo, que un aumento en el consumo de betacaroteno puede contribuir a proteger contra varios tipos de cáncer, entre ellos cáncer del estómago, de esófago, del pulmón y del colon. Esta protección se ve multiplicada por los ácidos fenólicos, unas sustancias químicas de la calabaza que se unen con los carcinógenos potenciales y ayudan a evitar que se absorban.

El betacaroteno de la calabaza tal vez también influya en la prevención de las enfermedades cardíacas. Varias investigaciones indican que las personas cuya alimentación incluye una gran cantidad de frutas y verduras con betacaroteno enfrentan un menor riesgo de sufrir una enfermedad del corazón que aquellas cuya alimentación les brinda menores cantidades de este nutriente.

TRES DE SUS NUTRIENTES POTENTES

Además de su rico contenido de betacaroteno y otros fitonutrientes, la calabaza cuenta con generosas cantidades de fibra. Mientras que una taza de *cornflakes* contiene 1 gramo de fibra, media taza de calabaza de lata ofrece más de 3 gramos, el 6 por ciento de la Cantidad Diaria Recomendada.

El hierro es otro de los puntales de la calabaza. Media taza de esta verdura proporciona casi 2 miligramos de hierro, aproximadamente el 20 por ciento de la Asignación Dietética Recomendada para los hombres y el 13 por ciento de la Asignación para mujeres. Este detalle es muy importante sobre todo para las mujeres, quienes necesitan reponer con regularidad el hierro que pierden a través de la menstruación.

Las semillas de la calabaza son aún más ricas en hierro que su pulpa. Una onza (28 g) —es decir, más o menos 140 semillas, un enorme puñado— contiene unos 4 miligramos de hierro, alrededor del 40 por ciento de la Asignación Dietética Recomendada para los hombres y el 27 de la Asignación para las mujeres. Es más, esa onza de semillas cuenta con la misma cantidad de proteínas —9 gramos— que una onza de carne, afirma Susan Thom, R.D., portavoz para la Asociación Dietética de los Estados Unidos y asesora en nutrición en Brecksville, Ohio.

Desde luego no es buena idea comer demasiadas semillas de calabaza, ya que más o menos el 73 por ciento de sus calorías (una onza de semillas tiene 148 calorías) provienen de la grasa. No obstante, cuando tenga ganas de una merienda (botana, refrigerio, tentempié) crujiente y muy nutritiva, las semillas de calabaza —en cantidades moderadas— son una buena elección.

Cómo maximizar sus poderes curativos

Pruébela de lata. La idea de preparar una gigantesca calabaza a veces intimida hasta a las cocineras más entusiastas y les impide gozar de los poderes curativos de este alimento. Una opción fácil y muy cómoda es la calabaza de lata. Desde el punto de vista de la nutrición "es casi idéntica a la fresca", opina Pamela Savage-Marr, R.D., portavoz para la Asociación Dietética de los Estados Unidos de Dearborn, Michigan.

Cómprela tierna. Cuando se le antoje la calabaza fresca acuérdese de buscar una variedad más suave, como la calabaza miniatura conocida como *Jack Be Little*. Las calabazas grandes son excelentes para tallarles caras, pero también tienden a estar duras y fibrosas y la mayoría de las personas no las saborean en la misma medida.

Amanse el sabor. La calabaza es uno de los miembros de sabor más fuerte de la familia del *squash* y su sabor puede resultar demasiado penetrante incluso para las personas a quienes les guste. Para incluir la mayor cantidad posible de calabaza en su alimentación tal vez quiera suavizar el sabor. Una forma de lograrlo es agregándole más o menos una cucharada de jugo de naranja (china) o de cualquier otro cítrico mientras la cocina, sugiere Anne Dubner, R.D., portavoz de la Asociación Dietética de los Estados Unidos y asesora en nutrición en Houston, Texas.

Asegure sus sobras. No hay motivo para obligarse a comer toda una calabaza de una sola vez. . . ¡como si eso fuera posible! Cuando se congela bien, la calabaza conserva su sabor y cualidades nutritivas casi por completo.

Nota: Si no reconoce algún término en este capítulo, vea el glosario en la página 711.

Pudín de calabaza y arce

1 lata de 16 onzas (448 g) de calabaza

1 lata de 12 onzas (360 ml) de leche descremada evaporada

¾ taza de sirope (jarabe) de arce (*maple*)

1 huevo

2 claras de huevo

1 cucharada de harina multiuso sin blanquear

2 cucharaditas de canela molida

1¼ cucharaditas de jengibre molido

⅛ cucharadita de sal

¼ taza de pacanas (nueces, *pecans*) picadas

POR PORCIÓN

calorías	**229**
grasa total	**4.4 g**
grasa saturada	**0.6 g**
colesterol	**38 mg**
sodio	**163 mg**
fibra dietética	**3.8 g**

Precaliente el horno a 325°F (164°C). Rocíe una fuente para hornear (refractario) o fuente para suflé de 2½ cuartos de galón (2.37 l) de capacidad con aceite antiadherente en aerosol.

Ponga la calabaza, la leche, el sirope de arce, el huevo, las claras de huevo, la harina, la canela, el jengibre y la sal en un tazón (recipiente) grande. Bata a mano hasta que todos los ingredientes se incorporen perfectamente.

Vierta en la fuente preparada. Hornee durante 1 hora, hasta que esté casi cuajado. (El pudín/budín todavía debe estar ligeramente tembloroso al centro).

Espolvoree con las pacanas. Hornee de 5 a 10 minutos, hasta que un palillo de dientes introducido en el centro de la masa salga seco. Retire a una rejilla (parrilla) de alambre para que se enfríe. Tape y ponga durante varias horas en el refrigerador para que se enfríe bien.

Para 6 porciones

Consejo de cocina: Para obtener los mejores resultados sirva el pudín el mismo día que lo hornee. Sirva con sustituto de crema batida sin grasa, si así lo desea.

CALAMBRES
Un mundo de minerales para la mejoría

Los músculos se contraen y se relajan constantemente, no importa que uno esté trotando sobre una estera mecánica (caminadora, *treadmill*), escribiendo una carta o incluso metido en la cama por la noche. Por lo tanto requieren mucho alimento. Cuando no lo reciben a veces sufren espasmos fuertes y dolorosos conocidos como calambres musculares. Los calambres son el lenguaje que utilizan los músculos para avisar que se sienten cansados y hambrientos y necesitan descansar.

Los calambres son dolorosos, pero su tarea es proteger, afirma Leslie Bonci, R.D., una dietista del Centro Médico de la Universidad de Pittsburgh y portavoz para la Asociación Dietética de los Estados Unidos. En esencia lo que hacen es obligar al músculo a permanecer inactivo hasta que haya podido recuperarse, lo cual normalmente ocurre al cabo de unos cuantos minutos.

Si bien no es posible evitar los calambres musculares por completo, el consumo de los alimentos correctos reducirá la probabilidad de que se repitan. El asunto funciona de la siguiente manera.

MINERALES MENSAJEROS

Los músculos no se mueven sin las órdenes del cerebro. Antes de que sea posible ponerse de pie, parpadear o pasar a otra página de este libro, el cerebro tiene que enviar unos mensajes eléctricos a los músculos en cuestión para decirles en qué instante (y hasta qué grado) deben contraerse o relajarse. Ciertos minerales, como el calcio, el potasio, el sodio y el magnesio, los cuales se conocen como electrólitos, ayudan a los mensajes a llegar a su destino, explica el Dr. Joel Press, director médico del Centro para Accidentes de la Columna, los Deportes y Ocupacionales en el Instituto de Rehabilitación de Chicago, Illinois.

Si alguien no recibe una cantidad suficiente de estos minerales o los saca de su cuerpo con el sudor al hacer ejercicio enérgicamente, es posible que el músculo no reciba el mensaje de que debe relajarse. Entonces se contrae, sufriendo un doloroso calambre.

De todos los electrólitos el magnesio es uno de los más importantes. Ayuda a otros a realizar su trabajo, indica el Dr. Robert McLean, profesor clínico adjunto de Medicina en la Escuela de Medicina de la Universidad de Yale. Cuando no se comen suficientes alimentos ricos en magnesio, otros minerales, como el calcio y el potasio, no pueden introducirse en las células de las fibras musculares. Por lo tanto, aunque se cuente con abundantes electrólitos de otro tipo, es posible que sin el magnesio no logren el acceso a los músculos y por lo tanto pierdan su eficacia. "La gente a quien se les ha agotado el magnesio tiende a sufrir una mayor irritabilidad de los músculos y los nervios —explica el Dr. McLean—. Esta irritabilidad puede provocar calambres musculares".

Muchos alimentos contienen grandes cantidades de magnesio, afirma el Dr. McLean. Una ración de tofu, por ejemplo, contiene 128 miligramos de magnesio, el 32 por ciento de la Cantidad Diaria Recomendada (o *DV* por sus siglas en inglés). Una ración de espinacas tiene alrededor de 44 miligramos, el 11 por ciento de la DV, y una ración de caballa (macarela, escombro) cuenta con 82 miligramos, el 20 por ciento de la DV.

También se necesita mucho calcio, el cual ayuda a regular la capacidad de los músculos para contraerse. Los productos lácteos son la mejor fuente. Una taza de leche descremada, por ejemplo, proporciona casi 302 miligramos de calcio, el 30 por ciento de la DV, mientras que una ración de yogur bajo en grasa tiene 77 miligramos, el 7 por ciento de la DV.

Incluir una cantidad suficiente de potasio en la alimentación también puede ayudar a prevenir los calambres, dice el Dr. Press. El plátano amarillo (guineo, banana) es una buena fuente de potasio; un plátano contiene 451 miligramos de potasio, el 13 por ciento de la DV. La papa también es una buena fuente, ya que una ración de media taza ofrece 114 miligramos, el 3 por ciento de la DV.

En lo que se refiere al sodio, el problema para la mayoría de la gente no es cubrir las necesidades básicas sino reducir el consumo del mismo, ya que este mineral se encuentra en grandes cantidades en muchos alimentos, particularmente los procesados. Y las personas sensibles al sodio pueden sufrir de retención de líquidos e hipertensión (presión arterial alta). Por lo tanto, aunque se haya sufrido calambres es posible olvidarse del sodio. Lo más seguro es que se esté obteniendo lo suficiente.

En el caso de los líquidos, por el contrario, es casi imposible exagerar su consumo. Cada vez que se suda las células musculares pierden líquidos, lo cual puede resultar en calambres, según dice Bonci. Beber agua con frecuencia durante el día ayuda a mantener equilibrado el nivel de electrólitos. Cuando se tiene pensado moverse mucho, es buena idea tomar por lo menos 16 onzas (480 ml) de agua o jugo para preparar al cuerpo con los minerales necesarios. También se deben tomar 8 onzas (240 ml) de agua cada 15 ó 20 minutos mientras se hace ejercicio, agrega la experta.

El agua proporciona muchos de los electrólitos que el cuerpo necesita normalmente, pero es posible que los músculos requieran una carga adicional cuando se hace ejercicio enérgicamente. Las bebidas para deportistas que contienen carbohidratos además de electrólitos, como el *Gatorade*, pueden ayudar a evitar los calambres. "Introducen los electrólitos muy rápidamente en el torrente sanguíneo y de ahí a los músculos—indica Bonci—. Esto resulta particularmente importante para las sesiones de ejercicio que duran una hora o más".

Los músculos necesitan más que electrólitos y agua para funcionar bien. También les hace falta el glucógeno, un azúcar derivada de los carbohidratos. Cuando se les agota el glucógeno a los tejidos musculares hay mayor probabilidad de que se cansen y de que se acalambren, señala Paul Saltman, Ph.D., profesor de Biología en la Universidad de California en San Diego. Una abundante cantidad de carbohidratos en la alimentación ayuda al buen funcionamiento de los músculos. La papa, el arroz, el plátano amarillo y el pan son buenas fuentes de carbohidratos.

Nota: Si no reconoce algún término en este capítulo, vea el glosario en la página 711.

CÁLCULOS BILIARES
Cómo evitar tener estas piedras en su camino

A pesar de que el cuerpo requiere un poco de colesterol, esta sustancia espesa y viscosa se ha ganado la reputación de no significar más que problemas. Hay buenos motivos para ello. Cuando se da en grandes cantidades, el colesterol no sólo contribuye a las enfermedades cardíacas, la hipertensión (presión arterial alta) y el derrame cerebral, sino también interviene en la formación de los cálculos biliares, unas piedritas duras y compactas que pueden provocar un dolor insoportable.

Tal como lo indica su nombre, los cálculos biliares aparecen en la vesícula biliar, el lugar donde se guarda la bilis (también conocida como hiel) que el cuerpo utiliza para digerir las grasas en el intestino delgado. La bilis es normalmente líquida, mezclada con pequeñas partículas de colesterol, proteínas y grasa.

No obstante, cuando la alimentación contiene un exceso de grasa y colesterol estas partículas tienden a unirse y a formar cálculos biliares, advierte el Dr. Henry Pitt, director del Centro para Cálculos y Enfermedades Biliares en el Hospital Johns Hopkins de Baltimore, Maryland.

Por lo tanto, parece lógico que se recomiende a las personas propensas a la formación de cálculos que coman menos carnes rojas y productos lácteos de grasa entera, además de reducir su consumo de cualquier otro alimento que contenga grandes cantidades de grasa y colesterol, opina el Dr. Pitt.

Otra forma de ayudar a evitar los cálculos biliares es simplemente comer con más frecuencia. Los cálculos biliares se deben a la acumulación de desechos. Por lo tanto, obligar a la vesícula a contraerse más a menudo ayuda a sacar los desechos antes de que se hagan compactos y formen cálculos, indica el Dr. Robert Charm, profesor clínico adjunto de Medicina en la Universidad de California en Davis. La vesícula biliar se contrae con cada comida, de modo que la costumbre de comer varias comidas pequeñas al día en lugar de dos o tres abundantes ayudará a mantenerla activa y libre de desechos. Tomar mucha agua también ayuda a evitar que se formen cálculos.

El pescado puede ser parte importante de una estrategia para prevenir los cálculos biliares. Tanto el pescado como los mariscos contienen un tipo de grasa llamada ácidos grasos omega-3. Se ha demostrado que estos ácidos ayudan a bajar los niveles de colesterol. Unos estudios preliminares llevados a cabo por la

Escuela de Medicina de la Universidad Johns Hopkins sugieren que aumentar el consumo de esta grasa a través de la alimentación tal vez contribuya también a prevenir los cálculos biliares. El salmón es una fuente muy buena de ácidos grasos omega-3. Una ración de 6 onzas (168 g) contiene unos 2,900 miligramos, más o menos la cantidad que parece resultar eficaz, según el Dr. Pitt.

La probabilidad de tener cálculos biliares aumenta mucho en las personas con sobrepeso en comparación con las delgadas, agrega el Dr. Michael D. Myers, un médico con consulta privada en Los Alamitos, California. "Por cada libra (448 g) de grasa que se tiene en el cuerpo se producen 10 miligramos de colesterol", explica el Dr. Myers. Por lo tanto, además de reducir el consumo de alimentos altos en grasa es buena idea agregar más frutas, verduras, legumbres y cereales integrales a la alimentación, puesto que estos alimentos representan la piedra angular de cualquier programa para bajar de peso.

Este metal los mantiene a raya

La falta de hierro en la alimentación se ha relacionado con afecciones que abarcan desde la depresión hasta la fatiga. Ahora algunos investigadores se están preguntando si no podrá también producir cálculos biliares.

La transferrina es una proteína en la sangre encargada de transportar el hierro a través del cuerpo. Las personas con bajos niveles de hierro producen más transferrina. De esta forma, el cuerpo intenta sacar mayor provecho del poco hierro que tiene a su disposición. "Algunas proteínas hacen que los cristales del colesterol se formen más rápidamente y la transferrina es una de ellas", comenta el Dr. Henry Pitt, director del Centro para Cálculos y Enfermedades Biliares en el Hospital Johns Hopkins de Baltimore, Maryland. Este colesterol a su vez puede dar por resultado la formación de cálculos biliares.

En unos estudios de laboratorio, los animales con bajos niveles de hierro que recibieron una alimentación rica en colesterol produjeron más cálculos biliares que los animales que tenían un nivel normal de hierro, indica el Dr. Pitt. Si bien no se han realizado estudios semejantes con seres humanos, todo indica que en ellos se da un proceso similar. Las mujeres embarazadas, por ejemplo, que tienden a tener un bajo nivel de hierro, enfrentan un riesgo muy elevado de desarrollar cálculos biliares, afirma el Dr. Pitt.

Si bien los resultados del estudio llaman la atención no dejan de ser preliminares, agrega el Dr. Pitt. "Es posible que el tratamiento de la insuficiencia de hierro ayude a prevenir los cálculos biliares, pero es un salto muy grande —dice el experto—. Se trata de un concepto totalmente nuevo".

Es cierto que bajar de peso puede ayudar a prevenir los cálculos biliares. No obstante, si se pierde demasiado peso en muy poco tiempo es posible provocar el efecto contrario, porque los niveles de colesterol en la vesícula biliar aumentan, señala el Dr. Myers. Es más, si se reduce mucho la cantidad de alimentos consumidos la vesícula automáticamente estará menos activa y permitirá la acumulación de los sedimentos que pueden formar cálculos.

De acuerdo con los Institutos Nacionales para la Salud, una alimentación de menos de 860 calorías al día puede aumentar el riesgo de tener cálculos biliares. Si alguien decide contar sus calorías, un rango de entre 1,000 y 1,200 calorías al día le permitirá adelgazar sin hacerlo más propenso a los cálculos, opina el Dr. Dominic Nompleggi, Ph.D., profesor adjunto de Medicina y Cirugía en la Universidad de Massachusetts en Worcester.

Nota: Si no reconoce algún término en este capítulo, vea el glosario en la página 711.

CÁLCULOS RENALES
Remedios para estos rufianes de los riñones

Existe lo que es el dolor. Sigue el suplicio. Y más allá de todo eso están los cálculos renales.

De hecho sería más apropiado llamarlos "púas renales" porque estos cálculos, que están compuestos principalmente de sales minerales, a veces vienen tachonados de púas afiladas. Cuando los cálculos son pequeños es posible expulsarlos sin ni siquiera enterarse de su presencia. Sin embargo, los más grandes, que fluctúan entre el tamaño de la punta de una pluma hasta el de una goma de lápiz, causan un dolor atroz al avanzar desde el riñón a través de la uretra, el largo tubo por el que fluye la orina. El proceso de sacar un cálculo renal grande se ha comparado con el dolor del parto. Algunas mujeres afirman que es peor.

Existen varios tipos de cálculo renal. El más común es el hecho de calcio. Los expertos no están completamente seguros de por qué se forman los cálculos. No obstante, una cosa es cierta: la alimentación puede desempeñar un papel clave, según indica la Dra. Lisa Ruml, profesora adjunta de Medicina en el Centro Médico del Sudoeste de la Universidad de Texas en Dallas. La alimentación afecta al tipo y la cantidad de minerales que se acumulan en la orina. Estos minerales son los que en algunas personas conducen a la formación de cálculos.

Quizá el dato más importante sea el siguiente: si alguien ya ha tenido un cálculo renal es muy probable que se le forme otro. Por lo tanto hay que poner atención cuando el médico diga de qué tipo de cálculo se trató, ya que en eso se basan los cambios que deberán hacerse en la alimentación.

Los cálculos renales que mejor responden a los cambios en la alimentación son los de ácido úrico y los de calcio. Los cambios alimenticios descritos en las siguientes páginas se sugieren pensando principalmente en estos dos tipos de cálculos.

EL PODER DEL POTASIO

Una vez que se ha conocido el dolor de un cálculo renal nadie quiere repetir la experiencia. Por lo tanto, debe tratar de comer regularmente un puñado de orejones (albaricoques/chabacanos/damascos secos) o una papa al horno para defenderse contra los cálculos. Al igual que otras frutas y verduras estos alimentos son un poco alcalinos, lo cual ayuda a neutralizar los ácidos que forman los cálculos en el cuerpo.

El asunto funciona de la siguiente manera. Los alimentos alcalinos aumentan el nivel de un mineral llamado citrato en la orina. El citrato, según explica la Dra. Ruml, ayuda a evitar la formación de cálculos.

De acuerdo con la Dr. Ruml hay que incluir muchas frutas y verduras en la alimentación para aumentar el nivel de citrato. "Muchos de los alimentos ricos en citratos, como las frutas cítricas y las verduras, también son buenas fuentes de potasio", afirma la experta.

Otra forma de aumentar el nivel de estos citratos que disuelven los cálculos es beber más jugo de naranja (china). En un estudio realizado por el Centro Médico del Sudoeste de la Universidad de Texas en Dallas se dieron tres vasos de jugo de naranja al día a un grupo de hombres, y unos suplementos de potasio y citrato a otros. Los investigadores observaron que el jugo resultaba casi igual de eficaz que los suplementos. "Recomendamos beber por lo menos un litro (un poco más de 32 onzas) al día si hay cálculos, debido a su contenido de potasio y citrato", indica la Dr. Ruml.

UNA MANITA DEL MAGNESIO

El cuerpo está lleno de minerales entre los cuales el equilibrio se está ajustando constantemente. El consumo de alimentos ricos en magnesio puede ayudar a prevenir los cálculos, señala la Dra. Ruml, al reducir la presencia de otro mineral, el oxalato. El oxalato puede causar problemas porque es uno de los principales componentes de los cálculos renales.

El pescado, el arroz, el aguacate (palta) y el brócoli son alimentos ricos en magnesio. Un filete de 3 onzas (84 g) de hipogloso (*halibut*) preparado al horno o asado contiene 91 miligramos de magnesio, por ejemplo, el 23 por ciento de la Cantidad Diaria Recomendada (o *DV* por sus siglas en inglés). Media taza de arroz integral de grano largo cocido cuenta con 42 miligramos y una cabezuela de brócoli cocido tiene 43 miligramos, el 11 por ciento de la DV.

Existe una manera muy fácil de obtener más magnesio. Sólo hay que tomar un poco de leche semidescremada enriquecida. No obstante, si su médico personal recomienda restringir el consumo de productos lácteos no deben tomarse más de 8 onzas (240 ml) al día, advierte la Dra. Ruml.

Desde luego también es buena idea reducir la cantidad de oxalato en la alimentación, afirma la Dra. Ruml. Si alguien es propenso a los cálculos renales le conviene consumir sólo una ración a la semana de alimentos ricos en oxalato, como el té negro, el chocolate, el cacahuate (maní) y la espinaca.

LAS FACILIDADES DE LA FIBRA

Quienes deseen aprovechar todos los recursos disponibles también pueden incluir más fibra en su alimentación. En un estudio llevado a cabo por la Clínica de los Cálculos en el hospital Halifax Infirmary de Nueva Escocia, Canadá, se sometió a 21 personas a una alimentación diseñada para combatir los cálculos renales (baja en proteínas, calcio y oxalato). Después de 90 días continuaron con la misma estrategia pero agregaron 10 gramos (un poco más de ⅓ onza) de fibra dietética en forma de *biscuits* ricos en fibra. Si bien la alimentación original ayudó a reducir la cantidad de calcio en la orina, la fibra adicional redujo aún más la presencia de este mineral.

Los médicos todavía no están seguros de la eficacia de la fibra en el tratamiento o la prevención de los cálculos renales, agrega la Dra. Ruml. "Probablemente sea seguro decir que entre más alto el consumo de fibra, mayores probabilidades hay de retener el calcio y el oxalato en el intestino, lo cual reducirá los niveles urinarios de estos minerales", declara la doctora.

Otro dato más con respecto a la fibra: reducir la cantidad de calcio en la orina tal vez sea benéfico para las personas que tienen cálculos renales, pero no les conviene a quienes están tratando de prevenir la osteoporosis, una enfermedad en la que el bajo nivel de calcio les resta densidad a los huesos. "Es posible que algunas personas con cálculos renales sean propensas a sufrir osteoporosis", indica la Dra. Ruml. La recomendación más importante para las personas dadas a tener cálculos renales es consultar a su médico antes de incrementar su consumo de fibra considerablemente.

LA CONTROVERSIA DEL CALCIO

A veces se les indica a las personas con cálculos renales que reduzcan su consumo de alimentos ricos en calcio. No obstante, aún no se sabe con certeza si el consumo de grandes cantidades de calcio aumenta el riesgo de desarrollar cálculos. Unas investigaciones recientes indican lo contrario. En un estudio de casi 46,000 hombres realizado por Harvard se encontró que quienes consumían la mayor cantidad de calcio de hecho tenían la menor probabilidad de desarrollar cálculos. En otro estudio de Harvard, las mujeres que ingerían por lo menos 1,100 miligramos de calcio dietético al día enfrentaban un riesgo tres veces menor de desarrollar cálculos renales que las que consumían menos de 500 miligramos al día.

Algunas verduras, como el brócoli y las hojas de nabo, contienen un poco de calcio. Sin embargo, la manera más fácil de obtenerlo en cantidades adecuadas es a través de la leche y otros productos lácteos. Un vaso de leche descremada enriquecida con proteínas, por ejemplo, contiene 351 miligramos de calcio. Una taza de yogur bajo en grasa cuenta con 414 miligramos, y 1½ onzas (42 g) de queso *mozzarella* hecho de leche descremada tienen 270 miligramos.

Nota: Si no reconoce algún término en este capítulo, vea el glosario en la página 711.

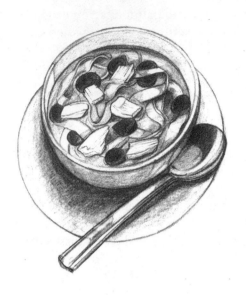

CALDO DE POLLO
Alimento para cuerpo y alma

Poderes curativos
Alivia la congestión nasal

Calma la irritación de las vías respiratorias

Ponga un pollo en una olla con agua, cebolla, zanahoria, granos de pimienta y un poco de sal. Hiérvalo hasta que se deshaga solo. Cuélelo y deseche la grasa. Déle el pollo y las verduras demasiado cocidas a una mascota hambrienta. Agregue un chile (ají o pimiento picante), medio diente grande de ajo y unas rodajas delgadas de limón al caldo y sírvalo bien caliente. Esta es la cura para el resfriado (catarro) común".

¿La receta tradicional de la abuelita? No precisamente. La redactó la Dra. Pauline M. Jackson, una psiquiatra del Centro Médico Luterano Gunderson en La Crosse, Wisconsin. Ella es una devota creyente en el poder tranquilizante del caldo de pollo. "Está caliente, sabe rico y le recuerda a uno a su mamá", dice.

No hace falta que una comisión de expertos venga a decirnos que el caldo de pollo nos tranquiliza cuando estamos enfermos. No obstante, las pruebas indican que no sólo calma los nervios. Según la Dra. Jackson, cuando los estornudos y los mocos de un resfriado u otro tipo de infección de las vías respiratorias superiores nos están atormentando, no hay mejor remedio que el caldo de pollo.

CÓMO RECUPERAR LA RESPIRACIÓN

El estudio científico clásico del caldo de pollo lo llevaron a cabo tres especialistas en enfermedades pulmonares en el Centro Médico Mount Sinai de Miami

Beach, Florida, en el año de 1978. Intrigados por el halo curativo que rodea al sabroso caldo, pusieron a 15 personas con resfriados a tomar caldo de pollo caliente, agua caliente o agua fría. Luego midieron la rapidez y facilidad con las que la mucosidad y el aire pasaban por las narices de los pacientes. El resultado fue que el caldo de pollo alivia la congestión nasal mejor que el agua, ya sea caliente o fría.

Es posible que el caldo de pollo alivie los síntomas del resfriado, según especularon los investigadores, porque el calor "aumenta la velocidad de las mucosidades nasales. . ." Dicho de otra manera, suelta los mocos y es posible que reduzca el tiempo que los gérmenes del resfriado permanezcan en la nariz, ayudándonos a que nos recuperemos más pronto.

Entonces, ¿por qué el agua caliente no alivió los resfriados igual de bien que el caldo de pollo? Es posible que el secreto curativo del caldo radique en sus deliciosos aroma y sabor, que "al parecer poseen otra sustancia que incrementa la velocidad de las mucosidades nasales", según informaron los investigadores. La naturaleza de esta sustancia sigue siendo un misterio.

En fechas más recientes, el Dr. Stephen Rennard, profesor de Medicina Interna en la Universidad de Nebraska en Omaha, puso a prueba un caldo de pollo preparado por su esposa de acuerdo con la receta que ella había heredado de su abuelita. Encontró que el caldo reducía la acción de los neutrófilos, los glóbulos blancos que son atraídos a las zonas de inflamación y que tal vez provoquen algunos de los síntomas comunes del resfriado, como la irritación de las vías respiratorias y la producción de mucosidad

En la cocina

Cuando un resfriado (catarro) ataca muchas veces se nos antoja un poco de caldo de pollo casero. ¿Pero quién va a tener ganas de levantarse de la camita caliente para prepararlo? No habrá necesidad de hacerlo si se prepara un poco y se congela antes de enfermarse.

El caldo no es difícil de preparar. Sólo hay que poner unas cuantas piezas de pollo despellejado en una olla grande, cubrirlas con agua fría, agregar una zanahoria, algo de cebolla, un diente de ajo y una hoja de laurel y hervirlo todo por unas cuantas horas. Finalmente se cuela y se deja que el caldo se enfríe.

Para disminuir la cantidad de grasa en el caldo se pone en recipientes poco profundos y se deja enfriar hasta por 2 horas. Luego se mete al refrigerador durante toda la noche. La grasa formará una delgada capa en la superficie que se podrá desprender sin ningún problema.

El caldo congelado se conserva hasta por seis meses. Es más práctico congelarlo en charolas de cubitos de hielo en lugar de recipientes grandes; los cubitos congelados se descongelan más rápido que los bloques grandes

Los investigadores también sospechan que el poder curativo del caldo de pollo radica en parte en el ave misma. El pollo contiene un aminoácido natural llamado cisteína, cuya composición química es similar a la de un fármaco llamado acetilcisteína, según afirma el Dr. Irwin Ziment, profesor de Medicina en la Universidad de California en Los Ángeles. Los médicos utilizan la acetilcisteína para tratar a los enfermos de bronquitis y otras infecciones respiratorias. "La acetilcisteína originalmente se derivaba de las plumas y la piel del pollo", comenta el Dr. Ziment.

Caldo picante de pollo con fideos

1 **paquete de 9 onzas (252 g) de fideo fresco tipo cabellos de ángel**

9 **tazas de consomé de pollo casero desgrasado**

6 **dientes de ajo, picados en trozos grandes**

1 **pedazo de jengibre fresco de 1½" (3.8 cm) de largo, sin pelar, picado en 2 o 3 trozos**

3 **pequeños chiles (ajíes o pimientos picantes) rojos secos**

8 **onzas (224 g) de pechuga de pollo deshuesada sin pellejo, picada en trozos pequeños**

4 **cebollines (cebollas de cambray), finamente picados**

POR PORCIÓN

calorías	**198**
grasa total	**3.7 g**
grasa saturada	**1.3 g**
colesterol	**28 mg**
sodio	**274 mg**
fibra dietética	**1.5 g**

Ponga la pasta en un tazón (recipiente) grande a prueba de calor. Vierta una cantidad suficiente de agua hirviendo sobre la pasta para cubrirla. Revuélvala suavemente con un tenedor para separar los fideos. Póngalos aparte.

Ponga el consomé, el ajo, el jengibre y los chiles en una cacerola grande. Deje que rompa a hervir a fuego alto. Baje el fuego a lento y deje que todo hierva suavemente por 10 minutos. Agregue el pollo y hiérvalo por 5 minutos, hasta que la carne ya no esté rosada al centro. Para ver si está cocida, corte un trozo a la mitad.

Escurra los fideos y agréguelos a la cacerola. Déjelos hervir por 1 ó 2 minutos, revolviéndolos con un tenedor, hasta que estén bien cocidos y calientes.

Saque el jengibre y los chiles del caldo y deséchelos. Sírvalo en platos hondos espolvoreado con el cebollín.

Para 6 porciones

Consejo de cocina: Si no tiene consomé de pollo preparado en casa, sustitúyalo por 6 tazas de consomé de lata desgrasado de sodio reducido y 3 tazas de agua.

Cómo maximizar sus poderes curativos

Manténgalo a la mano. Los efectos terapéuticos del caldo de pollo duran más o menos 30 minutos, de acuerdo con el estudio de Miami Beach. Por lo tanto es buena idea preparar una gran olla y tenerla a la mano para recalentar el caldo y tomarse una tacita en cuanto los síntomas empeoren nuevamente.

Las latas son menos latosas. Cuando es posible convencer a un cónyuge comprensivo de preparar una olla de aromático caldo casero hay que dejarse consentir. Sin embargo, según el Dr. Ziment en realidad no es obligatorio que el caldo se prepare en casa. El caldo de pollo de lata también ayuda a aliviar la congestión nasal. No obstante, no es tan eficaz como el caldo de pollo preparado en casa, por lo tanto es mejor tomar el caldo casero cuando tenga un resfriado.

Póngale picante. De acuerdo con el Dr. Ziment, el poder del caldo de pollo para despejar las vías respiratorias aumenta si se le agrega algún condimento picante como un diente de ajo, un chile picado o un poco de jengibre fresco rallado, por decir algo.

Nota: Si no reconoce algún término usado en este capítulo, vea el glosario en la página 711.

CÁNCER
Reductores de riesgo

El cáncer es una enfermedad aterradora porque sabemos que en muchos casos es mortal y hasta la fecha no tiene cura. Supuestamente hay hierbas y vitaminas que remedian este mal o terapias especiales o hasta curas síquicas que sólo conocen unos llamados "doctores" que probablemente no tengan ni la más mínima preparación médica. La verdad es que estas opciones no funcionan y son inventos de charlatanes que explotan a las personas desesperadas.

Nosotros no pretendemos engañarlo. Aquí no encontrará ningún alimento que lo curará si tiene cancer. En ese caso, lo mejor es consultar al médico. Sin embargo, esto no quiere decir que los alimentos no valen nada en la lucha contra este terrible mal. En este capítulo encontrará docenas de alimentos que usted puede empezar a comer *hoy mismo* para evitar varios tipos de cáncer. Todos están comprobados por investigaciones científicas serias realizadas en el mundo entero. Pero no hay que ser científico para probarlos. Tan sólo necesita seguir leyendo y luego salir de compras. Empecemos con unos aliados alimenticios que posiblemente no conozca: los fitonutrientes.

LOS FITONUTRIENTES POTENTES

Desde hace mucho tiempo, los investigadores saben que quienes comen más frutas, verduras y otros alimentos de origen vegetal tienen menos probabilidades de contraer cáncer que quienes se llenan de otros alimentos menos sanos. Sin embargo, hasta hace poco no sabían por qué. Ahora sí lo saben: los fitonutrientes ("fito" significa "planta" en griego), unas sustancias que sólo se encuentran en los alimentos, tienen el poder de impedir la formación del cáncer.

Las investigaciones demuestran, por ejemplo, que el brócoli contiene unos fitonutrientes llamados isotiocianatos, los cuales literalmente impiden que las células se vuelvan cancerosas. Un estudio realizado por la Universidad Johns Hopkins de Baltimore descubrió que los animales de laboratorio que habían recibido una pequeña cantidad de sulforafano (un tipo de isotiocianato) tenían sólo la mitad, más o menos, de probabilidades de desarrollar tumores de mama que los que no habían ingerido el compuesto.

También hay muchos fitonutrientes en los alimentos preparados con el frijol (habichuela) de soya, como el tofu, el *tempeh* y la leche de soya. Los alimentos de soya contienen un compuesto llamado genisteína, el cual inhibe el crecimiento de tumores al impedir que los vasos sanguíneos próximos a estos se extiendan. Es posible que este hecho ayude a explicar por qué las mujeres japonesas, que comen muchos alimentos de soya, tienen un menor índice de cáncer de mama que las mujeres de los Estados Unidos. Además, diversos estudios preliminares indican que los alimentos de soya posiblemente ayuden a reducir el riesgo de cáncer de la próstata en los hombres.

Debido a la larga tradición del ajo como alimento curativo, a nadie le sorprenderá que también es muy rico en fitonutrientes. Algunos de los más poderosos son los sulfuros alílicos, que al parecer ayudan a destruir las sustancias causantes de cáncer en el cuerpo. Un estudio realizado con casi 42,000 mujeres permitió a los investigadores de la Escuela de Salud Pública de la Universidad de Minnesota en Minneapolis descubrir que las que comían más de una ración semanal de ajo —un diente de ajo fresco o una rociada de ajo en polvo— tenían un 35 por ciento menos de probabilidades de sufrir cáncer del colon que las que no comían nada de ajo.

Armas antioxidantes

Todos los días su cuerpo es bombardeado una y otra vez por un ejército de moléculas dañinas conocidas como radicales libres. Se trata de moléculas de oxígeno que han perdido un electrón y se la pasan corriendo por todo su cuerpo con el fin de sustituir esta pérdida. Al robar electrones lastiman las células sanas y posiblemente inicien el proceso de formación del cáncer. (Para más información sobre los radicales libres, vea la página 591).

La naturaleza se adelantó a esta amenaza al llenar las frutas, las verduras y otros alimentos con antioxidantes, unos compuestos protectores que impiden la formación de los radicales libres o que los incapacitan antes de que hagan daño.

Los alimentos contienen muchos compuestos que funcionan como antioxidantes en el cuerpo, pero tres de los más estudiados (y poderosos) son el betacaroteno y las vitaminas C y E.

El betacaroteno es el pigmento que pinta muchas frutas y verduras de esos hermosos e intensos tonos de anaranjado y rojo. Sin embargo, no sólo existe por razones estéticas. Se ha demostrado que el betacaroteno provoca la liberación de células defensoras naturales, las cuales buscan y destruyen las células cancerosas antes de que estas tengan la oportunidad de hacer daño.

Docenas de estudios han mostrado que las personas que consumen mucho betacaroteno a través de su alimentación pueden reducir el riesgo de sufrir ciertos tipos de cáncer, sobre todo del pulmón, del tracto intestinal, de la boca y de las encías. No se requiere mucho betacaroteno para obtener estos beneficios. Las pruebas indican que entre 15 y 30 miligramos al día —la cantidad proporcionada por una o dos zanahorias grandes— probablemente sea todo lo que se necesita. El cantaloup (melón chino), la batata dulce (camote, *yam*, *sweet potato*), la espinaca y el *bok choy* son excelentes fuentes de betacaroteno.

Otro poderoso antioxidante es la vitamina C, que según se ha demostrado ayuda a prevenir la formación de compuestos causantes del cáncer en el tracto digestivo. Dentro del marco de un estudio importante, Gladys Black, Ph.D., profesora de Epidemiología en la Universidad de California en Berkeley, analizó docenas de investigaciones pequeñas que examinaban la relación entre la vitamina C y el cáncer. De los 46 estudios que revisó, 33 mostraban que entre más grande sea el consumo de vitamina C, menor es el riesgo de sufrir cáncer.

La Cantidad Diaria Recomendada (o *DV* por sus siglas en inglés) de la vitamina C es de 60 miligramos, cantidad muy fácil de obtener a través de los alimentos. Un pimiento (ají, pimiento morrón) verde, por ejemplo, contiene 66 miligramos de vitamina C, mientras que media taza de brócoli tiene 41 miligramos. El antioxidante que más armas despliega en la lucha contra el cáncer tal vez sea la vitamina E. Además de bloquear a los radicales libres, estimula el sistema inmunitario, ayudándolo así a rechazar el cáncer. También impide la formación de compuestos causantes del cáncer en el cuerpo.

La vitamina E es muy importante sobre todo para las mujeres en cuyas familias se han dado casos de cáncer de mama. Algunos investigadores de la Universidad Estatal de Nueva York en Buffalo descubrieron que las mujeres que consumían la mayor cantidad de vitamina E tenían un 80 por ciento menos de probabilidades de desarrollar cáncer de mama que las que consumían menos de este nutriente. Este efecto benéfico se observó incluso entre las mujeres en cuyas familias no se habían dado casos de cáncer de mama, puesto que las que más vitamina E consumían tenían un 40 por ciento menos de probabilidades de desarrollar esta enfermedad.

El único problema con la vitamina E es que es difícil de conseguir a través de la alimentación. Algunos aceites de cocina la contienen en abundancia, pero también son muy altos en grasa. Una manera menos grasosa de aumentar la cantidad de vitamina E en su alimentación es a través del germen de trigo. Un poco menos de 2 cucharadas de germen de trigo contienen más o menos 4 unidades internacionales de vitamina E, es decir, el 13 por ciento de la DV. Los cereales integrales, las legumbres, los frutos secos y las semillas también son buenas fuentes de vitamina E.

LA GRASA NOS ARRASA

Actualmente no queda ya ninguna duda de que una alimentación compuesta por papitas fritas, pizza, hamburguesas con queso y *donuts* (donas) —es decir, una alimentación con mucha grasa— aumenta enormemente el peligro de sufrir cáncer.

"Existe una cantidad gigantesca de pruebas que relacionan la grasa de la alimentación con diversos tipos de cáncer, sobre todo con el de mama, el del colon y el de la próstata", dice el Dr. Daniel W. Nixon, director asociado de prevención y control del cáncer en el Centro Hollings de Cáncer ubicado en Charleston, Carolina del Sur.

De acuerdo con el Dr. Keith Block, director médico del Instituto del Cáncer en el Hospital Edgewater de Chicago, Illinois, una alimentación alta en grasa aumenta la cantidad de radicales libres producidos por el cuerpo, los cuales no sólo dañan las células sanas sino también incrementan el daño causado al material genético del cuerpo. Además, una alimentación alta en grasa aumenta la cantidad de ácido biliar en el intestino, sustancia que el cuerpo utiliza para

Cómo calcular su consumo de calorías y grasa

Para calcular qué porcentaje de las calorías que usted consume a diario proviene de la grasa, primero tiene que fijarse en cuántas calorías y grasa consume a diario. Tendría que escoger un día que refleje su alimentación típica y apuntar en un cuadernito todo lo que come junto con la cantidad de calorías y grasa que cada comida o bebida contiene. Supongamos que calcule que consumió 2,000 calorías y 85 gramos de grasa en un día. Entonces tiene que calcular en cuántas calorías se traducen esos 85 gramos de grasa. Dado que cada gramo de grasa contiene 9 calorías, multiplique 85 por 9, lo cual es 765. Entonces ya sabe que consumió 2,000 calorías ese día y que 765 de esas calorías provinieron de la grasa. Muy bien, pero lo que nos interesa saber es qué porcentaje de sus calorías totales provinieron de la grasa. Para calcular esto se divide 765, las calorías de la grasa, entre 2,000, las calorías totales. Esto es igual a .38, o sea, un 38 por ciento. Quiere decir que el 38 por ciento de sus calorías diarias provienen de la grasa, lo cual dista mucho del ideal del 20 ó 25 por ciento.

Ahora bien, no le enseñamos todo esto para que lo haga usted mismo, sino para que entendiera de lo que están hablando los médicos cuando se trata de los porcentajes de grasa en la alimentación diaria. En vez de hacer todos estos cálculos complicados, usted sólo tiene que fijarse en su consumo de grasa a diario, apuntando o acordándose de la cantidad de grasa que contiene todo lo que come a diario. Todas las etiquetas de las comidas le dirán cuánta grasa contienen por porción. Luego, usando las tablas en las páginas 185 y 186, vea la cantidad de grasa que usted puede consumir según su peso y aún mantenerse en el nivel ideal en el que no más del 25 por ciento de las calorías que consume a diario provienen de la grasa.

digerir la grasa. El ácido biliar puede transformarse en compuestos causantes del cáncer dentro del mismo cuerpo, por lo cual el riesgo de sufrir cáncer del colon aumenta radicalmente cuando se consume un exceso de grasa.

Por último, una alimentación alta en grasa aumenta la cantidad de estrógeno y de testosterona producidos por el cuerpo. En cantidades grandes, estas hormonas llegan a provocar el crecimiento de tumores de mama y en la próstata.

Cierto estudio examinó a mujeres de 21 países, por ejemplo, y descubrió que cuando consumían mucha grasa (es decir, cuando un 45 por ciento de la calorías que ingerían a diario provenían de la grasa), tenían cinco veces más riesgo de desarrollar cáncer de mama, en comparación con las mujeres que sólo obtenían el 15 por ciento de sus calorías totales diarias de la grasa.

Basta con cortar una cantidad muy pequeña de grasa de su alimentación para obtener grandes beneficios. Los investigadores responsables de otro estudio observaron que las mujeres que consumen sólo 10 gramos de grasa menos al día reducen su riesgo de cáncer de los ovarios en un 20 por ciento.

Como parte de su programa contra el cáncer, el Instituto Nacional del Cáncer recomienda que no se obtenga más del 30 por ciento de las calorías que uno consume a diario de la grasa. "Sugiero reducir esto aún más, a entre el 20 y el 25 por ciento", advierte el Dr. Nixon.

(Para más información, vea las secciones "Cómo calcular su consumo de calorías y grasa", "Cuotas diarias de grasa para los hombres" y "Cuotas diarias de grasa para las mujeres" en las páginas 182, 185 y 186, respectivamente).

La manera más fácil de reducir su consumo de grasa sin cambiar su alimentación de cabo a rabo es reduciendo la cantidad de carne, lácteos y alimentos procesados que come, los cuales por lo común tienen un contenido muy alto de grasa. Según el Dr. Nixon, una vez que haya reducido estos alimentos, automáticamente empezará a comer una mayor cantidad de alimentos bajos en grasa, como verduras, cereales integrales y legumbres. Si sigue esta táctica de manera consistente, la cantidad de grasa en su alimentación descenderá a niveles más bajos en forma natural.

LA FIBRA FORTALECEDORA Y CUIDADORA

Durante mucho tiempo nadie tomó la fibra en serio. No es un nutriente. El cuerpo no la absorbe. De hecho, no parece servir para nada.

Las apariencias engañan. La fibra hace mucho más de lo que nos imaginábamos. "Una alimentación alta en fibra es esencial para reducir el riesgo de ciertos tipos de cáncer, sobre todo cáncer del colon", dice el Dr. Nixon.

Según explica el experto, la fibra combate el cáncer de varias maneras diferentes. Ya que es absorbente, se empapa de agua al avanzar por el tracto digestivo. El excremento se hace más grande, por lo cual avanza más rápido por el intestino. Entre más rápido se mueve el excremento, menos tiempo hay para que las sustancias perjudiciales que contiene dañen las células que forman las paredes del intestino.

Además, la fibra ayuda a atrapar las sustancias causantes del cáncer en el colon. Puesto que la fibra misma no es absorbida por el cuerpo, lo abandona junto con el excremento, llevándose las sustancias dañinas.

De acuerdo con los médicos del Instituto Nacional del Cáncer, se necesitan entre 20 y 35 gramos de fibra al día para mantener bajo el riesgo de sufrir cáncer. Tal vez suene como mucho, y lo sería si hubiera que comerla toda junta. Sin embargo, en vista de que muchos alimentos contienen al menos un poco de fibra, es relativamente fácil obtener una cantidad suficiente si se eligen los alimentos correctos.

Simplemente fíjese en comer más frutas y verduras —crudas y con cáscara, de ser posible, en lugar de peladas— de las que está comiendo en este momento. Si convierte esto en una costumbre, afirma el Dr. Keith Block, no tardará en obtener la mayor parte de la fibra que necesita.

Los frijoles, las verduras y los cereales integrales se encuentran entre las mejores fuentes de fibra. Si come una ración de cualquiera de estos alimentos

Cuotas diarias de grasa para los hombres

A continuación presentamos una lista de las cantidades máximas de grasa que los hombres deben comer según su peso para que no más del 25 por ciento de sus calorías diarias provengan de la grasa. Según las investigaciones, este porcentaje es el más saludable cuando se trata de prevenir el cáncer. Busque su peso en libras o kilogramos a la izquierda y vea cuántos gramos de grasa puede consumir al día para mantenerse en el nivel ideal. En cuanto ya sepa esto, sólo es cuestión de buscar la manera de controlar su consumo de grasa. El capítulo "Sobrepeso" le brindará una ideas buenas al respecto.

Peso (lb./kg)	Cuota de grasa (g)
130/59	40
140/63	44
150/68	46
160/72	49
170/77	53
180/81	55
190/86	60
200/90	62

Cuotas diarias de grasa para las mujeres

A continuación presentamos una lista de las cantidades máximas de grasa que las mujeres deben consumir según su peso para asegurar que su consumo de grasa no represente más del 25 por ciento de las calorías que consumen a diario; según los investigadores, el 25 por ciento es el porcentaje ideal para prevenir el cáncer. Busque su peso en libras o kilogramos a la izquierda y vea cuántos gramos de grasa puede consumir al día para mantenerse en ese nivel ideal. En cuanto ya sepa esto, sólo es cuestión de buscar la manera de controlar su consumo de grasa. El capítulo "Sobrepeso" le brindará una ideas buenas al respecto.

Si compara esta tabla con la de los hombres en la página 185, notará que los hombres pueden ingerir más grasa. Esto se debe a que generalmente pesan más y tienen más tejido muscular que las mujeres, lo cual los ayuda a quemar más grasa y calorías. Otra más de las travesuras que la Madre Naturaleza les ha hecho a las mujeres.

Peso (lb./kg)	Cuota de grasa (g)
110/50	29
120/54	31
130/59	36
140/63	38
150/68	40
160/72	42
170/77	44

varias veces al día, automáticamente su consumo de fibra aumentará a la cantidad necesaria. Media taza de frijoles colorados, por ejemplo, contienen 7 gramos de fibra, mientras que la misma cantidad de garbanzos tienen 5 gramos. En cuanto a las verduras, media taza de quimbombó (guingambó, calalú) cocido contiene 3 gramos de fibra, al igual que la misma cantidad de coles (repollitos) de Bruselas.

Otra fuente excelente de fibra son los cereales integrales. Da lo mismo que prefiera desayunar pan tostado de trigo integral (2 gramos de fibra por rebanada) o un plato de sémola cocida (*kasha*) que contiene aproximadamente 3 gramos por media taza. De ser posible, coma entre 6 y 11 raciones de cereales integrales al día. Un sándwich (emparedado), por cierto, cuenta como dos raciones. Cada rebanada de pan es una.

Nota: Si no reconoce algún término en este capítulo, vea el glosario en la página 711.

CANDIDIASIS VAGINAL
Cultivos curativos

Desde hace mucho tiempo ha corrido entre las mujeres la noticia de lo eficaz que es el yogur para acabar con la candidiasis vaginal. Los médicos lo dudaban, pero están a punto de cambiar de opinión.

En un estudio llevado a cabo por el Centro Médico Judío de Long Island en Nueva York, a las mujeres que con frecuencia sufrían de candidiasis se les recetó comer una taza diaria de yogur durante seis meses. Al finalizar el estudio, los investigadores encontraron que el índice de candidiasis vaginal había bajado en un *75 por ciento*.

El yogur utilizado para ese estudio contenía cultivos vivos de una bacteria llamada *Lactobacillus acidophilus*. Esta bacteria "amable" ayuda a controlar el crecimiento de hongos en los intestinos y la vagina, según explica Paul Reilly, un naturópata de Tacoma, Washington. El consumo de yogur ayuda a restablecer el ambiente natural de la vagina, por lo que es mucho menos probable que la candidiasis se repita, agrega el experto.

A la mayoría de las mujeres les bastará perfectamente con la cantidad de yogur utilizada en el estudio, o sea, una taza diaria, indica el Dr. Reilly. Tal vez el reto principal sea encontrar un yogur que contenga la bacteria *L. acidophilus*, ya que la mayoría de las marcas de yogur distribuidas a nivel nacional en los Estados Unidos cuentan con organismos de otro tipo. De hecho, aunque se logre encontrar en el supermercado un yogur que tenga la *L. acidophilus*, la concentración tal vez sea demasiado baja para que resulte eficaz. Lo mejor es comprar el yogur en una tienda de productos naturales, sugiere el Dr. Reilly. Por lo común cuentan con una buena selección.

LA PENICILINA DE LA NATURALEZA

Desde tiempos inmemoriales el ajo se ha utilizado para desinfectar las heridas, curar la disentería e incluso tratar la tuberculosis. Pues ahora puede anotarse otro triunfo. Las investigaciones sugieren que el ajo puede ayudar a curar la candidiasis vaginal y evitar que regrese.

El ajo contiene docenas de compuestos químicos, como el ajoene, la alicina-aliina y el sulfuro de dialilo, cuya fuerza contra las infecciones por hongos ha sido comprobada. En un estudio de laboratorio llevado a cabo por la Universidad Loma Linda de California, a unos animales que tenían candidiasis se les dio una solución salina inactiva o bien una solución hecha de extracto añejo de ajo. A los dos días, los animales del grupo de la solución salina seguían con la infección. Los del grupo del ajo, por el contrario, se habían librado totalmente del hongo.

Se ha demostrado que el ajo mata el hongo de la candidiasis mediante el contacto. Además, al parecer estimula la actividad de los neutrófilos y los macrófagos, unas células del sistema inmunitario que combaten las infecciones.

A los animales del estudio se les dio extracto añejo de ajo. No obstante, el ajo crudo también es eficaz, indica el Dr. Reilly. Para tratar y prevenir la candidiasis vaginal este experto recomienda comer entre varios dientes y una cabeza de ajo al día. No es preciso comérselo crudo para obtener los beneficios, agrega el naturópata. El ajo conserva algo de su fuerza cuando se cocina en el horno tradicional o de microondas o se sofríe también (salteado). No obstante, para que desarrolle su máxima eficacia hay que machacar o picar los dientes, ya que este proceso libera más compuestos activos.

Cómo estimular las defensas

Si bien las investigaciones aún son de tipo preliminar, las pruebas indican que un aumento en el consumo de alimentos que contienen betacaroteno y vitaminas C y E puede ayudar a prevenir la candidiasis vaginal.

Unos investigadores del Colegio de Medicina Albert Einstein en el Bronx observaron que las mujeres con candidiasis tenían una cantidad considerablemente menor de betacaroteno en sus células vaginales que las mujeres libres de esta infección. Los científicos especulan que las mujeres con un nivel más alto de betacaroteno tal vez sean más resistentes al hongo.

Los alimentos ricos en vitaminas C y E también pueden proteger contra este problema, afirma el Dr. Reilly. "Estas vitaminas estimulan el sistema inmunitario para que active células especializadas, las cuales representan una defensa fundamental contra cosas como los hongos", explica.

Es posible obtener mucho betacaroteno y vitamina C simplemente al disfrutar una amplia variedad de frutas y verduras. Sin embargo, la vitamina E se encuentra principalmente en los aceites vegetales. Para aumentar el consumo de vitamina E sin agregar mucha grasa a la alimentación, el Dr. Reilly recomienda varias raciones diarias de frutos secos y semillas, las cuales son ricas en vitamina E. El germen de trigo es una fuente aún mejor de vitamina E.

Un problema dulce

Los alimentos azucarados pueden convertirse en un verdadero problema para las mujeres que con frecuencia sufren de candidiasis vaginal. Al parecer los dulces les gustan tanto a los hongos como a nosotros, señala el Dr. Reilly.

Las investigaciones han demostrado que las mujeres que comen mucha miel, azúcar o melado (melaza) padecen con más frecuencia de candidiasis vaginal que las mujeres que consumen estos productos en menores cantidades. Tiene sentido, porque al comer azúcar se eleva la cantidad de azúcar en el torrente sanguíneo, lo cual crea un ambiente perfecto para que los hongos se desarrollen. A algunas mujeres incluso el azúcar natural de la fruta y la leche les puede causar problemas, según advierte la Dra. Carolyn DeMarco, una doctora con consulta privada en Toronto, Canadá.

"A las mujeres propensas a sufrir candidiasis vaginal les digo que piensen en reducir su consumo de frutas y que eviten los jugos de frutas por completo", señala la Dra. DeMarco.

Nota: Si no reconoce algún término en este capítulo, vea el glosario en la página 711.

Cantaloup
Perfecto para la presión y controla el colesterol

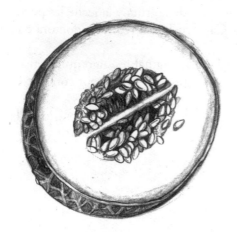

Poderes curativos

Baja la hipertensión (presión arterial alta) y el colesterol

Reduce el riesgo de sufrir enfermedades cardíacas

Disminuye el riesgo de tener cáncer

Previene las cataratas

Se está realizando un programa de concursos. La pregunta es la siguiente: "Por $10,000 dólares y un coche nuevecito, señale la diferencia entre un cantaloup y un melón chino".

El primer concursante sonríe y le da al timbre. "Ninguna", contesta.

Y luego se pone a brincar del gusto porque sabe algo que los otros concursantes ignoran. Un cantaloup y un melón chino son lo mismo. También sabe que el cantaloup —o el melón chino, según se prefiera— está llenito hasta el tope de sustancias curativas que ayudan a controlar la presión arterial, bajan el colesterol, mantienen la circulación de la sangre y protegen contra el cáncer.

"El cantaloup es una de las pocas frutas o verduras ricas tanto en vitamina C como en betacaroteno", indica John Erdman, Ph.D., coordinador del departamento de Ciencias de la Nutrición en la Universidad de Illinois en Urbana. Se ha demostrado que ambos compuestos antioxidantes protegen contra el cáncer, las enfermedades cardíacas y otras afecciones relacionadas con la edad, como las cataratas.

Mina de un mineral magnífico

Cuando se piensa en el cantaloup normalmente es para imaginarse una rica rebanada de pálido color naranja junto a un plato de cereal. No obstante, las personas cuya presión arterial está subiendo tal vez quieran disfrutar este alimento también a otras horas del día aparte del desayuno. El cantaloup es una excelente fuente de potasio, un mineral que puede ayudar a bajar la presión arterial, indica George Webb, Ph.D., profesor adjunto de Fisiología y Biofísica en la Universidad de Vermont en Burlington.

Medio cantaloup contiene 825 miligramos de potasio, lo cual equivale al 24 por ciento de la Cantidad Diaria Recomendada (o *DV* por sus siglas en inglés). "Se obtiene más potasio de medio cantaloup que de un plátano amarillo (guineo, banana)", afirma el Dr. Webb.

El cuerpo utiliza el potasio para ayudarse a eliminar el exceso de sodio, que en grandes cantidades puede causar una elevación en la presión arterial, explica el Dr. Webb. Entre más potasio se come más sodio se pierde y más debe bajar la presión arterial. Esto se aplica particularmente a las personas sensibles a la sal, agrega el experto.

En la cocina

Pocos alimentos tienen un aroma tan dulce como un cantaloup (melón chino) maduro (lo cual tal vez explique el apodo que se ha ganado en inglés, *muskmelon* o "melón almizclero"). Por otra parte, un cantaloup que no ha alcanzado su máxima madurez y frescura tiene un sabor muy poco interesante. A continuación le diremos qué hacer para escoger el mejor.

Confíe en su nariz. La manera tradicional de determinar la madurez de un cantaloup es dándole unos golpecitos. No obstante, el sentido del olfato es un juez más preciso. Un cantaloup maduro debe de tener una fragancia fuerte y dulce. Si no puede olerlo, olvídelo.

Fíjese en el tallo. No debe haber ninguno. Un cantaloup maduro contará sólo con un hoyito simétrico liso en el que alguna vez estuvo el tallo. Además, su pulpa cederá levemente a la presión.

Los investigadores a cargo de un amplio estudio internacional de más de 10,000 personas encontraron que el nivel más alto de potasio correspondía a la presión arterial más baja. Por el contrario, las personas con el nivel más bajo de potasio tenían una mayor probabilidad de sufrir una presión arterial más alta.

Además, diversos estudios demuestran que el potasio tal vez ayude a evitar que el colesterol lipoproteínico de baja densidad del cuerpo (o *LDL* por sus siglas en inglés), que es el peligroso, sufra los cambios químicos que lo hacen adherirse a las paredes de las arterias. "Hay pruebas de que una alimentación rica en potasio tiende a bajar el colesterol LDL y a elevar el colesterol *HDL* (lipoproteínico de alta densidad) 'bueno'", señala el Dr. Webb. También es posible que el potasio evite el endurecimiento de las arterias (arteriosclerosis) y la formación de coágulos sanguíneos, los cuales llegan a provocar infartos cardíacos o derrames cerebrales.

Un par de protectores

Tal como lo mencionamos antes, el cantaloup es una rica fuente de dos poderosos antioxidantes, la vitamina C y el betacaroteno. Los antioxidantes son unos compuestos que neutralizan los radicales libres, que son unas moléculas de oxígeno que dañan las células. Los radicales libres se dan en forma natural y se considera que causan los cambios celulares que pueden producir enfermedades cardíacas, cáncer y cataratas. (Para más información sobre los radicales libres, vea la página 591).

Al igual que el potasio, la vitamina C ayuda a mantener despejadas las arterias y a que la sangre fluya sin problemas al impedir que el colesterol LDL se oxide y se pegue en las paredes de las arterias. El cuerpo también utiliza la vitamina C para producir colágeno, una proteína que forma la piel y el tejido conjuntivo. El cantaloup es una excelente fuente de vitamina C, ya que una taza contiene 68 miligramos, el 113 por ciento de la DV.

El cantaloup también es una buena fuente de betacaroteno, el cual com-

---

Ensalada picante de cantaloup

1   **cantaloup (melón chino) mediano**

1   **chile jalapeño fresco (o bien de lata) pequeño, sin semillas y finamente picado (use guantes de plástico al tocarlo)**

2   **cucharadas de jugo fresco de limón verde (lima)**

1   **cucharada de menta (hierbabuena) fresca picada en trocitos**

⅛   **cucharadita de sal**

Corte el cantaloup a la mitad. Saque y tire las semillas. Corte cada mitad en 6 trozos en forma de cuña. Pele y pique en cubitos de ½" (1.2 cm). Ponga en un tazón (recipiente) mediano.

Agregue el chile, el jugo de limón verde, la menta y la sal. Revuelva.

Para 4 porciones

Consejo de cocina: Sirva como guarnición con pollo o pescado a la parrilla, o también con hamburguesas vegetarianas.

POR PORCIÓN

calorías	**56**
grasa total	**0.4 g**
grasa saturada	**0.1 g**
colesterol	**0 mg**
sodio	**83 mg**
fibra dietética	**1.4 g**

bate las enfermedades cardíacas y el cáncer. Medio cantaloup proporciona 5 miligramos de betacaroteno, más o menos la mitad de la cantidad recomendada por los expertos para el consumo diario.

Cómo maximizar sus poderes curativos

Más madurito es mejorcito. Entre más maduro el cantaloup, más betacaroteno contiene, indica el Dr. Erdman. Para saber si está maduro, hay que someterlo a la prueba de cargarlo y olerlo. Levante la fruta para ver si se siente pesada para su tamaño. Luego huélala para averiguar si está despidiendo un dulce aroma a almizcle. Si no huele a nada, no la compre.

Cómalo pronto. La vitamina C se descompone rápidamente por exposición al aire. Por eso es importante comer el cantaloup lo más pronto posible después de picarlo, advierte el Dr. Erdman, particularmente si la fruta se ha picado en trocitos, lo cual aumenta de forma considerable la cantidad de aire a la que está expuesta.

Nota: Si no reconoce algún término en este capítulo, vea el glosario en la página 711.

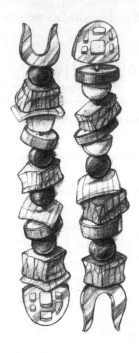

CARNES
Minas de minerales

Poder curativo
Previenen la anemia por insuficiencia de hierro

Fortalecen el sistema inmunitario

Previenen la anemia perniciosa

Por años los médicos nos han dicho que la carne es mala para la salud porque está vinculada con el colesterol elevado, la hipertensión y los problemas cardíacos. Por otra parte, hay dietas populares que recomiendan comer mucha carne para bajar de peso. ¿Entonces qué hacemos cuando estemos en el súper (colmado)? ¿Nos llevamos un jugoso bistec que quedaría perfecto encebollado o nos conformamos con el pollo porque supuestamente es una alternativa sana a la carne?

Aquí va nuestra solución a este dilema. Llévese el bistec pero compártalo con un familiar o amigo. Lo que sucede es que los investigadores han descubierto que la carne no es tan peligrosa como la habían pintado, siempre y cuando uno la consuma en cantidades moderadas. "Cantidades moderadas" se definen como 3 ó 4 onzas (84 ó 112 g). En cantidades mayores sí puede ser peligrosa y todo lo que dijeron antes sobre su relación con las enfermedades que mencionamos es muy cierto.

Y en lo que se refiere a la dieta de mucha carne, quizás le ayude a bajar de peso, pero ¿sabe qué? A la larga los estudios demuestran que las dietas en general no funcionan porque la gente se cansa de ellas y las deja para luego ganar todo el peso que perdió y algunas cuantas libras más. Además, ¿de qué le vale perder peso comiendo mucha carne si por otro lado está poniéndose en peligro de sufrir de colesterol alto, hipertensión y problemas cardíacos?

A fin de cuentas, para bajar de peso lo mejor es comer bien y hacer ejercicio sin recurrir a ninguna "dieta milagrosa". (Para más información sobre cómo perder peso con los alimentos adecuados, vea el capítulo "Sobrepeso" en la página 629).

Pues ya aclarado el asunto del peligro de la carne, a continuación exploraremos los beneficios que brinda a la salud.

Auxilio antianémico

La insuficiencia alimenticia más común en los Estados Unidos es la de hierro. Su principal síntoma es la fatiga, la causa número uno por la que la gente va con el médico.

La carne es una fuente importante de hierro, un mineral esencial para aumentar la capacidad de la sangre para transportar el oxígeno. Cuando las reservas de hierro del cuerpo se agotan, los glóbulos rojos se hacen más pequeños y a los pulmones les resulta más difícil enviar al resto del cuerpo el oxígeno que este necesita. La falta de oxígeno da por resultado una sensación de agotamiento.

"Sobre todo las mujeres no ingerimos cantidades suficientes de hierro —dice Susan Kleiner, R.D., Ph.D., dueña de High Performance Nutrition, una empresa dedicada al asesoramiento alimenticio ubicada en Mercer Island, Washington—. La principal razón es que, a diferencia de los hombres, solemos evitar los alimentos ricos en este mineral, como la carne roja". El problema se multiplica, indica la experta, porque las mujeres por lo general necesitan más hierro que los hombres para reemplazar el que se pierde cada mes durante el ciclo menstrual.

Además, las mujeres que hacen ejercicio corren un mayor peligro de sufrir anemia, advierte la Dra. Kleiner. Cuando el cuerpo está activo necesita más oxígeno y utiliza más hierro. Si le faltaba hierro para empezar, este se le acabará muy pronto mientras los músculos trabajan.

En cierto estudio, los investigadores pusieron a 47 mujeres inactivas a seguir un programa de ejercicios aeróbicos de intensidad moderada durante 12 semanas. Al cabo de sólo 4 semanas, todas ellas mostraron bajas importantes en sus reservas de hierro. La conclusión es evidente: si usted hace ejercicio, tiene más razón todavía para fijarse en la cantidad de hierro que consume.

Seguramente usted ya se estará preguntando qué tiene de especial la carne, ya que también es posible encontrar hierro en otros alimentos, como los cereales de caja enriquecidos, el tofu y los frijoles (habichuelas). O en lugares más fáciles todavía, como los suplementos de hierro.

Vamos a ver. En primer lugar, la carne tiene un contenido particularmente alto de este mineral. Una ración de 3 onzas (84 g) de bistec *top round*, por ejemplo, contiene 3 miligramos de hierro, cantidad que corresponde al 20 por ciento de la Asignación Dietética Recomendada (o *RDA* por sus siglas en inglés)

En la cocina

En las cocinas saludables, las carnes magras (bajas en grasa) como la espaldilla de res (*flank steak*) y el lomo de cerdo (*pork loin*) han sustituido por completo los cortes altos en grasa. Sin embargo, para que queden realmente buenas hay que darles un trato especial.

"Debido a su bajo contenido de grasa, las carnes magras a veces quedan muy secas y duras si no las sabe preparar correctamente", explica Michael Hughes, gerente del Rancho Flecha Rota, un distribuidor de carne de caza ubicado en Ingram, Texas.

Sin embargo, la tarea no es imposible. Para asegurar que la carne siempre le quede suave y llena de sabor, observe las siguientes indicaciones.

- Empiece con un adobo (escabeche, marinado). Al adobar (remojar) la carne magra en el refrigerador durante varias horas antes de prepararla, se intensifica su sabor y se agrega un poco de líquido acompañante, el cual evita que la carne se seque durante el proceso de cocción.
- Hiérvala a fuego lento. Olvídese de asar un corte magro de res a la parrilla o en el horno, así como de cualquier otro método de cocción en seco. La carne simplemente no contiene una cantidad suficiente de grasa para que esto dé buenos resultados. En el caso de los cortes magros, lo mejor es estofarlos o hervirlos a fuego lento.

para las mujeres y del 30 por ciento de la RDA para los hombres. Una ración de 3 onzas de filete de cerdo (*tenderloin*), por su parte, contiene 1 miligramo de hierro, o sea, el 7 por ciento de la RDA para las mujeres y el 10 por ciento de la RDA para los hombres.

Es cierto que algunos alimentos de origen vegetal contienen bastante hierro. Una papa al horno, por ejemplo, proporciona 3 miligramos. El problema es que al cuerpo le resulta más difícil absorber el hierro obtenido en esta forma que el de la carne.

El hierro de la carne contiene un compuesto llamado hemo. El cuerpo es capaz de absorber hasta un 15 por ciento más de este tipo de hierro que del hierro no hemo, el cual se encuentra en los alimentos de origen vegetal. Además, el hierro hemo obtenido de la carne ayuda al cuerpo a absorber el del otro tipo, de manera que se logra la máxima absorción posible de hierro de todos los alimentos, explica la Dra. Kleiner.

APORTACIÓN INMUNITARIA

El sistema inmunitario tiene la tarea de asegurar que su cuerpo pueda cumplir con sus deberes cotidianos. El cinc, a su vez, tiene la función de asegurar que su sistema inmunitario cumpla con esa tarea. Si usted sufre una falta de este importante mineral, su sistema inmunitario tendrá mayores problemas para combatir las infecciones, los resfriados (catarros) y otros enemigos de la salud.

Al igual que en el caso del hierro, el cinc se encuentra en otros alimentos aparte de la carne, como los cereales integrales y el germen de trigo. No obstante, de nueva cuenta le cuesta más trabajo al cuerpo extraer este mineral de las fuentes de origen vegetal, explica la Dra. Kleiner; por el contrario, el cinc de la carne se absorbe fácilmente.

Si incluye un poco de carne en su alimentación, le será fácil cubrir la Cantidad Diaria Recomendada (o *DV* por sus siglas en inglés) de 15 miligramos de cinc. Tres onzas de bistec *top round*, por ejemplo, proporcionan 5 miligramos de cinc, más o menos la tercera parte de la DV de este mineral imprescindible para la salud.

LO MEJOR DE LAS VITAMINAS B

Para la mayoría de nosotros no presenta ningún problema cubrir nuestra necesidad de vitamina B_{12}. (La DV son 6 microgramos). Si usted come regularmente diversos tipos de carne, incluyendo la de ave, pescado, huevos o productos lácteos, casi es posible asegurar que la obtiene en cantidades suficientes.

Sin embargo, si usted no consume estos alimentos —y muchos "veganos" o vegetarianos estrictos no lo hacen— podría tener problemas de salud en algún momento. La insuficiencia de vitamina B_{12} puede tener como consecuencia

(continúa en la página 200)

Pautas para parrillarla

Los alimentos preparados a la parrilla saben riquísimos, pero desde hace mucho tiempo los investigadores se preocupan por los efectos que este método de cocción puede tener en la salud. Cuando la carne se prepara a la parrilla, el problema es que algunos de los compuestos que contiene se convierten en aminas heterocíclicas, las cuales posiblemente aumenten el peligro de contraer cáncer.

Afortunadamente no es necesario que deje abandonada su parrilla para evitar este peligro. De acuerdo con algunos investigadores, la solución se resume en una sola palabra: adobo. En un estudio, unos medallones de pechuga de pollo fueron adobados con una mezcla de aceite de oliva, azúcar morena (mascabado), mostaza y otras especias antes de ponerlos en la parrilla. Incluso cuando la carne sólo se había pasado brevemente por esta mezcla, su contenido de compuestos peligrosos se redujo en un 90 por ciento en comparación con la carne no adobada asada en la misma forma.

Los mejores cortes

Es cierto que la carne puede formar una parte importante de una alimentación saludable. Sin embargo, sólo hay que comprar los cortes suficientemente bajos en grasa; o sea, no más del 25 al 30 por ciento de sus calorías deben provenir, de preferencia, de la grasa. Hemos incluido en esta tabla algunos tipos de carne (y varios cortes) que tal vez quiera probar. Sólo se mencionan los nutrientes que cubren más del 10 por ciento de la Cantidad Diaria Recomendada (o *DV* por sus siglas en inglés). Toda la información alimenticia se refiere a raciones de 3 onzas (84 g).

Carne de res
Eye of round

Calorías	143
Grasa	4 gramos
Calorías de grasa	26 por ciento
Vitamina B_{12}	2 microgramos (33 por ciento de la DV)
Cinc	4 miligramos (27 por ciento de la DV)
Hierro	2 miligramos (20 por ciento de la RDA para hombres y 13 por ciento para mujeres)
Niacina	3 miligramos (15 por ciento de la DV)
Vitamina B_6	0.3 miligramos (15 por ciento de la DV)

Top Round

Calorías	153
Grasa	4 gramos
Calorías de grasa	25 por ciento
Riboflavina	0.2 miligramos (33 por ciento de la DV)
Potasio	376 miligramos (33 por ciento de la DV)
Hierro	3 miligramos (30 por ciento de la RDA para hombres y 20 por ciento para mujeres)
Niacina	5 miligramos (25 por ciento de la DV)

Vitamina B_6	0.5 miligramos (25 por ciento de la DV)
Vitamina B_{12}	2 microgramos (12 por ciento de la DV)
Cinc	5 miligramos (11 por ciento de la DV)

Pork tenderloin

Calorías	141
Grasa	4 gramos
Calorías de grasa	26 por ciento
Tiamina	0.8 miligramos (53 por ciento de la DV)
Vitamina B_6	0.4 miligramos (20 por ciento de la DV)
Niacina	4 miligramos (20 por ciento de la DV)
Cinc	3 miligramos (20 por ciento de la DV)
Riboflavina	0.3 miligramos (18 por ciento de la DV)
Potasio	457 miligramos (13 por ciento de la DV)
Hierro	1 miligramo (10 por ciento de la RDA para hombres y 7 por ciento para mujeres)

Pierna de cordero

Calorías	159
Grasa	5 gramos
Calorías de grasa	29 por ciento

Niacina	14 miligramos (70 por ciento de la DV)
Cinc	7 miligramos (47 por ciento de la DV)
Vitamina B_{12}	2 microgramos (33 por ciento de la DV)

Venado

Calorías	134
Grasa	3 gramos
Calorías de grasa	18 por ciento
Hierro	4 miligramos (40 por ciento de la RDA para hombres y 27 por ciento para mujeres)
Niacina	6 miligramos (30 por ciento de la DV)
Riboflavina	0.5 miligramos (29 por ciento de la DV)
Tiamina	0.2 miligramos (13 por ciento de la DV)
Cinc	2 miligramos (13 por ciento de la DV)

Uapití (*elk*)

Calorías	124
Grasa	2 gramos
Calorías de grasa	12 por ciento
Hierro	3 miligramos (31 por ciento de la RDA para hombres y 21 por ciento para mujeres)
Cinc	3 miligramos (20 por ciento de la DV)

Pierna de ternera

Calorías	128
Grasa	3 gramos
Calorías de grasa	20 por ciento
Niacina	9 miligramos (45 por ciento de la DV)

Cinc	3 miligramos (20 por ciento de la DV)
Riboflavina	0.3 miligramos (18 por ciento de la DV)
Vitamina B_{12}	1 microgramo (17 por ciento de la DV)
Vitamina B_6	0.3 miligramos (15 por ciento de la DV)

Alce americano (*moose*)

Calorías	114
Grasa	1 gramo
Calorías de grasa	6 por ciento
Hierro	4 miligramos (40 por ciento de la RDA para hombres y 27 por ciento para mujeres)
Niacina	5 miligramos (25 por ciento de la DV)
Cinc	3 miligramos (20 por ciento de la DV)

Bisonte/búfalo

Calorías	122
Grasa	2 gramos
Calorías de grasa	15 por ciento
Hierro	3 miligramos (30 por ciento de la RDA para hombres y 20 por ciento para mujeres)
Cinc	2 miligramos (13 por ciento de la DV)

Emú

Calorías	103
Grasa	3 gramos
Calorías de grasa	23 por ciento
Hierro	4 miligramos (40 por ciento de la RDA para hombres y 27 por ciento para mujeres)

una afección sanguínea rara y a veces mortal llamada anemia perniciosa. Esta enfermedad provoca fatiga, pérdida de la memoria y otros problemas neurológicos. Lo peor es que muchas veces el afectado no se da cuenta de que existe un problema hasta que el mal ya está bastante avanzado.

"La anemia perniciosa se desarrolla muy lentamente y puede tardar hasta siete años en manifestarse —dice la Dra. Kleiner—. En vista de que uno de sus síntomas es el deterioro de las funciones mentales, muchas personas ni siquiera se dan cuenta de que están enfermos. A veces se tarda mucho en arreglar este problema y los daños pueden ser irreversibles, sobre todo en los niños".

La manera más fácil de obtener cantidades suficientes de vitamina B_{12} es mediante el consumo regular de pequeñas raciones de carne o de otros alimentos de origen animal, indica la Dra. Kleiner. Si usted es un vegano y se ve obligado a conseguir su vitamina B_{12} de otros alimentos, es muy importante que tome un suplemento diario o que coma alimentos hechos con soya, como *tempeh* o miso, los cuales tienen un alto contenido de este nutriente. Además, muchos cereales, pastas y otros alimentos procesados se venden enriquecidos con vitamina B_{12}, señala la doctora.

La mayoría de las carnes también proporcionan las otras vitaminas B. Por lo general contienen entre el 10 y el 20 por ciento de la DV de las vitaminas del complejo B: riboflavina (esencial para la reconstrucción de los tejidos), vitamina B_6 (necesaria para el sistema inmunitario), niacina (imprescindible para la piel, los nervios y la digestión) y tiamina (ayuda al cuerpo a convertir el azúcar sanguínea en energía).

Cómo maximizar sus poderes curativos

Compre carne de ganado "libre". En opinión de algunos expertos, si se pretende comer carne con fines curativos, la mejor es la que se obtiene de animales de granja, o *free-range* en inglés. Esta carne proviene de un ganado al que se le permitió andar libre, en lugar de permanecer encerrado en espacios muy pequeños. Los animales no viven apretujados y por lo general los ganaderos usan menos antibióticos y omiten por completo las hormonas de crecimiento, explica la Dra. Kleiner.

"Es cierto que siempre voy a recomendar la carne orgánica libre de sustancias químicas. Sin embargo, también es cierto que sale más cara. Si no la puede consumir porque cuesta más, olvídese de las sustancias químicas y coma la carne normal, por los nutrientes que ofrece", aconseja la Dra. Kleiner. "A la larga esto es lo más importante".

Agregue un poco de variedad. Las investigaciones sobre los beneficios que la carne ofrece para la salud por lo común se concentran en los cortes magros de carne de res. Sin embargo, los expertos sugieren que no nos limitemos sólo a estos. Otros tipos de carne, como la de cerdo y la de cordero, también son importantes para una alimentación sana. "De la misma manera en que se debe comer una amplia variedad de granos y verduras, también hay que comer distintos tipos de carne para asegurarse de obtener todos los nutrientes que nos puedan ofrecer", recomienda la Dra. Kleiner.

También puede ser buena idea experimentar un poco y probar la carne de caza. Muchas personas opinan que la carne de caza, como el venado, es más sabrosa que las carnes más comunes, como la de res. Además, por lo general es mucho más magra —menos del 18 por ciento de sus calorías provienen de la grasa—, pero proporciona la misma cantidad de vitaminas B y minerales. En cambio, en un corte magro de carne de res, como un bistec del corte *top round*, el 34 por ciento de las calorías provienen de la grasa.

Nota: Si no reconoce algún término en este capítulo, vea el glosario en la página 711.

Piernas de cordero en salsa de tomate con naranja

4 piernas de cordero de 12 onzas (336 g) cada una

1 lata de 16 onzas (448 g) de tomates machacados

1 cucharada de ajo picado en trocitos

1 naranja (china)

2 cucharadas de menta (hierbabuena) fresca picada muy fina

¼ cucharadita de sal

POR PORCIÓN

calorías	**270**
grasa total	**12.2 g**
grasa saturada	**5.1 g**
colesterol	**96 mg**
sodio	**482 mg**
fibra dietética	**2.4 g**

Rocíe un caldero (caldera) de hierro para asar (*Dutch oven*) con aceite antiadherente en aerosol y ponga a fuego mediano. Agregue la carne y fría durante 10 minutos, volteando las piernas según sea necesario, hasta que estén levemente doradas por todos lados. Agregue los tomates, 1 taza de agua y el ajo.

Ralle la cáscara de la naranja y agregue al caldero. Exprima y agregue el jugo al caldero. Deje que rompa a hervir suavemente.

Tape, reduzca el fuego a bajo y cocine de 2 a 3 horas, hasta que la carne esté tan suave que se desprenda fácilmente del hueso.

Agregue la menta y la sal. Deje que hierva de 1 a 2 minutos para que se sazone.

Para 4 porciones

Consejo de cocina: Sirva las piernas de cordero con pasta, arroz, cuscús o papas calientes.

Carne de cerdo con rábano picante y manzanas

12 onzas (336 g) de filete de cerdo (*tenderloin*) al que se ha quitado toda la grasa

2 manzanas medianas

2 cucharadas de harina de trigo sin blanquear

1 taza de jugo de manzana (*apple cider*)

1 cucharada de rábano extrapicante (*horseradish*)

POR PORCIÓN

calorías	**218**
grasa total	**6.3 g**
grasa saturada	**2.2 g**
colesterol	**52 mg**
sodio	**38 mg**
fibra dietética	**1.6 g**

Corte la carne horizontalmente en rebanadas de ¼" (6 mm) de grosor. Saque el centro a las manzanas y corte en rodajas delgadas.

Rocíe una sartén antiadherente grande con aceite antiadherente en aerosol y ponga a fuego mediano-alto. Agregue la carne y fría durante 2 minutos o hasta que el lado inferior esté levemente dorado. Voltee y fría de 2 a 3 minutos, hasta que ambos lados estén levemente dorados y la carne esté bien cocida. Introduzca la punta de un cuchillo afilado en un trozo de carne para ver si ya está bien cocida. En cuanto lo esté, ponga la carne en un plato limpio y deje aparte.

Baje el fuego a mediano. Agregue las manzanas y fría de 3 a 4 minutos, revolviendo de vez en cuando, hasta que empiecen a dorarse levemente. Espolvoree con la harina y siga friendo, revolviendo las manzanas para recubrirlas de manera uniforme.

Agregue el jugo de manzana. Cocine de 3 a 4 minutos, sin dejar de revolver, hasta que la salsa se espese. Agregue el rábano picante y revuelva. Reparta las manzanas y la salsa sobre la carne.

Para 4 porciones

Carne de res con espinacas

1 **libra (448 g) de *eye of round* de res al que se ha quitado toda la grasa**

1 **cucharada de maicena**

2 **cucharaditas de aceite de *canola***

2 **cucharaditas de jengibre fresco rallado**

1 **cebolla pequeña, picada en rodajas finas**

1 **bolsa de 6 onzas (168 g) de espinacas, lavadas y sin tallos**

⅓ **taza de consomé de res sin grasa**

2 **cucharadas de *catsup* (*ketchup*)**

Pimienta negra molida

POR RACIÓN

calorías	**207**
grasa total	**7.6 g**
grasa saturada	**2.1 g**
colesterol	**61 mg**
sodio	**263 mg**
fibra dietética	**1.6 g**

Corte la carne de manera trasversal en rebanadas muy delgadas. Ponga en un tazón (recipiente) mediano. Agregue la maicena y mezcle bien.

Ponga el aceite a calentar a fuego mediano-alto en un *wok* o en una sartén grande, hasta que casi humee. Agregue la carne y el jengibre. Fría y revuelva constantemente durante 2 minutos, hasta que la superficie de la carne ya no esté rosada. Pase a un plato.

Ponga la cebolla en el *wok* o la sartén; fría y revuelva constantemente de 1 a 2 minutos al estilo asiático, hasta que esté suave. Agregue las espinacas; fría y revuelva constantemente durante 30 segundos, hasta que apenas se marchiten.

Ponga el consomé de res y la *catsup* en un tazón pequeño y revuelva. Agregue al *wok* o la sartén. Agregue la carne. Fría y revuelva constantemente de 2 a 3 minutos, hasta que la salsa esté bien caliente y recubra perfectamente la carne y las verduras. Sazone con pimienta al gusto.

Para 4 porciones

Consejo de cocina: Sirva con arroz o pasta.

CAROTENOIDES
Colores para su corazón

Poderes curativos

Bajan el colesterol

Reducen el riesgo de sufrir enfermedades cardíacas y cáncer

Todos los grandes *chefs* saben que comemos primero con los ojos. Por eso se esfuerzan tanto con la presentación de sus creaciones culinarias y aprovechan los vivos colores de las verduras para hacer más atractivos sus platos.

La colorida cosecha de la naturaleza les ha dado muchas opciones en este sentido: algunas hojas frescas de lechuga verde esmeralda, trozos de tomate de lustroso color escarlata, palitos de zanahoria de un anaranjado brillante. Y durante mucho tiempo a eso se limitó el papel de las verduras: a dar un toque de color a los espacios vacíos entre la carne y las papas.

Ahora sabemos que existe una mejor razón para incluir verduras en un plato. Los carotenoides, según se llaman los pigmentos que pintan las frutas y las verduras de alegres colores, no sólo adornan, pueden salvarnos la vida.

Los investigadores han descubierto que quienes comen la mayor cantidad de verduras amarillas, anaranjadas y rojas ricas en carotenoides, como la calabaza (calabaza de Castilla), la batata dulce (camote, *yam*, *sweet potato*), la sandía y el pimiento (ají, pimiento morrón) rojo, corren mucho menos peligro de morir de enfermedades cardíacas y cáncer. Lo mismo sucede con las verduras de hoja verde oscura, como la espinaca y la col rizada. (La clorofila que contienen tapa los matices más claros de los carotenoides).

¿Cómo es posible que un simple colorante alimenticio haga tanto bien? Como sucede frecuentemente en el mundo de la nutrición, la causa radica en la química. Nuestros cuerpos se encuentran expuestos a los constantes ataques de los radicales libres, unas moléculas de oxígeno que han perdido un electrón y andan corriendo por el cuerpo tratando de robarles electrones a las células saludables. Con el tiempo este proceso causa daños internos a los tejidos en todo el cuerpo, lo cual puede producir enfermedades cardíacas, cáncer y otros muchos males graves. Los carotenoides de las verduras neutralizan los radicales libres al ofrecerles sus propios electrones. Esto detiene el proceso de destrucción e impide que las células del cuerpo sufran daños.

"Los carotenoides definitivamente parecen ser importantes para prevenir las enfermedades —comenta el Dr. Dexter L. Morris, Ph. D., profesor adjunto y subcoordinador del departamento de Medicina de Urgencia de la Universidad de Carolina del Norte en Chapel Hill—. La mejor forma de obtenerlos es comiendo entre cinco y nueve raciones de frutas y verduras al día. De esta manera se asegura el consumo de una amplia variedad de estos compuestos en las cantidades pretendidas por la naturaleza". (Para más información sobre los radicales libres, vea la página 591).

Existen más de 500 carotenoides, aunque sólo entre 50 y 60 se encuentran en los alimentos comunes. Los carotenoides clave que se han identificado hasta ahora son el alfacaroteno, el betacaroteno, el gamacaroteno, la betacriptoxantina, la luteína, el licopeno y la zeaxantina, pero los científicos siguen investigando otros.

Carotenoides de 24 quilates

Todas las verduras de color amarillo vivo, anaranjado y rojo contienen generosas cantidades de carotenoides. Lo mismo sucede con las verduras de hoja verde oscura, como la espinaca y la col rizada. Las siguientes son algunas de las mejores fuentes alimenticias para estos compuestos curativos.

Cantaloup (melón chino)
Zanahoria
Col rizada
Verdura de hoja verde
Naranja (china)
Melocotón (durazno)
Calabaza (calabaza de Castilla)
Espinaca
Batata dulce (camote, *yam, sweet potato*)
Tomate

CAROTENOIDES PARA EL CORAZÓN

La gente se lanzó a la guerra contra el colesterol desde que los médicos primero pronunciaron las palabras "endurecimiento de las arterias". Además de evitar los alimentos altos en grasa, es posible ayudarse a ganar esta guerra mediante el consumo diario de frutas y verduras ricas en carotenoides, como batatas dulces, espinacas y cantaloup (melón chino).

Los carotenoides ayudan a mantener sano el corazón al impedir que el peligroso colesterol lipoproteínico de baja densidad (o *LDL* por sus siglas en inglés) se oxide y se adhiera a las paredes de las arterias. Los estudios científicos demuestran que las personas con altos niveles de carotenoides enfrentan un riesgo mucho menor de sufrir enfermedades cardíacas que quienes no los consumen.

Unos investigadores de la Universidad Johns Hopkins de Baltimore, Maryland, encontraron que los fumadores que ya habían padecido un ataque cardíaco tenían menos probabilidad de sufrir otro si mantenían un alto nivel de cuatro importantes carotenoides en su sangre: betacaroteno, luteína, licopeno y zeaxantina.

CONTROLADORES DEL CÁNCER

El mismo proceso mediante el cual los carotenoides protegen el cuerpo contra las enfermedades cardíacas también parece ser eficaz contra el cáncer. Los investigadores opinan que al neutralizar los radicales libres los carotenoides pueden impedir daños al ADN, el material genético que controla el comportamiento de las células.

Los investigadores de la Universidad de Arizona en Tucson a cargo de un estudio hallaron que las dosis elevadas de betacaroteno —aproximadamente 30 miligramos— tienen la capacidad de hacer que disminuyan de tamaño las lesiones precancerosas en la boca, en algunos casos hasta en un 50 por ciento.

"Hay varios estudios que han dado los mismos resultados recientemente —comenta el Dr. Harinder Garewal, Ph.D., director adjunto de prevención y control del cáncer en el Hospital del Departamento para Veteranos y especialista en cáncer en el Centro para el Cáncer de la Universidad de Arizona en Tucson—. Estos hallazgos son importantes porque sugieren que se puede hacer algo para revertir la aparición del cáncer".

Otro carotenoide que parece combatir el cáncer es el licopeno, el pigmento que les da su tono encarnado a los tomates y que también se encuentra en la sandía, la guayaba y la toronja (pomelo) rosada. Unos investigadores de la Escuela de Salud Pública de Harvard descubrieron que en las personas que comían un mínimo de 10 raciones semanales de alimentos basados en el tomate el riesgo de sufrir cáncer de la próstata disminuía en un 45 por ciento. Quienes sólo comían de cuatro a siete raciones a la semana —menos de una diaria— aún se beneficiaban, pues su riesgo bajaba en un 20 por ciento. Y no hacía falta comer tomates enteros. La pizza, el jugo de tomate y otros alimentos basados en el tomate también los protegían.

Las pruebas indican claramente, pues, que las personas que obtienen la mayor cantidad de carotenoides a través de la alimentación tienden a enfermarse menos de cáncer. Sin embargo, no está muy claro el caso de los suplementos.

Cuando unos investigadores pusieron a prueba la eficacia de los suplementos de betacaroteno, por ejemplo, hallaron que este compuesto no era eficaz para impedir el cáncer. De hecho, algunos estudios han demostrado que los suplementos de betacaroteno posiblemente aceleren la enfermedad.

"Hay pruebas muy contundentes de que sabemos menos de lo que creíamos", afirma el médico Walter Willett, Dr. P.H., profesor de Epidemiología en la Universidad Harvard en Cambridge, Massachusetts. Es posible que los su-

Guiso (estofado) de *butternut squash*, col rizada y tomate

1   ***butternut squash* pequeño**

1   **cucharada de aceite de oliva**

1   **cucharada de ajo picado en trocitos**

1   **lata de 16 onzas (448 g) de tomates enteros (con jugo)**

½   **taza de agua**

8   **onzas (224 g) de col rizada**

1   **cucharada de salvia (*sage*) fresca picada**

1   **cucharada de albahaca fresca picada**

POR PORCIÓN

calorías	**134**
grasa total	**4.1 g**
grasa saturada	**0.6 g**
colesterol	**0 mg**
sodio	**207 mg**
fibra dietética	**6.2 g**

Pique el *squash* 3 ó 4 veces con un cuchillo afilado. Cocine en el horno de microondas en alto de 2 a 3 minutos, volteándola una sola vez, o hasta que el *squash* apenas comience a suavizarse bajo la piel. Oprima con el pulgar para determinar su consistencia. Pique el *squash* cuidadosamente en cuartos. Saque y tire las semillas. Pele y tire las peladuras. Pique el *squash* en trozos de 1" (2.5 cm).

Ponga el aceite a calentar en una sartén grande a fuego mediano. Agregue el ajo y fría durante 20 segundos o hasta que suelte su aroma. Agregue el *squash*, los tomates (con su jugo) y el agua.

Tape y baje el fuego a mediano-lento. Cocine de 25 a 30 minutos, hasta que el *squash* esté suave pero no se deshaga. Para saber si está cocido, introduzca la punta de un cuchillo afilado en un trozo de *squash*. De ser necesario agregue más agua para evitar que el *squash* se pegue. Parta los tomates en trozos más pequeños con el dorso de una cuchara grande.

Enjuague la col rizada y separe las hojas de los tallos gruesos. Pique las hojas en trozos grandes y agregue a la sartén. Añada la salvia y la albahaca. Cocine de 3 a 4 minutos o hasta que la col se suavice.

Para 4 porciones como plato principal

Consejo de cocina: Sirva con arroz integral o quinua (vea la página 587) caliente.

plementos de betacaroteno causen problemas porque las altas dosis interfieren con la absorción por el cuerpo de otros carotenoides protectores.

Por ahora, la mejor estrategia para prevenir el cáncer es obtener los carotenoides de los alimentos en lugar de suplementos. "Tenemos la esperanza de que otras investigaciones nos permitan precisar qué compuestos son los más benéficos y cuáles son las frutas y las verduras que la gente debe enfatizar en su alimentación", señala el Dr. Willett.

ÉCHELES UN VISTAZO A ESTAS VALIOSAS VERDURAS VISUALES

"Popeye" significa "ojo saltón" en inglés, y según indica su nombre, este personaje de las caricaturas (muñequitos) debe tener algunos problemas con la vista. No obstante, de acuerdo con las investigaciones sobre su elíxir favorito, las espinacas, no tendrá problemas con la degeneración macular, la principal causa de pérdida irreversible de la vista en los adultos mayores.

Las personas que comen espinacas, berzas (bretones, posarnos, *collard greens*) y otras verduras de hoja verde oscura cinco o seis veces a la semana tienen un 43 por ciento menos de riesgo de sufrir degeneración macular que quienes las comen menos de una vez al mes, de acuerdo con un estudio amplio llevado a cabo en el estado de Massachusetts.

Se cree que los carotenoides que parecen ser los responsables, la zeaxantina y la luteína, bloquean los efectos de los radicales libres en la retina exterior y así les impiden dañar los tejidos sanos del ojo.

Nota: Si no reconoce algún término en este capítulo, vea el glosario en la página 711.

Cataratas
Ver —y comer— para creer en estas opciones oculares

Parece que con cada año que pasa tenemos que alejar el periódico un poco más para leerlo. En la calle los letreros se vuelven más difíciles de distinguir y la lectura de la carta (menú) bajo la tenue iluminación de un restaurante de plano es imposible.

Es natural que la vista cambie ligeramente a lo largo del tiempo. No obstante, las personas con cataratas —unas proteínas que se acumulan dentro del cristalino del ojo— pueden sufrir una considerable pérdida de la visión. Usar lentes oscuros y no fumar puede reducir el riesgo de desarrollar cataratas, pero una estrategia aún mejor es comer más frutas y verduras, afirma Allen Taylor, Ph.D., director del Laboratorio para la Investigación de la Nutrición y la Vista en el Centro Jean Mayer de Investigación de la Nutrición Humana en Relación con el Envejecimiento del Departamento de Agricultura de los Estados Unidos, ubicado en la Universidad Tufts de Boston, Massachusetts. Estos alimentos contienen diversos compuestos protectores capaces de evitar los daños en los ojos antes de que las cataratas tengan la oportunidad de formarse.

Los ojos padecen el constante bombardeo de los radicales libres, unas moléculas dañinas de oxígeno a las que les faltan electrones y que se dedican a buscar con qué sustituirlos. Roban electrones de donde pueden y cada vez que lo hacen dañan una célula sana. Una forma de evitar estos daños es llenando el cuerpo de antioxidantes como el betacaroteno y las vitaminas C y E. Todos estos compuestos bloquean los efectos de los radicales libres, indica el Dr. Taylor. (Para más información sobre los radicales libres, vea la página 591).

Los colores cuidadores

Popeye usaba las espinacas para fortalecer sus músculos, pero igualmente sirven para reforzar la vista. De hecho, varios estudios han demostrado que la espinaca tal vez sea una de las mejores defensas contra las cataratas.

En un estudio de más de 50,000 enfermeras que duró 12 años, unos investigadores de Harvard encontraron que en aquellas cuya alimentación incluía la mayor cantidad de carotenoides, o sea, pigmentos vegetales naturales como el betacaroteno, la probabilidad de desarrollar cataratas graves disminuía en un 39 por ciento en comparación con las mujeres que obtenían menos betacaroteno. Cuando los investigadores compararon los alimentos específicos que contenían carotenoides, hallaron que las espinacas parecían ofrecer la mayor protección.

Las espinacas (junto con la col rizada, el brócoli y otras verduras de hoja verde oscura) no contienen sólo betacaroteno. También cuentan con otros dos carotenoides, la luteína y la zeaxantina, las cuales se concentran en los líquidos de los ojos. Esto significa que la protección se maximiza justo donde más la necesitamos.

Hay otra razón para comer más frutas y verduras. Con frecuencia contienen grandes cantidades de vitamina C, la cual parece desempeñar un papel clave cuando se trata de mantener despejada la vista. Varios estudios extensos han observado que las personas que incluyen la mayor cantidad de vitamina C en su alimentación tienen mucha menos probabilidad de sufrir cataratas que quienes consumen la menor cantidad.

A pesar de que la Cantidad Diaria Recomendada (o *DV* por sus siglas en inglés) para la vitamina C es 60 miligramos, el Dr. Taylor recomienda aumentar esta cantidad a 250 miligramos para proteger los ojos al máximo. Es fácil conseguir esta cantidad de vitamina C a través de la alimentación, agrega el experto. Media taza de brócoli, por ejemplo, cuenta con más o menos 30 miligramos de vitamina C, y un vaso grande de jugo de naranja (china) recién exprimido contiene más o menos 90 miligramos. También es posible obtener mucha vitamina C de otros cítricos, las coles (repollitos) de Bruselas, los pimientos (ajíes, pimientos morrones) verdes y rojos, los tomates y los melones.

"ACEITE" SUS OJOS

La vitamina E es otro antioxidante que dedica gran parte de su vida a nadar en los cristalinos de los ojos, lo cual ofrece grandes beneficios. En un estudio que abarcó a más de 15,000 médicos varones, unos investigadores de la Universidad de Harvard encontraron que aquellos cuyos ojos contenían la mayor cantidad de vitamina E tenían menos probabilidades de desarrollar cataratas que quienes contaban con cantidades menores.

El problema de la vitamina E es que resulta difícil cubrir las cantidades necesarias sin tomar suplementos. Esto se debe a que esta vitamina se encuentra principalmente en los alimentos ricos en grasa, como los aceites de maíz (elote, choclo), semilla de algodón y cacahuate (maní). No obstante, para obtener más vitamina E sin tanta grasa basta con comer más germen de trigo. Un cuarto de taza de germen de trigo cuenta con más de 7 unidades internacionales de vitamina E, aproximadamente el 27 por ciento de la DV. Las almendras, el mango y los cereales integrales también son buenas fuentes de vitamina E.

Los beneficios de la leche

A nadie se le ocurriría brindar por los ojos con un vaso de leche. Sin embargo, la leche es uno de los alimentos que más los protegen. Lo mismo puede decirse del pollo y del yogur.

Todos estos alimentos contienen grandes cantidades de riboflavina, una vitamina del grupo B que al parecer ayuda a evitar que se formen las cataratas. En un estudio que abarcó a más de 1,000 personas, un grupo de investigadores de la Universidad Estatal de Nueva York en Stony Brook observaron que quienes consumían la mayor cantidad de riboflavina tenían una probabilidad mucho menor de desarrollar cataratas que quienes la comían en menores cantidades.

La conexión una vez más parecen ser los antioxidantes. El cuerpo utiliza la riboflavina para fabricar glutation, un poderoso compuesto que lucha contra los radicales libres. Cuando no se obtienen cantidades suficientes de riboflavina, el nivel de glutation baja y los radicales libres tienen más tiempo para dañar los ojos.

Nota: Si no reconoce algún término en este capítulo, vea el glosario en la página 711.

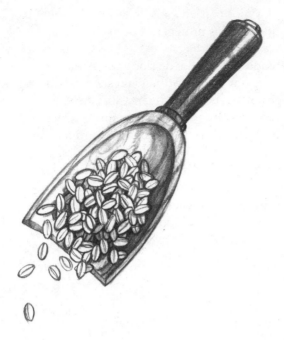

CEBADA
Un cereal soberbio para el corazón

Poderes curativos
Baja el colesterol

Disminuye la formación de coágulos sanguíneos

Mejora la digestión

Reduce el riesgo de sufrir cáncer

Los entusiastas de la vitamina E probablemente ya conozcan los tocotrienoles. Al igual que aquel nutriente, los tocotrienoles son antioxidantes, lo cual significa que ayudan a reducir los daños que unas peligrosas moléculas de oxígeno llamadas radicales libres pueden hacerle al cuerpo. Y la cebada es una de las fuentes más ricas de estos compuestos. (Para más información sobre los radicales libres, vea la página 591).

"Los tocotrienoles son antioxidantes potencialmente más poderosos que otras versiones químicas de la vitamina E —según explica el Dr. David J. A. Jenkins, Sc.D., Ph.D., profesor de Ciencias de la Nutrición y Medicina en la Universidad de Toronto, Canadá—. Cuentan al menos con un 50 por ciento más de poder para combatir los radicales libres que otras formas". Eso equivale a mucha fuerza para luchar contra las enfermedades cardíacas.

Los tocotrienoles combaten las enfermedades cardíacas de dos formas. En primer lugar ayudan a detener la oxidación provocada por los radicales libres, un proceso que aumenta las probabilidades de que el colesterol lipoproteínico de baja densidad (o *LDL* por sus siglas en inglés), el tipo peligroso de colesterol, se adhiera a las paredes de las arterias. En segundo lugar actúan sobre el hígado para reducir la producción de colesterol por parte del cuerpo.

La cebada también contiene lignanos, unos compuestos con propiedades antioxidantes, lo cual aumenta aún más la protección que ofrece este cereal. De

En la cocina

A diferencia del arroz y del trigo, que tienen un sabor bastante suave, el de la cebada es fuerte y levemente acre y complementa muy bien platos de sabor fuerte como el guiso (estofado) de cordero o la sopa de champiñones (setas). Se prepara de manera muy semejante a otros cereales. Simplemente se mezcla con agua y se deja hervir a fuego lento, tapada, hasta que los granos estén suaves. Vale la pena tomar en cuenta las siguientes sugerencias.

Prepárese para el aumento. Una taza de cebada cruda se expande más o menos cuatro veces durante el proceso de cocción. Por lo tanto, acuérdese de usar una cacerola extra grande.

Déle tiempo para suavizarse. La cebada pelada (*hulled barley*) a veces es muy dura y tarda mucho en cocinarse, por lo que hay que remojarla durante toda la noche antes de cocinarla. A la cebada perla, por el contrario, se le ha quitado la dura cáscara exterior y no hace falta remojarla.

Sea previsor. La cebada queda un poco dura aunque se prepare correctamente, por lo que rara vez se sirve como guarnición. La mayoría de los cocineros prefieren prepararla con anticipación y luego agregarla a las sopas o los guisos.

acuerdo con Lilian Thompson, Ph.D., profesora de Ciencias de la Nutrición en la Universidad de Toronto, los lignanos pueden evitar que se formen unos pequeñísimos coágulos sanguíneos y de esta manera, reducir todavía más el riesgo de sufrir enfermedades cardíacas.

Por último, la cebada tiene un contenido muy alto de selenio (*selenium*) y vitamina E. Los resultados obtenidos hasta la fecha por las investigaciones son mixtos, pero cada vez se cuenta con más pruebas de que ambas sustancias ayudan a proteger contra el cáncer. De hecho algunos investigadores piensan que el selenio tal vez funcione mejor como agente anticancerígeno en combinación con otros antioxidantes, de los que la cebada tiene muchos, según lo hemos visto.

Una taza de cebada perla cocida contiene 36 microgramos de selenio, más de la mitad de la Cantidad Diaria Recomendada (o *DV* por sus siglas en inglés), así como 5 unidades internacionales de vitamina E, el 17 por ciento de la DV.

TAMBIÉN ES UNA FUENTE DE FIBRA

Además de reducir el daño causado por el peligroso colesterol LDL, la cebada también contribuye a mantener sanos los vasos sanguíneos de otra forma.

Está llena de betaglucana, una fibra soluble que forma un gel en el intestino delgado. El colesterol del cuerpo se une a este gel, que posteriormente se expulsa del cuerpo.

La fibra soluble no sólo baja el colesterol. También se une a los posibles agentes cancerígenos en el intestino, con lo cual evita que el cuerpo los absorba. Por si fuera poco, la fibra soluble capta mucha agua en el colon. De esta forma ayuda a que el proceso de digestión sea más eficiente y previene el estreñimiento.

Sopa de cebada y hongos

1 **cucharada de aceite de oliva**

2 **tazas de cebolla picada**

8 **onzas (224 g) de hongos *cremini*, picados en rodajas**

1 **zanahoria mediana, picada en cubitos finos**

1 **taza de cebada pelada (*hulled barley*)**

2 **tazas de 16 onzas (480 ml) cada una de consomé de pollo sin grasa de sodio reducido**

3 **tazas de agua**

2 **cucharaditas de romero (*rosemary*) seco machacado**

⅛ **cucharadita de sal**

Ponga el aceite a calentar a fuego mediano en un caldero (caldera) de hierro para asar (*Dutch oven*). Agregue la cebolla, los hongos y la zanahoria. Baje el fuego a mediano-lento y fría durante 5 minutos, revolviendo con frecuencia, o hasta que la cebolla esté suave.

Agregue la cebada, el consomé, el agua, el romero y la sal y revuelva. Deje que rompa a hervir. Baje el fuego a lento, tape parcialmente y cocine entre 1 y 1½ horas o hasta que la cebada esté suave.

Para 4 porciones como plato fuerte

Consejo de cocina: Esta sopa se conserva muy bien congelada y puede mantenerse así durante varios meses.

POR PORCIÓN

calorías	**265**
grasa total	**6.8 g**
grasa saturada	**1.7 g**
colesterol	**5 mg**
sodio	**185 mg**
fibra dietética	**11 g**

Cómo maximizar sus poderes curativos

Cómprela entera. La presentación más común de cebada que se encuentra en las tiendas estadounidenses es la cebada perla. No obstante, esta cebada ha sido refinada no menos de cinco veces para eliminar la saludable capa exterior formada por la cáscara y el salvado.

La cebada pelada (*hulled barley*), a la que sólo se le elimina la cáscara exterior no comestible, es una opción más nutritiva. Es la mejor fuente de fibra, minerales y tiamina. También tiene un sabor a frutos secos más distintivo que las versiones altamente procesadas de este cereal. La cebada pelada por lo común se encuentra en las tiendas de productos naturales.

Pruébela horneada. A menos que a alguien le encante la cebada cocida es poco probable que pueda incluir en la alimentación diaria una taza de cebada, la cantidad recomendada por el Dr. Jenkins para maximizar los poderes curativos de este cereal. Sin embargo, hay otras formas de aumentar la cantidad de cebada en la alimentación. Por ejemplo, se puede agregar a los productos panificados, sustituyendo más o menos 1½ tazas de harina de cebada por cada 3 tazas de harina normal. También es posible agregar copos de cebada a las galletitas (*cookies*), los *muffins* (panqués) o el pan. Les darán un inconfundible sabor a frutos secos a estos productos de su cocina, además de proporcionar más fibra y nutrientes de los que se obtienen de la harina blanca refinada.

Nota: Si no reconoce algún término en este capítulo, vea el glosario en la página 711.

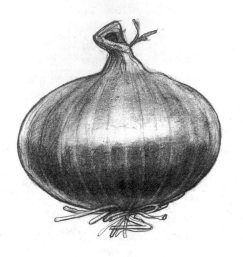

CEBOLLA
Ahuyenta los ataques cardíacos

Poderes curativos
Eleva el colesterol HDL "bueno"

Baja la presión arterial

Disminuye el riesgo de sufrir cáncer

Alivia la congestión nasal

Reduce las inflamaciones

En el año de 1864, durante la Guerra Civil estadounidense, la cebolla recibió un gran homenaje. Los soldados del Norte estaban enfermos de disentería. El general Ulysses S. Grant, decidido a salvar a sus tropas, envió un ultimátum al departamento de Guerra: "¡No moveré al ejército si no recibo cebollas!"

Tres trenes cargados de cebollas fueron enviados al día siguiente. Lo demás es historia.

Sería exagerado afirmar que el triunfo del ejército del Norte se dio gracias a la cebolla. Y los científicos no han probado que la cebolla pueda curar la disentería. No obstante, lo que sí sabemos es que la cebolla y otros miembros de la familia botánica llamada állium —como el puerro (poro), chalote (cebollino, cebollita) y el cebollín (cebolla de cambray)— contienen docenas de compuestos que brindan protección contra otras afecciones, entre ellas el cáncer, la hipertensión (presión arterial alta), las enfermedades cardíacas, un nivel alto de colesterol y el asma. (*Nota:* En Latinoamérica hay una gran variedad de nombres usados para estos miembros de la familia de la cebolla. Para evitar confusiones, vea sus definiciones en el glosario en la página 711).

Así que para mejorar la salud lo único que hace falta es una cebolla, un cuchillo afilado y desde luego también un pañuelo.

La cebolla y el corazón

Un estudio pionero llevado a cabo en Holanda fue el primero en relacionar a un grupo de hombres de corazones muy sanos con el consumo de la cebolla. Los investigadores a cargo de este estudio sumamente famoso encontraron que en los hombres que comían un cuarto de taza de cebolla y una manzana al día, además de tomar cuatro tazas de té, el riesgo de morir de ataques cardíacos bajaba a un tercio del enfrentado por quienes comían una menor cantidad de estos alimentos.

¿Qué tiene la cebolla de importante? Debajo de su delgada piel, la cebolla oculta docenas de compuestos que ayudan a bajar el colesterol, hacen que la sangre sea menos espesa e impiden el endurecimiento de las arterias. Todos estos factores son fundamentales para prevenir las enfermedades cardíacas.

La primera familia de compuestos saludables para el corazón la integran los flavonoides. Los flavonoides son unas sustancias con mucho poder antioxidante presentes en las plantas. Ayudan a prevenir las enfermedades al eliminar unas peligrosas moléculas de oxígeno llamadas radicales libres, las cuales se acumulan de manera natural en el cuerpo y dañan las células. (Para mas información sobre los radicales libres, vea la página 591).

Se ha demostrado que un flavonoide en particular de la cebolla, la quercetina, ayuda a acabar con las enfermedades cardíacas de dos formas. En primer lugar impide que el peligroso colesterol lipoproteínico de baja densidad se oxide y se adhiera a las paredes de las arterias. En segundo lugar evita que las plaquetas sanguíneas se peguen entre sí y formen coágulos perniciosos.

Los segundos compuestos protectores de la cebolla son los mismos que hacen llorar: los compuestos de azufre. De acuerdo con los expertos, estos compuestos elevan el nivel de colesterol lipoproteínico de alta densidad, el colesterol "bueno", lo cual evita que las plaquetas se peguen a las paredes de las arterias. Al mismo tiempo disminuyen el nivel de unas peligrosas grasas sanguíneas llamadas triglicéridos, haciendo menos espesa la sangre y manteniendo la presión arterial dentro del rango seguro.

No es necesario comer grandes cantidades de cebolla para brindarle al corazón estos compuestos protectores. De hecho diversos estudios señalan que para cosechar estos beneficios basta con comer una cebolla mediana cruda o cocida al día.

Protección contra el cáncer

A la hora de preparar unos *hot dogs* o hamburguesas es posible saltarse los pepinillos, pero si se quiere proteger el cuerpo contra el cáncer no hay que olvidar la cebolla. Según los expertos, tal vez desempeñe un papel fundamental en la prevención del cáncer, sobre todo del cáncer del tracto gastrointestinal.

"El principal flavonoide encontrado en la cebolla, la quercetina, de hecho detiene el crecimiento de los tumores en el colon de algunos animales", explica Michael J. Wargovich, Ph.D., profesor de Medicina en la Universidad de Texas en Houston. Esto significa que la cebolla ataca a los tumores por dos frentes, porque los compuestos de azufre también luchan contra el cáncer, agrega el Dr. Wargovich.

En un estudio muy amplio llevado a cabo en Holanda, los investigadores analizaron la alimentación de casi 121,000 hombres y mujeres. Entre más cebollas ingerían diariamente, menos riesgo tenían de desarrollar cáncer estomacal.

Los científicos sospechan que la cebolla previene el cáncer no sólo al frenar el desarrollo de tumores sino también al erradicar las bacterias nocivas que tal vez provoquen el cáncer de estómago.

El aliento benéfico que da la cebolla

Unas cuantas capas de cebolla cruda en la hamburguesa de pavo pueden producir un olor que aleje a amigos y extraños. Sin embargo, es posible que esa misma cebolla les ayude a las personas que padecen asma u otras enfermedades respiratorias a respirar con mayor facilidad.

"La cebolla contiene compuestos de azufre que inhiben la reacción alérgica inflamatoria observada en el asma", señala Eric Block, Ph.D., profesor de Química en la Universidad Estatal de Nueva York en Albany.

Es necesario profundizar las investigaciones acerca de la capacidad de la cebolla para atacar el asma. No obstante, el efecto antiinflamatorio lo puede observar cualquiera. Para ello sólo hay que frotar la superficie cortada de una cebolla sobre una picadura de insecto o cualquier otro tipo de inflamación leve de la piel. Debería ayudar a reducir la inflamación, afirma el Dr. Block.

Sólo hay que consumir unas cuantas raciones de cebolla al día para mantener las vías respiratorias perfectamente despejadas. "A diferencia de algunos alimentos, en los que simplemente no cabría la posibilidad de comer lo suficiente para producir un efecto significativo, esto sí es posible en el caso de la cebolla —indica el Dr. Block—. Si le gusta la cebolla puede consumirla en cantidades bastante grandes. Y muchas pruebas indican que debería hacerlo".

BENEFICIOS COMBINADOS

Ya sea que el propósito que una persona persiga al comer sea beneficiar su salud o darle gusto a su paladar, no hay motivo para limitarse a la cebolla. El cebollín, el chalote y otras verduras de la familia

En la cocina

A muchas personas les encantaría incluir más cebolla en su alimentación si no fuera por las lágrimas que provocan al picarlas. Pero hay formas de disfrutar los beneficios de la cebolla sin tanto sufrimiento.

1. Ponga la cebolla a enfriar en el refrigerador durante 30 minutos.
2. No parta el extremo de la raíz (el lado contrario al tallo o la parte de arriba de la cebolla), porque así se liberaría una nube de los compuestos de azufre que se concentran en la raíz.
3. Un cuchillo afilado le permitirá picar más rápido y reducirá al mínimo su tiempo de exposición a los gases lacrimógenos de la cebolla. También es buena idea enjuagar la hoja del cuchillo bajo el chorro del agua fría de vez en cuando mientras la pica.

állium no sólo contienen los mismos compuestos de azufre y flavonoides que la cebolla, y en grandes cantidades, sino que también ofrecen varios nutrientes propios que pueden ayudar a combatir las enfermedades y a reforzar el sistema inmunitario.

El cebollín, que en inglés se llama *scallion*, *spring onion* o también *green onion* y que en español también se conoce como cebollino o cebolla de cambray, en realidad sólo es una cebollita joven no del todo desarrollada. Sin embargo, proporciona una mayor cantidad de nutrientes, particularmente de folato y vitamina C, que sus homólogos adultos.

Media taza de cebollín crudo picado brinda 32 microgramos de folato, o sea, el 8 por ciento de la Cantidad Diaria Recomendada (o *DV* por sus siglas en inglés). Este nutriente resulta esencial para el crecimiento normal de los tejidos y posiblemente proteja contra el cáncer, las enfermedades cardíacas y los defectos de nacimiento. En la misma media taza también se obtienen más de 9 miligramos (casi el 16 por ciento de la DV) de vitamina C, un nutriente antioxidante que refuerza el sistema inmunitario y asimismo ayuda a eliminar las moléculas de oxígeno que dañan los tejidos del cuerpo.

El chalote, otro pequeño miembro de la familia állium, ofrece sus propios beneficios. Sólo una cucharada de chalote picado contiene 600 unidades internacionales de vitamina A, el 12 por ciento de la DV. Este nutriente fundamental ayuda a mantener fuerte el sistema inmunitario y también protege contra los problemas de la visión relacionados con la edad, como las cataratas y la ceguera nocturna.

Cómo maximizar sus poderes curativos

Varíe el color. Es conveniente comer diferentes tipos de cebolla para obtener la mayor cantidad posible de nutrientes de la dosis diaria. La cebolla morada, la amarilla y el chalote tienen el contenido más alto de flavonoides, mientras que la cebolla blanca es la que menos contiene.

Cebolla morada estofada

1 **cucharadita de mantequilla sin sal**

2 **cebollas moradas grandes partidas en cuartos**

2 **cucharadas de concentrado congelado de jugo de piña (ananá)**

1 **cucharada de vinagre de vino blanco**

⅛ **cucharadita de sal**

Pimienta negra molida

POR PORCIÓN

calorías	**53**
grasa total	**1.1 g**
grasa saturada	**0.6 g**
colesterol	**3 mg**
sodio	**69 mg**
fibra dietética	**0.9 g**

Ponga la mantequilla a derretir a fuego mediano en una cacerola grande. Agregue la cebolla y fría durante 5 minutos, revolviendo para separar la cebolla en pedazos, hasta que empiece a suavizarse.

Agregue el concentrado de jugo de piña, el vinagre y la sal y revuelva.

Tape parcialmente, baje el fuego a lento y cocine de 10 a 15 minutos, hasta que la cebolla esté suave. Sazone al gusto con la pimienta.

Para 4 porciones

Salsa de cebollín a la naranja

1 **manojo de cebollín (cebolla de cambray)**

1 **cucharadita de aceite de oliva**

¾ **taza de jugo de naranja (china) fresco**

1 **cucharadita de cáscara rallada de naranja**

¾ **cucharadita de salsa de soya de sodio reducido**

1 **cucharadita de maicena**

1 **cucharada de agua fría**

POR ½ TAZA

calorías	**78**
grasa total	**2.4 g**
grasa saturada	**0.4 g**
colesterol	**0 mg**
sodio	**68 mg**
fibra dietética	**0.8 g**

Limpie el cebollín y pique todo, desde los bulbos hasta los tallos verdes, en rodajas finas.

Ponga el aceite a calentar a fuego mediano en una cacerola pequeña. Agregue el cebollín y fría durante unos 30 segundos o hasta que suelte su aroma. Agregue el jugo y la cáscara de naranja y la salsa de soya. Deje que rompa a hervir y baje el fuego a lento.

Disuelva la maicena en el agua en una taza. Agregue a la cacerola y cocine, revolviendo constantemente, de 1 a 2 minutos, hasta que la mezcla se espese y se vuelva traslúcida.

Para 1 taza más o menos

Consejos de cocina: Sirva esta salsa con pollo o pescado a la parrilla. También la puede servir con pasta, arroz y otros cereales. La cantidad se puede aumentar fácilmente al doble o al triple.

Aromatice su aliento. El temor a un aliento oloroso puede impedir que disfrutemos los beneficios que la cebolla ofrece a la salud. Sin embargo, esto tiene remedio. Sólo hay que comer una ramita de perejil fresco. Así los compuestos de azufre se neutralizarán antes de desarrollar un olor ofensivo. También sirve refrescarse el aliento con algún producto hecho con aceite de semilla de perejil.

Manténgase alerta. Incluso las personas a quienes les gusta la cebolla tal vez no alcancen a comer media taza diaria. Por eso los científicos están tratando de desarrollar nuevas variedades de cebollas que contengan altas concentraciones de flavonoides como la quercetina. Los expertos no están seguros de cuándo llegarán al mercado estas nuevas cebollas, pero vale la pena estar atento al pasar por la sección de las frutas y verduras.

Nota: Si no reconoce algún término usado en este capítulo, vea el glosario en la página 711.

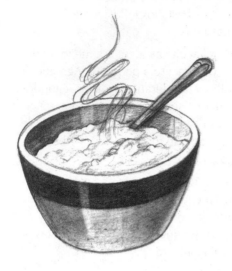

CEREAL
Cómo comenzar el día sanamente

Poderes curativos
Previene el cáncer y las enfermedades cardíacas

Asegura una digestión regular

Protege contra los defectos de nacimiento

Al pasar por la sección de cereales del super (colmado) se puede recibir la impresión de estar en el área de juegos de un parque más que en un lugar para comprar comida de verdad. Personajes tomados de las caricaturas (muñequitos), rompecabezas y la promesa de los premios que se hallarán en su interior adornan muchas de las coloridas cajas. Y el cereal que las cajas contienen con frecuencia no es más sustancioso que estos dibujos. Muchos cereales populares en esencia son meriendas (botanas, refrigerios, tentempiés) dulces y cada porción es tan azucarada como la misma cantidad de un postre común.

No obstante, con un poco de atención a las etiquetas y si se evitan los peores, es posible encontrar cereales de caja muy saludables tanto entre los que se sirven calientes como entre los que se comen fríos. Muchos cereales son sumamente ricos en fibra dietética y casi todos están enriquecidos con nutrientes como ácido fólico. "Los cereales son el desayuno ideal —indica Pat Harper, R.D., una asesora en nutrición de la región de Pittsburgh, Pensilvania—. Son prácticos, rápidos y muy nutritivos".

UNA CUCHARADA DE NUTRICIÓN

Una de las mejores cosas de un plato de cereal por la mañana es que cada cucharada equivale a un minisuplemento multivitamínico. Incluso los productos infantiles rellenos de malvavisco y recubiertos de chocolate, demasiado azucarados para ser realmente saludables, muchas veces vienen enriquecidos con un montón de vitaminas y minerales esenciales que de otra forma quizá no obtendríamos en cantidades suficientes. "Tendríamos grandes problemas sin los alimentos fortificados y enriquecidos como los cereales de caja —opina Paul Lachance, Ph.D., profesor de Nutrición de la Universidad de Rutgers en New Brunswick, Nueva Jersey—. Ahí es donde obtenemos hasta el 25 por ciento de muchos importantes nutrientes. Su contribución a nuestra salud es muy real".

De hecho los cereales de caja son tan saludables que muchos médicos se los recomiendan a las personas mayores, quienes posiblemente no estén comiendo todo lo bien que antes y les puedan hacer falta vitaminas y minerales fundamentales. Así lo afirma el Dr. William Regelson, profesor de Medicina del Colegio Médico de Virginia en Richmond.

Los cereales son particularmente importantes cuando se trata de obtener una cantidad suficiente de las vitaminas del grupo B, como la tiamina, la niacina, la riboflavina, la vitamina B_6 y el folato. Las vitaminas del grupo B son imprescindibles a la hora de convertir los alimentos en energía y de mantener sana tanto la sangre como el sistema nervioso. Sin embargo, muchas veces es difícil obtenerlas sólo a través de la alimentación. Esto es cierto particularmente en el caso del folato, que tal vez ayude a prevenir los defectos de nacimiento. Los cereales enriquecidos con ácido fólico (la forma que se le da al folato en los suplementos), que por lo común cubren el 25 por ciento de la Cantidad Diaria Recomendada (o *DV* por sus siglas en inglés), facilitan el consumo adecuado de este nutriente esencial, indica Harper.

No obstante, para obtener la mayor cantidad posible de vitaminas del grupo B es importante tomarse toda la leche del plato aunque el cereal ya se haya acabado. Para enriquecer los cereales literalmente se les rocía con las vitaminas y algunas de estas terminarán en la leche al fondo del plato.

En forma con la fibra

Los médicos están de acuerdo en que la clave de una alimentación saludable se encuentra en la fibra dietética. Además de asegurar una digestión regular, se ha demostrado que la fibra baja el colesterol. Cuando hay un exceso de colesterol, este llega a adherirse a las paredes de las arterias, estrecha los vasos sanguíneos y aumenta el riesgo de sufrir enfermedades cardíacas.

El cereal es una buena manera de cubrir las necesidades de fibra del cuerpo. Una ración de *Wheaties* o de *Cheerios*, por ejemplo, contiene 3 gramos de fibra. El salvado de avena es aún mejor. Una ración proporciona 6 gramos de fibra, el 24 por ciento de la DV. Otras fuentes excelentes de fibra son *Fiber One*, con sus 13 gramos por ración, y el cereal *Uncle Sam*, que cuenta con 10 gramos por ración.

En la cocina

El problema de iniciar el día con cereales calientes como la avena cocida, *Cream of Wheat* y *Cream of Rice* es que en su forma simple, sin modificar, resultan muy aburridos para el paladar. Las siguientes sugerencias le ayudarán a agregar un poco de sabor a los cereales calientes y a aprovechar plenamente todos sus beneficios.

- Al cocinar un cereal caliente con jugo de naranja (china) o manzana en lugar de agua este adquiere un toque de dulzura afrutada además de un poco de nutrición extra.

- También es posible cocinar los cereales calientes con leche descremada en lugar de agua. La leche los hace un poco más cremosos, además de dotarlos de una saludable dosis de calcio. Cocinar media taza de avena en una taza de leche descremada proporciona 320 miligramos de este importante mineral.

- Una forma fácil de mejorar el sabor de los cereales calientes es con fruta. Las frutas duras, como la manzana o la pera, pueden rallarse directamente en el cereal cocido. El plátano amarillo (guineo, banana), las bayas y otras frutas suaves también pueden agregarse después de cocinar el cereal. No obstante, si prefiere una fruta seca como las pasas agréguelas antes de cocinarlo, para que se pongan gorditas y jugosas.

Un estudio científico observó que el consumo de tan sólo 3 gramos de fibra soluble del salvado de avena basta para reducir el nivel de colesterol entre cinco y seis puntos.

El mismo cereal tan saludable para el corazón también puede reducir el riesgo de sufrir cáncer del colon. La fibra del cereal hace que el excremento recorra el intestino en menos tiempo. Entre más rápido avance el excremento, menos tiempo hay para que las sustancias dañinas irriten la pared del colon, según afirma Beth Kunkel, R.D., Ph.D., profesora de Alimentos y Nutrición en la Universidad Clemson de Carolina del Sur.

"Siempre es un poco difícil incluir en la alimentación los 25 a 30 gramos de fibra que se recomiendan —agrega Harper—. Al elegir cereales ricos en fibra con mayor frecuencia tendrá una mejor posibilidad de obtener la fibra que se necesita".

LAS MEJORES OPCIONES

Muchos cereales de caja son ricos en fibra, pero en otros el contenido de fibra es regular y otros más sólo cuentan con cantidades insignificantes. A continuación se dan algunas sugerencias para saber encontrar la mayor cantidad de fibra por porción.

Siga la "regla del cinco". Es posible escoger entre un gran número de cereales de mucha calidad. Por lo tanto simplemente no hay motivo para conformarse con menos, afirma Harper. Los cereales que cuentan por lo menos con 5 gramos de fibra por ración son una buena elección, así que la nutrióloga recomienda fijarse un límite mínimo de 5 gramos.

Varíe las ventajas. Los distintos cereales contienen tipos diversos de fibra dietética. Para aprovechar la fibra al máximo es buena idea combinar los cereales, explica Harper. Los cereales de trigo y de arroz, por ejemplo, son ricos en fibra insoluble, el mejor tipo de fibra para evitar el estreñimiento y reducir el riesgo de sufrir cáncer del colon. La avena, por su parte, contiene principalmente fibra soluble, la cual baja el colesterol. Otros cereales más, como los que mezclan cereales y frutas, cuentan con ambos tipos de fibra, agrega la experta.

Cereal con albaricoques

1   **taza de leche descremada**

½   **taza de cereal *Ralston* o *Wheatena* de trigo integral crudo**

¼   **cucharadita de canela molida**

⅛   **cucharadita de sal**

1   **cucharadita de azúcar morena clara (mascabado) apretada (opcional)**

¼   **taza de albaricoques (chabacanos, damascos) secos picados**

POR PORCIÓN

calorías	**307**
grasa total	**1.4 g**
grasa saturada	**0.4 g**
colesterol	**4 mg**
sodio	**135 mg**
fibra dietética	**9.3 g**

Ponga la leche, el cereal, la canela, la sal, el azúcar morena (si la está utilizando) y más o menos la mitad de los albaricoques en una taza de medir de vidrio de 2 tazas de capacidad. Revuelva hasta mezclar bien. Cocine con el horno de microondas en alto de 45 segundos a 1 minuto o hasta que la mezcla apenas empiece a hervir; interrumpa y revuelva después de 30 segundos. Deje reposar durante 1 minuto y revuelva.

Pase a un plato para cereal y espolvoree con los albaricoques restantes.

Para 1 porción

Consejo de cocina: Este cereal también puede cocinarse en una cacerola pequeña en la estufa. Deje que los ingredientes rompan a hervir a fuego mediano. Retire del fuego, tape y deje reposar durante 2 minutos. Las cantidades de la receta pueden aumentarse fácilmente para preparar más porciones.

Seleccione el salvado. Los cereales calientes como el salvado de maíz (elote, choclo), trigo o avena son excelentes fuentes de fibra, afirma Harper. De hecho, cualquier cereal que conserva la parte exterior del grano ofrece más fibra que sus versiones más "ligeras". Por lo tanto, al comprar cereales busque los que digan "salvado" (*bran*) o "integral" (*whole grain*) en la etiqueta.

Manténgase en guardia. No hay que escoger una caja simplemente porque indica que contiene "*oats*" (avena) o "*wheat*" (trigo), advierte el Dr. Michael H. Davidson, director del Centro para la Investigación Clínica de Chicago. Los fabricantes pueden anotar casi cualquier cosa en una caja de cereal (y también llenarla casi de lo que sea). Por ejemplo, un cereal identificado como "trigo" tal vez sólo cuenta con una pequeñísima cantidad de cereal y casi nada de fibra, señala el Dr. Davidson. Por lo tanto, antes de meter el cereal a su carrito lea la etiqueta.

Mezcle y combine. Aunque no le guste el sabor de muchos cereales altos en fibra, es posible hacerlos un poco más gratos al paladar mezclándolos por partes iguales con los cereales que sí le agraden. "Obtendrá los beneficios de la fibra con el sabor de su cereal favorito", afirma Harper.

Cambie el horario. Por lo común el cereal se come a la hora del desayuno. Sin embargo, no hay motivo para limitarse a este horario, opina Harper. Los cereales son altos en fibra y ayudan a crear una sensación de saciedad, ya sea que se coman como un almuerzo rápido, una cena tardía o una merienda vespertina. Además, la mayoría de los cereales ricos en fibra contienen muy poca grasa, lo cual representa otra ventaja. De hecho mucha gente guarda una caja de cereal en el trabajo para cuando le dé hambre durante el día.

Nota: Si no reconoce algún término en este capítulo, vea el glosario en la página 711.

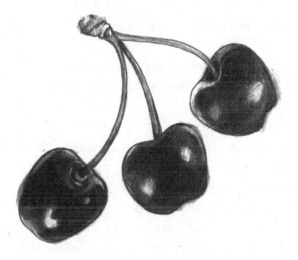

CEREZAS
Gócelas y gánele a la gota

Poderes curativos
Previenen varios tipos de cáncer

Reducen el riesgo de sufrir enfermedades cardíacas y derrame cerebral

Alivian la gota

La cereza, con su huesito duro y ese jugo que mancha la ropa, es un poco más difícil de comer que otras frutas. No obstante, las investigaciones sugieren que bien vale la pena por un compuesto que contiene, el alcohol períllico.

"El alcohol períllico es más o menos lo mejor que hemos visto para curar el cáncer de mama en los animales de laboratorio", indica Michael Gould, Ph.D., profesor de Oncología Humana en la Universidad de Wisconsin en Madison. De hecho esta sustancia promete tanto que la Universidad de Wisconsin la está probando con pacientes de cáncer.

El alcohol períllico pertenece a un grupo de compuestos que se llaman monoterpenos. El limoneno, que se encuentra en la cáscara de los cítricos, también forma parte de esta familia. Diversos estudios científicos han demostrado que estos compuestos inhiben la formación de varios tipos de cáncer, entre ellos los de mama, pulmón, estómago, hígado y piel. Se tienen grandes esperanzas con respecto al alcohol períllico, en parte porque es entre 5 y 10 veces más potente que el limoneno, que en sí ha resultado ser muy eficaz.

Aún no se sabe cuánto alcohol períllico contienen las cerezas, agrega Pamela Crowell, Ph.D., profesora adjunta de Biología en la Universidad de Indiana en Indianapolis. No obstante, el compuesto probablemente tenga efectos benéficos incluso en pequeñas cantidades. Por lo tanto la cereza, cuando

En la cocina

La cereza fresca se antoja más cuando está en su punto, entre mayo y julio. Las siguientes sugerencias le ayudarán a escoger las frutas más dulces de la cosecha del año.

Revise los tallos. Al comprar cerezas asegúrese de que los tallos estén verdes. Cuando se ven oscuros significa que las cerezas llevan demasiado tiempo en el cajón de la tienda.

Cuide las cantidades. Las cerezas son altamente perecederas. Aunque se guarden adecuadamente en el refrigerador sólo se conservan por unos cuantos días. Por lo tanto, sólo compre las que se vaya a comer de inmediato.

Consérvelas secas. Si las cerezas se lavan con anticipación pueden echarse a perder en el refrigerador. Lo mejor es guardarlas secas y lavarlas según se las vaya a comer.

Sin embargo, lo que sí es importante es que se laven cuidadosamente. Muchas veces vienen cubiertas por una mezcla de los insecticidas, los aceites antifúngicos y los sellantes para la humedad que los productores utilizan para mantenerlas frescas.

Aproveche las sobras. Cuando se canse de comer cerezas tal vez quiera probar un poco de jugo. Simplemente lave las cerezas, quíteles el tallo y el hueso y macháquelas. Caliente en una cacerola y pase por un colador. Ponga en el refrigerador durante varias horas, sirva el jugo claro y agregue azúcar al gusto.

se incluye en una alimentación bien equilibrada, puede desempeñar un papel pequeño pero importante en la lucha del cuerpo contra el cáncer.

VITAMINA C Y MÁS

Las cerezas no sólo contienen estos exóticos compuestos nuevos. También cuentan con diversos compuestos curativos. Media taza de cerezas agrias, por ejemplo, cuenta con 5 miligramos de vitamina C, aproximadamente el 8 por ciento de la Cantidad Diaria Recomendada (o *DV* por sus siglas en inglés). Asimismo proporcionan las vitaminas A y E. Las cerezas dulces también tienen estos nutrientes, pero no igualan el contenido de vitaminas A y E ofrecido por sus parientes más agrias.

La vitamina E de las cerezas es particularmente interesante. Un estudio de mujeres posmenopáusicas observó que quienes consumían la mayor cantidad de vitamina E enfrentaban el menor riesgo de sufrir enfermedades cardíacas. Y se hizo un descubrimiento llamativo. Las mujeres que obtenían su vitamina E por vías naturales —exclusivamente de los alimentos— corrían un riesgo menor que las mujeres que también tomaban suplementos de vitamina E.

El problema con la vitamina E es que resulta difícil cubrir la DV de 30 unidades internacionales tan sólo a través de la comida. De hecho los únicos alimentos con mucha vitamina E son los aceites de cocina y los frutos secos, pero ambos son altos en grasa y no hay que comerlos en exceso. Las cerezas son una de las mejores fuentes alimenticias de vitamina E.

Por último las cerezas contienen un compuesto llamado quercetina. Al igual que la vitamina C y otros antioxidantes, la quercetina evita los daños causados en el cuerpo por los radicales libres, unas moléculas inestables de oxígeno. Algunos estudios demuestran que la quercetina y otros compuestos de acción similar tal vez reduzcan de manera significativa el riesgo de sufrir derrame cerebral y también cáncer. (Para más información sobre los radicales libres, vea la página 591).

ALIVIO PARA LA GOTA

El folclor está lleno de historias acerca de personas que aliviaron el terrible dolor de la gota comiendo cerezas o tomando jugo de cerezas diariamente. Si bien la Fundación de la Artritis afirma que no se cuenta con pruebas que indiquen que las cerezas realmente sean capaces de aliviar el dolor de la gota, muchos pacientes que sufren esta enfermedad están convencidos de ello.

Una encuesta llevada a cabo por la revista *Prevention en Español* encontró que el 67 por ciento de los lectores que habían probado las cerezas como remedio

Un gusto dulce

La cereza al marrasquino (cereza roja en almíbar) tal vez sea la única fruta que pasa la mayor parte de su vida en un frasco. Se utiliza para agregar un toque de color a los cócteles de frutas y un poco de dulce a bebidas como el *Shirley Temple*, pero no tiene mucho en común con la cereza recién recogida del árbol.

Para preparar las cerezas al marrasquino la fruta deshuesada se remoja en un almíbar (sirope) azucarado de sabor. Nunca han gozado de mucho respeto, lo cual no sólo se debe a su sabor sumamente dulce y consistencia pegajosa sino también al hecho de que su color rojo como de carro de bomberos originalmente se producía con colorantes dañinos.

Actualmente se utilizan colorantes más seguros y ya no se usa el licor llamado marrasquino para darles sabor a las cerezas. Aun así las cerezas al marrasquino no son precisamente un alimento saludable. Casi no cuentan con nutrientes ni fibra y tienen muchas calorías: 60 por ración de 1 onza (28 g), o sea, más o menos 10 calorías por cereza.

Desde luego es poco probable que alguien coma más de una o dos cerezas al marrasquino a la vez, así que en realidad no harán daño y se pueden disfrutar tranquilamente. Sólo hay que acordarse de lamerse los labios para quitarles el color rojo al terminar.

para la gota obtuvieron buenos resultados. Y Steve Schumacher, un kinesiólogo en Louisville, Kentucky, las recomienda con gran entusiasmo. A las personas que padecen gota les aconseja que dejen de comer carne roja y vísceras y que tomen de dos a tres vasos de jugo de cereza al día. Recomienda usar jugo puro de cereza negra diluido por partes iguales con agua.

"Todas las personas que han cumplido religiosamente con esta dieta han obtenido resultados, algunas entre las 48 y 72 horas siguientes y otras dentro de una semana, dependiendo de la gravedad del caso", comenta Schumacher.

Cómo maximizar sus poderes curativos

Cómasela cruda. El proceso de cocción destruye un poco de la vitamina C y los otros nutrientes de la cereza. Por lo tanto es mejor comérselas crudas para aprovechar su riqueza nutritiva al máximo.

Prepárelas al horno. No cuesta ningún trabajo comerse la cereza dulce cruda, pero no es posible decir lo mismo de la amarga. Como sea, esta tiene un contenido lo bastante alto en varios nutrientes como para conservar hasta cierto punto su calidad alimenticia incluso después de horneada.

Cubierta de cerezas

1 **cucharada de maicena**

¾ **taza de jugo de manzana**

2 **cucharadas de miel**

½ **cucharadita de vainilla**

3½ **tazas de cerezas *Bing*, sin tallo y deshuesadas**

¼ **cucharadita de canela molida**

⅛ **cucharadita de cardamomo molido (opcional)**

POR ½ TAZA

calorías	**77**
grasa total	**0.7 g**
grasa saturada	**0.2 g**
colesterol	**0 mg**
sodio	**1 mg**
fibra dietética	**1.1 g**

Ponga la maicena en una cacerola mediana. Bata a mano con el jugo de manzana hasta disolver la maicena. Agregue la miel y la vainilla y bata.

Agregue las cerezas, la canela y el cardamomo (si lo está utilizando). Cocine a fuego mediano-lento de 4 a 5 minutos, revolviendo con frecuencia, hasta que la salsa se ponga espesa y transparente. Retire del fuego. Sirva tibia.

Para más o menos 4 tazas

Consejo de cocina: Sirva con panqueques (pancakes, hotcakes), waffles o yogur congelado sin grasa.

La salsa se conserva en un recipiente tapado en el refrigerador durante 3 días como máximo. Caliente a temperatura baja en el horno de microondas o a fuego lento en una cacerola antes de servir.

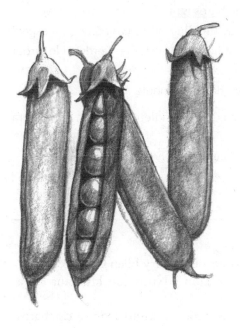

CHÍCHAROS
Cazadores del cáncer

Poder curativo
Previenen el cáncer y las enfermedades cardíacas

Alivian los síntomas del resfriado

La genética moderna le debe su origen a los chícharos (guisantes, arvejas) y a un monje austríaco llamado Gregor Mendel quien descubrió que, al efectuar hibridaciones entre dos variedades distintas de chícharos, los descendientes de estos compartían los rasgos de ambos "padres". Llegó a la conclusión de que las características físicas se heredan de generación en generación tanto en las plantas como en los seres humanos.

Sin embargo, los chícharos también son interesantes por otros motivos, no sólo como referencia científica histórica. Los investigadores han descubierto que contienen un compuesto poderoso que ayuda a impedir que las células sanas desarrollen cáncer. Además, los chícharos tienen ciertas sustancias que pueden disminuir el nivel de colesterol y aliviar los síntomas del resfriado (catarro) común.

COLOR CURATIVO

Los chícharos combaten el cáncer con un compuesto llamado clorofilina, el pigmento encargado de pintarlos de color verde brillante. La molécula de la clorofilina (emparentada con la clorofila, la sustancia por medio de la cual las plantas convierten la luz solar en alimento) tiene una forma especial que dentro del cuerpo humano le permite atrapar las sustancias químicas que causan el cáncer. "Cuando se comen chícharos, la clorofilina se adhiere a los carcinógenos

En la cocina

Cuando la Madre Naturaleza diseñó los chícharos (guisantes, arvejas), estuvo pensando en nuestra comodidad. Cada vaina trae un hilito que sirve como una especie de cierre (cremallera). Sólo tiene que jalarlo para liberar las esferitas verdes. No tardará más de 7 minutos en juntar una taza de chícharos.

Siga estos pasos para pelar los chícharos rápida y fácilmente.

1. Pellizque y desprenda la punta de la vaina correspondiente a la flor, de manera que quede colgando el hilito.
2. Tome el hilito y jálelo a todo lo largo de la vaina.
3. Abra la vaina con el pulgar y deje caer los chícharos en el tazón (recipiente) o la taza que ya tenga preparada para ello.

---

y ayuda a impedir que el cuerpo los absorba", explica Mary Ellen Camire, Ph.D., profesora adjunta de Ciencias de la Alimentación y Nutrición Humana en la Universidad de Maine en Orono.

Los investigadores no han podido precisar con exactitud cuántos chícharos hay que comer para obtener los máximos beneficios posibles de la clorofilina, dice la Dra. Camire. Sin embargo, no hay pierde si los incluye en su menú todas las veces que pueda, al igual que otras verduras de color verde subido. Entre más verde la verdura, más clorofilina contiene.

Ayuda para el corazón

Desde hace mucho tiempo, los médicos saben que una de las mejores maneras de bajar el colesterol es mediante el consumo de la mayor cantidad posible de fibra dietética, la cual reduce el peligro de sufrir enfermedades del corazón así como otros padecimientos graves. Los chícharos son una excelente fuente de fibra, ya que cada ración de media taza contiene más de 4 gramos.

Una vez que entra en el intestino, la fibra de los chícharos se une con la bilis, un líquido digestivo producido por el hígado, reteniéndola dentro del excremento. La bilis tiene un contenido muy alto de colesterol. Por lo tanto, cuando es expulsada del cuerpo, los niveles de colesterol bajan automáticamente.

Las investigaciones indican que los chícharos también ayudan a reducir los niveles de triglicéridos, unas grasas sanguíneas que contribuyen a provocar las enfermedades cardíacas. Un estudio realizado en Dinamarca, por ejemplo, encontró que al agregar pequeñas cantidades de fibra de chícharo a su alimentación normal, el índice de triglicéridos de las personas estudiadas bajó casi en un 13 por ciento en el curso de dos semanas.

Vainas de buena salud

Los chícharos son un alimento frecuente en las cafeterías de las escuelas. Los alumnos quizá se diviertan de vez en cuando utilizándolos como pequeñas balas para dispararse unos a otros, pero los nutriólogos los recomiendan porque contienen grandes cantidades de vitaminas, que combaten las enfermedades. Tan sólo media taza de este sabrosa verdura contiene, por ejemplo, más de 11 miligramos de vitamina C, casi el 19 por ciento de la Cantidad Diaria Recomendada. Es importante consumir una cantidad suficiente de vitamina C, porque se ha demostrado que reduce el peligro de contraer cáncer y enfermedades cardíacas. Además, cuando se tiene un resfriado, agregar un poco de vitamina C a la alimentación sirve para aliviar los síntomas un poco.

Cómo maximizar sus poderes curativos

Favorezca la frescura. Los chícharos de vaina contienen más vitamina C que los de lata, porque estos pierden muchos de sus nutrientes al ser procesados,

---

Chícharos con cebollín y estragón a la mantequilla

1 **bolsa de 16 onzas (448 g) de chícharos (guisantes, arvejas) congelados**

¼ **taza de agua**

2 **cucharaditas de mantequilla sin sal**

1 **cucharada de cebollín fresco picado en trocitos**

2 **cucharaditas de estragón fresco picado en trocitos**

⅛ **cucharadita de sal**

Ponga los chícharos y el agua en una cacerola mediana. Tape y cocine a fuego mediano durante 3 minutos, hasta que los chícharos estén calientes y adquieran un vivo color verde. Escurra los chícharos en un colador fino. Devuelva a la cacerola. Agregue la mantequilla, el cebollín, el estragón y la sal. Revuelva hasta mezclar bien. Sirva de inmediato.

Para 4 porciones

POR PORCIÓN

calorías **103**
grasa total **2.3 g**
grasa saturada **1.3 g**
colesterol **5 mg**
sodio **159 mg**
fibra dietética **6.1 g**

indica Donald V. Schlimme, Ph.D., profesor de Nutrición y Ciencias de la Alimentación en la Universidad de Maryland en College Park.

Visite el congelador. En ciertas temporadas del año resulta casi imposible conseguir chícharos frescos, pero siempre los habrá congelados. Tal vez no sean tan firmes como los frescos, pero son igual de saludables. El proceso de congelación deja intactos la mayor parte de los nutrientes, sobre todo la vitamina C.

Olvide las vainas. Los chícharos de vaina comestible (como las del tipo *sugar snap*) contienen grandes cantidades de vitamina C, pero la mayor parte de la fibra, el folato, la niacina, el fósforo, la riboflavina, la tiamina y la vitamina A se concentran en los chícharos mismos. Media taza de chícharos beneficia su salud mucho más que una ración semejante de chícharos en vaina, dice la Dra. Camire.

Salen mejor al vapor. Cuando se trata de calentar chícharos frescos o congelados, la mejor manera de hacerlo es al vapor, no con agua hirviendo, ya que extrae sus nutrientes. La alta temperatura del agua destruye algunos de estos, sobre todo la vitamina C. Si no tiene vaporera, una buena opción sería calentarlos brevemente en el horno de microondas.

Nota: Si no reconoce algún término en este capítulo, vea el glosario en la página 711.

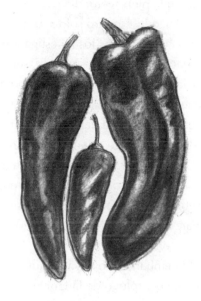

CHILES
Condimentos "curacatarros"

Poder curativo
Despejan los senos de la nariz y alivian la congestión

Previenen las úlceras

Reducen el peligro de sufrir enfermedades del corazón y derrame cerebral

Muchas personas no aguantan el picante del chile, pero otras no sólo lo soportan sino que les encanta. Lo saborean a la menor provocación. Además de comérselo de la manera "tradicional" (y con esto nos referimos a las tradiciones culinarias de uno de los países que más ama los chiles, México), como aderezo para tacos y burritos, por ejemplo, lo agregan a todo tipo de platillos, desde un *omelette* hasta un guiso (estofado) e incluso una ensalada.

Un viejo proverbio dice que lo que no lo mata a uno lo hace más fuerte. Esta consigna le queda perfecto al chile. Su picante no mata, y al contrario, puede hacerle mucho bien al cuerpo. En todo el mundo, estas bayas termógenas —lo cual significa que producen su propio calor— son apreciadas no sólo por su sabor sino también por su poder curativo. Desde hace mucho tiempo, los chiles picantes se utilizan como remedio natural contra la tos, el resfriado (catarro), la sinusitis y la bronquitis. Así lo indica el Dr. Irwin Ziment, profesor de Medicina de la Universidad de California en Los Ángeles. Existen ciertas pruebas de que el chile ayuda a bajar el índice del colesterol lipoproteínico de baja densidad (o *LDL* por sus siglas en inglés), cuya presencia va de la mano con derrames cerebrales, hipertensión (presión arterial alta) y enfermedades cardíacas. Además, aunque parezca mentira, hay ciertos indicios de que el chile *no* agrava las úlceras estomacales, sino que las previene.

¿Los chiles serán calmantes?

Aunque el rico picante del chile le parezca excelente cuando forma parte de sus salsas, seguramente no se le ha ocurrido untárselo en la piel, ¿verdad?

Parece mentira, pero hay buenas razones para hacerlo... pero sólo si usa las cremas comerciales derivadas de este alimento. Hace unos cuantos años los investigadores descubrieron que la capsaicina, la sustancia que hace que los chiles piquen, servía para aliviar las molestias de la psoriasis, la neuralgia y la artritis. Por lo tanto se elaboraron varias marcas de cremas a base de capsaicina, que se venden en las farmacias sin receta.

Las cremas de capsaicina funcionan al extraer una sustancia llamada "sustancia P" de las células y los receptores nerviosos. Esta sustancia química se encarga de trasmitir las sensaciones de dolor y comezón al cerebro. Cuando estas cremas se aplican a la piel, los nervios sueltan una gran cantidad de sustancia P, la cual son incapaces de reponer después de algún tiempo. Entre menos "combustible" les quede, menos dolor se siente.

Por cierto, la crema de capsaicina no sirve para aliviar simples dolores musculares. El origen del dolor tiene que estar en los nervios, no en los músculos.

La crema de capsaicina se vende sin receta. Sin embargo, no vaya a equivocarse al respecto. Es muy fuerte. Según el Dr. Rup Tandan, un neurólogo de la Universidad de Vermont en Burlington, es recomendable consultar con su médico antes de usarla. Una vez que cuente con su visto bueno, siga las indicaciones del Dr. Tandan.

- Haga la prueba primero con una concentración más leve. *Zostrix* es una marca que tiene una concentración del 0.025 por ciento. Ahora, otra marca, la *Zostrix HP*, es tres veces más fuerte, con una concentración del 0.075 por ciento.
- Aplique la crema con un guante o un dedal de hule (goma). "Si no lo hace y luego, sin darse cuenta, se mete el dedo al ojo, le puede ir muy mal", advierte el Dr. Tandan.
- Póngase poca. "Si la crema se alcanza a ver sobre su piel, se puso demasiada", indica el Dr. Tandan.
- Espere por lo menos dos horas después de darse una ducha con agua caliente y luego aplíquese la crema. "El calor intensifica los efectos de la crema y puede llegar a incrementar el dolor más todavía", explica el Dr. Tandan.
- No se rinda. "Es posible que la piel le arda durante varios días hasta que se acostumbra a la crema", dice el Dr. Tandan. Sin embargo, el dolor disminuirá pronto. En la mayoría de los casos, la crema empezará a funcionar al cabo de unas dos semanas.

"Queman" los resfriados

El poder descongestionante de los chiles picantes, desde el serrano hasta el jalapeño, ha sido alabado desde hace mucho tiempo por los amantes del chile. Según ellos, el picante despeja la nariz tapada en un instante. De hecho, el ardor del chile picante (o de los condimentos basados en él, como la salsa *Tabasco*) llega a ser tan eficaz como los medicamentos comunes contra el resfriado vendidos sin receta, dice el Dr. Ziment. "Algunos de los alimentos que desde hace siglos se usan para combatir las enfermedades respiratorias, entre ellos los chiles picantes, son muy parecidos a los medicamentos que conocemos en la actualidad", señala.

La eficacia descongestionante de los chiles picantes se debe a la capsaicina, la sustancia química que otorga su intenso sabor al chile. Según el Dr. Ziment, la composición química de la capsaicina se parece a un medicamento llamado guaifenesina, el cual se encuentra en muchos remedios contra el resfriado vendidos tanto sin receta como con ella, entre ellos el *Robitussin*.

El efecto del chile desde luego es más directo que el de una cucharada de medicina. Cuando el picante toca la lengua, todo un batallón de mensajes nerviosos atacan al cerebro. Este a su vez estimula las glándulas productoras de secreciones a lo largo de las vías respiratorias, por lo que los ojos y la nariz se inundan de líquidos, explica el Dr. Ziment, además de que se aflojan las mucosidades en los pulmones. Por lo tanto, los chiles son descongestivos y expectorantes naturales.

No hace falta consumir mucho chile para cosechar sus beneficios curativos. Tan sólo 10 gotas de salsa de chile picante en un plato de caldo de pollo pueden ser muy eficaces. Así lo indica Paul Bosland, Ph.D., profesor de Horticultura en la Universidad Estatal de Nuevo México en Las Cruces. "La mayoría de los que vivimos en Nuevo México lo hacemos así cuando nos enfermamos —dice el experto—. Todos nos sentimos mejor después de comer un poco de chile".

Para tratar los resfriados (catarros), el Dr. Ziment recomienda hacer gárgaras con agua tibia y 10 gotas de salsa *Tabasco*. "Este remedio puede ser muy eficaz, sobre todo si desea despejar los senos de su nariz", señala.

Ardor anticolesterol y antiúlcera

Además de despejar las vías respiratorias, es posible que los chiles también reduzcan la concentración de colesterol en la sangre. Al menos así lo afirma Earl Mindell, R.Ph., Ph.D., profesor de Nutrición en la Universidad Occidental del Pacífico en Los Ángeles. "Una alimentación con alto contenido de capsaicina y baja en grasa saturada ayudó a reducir el colecterol LDL 'malo' en animales de laboratorio", indica el Dr. Mindell.

Los chiles al parecer también sirven para hacer menos espesa la sangre. Algunos investigadores del Instituto Max Planck en Alemania descubrieron que el chile aumenta el tiempo necesario para que se coagule la sangre, impidiendo de esta manera la formación de coágulos. Es posible que esto ayude a prevenir la formación de los coágulos de la sangre que provocan ataques cardíacos y derrames cerebrales, opina el Dr. Mindell.

Desde hace muchos años, los médicos han sugerido a las personas propensas a las úlceras estomacales que eviten los alimentos condimentados. Las investigaciones recientes indican todo lo contrario: es posible que el chile impida la formación de úlceras.

Al parecer, la capsaicina estimula la producción de jugos digestivos, lo cual protege las paredes estomacales de los ácidos y del alcohol que causan las úlceras. Un grupo de investigadores del Hospital de la Universidad Nacional en Singapur descubrió que las personas que consumían las mayores cantidades de chile en polvo sufrían el menor número de úlceras. Esta circunstancia los llevó a especular que el chile, es decir, la capsaicina, sirve como agente protector del estómago.

TAMBIÉN APORTAN AYUDA ANTIOXIDANTE

Es posible que entre más chile incluya en su alimentación, con mayor fuerza podrá combatir el proceso del envejecimiento. El chile contiene una gran cantidad de dos antioxidantes, vitamina C y betacaroteno (convertido por el cuerpo en vitamina A).

Estos antioxidantes protegen el cuerpo mediante la "neutralización" de los radicales libres, unas moléculas dañinas de oxígeno que se acumulan en el cuerpo de manera natural para luego atacar las células. Al aumentar el consumo de vitaminas antioxidantes, opinan los investigadores, es posible prevenir ciertos daños que pueden conducir al cáncer, a las enfermedades cardíacas y al derrame cerebral, así como a la artritis o la debilidad del sistema inmunitario. (Para más información sobre los radicales libres, vea la página 591).

Un solo chile rojo contiene 3 miligramos de betacaroteno, es decir, entre el 30 y el 50 por ciento de la cantidad recomendada por la mayoría de los expertos. Los estudios demuestran que las personas que consumen la mayor cantidad de alimentos ricos en betacaroteno sufren menos cáncer y enfermedades del corazón.

Cómo maximizar sus poderes curativos

Disfrútelo en crudo. Aunque el chile crudo es demasiado picante para algunas personas, representa la mejor manera de obtener la mayor cantidad posible de vitamina C. Según el Dr. Bosland, el proceso de cocción destruye los depósitos de este nutriente. Por su parte, el calor no afecta a la capsaicina. Si esta

En la cocina

Cocinar con chile es como manejar una poderosa motocicleta: hay que hacerlo con mucho cuidado.

"Trate al chile con respeto", recomienda Bill Hufnagle, autor de libros sobre cómo cocinar con los chiles. "La gente me ha contado las anécdotas más extraordinarias acerca de sus experiencias con el chile: dónde se tocaron, a quién tocaron y lo que pasó", dice Hufnagle.

Sin embargo, es posible disfrutar el chile sin sufrir por ello. Sólo hay que seguir las indicaciones de Hufnagle.

Protéjase. Al manejar chiles muy picantes —"cualquiera que pique más que un jalapeño", explica Hufnagle—, póngase unos guantes desechables de plástico. (Si sus manos son muy sensibles, tal vez querrá usar guantes incluso con los chiles menos picantes). Al terminar, enjuague los guantes muy bien con agua jabonosa antes de quitárselos, para evitar que el aceite del chile se le pase a los dedos. Y luego lávese las manos de inmediato, sugiere Hufnagle.

Use jabón a montón. El aceite del chile se adhiere a la piel y no se quita sólo con agua. Tendrá que usar mucho jabón también. "Tal vez querrá lavarse las manos más de una vez, según el tipo de chile y la cantidad que haya manejado", dice Hufnagle.

Ojo con el polvo. Póngase una mascarilla contra el polvo y unas gafas protectoras para moler o triturar chiles picantes secos. "El polvo se le puede meter en la garganta y en los ojos", advierte Hufnagle.

Tritúrelos a mano. Tal vez sea muy cómodo moler los chiles picantes secos en una licuadora (batidora) o un molinillo de café, pero sus residuos pueden ser bastante desagradables. "¿Qué tan limpio puede quedar un molinillo de café o una licuadora?", pregunta Hufnagle. "Si los usa para moler chile, va a estar saboreando un café o unos batidos (licuados) muy picantes". En todo caso, quizá querrá comprar un segundo molinillo para el uso exclusivo con chile.

es la que le interesa —para aliviar una congestión de las vías respiratorias, por ejemplo—, puede preparar los chiles como más le gusten.

Valore las venas. En el interior del chile, una delgada membrana conocida como "vena" conecta las semillas con la carne. De acuerdo con los expertos, esta vena contiene la mayor parte de la capsaicina del chile.

Proteja el polvo. El betacaroteno del chile en polvo termina por desaparecer si se guarda a temperatura ambiente. "Ponga el chile en polvo en un lugar oscuro y fresco, como el congelador", sugiere el Dr. Bosland.

"Guía chilena". El poder curativo del chile no necesariamente va de la mano con la intensidad de su picante, así que no tiene por qué sufrir inútilmente. De los chiles más agresivos a los menos, esta lista le servirá como una pequeña introducción a la materia.

- El chile habanero y el *Scotch bonnet* de Jamaica se ubican entre los más picantes.
- El chile jalapeño o de Fresno pica la mitad del habanero.
- El chile redondo húngaro y el de Anaheim son más suaves y una buena elección para paladares menos audaces.

Nota: Si no reconoce algún término en este capítulo, vea el glosario en la página 711.

Salsa picante

2 **tomates medianos, picados en trozos grandes**

2 **chiles jalapeños pequeños, partidos a la mitad a lo largo y picados en rodajas muy finas (use guantes de plástico al tocarlos)**

¼ **taza de cebolla morada finamente picada**

2 **cucharadas de cilantro fresco picado**

2 **cucharadas de jugo de limón verde (lima) recién exprimido**

⅛ **cucharadita de sal**

Ponga el tomate, el chile, la cebolla, el cilantro, el jugo de limón verde y la sal en un tazón (recipiente) pequeño. Mezcle bien. Deje reposar la salsa durante por lo menos 30 minutos hasta que se sazone muy bien.

Para 1⅓ tazas

Consejo de cocina: La salsa se conserva durante varios días en el refrigerador en un recipiente tapado.

Sirva con hojuelas de maíz (elote, choclo) o totopos sin grasa o como un condimento para acompañar papas al horno o carne asada de ave, res, cerdo o cualquier otro tipo.

POR ⅓ TAZA

calorías	**29**
grasa total	**0.2 g**
grasa saturada	**0 g**
colesterol	**0 mg**
sodio	**74 mg**
fibra dietética	**0.8 g**

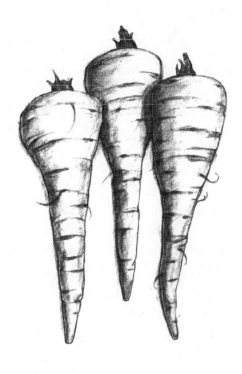

CHIRIVÍA
Dura contra el derrame cerebral

Poderes curativos
Disminuye el riesgo de sufrir un derrame cerebral

Protege contra los defectos de nacimiento

Impide el cáncer del colon

Estabiliza los niveles de azúcar en la sangre (glucosa)

El sabor de la chirivía (pastinaca) suele causar extrañeza, pues es fuerte y al mismo tiempo dulzón. Y definitivamente no puede aspirar a ganar el concurso de la Verdura Más Bella del Huerto, pues tiene el aspecto de una zanahoria que ha visto un fantasma.

No obstante, a pesar su sabor fuerte y apariencia pálida, el perfil alimenticio de este miembro de la familia del perejil es bastante atractivo. Se trata de una buena fuente de folato, fibra y ácidos fenólicos, los cuales según diversos estudios de laboratorio ayudan a bloquear el desarrollo del cáncer.

UNA DEFENSA CONTRA EL DERRAME CEREBRAL

De acuerdo con algunos expertos en nutrición, la falta de folato es la principal insuficiencia alimenticia que sufren los estadounidenses. El problema afecta particularmente a los jóvenes. Muchos de ellos se alimentan con grandes cantidades de comida rápida, la cual prácticamente carece de vitaminas. La chirivía es una buena fuente de folato. Una taza de esta verdura contiene 91 microgramos, el 23 por ciento de la Cantidad Diaria Recomendada (o *DV* por sus siglas en inglés).

Se ha demostrado que el consumo de una cantidad adecuada de folato evita

Aviso
CONSECUENCIAS SOLARES

La chirivía (pastinaca) silvestre es una verdura de pocos amigos. A veces emana un aura tan intensa de fuertes sustancias químicas que incluso las otras plantas guardan la distancia.

Estas sustancias químicas, las cuales se llaman cumarinas, tampoco nos hacen bien a las personas, pues funcionan como "fotosensibilizadores". "Si se comen muchas chirivías y se sale al sol, uno se quema", explica Robert T. Rosen, Ph.D., director asociado del Centro para Tecnología Avanzada de los Alimentos en el Colegio Cook de la Universidad de Rutgers, en New Brunswick, Nueva Jersey.

Desde luego las chirivías que se compran en la tienda tienen un nivel mucho menor de cumarinas que sus primas silvestres. (Al igual que las personas que sudan cuando se alteran, las chirivías liberan más cumarinas cuando el clima y sus condiciones generales de vida son difíciles). Habría que comer un montón de chirivías cultivadas —el Dr. Rosen calcula que unas 2 libras (896 g) o incluso más en un solo día— para tener algún problema.

---

ciertos defectos de nacimiento. También existe la fuerte sospecha de que reduce el riesgo de sufrir un derrame cerebral. Gracias al folato disminuye el nivel sanguíneo de homocisteína, una sustancia química que posiblemente tape las arterias y detenga el flujo de la sangre.

Unos investigadores participantes en el Estudio Framingham de la Salud observaron que el índice de derrames cerebrales disminuye en un 59 por ciento en los hombres que comen la mayor cantidad de frutas y verduras, en comparación con aquellos que consumen la menor cantidad de estos alimentos. De hecho basta un ligero aumento en el consumo de frutas y verduras para cosechar grandes beneficios. El estudio llegó a la conclusión de que el riesgo de sufrir un derrame cerebral baja en un 22 por ciento en las personas que comen tres raciones más de frutas y verduras al día.

Es obvio que sólo aquellos a quienes la chirivía les despierte una verdadera pasión serían capaces de comer tres raciones diarias o más. Pero incluso media taza de chirivía proporciona no sólo fibra y folato sino también 280 miligramos de potasio, el 8 por ciento de la DV. Este detalle ayudará mucho a mantener las arterias en perfectas condiciones.

CUENTE CON OTRO DE SUS COMPONENTES POTENTES

Cuando los expertos hacen sus listas de las sustancias curativas más importantes para la salud, la fibra dietética siempre ocupa uno de los primeros lugares. Y en cuestiones de fibra la chirivía es una excelente opción. Una taza de chirivía cocida contiene casi 7 gramos de fibra, el 28 por ciento de la DV.

Un poco más de la mitad de la fibra de la chirivía es del tipo soluble, lo cual significa que se convierte en una especie de gel en el sistema digestivo. Este gel ayuda a evitar que el intestino absorba la grasa y el colesterol de los alimentos. Al mismo tiempo diluye los ácidos biliares en el intestino y así previene el cáncer. La chirivía también cuenta con fibra insoluble, la cual acelera la velocidad con la que el excremento recorre el intestino. Este detalle es importante, pues entre menos tiempo permanezcan en el intestino los ácidos biliares, menos probabilidad hay de que dañen las células y provoquen cambios que puedan producir cáncer.

Al revisar más de 200 estudios científicos, un grupo de investigadores encontró que consumir más fibra dietética puede proteger el

En la cocina

La chirivía (pastinaca) se cocina igual que la zanahoria, pero tarda menos. Incluso se prepara de manera semejante, es decir, se puede servir en puré, licuada (batida) o en trozos.

No obstante, la chirivía es una verdura más vigorosa que la zanahoria. No es raro que crezca bastante y a veces llega a medir hasta 20 pulgadas (50 cm) de largo. Las chirivías grandes se distinguen por un fuerte sabor que les resulta desagradable a muchas personas. "Busque chirivías pequeñas o medianas —aconseja Marilyn A. Swanson, R.D., Ph.D., profesora y encargada del departamento de Nutrición y Ciencias de la Alimentación en la Universidad Estatal de Dakota del Sur en Brookings—. Tienen un mejor sabor y textura". Las chirivías que miden unas 8 pulgadas (20 cm) de largo son las más tiernas.

cuerpo contra una amplia variedad de tipos de cáncer, entre ellos cáncer del estómago, páncreas y colon.

Asimismo la fibra ha demostrado tener mucha capacidad para aliviar o impedir otras afecciones. Los investigadores han descubierto que es posible evitar las hemorroides (almorranas) y otros males del intestino si la alimentación cubre las necesidades de fibra que el cuerpo tiene. La fibra también frena las fluctuaciones en el nivel de azúcar en la sangre que caracterizan a la diabetes.

ADEMÁS, APORTA ÁCIDOS ANTICANCEROSOS

Al igual que la zanahoria y el apio, la chirivía pertenece a la familia de las umbelíferas. Los alimentos procedentes de esta familia contienen varios compuestos naturales llamados fitonutrientes, los cuales según los estudios de laboratorio que se han hecho impiden la propagación de las células cancerosas. Entre estos compuestos destacan los ácidos fenólicos, que se unen a los potenciales agentes carcinogénicos en el cuerpo para crear una molécula más grande, tan grande, de hecho, que el cuerpo es incapaz de absorberla.

Las investigaciones científicas han demostrado que la familia de las umbelíferas también combate el cáncer al inhibir el crecimiento de los tumores.

Puré de chirivía con crema agria

1 libra (448 g) de chirivía (pastinaca)

⅓ taza de crema agria sin grasa

⅛ cucharadita de sal

⅛ cucharadita de pimienta de Jamaica (*allspice*)

POR PORCIÓN

calorías	**99**
grasa total	**0.3 g**
grasa saturada	**0 g**
colesterol	**0 mg**
sodio	**91 mg**
fibra dietética	**4.3 g**

Corte más o menos ½" (1 cm) de ambas puntas de cada chirivía. Lave las chirivías muy bien pero no las pele.

Ponga una cacerola grande con agua a fuego alto y deje que rompa a hervir. Agregue las chirivías. Tape la cacerola, baje el fuego a mediano-lento y cocine las chirivías de 25 a 30 minutos o hasta que estén muy cocidas. Para saber si lo están, introduzca la punta de un cuchillo afilado en una de ellas.

Saque las chirivías con unas pinzas y colóquelas sobre una superficie limpia. Guarde el agua en que las cocinó.

Sostenga una chirivía por un extremo, protegiéndose los dedos con una toalla de papel, y despréndale la piel raspándola con un cuchillo de pelar (mondar) pequeño o un pelador de papas. Tire la piel. Repita este proceso con todas las chirivías y póngalas en un tazón (recipiente) grande.

Agregue la crema agria, la sal, la pimienta de Jamaica y 2 cucharadas del agua de cocimiento. Con un aplastador o un tenedor haga un puré grueso. Para obtener una mezcla cremosa y sin grumos agregue, de ser necesario, de 1 a 3 cucharadas más del agua de cocimiento.

Para 4 porciones

Los trabajos de investigación aún se encuentran en su fase preliminar, de modo que no se ha precisado qué tan eficaz es la chirivía para bloquear el cáncer. Mientras esto se averigüe, no debemos dudar en disfrutarla aunque sólo sea por la fibra y el folato que contiene.

Cómo maximizar sus poderes curativos

Corte las hojas. Antes de guardar la chirivía en el refrigerador hay que cortar las hojas de su extremo superior. De otro modo se encargarán de extraer la humedad y los nutrientes de la raíz, según explica Densie Webb, R.D., Ph.D., una experta en nutrición.

Manténgala fría. Algunas verduras de raíz se conservan bien a temperatura ambiente, pero la chirivía debe ponerse en el refrigerador o el almacén subterráneo para verduras y frutas (*root cellar*). "Al mantenerse frías y húmedas se evitará que se sequen y que pierdan algo de su valor nutritivo", señala Susan Thom, R.D., una asesora en nutrición en Brecksville, Ohio.

Abastézcase con anticipación. La chirivía se conserva por varias semanas si se guarda en el refrigerador en una bolsa de plástico perforada o que no esté cerrada herméticamente. "Entre más tiempo se tengan almacenadas, más dulces se ponen", dice Thom.

Hiérvala antes de pelarla. Algunos de los nutrientes de la chirivía son solubles en agua y se pierden pronto cuando la raíz se cocina. "Son frágiles en agua hirviendo; algunas de esas vitaminas se esfuman", afirma Anne Dubner, R.D., una asesora en Nutrición en Houston, Texas.

De hecho al cocinar la chirivía pelada se llega a perder casi la mitad de los nutrientes solubles en agua. La solución, por supuesto, es cocinarla con todo y piel. Una vez que esté cocida se deja enfriar y luego se raspa o se pela para quitarle la piel.

Nota: Si no reconoce algún término usado en este capítulo, vea el glosario en la página 711.

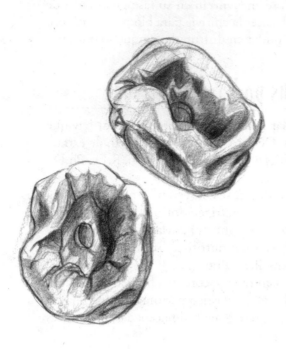

CIRUELA SECA
Laxante rebosante de otras propie- dades curativas

Poderes curativos
Alivia el estreñimiento

Baja el colesterol

Reduce el riesgo de sufrir cáncer y enfermedades cardíacas

Las ciruela seca (ciruela pasa) tiene un serio problema de imagen. Al fin y al cabo, por lo que más se le conoce a esta fruta morada y arrugadita es como remedio casero contra el estreñimiento, característica no muy atractiva para armar una llamativa campaña publicitaria. De hecho, en los Estados Unidos algunos sectores de la industria están tratando de mejorar la reputación de la ciruela seca o ciruela pasa cambiándole el nombre de *prune* a *dried plum*.

Es una lástima que esa imagen bastante simple de la ciruela seca impida que se la disfrute más. Tal vez no sea la fruta más glamourosa del mundo, pero definitivamente es una de las más saludables.

LA ESTRATEGIA CONTRA EL ESTREÑIMIENTO

Las farmacias ofrecen docenas de medicamentos para evitar y aliviar el estreñimiento. Sin embargo, prácticamente no harían falta si tuviéramos la sana costumbre de agregar unas cuantas ciruelas secas a nuestra alimentación diaria. Son tres componentes diferentes los que suman sus esfuerzos en la ciruela seca para agilizar el funcionamiento del sistema digestivo.

Para empezar, la ciruela seca es rica en fibra insoluble. Es posible que en esta sustancia radique la clave para impedir el estreñimiento. El cuerpo no la absorbe, por lo que permanece en el tracto digestivo. Es más, debido a su enorme capacidad absorbente capta grandes cantidades de agua, lo cual aumenta el tamaño del excremento y lo hace más fácil de eliminar. (Además, la ciruela seca contiene fibra soluble, la cual ayuda a bajar el colesterol lo que a su vez reduce el riesgo de sufrir enfermedades cardíacas). Tan sólo cinco ciruelas secas contienen casi 3 gramos de fibra, más o menos el 12 por ciento de la Cantidad Diaria Recomendada (o *DV* por sus siglas en inglés).

Por si fuera poco, la ciruela seca también contiene un azúcar natural llamado sorbitol. Al igual que la fibra, el sorbitol absorbe toda el agua que puede, indica Mary Ellen Camire, Ph.D., profesora de Ciencias de la Alimentación y Nutrición Humana en la Universidad de Maine en Orono. La mayoría de las frutas contienen pequeñas cantidades (normalmente menos del 1 por ciento) de sorbitol. Por el contrario, el 15 por ciento de la ciruela seca consiste en sorbitol, lo que explica por qué esta fruta es tan buena para crear volumen y con frecuencia se recomienda para aliviar el estreñimiento.

En la cocina

La ciruela seca (ciruela pasa) suele comerse a la hora del desayuno. No obstante, muchos cocineros despabilados la utilizan para sustituir la grasa a la hora de cocinar. El puré de ciruela seca sirve para reemplazar a la mantequilla, la margarina o el aceite al preparar productos panificados, lo cual reduce hasta en un 90 por ciento la grasa que estos contienen, sin sacrificar el sabor y la textura normalmente aportados por esta.

Para aprovechar la ciruela seca en sus panes y pasteles (bizcochos, tortas, *cakes*), ponga unas 25 ciruelas secas sin hueso (8 onzas/224 g) en la licuadora (batidora) y muélalas con 6 cucharadas de agua. Para empezar, reemplace 1 cucharada de la grasa pedida por la receta con la misma cantidad de puré de ciruela seca y vea cómo queda. Poco a poco podrá ir reemplazando una cantidad cada vez mayor de grasa en sus recetas, hasta obtener el sabor y la textura que más le gusten. El puré de ciruela seca se conserva durante varias semanas si se guarda en un recipiente tapado en el refrigerador.

Por último, la ciruela seca contiene un compuesto llamado isatina de dihidroxifenil, el cual estimula el intestino y hace que se contraiga. Este proceso resulta esencial para hacer de vientre con regularidad.

No es necesario comer montones de ciruelas secas para obtener los beneficios mencionados. La mayoría de las personas no necesitan más de una ración diaria de aproximadamente cinco para que su digestión funcione bien.

PROTECCIÓN COMPLETA

Al igual que la mayoría de las frutas, la ciruela seca contiene una generosa cantidad de diversas vitaminas, minerales y otros compuestos saludables. De hecho representa una fuente concentrada de energía, porque pierde agua durante el proceso de secado. Por lo tanto se obtiene un gran valor nutritivo en un paquetito muy pequeño.

Uno de los compuestos más saludables de la ciruela seca es el betacaroteno. Al igual que las vitaminas C y E, el betacaroteno es un antioxidante, lo cual significa que ayuda a neutralizar las moléculas dañinas de oxígeno en el cuerpo. La ciruela seca también contiene bastante potasio, un mineral fundamental para mantener baja la presión arterial. Diversos estudios han demostrado que la pre-

---

Pollo al horno con ciruela seca (ciruela pasa)

1 **libra (448 g) de pechuga de pollo deshuesada sin pellejo, partida a la mitad**

¼ **taza de vino tinto**

16 **ciruelas secas sin hueso**

1 **cucharadita de romero (*rosemary*) fresco picado en trocitos**

¼ **cucharadita de sal**
  Pimienta negra molida

POR PORCIÓN

calorías	**215**
grasa total	**2.9 g**
grasa saturada	**0.8 g**
colesterol	**63 mg**
sodio	**190 mg**
fibra dietética	**3.3 g**

Precaliente el horno a 350°F (178°C).

Rocíe una fuente para hornear (refractario) de 12" × 8" (30 cm × 20 cm) con aceite antiadherente en aerosol. Acomode el pollo en una sola capa dentro de la fuente.

Ponga el vino y las ciruelas secas en un tazón (recipiente) pequeño adecuado para usarse en horno de microondas. Caliéntelo en alto durante 1 minuto o hasta que el vino empiece a hervir. Vierta el vino y las ciruelas encima del pollo y espolvoréelo todo con el romero.

Hornee el pollo durante 30 minutos o hasta que esté bien cocido. Para saber si lo está, introduzca la punta de un cuchillo afilado en el centro de una mitad de pechuga. Finalmente espolvoree el pollo con la sal y sazone al gusto con la pimienta. Revuelva los jugos acumulados en la fuente para combinar los sabores.

Para 4 porciones

sión arterial aumenta si los niveles de potasio disminuyen incluso por cortos períodos de tiempo. La ciruela seca es una magnífica fuente de potasio, ya que cinco de estas frutitas contienen 313 miligramos del nutriente, más o menos el 9 por ciento de la DV.

Cómo maximizar sus poderes curativos

"Vitamínese" con el jugo. Si bien el jugo de la ciruela seca cuenta con menos fibra que la fruta entera, es una fuente más concentrada de vitaminas. Cinco ciruelas secas enteras, por ejemplo, contienen un poco más de 1 miligramo de vitamina C, mientras que un vaso de 6 onzas (180 ml) de jugo ofrece casi 8 miligramos de este nutriente.

Mastique para regularizarse. La fibra es muy importante para la salud digestiva, por lo que los médicos recomiendan comer la ciruela seca entera —ya sea fresca o enlatada— cuando se trata de mantener la regularidad digestiva. El jugo de la ciruela seca también llega a utilizarse para aliviar el estreñimiento, pero no es tan eficaz como la fruta entera.

Nota: Si no reconoce algún término usado en este capítulo, vea el glosario en la página 711.

Coles de Bruselas

Bolitas que son barreras para muchos males

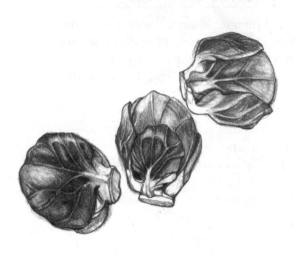

Poderes curativos

Reducen el riesgo de sufrir cáncer de mama, próstata y colon

Bajan el colesterol

Evitan el estreñimiento

Disminuyen el riesgo de sufrir enfermedades cardíacas

Es muy posible que las coles (repollitos) de Bruselas sean el alimento que más gente se siente tentada a pasarle al perro. Basta con mencionarlas para producir muecas de desagrado.

Pero no hay razón para ello. De hecho las coles de Bruselas se han vuelto mucho más sabrosas desde hace una década. Y además los científicos les han descubierto una gran cantidad de beneficios para la salud.

SABROSAS NOVEDADES

Las coles de Bruselas son un miembro enano de la familia del repollo (col). Solían tener un sabor fuerte y amargo a veces, pero eso ha cambiado, afirma Steve Bontadelli, quien las cultiva en Santa Cruz, California.

El problema del sabor comenzó cuando se empezaron a utilizar máquinas para cosechar las colecitas en lugar de hacerlo a mano. Para facilitar este tipo de cosecha se desarrolló una nueva variedad de col de Bruselas. Lo malo es que las nuevas plantas a veces producían unas coles muy amargas, recuerda Bontadelli.

"Apenas en los últimos 10 años, más o menos, los productores de coles de Bruselas han empezado a cambiar los híbridos para mejorar su sabor —señala Bontadelli—. Actualmente son mucho más dulces y menos fuertes".

Así que ahora nadie tendrá que taparse la nariz al servirse estas saludables bolitas de hojas. Pero las coles de Bruselas ofrecen más que sólo sabor. Están retacadas de sustancias químicas que protegen el cuerpo contra enfermedades muy graves como el cáncer o los males cardíacos.

UNOS VALIENTES COMBATIENTES CONTRA EL CÁNCER

Al igual que otras verduras crucíferas, las coles de Bruselas están llenísimas de unos compuestos vegetales naturales llamados fitonutrientes, los cuales tal vez protejan contra el cáncer. Al parecer estos compuestos son particularmente eficaces en la lucha contra algunos tipos comunes de cáncer, como los de mama y de colon.

Uno de los compuestos protectores más importantes de las coles de Bruselas es el sulforafano. El sulforafano hace que se liberen unas enzimas que ayudan a limpiar las células del cuerpo de desechos tóxicos y que reducen el riesgo de sufrir cáncer, según lo explica el Dr. Jon Michnovicz, Ph.D., presidente de la Fundación de Oncología Preventiva así como del Instituto para la Investigación Hormonal, ubicados ambos en la ciudad de Nueva York.

En un estudio pionero llevado a cabo por la Universidad Johns Hopkins en Baltimore, Maryland, los científicos expusieron a 145 animales de laboratorio a un poderoso carcinógeno llamado DMBA. Veinticinco animales no habían recibido ningún tratamiento especial, mientras que a los demás se les alimentó con grandes dosis de sulforafano. Cincuenta días más tarde, el 68 por ciento de los animales sin protección tenían tumores de mama, en comparación con sólo el 26 por ciento de los que recibieron el sulforafano.

Las coles de Bruselas también protegen el cuerpo con otro fitonutriente, el indol-3-carbinol o I3C. Este compuesto funciona como antiestrógeno, lo cual significa que ayuda a recoger los estrógenos dañinos del cuerpo antes de que contribuyan al crecimiento de las células cancerosas. También incrementa la producción de ciertas enzimas que colaboran en sacar las toxinas cancerígenas del cuerpo. "Los indoles probablemente sean muy útiles contra los cánceres del colon, mama y próstata —explica el Dr. Michnovicz—. Y diversos estudios poblacionales demuestran que probablemente protejan contra otros tipos de cáncer también".

En un pequeño estudio llevado a cabo por varios investigadores de los Países Bajos, se observó que el nivel de enzimas anticancerígenas protectoras en el colon era un 23 por ciento mayor, en promedio, en las personas que comieron más de 10 onzas (280 g) de coles de Bruselas (alrededor de 14 coles) diariamente durante una semana que en las personas que no las comieron.

En otro estudio, cinco personas comieron más de 10 onzas de coles de Bruselas al día durante tres semanas, mientras que otras cinco evitaron esta

En la cocina

Esta verdura pequeñita puede causar grandes problemas en la cocina. Es un poco difícil lograr que quede perfecta. Además, impregnan la casa de su olor.

No tiene que ser así. Las siguientes sugerencias permiten cosechar los beneficios que las coles (repollitos) de Bruselas ofrecen a la salud sin los dolores de cabeza.

Marque su raya. Para que los tallos duros se cocinen en el mismo tiempo que las hojas, corte una "X" con un cuchillo afilado sobre la base de cada tallo. Luego cocínelas al vapor de 7 a 14 minutos, hasta que apenas sea posible atravesarlas con un tenedor.

Aromatice el ambiente. Algunas personas no aprovechan los poderes curativos de estas colecitas debido al penetrante olor a azufre que emanan. Eche un tallo de apio al agua en que las va a preparar ya que esto ayudará a neutralizar el olor.

Apúrese a aprovecharlas. Las coles de Bruselas se conservan en el refrigerador al menos por una semana, pero después de unos tres días empiezan a ponerse amargas, por lo cual algunas personas tal vez las rechacen sin haber cosechado sus beneficios para la salud. Sólo hay que comprar las que se puedan comer rápido.

---

verdura así como otras parecidas. Al finalizar el estudio, el ADN de las personas que habían comido coles había sufrido un desgaste menor en un 28 por ciento. Los expertos opinan que se trata de un hallazgo prometedor, porque entre más sano el ADN, más sana la persona.

VITAMINAS PARA EL VIENTRE

Además de estos novedosos compuestos, las coles de Bruselas también ofrecen una buena cantidad de vitaminas, minerales y otras sustancias cuyo poder para combatir el cáncer, las enfermedades cardíacas, el colesterol alto y muchísimos problemas más de la salud ya lo conoce todo el mundo.

El primer lugar de la lista lo ocupa la fibra. Las coles de Bruselas son una buena fuente de fibra. Una ración de media taza de esta verdura ofrece unos 3 gramos. Habría que comer más de dos rebanadas de pan integral para obtener la misma cantidad de fibra.

Una ración diaria de coles de Bruselas ayuda a evitar todas las afecciones que la alimentación rica en fibra siempre previene, como el estreñimiento, las hemorroides (almorranas) y otros males digestivos.

Media taza de coles de Bruselas refuerzan el sistema inmunitario con 48 miligramos de vitamina C, más del 80 por ciento de la Cantidad Diaria Recomendada (o *DV* por sus siglas en inglés). También proporcionan 47 microgramos de folato, más o menos el 12 por ciento de la DV. El folato es esencial para asegurar el crecimiento normal de los tejidos, y diversos estudios demuestran que tal vez proteja contra el cáncer, las enfermedades cardíacas y los defectos de nacimiento. Muchas mujeres, sobre todo las que toman la píldora anticonceptiva, andan bajas de esta importante vitamina.

Cómo maximizar sus poderes curativos

Écheles vapor. El proceso de cocción destruye algunos nutrientes, pero las coles de Bruselas simplemente no se prestan a comerse crudas. Cuando se preparan al vapor se ayuda a liberar algunos de sus compuestos curativos. No hay que pasarse en el tiempo de cocimiento, porque cuando están demasiado cocidas pierden una gran cantidad de vitamina C así como otros valiosos fitonutrientes. Además, se amargan un poco, agrega el Dr. Michnovicz.

Nota: Si no reconoce algún término usado en este capítulo, vea el glosario en la página 711.

Coles de Bruselas glaseadas

1 **libra (448 g) de pequeñas coles (repollitos) de Bruselas**

1 **cucharadita de mantequilla sin sal**

2 **cucharadas de mermelada de albaricoque (chabacano, damasco)**

¼ **cucharadita de sal**

¼ **cucharadita de mostaza seca**

POR PORCIÓN

calorías	**83**
grasa total	**1.7 g**
grasa saturada	**0.7 g**
colesterol	**3 mg**
sodio	**164 mg**
fibra dietética	**5.7 g**

Córteles la base a las coles de Bruselas y pártalas a la mitad a lo largo. Póngalas en una cacerola grande y agregue 2 cucharadas de agua. Deje que el agua rompa a hervir a fuego alto, tape la cacerola y baje el fuego a mediano-alto. Cocine las coles de 5 a 7 minutos, revolviendo una sola vez, hasta que estén cocidas pero aún crujientes. Si empiezan a secarse, agregue 1 ó 2 cucharadas más de agua.

Si queda agua en la cacerola, escurra las coles en un colador. Páselas a un tazón (recipiente) mediano.

Agregue la mantequilla a la cacerola y derrítala a fuego mediano. Agregue la mermelada de albaricoque, la sal y la mostaza. Cocine esta mezcla durante 30 segundos o hasta que esté caliente y burbujeante. Agregue las coles de Bruselas a la cacerola y revuelva todo para recubrirlas con el glaseado.

Para 4 porciones

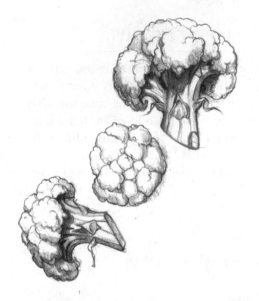

COLIFLOR
Contiene una carga que nos cuida contra el cáncer

Poderes curativos
Inhibe el crecimiento de los tumores

Fortalece el sistema inmunitario

Mark Twain, el autor de las novelas clásicas *Tom Sawyer* y *Huckleberry Finn*, alguna vez llamó a la coliflor "una col con educación universitaria": un poco más refinada, quizá, pero en esencia la misma.

Lo que Twain no conocía era el valor que la coliflor puede tener en nuestra lucha por asegurarnos una buena salud. (De haberlo sabido, Huckleberry Finn y Tom Sawyer tal vez se la hubieran pasado comiendo coliflores crudas en lugar de grasosos filetes de pescado). Al igual que otros miembros de la familia de las crucíferas, la coliflor está cargadísima de nutrientes que se dedican a combatir muchas enfermedades, entre ellas el cáncer. También es una muy buena fuente de vitaminas y minerales esenciales para mantener la fuerza del sistema inmunitario.

CABEZUELAS DE CALIDAD

Los poderes curativos del hermano verde de la coliflor, el brócoli, han recibido más atención. Sin embargo, la coliflor también está bien dotada de poderes anticancerígenos, según el Dr. Jon Michnovicz, Ph.D., presidente de la Fundación de Oncología Preventiva así como del Instituto para la Investigación Hormonal, ubicados ambos en la ciudad de Nueva York. De hecho, la coliflor es uno de los alimentos curativos más poderosos que usted puede comprar.

Los investigadores han hallado dos armas muy eficaces en el arsenal anticancerígeno de la coliflor: los fitonutrientes sulforafano e indol-3-carbinol (o I3C). Estos compuestos se hallan en todas las verduras crucíferas y tal vez se deba a ellos que las personas que comen crucíferas regularmente tienen menos probabilidades de sufrir cáncer, según lo han demostrado los estudios en forma consistente.

En uno de estos estudios, un grupo de científicos de la Universidad Johns Hopkins en Baltimore, Maryland, expusieron a 145 animales de laboratorio a altas dosis de un carcinógeno sumamente poderoso. A 120 de los animales se les alimentó con grandes dosis de sulforafano. Cincuenta días más tarde, el 68 por ciento de los animales sin protección tenían tumores de mama, en comparación con sólo el 26 por ciento de los que habían recibido el sulforafano.

El sulforafano hace que el cuerpo aumente la producción de unas enzimas que se llevan las toxinas antes de que puedan dañar las células del cuerpo y volverlas cancerosas, explica el Dr. Michnovicz.

El otro compuesto de la coliflor que acaba con los tumores, el

I3C, funciona como antiestrógeno, indica el Dr. Michnovicz. Es decir, el I3C reduce los niveles en el cuerpo de estrógenos dañinos que estimulan el crecimiento de tumores en las células sensibles a las hormonas, como las de los senos y la próstata.

"Es por eso por lo que, si bien algunos estudios demuestran que las personas que comen verduras crucíferas quedan protegidas contra todo tipo de cáncer, estos alimentos probablemente resulten más útiles para combatir el cáncer del colon, mama y próstata", opina el Dr. Michnovicz.

Una combinación de crucíferas

A algunas personas no les gusta el sabor a repollo (col) de la coliflor. A otras les molesta la forma en que las fibrosas cabezuelas del brócoli se atoran entre sus dientes. ¿Habrá una manera de combinar los beneficios de las crucíferas con un sabor y una textura agradables?

La respuesta se encuentra en la sección de frutas y verduras del supermercado en forma de una verdura que parece una coliflor verde: la brocoflor (*broccoflower*).

Este híbrido de origen californiano combina lo mejor tanto del brócoli como de la coliflor. La brocoflor es de sabor más dulce y menos fuerte que sus papás, además de ser más fácil de masticar. Por si fuera poco cuenta con más nutrientes: una ración de media taza cubre hasta el 125 por ciento de la Cantidad Diaria Recomendada (o *DV* por sus siglas en inglés) de vitamina C. De acuerdo con los expertos, también es rica en los fitonutrientes que acaban con los tumores, como el sulforafano y los indoles.

Valor vitamínico

La coliflor hace más que proteger contra el cáncer. También está llena de vitamina C y de folato, dos nutrientes muy conocidos por su capacidad para mantener en forma el sistema inmunitario.

Sólo tres cabezuelas crudas de esta crujiente crucífera proporcionan el 67 por ciento de la Cantidad Diaria Recomendada (o *DV* por sus siglas en inglés) de vitamina C, más de lo que puede ofrecer una mandarina o una toronja (pomelo) blanca. Al aumentar el nivel de vitamina C en el cuerpo, además de otras vitaminas antioxidantes como la vitamina E y el betacaroteno, es posible mantener un sistema inmunitario fuerte y también prevenir muchas enfermedades, entre ellas las cardiopatías, el cáncer y las cataratas.

La coliflor también contiene folato, lo cual es importante porque la falta de folato probablemente sea la carencia alimenticia más común en los Estados Unidos. Tres cabezuelas crudas de coliflor cubren el 9 por ciento de la DV de folato.

El folato incrementa la eficiencia de la sangre, por lo que muchas veces se recomienda para evitar la anemia. Además, diversas investigaciones científicas han demostrado que resulta esencial para el crecimiento normal de los tejidos. Según los investigadores, la escasez de folato a largo plazo puede prepararles el camino a males como el cáncer y las enfermedades cardíacas.

El folato es particularmente importante para las mujeres en edad fértil, porque desempeña un papel importante en la prevención de los defectos de nacimiento en el cerebro y la columna vertebral.

Cómo maximizar sus poderes curativos

Búsquela sin mácula. A menos que tenga la suerte de vivir cerca de un mercado surtido directamente por productores, no siempre es fácil encontrar una coliflor que se halle en su mejor momento desde el punto de vista alimenticio. No obstante, dondequiera que vaya de compras debe evitar una coliflor si tiene manchas color café en sus cabezuelas color marfil (o moradas). Esto significa que su mejor momento ya pasó.

Cocinarla puede minar sus nutrientes potentes. Para mantener intactas las propiedades anticancerígenas de los indoles es importante mantener la coliflor alejada del calor, recomienda el Dr. Michnovicz. La mejor idea es comérsela cruda o cocinarla rápidamente al vapor, en un *wok* o en el horno de microondas, afirma el experto. La peor manera de cocinar esta crucífera es hirviéndola. Al sumergir la coliflor en agua hirviendo pierde más o menos la mitad de sus valiosos indoles, según advierte el experto.

Nota: Si no reconoce algún término usado en este capítulo, vea el glosario en la página 711.

Coliflor al estilo mediterráneo

4 **tazas de cabezuelas de coliflor**

5 **aceitunas negras, deshuesadas y picadas en trocitos**

1 **cucharada de perejil fresco picado**

1 **cucharadita de vinagre de vino tinto**

⅛ **cucharadita de pimienta roja molida**

Ponga la coliflor y ¼ taza de agua en una cacerola mediana. Tápela y póngala a fuego mediano por 4 ó 5 minutos, hasta que la coliflor apenas comience a suavizarse. Agregue las aceitunas, el perejil, el vinagre y la pimienta roja molida, revuélvalo todo y deje que se cocine por 1 minuto o hasta que esté bien caliente.

Para 4 porciones

POR PORCIÓN

calorías	**42**
grasa total	**1.5 g**
grasa saturada	**0.1 g**
colesterol	**0 mg**
sodio	**99 mg**
fibra dietética	**2.2 g**

Coliflor con *dip* picante de cacahuate

½ taza de tofu normal firme desmenuzado

1½ cucharadas de crema de cacahuate (maní) de grasa reducida a temperatura ambiente

1 cucharada de miel

1 cucharada de vinagre de arroz o vinagre de vino blanco

1 cucharadita de jengibre fresco rallado

1 diente de ajo, picado en trocitos

⅛ cucharadita de pimienta roja molida

4 tazas de cabezuelas de coliflor

Ponga el tofu, la crema de cacahuate, la miel, el vinagre, el jengibre, el ajo y la pimienta en una licuadora (batidora) o un procesador de alimentos y muela. Pase a un tazón (recipiente) pequeño. Sirva de inmediato con la coliflor o tape y guarde en el refrigerador durante varias horas.

Para 8 porciones

POR PORCIÓN

calorías	**48**
grasa total	**2 g**
grasa saturada	**0.4 g**
colesterol	**0 mg**
sodio	**30 mg**
fibra dietética	**1.4 g**

CURACIÓN DE HERIDAS
Un surtido de sabrosas selecciones sanadoras

Nadie logra pasar por la vida sin cortarse ni rasparse nunca. De hecho los médicos calculan que en los Estados Unidos se sufren más de 12 millones de cortadas y otras heridas al año.

Afortunadamente nuestra piel por lo común tiene la capacidad de curarse sola. No obstante, para que este proceso se lleve a cabo hay que comer los alimentos correctos. Ciertos nutrientes, como las proteínas, la vitamina C y el cinc, son esenciales para que se forme piel nueva. Si no se incluyen en la alimentación en cantidades suficientes, las heridas tardan más en curarse, según advierte la Dra. Judith Petry, directora médica del Proyecto Vermont de Instrumentos de Curación en Brattleboro.

CIMIENTOS SÓLIDOS

Las proteínas son de importancia fundamental para curar las cortadas y las heridas, pero no siempre están disponibles cuando más se necesitan. Sólo el 10 por ciento de las proteínas del cuerpo, más o menos, se encuentran en la piel. Las demás se utilizan en otras partes del cuerpo.

"Las proteínas se aprovechan como fuente de energía antes de dedicarse a la curación", explica Michele Gottschlich, R.D., Ph.D., directora de servicios de nutrición para el Instituto Shriners Burns de Cincinnati, Ohio.

Cuando el cuerpo se entrega a la tarea de curar una herida sus necesidades de proteínas llegan a duplicarse. Supongamos, por ejemplo, que normalmente se consuman 50 gramos de proteínas al día. Después de sufrir una quemadura tal vez haga falta incrementar esta cantidad a 100 gramos para curarse bien, indica la Dra. Gottschlich. Es decir, el consumo diario de alimentos ricos en proteínas tiene que aumentar a entre 8 y 10 raciones, en lugar de las 4 a 6 raciones que los nutriólogos recomiendan para asegurar el bienestar del cuerpo en general. La cantidad de proteínas requeridas por el cuerpo para curarse depende en gran medida de la gravedad de la herida.

Las carnes son una de las mejores fuentes de proteínas. Una ración de 3 onzas (84 g) de *flank steak*, por ejemplo, ofrece 23 gramos de proteínas, alrededor del 46 por ciento de la Cantidad Diaria Recomendada (o *DV* por sus siglas en inglés). Si se prefiere evitar la carne, también es posible obtener proteínas del pescado, los frijoles (habichuelas), los frutos secos y los cereales.

"El tofu también es una impresionante fuente de proteínas", agrega la Dra. Gottschlich. Una ración de 4 onzas (112 g) cuenta con más de 9 gramos, aproximadamente la misma cantidad que se obtiene de 1¼ onzas (35 g) de carne molida de res.

SE VIVE MEJOR CON VITAMINA C

El jugo de naranja (china) es un remedio casero con el que con mucha frecuencia se combaten los resfriados (catarros), porque la vitamina C que contiene ayuda a reforzar el sistema inmunitario. Y lo que funciona en este caso también sirve para tratar las heridas. Cuando la alimentación no incluye una cantidad adecuada de vitamina C, la susceptibilidad a las infecciones crece rápidamente.

Además, la vitamina C es muy importante para fortalecer el colágeno, el tejido que mantiene las células de la piel unidas. Cuando no se obtiene una cantidad suficiente de vitamina C a través de la alimentación, el colágeno se debilita y las heridas tardan más en curarse. "La integridad de los tejidos, la verdadera fuerza de la piel, depende de la vitamina C", dice el Dr. Vincent Falanga, profesor de Medicina y Dermatología en la Escuela de Medicina de la Universidad de Miami en la Florida.

En un estudio llevado a cabo por el Centro para el Tratamiento de Quemaduras del Hospital Cook County en Chicago, Illinois, los investigadores observaron que los animales de laboratorio que recibían más vitamina C a través de la alimentación gozaban de una mejor circulación de la sangre y de menos hinchazón en las heridas que los que ingerían menos vitamina C.

Ya sea que se haya sufrido una cortada, una quemadura o alguna otra herida, es buena idea ingerir por lo menos 500 miligramos de vitamina C al día, alrededor de ocho veces más de los 60 miligramos estipulados por la DV, señala el Dr. Falanga. De hecho no estaría mal consumir aún más, hasta 1,000 miligramos al día, comenta el dermatólogo, sobre todo las personas de mayor edad y los fumadores. Ambos grupos con frecuencia padecen bajos niveles de vitamina C.

Es fácil obtener mucha vitamina C de los alimentos. Una ración de media taza de pimiento (ají, pimiento morrón) rojo, por ejemplo, contiene 95 miligramos de vitamina C, el 158 por ciento de la DV, mientras que una naranja brinda casi 70 miligramos, el 116 por ciento de la DV. La guayaba es una magnífica fuente de vitamina C. Una sola contiene 165 miligramos de este nutriente, el 275 por ciento de la DV.

La significación del cinc

Muchos estadounidenses no cubren sus necesidades de cinc, un mineral que ayuda a los tejidos a crecer y repararse. De hecho, cuando las heridas tardan en curarse con frecuencia significa que no se está obteniendo una cantidad suficiente de este importante mineral.

La DV del cinc son 15 miligramos. Al parecer no es mucho, pero de hecho puede resultar algo difícil obtener una cantidad suficiente de este mineral, ya que en el proceso de digestión sólo se absorbe alrededor del 20 por ciento del cinc encontrado en los alimentos, según advierte el Dr. Ananda Prasad, Ph.D., profesor de Medicina en la Escuela de Medicina de la Universidad Estatal Wayne en Detroit, Michigan. No obstante, cuando un alimento rico en cinc se acompaña con las proteínas de los alimentos de origen animal se favorece la absorción de cinc, agrega el experto.

Las ostras (ostiones) son una espléndida fuente de cinc. Sólo ½ taza proporciona 8 miligramos de este mineral, el 54 por ciento de la DV. El germen de trigo también es bueno: 1⅜ cucharadas contienen más o menos 2 miligramos, el 13 por ciento de la DV.

Nota: Si no reconoce algún término usado en este capítulo, vea el glosario en la página 711.

Defectos de nacimiento
La fuerza del folato

Desde hace mucho tiempo las mujeres que quieren tener un bebé han sabido lo importante que es una alimentación saludable que incluya muchas frutas, verduras, legumbres y cereales integrales. Y ahora los investigadores están diciendo que es aún más imprescindible aumentar el consumo de alimentos ricos en folato, una vitamina del grupo B que según se ha demostrado reduce el riesgo de que se produzcan defectos de nacimiento.

Durante muchos años los nutriólogos relegaron el folato a un segundo plano. Los médicos sabían que nos hacía falta, pero no se consideraba tan urgente. No obstante, a comienzos de los años 90 diversos estudios comprobaron que en realidad tiene mucho valor. Un estudio que abarcó a más de 3,600 madres descubrió que la probabilidad de tener hijos con defectos del tubo neural baja en un 60 por ciento en las mujeres que obtienen la Cantidad Diaria Recomendada (o *DV* por sus siglas en inglés) de 400 microgramos diarios de ácido fólico (la forma que el folato toma en los suplementos), en comparación con las mujeres que consumen cantidades menores de este nutriente. Un defecto del tubo neural significa que el cráneo o la médula espinal no se unen correctamente.

No sólo las mujeres que piensan tener un bebé pronto deben consumir más folato, opina J. David Erickson, D.D.S., Ph.D., director de la división de defectos de nacimiento y enfermedades genéticas de los Centros para el Control y la Prevención de las Enfermedades de Atlanta, Georgia. Muchos defectos de nacimiento se dan en una etapa muy temprana del embarazo, con frecuencia antes de que una mujer se entere de que está embarazada. Por eso es fundamental que todas las mujeres en edad fértil obtengan una cantidad suficiente de este nutriente, según afirma el experto.

Algunas de las verduras de hoja verde oscura son una buena opción para aumentar el consumo de folato, señala la Dra. Patricia A. Baird, profesora de Genética Médica en la Universidad de la Columbia Británica en Vancouver, Canadá. Una taza de espinacas, por ejemplo, contiene 110 microgramos de folato, el 28 por ciento de la DV. Las habas blancas (*lima beans*) también son una buena fuente de folato; una ración de media taza proporciona 140 microgramos, el 35 por ciento de la DV. Además, algunos alimentos envasados, como la harina, las pastas y el arroz, vienen enriquecidos con este nutriente esencial.

A las mujeres que piensan embarazarse, el Consejo Nacional para la Investigación Médica y sobre la Salud recomienda hacer un esfuerzo especial para consumir más alimentos ricos en folato desde un mes antes de que comience su embarazo y hasta tres meses después de haber concebido.

Por cierto, para obtener la mayor cantidad posible de folato de los alimentos que se consumen es importante no cocinarlos demasiado. Al hervir o cocer mucho los alimentos se destruye hasta el 90 por ciento del folato que contienen. Para aprovechar este nutriente al máximo se recomienda comerse los alimentos crudos o cocinarlos muy levemente en el horno de microondas o al vapor.

LA AMENAZA DE LA "A"

Muchas mujeres optan por la vía fácil para aumentar su consumo de folato y toman un suplemento multivitamínico. No obstante, hay que leer la etiqueta con cuidado para no correr ningún riesgo. Algunos multivitamínicos contienen grandes cantidades de vitamina A, la cual puede aumentar el peligro de que ocurran defectos de nacimiento, según advierte el Dr. Erickson.

Los investigadores a cargo de un estudio que abarcó a 22,748 mujeres, por ejemplo, observaron que la probabilidad de tener hijos con ciertos defectos de nacimiento de la cabeza se incrementa casi cinco veces en quienes consumen más de 10,000 unidades internacionales de vitamina A al día, en comparación con las mujeres que consumen por debajo de la DV de 5,000 unidades internacionales.

No hay que preocuparse por la vitamina A derivada de los alimentos, agrega el Dr. Erickson. No obstante, antes de tomar un multivitamínico que contenga vitamina A es importante consultar al médico para asegurarse de que no vaya a haber algún problema.

ADIÓS AL ALCOHOL

Los griegos de la Antigüedad no contaban con microscopios ni con unidades de cuidados maternales, pero sabían que el embarazo y el alcohol no se llevan bien. De hecho tenían leyes que les prohibían el alcohol a las parejas recién casadas.

Estaban adelantados a su época. Diversos estudios han demostrado que puede haber problemas si una mujer toma alcohol —no sólo bebidas fuertes sino también cerveza y vino— durante el embarazo. De hecho un estudio llegó a la conclusión de que el consumo del alcohol puede duplicar el riesgo de que ocurran ciertos defectos de nacimiento.

Los médicos no han logrado precisar la cantidad de alcohol necesaria para que haya problemas, indica el Dr. Erickson. Pero en vista de que cada persona lo absorbe de distinta manera, la mejor recomendación para las mujeres es que lo eviten por completo hasta después del parto.

Nota: Si no reconoce algún término usado en este capítulo, vea el glosario en la página 711.

Depresión
Mejoría en la mesa

Muchas personas han sentido el impulso de buscar consuelo emocional en la comida cuando están deprimidas, sobre todo en alimentos como barras de confitura, tortitas dulces o macarrones con queso. Sin embargo, en la mayoría de los casos este consuelo resulta engañoso. Precisamente los alimentos que comemos para sentirnos mejor a veces pueden hacernos sentir peor: apáticos, de mal humor y fatigados.

Hace décadas que los investigadores han estudiado la relación que existe entre los alimentos y los estados de ánimo, pero aún no logran encontrar la conexión exacta. Varios estudios han demostrado que la alimentación puede provocar una depresión en algunos individuos. Así lo explica Larry Christensen, Ph.D., coordinador del departamento de Psicología en la Universidad de Alabama del Sur en Mobile. De hecho, lo que usted come puede mejorar su estado de ánimo o hacer que este decaiga, si elige los alimentos equivocados. Además, el impacto de lo que no come puede ser tan grande como la influencia de lo que sí coloca en su plato.

El ánimo y los alimentos

Todo lo que usted hace, desde pensar y sentir emociones hasta salir a caminar, se encuentra expuesto a la influencia de unas células nerviosas del cerebro llamadas neuronas. Usted tiene miles de millones de neuronas, cien mil millones, para ser exactos. Para comunicarse, las neuronas utilizan los neurotransmisores, unas sustancias químicas cerebrales con nombres exóticos como serotonina, dopamina y noradrenalina.

Además de servir de medios de comunicación, estas sustancias químicas también llegan a influir mucho en los estados de ánimo. Una carencia de serotonina, por ejemplo, puede dar por resultado depresiones, insomnio y antojos muy fuertes de ciertos alimentos. Por el contrario, de acuerdo con Elizabeth Somer, R.D., un alto nivel de serotonina puede producir una sensación de tranquilidad y bienestar. Cualquier cambio en el nivel de dopamina y noradrenalina en el cerebro puede tener efectos semejantes.

Las investigaciones han demostrado que diversos nutrientes, entre ellos las vitaminas B, la vitamina C y el mineral selenio, convierten los aminoácidos que obtenemos de los alimentos en neurotransmisores que mejoran nuestro estado anímico. "Es muy evidente que incluso insuficiencias mínimas de ciertos nutrientes pueden provocar depresiones", explica el Dr. Melvyn Werbach, profesor de Psiquiatría en la Universidad de California en Los Ángeles.

De acuerdo con el resultado obtenido por diversas investigaciones, la vitamina B_6, que se encuentra en las verduras de hoja verde, el pescado, la carne de ave y los cereales integrales, ayuda a subir el índice de serotonina a un nivel que produce bienestar. A pesar de que la mayoría de las personas obtienen mucha vitamina B_6 a través de su alimentación, el nivel de este nutriente puede disminuir por causa de los anticonceptivos orales o por un tratamiento de sustitución hormonal.

Según el Dr. Werbach, un bajo índice de folato también hace bajar el nivel de serotonina. Entre todas las insuficiencias de nutrientes que se dan en los Estados Unidos, uno de los más comunes es la falta de folato. Esto puede tener consecuencias graves. Algunos estudios demuestran que las personas afectadas por depresiones clínicas frecuentemente también tienen un bajo índice de folato en sus torrentes sanguíneos.

Para un estudio realizado en Inglaterra, los investigadores dieron 200 microgramos de ácido fólico —la cantidad contenida en más o menos ¾ taza de espinaca cocida— o bien un placebo a cierto número de personas afectadas por una depresión clínica. Al cabo de un año, la depresión cedió en considerable medida en las personas que estaban tomando el ácido fólico, hasta en un 40 por ciento en algunos casos, de acuerdo con las pruebas habituales utilizadas para medir la depresión.

Los frijoles (habichuelas) y las verduras verdes son particularmente altas en folato (la forma natural del ácido fólico), así como en vitamina B_6. Media taza de garbanzos de lata, por ejemplo, proporcionan 0.6 miligramos de vitamina B_6, lo cual corresponde al 30 por ciento de la Cantidad Diaria Recomendada (o *DV* por sus siglas en inglés). Media taza de espinaca cocida, por su parte, contiene 131 microgramos de folato, o sea, el 33 por ciento de la DV.

Un aumento en su consumo del mineral selenio también puede ayudar a levantar su estado de ánimo cuando la "depre" lo asalte. En una investigación realizada por el Colegio Universitario de Swansea, Gales, región donde el suelo tiene un bajo nivel de selenio y es muy común cierta insuficiencia de este mineral, las personas estudiadas tomaron ya sea 100 microgramos de selenio o un placebo todos los días durante cinco semanas. Se observó una pronunciada mejoría en el estado de ánimo de los que estaban tomando el selenio. De hecho, entre más grande era su insuficiencia inicial de selenio, más mejoró su estado anímico.

Es fácil cubrir sus necesidades de selenio; sólo tiene que comer más pescado. Un simple sándwich (emparedado) de atún le proporciona 138 microgramos, casi el doble de la DV de este mineral. El selenio también se encuentra en los cereales y los panes integrales.

Los carbohidratos calmantes

¿Tiene usted la impresión, a veces, de que la vida no vale la pena si no ha desayunado su *bagel*? ¿Su pasión por la pasta no conoce límites? Éntrele, y su estado de ánimo se lo agradecerá.

Las investigaciones iniciadas por el matrimonio de investigadores formado por Richard Wurtman, Ph.D., y Judith Wurtman, Ph.D., ambos del Instituto Tecnológico de Massachusetts en Cambridge, indican que una alimentación rica en alimentos altos en carbohidratos aumenta la concentración del aminoácido triptofano en el cerebro. A continuación, el triptofano se convierte en serotonina, que como ya vimos levanta el estado de ánimo.

Estos resultados ayudan a explicar por qué muchas personas se consuelan con alimentos altos en carbohidratos para aliviar sus estados de depresión, ansiedad o cansancio. No comer carbohidratos hace que otros se pongan gruñones y se sientan deprimidos.

"Es posible que a algunas personas, sobre todo a las mujeres, los carbohidratos se les antojen por su efecto antidepresor, —dice el Dr. Werbach—. El fenómeno en efecto parece existir, aunque no necesariamente vale para todos".

Algunas personas comen montones de pasta, papas y pan sin observar ninguna diferencia. A otras, por el contrario, los científicos les han puesto el nombre de "antojadizos de carbohidratos", porque llegan a experimentar efectos muy marcados al consumir carbohidratos. Tal vez su cuerpo trate de compensar un nivel bajo de serotonina a través del antojo de carbohidratos.

"A muchas personas les da sueño cuando comen espaguetis con salsa marinara y pan francés (*baguette*) a mediodía, porque esta comida llena de carbohidratos aumenta su nivel de serotonina", dice Somer. "Sin embargo, los antojadizos de carbohidratos sienten que la misma comida les da energía".

Cómo cambiar cambios anímicos a su favor

Todos sabemos que algunas personas experimentan cambios anímicos en ciertos momentos específicos, como los días oscuros de invierno, por ejemplo, o justo antes de su menstruación en el caso de algunas mujeres. Lo que tal vez sí sea novedad es que al parecer algunas personas pueden mejorar su estado de ánimo durante estos momentos de depresión de manera muy simple: sólo tienen que consumir más carbohidratos.

Dentro del marco de un estudio efectuado por investigadores tanto de la Universidad de Harvard como del Instituto Tecnológico de Massachusetts, se pidió a un grupo de mujeres afectadas por cambios anímicos premenstruales que bebieran aproximadamente 7½ onzas (225 ml) de una bebida alta en carbohidratos preparada de acuerdo con una fórmula especial una vez al mes, justo antes de su menstruación. Los investigadores observaron que experimentaban una reducción significativa en sus estados de depresión, ira y confusión a las pocas horas de haber tomado la bebida.

Las mujeres del estudio tomaron una bebida especial, pero es posible obtener una cantidad semejante de carbohidratos en una pequeña porción de cualquier alimento rico en carbohidratos, como una taza de yogur bajo en grasa, una papa al horno o media taza de pasas.

DELEITES "DEPRIMENTES"

¿Alguna vez se ha sentido decaído y desalentado después de tomar una taza enorme de capuchino o de devorar, sin control alguno, una bolsa de sus galletitas favoritas? No fue cosa de su imaginación. "El consumo de un exceso de azúcar o cafeína definitivamente contribuye a las sensaciones de depresión en los individuos sensibles", dice el Dr. Christensen.

Los expertos no saben a ciencia cierta por qué el azúcar deprime a algunas personas, pero tal vez tenga que ver con la cantidad consumida, opina el Dr. Christensen. Mientras que una barra de confitura o un *donut* (dona) de vez en cuando puede levantar el ánimo de manera pasajera, el consumo constante de azúcar al parecer se vincula con la depresión.

Para un estudio dirigido por el Dr. Christensen y un colega suyo, se pidió a 20 personas afectadas por depresiones serias que eliminaran por completo el azúcar y la cafeína de su alimentación. Después de tres semanas, todos se sentían mucho menos deprimidos.

Si bien todavía no se estudian a fondo los efectos de la cafeína sobre los estados anímicos, hay indicios de que reducir la cantidad de café (o de otras bebidas con mucha cafeína) puede levantarle el ánimo, sobre todo si normalmente toma jarras enteras.

Nota: Si no reconoce algún término en este capítulo, vea el glosario en la página 711.

Derrames cerebrales
Defensores dietéticos

Lo que más miedo produce del derrame cerebral es su carácter repentino. La gente que ha sufrido uno dice que no se da ningún aviso ni señal. Sólo perciben, por una fracción de segundo, que algo anda muy mal.

Tal vez el derrame en sí ocurra de repente, pero los problemas que lo causan tardan años en desarrollarse. Un derrame cerebral se da cuando la sangre, y por lo tanto el oxígeno y los nutrientes que esta contiene, deja de llegar a ciertas partes del cerebro. Cualquier cosa que interfiera con el flujo de la sangre, como un índice alto de colesterol o hipertensión (presión arterial alta), aumenta la probabilidad de sufrir un derrame cerebral.

La buena noticia es que los factores que provocan un derrame cerebral pueden prevenirse, siempre y cuando se elija la alimentación adecuada. "La alimentación desempeña un papel fundamental para prevenir los derrames cerebrales", dice el Dr. Thomas A. Pearson, Ph.D., profesor de Medicina Comunitaria en la Universidad de Rochester en Nueva York.

En un estudio que abarcó a más de 87,000 enfermeras, por ejemplo, unos investigadores de la Escuela de Salud Pública de Harvard encontraron que las mujeres que comían la mayor cantidad de frutas y verduras tenían un 40 por ciento menos de probabilidades de sufrir un derrame cerebral que las que comían menores cantidades de estos alimentos. Los investigadores a cargo de otro estudio, realizado en este caso por la Universidad de California en San Diego, descubrieron que las personas que comían una sola ración al día de frutas o verduras ricas en potasio también reducían en un 40 por ciento su riesgo de tener un derrame cerebral.

Lo que no se come llega a ser tan importante como los alimentos que sí se consumen, agrega el Dr. Pearson. Diversas investigaciones han demostrado, por ejemplo, que las personas que más grasa comen —sobre todo la grasa saturada de la carne y otros alimentos de origen animal— corren mucho más peligro de sufrir un derrame cerebral que quienes comen alimentos más sanos. Esto se debe al hecho de que una alimentación alta en grasa saturada aumenta los índices de colesterol. El colesterol se conoce por tapar las arterias del corazón, y de igual manera puede tapar los vasos sanguíneos del cerebro.

"Reducir su consumo de grasa saturada es la táctica alimenticia más poderosa que usted puede adoptar para bajar su nivel de colesterol", opina el Dr. John R. Crouse, profesor de Medicina en la Universidad Wake Forest en

Winston-Salem, Carolina del Norte. En la mayoría de los casos, lo único que hace falta para mantener un índice sano de colesterol es limitar las raciones de carne a 3 ó 4 onzas (84–112 g) al día, usar menos mantequilla (o eliminarla por completo), cambiar a lácteos bajos en grasa y evitar meriendas (botanas, refrigerios, tentempiés) altos en grasa.

Otra forma de controlar el colesterol es mediante un aumento en su consumo de alimentos preparados con soya. El tofu, el *tempeh* y otros alimentos de soya contienen dos compuestos, la daidzcína y la genisteína, que aparentemente bajan el colesterol y ayudan a impedir que se pegue en las paredes arteriales. Diversos estudios indican que el consumo de más o menos 47 gramos de proteína de soya (aproximadamente la cantidad contenida en 10 onzas/280 g de tofu duro) al día tal vez reduzca el índice total de colesterol en un 9 por ciento y baje el del peligroso colesterol lipoproteínico de baja densidad (o *LDL* por sus siglas en inglés) casi en un 13 por ciento.

También es importante pasar por la sección de frutas y verduras del super (colmado). Cuando los investigadores del famoso Estudio Framingham del Corazón estudiaron la alimentación habitual de más de 830 hombres, encontraron que por cada tres raciones de frutas y verduras que estos comían diariamente, su riesgo de sufrir un derrame cerebral disminuía en un 22 por ciento.

Hay varias razones por las que las frutas y las verduras son tan buenas para prevenir los derrames cerebrales. En primer lugar contienen mucha fibra y esta, según se ha demostrado, baja el colesterol. Además, de acuerdo con Michael Hertog, Ph.D., del Instituto Nacional de Salud Pública y Protección Ambiental de los Países Bajos, estos alimentos también contienen unos poderosos antioxidantes, los cuales ayudan a impedir que el colesterol LDL "malo" se pegue a las paredes arteriales y bloquee el flujo de sangre hacia el cerebro. Algunos alimentos particularmente ricos en antioxidantes son la cebolla, la col rizada, la habichuela verde (ejote, *green bean*), la zanahoria, el brócoli, la endibia (lechuga escarola), el apio y el arándano agrio (*cranberry*).

No hacen falta muchos alimentos ricos en antioxidantes para cosechar estos beneficios. El Estudio de la Salud de las Enfermeras, por ejemplo, mostró a los investigadores de Harvard que el riesgo de sufrir un derrame cerebral se reducía incluso en las mujeres que sólo comían 15 miligramos de betacaroteno al día, lo cual corresponde más o menos a la cantidad contenida en una zanahoria grande.

Otra razón por la que las frutas y las verduras brindan tantos beneficios es que con frecuencia contienen mucho potasio, mineral que, según se ha demostrado, disminuye la hipertensión, una de las principales causas del derrame cerebral. Además, al parecer el potasio reduce la tendencia de la sangre a coagularse, lo cual hace que disminuya aún más el peligro de sufrir un derrame cerebral. Algunas buenas fuentes de potasio son las papas al horno, el orejón, el cantaloup (melón chino) y la espinaca.

Además de las frutas y las verduras, el té (tanto el verde como el negro) es una fuente muy buena de flavonoides. En un estudio realizado por el Dr. Hertog con más de 550 hombres entre los 50 y los 69 años de edad, descubrió que el riesgo de sufrir un derrame cerebral disminuía en un 73 por ciento entre los que obtenían la mayor parte de sus flavonoides del té, en comparación con los que consumían la menor cantidad de estos compuestos saludables.

No hace falta tomar galones de té para aprovechar sus propiedades protectoras. El Dr. Hertog encontró que cuando se toman por lo menos 5 tazas de té

¿El pescado será peligroso?

Muchos pescados contienen unas grasas saludables conocidas como ácidos grasos omega-3. Se ha demostrado que estas grasas aumentan el nivel del colesterol lipoproteínico de alta densidad (o *HDL* por sus siglas en inglés), o sea, el colesterol "bueno" que ayuda a mantener limpias las arterias. Cualquiera pensaría que comer pescado beneficia no sólo a quienes quieren bajar su colesterol o presión arterial, sino que también ayuda a evitar, en lo posible, el peligro de un derrame cerebral.

Sin embargo, aún no se sabe con certeza si esto es así. Algunos estudios efectivamente han llegado a la conclusión de que las personas que consumen una mayor cantidad de aceite de pescado tienen menos probabilidades de sufrir un derrame cerebral. Otras investigaciones, por el contrario, no han observado ningún vínculo entre ambos factores. Pero esto no es lo más grave. Algunas pruebas demuestran que las personas que comen mucho pescado posiblemente corran más peligro de tener un derrame cerebral.

"Esta confusión se debe, al menos en parte, al hecho de que algunos estudios no toman en cuenta la forma en que el aceite de pescado influye en los dos tipos distintos de derrame cerebral", dice James Kenney, R.D., Ph.D., especialista en la investigación de la nutrición en el Centro Pritikin para la Longevidad de Santa Mónica, California.

Sucede lo siguiente: las grasas del pescado impiden que ciertos componentes de la sangre, las plaquetas, se peguen unas con otras en el torrente sanguíneo. Esta acción puede ayudar a prevenir los derrames cerebrales causados por coágulos sanguíneos. Sin embargo, al mismo tiempo es posible que aumente el riesgo de derrames cerebrales provocados cuando sangre se ecapa de las vasos sanguíneos debido al adelgazmiento de estos, explica el Dr. Kenney.

Entonces, ¿qué hacemos? "No deje de agregar un par de platos de pescado a su alimentación de cada semana", sugiere el Dr. Kenney, "pero sólo tome cápsulas de aceite de pescado después de consultar a un médico".

al día, el riesgo de tener un derrame cerebral se reduce en más de dos tercios en comparación con las personas que toman menos de 3 tazas al día.

La leche es otra bebida que al parecer ayuda a reducir el riesgo de un derrame cerebral. En un estudio amplio realizado por investigadores participantes en el Programa de Honolulú para el Corazón, se observó que los hombres que no toman leche tienen el doble de probabilidades de sufrir un derrame cerebral que quienes toman por lo menos 16 onzas (480 ml) al día.

Sin embargo, no olvide servirse leche baja en grasa o descremada, ya que la grasa saturada de la leche entera puede contrapesar sus cualidades protectoras. Los alimentos que contienen vitamina B figuran entre los mejores para prevenir los derrames cerebrales. Un gran número de estudios han demostrado que el folato y las vitaminas B_{12} y B_6 pueden ayudar a reducir los niveles de un aminoácido natural llamado homocisteína. Esto es importante, porque al aumentar el índice de homocisteína también sube el riesgo de sufrir un derrame cerebral, según nos lo explica el Dr. Killian Robinson, cardiólogo de la Fundación Clínica de Cleveland en Ohio.

Las vitaminas B se encuentran en diversos alimentos. Las verduras de hojas verdes oscuras, como la espinaca y la lechuga romana (orejona), son una buena elección cuando se trata de obtener folato. La carne, los lácteos bajos en grasa y el huevo, por su parte, contienen vitamina B_{12}. Y la vitamina B_6 se encuentra en el plátano, el pollo y el salvado de trigo.

Lo que se come es muy importante cuando se trata de evitar un derrame cerebral, pero de igual manera lo es la cantidad. El sobrepeso tal vez sea la principal causa de la hipertensión, la cual aumenta enormemente el riesgo de un derrame cerebral. De hecho, las personas con hipertensión tienen cinco veces más probabilidades de sufrir un derrame cerebral que las personas cuya presión arterial se mantiene dentro de los límites normales. Además, el sobrepeso aumenta la probabilidad de enfermarse de diabetes, la cual también aumenta el riesgo de sufrir un derrame cerebral. "Esta es otra razón importante para deshacerse de las libras no deseadas", dice el Dr. Pearson. No hay que tener la figura de una modelo para estar sano, agrega el experto. Muchas veces basta con perder de 10 a 20 libras (4.5–8.9 kg) para que baje la presión arterial y también, por lo tanto, el riesgo de un derrame cerebral.

Nota: Si no reconoce algún término en este capítulo, vea el glosario en la página 711.

DIABETES
Nuevas alternativas para este mal que agradarán a su paladar

Es posible que esto suene extraño, pero es la verdad: nunca ha habido un mejor momento para enfermarse de diabetes que ahora. Ya se fueron para siempre los días en que el médico entregaba a todos sus pacientes la misma lista de lo que podían comer y de lo que estaba prohibido. Los resultados de las nuevas investigaciones han modificado sustancialmente el antiguo enfoque médico de esta enfermedad, y ya no se le receta la misma alimentación a todo el mundo.

Veamos un ejemplo. Si bien lo mejor es limitar el azúcar a cantidades moderadas (lo deberíamos hacer todos, no sólo los diabéticos), para la mayoría de las personas con diabetes dejó de ser una sustancia prohibida. A algunos tal vez se les aconseje reducir la grasa en su alimentación y comer más carbohidratos, mientras que a otros se les indicará lo contrario. De hecho, actualmente no es raro que dos diabéticos, aunque tengan la misma edad, el mismo peso y la misma forma física en general, tengan alimentaciones totalmente distintas para controlar la enfermedad.

Sin embargo, en cierto sentido el tratamiento de la diabetes sigue siendo el mismo. La alimentación —lo que se come y, en algunos casos, lo que se evita comer— es la parte más importante de cualquier tratamiento. Además de mantener un peso saludable y de hacer ejercicio con regularidad, la alimentación correcta ayuda a estabilizar la concentración de azúcar en la sangre así como el índice de grasa, dos factores clave para controlar el problema.

LAS CAUSAS Y LOS TRATAMIENTOS CONVENCIONALES

Antes de explorar cómo es posible utilizar la comida para tratar o prevenir la diabetes, demos un breve repaso a lo que implica esta enfermedad. El azúcar es el combustible que asegura el buen funcionamiento de nuestros cuerpos. Los médicos le llaman "glucosa". Al poco tiempo después de comer, la glucosa entra al torrente sanguíneo, el cual la transporta a las células de todo el cuerpo. No obstante, para penetrar en las células requiere la presencia de una hormona llamada insulina. Y ahí es donde radica el problema.

Los diabéticos no producen una cantidad suficiente de insulina, o bien la insulina que producen no trabaja eficazmente. En ambos casos, la glucosa del torrente sanguíneo no tiene manera de entrar a las células. En cambio, permanece en la sangre, donde adquiere una concentración cada vez más alta con el paso del tiempo. De esta manera, las células se quedan con hambre, lo cual se manifiesta en forma de fatiga, mareos y otros muchos síntomas. Pero esto no lo es todo. El azúcar concentrada se vuelve tóxica y termina por dañar los ojos, los riñones, los nervios, el sistema inmunitario, el corazón y los vasos sanguíneos.

La forma más seria de la diabetes —por fortuna es también la menos común— es la diabetes del Tipo I, o dependiente de la insulina. Esta se da cuando el cuerpo no produce insulina por sí solo, o solamente muy poca. Las personas afectadas por la diabetes del Tipo I tienen que tomar insulina a fin de sustituir la que les falta.

La diabetes del Tipo II (no dependiente de la insulina) es mucho más común. Suele darse en personas mayores de 40 años cuyos cuerpos producen algo de insulina, pero generalmente en cantidades no suficientes. Llegan a tomar medicamentos orales, pero por lo regular no requieren inyecciones de insulina, al menos no en las etapas tempranas de la enfermedad.

En muchos casos, es cuestión de comer bien

Hace mucho tiempo que los expertos se dieron cuenta de que la alimentación es de importancia fundamental tanto para prevenir como para controlar la diabetes del Tipo II. Para entender mejor el efecto que la alimentación tiene en la diabetes, vamos a ver qué pasa con dos grupos parecidos de personas que se diferencian principalmente por lo que comen.

Un buen ejemplo son los indios pimas. Los investigadores han descubierto que los pimas radicados en México, que comen mucho maíz (elote, choclo), frijoles (habichuelas) y fruta, rara vez tienen sobrepeso ni diabetes. A manera de contraste, los pimas que viven en Arizona tienen una alimentación al estilo de los Estados Unidos, es decir, alta en azúcar y grasa. Por lo común les da diabetes antes de los 50 años de edad.

De la misma manera en que una alimentación deficiente ayuda a provocar la diabetes, una alimentación buena sirve para controlar la enfermedad e incluso para prevenirla. Esta fue la estrategia adoptada por el Dr. Terry Shintani, director de medicina preventiva en el Centro Integral para la Salud de la Costa de Wainae en Hawai, cuando les recetó una dieta hawaiana tradicional a algunos de sus pacientes diabéticos. Esta dieta se basa principalmente en alimentos altos en fibra y en carbohidratos, como el *taro* y el *poi*, verduras, frutas y mucho pescado. Según el Dr. Shintani, el tratamiento resultó muy eficaz. Algunas personas pudieron dejar de tomar insulina.

Controle su consumo de carbohidratos

Los carbohidratos se encuentran en la mayoría de los alimentos excepto el pescado y todo tipo de carne, incluyendo la de aves. Se trata de la principal fuente de energía del cuerpo y existe en dos presentaciones. Los carbohidratos complejos o almidones se encuentran en alimentos como el arroz, el frijol, la papa y la pasta. Entre los carbohidratos simples o azúcares hay que incluir el azúcar natural de la leche, las frutas y las verduras, al igual que el azúcar blanca y la miel. El cuerpo transforma ambos tipos de carbohidratos, los complejos y los simples, en glucosa, a la que convierte en energía de inmediato, o bien la guarda hasta que la necesite.

La alimentación de la mayoría de los diabéticos debería incluir más carbohidratos, sobre todo complejos, de lo que antes se creía. Su médico, dietista o nutriólogo determinará cuántos carbohidratos necesita usted personalmente. Sin embargo, la mayoría de las personas deberían obtener más o menos el 50 por ciento de sus calorías totales de los carbohidratos. Así lo indica el Dr. Stanley Mirsky, profesor clínico adjunto de Enfermedades Metabólicas en la Escuela de Medicina Mount Sinai de la ciudad de Nueva York.

Una manera muy útil de planear sus menús es por medio de un sistema de conteo de carbohidratos. Una vez que le indiquen cuántos gramos de carbohidratos puede comer, usted mismo decide cómo "gastarlos". Según Joan V. C. Hill, R.D., directora de Servicios y Programas Educativos del Centro Joslin para la Diabetes en Boston, no importa que de vez en cuando coma una barra de confitura o un *Danish* de queso, por ejemplo, siempre y cuando lo incluya en la suma total de carbohidratos del día, de la misma manera que si se tratara de un plato de pasta o una taza de arroz.

Lo que pasa con la grasa

A la mayoría de los diabéticos se les recomienda reducir la grasa de su alimentación y aumentar la cantidad de carbohidratos, explica Hill, pero en algunos casos hay que hacer todo lo contrario. "Se nos ha dicho que una alimentación baja en grasa es buena para todos", dice la experta. "De hecho es posible que no sea así". Lo que pasa es que la concentración de azúcar en la sangre aumenta más rápido cuando se comen carbohidratos que después de comer proteínas o grasa. Esto hace subir el índice de triglicéridos, un tipo de grasa que ha sido relacionada con un mayor riesgo de enfermedades cardíacas en los diabéticos.

En cambio, cuando se consumen menos carbohidratos y más grasa monoinsaturada el índice de triglicéridos baja, lo mismo que el del peligroso colesterol lipoproteínico de baja densidad. El aceite de oliva, el aguacate (palta) y muchos tipos de frutos secos son buenas fuentes de grasa monoinsaturada.

Cuide los números

A los diabéticos por lo general se les recomienda que reduzcan su consumo de grasas alimenticias y que obtengan entre el 50 y el 60 por ciento de sus calorías de los carbohidratos complejos. Para las mujeres, esto equivale a entre 240 y 300 gramos de carbohidratos complejos al día; los hombres deben consumir entre 278 y 333 gramos. A continuación enumeramos algunas de las mejores fuentes de carbohidratos.

Alimento	Porción	Grasa (g)	Carbohidratos (g)
Cereales y productos de cereales			
Arroz integral	½ taza	0.8	23.0
Avena cocida	¾ taza	1.8	18.9
Bagel	1 pequeño	1.4	31.0
Cebada perla cocida	½ taza	0.4	22.3
Cheerios	½ taza	2	22
Cracklin' Oat Bran	½ taza	6	36
Espaguetis cocidos	1 taza	0.9	39.7
Macarrones enriquecidos	1 taza	0.9	39.7
Pan de trigo integral	1 rebanada	0.7	13.8
Wheaties	½ taza	1	24
Verduras			
Brócoli hervido	½ taza	0.3	4.0
Coles (repollitos) de Bruselas, hervidas	½ taza	0.4	6.8
Frijoles (habichuelas) colorados, hervidos	½ taza	0.4	20.1
Maíz (elote, choclo) congelado, cocido	½ taza	0.6	19.3
Pepino	½	0.2	4.4
Tomate	1	0.4	5.7
Frutas			
Aguacate (palta)	½	15.4	7.4
Cantaloup (melón chino), picado en cubitos	1 taza	0.5	13.4
Kiwi	1	0.3	11.3
Naranja (china)	1	0.2	15.4
Toronja (pomelo), rosada o sangría	½	0.1	9.5
Leche y yogur			
Leche descremada	1 taza	0.6	13.7
Yogur sin grasa	8 onzas (224 g)	0.4	17.4
Yogur natural bajo en grasa	8 onzas	3.5	16

Obviamente los expertos no recomiendan que inunde su pasta con aceite de oliva ni que coma cajas enteras de aguacate. Al exagerar el consumo de cualquier tipo de grasa, incluyendo las grasas monoinsaturadas relativamente saludables, se sube de peso, que es algo que los diabéticos no pueden permitirse.

La fibra puede ser fabulosa para los diabéticos

Se ha demostrado que una alimentación alta en fibra lo alivia todo, desde el estreñimiento hasta las enfermedades cardíacas. De acuerdo con el Dr. James W. Anderson, profesor de Medicina en la Universidad de Kentucky en Lexington, las investigaciones indican que la fibra también puede ser muy importante para controlar el azúcar en la sangre.

Existen dos tipos de fibra, la soluble y la insoluble. La fibra insoluble no se disuelve en agua y se encarga de acelerar el paso de la comida por el intestino, evitando el estreñimiento. Sin embargo, según el Dr. Anderson, la fibra que estabiliza la concentración de azúcar en la sangre es la soluble. Al formar una jalea pegajosa en el intestino, impide que la glucosa se absorba demasiado rápido por la sangre. Esto a su vez evita que la concentración de azúcar en la sangre suba o baje exageradamente.

Además, al parecer la fibra soluble aumenta la sensibilidad de las células hacia la insulina. De esta manera, según lo explica Belinda Smith, R.D., dietista investigadora del Centro Médico del Departamento de Veteranos, una mayor cantidad de azúcar pasa de la sangre a las células.

De acuerdo con algunos estudios dirigidos por el Dr. Anderson, las personas afectadas por diabetes del Tipo II que adoptaron una alimentación alta en fibra (y en carbohidratos) lograron mejorar el control sobre el azúcar en su sangre en un 95 por ciento en promedio. Las personas enfermas de diabetes del Tipo I que siguieron la misma alimentación, por su parte, experimentaron una mejoría del 30 por ciento.

Aumentar su consumo de fibra soluble no es difícil. Simplemente coma más frutas y legumbres y automáticamente la estará ingiriendo en cantidades mucho mayores. Otra fuente es el salvado de avena o la avena cocida. También puede espolvorear sus ensaladas, cereales, yogur o requesón con una cucharada de salvado de avena o germen de trigo, además de comer la fruta con cáscara (cuando se presta a ello) en lugar de pelarla.

Vitaminas vitales

Si usted tiene diabetes, las frutas y las verduras ricas en vitaminas C y E pueden venir a rescatar la salud de sus ojos, nervios y vasos sanguíneos. Estas vitaminas son antioxidantes, lo cual significa que ayudan a proteger las células de su cuerpo contra los radicales libres, unas moléculas que ocurren en forma natural, pero que se dedican a dañar las células y que implican un riesgo especial para los diabéticos. (Para más información sobre los radicales libres, vea la página 591).

Es posible que los beneficios otorgados por la vitamina C sean aún más directos. Unos investigadores italianos realizaron un estudio en el que dieron 1 gramo de vitamina C al día a 40 diabéticos. Al cabo de cuatro meses, la capacidad de estos pacientes para aprovechar la insulina había mejorado sustancialmente, tal vez porque la vitamina C ayuda a la insulina a penetrar en las células.

La Cantidad Diaria Recomendada (o *DV* por sus siglas en inglés) para la vitamina C es 60 miligramos. La naranja (china) y la toronja (pomelo) son fuentes excelentes de vitamina C, pero no las únicas. Una taza de brócoli cocido picado, por ejemplo, contiene más de 116 miligramos de este nutriente, o sea, casi el doble de la DV. Medio cantaloup (melón chino) tiene más o menos 113 miligramos de vitamina C y un pimiento (pimiento morrón, ají) rojo proporciona 140 miligramos.

La vitamina E beneficia al corazón y es posible que sea particularmente importante para los diabéticos, quienes tienen dos o tres veces más posibilidades de enfermarse del corazón que las personas no afectadas por este mal. Además, las investigaciones indican que la vitamina E, al igual que la C, tal vez ayude a la insulina a trabajar mejor. Un grupo de científicos finlandeses estudió a 944 hombres y encontró que quienes poseían el índice más bajo de vitamina E en su sangre tenían cuatro veces más probabilidades de desarrollar diabetes que quienes mostraban los índices más altos. Al parecer, la vitamina E ayuda de alguna manera a la insulina a transportar el azúcar de la sangre a las células de los músculos y los tejidos. Por lo menos esto es lo que sospechan los investigadores.

Por si fuera poco, la vitamina E contribuye a evitar que las plaquetas sanguíneas, los elementos de la sangre que propician la coagulación, se vuelvan demasiado pegajosas. Esto es muy importante para los diabéticos, porque sus plaquetas tienden a pegarse con mayor facilidad, lo cual puede provocar enfermedades cardíacas.

El germen de trigo es una fuente excelente de vitamina E; ¼ taza contiene 6 unidades internacionales, es decir, el 20 por ciento de la DV. La batata dulce (camote, *yam, sweet potato*), el aguacate, el camarón y el garbanzo son otras buenas fuentes de esta vitamina.

PROTECCIÓN CROMADA

Las vitaminas no son el único medio para controlar la diabetes. Se ha demostrado que el mineral cromo, un mineral que se encuentra en el brócoli, la toronja y los cereales de caja enriquecidos, mejora la capacidad del cuerpo para regular el azúcar de la sangre. Así nos lo indica Richard A. Anderson, Ph.D., un bioquímico del Centro de Investigaciones sobre Nutrición Humana del Departamento de Agricultura de los Estados Unidos ubicado en Beltsville, Maryland.

Los análisis demuestran que la cantidad de cromo que circula por la sangre de los diabéticos es menor que en el caso de quienes no tienen esta enfermedad. Para un estudio se dieron 20 microgramos diarios de cromo a ocho personas que tenían problemas para regular el azúcar en su sangre. Al cabo de cinco semanas, la concentración de azúcar en su sangre disminuyó hasta en un 50 por ciento. Las personas sin problemas de azúcar a quienes también se dio el cromo no experimentaron ningún cambio de este tipo.

Usted puede aumentar su reserva de cromo con la ayuda de los alimentos que contienen el mineral. Una taza de brócoli contiene 22 microgramos, el 18 por ciento de la DV. Un *waffle* de 2½ onzas (70 g) proporciona casi 7 microgramos, o sea, el 6 por ciento de la DV, mientras que en una ración de 3 onzas (84 g) de jamón de pavo se encuentran 10 microgramos, es decir, el 8 por ciento de la DV.

Magnesio magnífico

Los expertos calculan que el 25 por ciento de los diabéticos tienen una insuficiencia del mineral magnesio. La situación es aún más grave en el caso de quienes tienen una enfermedad cardíaca relacionada con la diabetes o un problema de la vista conocido como retinopatía. Se ha establecido una conexión entre un índice bajo de magnesio y las lesiones de la retina, por lo cual es probable que un aumento en el consumo de este mineral le ayude a proteger sus ojos.

Una buena fuente de magnesio es el hipogloso (*halibut*) al horno, que contiene 91 miligramos de magnesio por ración de 3 onzas, o sea que cubre el 23 por ciento de la DV. Las ostras (ostiones) de la costa preparadas al vapor también son buenas: 3 onzas contienen 81 miligramos de magnesio, el 20 por ciento de la DV. Y una ración de media taza de arroz de grano largo integral proporciona 42 miligramos, el 11 por ciento de la DV.

Se necesita un programa integral para este mal

Para tratar y prevenir la diabetes por medio de la alimentación no basta simplemente con agregar unos cuantos alimentos curativos a su menú. Hay que diseñar una alimentación completa que reúna todos los elementos individuales —la fibra, las vitaminas, los minerales y todo lo demás— en un solo programa bien armado. Si usted tiene diabetes, tal vez sería bueno ir con un dietista para desarrollar un menú que mejore el control del azúcar en la sangre, se lleve bien con los medicamentos y se adapte a sus preferencias y estilo de vida personales.

El mejor lugar para empezar es con una variedad de alimentos ricos en fibra. El Dr. James Anderson recomienda que los diabéticos consuman de 10 a

12 gramos de fibra soluble al día, o bien 35 gramos de fibra dietética en total al día. La fibra soluble se encuentra en abundancia en las frutas, la avena, la cebada y las legumbres, mientras que la insoluble forma parte, principalmente, del salvado de trigo, los cereales y las verduras.

No es necesario que se ponga a contar los gramos de fibra fanáticamente. Según Smith, cubrirá sus necesidades fácilmente con 3 a 5 raciones de verduras, 2 a 4 raciones de fruta y 6 a 11 raciones de pan, cereal, pasta y arroz al día.

Dos fuentes excelentes de fibra son las coles (repollitos) de Bruselas y los frijoles (habichuelas). Media taza de coles de Bruselas contiene 2 gramos de fibra soluble de un total de 4 gramos de fibra (más de la que se encuentra en una taza de pasta). Media taza de frijoles colorados proporciona casi 3 gramos de fibra soluble de un total de casi 7 gramos de fibra.

La vitamina C es imprescindible para los diabéticos, quienes deben saber que este nutriente se destruye fácilmente durante el proceso de cocción. El brócoli cocido, por ejemplo, posiblemente no retenga más del 45 por ciento de su vitamina C. Una mejor forma de preparación es al vapor, ya que así se salva hasta un 70 por ciento de este nutriente. La mejor opción es el horno de microondas, que conserva hasta un 85 por ciento. Para aumentar su consumo de vitamina C se recomienda, además, escoger la fruta más madura. Un tomate color rojo escarlata, una fresa granate y un kiwi de un intenso tono gris verdoso contienen muchos más nutrientes que las frutas que aún no alcanzan su mejor momento.

Para obtener la mayor cantidad posible de vitamina E es necesario utilizar aceites ricos en grasas poliinsaturadas de vez en cuando, como los de soya, maíz o girasol. Por supuesto no ofrecen los mismos beneficios que las grasas monoinsaturadas, como el aceite de oliva. Sin embargo, utilizados con moderación ayudarán a subir su índice de vitamina E a un nivel saludable.

Si usted está tratando de consumir más cromo, la cebada es una buena elección. Un estudio realizado con animales en Inglaterra descubrió que este cereal ayuda a controlar la concentración de azúcar en la sangre. La cebada sirve para preparar unas sopas o panes muy ricos y queda muy bien con cualquier cacerola (guiso). Para que su cuerpo retenga la mayor cantidad posible de cromo, el Dr. Richard Anderson recomienda que coma grandes cantidades de carbohidratos complejos, como los de la pasta o los *bagels*. Cuando se comen muchos alimentos con azúcar, por el contrario, el cuerpo empieza a expulsar el cromo. Por lo tanto, indica el experto, aunque no tiene nada de malo disfrutar una merienda (botana, refrigerio, tentempié) dulce de vez en cuando, hay que concentrarse más bien en los alimentos integrales más saludables.

Nota: Si no reconoce algún término en este capítulo, vea el glosario en la página 711.

DIARREA
Alimentos que alivian

Muchos comerciales de televisión retratan a un pobre tipo con diarrea que una y otra vez se ve obligado a correr al baño más cercano. Tal vez la situación nos dé risa, pero cuando uno es el afectado ya no resulta tan chistoso, y mucho menos cuando los retortijones (cólicos) y la sensación de abotagamiento que con frecuencia acompañan este mal tan desagradable nos doblan el cuerpo.

La diarrea suele producirse cuando alguna bacteria o un virus inflaman el intestino. Además, ciertos alimentos, entre ellos la miel, los sustitutos de azúcar y los productos lácteos, no se digieren completamente y se fermentan en el intestino. El cuerpo responde enviando más agua al intestino para diluir el excremento.

Afortunadamente la diarrea por lo común sólo dura uno o dos días y luego desaparece. No obstante, cuando se alarga más puede extraer grandes cantidades de líquidos del cuerpo, además de los minerales esenciales encargados de controlar la presión sanguínea, el ritmo cardíaco y el movimiento muscular. Por eso los médicos por lo general recomiendan que cuando se tiene diarrea es bueno tomar jugo de frutas, refresco (soda) de cola sin gas o alguna bebida para deportistas diluida. Estas bebidas reponen los azúcares y minerales que la diarrea extrae del cuerpo.

Hasta que la diarrea desaparezca es buena idea limitarse a comer alimentos muy blandos y fáciles de digerir, como pastas, pan blanco, plátano amarillo (guineo, banana) y compota de manzana (*applesauce*). Así se evita que el colon se irrite aún más, señala el Dr. Marvin Schuster, director del Centro Marvin M. Schuster para Trastornos Digestivos y de la Motilidad Digestiva en el Centro Médico Johns Hopkins Bayview de Baltimore, Maryland. Estos alimentos tienen la ventaja adicional de la fibra, la cual funciona como esponja para absorber el agua en el intestino y ayudar a secar el asunto un poco. "La piel de la manzana, por ejemplo, contiene la fibra pectina, uno de los componentes del *Kaopectate* en forma de pastilla", indica el Dr. Schuster.

No se puede hacer casi nada para evitar por completo el contacto con los virus o las bacterias que producen la diarrea. No obstante, los millones de personas sensibles a ciertos alimentos sí pueden prevenir algunos problemas cuidando simplemente lo que comen.

Un brindis por la salud

Desde la Antigüedad, mucho tiempo antes de que existiera el *Pepto-Bismol*, los griegos tomaban vino para facilitar la digestión. Los científicos actuales han llegado a la conclusión de que esta bebida tal vez también sirva para evitar la diarrea que muchas veces sufren las personas que viajan.

Unos investigadores de Honolulú, Hawai, efectuaron estudios de laboratorio en los que rociaron unas bacterias que causan diarrea con vino tinto, vino blanco o salicilato de bismuto, el componente activo del *Pepto-Bismol*. Encontraron que ambos tipos de vino erradican las bacterias con la misma eficacia que el medicamento. De hecho, el vino diluido incluso funcionó mejor que el remedio rosado diluido.

Si bien las investigaciones parecen prometedoras, es muy pronto para asegurar que el vino ayuda a evitar la diarrea. (Definitivamente no podrá sustituir los antibióticos, cuyo uso resulta imprescindible en el caso de algunos tipos de infección intestinal). No obstante, las personas que decidan probar el vino probablemente se darán abasto con una copa. Los investigadores de Honolulú calculan que sólo hacen falta 6 onzas (180 ml) de vino para cosechar todos sus beneficios.

LA LATOSA LACTOSA

A muchas personas un trozo de queso, un vaso de leche o una leche malteada verdaderamente les revuelve el estómago. Muchos adultos no cuentan con una cantidad suficiente de la enzima (lactasa) necesaria para digerir completamente el azúcar (lactosa) de los productos lácteos. De hecho, más o menos la mitad de la población del mundo enfrenta este problema en alguna medida.

"La intolerancia a la lactosa es una causa común de la diarrea —explica el Dr. Schuster—. Representa un problema importante porque existen muchos productos que contienen ingredientes lácteos y la gente no establece la conexión".

Si una persona ha tenido diarrea y sospecha que los productos lácteos tal vez tengan la culpa, se le recomienda hacer la siguiente prueba. Durante una semana hay que evitar todos los lácteos para que el cuerpo se ajuste. Luego hay que tomar un par de vasos de leche, indica el Dr. Schuster. Pocas horas después, el sistema digestivo de la persona con intolerancia a la lactosa le avisará de que está molesto.

No obstante, aunque se padezca intolerancia a la lactosa probablemente no haga falta renunciar a los productos lácteos por completo. Un grupo de investigadores de la Universidad de Minnesota en St. Paul observaron que las personas generalmente pueden tomar hasta 8 onzas (240 ml) de leche al día sin ningún problema. También es posible que el queso u otros productos lácteos sean inofensivos en pequeñas cantidades, sobre todo si se consumen como parte de una comida y no solos.

Además, muchas personas con intolerancia a la lactosa pueden comer yogur sin ningún problema, porque el yogur contiene menos lactosa que otros productos lácteos.

El problema de la miel

Una taza de té caliente con miel puede ser justo lo que se necesite para calentarse en un frío día de invierno. No obstante, si algunas personas exageran el consumo de la miel es posible que terminen refugiándose en el baño. Lo que pasa es que la miel y los jugos de frutas contienen una azúcar natural llamada

---

Tips para los trotamundos

Después de meses de planear unas vacaciones exóticas lo último que se quiere es pasárselas en el baño. Desafortunadamente esto es justo lo que les pasa a muchas personas. Diversos estudios demuestran que entre el 30 y el 40 por ciento de las personas que viajan a regiones "exóticas" tendrán problemas de diarrea, ya que esos sitios no siempre cuentan con el mismo estándar de salubridad que los Estados Unidos.

Es buena idea no beber agua en los países menos desarrollados, ya que con frecuencia el líquido alberga grandes cantidades de bacterias. A continuación incluimos algunos otros *tips* para que todos se mantengan circulando fuera del baño.

Olvide la lasaña. Durante los viajes, la comida de restaurante preparada a temprana hora y luego recalentada es una causa frecuente de diarrea. Ciertos alimentos, como la lasaña, el quiche y las cacerolas (guisos), se contaminan más fácilmente que los que pasan directamente de la estufa al plato. Para no correr ningún riesgo es buena idea pedir alimentos que se preparen frescos y se sirvan calientes.

Cuidado con el huerto. Las ensaladas de verduras de hojas verdes frecuentemente causan diarrea durante los viajes porque es posible que las hojas se hayan lavado con agua llena de bacterias. Lo mismo sucede con respecto a las frutas. Es posible reducir el riesgo de tener diarrea evitando las verduras crudas y pelando todas las frutas, incluso las manzanas, antes de comerlas.

Mande a los lácteos de paseo. Durante los viajes al extranjero lo mejor es dejar a los lácteos en el establo. Es posible que la leche, el queso y otros lácteos producidos localmente no estén pasteurizados y contengan grandes cantidades de bacterias.

fructosa. Cuando se come mucha fructosa, parte de esta azúcar puede introducirse en el intestino grueso sin haber sido digerida. Con el tiempo se empieza a fermentar y muchas veces provoca gases y diarrea.

Incluso una pequeña cantidad de fructosa puede causar problemas. A algunos de los participantes en un estudio les dio diarrea después de haber comido 3 cucharadas de miel (la fuente más concentrada de fructosa brindada por la naturaleza). Otros tuvieron problemas por comer sólo la mitad de esa cantidad. Lo mismo pasa con los jugos de frutas. A algunas personas no les pasa nada aunque tomen varios vasos de jugo al día. En otros casos, la misma cantidad o incluso menos puede producirles diarrea, según advierte el Dr. William Ruderman, un gastroenterólogo con consulta privada en Orlando, en la Florida.

Las personas que padecen diarrea frecuentemente harían bien en reducir la cantidad de miel y jugos de frutas que consumen, o quizá incluso en abandonarlos por completo, sugiere el Dr. Ruderman. Luego pueden empezar a agregarlos nuevamente a su alimentación, pero gradualmente. En algún momento lograrán precisar la cantidad que pueden disfrutar sin sufrir ninguna molestia.

Amenazas artificiales

A veces la diarrea no es producto de lo que se come sino de lo que se mastica. De acuerdo con el Dr. Ruderman, algunos chicles y caramelos sin azúcar contienen sorbitol, un edulcorante que le causa problemas al sistema digestivo. Al igual que en el caso de la fructosa, el sorbitol tiende a fermentarse en el intestino y de esta forma produce diarrea.

Tan sólo 5 gramos de sorbitol —más o menos la cantidad que se obtiene al masticar 2½ trozos de chicle sin azúcar— bastan para que les dé diarrea a algunas personas. Cualquiera que sospeche que sus problemas se deben al chicle sin azúcar tal vez haría bien en cambiarlo por un chicle normal. Otra posibilidad recomendada por el Dr. Ruderman es que reduzca el tamaño de los trozos que mastica.

Nota: Si no reconoce algún término usado en este capítulo, vea el glosario en la página 711.

DIVERTICULOSIS
Las facilidades de la fibra

La Revolución Industrial creó un nueva forma de vivir. Cambiamos los barcos de vela por buques de vapor, los carros tirados por caballos por trenes de carga y el pan integral por pan blanco. Las primeras dos innovaciones nos facilitaron la vida, pero la última no. De hecho tiene la culpa, en parte, de una enfermedad intestinal "nueva" llamada diverticulosis.

A fines del siglo XIX, los fabricantes inventaron un proceso que permitió eliminar fácilmente la cáscara fibrosa y dura del trigo y otros cereales. El pan hecho de estos cereales refinados era más suave y de textura más homogénea, pero contaba con mucha menos fibra, lo cual ha producido un sinfín de problemas.

Cuando la alimentación contiene mucha fibra, el excremento es voluminoso, blando y fácil de desechar del cuerpo. Al eliminar la fibra, el excremento se hace pequeño y duro, lo cual le dificulta al intestino hacer que avance. Cuando el colon tiene que esforzarse para hacer su trabajo corre peligro de estirarse demasiado y perder su forma, lo cual conduce a la formación de saquitos en la pared muscular. Los médicos le llaman diverticulosis a esta afección. La enfermedad era muy rara antes de 1900, pero actualmente la padece más o menos la tercera parte de los estadounidenses mayores de 45 años.

Se trata de una situación lamentable, y no sólo porque la diverticulosis llega a producir retortijones (cólicos), infecciones y otros problemas. El hecho es que esta afección se puede prevenir casi en un 100 por ciento, siempre y cuando se coman los alimentos correctos.

LA MEJOR AMIGA DEL COLON

Nuestros antepasados no lo sabían, pero las frutas, las verduras, las legumbres y los cereales integrales que comían diariamente los protegían contra la diverticulosis. Así de sencillo es. Los alimentos ricos en fibra son el único secreto que se debe conocer para asegurar la salud del colon, según indica el Dr. Marvin Schuster, director del Centro Marvin M. Schuster para Trastornos Digestivos y de la Motilidad Digestiva en el Centro Médico Johns Hopkins Bayview de Baltimore, Maryland.

En un estudio de cuatro años de duración que abarcó a casi 48,000 hombres, un grupo de investigadores de la Universidad de Harvard así como del

La pregunta de las palomitas de maíz

Durante mucho tiempo, los médicos les aconsejaban a las personas que tenían diverticulosis que evitaran alimentos duros como las semillas o las palomitas (rositas) de maíz. Se creía que las partículas duras de la comida sin digerir podrían alojarse en los sacos del intestino y tal vez producir una inflamación.

"Esa recomendación solía estar en todos los libros de texto de Medicina —afirma el Dr. Marvin Schuster, director del Centro Marvin M. Schuster para Trastornos Digestivos y de la Motilidad Digestiva en el Centro Médico Johns Hopkins Bayview de Baltimore, Maryland—. Sin embargo, nunca se contó con pruebas de que estos alimentos les hubieran causado problemas a las personas con diverticulosis. Todo era mera especulación".

De acuerdo con los médicos, ciertamente es posible que un trozo de palomita de maíz o alguna otra partícula entre donde no debe, pero en realidad no hay por qué preocuparse. Lo importante, opina el Dr. Schuster, es consumir más fibra. Si las palomitas de maíz le sirven a alguien para obtener fibra, que se las coma. Si siente molestias después de haber ingerido cierto alimento ya sabrá qué evitar en el futuro, por supuesto, agrega el experto.

Hospital Brigham y de Mujeres de Boston, Massachusetts, encontraron que la probabilidad de desarrollar diverticulosis disminuye en un 42 por ciento en quienes reciben la mayor cantidad de fibra a través de la alimentación, en comparación con quienes consumen menos fibra. Además, a pesar de que cualquier tipo de fibra es bueno, en el estudio los hombres que obtenían la mayor parte de su fibra de las frutas y las verduras notaban los mejores resultados.

La Cantidad Diaria Recomendada (o *DV* por sus siglas en inglés) de fibra es 25 gramos. Varias raciones diarias de frutas, frijoles (habichuelas) y verduras así como de cereales y panes integrales proporcionan toda la fibra que el cuerpo necesita para estar sano.

Sin embargo, el Dr. William Ruderman, un gastroenterólogo con consulta privada en Orlando, Florida, advierte la importancia de no aumentar el consumo de fibra de un día para otro, lo cual puede producir gases y abotagamiento. El experto aconseja irla agregando a la alimentación poco a poco. Es posible comer una fruta más un día, por ejemplo, y un plato de cereal rico en fibra al siguiente, hasta que el cuerpo se acostumbre al cambio.

De acuerdo con el Dr. Ruderman, también es importante beber por lo menos ocho vasos de agua al día, lo cual le ayuda a la fibra a recorrer el sistema digestivo fácilmente en lugar de ponerse seca y dura.

LO GRAVE DE LA GRASA

No hay duda de que la causa principal de la diverticulosis es la falta de fibra. Sin embargo, los investigadores han descubierto que el exceso de carne roja y de otros alimentos altos en grasa también puede presentar un problema.

Los investigadores del estudio de Harvard observaron que las personas cuya alimentación contiene poca fibra y que además de eso comen alimentos altos en grasa o 4 onzas (112 g) de carne roja al día tienen mucha más probabilidad de sufrir diverticulosis que aquellas que sólo escatiman la fibra.

No está del todo claro qué tienen las carnes rojas y los alimentos altos en grasa que nos hace propensos a desarrollar sacos intestinales. Lo evidente es que las carnes no contienen fibra ni agregan volumen al excremento, como lo hace la fibra, indica el Dr. Ruderman. "Y muchas veces las carnes reemplazan alimentos con fibra más saludables en la alimentación de las personas, lo cual incrementa el problema", opina el gastroenterólogo.

Nota: Si no reconoce algún término usado en este capítulo, vea el glosario en la página 711.

DOLORES DE CABEZA
Comidas para su coco

De cierto modo los dolores de cabeza son una consecuencia inevitable de la vida moderna. No hay nada como unas buenas desveladas, congestionamientos de tráfico (tranques, tapones, embotellamientos) o chismes de la oficina para "ponerle la cabeza mala".

Sin embargo, el estrés y el ruido no son las únicas causas de este tipo de molestias. Muchos de los alimentos que comemos, desde los *hot dogs* y el queso hasta los *brownies* de chocolate, pueden producir dolores de cabeza. El no comer ciertos alimentos también puede ocasionar el mismo problema. Es posible que esto explique, en parte, por qué los habitantes de los Estados Unidos gastamos más de $8 mil millones de dólares al año en analgésicos que se venden con o sin receta. Esto equivale a muchísimas aspirinas extrafuertes, acetaminofén (*acetaminophen*) e ibuprofén (*ibuprofen*).

Ningún cambio alimenticio eliminará los dolores de cabeza por completo, pero puede reducir su frecuencia y controlar el dolor considerablemente. Lo mejor de todo es que el alivio no saldrá de un frasco con tapa a prueba de niños, sino del refrigerador.

DOS TIPOS DE DOLOR

Antes de analizar los alimentos específicos sería buena idea conocer los principales tipos de dolor de cabeza. El más común se llama dolor de cabeza por contracción muscular o por tensión y con frecuencia su causa radica en que los músculos del cuello y del cuero cabelludo están muy tensos.

El segundo tipo, que incluye la migraña (jaqueca), es la cefalalgia vascular. Este tipo de dolor de cabeza se debe a la expansión y contracción de los vasos sanguíneos de la cara, la cabeza y el cuello. Los dolores de cabeza vasculares llegan a ser sumamente intensos e incluso pueden incapacitar, según lo confirmará cualquiera que sufre de migrañas.

Ambos tipos de dolor de cabeza se pueden deber a diversas causas, desde el estrés y la fluctuación en los niveles hormonales hasta los cambios climáticos. No obstante, con frecuencia se producen por culpa de alguna sustancia hallada en los alimentos, ya sea un compuesto natural o una sustancia química agregada durante el procesamiento. Así lo indica el Dr. Melvyn Werbach, profesor clínico adjunto de Psiquiatría en la Universidad de California en Los Ángeles.

Las causas comunes

Los expertos no están seguros de qué es lo que produce las migrañas. Sin embargo, han identificado varios alimentos y aditivos que pueden echar a andar el proceso.

Una de las causas más comunes de la migraña es la tiramina. Este aminoácido se encuentra en alimentos y bebidas como el chocolate, el vino tinto y el queso añejo y libera unas hormonas que estrechan los vasos sanguíneos. En algún momento estos reaccionan y se dilatan, lo cual produce las punzadas de dolor que todos conocemos.

Otra causa común del dolor de cabeza son los nitritos. Estas sales se utilizan para conservar alimentos como la salchicha de Bolonia (*bologna*), los *hot dogs* y las carnes enlatadas. Con frecuencia hacen que los vasos sanguíneos de la cabeza y el cuerpo se dilaten dolorosamente.

El glutamato monosódico (o *MSG* por sus siglas en inglés), un saborizante utilizado en diversos alimentos como las carnes frías de cerdo (tipo fiambre), las sopas de lata y secas y las cenas congeladas, también puede causar problemas. Se usa mucho en la cocina china, por cierto. El término "síndrome del restaurante chino" se inventó para describir los dolores de cabeza relacionados con el MSG.

No existe una manera fácil de evitar todas estas sustancias, identificar con certeza la que está causando el problema o precisar si el dolor de cabeza se debe a más de una. Lo único que se puede hacer es registrar los dolores de cabeza en un diario, según opina el Dr. Alan M. Rapoport, profesor de Neurología en la Universidad Yale en New Haven, Connecticut. Cuando un dolor de cabeza empieza a hacerse presente hay que apuntar todo lo que se haya comido durante las 24 horas anteriores. Poco a poco empezará a identificar los alimentos que posiblemente tengan la culpa y cuáles sería mejor evitar en el futuro.

La contribución de los carbohidratos

En la relación entre los dolores de cabeza y los alimentos un papel fundamental corresponde a una sustancia química del cerebro llamada serotonina, la cual trasmite los mensajes de una célula nerviosa a otra. Cuando bajan los niveles de serotonina en el cerebro muchas veces se sufren dolores de cabeza, afirma el Dr. Rapoport. Cuando los niveles de serotonina se elevan, por el contrario, los dolores de cabeza se alivian o incluso se previenen del todo.

Una forma de incrementar el nivel de serotonina en el cerebro es aumentar la cantidad de carbohidratos en la alimentación. "No cabe duda de que una alimentación alta en carbohidratos complejos y baja en grasa les puede ayudar mucho a algunas personas con migrañas, aunque no sabemos exactamente por qué", señala el Dr. Rapoport.

A las personas propensas a sufrir dolores de cabeza les puede convenir comer más alimentos altos en fibra y en carbohidratos complejos, como verduras frescas, cereales integrales y frijoles (habichuelas) cocidos, aconseja el Dr. Werbach.

No obstante, aunque una alimentación alta en carbohidratos muchas veces surte buen efecto, en algunos casos puede empeorar la situación. A las personas que padecen una insuficiencia de azúcar en la sangre (glucosa) o hipoglucemia, por ejemplo, tal vez les vaya mejor si consumen pocos carbohidratos. "Un bajo nivel de azúcar en el cerebro puede provocar un dolor de cabeza —explica el Dr. Werbach—. A estas personas les puede ir bien con la llamada alimentación hipoglucémica, que suele ser una alimentación baja en carbohidratos".

Si los dolores de cabeza suelen ocurrir después de haber comido muchos carbohidratos, tal vez sea conveniente aumentar un poco el consumo de proteínas como el tofu, las carnes magras (bajas en grasa), el huevo o el queso bajo en grasa, sugiere el Dr. Werbach.

LOS BENEFICIOS DE LA B₆

Se ha demostrado que la vitamina B_6 mantiene saludable el sistema nervioso, alivia las molestias premenstruales y refuerza el sistema inmunitario. Los estudios indican que tal vez también ayude a aliviar las migrañas. El cerebro aprovecha esta vitamina para elevar el nivel de serotonina, explica el Dr. Rapoport, "así que un buen consumo de B_6 tal vez ayude a aliviar las migrañas, aunque no se padezca ninguna carencia de este nutriente".

La Cantidad Diaria Recomendada (o *DV* por sus siglas en inglés) de vitamina B_6 es 2 miligramos. Una papa mediana o un plátano amarillo (guineo, banana) contienen 0.7 miligramos de B_6, el 35 por ciento de la DV. Una ración de 3 onzas (84 g) de pez espada al horno o asado cuenta con 0.3 miligramos, el 15 por ciento de la DV.

Si usted es propenso a sufrir dolores de cabeza, tal vez sea buena idea aumentar su consumo de vitamina B_6 a través de la alimentación. Sin embargo, su médico personal tal vez le recomiende que tome cantidades aún mayores (hasta 150 miligramos) mediante un suplemento multivitamínico. Nunca debe tomar suplementos de vitamina B_6 sin receta médica, ya que un exceso de este nutriente puede dañar el sistema nervioso.

LA MAGIA DE LOS MINERALES

Las causas subyacentes no están aún claras, pero ciertos minerales, particularmente el magnesio, el calcio y el hierro, parecen influir tanto en la prevención como en el alivio de las migrañas y los dolores de cabeza por tensión.

Muchas personas que padecen migrañas tienen un bajo nivel de magnesio en las células cerebrales. De acuerdo con el Dr. Rapoport, diversos estudios sugieren que al corregir la carencia de magnesio tal vez se contribuya a aliviar la migraña.

Los cereales de caja para el desayuno son buenas fuentes de magnesio. Algunos productos contienen más de 100 miligramos de este nutriente, el 25 por ciento de la DV, en una ración de 1 onza (28 g). Los frutos secos, las semillas y las verduras de hojas verdes también son ricas en magnesio. No obstante, los frutos secos están llenos de grasa, por lo que es recomendable comerlos en cantidades moderadas y obtener la mayor parte del magnesio de otras fuentes.

Otro mineral que se ha ligado al alivio de los dolores de cabeza es el calcio. Un estudio descubrió que las mujeres que consumen 200 miligramos de calcio al día (el 20 por ciento de la DV) sufren menos dolores de cabeza que las mujeres que consumen una cantidad menor.

Los productos lácteos son las mejores fuentes de calcio. La leche encabeza la lista, pues una taza de la versión descremada contiene 302 miligramos de calcio, o sea, el 30 por ciento de la DV. Otras buenas fuentes de calcio son el helado hecho de leche descremada (*ice milk*), con 176 miligramos por taza, es decir, el 18 por ciento de la DV, y el yogur bajo en grasa con frutas, que contiene 312 miligramos por taza, el equivalente al 31 por ciento de la DV. También existen muchas fuentes de calcio aparte de los lácteos, como el brócoli, que contiene 48 miligramos por taza, y la acelga suiza, con 101 miligramos por taza.

El último en la lista de los minerales que previenen los dolores de cabeza es el hierro. Es un hecho muy conocido que una carencia de hierro en la alimentación produce anemia, la cual ocasiona que el cuerpo no reciba suficiente oxígeno. A fin de compensar esta escasez, los vasos sanguíneos se dilatan para admitir una mayor cantidad de sangre, según indica el Dr. Rapoport. "Esta dilatación comprime los nervios en las paredes de los vasos, causando dolor de cabeza —explica el experto—. El consumo de más hierro alimenticio tal vez alivie los dolores de cabeza indirectamente al tratar la anemia".

Por lo general es fácil cubrir la DV de 18 miligramos de hierro. Una papa grande al horno, por ejemplo, contiene 7 miligramos, mientras que 1 taza de acelgas suizas cuenta con casi 4 miligramos. Las carnes son una fuente aún mejor, puesto que el tipo de hierro que proporcionan (el compuesto que contiene hemo) es absorbido más fácilmente por el cuerpo que el compuesto de hierro que no contiene hemo aportado por las verduras. Una ración de 3 onzas de bistec *top round* asado al horno cuenta con 3 miligramos de hierro, y la misma cantidad de carne blanca de pavo (chompipe) asada ofrece 1 miligramo.

Un alivio aromático

Otra posibilidad para aliviar las migrañas sin la ayuda de medicamentos es tomar una cucharada de una popular especia, el jengibre. Un grupo de investigadores de la Universidad Odense en Dinamarca cree que el jengibre bloquea la acción de las prostaglandinas, unas sustancias que provocan dolor e inflamación en los vasos sanguíneos. Tal vez ayude a prevenir una inminente migraña sin los efectos secundarios de algunos medicamentos.

Las investigaciones se encuentran en su fase preliminar, así que los expertos todavía se resisten a recomendar cantidades específicas de jengibre para combatir las migrañas. No obstante, si se anuncia una migraña tal vez valga la pena probar ⅓ cucharadita de jengibre en polvo, la cantidad sugerida por los investigadores daneses.

La raíz fresca de jengibre ofrece resultados aún mejores que la especia en polvo, porque las sustancias que contiene están más activas, según comenta el Dr. Charles Lo, quien ejerce la medicina china en su consulta privada de Chicago, Illinois. El Dr. Lo sugiere rallar el jengibre o aplastarlo con un triturador de ajo. Cualquiera de estos métodos libera una mayor cantidad de sus poderosos jugos que si lo pica en rodajas o en trocitos. Para preparar un té picante de jengibre se deja una cucharadita de la raíz rallada en infusión en una taza de agua hirviendo durante por lo menos cinco minutos, indica el Dr. Lo. Después cuele el jengibre y tome el té resultante.

LA CURA DEL CAFÉ

A algunas personas es posible que una aromática taza de su café preferido les sirva igual que un analgésico comprado sin receta. La cafeína combate el dolor de cabeza al estrechar temporalmente los vasos sanguíneos dilatados que tal vez estén causando el dolor, según afirma el Dr. Fred Sheftell, cofundador y codirector del Centro de Nueva Inglaterra para los Dolores de Cabeza ubicado en Stamford, Connecticut. "La cafeína es un componente de algunos analgésicos", señala.

Sin embargo, no hay que exagerar. Un exceso de café con el tiempo conducirá de nueva cuenta a una dolorosa dilatación de los vasos sanguíneos. A las personas propensas a sufrir dolores de cabeza el Dr. Sheftell les recomienda no beber más de dos tazas (de 5 onzas/150 ml cada una) al día. En total esto suma unos 200 miligramos de cafeína, aunque la cantidad exacta depende de lo fuerte que esté la bebida.

Nota: Si no reconoce algún término usado en este capítulo, vea el glosario en la página 711.

EDULCORANTES ARTIFICIALES
Dulces placeres sin pecado

Hace más de 90 años, los científicos se pusieron a buscar una sustancia que brindara el dulce sabor del azúcar sin sus calorías. Y la encontraron, para regocijo de los consumidores de refrescos (sodas) de cola, chicles y meriendas (botanas, refrigerios, tentempiés). Por primera vez pareció posible entregarse a los antojos de dulces sin ensanchar la cintura.

Actualmente los edulcorantes artificiales como la sacarina (*Sweet 'N Low*), el aspartamo (*NutraSweet*) y el acesulfame-K (*Sunette*) endulzan millones de tazas de café al año. También encuentran usos comerciales en los chicles, los caramelos y los postres sin azúcar.

Los edulcorantes artificiales se distinguen por su configuración molecular. A pesar de su sabor dulce casi no aportan calorías (entre 0 y 4, según la marca). Además, debido a que su composición química es distinta de la del azúcar no causan los mismos problemas, según explica Stanley Segall, Ph.D., profesor de Nutrición en la Universidad Drexel de Filadelfia, Pensilvania.

Al comer alimentos con azúcar, por ejemplo, las bacterias se multiplican rápidamente en la boca y producen ácidos que pueden dañar el blando esmalte de los dientes. Los edulcorantes artificiales, por el contrario, no estimulan el crecimiento de estas bacterias. Por lo tanto, si los alimentos con azúcar "natural" se sustituyen por los preparados con edulcorantes artificiales se corre un riesgo mucho menor de tener caries.

Además, los edulcorantes artificiales son de gran ayuda para los diabéticos. A diferencia del azúcar, que puede ocasionar peligrosas fluctuaciones en el azúcar en la sangre (glucosa), los edulcorantes artificiales no la afectan para nada. "Son particularmente útiles cuando se trata de los refrescos —opina el Dr. Segall—. Los edulcorantes artificiales les ayudan a los diabéticos a disfrutar estas bebidas sin sufrir el castigo del azúcar".

LOS INCONVENIENTES

No obstante, a pesar de los beneficios que los edulcorantes artificiales ofrecen, han fracasado en lo que era su tarea principal: ayudar a las personas a

Aviso

LOS ATAQUES CONTRA EL ASPARTAMO

El edulcorante artificial aspartamo (*NutraSweet*) es un milagro de la tecnología alimenticia. Hecho con dos aminoácidos, es 200 veces más dulce que el azúcar pero casi no contiene calorías.

No obstante, a lo largo de los años se le ha atacado debido a la especulación reiterada de que tal vez contribuya a problemas graves como convulsiones o el trastorno de déficit de atención. Las investigaciones han demostrado que el aspartamo no influye en ninguna de estas afecciones. Sin embargo, no carece totalmente de riesgos, por lo menos para un pequeño grupo de personas.

Los Centros para el Control y la Prevención de las Enfermedades en Atlanta, Georgia, han identificado algunos problemas relacionados con el aspartamo. Al parecer en algunas personas produce dolores de cabeza, palpitaciones o hinchazón en la cara, las manos o los pies, entre otras molestias.

Aún más grave es la observación de un pequeño estudio de que las personas que han padecido depresiones en el pasado tienden a desarrollar síntomas más graves al consumir tan sólo 30 miligramos (más o menos un sobrecito) de aspartamo al día.

Para las personas sensibles al aspartamo la única solución real es leer con cuidado las etiquetas de los envases y evitar los alimentos que contienen esta sustancia.

---

disfrutar los dulces sin subir de peso. Es más, de acuerdo con Christina M. Stark, R.D., una especialista en Nutrición de la división de Ciencias de la Nutrición en la Universidad Cornell de Ithaca, Nueva York, hay más personas con sobrepeso actualmente que cuando los edulcorantes artificiales se introdujeron al mercado.

En un estudio histórico que abarcó a más de 80,000 enfermeras, un grupo de investigadores de Harvard halló que el factor alimenticio que mejor les sirvió para predecir la cantidad de peso que las mujeres estudiadas subirían era la cantidad de sacarina que consumían.

Otro estudio realizado posteriormente reveló que las personas que utilizan edulcorantes artificiales pesan dos libras (casi un kilogramo) más, en promedio, que las personas que no los consumen.

A pesar de que los edulcorantes artificiales agregan pocas calorías o incluso ninguna a la alimentación diaria, sólo ayudan a bajar de peso si se utilizan *en lugar del azúcar*. "Desde que salieron a la venta los edulcorantes artificiales se ha incrementado el consumo tanto del azúcar normal como de los edulcorantes artificiales —explica Stark—. Simplemente los agregamos a nuestro consumo de azúcar, por lo que estamos consumiendo un mayor número de calorías en total".

No obstante, los edulcorantes artificiales sí ayudan a bajar de peso, dice el Dr. Segall, siempre y cuando se utilicen con inteligencia. No se debe suponer, por ejemplo, que *"sugar-free"* (sin azúcar) sea lo mismo que *"calorie-free"* (sin calorías). Un pastel (bizcocho, torta, *cake*) preparado con edulcorantes artificiales tal vez no contenga las calorías del azúcar, pero posiblemente cuente con muchas calorías debido a su contenido de grasa o de otros carbohidratos aparte del azúcar.

Un error que las personas a veces cometen es premiarse por haber "ahorrado" calorías, agrega el Dr. Segall. Si usted se toma un refresco de cola de dieta, por ejemplo, se ahorrará más de 100 calorías y aproximadamente unos 30 gramos de azúcar en comparación con el refresco normal. Pero no le servirá de nada si más tarde consume otra bebida que sea alta en calorías, como por ejemplo una malteada de chocolate o una cerveza.

Nota: Si no reconoce algún término usado en este capítulo, vea el glosario en la página 711.

ENFERMEDAD CELIACA
Soluciones para problemas provocados por el pan

Cuesta trabajo resistirse al aroma y el sabor de un pan recién sacado del horno. No obstante, las personas que padecen la enfermedad celiaca tienen que evitarlo a toda costa. Si ceden a la tentación su intestino se vengará feamente de ellos.

La enfermedad celiaca se debe a una gran sensibilidad al gluten. Esta proteína se halla en el trigo, la cebada, la avena y el centeno. Cuando alguien padece la enfermedad celiaca, una pequeña cantidad de gluten basta para dañar millones de vellosidades intestinales. Estas proyecciones del intestino delgado parecidas a gruesos hilos contienen muchas enzimas digestivas y se encargan de absorber los nutrientes y los líquidos. Una vez que han sufrido daños, se reduce su capacidad de absorber los nutrientes de los alimentos. Por eso los médicos comentan que las personas con la enfermedad celiaca "se mueren de hambre en medio de la abundancia".

Para manejar la enfermedad celiaca hace falta dar dos pasos. El primero, por supuesto, es evitar la causa de la enfermedad. "Al eliminar el gluten de la alimentación la salud mejora", indica el Dr. Frederick F. Paustian, un gastroenterólogo del Centro Médico de la Universidad de Nebraska en Omaha.

El segundo paso es consultar a un médico acerca de cómo corregir las carencias alimenticias ya existentes. Por ejemplo, las personas afectadas por un caso activo de la enfermedad celiaca tienen problemas para absorber la grasa. Por lo tanto, es posible que padezcan una carencia de vitaminas solubles en grasa como la A, la D, la E y la K. Según el Dr. Paustian, también es posible que anden bajos de hierro y de calcio.

Si se le deja sin tratar, la enfermedad celiaca llega a ser muy grave. No obstante, una vez identificado el problema es fácil de tratar. "Las personas con la enfermedad celiaca pueden optar por la salud si toman las decisiones alimenticias correctas", comenta Leon Rottmann, Ph.D., director ejecutivo de la Asociación de la Enfermedad Celiaca.

Muchos cereales y harinas integrales no contienen gluten, por ejemplo. Algunas de las harinas libres de gluten son las de maíz (elote, choclo), papa, arroz, soya, tapioca, arrurruz y milo. Incluso es posible conseguir harina de chícharo (guisante, arveja), frijol (habichuela) y lenteja en las tiendas de productos

Peligros ocultos

Si alguien sufre la enfermedad celiaca es obvio que debe evitar el pan y el gluten que este contiene. Sin embargo, muchas fuentes de gluten no son tan evidentes.

Por ejemplo, a veces el helado se espesa con un componente derivado del trigo que representa una fuente de gluten. Así lo indica el Dr. Frederick F. Paustian, un gastroenterólogo del Centro Médico de la Universidad de Nebraska en Omaha.

El gluten también está presente en otros alimentos procesados. Algunos de ellos son el yogur con frutas, la *catsup* (*ketchup*), las carnes frías de cerdo (tipo fiambre), los quesos untables, los aderezos (aliños) para ensalada y las sopas enlatadas. Es posible que algunas etiquetas mencionen el gluten como ingrediente, mientras otras se refieran a él con otros nombres. Hay que tener cuidado con los siguientes.

- Vinagre blanco destilado (*distilled white vinegar*)
- Proteína vegetal hidrolizada (*hydrolyzed vegetable protein*)
- Malta o saborizante de malta (*malt* o *malt flavoring*)
- Almidón modificado o almidón tipo alimenticio modificado (*modified starch* o *modified food starch*)
- Monoglicéridos y diglicéridos (*monoglycerides* y *diglycerides*)
- Productos que mencionen saborizantes (*flavorings*) "naturales" o "artificiales"
- Colorantes rojos o amarillos (*red* o *yellow food dyes*)
- Goma vegetal o proteína vegetal (*vegetable gum* o *vegetable protein*)

naturales. Ninguna de estas harinas contiene gluten. Es un poquito difícil preparar productos horneados con las harinas que carecen de gluten, porque no reaccionan de la misma forma que las normales. Hay que hacer algunas pruebas hasta aprender a manejar cada tipo de harina. Las siguientes sugerencias facilitarán el asunto.

- La harina de maíz puede mezclarse con otras harinas libres de gluten para preparar pan de maíz.
- La harina de papa por lo general se utiliza para espesar las cacerolas (guisos) y las sopas. Un familiar suyo, la fécula de papa, es excelente para hacer un pastel (bizcocho, torta, *cake*) esponjoso.
- La harina de arroz es más bien desabrida y muchas veces se mezcla con otras harinas libres de gluten, particularmente con fécula de papa.
- Las harinas de chícharo, frijol y lenteja sirven como sustitutos directos de la de trigo, siempre y cuando se suavicen con claras de huevo y requesón. También son muy buenas para espesar el *gravy*, las sopas y las salsas.

Muchas de las personas que padecen la enfermedad celiaca no pueden tomar leche ni comer queso porque les falta la enzima (lactasa) necesaria para digerir el azúcar (lactosa) presente en los productos lácteos. Para ellas el yogur es una buena opción. "El yogur contiene un tipo de bacteria que descompone la lactosa —explica el Dr. Paustian—. Por lo tanto, las personas que sufren la enfermedad celiaca pueden obtener los beneficios de las proteínas lácteas así como el calcio presente en el yogur".

Es interesante que cuando las personas con la enfermedad celiaca han llevado una alimentación libre de gluten por algún tiempo tal vez encuentren que nuevamente son capaces de digerir los productos lácteos sin problemas debido a que les vuelven a salir vellosidades en el intestino delgado.

De acuerdo con el Dr. Paustian, muchas de las personas con esta enfermedad sufren carencias de calcio y magnesio. Es importante que coman muchos alimentos ricos en magnesio, como papas, aguacates (paltas) y frijoles, así como alimentos ricos en calcio como el yogur.

Nota: Si no reconoce algún término usado en este capítulo, vea el glosario en la página 711.

Enfermedad de Alzheimer
Alimentos que pueden agilizar la mente

Antes le decíamos senilidad y la dábamos por sentada, como si fuera natural que la mente de las personas se debilitara con la edad. Actualmente los médicos saben que la "senilidad" en realidad es la enfermedad de Alzheimer. Ya nadie la da por sentada.

Los médicos no están seguros de lo que causa la enfermedad de Alzheimer. Lo que sí se sabe es que la producción de ciertas sustancias químicas cerebrales utilizadas por los nervios para enviarse mensajes entre sí disminuye en las personas afectadas por este mal. Además, se forman depósitos proteínicos en el cerebro, lo cual posiblemente mate las células cerebrales.

Los medicamentos no han resultado muy eficaces y algunos investigadores están buscando la respuesta en la nutrición. "Creo que vale la pena tomar en cuenta la alimentación como un posible factor con respecto a la enfermedad de Alzheimer", opina James G. Penland, Ph.D., psicólogo investigador del Centro de Investigaciones sobre Nutrición Humana del Departamento de Agricultura de los Estados Unidos ubicado en Grand Forks, Dakota del Norte.

La acción de los antioxidantes

Las investigaciones aún se encuentran en su fase preliminar, pero se cuenta con ciertos indicios de que los radicales libres, unas moléculas perjudiciales de oxígeno que dañan los tejidos de todo el cuerpo, incluyendo el cerebro, tal vez contribuyan a provocar la enfermedad de Alzheimer.

El cuerpo mismo produce unas sustancias llamadas antioxidantes para protegerse, las cuales ayudan a controlar los radicales libres. Sin embargo, no siempre dispone de ellas en cantidades adecuadas para defenderse de los ataques. Aquí es donde entra la alimentación, pues el consumo de alimentos que contengan sustancias antioxidantes como la vitamina E permite aumentar la cantidad de antioxidantes en el cuerpo. (Para más información sobre los radicales libres, vea la página 591).

Diversos estudios de laboratorio han demostrado que la vitamina E, la cual se halla principalmente en el germen de trigo, los aceites de cocina, los frutos secos y las semillas, puede ayudar a impedir que se formen pegajosos depósitos de proteína en el cerebro. De hecho un grupo de investigadores de la Universidad de Columbia en la ciudad de Nueva York observó que grandes dosis de vitamina E —2,000 unidades internacionales al día— resultan igualmente eficaces que la selegilina (*Eldepryl*), una medicina patentada que se utiliza para retardar el avance de la enfermedad.

UNA VITAMINA PARA LA VITALIDAD

Los investigadores también están estudiando las vitaminas del grupo B como un posible tratamiento para la enfermedad de Alzheimer. El cuerpo las utiliza para ayudar a conservar la cubierta que protege los nervios así como para fabricar algunas sustancias químicas que estos usan para comunicarse entre sí. Según el Dr. Penland, es posible que un bajo nivel de vitaminas del grupo B afecte el rendimiento mental.

De hecho, un estudio llevado a cabo por la Universidad de Toronto en Canadá demostró que el nivel de vitamina B_{12} en el líquido espinal es menor en las personas afectadas por la enfermedad de Alzheimer que en aquellas que no padecen esta enfermedad. Además, los investigadores encontraron que grandes cantidades de tiamina, otra vitamina del grupo B, mejoran un poco el rendimiento mental de las personas con la enfermedad de Alzheimer.

Algunas buenas fuentes de tiamina son la carne de cerdo, el germen de trigo y la pasta fresca. Para abastecerse de vitamina B_{12}, por su parte, se puede recurrir a carnes como las de pavo (chompipe) o pollo o bien hígado, así como a mariscos como la almeja al vapor, el mejillón cocido y la caballa (macarela, escombro).

ATENCIÓN CON ESTE ACETÍLICO

Algunos de los investigadores de la enfermedad de Alzheimer se están interesando cada vez más en una sustancia natural llamada acetil-L-carnitina, la cual se parece a los aminoácidos presentes en los productos lácteos, los frijoles (habichuelas) colorados, el huevo y la carne roja. La carnitina ayuda a llevar las grasas a las células cerebrales y los estudios científicos indican que posiblemente contribuya a retardar el avance de la enfermedad.

En un estudio llevado a cabo por la Escuela de Medicina de la Universidad de Pittsburgh en Pensilvania, los investigadores observaron que cuando a un grupo de personas con la enfermedad de Alzheimer se les dio carnitina durante 12 meses al parecer se hizo más lento el deterioro cerebral. Hasta el momento los científicos no han tratado de utilizar los alimentos que contienen carnitina para controlar la enfermedad de Alzheimer. Sin embargo, es posible que un aumento en el consumo de carnitina ayude, aunque sea un poco, a frenar la progresión de este mal.

Un metal perjudicial

Desde que los investigadores hallaron pequeños depósitos de aluminio en los cerebros de algunas personas con la enfermedad de Alzheimer se ha sospechado que una exposición excesiva a este metal tal vez influya en el desarrollo de la afección.

Hasta ahora no contamos con pruebas concluyentes de que el aluminio esté ligado a la enfermedad de Alzheimer de manera alguna. Sin embargo, los investigadores admiten que en realidad no saben si tiene que ver o no. Si quiere ser precavido, quizá sea buena idea reducir la cantidad de aluminio a la que usted se expone. Se trata de una tarea nada fácil, ya que es un metal muy común.

Un refresco (soda) de lata, por ejemplo, nos llega a proporcionar hasta 4 miligramos de aluminio, cantidad que rebasa los 3 miligramos diarios, el límite máximo para no perjudicar la salud. Además, los alimentos cocinados o guardados en papel aluminio o en ollas o sartenes de aluminio pueden absorber pequeñas cantidades del metal y luego encargarse de introducirlo al cuerpo.

Los investigadores aún no saben qué proporción del aluminio que ingerimos realmente llega al cerebro; a lo mejor ni llega. No obstante, vale la pena ser consciente del asunto, por lo menos, pues así resulta más fácil limitar la exposición al metal. Se pueden tomar refrescos de botella, por ejemplo, o utilizar el papel aluminio sólo cuando sea imprescindible.

Nota: Si no reconoce algún término usado en este capítulo, vea el glosario en la página 711.

Enfermedades cardíacas
Cómo alimentar el músculo más importante

Los médicos no siempre han sabido lo que les conviene a nuestros corazones. Hace sólo unas cuantas décadas no nos decían que cuidáramos nuestra alimentación, e incluso fumar se consideraba como aceptable.

Todo ha cambiado.

Después de dedicar casi 40 años a investigar el motivo que convierte las enfermedades cardíacas en el enemigo número uno de la salud pública en los Estados Unidos, los científicos están proponiendo soluciones bastante sencillas. Es importante hacer ejercicio con regularidad, por supuesto, además de dejar de fumar. Sin embargo, lo más importante es una alimentación sana. La mejor manera de reducir el colesterol y la hipertensión (presión arterial alta), dos de los factores más importantes de riesgo para el corazón, es por medio de los alimentos correctos.

No obstante, con demasiada frecuencia optamos por los alimentos equivocados. Echemos una mirada a los mejores alimentos —y los peores— en lo que se refiere a la prevención de las enfermedades cardíacas, empezando por la grasa. Si bien nos conviene evitar algunos tipos de grasa, otros no son tan malos y algunos tal vez hasta sean saludables.

Las grasas malas

Todos sabemos que la grasa saturada, que se encuentra sobre todo en las carnes rojas, la mantequilla y otros alimentos de origen animal, es sumamente mala para el corazón. Un sinfín de estudios han demostrado que el riesgo de sufrir una enfermedad cardíaca aumenta entre más grasa saturada se consume.

De acuerdo con el Dr. Michael Gaziano, director de Epidemiología Cardiovascular en el Hospital Brigham y de Mujeres de Boston, los alimentos altos en grasa saturada aumentan el índice del colesterol lipoproteínico de baja densidad (o *LDL* por sus siglas en inglés), el cual se encarga de tapar las arterias. Es más, los alimentos altos en grasa saturada con frecuencia también contienen mucho colesterol.

El peligro es tan grande que no más del 10 por ciento de nuestras calorías (de preferencia menos) debe provenir de la grasa saturada, según lo recomienda la Asociación del Corazón de los Estados Unidos. Supongamos, por ejemplo, que usted normalmente consume 2,000 calorías al día. Esto significa que su límite diario de grasa saturada son 22 gramos. Por lo tanto, además de comer frutas, verduras y otros alimentos bajos en grasa, podría comer 3 onzas (84 g) de carne de res molida muy magra (5 gramos de grasa saturada), una ración de macarrones con queso (6 gramos) y seis ruedas de cebolla empanizadas (10 gramos).

Sin embargo, esta cantidad moderada de grasa saturada tampoco es la ideal. "Lo mejor que puede hacer para disminuir el riesgo de una enfermedad cardíaca es reducir la cantidad de grasa saturada en su alimentación a menos del 10 por ciento de las calorías totales", sugiere el Dr. Gaziano.

De acuerdo con el Dr. Gaziano, otra grasa problemática, los ácidos transgrasos, hacen que la cantidad de colesterol en el torrente sanguíneo aumente enormemente.

De hecho es irónico, porque los ácidos transgrasos, que se encuentran principalmente en la margarina, se diseñaron como una alternativa saludable para la grasa saturada de la mantequilla. Sin embargo, algunos estudios demuestran que tal vez no sean la mejor opción. La verdad es que los ácidos transgrasos quizá sean tan malos para la salud como la grasa saturada de la mantequilla. Así lo indica Christopher Gardner, Ph.D., investigador del Centro de Investigación para la Prevención de las Enfermedades de la Universidad de Stanford ubicado en Palo Alto, California. Por lo tanto, será mejor que no los consuma en exceso. Hay que estar alerta, además, porque la margarina no es el único problema. Muchas galletitas, pasteles (bizcochos, tortas, *cakes*) y otras meriendas (botanas, refrigerios, tentempiés) contienen aceite parcialmente hidrogenado (*partially hydrogenated oil*), el cual también es alto en ácidos transgrasos. Pues si desea evitar estos ácidos transgrasos lo mejor es revisar cuidadosamente la lista de ingredientes de los alimentos y no comprarlos si contienen aceite parcialmente hidrogenado.

LAS MEJORES GRASAS

A diferencia de la grasa saturada y de los ácidos transgrasos, algunas grasas son relativamente saludables. Y son fáciles de reconocer. Busque el prefijo "in" (o en inglés "*un*"), como en grasa "poliinsaturada" ("*polyunsaturated*") o "monoinsaturada" ("*monounsaturated*"). Si bien no dejan de ser altas en calorías, en pequeñas cantidades estas grasas aportan varios beneficios a su salud.

Según se ha demostrado, tanto la grasa monoinsaturada (encontrada en los aceites de oliva y de *canola* y en la mayoría de los frutos secos) como la grasa poliinsaturada (encontrada en los aceites de maíz, cártamo y girasol) contienen índices menores del peligroso colesterol LDL, pero sin que por ello se reduzca su nivel del colesterol "bueno" o lipoproteínico de alta densidad (o *HDL* por sus siglas en inglés). Esto es importante, porque se necesita el colesterol HDL para expulsar el colesterol "malo" del cuerpo.

Sin embargo, también hay ciertas diferencias entre las grasas monoinsaturadas y las poliinsaturadas. Las monoinsaturadas no han sufrido daños por oxidación y hay menos probabilidad de que provoquen una acumulación de colesterol en las arterias. Las poliinsaturadas, por su parte, ayudan a mantener una presión arterial sana y a evitar que la sangre se coagule en exceso. "Elegir cualquiera de estas grasas por encima de la grasa saturada o de los ácidos transgrasos es una elección ganadora", dice el Dr. Gardner.

Los frutos secos son una fuente muy buena de estas grasas saludables. En un estudio realizado con un grupo de adventistas del Séptimo Día, unos investigadores llegaron a la conclusión de que el riesgo de sufrir un ataque cardíaco mortal se reducía a casi la mitad en quienes consumían frutos secos por lo menos cuatro veces por semana, en comparación con las personas que los comían rara vez. "Les digo a las personas que traten de obtener entre el 20 y el 25 por ciento de su total de calorías diarias a través de la grasa, que en su mayor parte debe ser grasa monoinsaturada y poliinsaturada", indica el Dr. Gaziano.

Todavía falta mencionar otro tipo de grasa saludable, los ácidos grasos omega-3. Estos ácidos se encuentran en la mayoría de los pescados y también en la semilla de lino (linaza), y ayudan a evitar que se formen coágulos en el torrente sanguíneo. Además, hacen que disminuya el índice de triglicéridos, un tipo de grasa sanguínea que en grandes cantidades tal vez aumente el riesgo de sufrir enfermedades cardíacas.

Diversos estudios demuestran que el consumo de pescado una o dos veces por semana (el salmón es una buena opción, porque contiene grandes cantidades de ácidos grasos omega-3) puede ayudar a mantener despejadas sus arterias y contribuye al buen funcionamiento de su corazón.

UN CORAZÓN FELIZ GRACIAS AL FOLATO

Hace casi 30 años, un patólogo de Harvard planteó la posibilidad de que la principal causa de las enfermedades cardíacas podía ser una insuficiencia vitamínica. La idea sonaba tan descabellada que nadie le hizo caso. Ahora, en lugar de reírse, los científicos están investigando la cuestión, porque todo parece indicar que el folato, una vitamina B que existe en abundancia en los frijoles (habichuelas) y las verduras de hojas color verde oscuro, quizá sea muy importante para prevenir los ataques cardíacos.

El folato se encarga de reducir los niveles de un aminoácido llamado homocisteína. Si bien el cuerpo necesita la homocisteína para producir tejidos musculares y óseos, en grandes cantidades este aminoácido llega a lastimar los vasos sanguíneos y a hacer que se endurezcan las arterias.

"Los índices altos de homocisteína contribuyen en importante medida a las enfermedades cardíacas —explica el Dr. Gardner—. Y al parecer es posible bajar los índices de homocisteína fácilmente por medio de cantidades moderadas de folato en la alimentación".

No se necesita mucho folato para gozar estos beneficios. La Cantidad Diaria Recomendada (o *DV* por sus siglas en inglés) de 400 microgramos probablemente sea más que suficiente, opina el Dr. Gardner. La espinaca es una buena fuente de folato, ya que una taza de la verdura contiene 109 microgramos del nutriente, casi el 28 por ciento de la DV. La lenteja es mejor aún; media taza de esta legumbre contiene 179 microgramos de folato, es decir, el 45 por ciento de la DV. Hasta un vaso de 6 onzas (180 ml) de jugo de naranja (china) proporciona 34 microgramos de folato, el 8 por ciento de la DV.

ARRIBA LOS ANTIOXIDANTES

Hace años que los médicos saben que el colesterol LDL del cuerpo hace daño, pero hasta hace poco no conocían el motivo.

Todos los días, su cuerpo produce unas moléculas perjudiciales de oxígeno conocidas como radicales libres, las cuales dañan el colesterol. Este proceso, que se llama "oxidación", hace que el colesterol se pegue en las paredes de las arterias. (Para más información sobre los radicales libres, vea la página 591).

Las frutas, las verduras y otros alimentos que contienen antioxidantes, como el betacaroteno y las vitaminas C y E, son sus mejores defensas contra la oxidación y las enfermedades cardíacas. De hecho se supone que un grupo de antioxidantes en particular, los flavonoides, son responsables de que los holandeses y los franceses tengan corazones tan sanos, a pesar de que tienen ciertos hábitos alimenticios definitivamente malos para la salud.

Un estudio llevado a cabo en los Países Bajos, por ejemplo, demostró que los hombres que comían la mayor cantidad de alimentos ricos en flavonoides, particularmente manzanas, té y cebolla, tenían sólo la mitad de las probabilidades de enfermarse del corazón que quienes comían menos de estos alimentos. Es posible que el consumo de flavonoides de los franceses también explique por qué ellos, que consumen más grasa y colesterol que los habitantes de los Estados Unidos, tienen un índice de mortalidad por enfermedades cardíacas 2½ veces menor que el de este país.

Los médicos todavía no están seguros de cuáles son los alimentos —o compuestos encontrados en los alimentos— que trabajan de la manera más eficaz. El Instituto Nacional del Cáncer sugiere comer entre cinco y nueve raciones diarias de una gran variedad de frutas y verduras.

"No hay pierde si come muchas frutas y verduras, —explica el Dr. Gardner—. Un estudio tras otro ha demostrado que las personas que comen la mayor cantidad de estos alimentos saludables tienen los índices más bajos de enfermedades cardíacas".

Fibra para fortalecer el corazón

Además de todos los nutrientes mencionados, hay que hacerle mucho caso a la fibra. Ningún programa para proteger el corazón estaría completo sin ella.

La fibra, sobre todo la soluble encontrada en los frijoles, las frutas y los cereales, se enlaza con el colesterol del cuerpo y ayuda a expulsar esta sustancia junto con los desechos físicos. Así lo explica Diane Grabowski-Nepa, R.D., dietista y asesora en nutrición del Centro Pritikin para la Longevidad ubicado en Santa Mónica, California.

De hecho, la fibra tiene una eficacia asombrosa. Un equipo de investigadores de Harvard observó que al agregar sólo 10 gramos diarios de fibra a la alimentación de un grupo de hombres, su riesgo de sufrir un ataque cardíaco se redujo en casi un 30 por ciento.

La DV de la fibra son 25 gramos. Entre las mejores fuentes están los cereales integrales, legumbres como los garbanzos, los frijoles colorados y las habas blancas (*lima beans*) y frutas secas como higos, manzanas y orejones.

Brindemos a su salud

En muchos países es costumbre brindar por la salud de los amigos con una copa de vino. Ahora resulta que el contenido de esa copa tiene el poder de hacer realidad esos deseos.

Diversos estudios han demostrado que el consumo de cantidades moderadas de alcohol hace que suban los índices del colesterol HDL "bueno". Además, el alcohol es para la sangre como el aceite para el motor de su auto. Hace un poco más resbaladizas las plaquetas, unos discos pequeñitos que ayudan a la sangre a coagularse; por lo tanto, hay menos probabilidad de que se peguen y provoquen coágulos en el torrente sanguíneo, los cuales pueden dañar su corazón.

Todo tipo de alcohol puede ayudar a aumentar la cantidad de colesterol HDL y reducir la tendencia de la sangre a coagularse. Sin embargo, el vino tinto debe recomendarse de manera especial, porque también contiene flavonoides, un nutriente importante para la salud del corazón.

Para aprovechar los beneficios del alcohol sin los problemas que pudiera causar, los médicos aconsejan tomar con moderación. Para los hombres, esto significa no rebasar el límite de dos tragos al día. Las mujeres, por su parte, son más susceptibles a los efectos del alcohol y deben limitarse a un trago al día. (Un trago se define como 12 onzas/360 ml de cerveza, 5 onzas/150 ml de vino o 1½ onzas/45 ml de bebidas más fuertes).

Nota: Si no reconoce algún término en este capítulo, vea el glosario en la página 711.

ENFERMEDADES POR CARENCIAS ALIMENTICIAS

Las consecuencias de no comer lo conveniente

Fantasma, dime si el Pequeño Tim vivirá", suplica un desconsolado Ebenezer Scrooge al mirar las visiones de las Navidades futuras. "Veo un lugar vacío —contesta el Fantasma— en el pobre rincón de la chimenea, y una muleta sin dueño cuidadosamente conservada. Si el Futuro no modifica estas sombras, el niño morirá".

Sabemos que el queridísimo Pequeño Tim de *Villancico de Navidad* de Dickens no muere sino que termina corriendo alegremente por las calles de Londres. Por desgracia muchos niños del siglo XIX no fueron tan afortunados como el personaje de este cuento, particularmente si al igual que él sufrían raquitismo. Esta enfermedad, que ablanda los huesos, se produce cuando al cuerpo le falta vitamina D. De todas las enfermedades que podían dejar lisiadas a las personas en aquella época se trató de la más común.

Lo más triste del raquitismo y de otras enfermedades por carencias alimenticias es que se pueden evitar sin ningún problema. Se dan cuando las personas no reciben ni el mínimo absoluto de nutrientes que el cuerpo necesita para estar bien.

Actualmente es raro que se padezcan enfermedades graves por carencias alimenticias en los Estados Unidos. En parte esto se debe a los adelantos tecnológicos y la distribución de la comida, debido a los cuales la mayoría de los alimentos están disponibles durante todo el año. Además, los fabricantes enriquecen muchos comestibles con vitaminas y minerales. "Nuestra tecnología alimentaria realmente ha ayudado a que estas enfermedades sean cosa del pasado", afirma Jack M. Cooperman, Ph.D., profesor clínico de Medicina Comunitaria y Preventiva en el Colegio Médico de Nueva York en Valhalla.

Muy bien, tal vez las enfermedades graves por carencias alimenticias sean raras en este país, pero eso no significa que hayan desaparecido. Es posible que los trastornos digestivos y otros males sean un indicio de que no se reciben todos los nutrientes necesarios. Las personas que abusan del alcohol son particularmente propensas a padecer enfermedades por carencias alimenticias, al igual que quienes viven en condiciones de pobreza. De hecho, en muchas partes del mundo en vías de desarrollo las enfermedades por carencias alimenticias son el pan de cada día.

El raquitismo: la solución solar

El Pequeño Tim vivió en Londres durante una época en la que el aire llegaba a estar tan contaminado que apenas se distinguía el Sol. Por lo tanto no sorprende que posiblemente haya padecido raquitismo. La única forma práctica de cubrir las necesidades de vitamina D del cuerpo, además de tomar leche enriquecida, es mediante la exposición al sol. De hecho, los médicos a veces le dicen "la vitamina del Sol" a la vitamina D.

Cuando el sol toca la piel, el cuerpo utiliza los rayos ultravioleta para fabricar vitamina D, un nutriente esencial para transportar el calcio y el fósforo a los huesos. Si no se obtiene una cantidad suficiente de vitamina D los huesos se ablandan, se debilitan y a veces se deforman bajo el peso del cuerpo.

Desde que los fabricantes de alimentos empezaron a enriquecer la leche con vitamina D, el raquitismo se ha vuelto mucho menos común. Sin embargo, no ha dejado de existir. Hace relativamente poco tiempo, de hecho, se descubrió que siete niños padecían raquitismo en Minneapolis, Minnesota. "Obtener una cantidad suficiente de vitamina D puede ser un gran problema para las personas que viven en climas septentrionales", advierte el Dr. Cooperman.

No es necesario pasar horas asoleándose para satisfacer las necesidades de vitamina D del cuerpo, agrega el experto. Unos 15 minutos de sol sobre el rostro y las manos les bastan a la mayoría de las personas para cubrir la Cantidad Diaria Recomendada (o *DV* por sus siglas en inglés) de 400 unidades internacionales de vitamina D. Sin embargo, según el Dr. Cooperman no sirve asolearse dentro de la casa, porque el cristal de las ventanas absorbe los rayos que hacen falta.

Aunque se pase mucho tiempo en el sol no deja de ser buena idea agregar un poco de vitamina D a la alimentación. Un vaso de leche enriquecida brinda unas 100 unidades internacionales, el 25 por ciento de la DV.

El beriberi: una carencia que causa cansancio

El término beriberi viene del pequeñísimo país de Sri Lanka y significa "no puedo, no puedo". Se supone que se le dio este nombre a la enfermedad porque un hombre afectado por ella se sentía tan débil que no pudo levantarse para recibir al médico que había acudido a ayudarlo.

El beriberi se debe a una carencia de tiamina, una vitamina del grupo B que resulta esencial para ayudar al cuerpo a utilizar la energía. Las personas que no reciben una cantidad suficiente de tiamina se debilitan en extremo; a veces también padecen síntomas como hinchazón en las piernas o una acumulación de líquidos en el corazón.

En su estado natural el arroz y los cereales integrales contienen mucha tiamina, pero al procesarse pierden gran parte de este nutriente. No obstante, los fabricantes les devuelven la mayor parte de la tiamina a los alimentos después de haberlos procesado, por lo que el beriberi se ha hecho muy raro, por lo menos en los Estados Unidos. (Las personas que abusan del alcohol pueden sufrir graves carencias de tiamina). El arroz, los diferentes tipos de harina, los cereales y los panes vienen enriquecidos con tiamina. Además, la carne de cerdo es rica en tiamina; 3 onzas (84 g) de filete (*tenderloin*) de cerdo cuentan con 0.8 miligramos, el 53 por ciento de la DV.

EL PELIGRO DE LA PELAGRA

En 1914, el año en que comenzó la Primera Guerra Mundial, los Estados Unidos tuvieron que hacer frente a una amenaza contra la salud de su población. Por un breve período una terrible epidemia se propagó por los estados del Sur. Sus síntomas eran diarrea e inflamación de la piel y en muchos casos resultó mortal. Más de 100,000 personas murieron. Lo peor fue que nadie conocía la causa.

Hasta 1937 los científicos no entendieron que la pelagra —el nombre de la enfermedad— se produce cuando las personas no consumen una cantidad suficiente de niacina. Las zonas rurales del sur de los Estados Unidos fueron las que más sufrieron porque el cereal en el que se basaba su alimentación era el maíz (elote, choclo), cuya niacina no es aprovechada por el cuerpo.

En la actualidad el enriquecimiento alimenticio de las harinas y los cereales ha acabado con la pelagra. Resulta muy fácil cubrir la DV de 20 miligramos de niacina. Las carnes también la contienen. Una ración de pechuga de pollo asada sin pellejo, por ejemplo, cuenta con 12 miligramos de niacina, el 60 por ciento de la DV.

EL ESCORBUTO: EL AZOTE DE LOS MARINEROS

Mucho tiempo antes de que se comprendiera que ciertos alimentos son imprescindibles para prevenir las enfermedades, los marineros en todo el mundo frecuentemente padecían escorbuto, una carencia de vitamina C que hace que las heridas sanen más lentamente y provoca sangrado en las encías, neumonía y finalmente la muerte. A los marineros de agua dulce también les daba escorbuto, pero en su caso la enfermedad era mucho más rara puesto que tenían mayores posibilidades de obtener frutas y verduras frescas.

Lo asombroso del escorbuto es lo siguiente: sus efectos pueden revertirse casi al instante mediante el consumo de varias raciones de alimentos ricos en vitamina C. De hecho aún los marineros que habían agotado por completo sus reservas de vitamina C con frecuencia llegaban a recuperarse en unos cuantos días en cuanto incluían naranjas (chinas) o limones en su alimentación.

Hoy en día quienes más riesgo corren de enfermarse de escorbuto no son los marineros sino las personas de mayor edad, a las cuales a veces les resulta difícil salir a comprar (o bien comer) los alimentos adecuados. Los investigadores franceses a cargo de cierto estudio hallaron que 20 personas que vivían en un hogar de ancianos tenían un nivel sumamente bajo de vitamina C, lo suficiente como para provocar escorbuto. El problema tiende a empeorar en las personas que con frecuencia toman aspirina para aliviar el dolor, porque este medicamento reduce la absorción de la vitamina C por el cuerpo en un 50 por ciento, más o menos.

Basta con servirse un poco de jugo de naranja para cubrir las necesidades que el cuerpo tiene de este nutriente esencial. Un vaso de 6 onzas (180 ml) contiene 73 miligramos de vitamina C, el 121 por ciento de la DV. Otras fuentes muy buenas son los cítricos y las frutas tropicales, el brócoli y el pimiento (ají, pimiento morrón).

Nota: Si no reconoce algún término usado en este capítulo, vea el glosario en la página 711.

ENVEJECIMIENTO
Comidas que les cortan el paso a los años

Cuando Jeanne Louise Calment nació, Ulysses S. Grant era presidente de los Estados Unidos y Vincent Van Gogh compraba lápices de colores en la tienda que el papá de Calment tenía en Francia. Jeanne Louise murió a los 122 años de edad y sostiene el récord de la persona más vieja del mundo; superó la expectativa media de vida por 45 años.

La mayoría de nosotros viviremos unos 75 años. Quizá no sea nada para personas como Calment, pero aun así son casi 20 años más que la espectativa media de vida hace muy pocas generaciones.

Cada año las personas viven un poquito más. En parte se debe al éxito que se ha logrado en la lucha contra enfermedades infantiles como la polio así como contra afecciones adultas como las enfermedades cardíacas y la diabetes. Por otra parte, también se debe al hecho de que los científicos están descubriendo los secretos del envejecimiento mismo. Estamos averiguando por qué nuestros cuerpos se descomponen y cómo frenar su deterioro. Esto nos ha permitido alargar no sólo nuestras vidas sino también lo que los científicos llaman nuestro período de salud: nuestra expectativa de disfrutar de una vida con buena salud.

"Una vez que podamos comprender y controlar las formas en que nuestros cuerpos generan moléculas dañinas, que son un factor importante para el envejecimiento biológico, podremos alargar la mano y hacer nuestra esa vida de 120 años", asegura el Dr. William Regelson, profesor de Medicina en la Escuela de Medicina del Colegio Médico de Virginia en Richmond.

EL PODER DE LOS ANTIOXIDANTES

Los investigadores por fin han identificado a uno de los principales causantes de las enfermedades cardíacas, las arrugas, el cáncer, la artritis y muchos otros problemas del envejecimiento. "Nos oxidamos", indica el Dr. Regelson.

Suena irónico, pero el mismo aire que nos da vida hace que el hierro se oxide, la fruta se torne café y las células de nuestro cuerpo se descompongan y envejezcan. Debido a una serie de cambios químicos las moléculas de oxígeno de nuestros cuerpos pierden electrones, haciéndolas inestables. Estas moléculas inestables se llaman radicales libres. (Para más información sobre los radicales libres, vea la página 591).

A los radicales libres les entra la desesperación por estabilizarse y empiezan a robar electrones de las células sanas en todo el cuerpo. Cada vez que se roban un electrón suceden dos cosas: se daña una molécula sana y se producen más radicales libres. A menos que este proceso se detenga, un número cada vez mayor de células se van perjudicando diariamente. Pagamos el precio con nuestra salud.

A fin de controlar este proceso de destrucción la Naturaleza creó un enorme arsenal de antioxidantes, unos compuestos alimenticios que pueden evitar los daños de los radicales libres. Los antioxidantes se interponen entre los radicales libres y las células sanas del cuerpo. Entregan sus propios electrones a los radicales libres y así impiden el robo de ellos.

A pesar de que el cuerpo produce sus propios antioxidantes en forma natural, diversos estudios han demostrado claramente que los antioxidantes contenidos en los alimentos ofrecen mejor protección. Tres de los más fuertes son el betacaroteno y las vitaminas C y E. Se ha probado que estos tres nutrientes son muy eficaces para proteger el cuerpo contra las enfermedades vinculadas con el envejecimiento, como el cáncer y los males cardíacos. Los suplementos antioxidantes ofrecen algunos beneficios, pero la mayoría de los médicos están de acuerdo en que los antioxidantes presentes en los alimentos son una mejor opción y deben ser la primera línea de defensa.

"El problema es que si se toma demasiado de un antioxidante los otros dejan de trabajar —explica Richard Cutler, Ph.D., ex químico investigador del Centro de Investigación Gerontológica del Instituto Nacional del Envejecimiento y fundador de la empresa Genox Corporation, la cual examina estrategias para impedir los daños de los radicales libres, ambas instituciones se encuentran en Baltimore, Maryland—. Lo mejor es obtenerlos a través de alimentos como las frutas y las verduras, donde existen en las proporciones previstas por la naturaleza".

Son muchos los alimentos llenos de antioxidantes, por lo que en realidad ni hace falta tomar suplementos. La manera más fácil de obtener vitamina C, por ejemplo, es con un vaso de jugo de toronja (pomelo), una naranja (china) o media taza de pimiento (ají, pimiento morrón) rojo. Cada uno de estos alimentos cubre más del 100 por ciento de la Cantidad Diaria Recomendada (o *DV* por sus siglas en inglés). En lo que se refiere al betacaroteno, las frutas y verduras de intenso color verde o anaranjado son la mejor opción. Una batata dulce (camote, *yam*, *sweet potato*) o una zanahoria grande ofrecen entre 12 y 15 miligramos, un poco más de los entre 6 y 10 miligramos que los expertos recomiendan que consumamos.

A diferencia de la vitamina C y del betacaroteno, resulta un poco difícil obtener vitamina E a través de la comida porque este nutriente se halla principalmente en ciertos alimentos con un alto contenido de grasa que es preferible evitar, como los aceites vegetales. No obstante, es posible conseguir mucha vitamina E a través del germen de trigo. Un cuarto de taza cuenta con 4 miligramos, el 20 por ciento de la DV. Los frutos secos y las semillas también son buenas fuentes de vitamina E.

Los tres antioxidantes mencionados son de importancia fundamental, pero hay otros. Las frutas y las verduras cuentan con un montón de compuestos vegetales llamados fitonutrientes, los cuales también tienen capacidades antioxidantes. Se ha demostrado que algunos fitonutrientes asimismo impiden la actividad de las sustancias que causan cáncer.

En un estudio llevado a cabo por la Universidad de Michigan en Ann Arbor, los investigadores observaron que las personas que consumían la mayor cantidad de glutation, un fitonutriente presente en el aguacate (palta), la toronja, la calabaza de invierno (*winter squash*), la naranja, el tomate y la papa, tenían una presión sanguínea y un nivel de colesterol más bajos y mantenían un peso más saludable que las personas que consumían la menor cantidad de este nutriente.

"Cubrir las necesidades de todos estos antioxidantes no garantizará que se viva hasta los 150 años de edad —comenta el Dr. Cutler—. Sin embargo, le ayudará a alcanzar el tiempo de vida máximo, y en vista de que algunas personas sólo llegan a los 60 años es bastante agradable agregar otros 15".

JUVENTUD A FUTURO

Es importante comer para impedir el envejecimiento, pero de igual manera hay que ajustar los hábitos alimenticios *al envejecer*. Conforme transcurren los años las necesidades alimenticias del cuerpo llegan a cambiar radicalmente.

"Producimos menos saliva al envejecer, de modo que la comida no es tan fácil de digerir ni de tragar —explica Susan Nitzke, R.D., Ph.D., profesora adjunta en el departamento de Ciencias de la Nutrición en la Universidad de Wisconsin en Madison—. Experimentamos cambios de gusto y de apetito, de modo que comemos menos. También disponemos de menos ácido estomacal, lo cual significa que no digerimos los alimentos ni absorbemos los nutrientes tan bien como antes".

En un estudio de 205 adultos mayores, de los cuales muchos tenían sistemas inmunitarios débiles, unos investigadores de Terranova observaron que casi la tercera parte padecía carencias de hierro, cinc, folato, vitamina B_{12} o proteínas o de alguna combinación de estos nutrientes. No obstante, resultó fácil corregir sus problemas. Una vez que empezaron a consumir los nutrientes que les hacían falta aumentó de manera considerable su nivel de células inmunitarias, las cuales luchan contra las enfermedades.

A los médicos no siempre se les ocurre examinar a los adultos para ver si tienen alguna carencia alimenticia. Es una lástima, porque según el Dr. Regelson una simple falta de nutrientes puede confundirse fácilmente con una enfermedad más grave. "He visto a personas que creían tener problemas de senilidad y supuestamente ya no podían cuidarse solas. Lo que tenían en realidad eran carencias alimenticias", explica el experto.

El cinc, por ejemplo, es un mineral esencial para la salud del sistema inmunitario. También es uno de los nutrientes que requieren una cantidad adecuada de ácido estomacal para ser absorbidos. Cuando los niveles de ácido disminuyen puede costar trabajo cubrir las necesidades de cinc, afirma la Dra. Nitzke. Así sucede particularmente en el caso de las personas que toman antiácidos, agrega la nutrióloga.

La forma más fácil de obtener todo el cinc que el cuerpo necesita es con un plato de ostras (ostiones) al vapor. Sólo seis bocados sin concha proporcionan 77 miligramos de este nutriente, el 513 por ciento de la DV. El cangrejo también es bueno, pues 3 onzas (84 g) contienen 7 miligramos de cinc, el 47 por ciento de la DV.

A muchas personas mayores les cuesta trabajo obtener una cantidad suficiente de vitaminas del grupo B, las cuales resultan esenciales para la salud del sistema nervioso y del cerebro. "Conforme envejecemos las paredes estomacales cambian, lo cual dificulta la absorción de estos nutrientes —indica el Dr. Regelson—. Después de los 55 años de edad es muy fácil sufrir una carencia de vitamina B_6".

La papa y el plátano amarillo (guineo, banana) son la mejor forma de obtener vitamina B_6. Una papa ofrece 0.5 miligramos, el 25 por ciento de la DV, y un plátano amarillo contiene 0.7 miligramos, el 35 por ciento de la DV. Para consumir más folato (otra vitamina del grupo B) hay que comer verduras de hoja verde y frijoles (habichuelas), particularmente pintos y colorados. Media taza de cualquiera de estos tipos de frijol proporciona más de 100 miligramos de folato, más del 25 por ciento de la DV. Las espinacas también son una buena fuente de folato, pues una taza contiene tanto como la misma cantidad de frijoles. Por su parte, es posible obtener mucha vitamina B_{12} de las carnes y otros alimentos de origen animal. La almeja es una fuente impresionante: 20 almejas pequeñas preparadas al vapor ofrecen 89 microgramos de vitamina B_{12}, el 1,483 por ciento de la DV.

Conforme los huesos envejecen es esencial obtener más calcio para evitar que se tornen frágiles, indica la Dra. Nitzke. "Muchas personas creen que no pueden comer lácteos porque son 'intolerantes a la lactosa', pero de hecho la mayoría de la gente puede comer cantidades moderadas de lácteos sin problemas", afirma.

La leche semidescremada y el queso y el yogur de leche descremada son las mejores fuentes de este nutriente que construye los huesos. Una taza de yogur sin grasa contiene 415 miligramos de calcio, el 41 por ciento de la DV. La leche descremada también es buena. Un vaso proporciona 302 miligramos, el 30 por ciento de la DV.

El hierro es otro mineral que puede ser muy difícil de obtener en las cantidades adecuadas. Algunas personas no reciben lo suficiente y otras se exceden, indica la Dra. Nitzke. Para asegurarse, la experta recomienda pedirle al médico un análisis de sangre para ver si se tiene anemia. Si resulta que se necesita más hierro no habrá problemas para cubrir esta necesidad. De acuerdo con la nutrióloga, la carne magra (baja en grasa) y los mariscos contienen hierro en abundancia. También son buenos los cereales enriquecidos como el *Cream of Wheat*, entre otros, con sus 5 miligramos de hierro por ración, es decir, el 29 por ciento de la DV.

COMER MENOS PARA VIVIR MÁS

A pesar de que tal vez necesitemos consumir ciertos alimentos en mayores cantidades para alargar nuestras vidas, los investigadores han descubierto que a veces lo opuesto también es cierto: las personas que comen un poco menos en ocasiones viven un poco más.

Las investigaciones han demostrado que los animales de laboratorio a los que se les restringen las calorías tienen una presión sanguínea más baja, niveles más altos del saludable colesterol lipoproteínico de alta densidad y niveles más bajos de unas grasas sanguíneas potencialmente peligrosas llamadas triglicéridos, en comparación con los animales que comen hasta hartarse, según señala George Roth, Ph.D., un científico del Centro de Investigación Gerontológica. De hecho los que comen menos viven un 30 por ciento más que sus semejantes más glotones.

"Pensamos que una de las formas en que la restricción calórica funciona es que el metabolismo de los animales cambia a la modalidad de la supervivencia, de modo que aprovechan la energía consumida con la mayor eficacia posible —explica el Dr. Roth—. Actualmente estamos probando la restricción calórica en los primates, lo cual nos dará un mejor indicio de qué tan bien les puede funcionar a las personas". De acuerdo con el experto, hasta ahora todos los factores, como la reducción en la presión sanguínea y los niveles de colesterol, apuntan a que la estrategia resultará benéfica.

Las investigaciones aún se encuentran en su fase preliminar, de modo que sería un error que una persona con un peso sano empezara a reducir las calorías de su alimentación. Sin embargo, lo que sí parece probable es que cortar calorías innecesarias de la alimentación contribuye a alargar un poco más la vida, afirma el Dr. Roth.

Nota: Si no reconoce algún término usado en este capítulo, vea el glosario en la página 711.

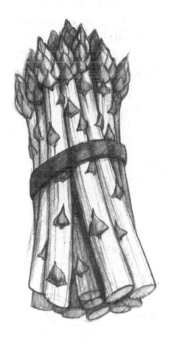

ESPÁRRAGO
Brotes bondadosos para los bebés en camino

Poderes curativos
Previene los defectos de nacimiento

Reduce el riesgo de sufrir enfermedades cardíacas y cáncer

El espárrago fue muy popular en las casas reales francesas del siglo XVII. Aparte de su sabor resultaba atractivo por tener la reputación de ser un poderoso afrodisiaco.

Para los aficionados al espárrago —estén pensando en el amor o no— el mejor indicio de que ya llegó la primavera es cuando las puntas de intenso color verde de esta planta se asoman a través del suelo invernal. También es una buena noticia para la salud, puesto que el espárrago contiene compuestos que pueden ayudar a combatir los defectos de nacimiento, las enfermedades cardíacas y el cáncer.

LOS FAVORES DEL FOLATO

Uno de los avances médicos más importantes del siglo XX fue el descubrimiento de que el índice de defectos de nacimiento en el cerebro y la médula espinal (conocidos como defectos del tubo neural) se reducirían a la mitad si las mujeres en edad fértil consumieran 400 microgramos de folato al día.

El espárrago cuenta con grandes cantidades de folato, una vitamina del grupo B de importancia fundamental para la regeneración de las células. Cinco espárragos contienen 110 microgramos de folato, más o menos el 28 por ciento de la Cantidad Diaria Recomendada (o *DV* por sus siglas en inglés).

Seguramente nadie saldrá corriendo a la sala de urgencias por esto, pero el espárrago tiene una curiosa característica. Cuando algunas personas comen tan sólo una pequeña cantidad de esta verdura, su orina parece despedir un desagradable olor.

Y no están alucinando, porque es cierto. El espárrago contiene un aminoácido llamado ácido aspártico y a muchas personas les falta la enzima necesaria para descomponerlo. Por lo tanto permanece en el cuerpo y termina convirtiéndose en un compuesto afín con un claro olor a azufre.

No existe ninguna "cura" para evitar este aroma revelador, pero tampoco hay motivo para preocuparse. Ni vale la pena hacerle caso. Así que ¡a servirse más espárragos!

Las mujeres embarazadas tal vez quieran servirse una doble ración. Las pautas alimenticias gubernamentales recomiendan que las mujeres consuman 400 microgramos de folato al día. No obstante, la especialista en folato Lynn B. Bailey, Ph.D., profesora de Nutrición en la Universidad de Florida en Gainesville, sugiere que el nivel óptimo para las mujeres embarazadas tal vez sea más alto, "posiblemente hasta de 600 microgramos", según afirma.

El folato no sólo les conviene a las mujeres en edad fértil. De hecho a todo mundo lo defiende contra las enfermedades cardíacas. Al parecer funciona como una compuerta para controlar la cantidad de homocisteína (un aminoácido) en el torrente sanguíneo. Cuando el nivel de folato desciende se eleva el de homocisteína, lo cual daña las delicadas arterias que llevan la sangre al corazón y al cerebro.

Es posible que para evitar las enfermedades cardíacas sea tan importante cubrir las necesidades de folato como controlar el colesterol. Los investigadores del corazón afirman que el número de muertes ocasionadas por enfermedades cardíacas en los Estados Unidos descendería por lo menos en 13,500 si aumentáramos nuestro consumo de folato a 400 microgramos diarios. Actualmente sólo el 12 por ciento de la población estadounidense obtiene esta cantidad de folato.

A LA CARGA CONTRA EL CÁNCER

Al igual que las demás verduras verdes, el espárrago es muy bueno para proteger el cuerpo contra el cáncer. Contiene varios compuestos que en esencia acaban con las sustancias carcinogénicas antes de que puedan hacer daño.

La primera de estas sustancias es el folato. Diversos estudios han revelado que las personas cuya sangre contiene una mayor cantidad de folato son las que menos probabilidad tienen de desarrollar cáncer del colon.

En la cocina

El espárrago es una de las verduras más fáciles de preparar y cocinar. Es más, su frescura natural no requiere mantequilla ni una salsa especial para subrayar su gran sabor. Los cocineros ofrecen los siguientes consejos para disfrutarlo con muy poco esfuerzo.

Percátese de las puntas. Al comprar espárragos hay que examinar las puntas con atención. Las puntas del espárrago fresco son compactas y están muy apretadas. Si se ven abiertas y se están desmenuzando, el espárrago se está haciendo viejo y más vale dejarlo en la tienda.

Tire el tallo. Si bien es posible comer espárragos de una punta a la otra, por lo general se tira el tallo duro y leñoso. La manera más fácil de hacerlo es doblando el tallo. El espárrago se troza solito en el punto donde termina el tallo duro y comienza la punta tierna.

No obstante, cuando el espárrago está grueso es posible que con este método se desperdicien partes muy buenas. Para conservar una mayor parte del tallo utilice un pelador de papas para pelar la parte inferior de cada espárrago. Con un cuchillo busque el punto donde el tallo se torna leñoso (será difícil de rebanar) y córtelo ahí.

El segundo compuesto con el que el espárrago protege el cuerpo es el glutation. Esta pequeña proteína funciona como un poderoso antioxidante, esto significa que ayuda a recoger los radicales libres, unas partículas cargadas de mucha energía que al dejarse sin control andan rebotando por todo el cuerpo, donde les causan cicatrices y les abren agujeros a las células y provocan daños que pueden producir cáncer. En un análisis de 38 verduras con respecto a su contenido de glutation, el espárrago recién cocido ocupó el primer lugar. (Para más información sobre los radicales libres, vea la página 591).

El efecto de la E

Hay otra razón para servirse más espárragos: su contenido de vitamina E, muy buena para el corazón. Un estudio encabezado por un grupo de investigadores de la Escuela de Salud Pública de la Universidad de Minnesota en Minneapolis observó que tan sólo 10 unidades internacionales de vitamina E al día pueden reducir considerablemente el riesgo de que las mujeres sufran enfermedades cardíacas. Cinco espárragos cuentan con 0.4 unidades internacionales de vitamina E, o sea, más o menos el 1 por ciento de la DV.

"Se trató del primer estudio en examinar el efecto de la vitamina E de los alimentos en lugar de suplementos, y los resultados nos sorprendieron incluso a nosotros", indica Lawrence H. Kushi, Sc.D., profesor adjunto de Salud Pública, Nutrición y Epidemiología en la Universidad de Minnesota en Minneapolis y el investigador principal del estudio.

Obviamente habría que comer muchos espárragos (119, para ser exactos) para obtener la cantidad de vitamina E que mayores beneficios aportó dentro del marco del estudio. De hecho es difícil consumir grandes cantidades de vitamina E tan sólo con base en la alimentación, puesto que su fuente más abundante son los aceites y los frutos secos. Por eso muchos médicos recomiendan tomar suplementos de este nutriente.

La vitamina E no sólo protege el cuerpo contra las enfermedades cardíacas. Las investigaciones indican que tal vez incluso ayude a prevenir la diabetes del Tipo II, no dependiente de la insulina, tanto al proteger el páncreas (el órgano que produce la insulina) como al influir en la forma en que el cuerpo quema el azúcar. Un estudio de 944 hombres entre las edades de 42 y 60 años halló que aquellos que tenían niveles bajos de vitamina E enfrentaban un riesgo casi cuatro veces mayor de desarrollar esta enfermedad que los demás.

Espárragos aliñados con naranja y soya

1 libra (448 g) de espárragos
1 cucharada de salsa de soya de sodio reducido
1 cucharada de jugo de naranja (china) fresco
½ cucharadita de cáscara rallada de naranja
½ cucharadita de jengibre fresco rallado
½ cucharadita de aceite oscuro de sésamo (ajonjolí)
2 cebollines o 1 cebolla pequeña, picadas en trocitos

POR PORCIÓN

calorías	**40**
grasa total	**0.8 g**
grasa saturada	**0.1 g**
colesterol	**0 mg**
sodio	**129 mg**
fibra dietética	**2.4 g**

Si la parte inferior de los espárragos está dura, dóblelos hasta que se trocen y tírela. Enjuague los espárragos y colóquelos sobre una rejilla de vaporera en una cacerola grande que contiene 1" (2.5 cm) de agua. Tape la cacerola y deje que el agua rompa a hervir a fuego alto. Cocine los espárragos al vapor de 5 a 7 minutos, hasta que estén cocidos pero aún crujientes.

Ponga la salsa de soya, el jugo y la cáscara de naranja, el jengibre y el aceite en un tazón (recipiente) pequeño. Bata todos los ingredientes a mano hasta mezclarlos bien. Agregue el cebollín o cebolla y revuelva todo. Esparza esta mezcla encima de los espárragos y revuélvalos suavemente hasta cubrirlos.

Para 4 porciones

Cómo maximizar sus poderes curativos

Guárdelo con cuidado. La exposición al aire, al calor o a la luz destruye el folato, así que hay que guardar el espárrago con cuidado, según afirma Gertrude Armbruster, R.D., Ph.D., directora del programa dietético de la Universidad Cornell de Ithaca, Nueva York. Recomienda ponerlo lejos de la luz al fondo del refrigerador o en un cajón para frutas y verduras.

Cocínelo suavemente. El espárrago es una verdura tierna y no hace falta sumergirlo en agua hirviendo a borbotones. "Al preparar el espárrago en el horno de microondas definitivamente se destruyen menos nutrientes que al hervirlo o incluso cocinarlo al vapor", indica la Dra. Armbruster.

Párelo. La mayor parte de los nutrientes del espárrago se encuentran en su punta, por lo que es mejor cocinarlo en posición vertical en un recipiente alto en lugar de apilarlo en el fondo de una fuente para hornear (refractario), dice la Dra. Armbruster. Se agregan varias pulgadas (centímetros) de agua a la olla, se le pone su tapa y se deja que hierva suavemente. Al mantener las puntas fuera del agua no sólo se conservan los nutrientes sino que también se ayuda a que los tallos se cocinen de manera uniforme y más rápido.

Nota: Si no reconoce algún término usado en este capítulo, vea el glosario en la página 711.

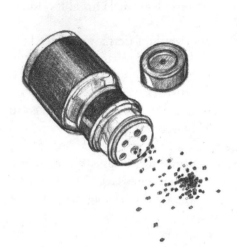

ESPECIAS
Saludables saborizantes

Poderes curativos
Protegen contra las cataratas

Previenen el cáncer

Bajan el colesterol y los triglicéridos

Impiden la formación excesiva de coágulos en la sangre

En los tiempos bíblicos se pensaba que la semilla de la mostaza lo curaba todo, desde el dolor de muelas hasta la epilepsia. (Algunas personas incluso inhalaban la semilla de mostaza molida por la nariz porque se creía que al estornudar se purgaba el cerebro). También se valoraban los poderes curativos del azafrán, la pimienta negra, el fenogreco (alholva, rica, *fenugreek*) y otras muchas especias.

Quizá parezca increíble, pero se ha demostrado que en la Antigüedad se tenía una idea muy buena de qué especias eran las más eficaces para cuidar la salud. "Los investigadores han identificado muchas sustancias en las especias que brindan beneficios a la salud", afirma Melanie Polk, R.D., directora del programa de educación sobre la nutrición del Instituto Estadounidense para la Investigación del Cáncer.

El Instituto Nacional para la Nutrición de la India, por ejemplo, ha descubierto que la cúrcuma (azafrán de las Indias) contiene unos compuestos que tal vez ayuden a prevenir el cáncer. Las investigaciones han resultado tan prometedoras, de hecho, que el Instituto Nacional del Cáncer de aquel país ha propuesto llevar a cabo una campaña de educación pública para promover el uso de esta especia aromática.

A diferencia de las hierbas, que provienen de las hojas de las plantas, las especias se hacen con los capullos, la corteza, la fruta, la raíz o la semilla. El proceso de secado al parecer no afecta sus poderes curativos. Cuando se guardan adecuadamente pueden conservar sus principios activos durante muchos meses e incluso hasta años.

Hace muy poco que se empezó a estudiar el mundo de las especias, señala Polk, de modo que los científicos apenas están comenzando a vislumbrar su potencial curativo. Pero lo que se ha descubierto hasta la fecha es impresionante.

CONTIENEN COMPUESTOS "CANCELACÁNCER"

Las especias contienen un montón de compuestos llamados fitoquímicos o fitonutrientes. Es posible que muchos de ellos impidan que las células normales y sanas se vuelvan cancerosas. Las formas en que trabajan estos compuestos son tan distintas entre sí como las especias mismas.

Muchas especias contienen antioxidantes, por ejemplo, unas sustancias que bloquean los efectos de los radicales libres en el cuerpo. Los radicales libres son unas moléculas nocivas de oxígeno que les hacen agujeros a las células saludables. A veces los daños genéticos que ocasionan llegan a producir cáncer. (Para más información sobre los radicales libres, vea la página 591).

La cúrcuma, por ejemplo, es una fuente muy rica de antioxidantes. Entre ellos se halla un compuesto llamado curcumina. Algunos estudios llevados a cabo con animales han demostrado que la curcumina reduce en un 58 por ciento el riesgo de que se desarrolle cáncer del colon. De acuerdo con otras investigaciones es posible que también funcione contra el cáncer de la piel.

Es más, algunas especias tienen la capacidad de ayudar a neutralizar las sustancias perjudiciales en el cuerpo al quitarles su potencial carcinogénico. Se ha observado, por ejemplo, que la nuez moscada, el jengibre, el comino, la pimienta negra y la semilla de cilantro (coriandro) ayudan a bloquear los efectos de la aflatoxina, un hongo que puede causar cáncer del hígado.

Por último, algunas especias al parecer matan las células cancerosas directamente. Por ejemplo, ciertos estudios de laboratorio colocaron unos compuestos de azafrán sobre unas células de cáncer humanas, entre ellas las que causan la leucemia. Además de que las células peligrosas se dejaron de multiplicar, los compuestos al parecer no afectaron a las células normales y sanas.

Las investigaciones apenas están comenzando y los científicos aún no saben qué especias se necesitan para reducir el riesgo de desarrollar cáncer, ni tampoco en qué cantidad. "Por ahora el mejor consejo es que se utilice una variedad de especias —indica Polk—, sobre todo para reemplazar la sal y la grasa de la comida".

SU ACCIÓN "ABREARTERIAS"

La peor amenaza contra la salud enfrentada por las personas que radican en los Estados Unidos son las enfermedades cardíacas. Sin pensarlo dos veces es

En la cocina

A pesar de su apariencia robusta las especias no duran para siempre. E incluso cuando están frescas muchas veces se resisten a soltar toda su gama de sabores. Las siguientes indicaciones le servirán para obtener el mejor sabor siempre.

Sustitúyalas seguido. Si no ha comprado especias desde la última vez que se cambió de casa, probablemente sea hora de tirarlas y empezar de cero. Las especias molidas pierden su sabor rápidamente, por lo común en unos seis meses. Cuando están enteras lo conservan durante uno o dos años.

Guárdelas con cuidado. La exposición a la luz, la humedad y el aire rápidamente les roba sus deliciosos sabores a las especias. Para mantenerlas frescas guárdelas en recipientes herméticos en un lugar fresco y seco, de preferencia donde no les dé la luz directamente.

Alargue el cocimiento. A diferencia de las hierbas, que le dan sabor a un plato casi al instante, las especias tardan mas en hacerse presentes. Se prestan más a utilizarse en sopas o guisos (estofados) que hierven largamente a fuego lento. Esto les da mucho tiempo para soltar su aroma.

Intensifique el sabor. Para lograr que el sabor natural de una especia destaque aún más, tuéstela brevemente en una sartén seca hasta que esté aromática y se oscurezca un poco.

posible achacarle gran parte de la culpa de producir estas afecciones al colesterol, la sustancia grasa en el torrente sanguíneo que puede empezar a adherirse a las paredes de las arterias —cuando está presente en grandes cantidades— y hacer más lento o incluso interrumpir el flujo de la sangre al corazón.

Se cuentan con pruebas bastante convincentes de que las especias ayudan a mantener despejadas las arterias. Una vez más la razón son los antioxidantes. Las especias contienen compuestos que evitan los daños causados por radicales libres a células sanas, y algunos de esos compuestos también impiden los daños al colesterol. Se trata de un detalle importante, porque cuando el colesterol sufre daños aumenta la probabilidad de que se adhiera a las paredes de las arterias.

El clavo, por ejemplo, contiene un compuesto llamado eugenol, el cual es un poderoso antioxidante. La curcumina de la cúrcuma también protege las arterias. Por cierto es posible que la cúrcuma nos ofrezca una doble protección. Se ha demostrado que además de bloquear los radicales libres baja el nivel de triglicéridos. Cuando están presentes en grandes cantidades, estas peligrosas grasas sanguíneas parecen incrementar el riesgo de sufrir enfermedades cardíacas.

Las especias también contribuyen a mantener bajo el nivel de colesterol al capturar las sustancias que contienen colesterol en el intestino. El fenogreco, por ejemplo, contiene unos compuestos llamados saponinas, las cuales se unen al colesterol y hacen que sea expulsado del cuerpo junto con el excremento. Los científicos a cargo de un estudio observaron, por ejemplo, que el nivel de colesterol de los animales a los que les daban fenogreco bajaba por lo menos en un 18 por ciento.

Un alto nivel de colesterol no es el único factor que aumenta el riesgo de padecer una enfermedad cardíaca. Otro problema potencial son las plaquetas, unos componentes pequeños de la sangre parecidos a células que ayudan en el proceso de coagulación. El papel de las plaquetas es esencial para detener el sangrado, pero a veces se "emocionan" al cumplir con su tarea y empiezan a formar un exceso de coágulos en el torrente sanguíneo. Cuando un coágulo alcanza el tamaño suficiente para bloquear una arteria, puede provocar un ataque cardíaco o incluso un derrame cerebral.

Se ha demostrado que por lo menos cinco especies —la cúrcuma, el fenogreco, el clavo, el chile (ají o pimiento picante) y el jengibre— evitan que las plaquetas se peguen entre sí. De hecho, la estructura química de un compuesto del jengibre llamado gingerol se parece a la de la aspirina, cuya capacidad de destruir los coágulos ha sido comprobada.

Un futuro prometedor

Las especias contienen muchos compuestos, por lo que los investigadores apenas han comenzado a esbozar sus poderes curativos. No obstante, los estudios realizados en todo el mundo indican que la lista de los beneficios ofrecidos por las especias seguirá creciendo.

Un grupo de investigadores del Instituto Nacional del Cáncer, por ejemplo, descubrió que la curcumina de la cúrcuma puede ayudar a impedir que se multiplique el VIH, el virus que causa el SIDA. Las investigaciones han demostrado, de hecho, que cuando a unos pacientes con SIDA se les da curcumina la enfermedad se desarrolla más lentamente.

También se ha observado que la curcumina protege los ojos contra los radicales libres, una de las principales causas de las cataratas. De hecho, un estudio de laboratorio halló que la curcumina reduce en un 52 por ciento los daños causados a los ojos por los radicales libres.

Por último, unos investigadores del Colegio de Medicina de la Universidad de Gales, en el Reino Unido, descubrieron que una variedad de pimienta negra, la del África Occidental, parece producir cambios cerebrales propicios para reducir la intensidad de las convulsiones en los ratones.

"Hasta ahora sólo disponemos de información sobre unas cuantas especies —indica Polk—. No obstante, en el futuro sin duda sacaremos a la luz más información igual de emocionante acerca de muchas más".

Nota: Si no reconoce algún término usado en este capítulo, vea el glosario en la página 711.

Mezcla de especias al estilo de la India

8 cucharaditas de mostaza en polvo

4 cucharaditas de fenogreco (alholva, rica, *fenugreek*) molido

4 cucharaditas de comino molido

2 cucharaditas de cúrcuma (azafrán de las Indias) molida

2 cucharaditas de jengibre en polvo

2 cucharaditas de semilla de cilantro molida

2 cucharaditas de clavo molido

½ cucharadita de canela en polvo

Ponga la mostaza, el fenogreco, el comino, la cúrcuma, el jengibre, el cilantro, el clavo y la canela en un tazón (recipiente) pequeño. Revuélvalos hasta que estén bien mezclados. Guarde la mezcla de especias en un pequeño frasco hermético en una alacena fresca y oscura o en el refrigerador.

Para ½ taza

Consejos de cocina: El fenogreco molido se consigue en las tiendas de comestibles indios, algunas tiendas de alimentos selectos y las tiendas de productos naturales.

Sería muy fácil reducir la receta a la mitad, pero esta mezcla de especias es tan deliciosa —y se ofrece para tantos usos— que vale la pena tenerla a mano en la cocina. Queda excelente con las carnes, el pescado y la carne de ave asada al horno o frita en la sartén (frote el alimento con una generosa cantidad de la mezcla de especias antes de cocinarlo). También puede usarse para condimentar verduras cocidas, como la coliflor, la zanahoria y la cebolla, entre otras. Para intensificar el sabor de las especias, caliéntelas por unos segundos en una sartén seca justo antes de usarlas.

Tortitas de papa con especias

3 papas blancas grandes

2 cucharaditas de aceite de *canola*

1 taza de cebolla picada

4 cucharaditas de la mezcla de especias al estilo de la India (página 324)

¾ taza de yogur natural sin grasa

¼ taza de sustituto de huevo sin grasa

2 cucharaditas de mantequilla sin sal

¼ cucharadita de sal

POR PORCIÓN

calorías	**243**
grasa total	**4.9 g**
grasa saturada	**1.4 g**
colesterol	**5 mg**
sodio	**171 mg**
fibra dietética	**3.9 g**

Lave las papas muy bien y séquelas con toallas de papel. Pique cada una tres o cuatro veces con un tenedor. Acomódelas en forma de los rayos de una rueda sobre una toalla de papel en el microondas. Cocínelas durante 10 minutos en alto. Voltéelas y ponga atrás las que estaban adelante y adelante las que estaban atrás. Hornéelas durante 8 ó 10 minutos más, hasta que estén bien cocidas. Para saber si lo están, introduzca la punta de un pequeño cuchillo en una papa. Déjelas reposar durante 5 minutos.

Parta las papas a la mitad a lo largo. Con una cuchara grande sáqueles toda la pulpa y póngala en un tazón (recipiente) mediano; tire las cáscaras. Aplaste la pulpa de papa con un tenedor.

Ponga el aceite a calentar a fuego mediano-alto en una sartén antiadherente grande. Agregue la cebolla y sofríala durante 5 minutos hasta que empiece a dorarse. Agregue la mezcla de las especias y fríalas durante 30 segundos.

Retire la sartén del fuego y pase su contenido a un tazón grande. Agregue el yogur, el sustituto de huevo, la mantequilla y la sal y revuelva todo. Agregue las papas aplastadas y revuelva todo muy bien.

Limpie la sartén con una toalla de papel, rocíela con aceite antiadherente en aerosol y póngala a calentar a fuego mediano-alto. Coloque 4 montones de la mezcla de papa en la sartén y aplástelos un poco con una pala para obtener gruesas tortas. Fría las tortas durante 8 minutos, volteándolas varias veces, hasta que estén doradas.

Para 4 porciones

ESTÓMAGO DESCOMPUESTO
Cómo apaciguar la pancita

Una de las ironías de la vida es que muchos de los alimentos que más nos gustan, como una cremosa bomba (*eclair*) de chocolate o un banquete de pavo (chompipe) al horno, relleno y con *gravy*, son los que menos le agradan al estómago, por lo menos cuando nos pasamos de la raya. Y la mayoría lo hacemos muchas veces al año en compañía de nuestra familia, amigos y compañeros de trabajo. Por eso nuestros festines a veces no terminan con una copa de vino sino con una cucharada de *Pepto-Bismol*.

Una causa común del estómago descompuesto es el exceso de comida, porque el cuerpo no se da abasto con el repentino incremento en el volumen, según indica el Dr. William Ruderman, un gastroenterólogo con consulta privada en Orlando, Florida. El exceso de grasa también es un problema porque a veces activa el sensor de las náuseas en el cerebro, el cual produce esa desagradable sensación en el estómago.

Los alimentos altos en grasa son malos también por otra razón. Temporalmente debilitan un pequeño músculo en la base del esófago, el tubo que conecta la boca con el estómago. Esto permite que los jugos digestivos, que normalmente se quedan en el estómago, suban de repente y provoquen acidez (agruras, acedía) o náuseas, de acuerdo con la explicación de la Dra. Marie Borum, profesora adjunta de Medicina en el Centro Médico de la Universidad George Washington en Washington, D. C. La combinación de la acidez con esa sensación de haber comido demasiado le quita el encanto a cualquier reunión social.

Dos de las mejores formas de mantener calmado el estómago es comiendo un poco menos y reduciendo el consumo de alimentos que contienen mucha grasa, sobre todo de carnes fritas, sugiere la Dra. Borum. No obstante, si ya siente malestar lo que realmente se necesita es algo que remedie el asunto rápido. Y los alimentos, sobre todo si son simples y fáciles de digerir, también pueden encargarse de eso.

"Recomiendo empezar con agua y luego seguir con pan tostado, consomé, una sopa sin condimentos o unos huevos pasados por agua (huevos tibios) —dice la Dra. Borum—. Naturalmente también hay que evitar los alimentos difíciles de digerir, como el helado o el pollo frito".

Cuando cuesta trabajo comer incluso este tipo de alimentos no hay que forzarse, agrega la doctora. No tiene nada de malo dejar de comer durante unas 4 a 6 horas. A muchas personas no les gusta saltarse las comidas, pero en realidad un breve ayuno puede ser muy útil. De hecho es posible que sea justo lo que el estómago necesite para restablecerse.

Uno de los remedios más populares para el estómago descompuesto también es uno de los más antiguos. Los estudios demuestran que el jengibre a veces alivia el estómago mejor que los medicamentos vendidos sin receta. "El jengibre es el único tratamiento herbario cuya eficacia se acepta ampliamente", opina el Dr. Marvin Schuster, director del Centro Marvin M. Schuster para Trastornos Digestivos y de la Motilidad Digestiva en el Centro Médico Johns Hopkins Bayview de Baltimore, Maryland. El jengibre fresco es eficaz, pero es demasiado picante como para ingerirlo en las cantidades necesarias para curar el estómago. Resulta más fácil prepararse una taza de té. Se rallan 2 cucharaditas de jengibre fresco y se dejan en infusión con agua caliente durante 10 minutos. El té se cuela y luego se bebe hasta sentir una mejoría.

Otra bebida que tal vez ayude a componer el estómago es la *Coca-Cola*. Sus ingredientes son secretos, así que en realidad nadie sabe por qué funciona, dice la Dra. Borum.

Nota: Si no reconoce algún término usado en este capítulo, vea el glosario en la página 711.

La cruda realidad

Buena comida, buena bebida y buena compañía; ¿a quién no le gusta una buena fiesta? No obstante, si se exagera en el número de viajes a la ponchera el estómago termina deseando que mejor se hubiera quedado a jugar solitario en casa.

No existe una verdadera cura para el "estómago de la mañana siguiente", pero algunos alimentos sí ayudan a aliviar las molestias de la resaca (cruda). A continuación damos algunos ejemplos.

Busque la sencillez sobre todo. Una rebanada de pan solo —sin mantequilla, crema de cacahuate (maní) ni queso crema— ayuda a absorber los ácidos estomacales que pueden provocar náuseas, según la Dra. Marie Borum, profesora adjunta de Medicina en el Centro Médico de la Universidad George Washington en Washington, D. C. Además, los alimentos insípidos como el pan y la pasta son muy fáciles de digerir, lo cual puede ayudar a que el estómago descompuesto se tranquilice.

Siga bebiendo. Al introducir más agua al organismo se ayuda a aliviar las náuseas y la deshidratación causadas por un exceso de bebidas alcohólicas. De hecho, si se ha tomado alcohol es buena idea tomar mucha agua antes de acostarse por la noche, porque así se evitan algunas de las molestias que se podrían padecer a la mañana siguiente.

ESTREÑIMIENTO
Adelante los alimentos laxantes

Hoy en día la gente está dispuesta a hablar acerca de prácticamente todo. Unos cuantos minutos alrededor de la cafetera en el trabajo bastan para escuchar hablar de sexo, de algún divorcio o de los detalles de la operación prostática de un compañero de trabajo.

Lo único de lo que la gente no habla, ni siquiera con sus médicos, es del estreñimiento. Si lo hicieran probablemente dejaría de ser la molestia digestiva más común que padecemos, porque averiguarían que su tratamiento es muy fácil. A la mayoría de las personas les basta con aumentar la cantidad de fibra y líquidos en su alimentación para acabar con el estreñimiento para siempre.

LA FIBRA FACILITA EL PASO

A diferencia de lo que sucede con las vitaminas y los minerales, el tracto digestivo no absorbe la fibra. Permanece en el intestino durante mucho tiempo y absorbe grandes cantidades de líquidos. En eso radica precisamente su arma secreta en la lucha contra el estreñimiento.

Conforme la fibra absorbe el agua el tamaño del excremento va aumentando poco a poco y también se torna más húmedo. A diferencia de los trozos pequeños de excremento, que llegan a acumularse durante varios días antes de seguir el camino, uno grande sale del intestino mucho antes, según indica la Dra. Marie Borum, profesora adjunta de Medicina en el Centro Médico de la Universidad George Washington en Washington, D. C. Además, un pedazo grande de excremento es mucho más blando que uno pequeño, por lo cual no hay que hacer tanto esfuerzo para que avance, agrega la experta.

Todas las frutas, verduras, legumbres y alimentos derivados de los cereales integrales contienen cantidades abundantes de fibra. En antaño los médicos creían que la fibra insoluble, que se encuentra principalmente en el trigo integral, era el único remedio contra el estreñimiento. No obstante, entretanto se ha descubierto que tanto la fibra insoluble como la soluble, la cual está presente sobre todo en las legumbres, la avena y muchas frutas, contribuyen al buen funcionamiento del intestino. "Ambos tipos de fibra agregan volumen, ablandan el excremento y aceleran el tiempo de tránsito", comenta la Dra. Borum.

La razón por la que el estreñimiento es un padecimiento tan común es que la mayoría de las personas en los Estados Unidos simplemente no consumen suficiente fibra. En promedio obtenemos sólo unos 11 gramos diarios, una cantidad mucho menor a la Cantidad Diaria Recomendada (o *DV* por sus siglas en inglés) de 25 gramos, según señala Pat Harper, R.D., una asesora en nutrición de la región de Pittsburgh, Pensilvania. Casi todos los alimentos de origen vegetal contienen bastante fibra, por lo que no hay que esforzarse mucho para cubrir las necesidades del cuerpo. Una ración de una taza del cereal *Wheaties* cuenta con 3 gramos de fibra, el 12 por ciento de la DV, y el cereal *Kellogg's Raisin Bran* ofrece 8 gramos en una ración del mismo tamaño, o sea, el 32 por ciento de la DV. Media taza de frijoles (habichuelas) colorados contiene 3 gramos de fibra, el 12 por ciento de la DV y una manzana también proporciona aproximadamente 3 gramos.

Según advierte la Dra. Borum, el único problema de agregar más fibra a la alimentación es que el cuerpo puede sufrir retortijones (cólicos) y gases cuando no está acostumbrado a consumirla. Para cosechar todos los beneficios de la fibra sin ninguna molestia la experta recomienda ir agregando fibra a la alimentación gradualmente a lo largo de un período de varios meses. "Toda una vida de no recibir suficiente fibra no se arregla en una semana", afirma. No obstante, si la cantidad de fibra consumida diariamente se va incrementando poco a poco, agrega la experta, probablemente no se sentirá molestia alguna.

EL AGUA AYUDA

Muchas veces pensamos en el agua como una especie de complemento para la alimentación saludable, no como un elemento esencial por derecho propio. No obstante, según la Dra. Borum la falta de agua es una causa muy común del

Cuente con el café

Los amantes del café han sabido desde siempre que una taza de su bebida favorita por la mañana hace más que despegarles los párpados. Al parecer también despierta el tracto digestivo.

Este efecto no es un producto de su imaginación. La cafeína estimula el intestino grueso y hace que se contraiga, señala Pat Harper, R.D., una asesora en nutrición de la región de Pittsburgh, Pensilvania. "Una o dos tazas de café por la mañana pueden ayudar a tener una digestión regular", afirma la nutrióloga. De hecho algunos médicos les recomiendan a las personas estreñidas que prueben una taza de café en lugar de un laxante que compren sin receta.

El problema del café es, por supuesto, que cuando se toma en grandes cantidades extrae más líquidos del cuerpo de los que le aporta. Está bien utilizar el café para despertar por la mañana, indica Harper. No obstante, es buena idea limitarse a menos de cinco tazas diarias.

estreñimiento. Después de todo, el excremento puede absorber grandes cantidades de agua. Cuando no se le proporciona en cantidades suficientes se vuelve duro, avanza más despacio y cuesta más trabajo pasarlo. Y con mayor razón si ha aumentado el consumo de fibra, la cual debe acompañarse con líquidos para que el asunto marche sobre ruedas.

De acuerdo con la Dra. Borum, no se puede confiar en la sed para avisarnos que es hora de tomar algo. El mecanismo de la sed no es muy sensible, para empezar, y muchas veces guarda silencio aunque el cuerpo necesite más líquidos. Además, el deseo de beber se debilita naturalmente con la edad. Esta es una de las razones por las que el estreñimiento es más común entre las personas mayores.

Para no deshidratarse la Dra. Borum recomienda tomar por lo menos entre seis y ocho vasos completos de agua al día. Si no se desea tomar tanta agua, la diferencia puede compensarse con sopas o jugos.

No obstante, según la Dra. Borum las bebidas que contienen alcohol o cafeína no ayudan a cubrir las necesidades diarias de líquidos porque son diuréticas, lo cual significa que sacan más líquidos del cuerpo de los que le aportan.

La ciruela seca también sirve

La ciruela seca (ciruela pasa) probablemente sea el remedio casero más antiguo contra el estreñimiento y recientemente los investigadores han descubierto que también es uno de los más eficaces.

La ciruela seca contiene tres componentes que ayudan a mantener la digestión al día. Para empezar proporciona mucha fibra; sólo tres ciruelas secas ofrecen 3 gramos, más o menos el 12 por ciento de la DV. Asimismo cuenta con un compuesto llamado isatina de dihidroxifenil, el cual estimula las contracciones intestinales requeridas para hacer de vientre regularmente. Por último, la ciruela seca tiene un azúcar natural llamado sorbitol, que absorbe enormes cantidades de agua en el tracto digestivo y ayuda a mantenerlo activo.

Las personas a quienes no les guste la ciruela seca pueden obtener beneficios semejantes de las pasas. En un estudio, por ejemplo, se les dieron 4½ onzas (126 g) de pasas diariamente a un grupo de personas. Al finalizar la investigación, el tiempo medio requerido por el excremento para recorrer el tracto digestivo se había reducido a la mitad, de dos días a uno.

Al igual que la ciruela seca, la pasa tiene un contenido muy alto de fibra. Una cajita para merienda (botana, refrigerio, tentempié) ofrece unos 2 gramos, el 8 por ciento de la DV. Además contiene un compuesto llamado ácido tartárico, el cual según la Dra. Borum funciona como un laxante natural.

Nota: Si no reconoce algún término usado en este capítulo, vea el glosario en la página 711.

Estrés
Nutrición para nervios
que están de punta

Se nos hace tarde para el trabajo y agarramos un *donut* (dona) al salir corriendo de la casa. Hay que entregar un informe y nos servimos otra tacita de café. Los niños están haciendo un escándalo insoportable y recurrimos a un platito de helado.

El estrés nos rodea por todas partes y la comida muchas veces nos ofrece una pausa grata, aunque pasajera, en medio de tanta actividad. Desafortunadamente los alimentos a los que muchas veces recurrimos en tales momentos, como el café y las cosas dulces, nos desquician los nervios aún más.

No tiene que ser así. Las investigaciones han demostrado que la cantidad de hormonas de estrés en el cuerpo disminuye si ciertos alimentos se comen más y otros menos. Unos cambios pequeñitos en la alimentación bastan para producir modificaciones físicas en el cerebro que harán que los problemas del mundo sean un poco más fáciles de sobrellevar.

La calma de los carbohidratos

Un puré de papas, el pan recién horneado, un humeante plato de pasta: estos son sólo unos cuantos de los alimentos que por instinto buscamos para re confortarnos cuando nos ataca el estrés. Pues nuestros instintos andan atinadísimos. Los investigadores han llegado a la conclusión de que los alimentos ricos en carbohidratos producen cambios cerebrales que pueden suavizar el estrés.

Durante los momentos que les exigen mucho a nuestras emociones el cerebro se acaba rapidísimo su provisión de serotonina, una sustancia química que infunde una sensación de bienestar. Cuando el nivel de serotonina disminuye las emociones negativas tienden a multiplicarse, según señala Joe Tecce, Ph.D., un neuropsicólogo y profesor de Psicología en el Colegio Boston de Chestnut Hill, Massachusetts.

Los alimentos altos en carbohidratos, como la pasta, los *bagels* o las papas al horno, se encargan de que un nivel bajo de serotonina se eleve en muy poco tiempo; por lo tanto, de acuerdo con el Dr. Tecce uno se siente menos estresado y más relajado. Además, el método de los carbohidratos tiene otra ventaja: cuando los niveles de serotonina aumentan, el apetito suele disminuir, por lo que hay menos probabilidad de pasársela comiendo mientras pasan los tiempos difíciles

Un acierto animal

Cuando se pasa por la jaula de los monos (changos) en el zoológico vale la pena detenerse por un momento para admirar a nuestros primos trepadores. Hacen acrobacias, se cuelgan de los árboles y en términos generales parecen pasársela increíblemente. No tienen que preocuparse por cuentas ni suegras ni jefes insoportables. Tal vez eso explique su falta de estrés. Pero también puede ser que su buen humor se deba a los plátanos amarillos (guineos, bananas) que comen.

Las investigaciones sugieren que los alimentos ricos en vitamina B_6, como el plátano amarillo, la papa y la ciruela seca (ciruela pasa), alivian la irritabilidad y el estrés y ayudan a que las personas (y tal vez también los monos) se sientan un poquito mejor. En un estudio llevado a cabo por el Dr. Tecce y sus colegas en el Centro Jean Mayer de Investigación de la Nutrición Humana en Relación con el Envejecimiento del Departamento de Agricultura de los Estados Unidos, ubicado en la Universidad Tufts de Boston, Massachusetts, les bajaron el nivel de vitamina B_6 a un grupo de voluntarios. La gente empezó a ponerse cada vez más irritable y tensa.

Las investigaciones aún se encuentran en su fase preliminar, pero es posible que la vitamina B_6 mejore el estado de ánimo al elevar el nivel cerebral de dopamina, una sustancia química también ligada a la sensación de bienestar. Cuando no se obtiene una cantidad suficiente de vitamina B_6 a través de la alimentación, disminuye el nivel de dopamina y se pueden llegar a sentir emociones negativas. Además, es posible que la carencia de vitamina B_6 también reduzca la producción de serotonina, por lo cual uno se siente aún peor.

Según el Dr. Tecce, todavía no está claro cuánta vitamina B_6 se necesita para mantener un bajo nivel de estrés. No obstante, al parecer la Cantidad Diaria Recomendada (o *DV* por sus siglas en inglés) de 2 miligramos es suficiente. Es muy fácil cubrir esta cantidad de vitamina B_6 a través de la alimentación. Un plátano amarillo, por ejemplo, contiene 0.7 miligramos, el 35 por ciento de la DV; media taza de garbanzos cuenta con 0.6 miligramos, el 30 por ciento de la DV; y una papa al horno tiene 0.4 miligramos, el 20 por ciento de la DV.

La calamidad de la cafeína

Dondequiera que la gente trabaja mucho también se va a encontrar una cafetera. Y entre más estresada se sienta la gente más probabilidad hay de que recurran al café. En un estudio que abarcó a casi 300 personas, por ejemplo, un grupo de investigadores de la Universidad de Minnesota en Morris halló que la mitad bebía más café o refrescos (sodas) con cafeína cuando se encontraba bajo mucha presión.

La cafeína produce una rápida inyección de energía, por lo que uno puede sentirse más relajado y con más confianza por unos momentos. No obstante, al muy poco tiempo también estimula la producción de cortisol, una hormona del estrés que aumenta la presión sanguínea y el ritmo cardíaco. Por lo tanto se siente más estrés que nunca, según explica William Lovallo, Ph.D., profesor de Psiquiatría y Ciencias de la Conducta en el Centro de Ciencias de la Salud de la Universidad de Oklahoma en Oklahoma City.

De acuerdo con el Dr. Lovallo, no hace falta tomar grandes cantidades de café para elevar el nivel del estrés. En un estudio que abarcó a 48 hombres, el Dr. Lovallo y sus compañeros observaron que basta con tomar de 2 a 3 tazas para que haya un importante incremento en la presión sanguínea.

Sin embargo, no hay necesidad de abandonar las bebidas con cafeína, comenta el experto. En todo caso, en los momentos de mucha presión es recomendable cambiarlas por bebidas sin cafeína para así sentirse más calmado y bajo control.

También es buena idea evitar la azucarera a la hora de llenar la taza. El nivel de azúcar en la sangre (glucosa) empieza a bajar a los pocos minutos de haber tomado o comido algo dulce. "Si el azúcar en la sangre está subiendo y bajando uno es más susceptible de padecer mal humor e irritabilidad", afirma Peter Miller, Ph.D., director ejecutivo del Instituto Hilton Head para la Salud en Hilton Head Island, Carolina del Sur.

Nota: Si no reconoce algún término usado en este capítulo, vea el glosario en la página 711.

FATIGA
Comida para conquistar el cansancio

Todos los días empiezan de la misma forma para mucha gente. El despertador suena, oprimen el botón de repetición cinco o seis veces y finalmente abandonan la cama. Ya no hay tiempo para desayunar. La mañana transcurre a duras penas gracias a una generosa cantidad de café fuerte. Con trabajo se llega al almuerzo, para luego regresar a la oficina y pasar la tarde de alguna manera. Finalmente se vuelve a la casa, donde no se quiere saber de nada excepto de comida para llevar, la tele, una frazada (cobija, manta, frisa) y el sillón de la sala.

De plano se cansa uno nada más de pensarlo.

En los Estados Unidos, la fatiga se ha convertido prácticamente en una epidemia. La mitad de los adultos que recurren a tratamiento médico se quejan de estar fatigados. Sin embargo, no tiene que ser así. Según los expertos, basta con hacer unos pequeños cambiecitos en la alimentación para mejorar los niveles de energía en forma considerable.

COMIDA PARA LA CABEZA

Algunos alimentos nos dan sueño y nos aletargan, mientras que otros nos aportan la energía que quemamos. No obstante, apenas en años recientes los científicos han empezado a comprender por qué esto funciona así. La respuesta, como en muchos otros casos, se origina en el cerebro.

El control de nuestros sentimientos, estados de ánimo y niveles de energía corresponde, en gran parte, a las neuronas, unas células nerviosas del cerebro que se comunican con la ayuda de unos mensajeros químicos llamados neurotransmisores. Algunos estudios han demostrado que cualquier cambio en el nivel de neurotransmisores como la dopamina y la noradrenalina puede afectar nuestros niveles de energía radicalmente, por lo que a veces se les llama "sustancias químicas despertadoras". Se ha comprobado que las personas tienden a pensar mas ágilmente y a sentirse más motivadas y llenas de energía cuando sus cerebros están produciendo estas sustancias en grandes cantidades.

Nuestra alimentación proporciona la materia prima necesaria para producir los neurotransmisores. Lo que comemos o dejamos de comer influye mucho en cómo nos sentimos. "Estamos hablando de toda una sinfonía de sustancias

Una posibilidad que debe pensarse

Desde la escuela primaria nos han inculcado la importancia de iniciar el día con un buen desayuno. No obstante, si bien el desayuno en efecto parece aumentar el rendimiento en los niños, no está muy claro si tiene la misma importancia para los adultos.

Varios estudios han sugerido que al saltarse el desayuno uno se siente confuso y fatigado, pero algunos expertos afirman que las pruebas no convencen. "En términos de la evolución humana la noción de comidas organizadas es muy reciente", señala el Dr. Arthur Frank, director médico del Programa de Control de la Obesidad de la Universidad George Washington en Washington, D. C. De hecho, algunos estudios sobre el rendimiento humano indican que las personas que se saltan el desayuno con regularidad tal vez hasta sientan una repetina caída en su nivel de energía en las ocasiones en que sí desayunan.

Si bien el Dr. Frank no se opone a la idea de iniciar el día comiendo algo, "no hay que sentirse obligado a desayunar —declara—. Siga las indicaciones de su cuerpo".

Si con frecuencia siente cansancio conforme transcurre el día, saltarse el desayuno podría agravar el problema, en opinión de Wahida Karmally, R.D., directora de nutrición del Centro Médico Columbia-Presbyterian de la ciudad de Nueva York. La nutrióloga recomienda comenzar el día con un desayuno rico en carbohidratos complejos mezclados con proteínas, como un cereal integral con leche semidescremada o descremada y fruta fresca, por ejemplo, o bien pan integral tostado con queso bajo en grasa.

químicas cerebrales que fluyen y refluyen a lo largo del día", comenta Elizabeth Somer, R.D., una experta en nutrición.

Por ejemplo, el componente básico de la dopamina y la noradrenalina es el aminoácido llamado tirosina. Los niveles de tirosina se elevan cuando comemos alimentos ricos en proteínas como el pescado, el pollo o el yogur bajo en grasa.

No es necesario devorar enormes cantidades de proteínas para obtener más energía. Tan sólo 3 ó 4 onzas (84 ó 112 g) de algún alimento rico en proteínas, como una pechuga de pollo asada al horno o un huevo duro, "alimentan" al cerebro con suficiente tirosina para que la dopamina y la noradrenalina empiecen a fluir.

A pesar de que los alimentos ricos en proteínas ayudan a aumentar la energía, en muchos casos la grasa que contienen produce el efecto contrario. Para digerirla se tiene que desviar sangre del cerebro, lo cual aletarga. Por lo tanto no es buena idea agregar queso alto en grasa y mayonesa a un sándwich (emparedado) de pavo (chompipe); sería mejor aderezarlo (aliñarlo) con mostaza, lechuga y tomate, según recomienda Somer.

De vuelta a lo básico

Muchas investigaciones se han centrado en complicados aspectos de la química cerebral. No obstante, obtener más energía a veces es muy sencillo: sólo hay que comer más frutas, verduras y minerales esenciales como el hierro.

Un estudio de 411 dentistas y sus esposas observó que quienes consumían por lo menos 400 miligramos de vitamina C al día afirmaban sentirse menos fatigados que quienes ingerían menos de 100 miligramos. En ambos casos, desde luego, el consumo de vitamina C rebasaba en mucho la Cantidad Diaria Recomendada (o *DV* por sus siglas en inglés) de 60 miligramos.

Es fácil aumentar la cantidad de vitamina C en la alimentación. Un vaso de 8 onzas (240 ml) de jugo de naranja (china), por ejemplo, contiene 82 miligramos de vitamina C, aproximadamente el 132 por ciento de la DV. Media taza de fresas cuenta con 42 miligramos, el 70 por ciento de la DV, y media taza de brócoli picado cocido proporciona 58 miligramos, el 97 por ciento de la DV.

El hierro también es fundamental para tener energía, particularmente en el caso de las mujeres, que llegan a perder grandes cantidades de este mineral a través de la menstruación. De hecho es posible que el 39 por ciento de las mujeres premenopáusicas padezcan una carencia de hierro. E incluso una pequeña carencia de hierro basta para causar fatiga.

Afortunadamente el hierro es muy fácil de obtener a través de la alimentación. Media taza de *Cream of Wheat* de cocción rápida, por ejemplo, brinda 5 miligramos de hierro, el 33 por ciento de la Asignación Dietética Recomendada (o *RDA* por sus siglas en inglés) para las mujeres y el 50 por ciento de la RDA para los hombres. Las carnes rojas son otra buena fuente de hierro. No hace falta mucho, según afirma el Dr. Melvyn Werbach, profesor clínico adjunto de Psiquiatría en la Universidad de California en Los Ángeles. Una ración de 3 onzas de *flank steak* (bistec) asado al horno, por ejemplo, cuenta con 2 miligramos de hierro, el 13 por ciento de la RDA para las mujeres y el 20 por ciento de la RDA para los hombres.

Los altibajos de los carbohidratos

El consumo de alimentos ricos en proteínas muchas veces nos llena de energía, pero cuando nuestra comida consiste en féculas, como la pasta y las papas, con frecuencia nos da sueño, sobre todo a la hora del almuerzo. Una vez más la explicación se puede encontrar en la química cerebral.

Cuando se ingieren alimentos ricos en carbohidratos como la papa o el arroz, un aminoácido llamado triptofano es enviado al cerebro. El triptofano a su vez sirve de estímulo a la producción de serotonina, una sustancia química calmante que regula los estados de ánimo. El sistema es sumamente sensible. Tan sólo 1 onza (28 g) de arroz, por ejemplo, basta para que la serotonina empiece a fluir.

En un estudio llevado a cabo en Inglaterra, los investigadores les dieron diversos almuerzos a un grupo de personas para ver qué pasaba con su nivel de energía. Uno de ellos era bajo en grasa y rico en carbohidratos; otro tenía una cantidad media de grasa y carbohidratos; el tercero era rico en grasa y bajo en carbohidratos. Como era de esperarse, las personas que comían los almuerzos ricos en carbohidratos (y también los ricos en grasa) afirmaban sentirse con más sueño y más lentos de pensamiento que quienes comían los alimentos más bajos en carbohidratos.

"Lo que se quiere hacer es equilibrar la mezcla de carbohidratos y proteínas de modo que la mayor parte de la alimentación provenga de carbohidratos complejos con un poco de proteínas —afirma Somer—. Así es cómo la mayoría de las personas mejorarán sus niveles de energía".

Resulta paradójico, pero con las personas conocidas como "antojadizos de carbohidratos" sucede lo contrario. Los expertos no saben exactamente por qué, pero estas personas tienden a sentirse con más energía después de haber consumido una comida o una merienda (botana, refrigerio, tentempié) rica en carbohidratos. Unos investigadores del Instituto Tecnológico de Massachusetts en Cambridge especulan que los antojos de carbohidratos representan el intento del cuerpo de aumentar el nivel de serotonina.

De acuerdo con Somer, las personas que tienen más energía después de haber comido alimentos compuestos de féculas no deben resistirse a estos antojos. Que saboreen su papa al horno, algo de pan, pasta u otro alimento feculento a la hora del almuerzo. También pueden combatir la fatiga del mediodía con una merienda feculenta, como unas galletas (*crackers*) integrales o un plátano amarillo (guineo, banana).

Por cierto, generalmente resulta mejor ingerir varias pequeñas comidas al día en lugar de dos o tres grandes. Las comidas más pequeñas estabilizan el nivel de azúcar en la sangre (glucosa), lo cual ayuda a evitar la fatiga, según indica Wahida Karmally, R.D., directora de nutrición del Centro Médico Columbia-Presbyterian de la ciudad de Nueva York.

LA COMIDA QUE CANSA

Son las 3:00 P.M. ¿Dónde puede encontrar un poco de energía?

No en el carrito del café. Se ha demostrado que una o dos tazas de café a temprana hora despiertan y estimulan la actividad mental, pero cuando se toma en grandes cantidades día tras día el nivel de energía tiende a disminuir. Lo mismo sucede con los alimentos dulces como los *donuts*. Después del repentino aumento de energía, algunas personas sufren un bajón igualmente repentino, pero de mayor duración.

"El azúcar puede contribuir a la sensación de fatiga, particularmente si se es sensible a ella", afirma Larry Christensen, Ph.D., coordinador del departamento de Psicología en la Universidad de Alabama del Sur en Mobile y un experto en los efectos que el azúcar y la cafeína tienen sobre los estados anímicos.

A diferencia de las féculas, que liberan su energía al torrente sanguíneo gradualmente, los azúcares (llamados glucosa) se sueltan de golpe, por lo cual el nivel de azúcar en la sangre se dispara. A fin de hacer frente a esta súbita inyección de azúcar el cuerpo libera insulina, la cual rápidamente se encarga de extraer los azúcares de la sangre para llevarlos a las células. El resultado es, por supuesto, que el nivel de azúcar en la sangre baja. Y entre más bajo el nivel de azúcar en la sangre, más fatiga se siente.

El azúcar también puede causar fatiga al estimular indirectamente la producción de serotonina, la cual, según hemos visto, es una sustancia química del cerebro que nos calma. Esto es justamente lo que no se necesita cuando se trata de combatir la fatiga.

Según el Dr. Christensen, los expertos no están seguros de la razón por la que la cafeína tiende a minar la energía. Lo que sí saben es que el estímulo cafeínico provocado por una taza tras otra de café —o de refresco (soda) de cola, té o alguna otra bebida que contenga cafeína— muchas veces es seguido por un fuerte bajón de energía.

A fin de recuperar su energía muchas personas simplemente beben más café. De acuerdo con el Dr. Werbach, esta costumbre produce un ciclo en el que se alterna entre el nerviosismo y el sueño.

Un estudio sometió a un grupo de personas con antecedentes de fatiga, depresiones y mal humor a una alimentación libre de azúcar y cafeína durante dos semanas. Muchos mejoraron rápidamente con este cambio, lo cual no sorprende en absoluto. Resulta más interesante lo que sucedió después. Cuando volvieron a incluir cafeína y azúcar en su alimentación, el 44 por ciento de estas personas padecieron fatiga de nuevo.

Nota: Si no reconoce algún término usado en este capítulo, vea el glosario en la página 711.

FIBRA
La reina de los remedios

Poderes curativos

Baja el colesterol

Reduce el riesgo de sufrir enfermedades cardíacas y cáncer

Evita el estreñimiento

Hace más de un siglo los fabricantes de alimentos empezaron a retirar las duras cáscaras de los cereales para producir harina blanca. El pan hecho de harina blanca tenía una textura más ligera y un sabor más delicado que el integral y le gustó más a la gente. Hubo otros avances tecnológicos y al cabo de unos cuantos años aparecieron alimentos procesados en los estantes de todas las cocinas. Empezó a bajar el consumo de frutas, verduras, legumbres y cereales integrales.

Por primera vez en la historia de la humanidad la fibra dietética prácticamente desapareció de la alimentación. Nadie la extrañó mucho. Al fin y al cabo no tiene nutrientes. El cuerpo no la absorbe y abandona el tracto digestivo casi tan rápido como llega. No parecía servir para mucho.

Adelantémonos hasta los años 60. Los investigadores empezaron a observar que afecciones graves como la diabetes, las enfermedades cardíacas y el cáncer parecían hacerse cada vez más comunes en los Estados Unidos, Inglaterra y otros países industrializados. En las regiones del mundo donde la gente aún obtenía mucha fibra de su alimentación, por el contrario, este tipo de problemas eran mucho menos frecuentes. Los investigadores llegaron a la conclusión de que la causa se hallaba en la fibra. En las naciones desarrolladas simplemente ya no se comía en cantidades suficientes. De un día para otro los "avances" que les habían extraído la fibra a los alimentos ya no parecieron tan maravillosos.

DOBLE PROTECCIÓN

La fibra dietética simplemente es la parte dura que les da su forma a las frutas, las verduras, las legumbres y los cereales. ¿Y qué la hace tan buena para la salud? Lo más importante es el hecho de que no se descompone durante el proceso digestivo. Se desplaza más o menos intacta del estómago a los intestinos y de los intestinos al excremento, lo cual no es un problema. De hecho la fibra ofrece tantos beneficios precisamente porque el cuerpo no la absorbe.

Muchas veces hablamos de la fibra como si se tratara de una sola sustancia. No obstante, en realidad existen dos tipos de fibra, la soluble y la insoluble, según explica Barbara Harland, Ph.D., profesora de Nutrición en la Universidad Howard de Washington, D. C. La mayoría de los alimentos derivados de las plantas contienen ambos tipos de fibra, aunque por lo general uno de ellos predomina. Las manzanas cuentan principalmente con fibra soluble, por ejemplo, mientras que los granos son ricos en fibra insoluble.

Ambos tipos de fibra pasan por el intestino sin ser absorbidos, pero es lo único en que se parecen. Su funcionamiento dentro del cuerpo es totalmente distinto. Por lo tanto, de acuerdo con la Dra. Harland ayudan a proteger contra males diferentes. A una persona con un alto nivel de colesterol, por ejemplo, el médico tal vez le recomiende aumentar un poco la cantidad de fibra soluble en su alimentación, lo cual sirve para bajar la cantidad de esta peligrosa sustancia en el torrente sanguíneo. Las personas con antecedentes familiares de cáncer del colon, por su parte, tal vez prefieran consumir más fibra insoluble.

No tiene caso preocuparse demasiado por el tipo de fibra que se come, según la Dra. Harland. Las personas que comen muchas frutas, verduras, cereales integrales y legumbres automáticamente obtienen cantidades curativas de ambos tipos.

La fibra soluble: una buena barrera

Muchos de los factores que causan las enfermedades —desde las sustancias químicas del medio ambiente hasta el exceso de colesterol en la alimentación— lanzan su primer ataque desde el tracto digestivo. Cuando se come un bistec, por ejemplo, las moléculas de grasa y colesterol atraviesan la pared intestinal y entran al torrente sanguíneo. O supongamos que el excremento contiene una sustancia nociva. Al rozar la pared del colon puede dañar las sensibles células y posiblemente aumentar el riesgo de que se desarrolle cáncer.

La fibra soluble ofrece más protección precisamente ahí, en el tracto digestivo. Al disolverse forma un pegajoso gel que funciona como una cubierta protectora e impide que las sustancias nocivas nos hagan daño, según indica la Dra. Harland.

Para volver al ejemplo del bistec, si la carne se acompaña con un plato de frijoles (habichuelas), la fibra soluble de las legumbres se convierte en un gel que atrapa las moléculas de colesterol y les impide penetrar al cuerpo. Así lo explica Beth Kunkel, R.D., Ph.D., profesora de Alimentos y Nutrición en la Universidad Clemson de Carolina del Sur. En vista de que la fibra no es absorbida por el cuerpo lo abandona junto con el excremento, con todo y el colesterol.

Diversas investigaciones han demostrado que las personas que más fibra soluble incluyen en su alimentación son las que menos riesgo corren de sufrir enfermedades cardíacas. En un estudio llevado a cabo por la Escuela de Salud Pública de Harvard, por ejemplo, los investigadores descubrieron que la probabilidad de morir de una enfermedad cardíaca disminuye en un 40 por ciento en los hombres que comen 7 gramos de fibra soluble al día, en comparación con quienes sólo consumen 4 gramos.

La fibra soluble también ofrece otros beneficios. Hace que los nutrientes se absorban más despacio. Por lo tanto, uno se siente más satisfecho después de comer y así se consumen menos meriendas (botanas, refrigerios, tentempiés).

LA FIBRA INSOLUBLE: UNA ESPONJA INTESTINAL

Lo más notable de la fibra insoluble es que abandona el sistema digestivo prácticamente en las mismas condiciones en que llegó. Por eso los médicos pensaban que su contribución alimenticia no era muy importante.

No obstante, la fibra insoluble tiene otras cualidades aparte de su resistencia. Es sumamente absorbente, por lo que puede multiplicar su peso muchas veces con el agua que recoge al pasar por el intestino. De esta forma el excremento se torna más voluminoso, firme y fácil de pasar. A las personas que padecen estreñimiento y otros trastornos digestivos los médicos les recomiendan que aumenten la cantidad de fibra insoluble en su alimentación.

La fibra insoluble también ofrece otro beneficio. Cuando el volumen del excremento aumenta, el intestino puede hacer que avance más rápido. De acuerdo con la Dra. Kunkel se trata de un factor importante, porque entre más tiempo el excremento y los compuestos nocivos que llega a contener permanezcan en el colon, mayor probabilidad hay de que dañen las células y echen a andar el proceso que finalmente culmina en cáncer.

En un análisis de 13 estudios que abarcaban a más de 15,000 personas, unos investigadores del Instituto Nacional del Cáncer de Canadá observaron que quienes comían la mayor cantidad de alimentos ricos en fibra podían reducir su riesgo de sufrir cáncer del colon por lo menos en un 26 por ciento. De hecho los científicos calcularon que si aumentáramos la cantidad de fibra en nuestra alimentación en tan sólo 13 gramos diarios, tal vez el riesgo de desarrollar cáncer del colon se reduciría hasta en un 31 por ciento.

El colon no es el único órgano que se beneficia con la fibra insoluble. Muchas pruebas científicas indican que quizá ayude también a reducir el riesgo de sufrir cáncer de mama.

Entre mayor es la cantidad de estrógeno a la que una mujer se expone durante su vida, mayor riesgo corre de padecer cáncer de mama. No obstante, la fibra insoluble se une al estrógeno en el tracto digestivo y reduce la cantidad de esta hormona que anda circulando por el cuerpo. Un estudio llevado a cabo por

Guía de la fibra

Si un médico tuviera que señalar cuál es el producto alimenticio más necesario para cuidar la salud, probablemente mencionaría la fibra dietética. Es posible encontrarla en un gran número de alimentos, por lo que resulta fácil sumar la Cantidad Diaria Recomendada de 25 gramos. Para empezar incluimos una lista de 42 alimentos que contienen mucha fibra.

Alimento	Ración	Fibra soluble (g)	Fibra insoluble (g)	Fibra (total) (g)
Cereales				
Kellogg's All-Bran	½ taza	1.0	12.8	13.8
Kellogg's Bran Buds	⅓ taza	3.0	7.0	10.0
Kellogg's 40% Bran Flakes	⅔ taza	0.4	3.9	4.3
Kellogg's Raisin Bran	1 taza	1.2	5.9	7.1
Post Grape-Nuts	¼ taza	0.8	2.0	2.8
Quaker Oat Bran, cocido	1 taza	3.0	2.3	5.3
Quaker Oat Bran, instantáneo	¼ taza	3.0	1.8	4.8
Quaker Oatmeal, cocida	1 taza	1.7	2.7	4.4
Frutas				
Aguacate (palta), puré de	½ taza	2.0	4.8	6.8
Ciruela seca (ciruela pasa), deshuesada y cocida	½ taza	2.3	1.8	4.1
Frambuesa roja	½ taza	0.5	1.1	1.6
Grosella	½ taza	0.7	1.2	2.9
Guayaba	1	0.8	3.8	4.6
Higo seco	2	1.5	2.0	3.5
Kiwi	1 grande	0.7	1.0	1.7
Mango	½	1.7	1.2	2.9
Manzana	1 pequeña	1.0	1.8	2.8
Zarzamora	½ taza	0.7	1.8	2.5
Derivados de cereales				
Arroz integral de grano largo	½ taza	0.2	1.6	1.8
Cebada perla	¾ taza	1.8	2.7	4.5

un grupo de investigadores de la Universidad de Toronto y del Instituto Nacional del Cáncer de Canadá encontró que el riesgo de desarrollar cáncer de mama baja más o menos en un 38 por ciento en las mujeres que comen 28 gramos de fibra al día, en comparación con las que consumen 14 gramos diarios.

Alimento	Ración	Fibra soluble (g)	Fibra insoluble (g)	Fibra (total) (g)
Derivados de cereales				
Centeno, harina de	2½ cdas	0.8	1.8	2.6
Espaguetis integrales	⅓ taza	0.6	2.1	2.7
Germen de trigo	4½ cdas	1.0	4.2	5.2
Macarrones integrales	½ taza	0.4	1.7	2.1
Pasta *Bulgur*	⅓ taza	0.7	3.4	4.1
Legumbres				
Chícharos (guisantes, arvejas) partidos	½ taza	1.1	2.0	3.1
Frijoles (habichuelas) blancos pequeños	½ taza	2.2	4.3	6.5
Frijoles colorados	½ taza	2.8	4.1	6.9
Habas blancas secas (*butter beans*)	½ taza	2.7	4.2	6.9
Frijoles *mung*	½ taza	0.7	2.6	3.3
Frijoles negros	½ taza	2.4	3.7	6.1
Frijoles pintos	½ taza	1.9	4.0	5.9
Lentejas	½ taza	0.6	4.6	5.2
Verduras				
Alcachofa	1 mediana	2.2	4.3	6.5
Apio nabo (*celery root*)	½	1.9	1.2	3.1
Batata dulce (camote, *yam*, *sweet potato*), en puré	½ taza	1.8	2.3	4.1
Brócoli, picado y cocido	½ taza	1.2	1.2	2.4
Chirivía (pastinaca), en rodajas	½ taza	1.8	1.5	3.3
Coles (repollitos) de Bruselas, frescas o congeladas	½ taza	2.0	1.8	3.8
Nabo, en rodajas	½ taza	1.7	3.1	4.8
Zanahoria, en rodajas y cocida	½ taza	1.1	0.9	2.0

LA FIBRA ENFLACA

A pesar de que las fibras soluble e insoluble funcionan de distintas formas, unen sus fuerzas en el aspecto en que las personas radicadas en los Estados Unidos más las necesitamos: para bajar de peso. Cada año el número de personas que está tratando de perder unas cuantas libras o kilos aumenta, y cada año pesamos un poco más.

La fibra es una herramienta sumamente poderosa para controlar el peso, en opinión de la Dra. Harland. Los alimentos ricos en fibra son muy llenadores, por lo que naturalmente se come un poco menos. Además, al aumentar el consumo de alimentos ricos en fibra de manera automática se reduce el de otros alimentos que engordan más. "Ingerir más fibra es una forma muy importante de perder peso y no volver a subirlo", afirma la Dra. Harland.

Cómo conseguir el cambio

Muchas personas piensan que los alimentos ricos en fibra son secos, pesados o desabridos. No obstante, en realidad muchos de los comestibles que más nos gustan, como la fruta, el pan recién horneado o los frijoles en salsa de tomate (*baked beans*), también tienen un alto contenido de fibra. Por lo tanto es fácil cubrir la Cantidad Diaria Recomendada (o *DV* por sus siglas en inglés) de 25 gramos de fibra. A continuación damos algunas sugerencias para empezar a cambiar la alimentación.

Aviso
ACOSTUMBRE SU INTESTINO

Aunque cuesta trabajo encontrarle algo negativo a la fibra, efectivamente tiene una desventaja. Cuando se come en exceso y muy rápido tiende a hacerse notar ruidosamente.

Puesto que el cuerpo no absorbe la fibra, esta se fermenta en el intestino y con frecuencia produce gases, según Barbara Harland, Ph.D., profesora de Nutrición en la Universidad Howard de Washington, D. C. "El intestino tiene que acostumbrarse", indica la nutrióloga.

Para cosechar todos los beneficios de la fibra sin sentirse abotagado, la Dra. Harland recomienda agregarla a la alimentación poco a poco. Se puede empezar, por ejemplo, con unos 5 gramos adicionales de fibra al día (la cantidad contenida en media taza de frambuesas y unos poquitos garbanzos). Se come esta cantidad durante varios días sin agregar nada más. Una vez que el cuerpo se haya acostumbrado se pueden agregar otros 5 gramos de fibra al día, dándose tiempo para acostumbrarse. Si continúa el proceso de esta forma durante varias semanas, indica la Dra. Harland, finalmente será posible obtener toda la fibra que el cuerpo necesita sin haber sufrido ninguna molestia.

Garbanzos con cebolla y pasas

1 cucharada de aceite
de oliva

1 taza de cebolla morada
picada en cubitos

2 cucharadas de pasas

2 latas de 15 onzas (420 g)
cada una de garbanzos,
enjuagados y escurridos

1 cucharada de cilantro
fresco picado

Ponga el aceite a calentar a fuego mediano en una cacerola mediana. Agregue la cebolla y las pasas. Fríalas de 4 a 5 minutos o hasta que la cebolla empiece a suavizarse. Agregue los garbanzos y revuélvalos con los demás ingredientes. Fría todo de 2 a 3 minutos sin dejar de revolverlo, hasta que los garbanzos estén bien calientes. Retírelos del fuego, espolvoréelos con el cilantro y revuelva todo para mezclarlo bien.

Para 6 porciones como guarnición

POR PORCIÓN

calorías	**159**
grasa total	**4.8 g**
grasa saturada	**0.3 g**
colesterol	**0 mg**
sodio	**281 mg**
fibra dietética	**7.6 g**

Comience con cereal. Los cereales de caja tienen la reputación de no ofrecer grandes ventajas alimenticias, pero muchos —tanto los que se cocinan como los que se comen fríos— son muy ricos en fibra. Una ración de una taza de *Wheaties*, por ejemplo, cuenta con 3 gramos de fibra. Con sus 2 gramos de fibra por ración, el salvado de avena también es bueno.

Súrtase de cereales integrales. El pan blanco, el arroz blanco y otros alimentos procesados contienen muy poca fibra. Por el contrario, los cereales integrales son los que más fibra ofrecen. Para surtirse de alimentos ricos en fibra hay que buscar, por lo tanto, pan, harina y pasta cuya etiqueta diga "integral" (*whole grain*).

Mézclelas. Para asegurarse una buena mezcla de fibra soluble e insoluble conviene comer diversos cereales, sugiere la Dra. Harland. Los alimentos hechos de avena, por ejemplo, contienen principalmente fibra soluble, mientras que el trigo y el arroz cuentan con cantidades más elevadas de fibra insoluble.

Disfrute las frutas y verduras. Las frutas y verduras también contienen cantidades saludables de fibra, según indica la Dra. Harland. Varias raciones al día proporcionan gran parte de la fibra que el cuerpo necesita. Media taza de coles (repollitos) de Bruselas, por ejemplo, brinda más de 3 gramos de fibra, mientras que la misma cantidad de frambuesas cuenta con más de 4 gramos.

Conserve la cáscara. Gran parte de la fibra de la papa, la fruta y las verduras se halla en la cáscara, que muchas personas tiran. Para maximizar los beneficios de la fibra, la Dra. Harland recomienda servir estos alimentos con todo y cáscara siempre que sea posible.

Termínese los tallos también. De acuerdo con la Dra. Harland, al preparar verduras como el brócoli o los espárragos muchas veces tiramos los tallos, que es la parte más rica en fibra. No obstante, aunque sean demasiado duros para comérselos tal cual es posible aprovechar gran parte de su fibra picándolos en pequeños trozos para agregarlos a las cacerolas (guisos) o a las sopas.

Fíjese en los frijoles. Ya sea enlatados o crudos, los frijoles son una de las mejores fuentes de fibra que existen. Media taza de chícharos (guisantes arvejas) partidos, por ejemplo, contiene 8 gramos de fibra, mientras que la misma ración de habas blancas (*lima beans*) cuenta con 7 gramos.

Nota: Si no reconoce algún término usado en este capítulo, vea el glosario en la página 711.

FIEBRE DEL HENO
Eluda los estornudos

Cuando la fiebre del heno ataca la reacción más común es permanecer encerrado y tomar antihistamínicos. No obstante, hay pruebas de que los alimentos que se ingieren al esconderse del polen pueden hacer que uno se sienta aún peor. Por lo tanto, antes de cerrar todas las ventanas vale la pena fijarse en la cocina. Quizá contenga algunos alimentos que sería mejor evitar.

Los médicos no están seguros de la razón, pero el sistema inmunitario de muchas personas que padecen de fiebre del heno no reacciona sólo con el polen sino también con ciertas frutas y verduras, sobre todo los melones y los plátanos amarillos (guineos, bananas). Así lo afirma el Dr. John Anderson, director de la división de Alergias en el Hospital Henry Ford de Detroit, Michigan.

Si una persona es alérgica a la ambrosía, por ejemplo, un trozo de sandía o de cantaloup (melón chino) o bien un plátano amarillo pueden hacer que le dé comezón en la boca o que esta se le hinche, según advierte el Dr. Anderson, o bien pueden intensificar su congestión nasal. Por su parte, la manzana, la cereza, el melocotón (durazno), la zanahoria o la papa pueden empeorar los síntomas de una persona alérgica al polen de los árboles y del pasto.

Algunas personas con este tipo de alergia múltiple (los médicos le llaman "reactividad cruzada") se muestran sensibles a estos alimentos durante todo el año. No obstante, en la mayoría de los casos sufren más en la primavera, cuando la cuenta del polen (y el nivel corporal de histamina) de por sí es elevada. Aparte de la solución obvia en realidad no hay otra: tal vez sea necesario renunciar a las frutas y las verduras que intensifican los síntomas. Sin embargo, muchas veces el potencial alergénico de estos alimentos se destruye al cocinarlos.

A veces la gente con fiebre del heno es sensible al polen que contiene la miel. "Si se toma miel cargada de un polen específico al cual se es sensible tal vez se produzca una reacción", dice el Dr. Anderson. De acuerdo con el experto, probablemente no sea necesario renunciar a la miel por completo. Diferentes tipos de miel contienen diferentes tipos de polen. Hay que probar varias marcas para hallar una que no empeore sus síntomas.

Por último, un pequeño estudio observó que el vino tinto muchas veces contiene histamina, la misma sustancia química por la que la gente con fiebre del heno se siente tan mal. Al agregar más histamina a un sistema de por sí lleno de esta sustancia es posible que se dificulte la respiración.

Nota: Si no reconoce algún término usado en este capítulo, vea el glosario en la página 711.

Fitonutrientes
Compuestos que curan

Los científicos les llaman "fitoquímicos" o "fitonutrientes" a estos compuestos, lo cual simplemente significa que se trata de sustancias químicas o nutrientes encontrados en plantas. Su presencia no es ninguna casualidad. De hecho, le ayudan a la Madre Naturaleza a cuidar la belleza de su jardín. Los poderosos compuestos de azufre que contienen el ajo y la cebolla, por ejemplo, sirven para mantener alejados los insectos y así protegen estas verduras. Por su parte, el vibrante colorido de los alimentos que comemos se debe a ciertos pigmentos como el betacaroteno, que se encuentra en la zanahoria y el cantaloup (melón chino). Otros compuestos más se encargan de proteger las plantas contra las bacterias, los virus y otros enemigos naturales.

¿Y a nosotros qué nos importa? Al fin y al cabo no somos cebollas ni zanahorias. La razón es muy sencilla: también podemos aprovechar los recursos de la naturaleza. Cuando comemos los alimentos que contienen estas sustancias protectoras de las plantas, nos defienden contra nuestros propios enemigos, los cuales no se encuentran precisamente en el mundo de los insectos. La salud humana enfrenta otras grandes amenazas, como un alto nivel de colesterol, la arteriosclerosis, las enfermedades cardíacas, ciertos tipos de cáncer e incluso el proceso de envejecimiento mismo.

El estudio de los fitonutrientes es reciente y en realidad apenas ha comenzado. Constantemente los científicos están descubriendo fitoquímicos nuevos, además de explorar las formas en que estos compuestos combaten las enfermedades.

Neutralizan los radicales libres

La familia de los fitonutrientes es muy grande y cada uno de sus miembros tiene su propia forma de trabajar. Sin embargo, una de las armas más comunes que al parecer utilizan para combatir las enfermedades son sus cualidades antioxidantes.

Todos los días, el cuerpo humano tiene que soportar el ataque de unas sustancias dañinas conocidas como radicales libres. Se trata de moléculas de oxígeno que perdieron un electrón por causa de la contaminación, la luz del Sol o el desgaste natural de cada día. Desesperadas por recuperar su electrón perdido, recorren el cuerpo y se roban los electrones dondequiera que se les presente la oportunidad. Las víctimas de estos asaltos a su vez salen lastimadas y se convierten en radicales libres. Si esta reacción en cadena no se detiene, el número de moléculas dañadas se multiplica cada vez más y con el tiempo origina perjuicios irreparables, así como enfermedades. (Para más información sobre los radicales libres, vea la página 591).

Veamos un ejemplo. El colesterol normal es una sustancia benigna y útil. No obstante, cuando los radicales libres dañan sus moléculas, estas empiezan a pegarse a las paredes de las arterias y provocan su endurecimiento así como enfermedades cardíacas. Otro ejemplo: cuando los radicales libres atacan las moléculas de ADN —el programa genético que les dice a sus células cómo deben funcionar en su cuerpo— este se daña, lo cual permite la aparición del cáncer. Muchos científicos están convencidos de que incluso los efectos del envejecimiento son un producto de los daños provocados por los radicales libres.

El poder antioxidante de los fitonutrientes contenidos en las plantas literalmente puede salvarle la vida. En esencia, lo que estos compuestos hacen es interponerse entre los radicales libres y las células de su cuerpo para entregar sus propios electrones. Cuando los radicales libres se apoderan de estos electrones "sin dueño" se estabilizan nuevamente y ya no hacen daño. La mayoría de los fitonutrientes son unos poderosos antioxidantes.

ELIMINAN LOS DESECHOS TÓXICOS

El poder antioxidante de los fitonutrientes no es la única manera en que trabajan para proteger nuestra salud. Además, neutralizan las sustancias químicas tóxicas y las eliminan de nuestros cuerpos antes de que tengan la oportunidad de causar enfermedades. Para ello manipulan unas enzimas conocidas como enzimas de Fase 1 y Fase 2, según lo explica Gary Stoner, Ph.D., director del programa de prevención química del cáncer manejado por el Centro Integral del Cáncer de la Universidad Estatal de Ohio en Columbus.

Las enzimas de Fase 1 funcionan como agentes dobles. Nuestro cuerpo las fabrica y se necesitan para que nuestras células funcionen normalmente. Sin embargo, también pueden llegar a perjudicarnos. Cuando las toxinas causantes del cáncer penetran en nuestro cuerpo, las enzimas de fase 1 ayudan a activarlas. Las enzimas de Fase 2, por el contrario, son los galanes de la novela. Buscan a los carcinógenos y eliminan su toxicidad antes de que puedan hacernos daño.

Cuando usted come brócoli u otras verduras, ciertos fitonutrientes empiezan a matar a las malvadas enzimas de Fase 1, además de aumentar la producción de las enzimas buenas de Fase 2. Este proceso ayuda a neutralizar varias toxinas causantes del cáncer que se acumulan en el cuerpo de manera natural.

Regulan las hormonas

La lista de las virtudes de los fitonutrientes aún no se acaba. Otra forma en que algunos de ellos combaten las enfermedades es manteniendo un nivel sano de ciertas hormonas en el cuerpo, sobre todo del estrógeno, la hormona sexual femenina.

El estrógeno combina efectos buenos y malos para la salud. Cuando su producción se mantiene a niveles normales, ayuda a controlar todo tipo de funciones, desde la menstruación hasta el parto. También sirve para controlar el colesterol, el cual puede llegar a tapar las arterias, y de esta manera previene las enfermedades cardíacas. No obstante, cuando el nivel de estrógeno aumenta en el cuerpo, puede favorecer la aparición de diversos tipos de cáncer, como los de mama y de ovarios. Así lo explica Leon Bradlow, Ph.D., director de Endocrinología Bioquímica en el Laboratorio Strang para la Investigación del Cáncer en la ciudad de Nueva York.

Los fitonutrientes ayudan en varias formas a mantener un nivel adecuado de estrógeno. Las isoflavonas, por ejemplo, que componen una clase de fitonutrientes, se parecen mucho al estrógeno natural. Cuando comemos alimentos que contienen isoflavonas, estas hormonas falsas se enlazan con los receptores de estrógeno en el cuerpo. Por lo tanto, la hormona verdadera se ve obligada a abandonar el cuerpo.

Con frecuencia se habla del estrógeno como si se tratara de una sola hormona, pero en realidad adopta distintas formas. Un tipo de estrógeno, la 16-alfa-hidroxiestrona, ha sido relacionado con el cáncer de mama. Otro tipo, la 2-hidroxiestrona, al parecer es inofensivo. De acuerdo con el Dr. Bradlow, ciertos fitonutrientes aumentan el nivel del estrógeno inofensivo a la vez que disminuyen el del estrógeno peligroso.

Medicamentos de la mesa

Ya conoció usted varios de los poderosos mecanismos de defensa de los fitonutrientes. De hecho, su potencial es impresionante. Los científicos ya vislumbran el momento en que muchos de estos compuestos se usen en los hospitales para tratar enfermedades y en casa para prevenirlas, como ahora sucede con las vitaminas y los minerales.

"Antes a la gente le daba beriberi, una enfermedad por carencia de vitaminas caracterizada por la disminución de la coordinación neuromuscular, porque no obtenían suficiente tiamina a través de su alimentación, —dice el Dr. Bradlow—. Empezamos a enriquecer el pan con tiamina y ahora ya no padece beriberi nadie. En la misma forma, tal vez sea posible desarrollar variedades de verduras con un alto contenido de fitoquímicos, a los que pudiera darse un uso terapéutico contra enfermedades como el cáncer y los males cardíacos".

Mientras tanto, los investigadores señalan que sólo existe una manera de obtener los fitonutrientes que su cuerpo necesita: hay que comérselos con todo y el paquete previsto por la Madre Naturaleza, es decir, en forma de frutas, verduras y cereales, y por lo menos entre cinco y nueve raciones al día.

Sabemos poco acerca de muchos de estos compuestos, pero aun así algunos de ellos ya se ven bastante prometedores en cuanto a su poder curativo. Repasemos algunos de los más importantes.

SULFUROS ALÍLICOS

Al partir una cebolla fresca o pelar un diente de ajo, lo que le sale al encuentro son los sulfuros alílicos, que figuran entre los fitonutrientes más poderosos de la naturaleza. Aparte de tener la capacidad de llenarle los ojos de lágrimas, es posible que también tengan el poder de prevenir las enfermedades cardíacas y el cáncer.

Los sulfuros alílicos forman una clase de fitonutrientes que estimulan las enzimas encargadas de eliminar las toxinas. De acuerdo con Michael J. Wargovich, Ph.D., profesor de Medicina en la Universidad de Texas en Houston, estos compuestos resultan particularmente eficaces en la lucha contra los tipos de cáncer que afectan el tracto gastrointestinal.

Un estudio realizado con más de 120,000 hombres y mujeres en los Países Bajos, por ejemplo, se fijó en la cantidad de cebolla que comían y comparó esto con el índice de cáncer de estómago entre estos holandeses. Los investigadores descubrieron que el riesgo de sufrir cáncer de estómago disminuía entre más cebolla, es decir, sulfuros, se servían.

Otra investigación demostró que el ajo, un miembro de la familia de la cebolla, también promete acabar con los tumores. Los científicos dieron grandes cantidades de ajo diariamente a un grupo de ratones durante dos semanas; otro grupo de roedores no recibió nada de ajo. Cuando todos los animales fueron expuestos a ciertas sustancias químicas causantes del cáncer, el grupo tratado con ajo desarrolló un 76 por ciento menos de tumores que los ratones que habían recibido su alimentación normal.

Los sulfuros alílicos también poseen la capacidad única de evitar que el colesterol y los triglicéridos, otro tipo de grasa sanguínea, amenacen la salud mediante la formación de coágulos en la sangre y el endurecimiento de las arterias.

Cierto estudio agregó más mantequilla y manteca a la alimentación de un grupo de voluntarios de las que se encuentran en cualquier establecimiento de comida rápida. Los investigadores observaron cómo subió su nivel de colesterol y se formaron coágulos en su sangre. Luego dieron un extracto de cebolla retacado de sulfuros al mismo grupo de voluntarios. Además de prevenir un aumento en el colesterol a causa de la grasa ingerida, incrementó su capacidad de disolver los coágulos.

CAROTENOIDES

Los carotenoides se encargan de pintar sus ensaladas de esos colores tan bonitos. Estos fitonutrientes comprenden unos 600 pigmentos rojos y amarillos, entre ellos el betacaroteno, el cual da su tono de rojo subido al tomate y su vivo color anaranjado a la zanahoria y el cantaloup. Los carotenoides también están presentes en las verduras de hojas de color verde oscuro como la espinaca, aunque no se vea en estas plantas, ya que la clorofila verde domina los pigmentos más claros del caroteno.

Los carotenoides son unos poderosos antioxidantes, lo cual los convierte en grandes luchadores contra las enfermedades del corazón y el cáncer. "El consumo de grandes cantidades de alimentos con mucho betacaroteno ha sido asociado de manera clara con bajos niveles de enfermedades cardíacas y cáncer", dice el Dr. Dexter L. Morris, Ph.D., profesor adjunto de Medicina de Urgencia en la Universidad de Carolina del Norte en Chapel Hill. "Sin embargo, es posible que algunos de estos beneficios se deban a otros carotenoides en las frutas y las verduras que todavía ni empezamos a estudiar".

Las investigaciones muestran resultados prometedores en el caso de varios carotenoides, en particular el licopeno (encontrado en el tomate), la luteína (encontrada en verduras como la espinaca y la col rizada) y la zeaxantina (encontrada en verduras de hojas verdes).

Un estudio llevado a cabo en el norte de Italia descubrió que las personas que comían siete o más raciones de tomates crudos a la semana tenían un 60 por ciento menos de probabilidades de sufrir cáncer del colon, del recto o del estómago que quienes sólo comían dos raciones o menos. Además, el licopeno, que es el componente activo del tomate, resiste el calor y los procesos industriales. Por lo tanto, parece probable que incluso la *catsup (ketchup)* y la salsa de tomate otorguen beneficios semejantes.

Por último, un estudio hecho con verduras de hoja verde, particularmente con la espinaca, realmente se encargó de abrirles los ojos a unos investigadores de Harvard. Descubrieron que las personas que comían la mayor cantidad de luteína y zeaxantina, dos carotenoides encontrados en estas verduras, tenían un 43 por ciento menos de riesgo de sufrir una degeneración macular que quienes consumían la menor cantidad de estos fitonutrientes. La degeneración macular es la principal causa de la pérdida irreversible de la vista en las personas mayores de 50 años.

FLAVONOIDES

La "paradoja francesa" es un curioso hecho médico que definitivamente parece injusto. Al contrario de lo que sucede en los Estados Unidos, a los franceses les encanta la manteca y sin pensarlo dos veces comen muchos alimentos prohibidos por los nutriólogos. ¡Y a pesar de ello su índice de muertes por enfermedad del corazón es 2½ veces menor que el de los Estados Unidos!

Los investigadores opinan que la causa oculta tal vez pueda encontrarse en los flavonoides, otro grupo de fitonutrientes. Al igual que los carotenoides, los flavonoides tiñen los alimentos de colores, específicamente de diversos tonos de rojo, amarillo y azul. (A veces la clorofila de las plantas tapa estos colores, por lo cual no se notan, como también puede suceder en el caso de los carotenoides).

Las mayores cantidades de flavonoides se encuentran en la manzana, la cebolla, el apio, el arándano agrio (*cranberry*), la uva, el brócoli, la endibia (lechuga escarola), los tés verde y negro y el vino tinto. Se trata de poderosos antioxidantes y de grandes defensores, por lo tanto, contra las enfermedades cardíacas y el cáncer.

La capacidad antioxidante de los flavonoides no es lo único que los acerca tanto al corazón de los franceses. También funcionan como una especie de *Teflon* que cubre los millones de diminutas partículas llamadas plaquetas en su sangre. Evitan que las plaquetas se unan dentro del torrente sanguíneo para formar coágulos, y así ayudan a prevenir los ataques cardíacos.

Un estudio realizado por científicos holandeses examinó los patrones de alimentación de 805 hombres entre los 65 y los 84 años de edad. Observaron que quienes obtenían la menor cantidad de flavonoides a través de su alimentación tenían un 32 por ciento más de probabilidades de morir de ataques cardíacos que quienes comían la mayor cantidad de flavonoides.

No hacía falta atascarse de flavonoides para cosechar estos beneficios. El grupo de alto consumo de flavonoides comía el equivalente de cuatro tazas de té, ½ taza de manzana y ⅛ taza de cebolla al día.

INDOLES

El brócoli, el repollo (col) y otras verduras crucíferas tienen un sabor amargo que no les gusta a los insectos. El fitonutriente que se encarga de proteger tan ingeniosamente a estas plantas se llama indol-3-carbinol. En el cuerpo humano, a su vez, esta sustancia interviene en la regulación de las hormonas, lo cual posiblemente sirva para prevenir el cáncer de mama.

Se ha demostrado que el indol-3-carbinol (I3C) reduce radicalmente el nivel de los estrógenos dañinos, mientras que al mismo tiempo hace que aumente la cantidad de las formas más benignas de la hormona. El Dr. Bradlow y sus colegas del Laboratorio Strang para la Investigación del Cáncer descubrieron que al tomar las mujeres 400 miligramos de este compuesto al día —la cantidad que se encuentra más o menos en medio repollo—, aumentó de manera espectacular su nivel del estrógeno inofensivo. De hecho, mostraron el mismo índice encontrado en corredoras de maratón, lo cual es toda una hazaña, porque se ha observado que los ejercicios vigorosos tienen un fuerte efecto positivo sobre los niveles de estrógenos.

(continúa en la página 356)

Todos los fitonutrientes de un vistazo

Para facilitarle la vida, hemos reunido en esta caja los fitonutrientes más potentes y los alimentos que contienen la mayor cantidad de cada uno, así como las mejores formas de preparación que le permitirán aprovechar al máximo el poder curativo de cada uno de ellos.

Fitonutriente	Dónde se encuentra
Sulfuros alílicos	Ajo y cebolla
Carotenoides	Brócoli, cantaloup (melón chino), zanahoria, verduras de hoja verde y tomates
Flavonoides	Manzana, brócoli, cítricos, arándano agrio (*cranberry*), endibia (lechuga escarola), jugo de uva, col rizada, cebolla y vino tinto
Indoles e isotiocianatos	Brócoli, repollo (col), coliflor y hojas de mostaza
Isoflavonas	Garbanzo, frijoles (habichuelas) colorados, lentejas y frijoles de soya
Lignanos	Semilla de lino (linaza, *flaxseed*)
Monoterpenos	Cerezas y cítricos
Compuestos fenólicos	Casi todos los cereales, frutas, tés verdes y negros y verduras
Saponinas	Espárrago, garbanzo, frutos secos, avena, papa, frijol de soya, espinaca y tomate

Poderes preventivos

Aumentan el colesterol lipoproteínico de alta densidad, o sea, el "bueno"; previenen las cardiopatías

Antioxidantes; previenen las enfermedades cardíacas y ciertos tipos de cáncer

Antioxidantes; impiden la formación de coágulos en la sangre y las enfermedades cardíacas

Estimulan las enzimas que previenen el cáncer; reducen los índices de los estrógenos perjudiciales

Reducen los índices de estrógenos perjudiciales; previenen ciertos tipos de cáncer

Antioxidantes; reducen los niveles de estrógenos perjudiciales; tal vez prevengan ciertos tipos de cáncer

Previenen el cáncer al bloquear ciertos compuestos que lo causan

Antioxidantes; activan las enzimas que combaten el cáncer

Se enlazan con el colesterol y lo expulsan del cuerpo; previenen las enfermedades cardíacas y ciertos tipos de cáncer

Consejos de preparación

Pique o machaque para liberar estos fitonutrientes.

Coma con carne o con alimentos que contienen aceite. El cuerpo humano absorbe los carotenoides mejor si estos se acompañan con un poco de grasa.

Para obtener la mayor cantidad de flavonoides, coma la pulpa de los cítricos y déjeles la cáscara a las manzanas.

Cocine ligeramente en el microondas o al vapor para conservar los fitonutrientes.

Las isoflavonas resisten los procesos industriales de elaboración, así que puede comprar frijoles de lata si necesita ahorrar un poco de tiempo.

La cantidad recomendada para maximizar sus poderes curativos es de 1 a 2 cucharadas colmadas (copeteadas) de semilla de lino.

Aunque la mayor parte de los monoterpenos se encuentran en las cáscaras de los cítricos, también se obtienen algunos en los jugos de estas frutas.

Estos fitonutrientes muy comunes son bastante resistentes. Simplemente coma una gran variedad de frutas y verduras frescas.

Las fuentes más ricas son el frijol de soya y el garbanzo.

"También es posible que el I3C funcione contra el cáncer de cuello del útero (cérvix)", dice el Dr. Bradlow, quien prevé el día en que las mujeres puedan tomar un suplemento de I3C para ayudar a prevenir el cáncer de mama y otros tipos de cáncer relacionados con las hormonas.

Isoflavonas

Las mujeres asiáticas tienen un índice de cáncer de mama entre cinco y ocho veces menor que el de las mujeres estadounidenses. En opinión de los expertos, es posible que una de las causas se encuentre en la soya que forma parte de su alimentación tradicional.

Los frijoles (habichuelas) de soya y los alimentos preparados con ellos, como el tofu y el *tempeh*, además de los frijoles colorados, los garbanzos y las lentejas, contienen unos compuestos conocidos como isoflavonas, particularmente genisteína y daidzeína. Al igual que el indol, es posible que estos compuestos sirvan para regular el estrógeno en el cuerpo y así ayuden a reducir el riesgo de sufrir los tipos de cáncer causados por esta hormona.

En el Japón se llevó a cabo un estudio con casi 143,000 mujeres a lo largo de 17 años que marcó un hito en las investigaciones sobre los fitonutrientes. Los responsables descubrieron que las mujeres que comían la mayor cantidad de *miso* (un consomé basado en frijol de soya) tenían el menor índice de cáncer de mama.

Si bien hace falta ampliar las investigaciones, es posible que con el tiempo estos compuestos lleguen a usarse como alternativa a la terapia de sustitución de hormonas y también para prevenir y tratar las enfermedades cardíacas y el cáncer. Así nos lo dice Stephen Barnes, Ph.D., profesor de Farmacología y Toxicología en la Universidad de Alabama en Birmingham.

Isotiocianatos

Los isotiocianatos, a veces conocidos como aceites de mostaza, protegen las verduras crucíferas con un sabor amargo que repele a los insectos que se les acercan. Al igual que los indoles, existe la posibilidad de que los isotiocianatos ayuden a prevenir el cáncer. Estos compuestos se encuentran en el brócoli, las coles (repollitos) de Bruselas y el repollo.

Hasta ahora, el sulforafano, un compuesto que existe en abundancia en el brócoli, se ha destacado en las pruebas de laboratorio como el isotiocianato más poderoso en lo que se refiere a su capacidad para bloquear el crecimiento de las células cancerosas. En un estudio, algunos investigadores de la Universidad Johns Hopkins en Baltimore expusieron a los animales de laboratorio a un poderoso agente causante del cáncer. Del grupo de animales que había recibido grandes dosis de sulforafano, sólo el 26 por ciento tuvo tumores de mama, mientras que el 68 por ciento del grupo que no había recibido el compuesto desarrolló este problema.

Según Stephen Hecht, Ph.D., profesor de Prevención del Cáncer en la Universidad de Minnesota en Minneapolis, es posible que los isotiocianatos sean particularmente eficaces cuando se trata de contrarrestar los efectos dañinos del humo del cigarrillo.

En un estudio de laboratorio, un compuesto llamado isocianato de fenetilo, el cual se encuentra en los berros, se mostró capaz de reducir en un 50 por ciento el índice de cáncer del pulmón en las ratas expuestas a los carcinógenos presentes en el humo del tabaco. Las pruebas hechas con seres humanos han dado resultados semejantes, dice el Dr. Hecht.

LIGNANOS

Al igual que las isoflavonas, los lignanos son un tipo de estrógeno vegetal que ayuda a controlar el nivel del estrógeno humano. Los lignanos se encuentran en la semilla de lino (linaza, *flaxseed*) y un estudio de laboratorio ha demostrado que ayudan a prevenir el cáncer de mama. De hecho, cierta investigación descubrió que la semilla de lino era capaz de reducir el crecimiento de los tumores en las ratas en más del 50 por ciento.

Además, otros estudios indican que los lignanos de la semilla de lino ayudan a bajar el colesterol. En uno de estos experimentos, el nivel del peligroso colesterol lipoproteínico de baja densidad (o *LDL* por sus siglas en inglés) bajó en un 8 por ciento en las personas que comieron dos *muffins* (panqués) de semilla de lino al día.

Estos resultados no son definitivos, pero las investigaciones sugieren que de 1 a 2 cucharadas colmadas (copeteadas) de semilla de lino molida al día —espolvoreada sobre algún cereal o incorporada a la masa del pan— tal vez sea suficiente para proteger el cuerpo.

MONOTERPENOS

Si alguna vez le ha tocado pulir un mueble, es probable que ya conozca ese olorcito a limón del limoneno, un tipo de un fitonutriente de la clase llamada monoterpenos que según los científicos puede convertirse en otra arma importante de la lucha contra el cáncer.

Ingerido en grandes dosis, el limoneno ha servido para encoger los tumores de mama en los animales de laboratorio. Este aromático fitonutriente, el cual se encuentra principalmente en la cáscara de la naranja (china) y los aceites cítricos, también impide el desarrollo de tumores cuando el tejido de la mama se expone a altas dosis de sustancias químicas causantes del cáncer. En algunos estudios de laboratorio, se ha demostrado que el limoneno reduce la producción de tumores en un 55 por ciento.

El limoneno funciona de distinta manera a otros fitonutrientes que también previenen el cáncer. Bloquea ciertas proteínas que promueven el crecimiento de las células de varios tipos de cáncer. Posiblemente sea a causa del limoneno que las personas que comen muchas naranjas y otros cítricos parecen tener un riesgo reducido de contraer cáncer.

Se ha demostrado que un monoterpeno encontrado en la cereza, el alcohol períllico, previene el cáncer de mama, del pulmón, del estómago, del hígado y de la piel en estudios preliminares hechos con animales en la Escuela de Medicina de la Universidad de Indiana en Indianapolis. No obstante, hace falta profundizar en las investigaciones antes de que los científicos puedan precisar la eficacia de este compuesto en el cuerpo humano.

"El alcohol períllico ha sido muy prometedor en pruebas clínicas, —dice Charles Elson, Ph.D., profesor de Ciencias de la Nutrición en la Universidad de Wisconsin en Madison—. No sólo hemos demostrado que este compuesto combate el cáncer, es decir, que neutraliza las toxinas que causan el cáncer. También estamos demostrando su eficacia en los animales que ya tienen tumores".

COMPUESTOS FENÓLICOS

Casi todas las frutas, las verduras, los cereales y los tés verdes y negros contienen grandes cantidades de unos fitonutrientes llamados compuestos fenólicos o polifenoles. Estos compuestos luchan contra el cáncer de varias maneras. Estimulan la presencia de enzimas protectoras, suprimen las perjudiciales y también funcionan como antioxidantes muy poderosos.

Algunos polifenoles particularmente activos son el ácido elágico de la fresa, los polifenoles del té verde y la curcumina, el colorante amarillo de la cúrcuma (azafrán de las Indias), una especia, dice el Dr. Stoner.

Un estudio realizado por investigadores de la Universidad de Scranton en Pensilvania encontró que, de 39 antioxidantes encontrados en alimentos, los polifenoles del té demostraron tener la mayor capacidad para controlar los radicales libres.

SAPONINAS

Es posible que los fitonutrientes más comunes sean las saponinas. Estas moléculas aparecen en una gran variedad de verduras, hierbas y legumbres, como el frijol, la espinaca, el tomate, la papa, diferentes tipos de frutos secos y la avena. Tan sólo el frijol de soya contiene 12 saponinas distintas.

Según A. Venket Rao, Ph.D., profesor de Nutrición de la Universidad de Toronto, los estudios demuestran que las personas cuya alimentación es rica en saponinas tienen un menor índice de cáncer de mama, de la próstata y del colon.

Las saponinas se distinguen de otros fitonutrientes que también combaten el cáncer por disponer de un arsenal único para esta lucha. De acuerdo con el Dr. Rao, una de las formas en que ayudan a prevenir el mal es enlazándose con los ácidos de la bilis —que con el tiempo pueden convertirse en compuestos causantes del cáncer—, los cuales eliminan del cuerpo. También estimulan el sistema inmunitario, lo que aumenta su capacidad para detectar y destruir las células precancerosas antes de que se transformen en un cáncer de verdad.

Tal vez lo más importante es que las saponinas poseen el talento especial de atacar el colesterol que se encuentra en las membranas de las células del cáncer. "Las células del cáncer tienen mucho colesterol en sus membranas, —explica el Dr. Rao—, y las saponinas seleccionan estas células para enlazarse con ellas y destruirlas".

Resulta lógico que esta capacidad para enlazarse con el colesterol también ayude a bajar el nivel total de esta sustancia en el cuerpo. Ciertas saponinas se enlazan con el colesterol en el intestino y así evitan que el cuerpo lo absorba. De acuerdo con el Dr. Rao, es posible que este efecto sirva para disminuir el riesgo de sufrir enfermedades cardíacas.

Nota: Si no reconoce algún término en este capítulo, vea el glosario en la página 711.

FLAVONOIDES
Colores curativos para el hígado

Poderes curativos

Alivian los trastornos hepáticos

Reducen el riesgo de sufrir enfermedades cardíacas

Inhiben el crecimiento del cáncer

Cuando el primer cargamento de té llegó a los puertos de Inglaterra los comerciantes lo vendían como un remedio milagroso: "Cure sus migrañas (jaquecas), sopor, letargo, parálisis, vértigo, epilepsia, cólicos, cálculos biliares y tisis, ¡garantizado!" Y la gente lo compró por toneladas.

El té no obró los milagros médicos que se esperaban, por supuesto. Sin embargo, es posible que le haya brindado algo mejor a esa gente. Al igual que la manzana, la cebolla, el arándano agrio (*cranberry*), el brócoli, la uva y otras frutas y verduras, el té contiene unos diminutos cristales llamados bioflavonoides o también flavonoides. Se trata de los compuestos que les dan algunos de sus colores a los alimentos y se ha demostrado que también ayudan a prevenir varias amenazas graves contra la salud, como las enfermedades cardíacas y hepáticas, por mencionar sólo dos.

El poder de los flavonoides se debe a su capacidad antioxidante. Los antioxidantes ayudan a neutralizar las peligrosas moléculas de oxígeno que se hallan de forma natural en el cuerpo, los llamados radicales libres, y así impiden que dañen los tejidos y produzcan una enfermedad. (Para más información sobre los radicales libres, vea la página 591).

"Oímos hablar mucho de la capacidad antioxidante de las vitaminas C y E y del betacaroteno, pero la ciencia médica apenas está comenzando a entender los flavonoides", afirma el Dr. Elliott Middleton Jr., profesor emérito de Medicina en la Universidad Estatal de Nueva York en Buffalo.

La vitamina C se encuentra en el agua tanto dentro como fuera de las células y la vitamina E encuentra su área de trabajo en los tejidos grasos. Los flavonoides, por su parte, desarrollan su actividad en ambas partes, lo cual los hace sumamente eficaces como antioxidantes, según explica Joe A. Vinson, Ph.D., profesor de Química en la Universidad de Scranton en Pensilvania.

"Hay un sinnúmero de cosas que estos compuestos hacen, incluyendo estimular la inmunidad, inhibir el cáncer, prevenir el endurecimiento de las arterias y tal vez incluso frenar el proceso de envejecimiento", declara el Dr. Middleton.

UN ELÍXIR HEPÁTICO

En los países europeos es muy común que se aprovechen las cualidades curativas de los compuestos naturales de las plantas, y los flavonoides desde hace mucho tiempo ocupan un lugar preferente entre ellos. Por ejemplo, las clínicas de aquel continente suelen utilizar la silimarina, un flavonoide hallado en ciertos tipos de alcachofa, para tratar los trastornos hepáticos ligados al alcohol. Los investigadores han encontrado que una elevada dosis de silimarina puede reducir los índices de mortalidad más o menos a la mitad entre los alcohólicos que padecen de cirrosis hepática.

Además, un grupo de científicos de los Países Bajos descubrió que al dar grandes dosis de silimarina a los animales antes de someterlos a operaciones quirúrgicas es posible evitar los daños hepáticos que pueden producirse debido a la carencia de oxígeno durante la intervención.

UNA ESPERANZA EN LA LUCHA CONTRA EL CÁNCER

De la misma forma en que los radicales libres del cuerpo pueden dañar los vasos sanguíneos que conducen al corazón también pueden dañar el ADN, el programa genético en el interior de las células que les indica cómo funcionar. Estos daños pueden dar por resultado cáncer. En vista de que los flavonoides ayudan a bloquear los radicales libres tiene sentido que también ayuden a prevenir el cáncer.

Hasta ahora varios estudios científicos amplios han fracasado en su intento de confirmar esta capacidad de protección contra el cáncer. Es posible que esto se deba, en parte, al hecho de que los investigadores se han concentrado en los flavonoides más conocidos, como la quercetina, en lugar de tomar en cuenta también a los de menos renombre.

Al parecer existe la posibilidad de que ciertos flavonoides —como la silimarina y la tangeretina, que se encuentra debajo de la cáscara de las naranjas (chinas), los limones y otros cítricos— intervengan en la prevención del cáncer.

En unos estudios llevados a cabo con ratones, por ejemplo, unos investigadores de la Universidad Case Western Reserve de Cleveland, Ohio, hallaron que la silimarina tiene la capacidad de evitar la formación de tumores cuando se aplica a la piel. Otros estudios de laboratorio han observado que la tangeretina impide el crecimiento de las células del cáncer de mama humano. Si bien estos compuestos evidentemente ejercen una función protectora, hace falta profundizar en las investigaciones para determinar cuál es su eficacia cuando se ingieren con los alimentos.

CUIDADOS PARA EL CORAZÓN

Durante años los investigadores se rompieron el coco tratando de resolver cómo los franceses le hacían para ingerir cantidades industriales de mantequilla y manteca, andar con un nivel de colesterol más alto que los estadounidenses y fumar al parejo de estos, mientras que al mismo tiempo su índice de enfermedades cardíacas era 2½ veces menor que el nuestro.

Es cierto que a los franceses les encantan los pastelitos de hojaldre, pero también comen muchas frutas y verduras. Este detalle es importante porque estos alimentos, al igual que el vino tinto, son buenas fuentes de flavonoides, los cuales parecen ayudar a detener el proceso que le permite al colesterol adherirse a las paredes de las arterias.

Un estudio llevado a cabo en Holanda examinó los hábitos alimenticios de 805 hombres entre los 65 y los 84 años de edad. Halló que la probabilidad de sufrir una enfermedad cardíaca se reducía a la mitad en aquellos que comían la mayor cantidad de alimentos ricos en flavonoides —el equivalente a más o menos 4 tazas de té, una manzana y aproximadamente ⅛ de cebolla al día—, mientras que su probabilidad de morir de una enfermedad cardíaca disminuía en un tercio en comparación con quienes consumían la menor cantidad de estos alimentos.

De acuerdo con otro estudio científico a cargo de unos investigadores finlandeses, las personas que mantuvieron un consumo muy bajo de flavonoides durante un período de 25 años corrían más riesgo de sufrir enfermedades cardíacas.

Muchos de estos beneficios deben agradecerse a la quercetina, uno de los flavonoides más poderosos. "La quercetina es un antioxidante más poderoso que la vitamina E, la cual es muy conocida por su papel para prevenir las enfermedades cardíacas", indica John D. Folts, Ph.D., profesor de Medicina en la Universidad de Wisconsin en Madison.

La acción antioxidante no es lo único por lo que los flavonoides ofrecen tanta protección, dice el Dr. Folts. Las pruebas indican que estos compuestos tal vez también funcionen como una cubierta antiadherente en el torrente sanguíneo para evitar que las plaquetas, esos pequeñísimos disquitos en la sangre que causan la coagulación, se adhieran a las paredes de las arterias y las tapen.

De acuerdo con el Dr. Folts, de hecho es posible que los flavonoides prevengan una coagulación excesiva mejor que la aspirina. Cuando las personas se encuentran en un estado de estrés, su nivel de adrenalina aumenta y la aspirina pierde eficacia, pero los flavonoides no tienen este problema. En un estudio realizado por el Dr. Folts y sus colaboradores, les dieron aspirinas a un grupo de monos (changos) y luego una dosis de adrenalina, la hormona del estrés. Efectivamente se empezaron a formar coágulos en la sangre de los monos. Cuando los monos recibieron suplementos de flavonoides en lugar de aspirinas, su sangre siguió fluyendo sin ningún problema incluso cuando estaban estresados. Según el Dr. Folts, lo mejor es que los flavonoides no causan malestares estomacales, como llega a hacerlo la aspirina.

FUENTES DE FLAVONOIDES

A veces es un poco difícil cubrir las necesidades de flavonoides a través de la alimentación. No es que escaseen, pero a veces se esconden en lugares donde no se lo esperaría uno, como en la pulpa blanca debajo de la cáscara de la naranja (china), por ejemplo, o en la piel de la manzana.

"Las personas con una alimentación muy buena tal vez consuman hasta un gramo de flavonoides al día —indica el Dr. Middleton—. Es bastante para crear una importante concentración de flavonoides en el cuerpo, pero el asunto se podría mejorar aún más si se eligieran algunos alimentos ricos en flavonoides de manera consciente".

Entre las fuentes más ricas en flavonoides están la cebolla, la col rizada, las habichuelas verdes (ejotes, *green beans*), el brócoli, la endibia (lechuga escarola), el apio, el arándano agrio (*cranberry*) y los cítricos (en la cáscara y la pulpa blanca). También son buenas el té (verde o negro), el vino tinto, la lechuga, el tomate, el jugo de tomate, el pimiento (ají, pimiento morrón) rojo, el haba, la fresa, la manzana (con piel), la uva y el jugo de uva.

Nota: Si no reconoce algún término usado en este capítulo, vea el glosario en la página 711.

FRIJOLES
Pequeñas potencias para controlar el colesterol y cuidarse contra el cáncer

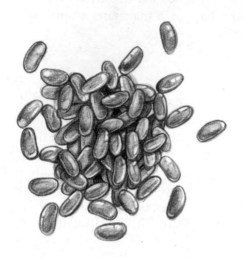

Poder curativo
Bajan el colesterol

Estabilizan la concentración de azúcar en la sangre

Reducen el riesgo de sufrir cáncer de mama y de la próstata

Previenen las enfermedades cardíacas en los diabéticos

Los primeros frijoles (habichuelas, porotos, judías, arvejas, fasoles, fríjoles, habas, trijoles) cultivados se encontraron en las Cuevas Ocampo en México y datan de 4000 a. C. De México recorrieron a toda América y hasta la fecha son un alimento de rigor en muchas mesas, en particular en las de los latinos. Según indican los estudios más recientes, parece que debemos agradecer a nuestros antepasados por inculcarnos la costumbre de comer estas sabrosas legumbres. Bajos en grasa y con un alto contenido de proteínas, fibra y diversas vitaminas y minerales, los frijoles son un combustible alimenticio de máxima potencia.

"Los frijoles en realidad son pequeñas fábricas químicas que contienen una gran cantidad de sustancias biológicamente activas, y hay bastantes pruebas de que consumirlos puede proteger contra el cáncer", dice Leonard A. Cohen, Ph.D., encargado del programa experimental de cáncer de mama en la Fundación Estadounidense para la Salud en Valhalla, Nueva York.

COMBATIENTES CONTRA EL COLESTEROL

Los frijoles no son el único alimento que ayuda a reducir el colesterol, pero definitivamente se trata de uno de los mejores. Están llenos de fibra soluble, el mismo material pegajoso que se encuentra en las manzanas, la cebada y el salvado de avena. Cuando la fibra soluble entra al tracto digestivo, lo que hace es retener la bilis y el colesterol que esta contiene, sacándolo del cuerpo antes de que se absorba.

"Comer una taza de frijoles cocidos al día puede reducir el total del colesterol en un 10 por ciento en seis semanas", dice Patti Bazel Geil, R.D., instructora en nutrición para diabéticos de la Universidad de Kentucky en Lexington. Tal vez una reducción del 10 por ciento no suene como mucho, pero hay que tener en cuenta que por cada un 1 por ciento que se reduce el índice total de colesterol, el riesgo de enfermarse del corazón disminuye en un 2 por ciento.

Los frijoles bajan el índice de colesterol prácticamente de cualquiera, pero funcionan mejor entre más alto sea el nivel inicial de esta sustancia. Un estudio realizado en la Universidad de Kentucky dio de comer más o menos ¾ taza diaria de frijoles pintos y blancos pequeños a 20 hombres con un alto índice de colesterol (más de 260 miligramos por decilitro de sangre). El índice total de colesterol de estos hombres bajó en promedio en un 19 por ciento en tres semanas,

En la cocina

Si usted tiene la costumbre de pasar por alto los frijoles (habichuelas) crudos en el supermercado porque no tiene tiempo para estarlos esperando mientras se remojan y hierven, deténgase la próxima vez que pase por ahí. No es necesario que aparte un día en su agenda para preparar unos frijoles. Lo dice alguien que debe saberlo: Patty Bazel Geil, R.D., instructora en nutrición para diabéticos de la Universidad de Kentucky en Lexington. Su técnica para un remojo rápido le resta horas al tiempo de preparación.

1. Enjuague los frijoles en un colador, póngalos en una olla grande y cubra con 2 pulgadas (5.1 cm) de agua. Deje que rompa a hervir, baje el fuego a mediano y hierva durante 10 minutos.
2. Escurra los frijoles y cubra con 2 pulgadas de agua limpia. ("Al tirar el agua en el que se cocinaron los frijoles se elimina la mayor parte de sus azúcares, que son las que producen el gas", explica Geil).
3. Remoje durante 30 minutos. Luego enjuague, escurra y vuelva a cubrir con agua limpia. Hierva a fuego lento durante 2 horas, o hasta que los frijoles estén suaves.

lo cual posiblemente redujo su riesgo de sufrir un ataque cardíaco casi en un 40 por ciento. Y la mejor noticia fue que el peligroso colesterol lipoproteínico de baja densidad, el que tapa las arterias, disminuyó en un impresionante 24 por ciento.

Al parecer cualquier tipo de frijoles, incluso los de lata, ayudan a bajar el colesterol. En otro estudio llevado a cabo por la Universidad de Kentucky, 24 hombres con un alto índice de colesterol comieron una taza diaria de frijoles en salsa de tomate durante tres semanas. Su nivel total de colesterol bajó en un 10.4 por ciento, y sus triglicéridos (otra grasa sanguínea culpable de provocar enfermedades cardíacas) disminuyó en un 10.8 por ciento.

Además de todo, los frijoles tienen otra forma menos directa de mantener bajo el índice de colesterol. Son muy llenadores. Por lo tanto, al comer frijoles se tiene menos antojo de otros alimentos con mayor contenido de grasa. Y para mantener bajo el índice de colesterol es imprescindible que se reduzca el consumo de grasa.

"Los frijoles son un alimento alto en fibra, y los alimentos altos en fibra hacen que uno se sienta más lleno", dice Geil. De hecho un pequeño estudio llegó a la conclusión de que las personas que hayan comido un puré de frijoles se sienten más satisfechas por más tiempo que los que coman un puré semejante hecho de papa.

Control del azúcar en la sangre

Para controlar la diabetes, lo principal es que se estabilice la concentración de azúcar en la sangre. "Muchas personas no se dan cuenta de cuánto benefician a los diabéticos los frijoles", dice Geil. De hecho se ha demostrado que entre ½ y ¾ de taza de frijoles al día controla el azúcar en la sangre de manera significativa.

Los frijoles son ricos en carbohidratos complejos. A diferencia de los alimentos que contienen azúcar, los cuales echan su azúcar (glucosa) al torrente sanguíneo de un solo golpe, los carbohidratos complejos se digieren más lentamente. Por lo tanto, la glucosa entra a la sangre poco a poco, lo cual ayuda a mantener estable la concentración de azúcar en la sangre, según nos explica Geil.

Además, los frijoles tienen un alto contenido de fibra soluble. Diversos estudios han demostrado que cuando se come mucha fibra soluble, el cuerpo produce más receptores de insulina, unos "puertos" pequeñitos a los que las moléculas de insulina pueden llegar a echar el ancla. De esta manera, es mayor la cantidad de insulina que penetra en cada una de las células, donde hace falta, y menos la que se queda en el torrente sanguíneo, donde puede llegar a causar problemas.

Como parte de una investigación inglesa, un grupo de personas tuvo que comer más o menos 1¾ onzas (49 g) de diversos frijoles y otras legumbres —habas blancas, frijoles colorados, frijoles de caritas, garbanzos y lentejas—, o bien de otros alimentos ricos en carbohidratos, como pan, pasta, cereales preparados y granos. Después de 30 minutos, la concentración de azúcar en la sangre de los que habían comido frijoles o legumbres estaba a casi la mitad de la de las personas que comieron otros alimentos con un alto contenido de carbohidratos.

De acuerdo con Geil, los frijoles brindan otro beneficio más. "Los diabéticos tienen entre cuatro y seis veces más probabilidades de desarrollar una enfermedad cardíaca —dice la experta—. Aumentar su consumo de frijoles ayudará a mantener bajo su índice de colesterol, lo cual reduce este riesgo".

Las legumbres: luchadoras contra el cáncer

El bajo contenido de grasa y alto contenido de fibra de los frijoles los convierte, según diversos estudios, en uno de los mejores alimentos disponibles para la lucha contra el cáncer. Algunos de los compuestos que contienen —lignanos, isoflavonas, saponinas, ácido fítico e inhibidores de la proteasa— inhiben el crecimiento de las células cancerosas. De acuerdo con el Dr. Cohen, estos compuestos al parecer evitan que las células normales se vuelvan cancerosas e impiden el crecimiento de las células cancerosas.

Estos compuestos protegen por igual a una planta que al ser humano, dice el Dr. Cohen. "Fundamentalmente se trata de repelentes naturales contra insectos: les sirven a las plantas para protegerse contra los insectos y otros depredadores", explica el especialista. "Si los frijoles son capaces de bloquear el crecimiento y la invasión de insectos, mohos y bacterias, no sorprende que tal vez sean capaces de hacerle lo mismo a una célula cancerosa".

Los frijoles de soya (a diferencia de otras legumbres) también son ricos en genisteína y daidzeína, dos compuestos que en opinión de algunos expertos posiblemente contribuyan a la prevención del cáncer. Conocidos como fito-estrógenos, se trata de versiones más débiles de los estrógenos que producimos en forma natural. Los investigadores opinan que estos compuestos tal vez ayuden a reducir el riesgo de sufrir cáncer de mama y de la próstata al impedir la actividad de la testosterona y del estrógeno, las hormonas sexuales masculinas y femeninas que con el tiempo pueden fomentar el crecimiento de tumores cancerosos.

Los expertos saben que el peligro de que las mujeres latinas sufran cáncer de mama se ubica más o menos a la mitad del riesgo corrido por las mujeres blancas norteamericanas en este sentido. Diversos estudios indican que esto tal vez sea obra de los frijoles, que en muchos hogares latinos se comen casi todos los días, explica el Dr. Cohen.

El Dr. Cohen y algunos colegas estudiaron en una ocasión la alimentación de 214 mujeres norteamericanas blancas, afroamericanas y latinas. Encontraron que las latinas comían muchos más frijoles que las demás: 7.4 raciones por semana, en comparación con las 4.6 raciones a la semana de las afroamericanas y las menos de 3 raciones en el caso de las blancas norteamericanas.

"Los frijoles eran una fuente importante de fibra para las mujeres latinas", dice el Dr. Cohen. De hecho, los investigadores observaron que casi el 25 por ciento de la fibra dietética consumida por las mujeres latinas provenía de los frijoles, o sea, el doble del promedio nacional.

LA "CARNE" DE LA PERSONA SALUDABLE

Antiguamente, los frijoles se apodaban "la carne del pobre". Sin embargo, sería más preciso llamarlos "la carne de la persona saludable". Al igual que la carne roja, los frijoles están retacados de proteínas. La diferencia está en que contienen poca grasa, particularmente de la peligrosa grasa saturada que se encarga de tapar las arterias.

Una taza de frijoles negros contiene menos de 1 gramo de grasa, por ejemplo, y menos del 1 por ciento de esta cantidad proviene de la grasa saturada. Tres onzas (84 g) de carne molida magra asada, por el contrario, contienen 15 gramos de grasa; de estos, el 22 por ciento es grasa saturada.

Por si fuera poco, los frijoles también son una magnífica fuente de vitaminas y minerales esenciales. Media taza de frijoles negros contiene 128 microgramos —el 32 por ciento de la Cantidad Diaria Recomendada (o *DV* por sus siglas en inglés)— de folato, una vitamina B que posiblemente reduzca el riesgo de sufrir enfermedades cardíacas y tal vez combata, además, los defectos de nacimiento. La misma media taza contiene 2 miligramos de hierro —el 11 por ciento de la DV— y 305 miligramos de potasio —el 9 por ciento de la DV—. El potasio es un mineral que, según se ha demostrado, ayuda de manera natural a controlar la presión arterial.

Cómo maximizar sus poderes curativos

Fíjese en la fibra. Prácticamente todos los frijoles crudos son buenas fuentes de fibra, pero algunos destacan entre el montón. Los frijoles negros, por ejemplo, contienen 6 gramos de fibra por cada ración de media taza. Los garbanzos, los frijoles colorados y las habas blancas (*lima beans*) proporcionan más o menos 7 gramos de fibra. Sin embargo, los que ganan este concurso de salud son los frijoles de caritas, con aproximadamente 8 gramos de fibra.

Disfrútelos de lata. ¿No tiene tiempo para remojar y cocer los frijoles? No se preocupe, porque no tendrá que renunciar a sus beneficios. Los frijoles de lata son tan saludables como los que se compran crudos, dice Geil. Lo único malo es que contienen más sodio, por lo que los tendrá que escurrir y enjuagar muy bien antes de comérselos.

Combata el gas con especias. ¿Ha renunciado usted a los beneficios alimenticios de los frijoles por el miedo a la incomodidad y la pena de los gases? Trate de sazonarlos con una pizca de ajedrea (*savory*) o una cucharadita de jengibre molido. De acuerdo con algunas investigaciones universitarias, es posible que estas especias ayuden a contrarrestar la tendencia de los frijoles de producir gases.

Nota: Si no reconoce algún término en este capítulo, vea el glosario en la página 711.

Ensalada de frijoles negros

2   **latas de 15 onzas (420 g) cada una de frijoles (habichuelas) negros, lavados y escurridos**

1   **pimiento (ají, pimiento morrón) rojo pequeño, picado en cubitos finos**

4   **cebollines, picados en rodajas finas**

2   **cucharadas de cilantro fresco picado**

2   **cucharadas de vinagre de vino blanco**

1   **cucharada de aceite de oliva extra virgen**

Ponga los frijoles, el pimiento rojo, el cebollín, el cilantro, el vinagre y el aceite en un tazón (recipiente) grande de vidrio y mezcle bien. Deje reposar durante 15 minutos para que se mezclen todos los sabores.

Para 4 porciones como plato principal

Consejo de cocina: Esta ensalada puede prepararse con un día de anticipación (como máximo). Tape y guarde en el refrigerador. Antes de servirla, sáquela del refrigerador y deje que se le quite lo frío. Sirva a temperatura ambiente.

POR PORCIÓN

calorías	**207**
grasa total	**4.1 g**
grasa saturada	**0.6 g**
colesterol	**0 mg**
sodio	**179 mg**
fibra dietética	**11.7 g**

Sopa de frijoles mixtos

2　tazas de frijoles (habichuelas) crudos mixtos

1　cucharadita de aceite de oliva

2　tazas de cebolla picada

4　dientes de ajo, picados en trocitos

7　tazas de agua

1　lata de 14 onzas (420 ml) de caldo vegetal

2　cucharaditas de hojas secas de ajedrea (*savory*)

　Pimienta negra molida

POR PORCIÓN

calorías	**247**
grasa total	**2 g**
grasa saturada	**0.1 g**
colesterol	**0 mg**
sodio	**418 mg**
fibra dietética	**17 g**

Ponga los frijoles en un colador y lave con agua fría. Páselos a un caldero (caldera) (*Dutch oven*) y tape con 2" (5.1 cm) de agua fría. Ponga a fuego alto hasta que rompa a hervir, baje el fuego a mediano y hierva durante 10 minutos.

Escurra los frijoles, devuélvalos al caldero y tape con 2" de agua fría. Deje que se remojen durante 30 minutos. Escurra en un colador, lave con agua fría y vuelva a escurrir. Deje aparte.

Seque el caldero. Agregue el aceite y ponga a calentar a fuego mediano. Agregue la cebolla y el ajo. Fría de 6 a 8 minutos, revolviendo de vez en cuando, o hasta que las verduras estén suaves.

Agregue el agua, el caldo y la ajedrea y revuelva. Suba el fuego a alto y deje que rompa a hervir. Agregue los frijoles y mezcle bien. Baje a fuego lento. Tape parcialmente y cocine durante 2 horas o hasta que los frijoles estén suaves. Sazone con pimienta al gusto.

Para 6 porciones

Consejo de cocina: Si compró un preparado comercial para sopa de frijoles mixtos que contiene una bolsita con sazonador, guárdela para otro plato.

Si no consigue ajedrea, sustitúyala con 1 cucharadita de salvia y 1 cucharadita de mejorana.

Lentejas con jengibre

1¼ **tazas de lentejas cafés**

2 **cucharaditas de aceite de** *canola*

2 **cucharadas de jengibre fresco rallado**

2 **dientes de ajo, picados en trocitos**

1¼ **cucharaditas de** *curry* **en polvo**

¼ **cucharadita de sal**

1 **limón partido a la mitad**

POR PORCIÓN

calorías **208**

grasa total **3 g**

grasa saturada **0.3 g**

colesterol **0 mg**

sodio **137 mg**

fibra dietética **7.4 g**

Ponga las lentejas en un colador, lave con agua fría y deje escurrir. Pase las lentejas a una cacerola grande y agregue 4 tazas de agua. Ponga a fuego alto y deje que rompa a hervir. Baje el fuego a lento. Tape parcialmente y cocine de 30 a 35 minutos, o hasta que las lentejas estén suaves pero no se estén deshaciendo.

Escurra las lentejas y póngalas aparte. Seque la cacerola. Agregue el aceite y ponga a calentar a fuego mediano. Agregue el jengibre, el ajo, el *curry* en polvo y la sal. Revuelva por unos segundos, hasta que los ingredientes empiecen a soltar su aroma. Agregue las lentejas y mezcle bien para que se vuelvan a calentar. Quite del calor.

Exprima el jugo de 1 mitad del limón, agregue a las lentejas y revuelva. Corte la otra mitad en 4 pedazos. Sirva las lentejas con los pedazos de limón.

Para 4 porciones como plato principal

Consejo de cocina: Estas lentejas sirven muy bien como plato principal sin carne. Sírvalas acompañadas de pan o arroz y alguna verdura preparada al vapor.

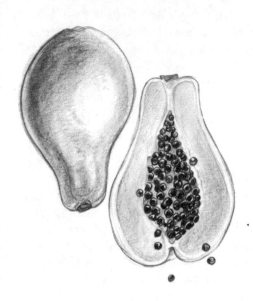

FRUTAS TROPICALES
Dulzura digestiva defensora de su corazón

Poder curativo
Facilitan la digestión

Previenen las enfermedades del corazón y el cáncer

¿Qué sería de la repostería latina, especialmente la del Caribe, sin las frutas tropicales? Usadas en pudines, dulces, helados, batidos (licuados), jaleas y pasteles (bizcochos, tortas, *cakes*), son ingredientes principales de una plétora de deleites, entre estos el helado de mango, dulce de papaya y casquitos de guayaba en almíbar.

Probablemente no le sorprenderá descubrir que, igual que las otras comidas en este libro, las frutas tropicales son tanto saludables como sabrosas. Hay tres en particular que se destacan en las investigaciones científicas: mango, papaya (fruta bomba, lechosa) y guayaba. Por tanto, ya que tienen más peso de las pruebas, vamos a tratar solamente estos tres en este capítulo.

LA MAGIA DEL MANGO

Un mango en realidad no se mastica. Tiene tanto jugo que casi se deshace en la boca. Sin embargo, aunque por ello sea difícil comérselo sin embarrarse los dedos y la cara, el mango, que sabe como una dulce mezcla de melocotón (durazno) y piña (ananá), definitivamente vale la pena.

Al igual que otras frutas, el mango contiene grandes cantidades de vitamina C. Lo que lo hace especial es que también viene cargado de betacaroteno.

Tanto la vitamina C como el betacaroteno son antioxidantes, lo cual significa que contrarrestan los efectos perjudiciales de unas moléculas de oxígeno dañinas conocidas como radicales libres. Este detalle es importante para la salud, porque los radicales libres pueden lesionar los tejidos sanos en todo el cuerpo. Es más, también estropean el colesterol lipoproteínico de baja densidad del cuerpo (o *LDL* por sus siglas en inglés), lo cual aumenta la probabilidad de que las paredes de las arterias se llenen de colesterol así como, por lo tanto, el riesgo de sufrir una enfermedad cardíaca. (Para más información sobre los radicales libres, vea la página 591).

Cada mango contiene casi 5 miligramos de betacaroteno, lo cual corresponde a entre el 50 y el 83 por ciento de la cantidad recomendada de 6 a 10 miligramos. También tiene como 57 miligramos de vitamina C, que es el 95 por ciento de la Cantidad Diaria Recomendada. La combinación es muy saludable. En un estudio australiano se dio de beber diariamente a un grupo de personas un jugo que contenía betacaroteno y vitamina C durante tres semanas. Los investigadores descubrieron que el colesterol LDL de estas personas sufría menos daños que antes de empezar a tomar el jugo.

Los mangos son buenos para el corazón, y no sólo por sus compuestos antioxidantes. También tienen un alto contenido de fibra. Un solo mango proporciona casi 6 gramos de fibra, una cantidad mayor de la que se encuentra en una taza de salvado de avena cocido. Es más, casi la mitad de la fibra del mango

En la cocina

Por mucho que se les antojen las frutas tropicales, muchas personas las pasan por alto debido a un problema importante: no las saben seleccionar. Siga estos pasos y su paladar siempre estará encantado.

Pruébelas... con la nariz. Las frutas tropicales deben tener un aroma dulce y fragante desde antes de partirlas. Ponga su nariz a trabajar antes de colocarlas en su carrito del supermercado. Si el aroma es débil, su sabor también lo decepcionará.

Manténgalas frescas, no frías. A veces hay que dejar que las frutas tropicales todavía maduren un poco en casa. Póngalas en un sitio fresco y seco. Lo que nunca hay que hacer es guardarlas en el refrigerador, porque el frío acaba por completo con su sabor.

Encuentre la combinación correcta. Una ensalada de frutas tropicales es una delicia, pero no sirven para hacer gelatina. La papaya (fruta bomba, lechosa) o la piña (ananá) crudas contienen una enzima que descompone la proteína de la gelatina e impide que esta cuaje.

es del tipo soluble. Un sinfín de estudios han demostrado que al aumentar la cantidad de fibra soluble en la alimentación disminuye el índice de colesterol y el riesgo de tener una enfermedad cardíaca, hipertensión (presión arterial alta) y derrame cerebral. Por su parte, la fibra insoluble del mango también es importante porque ayuda a que el excremento abandone el cuerpo más pronto, junto con las sustancias peligrosas que pueda contener. Esto significa que el peligro de sufrir cáncer del colon tal vez disminuya al comer más mangos.

El poder de la papaya

Por fuera tienen el aspecto de unos aguacates (paltas) amarillos o anaranjados. Por dentro se encuentra uno con su aromática pulpa anaranjada amarillenta tan rica que no cabe ninguna duda acerca de su poder curativo.

La papaya está retacada de carotenoides, unos pigmentos vegetales naturales que se encargan de pintar de bellos colores muchas frutas y verduras. No obstante, los carotenoides hacen otras cosas aparte de adornar su plato. Literalmente pueden salvarle la vida.

Los carotenoides que contiene la papaya son unos antioxidantes sumamente poderosos. Algunos estudios han demostrado que las personas que consumen la mayor cantidad de alimentos ricos en carotenoides, como la papaya, corren mucho menos peligro de morir de enfermedades cardíacas o cáncer.

Muchas frutas y verduras contienen carotenoides, pero la papaya les gana a todas. Unos investigadores alemanes clasificaron 39 alimentos de acuerdo con su contenido de carotenoides. La papaya ocupó el primer lugar en la lista; la mitad de una proporciona casi 3.8 miligramos de carotenoides. La toronja (pomelo), por su parte, obtuvo el segundo lugar con 3.6 miligramos, seguida por el albaricoque (chabacano, damasco) con 2.6 miligramos.

La papaya también contiene varias proteasas, unas enzimas que, como la papaína, se parecen mucho a las producidas en forma natural por el estómago. Cuando se come papaya cruda durante la comida o después de ella, al cuerpo se le facilita digerir las proteínas, lo cual puede ayudar a calmar un estómago descompuesto. Así lo indica Deborah Gowen, enfermera y partera certificada que trabaja con el Plan Harvard para la Salud Comunitaria en Wellesley, Massachusetts.

Es posible que la papaya también ayude a prevenir las úlceras. Un estudio de laboratorio descubrió que había menos probabilidad de que les salieran úlceras a los animales que recibían grandes dosis de medicamentos irritantes para el estómago si habían consumido papaya diariamente con varios días de anticipación. No se han realizado investigaciones semejantes con personas, pero parece probable que un poco de papaya al día pueda ayudar a contrarrestar los efectos irritantes de la aspirina y otros medicamentos antiinflamatorios.

La gran guayaba

A veces es difícil encontrar guayabas en el supermercado, pero definitivamente vale la pena buscar esta fruta rosada o amarilla del tamaño de un limón. Muchas veces se venden en tiendas *gourmet* o de comida latina o hindú.

El componente especial de la guayaba es un carotenoide llamado licopeno. Durante mucho tiempo se le hizo menos caso al licopeno que a un compuesto afín, el betacaroteno. Sin embargo, estudios recientes indican que el licopeno tal vez sea aún más potente que su pariente más famoso. De hecho, el licopeno es uno de los antioxidantes más poderosos que existen. Por lo menos esto afirma Paul Lachance, Ph.D., profesor de Nutrición en la Universidad de Rutgers en New Brunswick, Nueva Jersey.

Unos científicos israelíes descubrieron, en estudios de laboratorio, la capacidad del licopeno para impedir rápidamente el crecimiento de las células de cáncer del pulmón y de mama. Por otra parte, una extensa investigación realizada por Harvard, que abarcó a casi 48,000 hombres, encontró que quienes incluían la mayor cantidad de licopeno en su alimentación tenían un 45 por ciento menos de riesgo de sufrir cáncer de la próstata que quienes comían menos de este carotenoide. Hace mucho que se admira al tomate por su alto contenido de licopeno. Sin embargo, la guayaba se lo lleva de calle. Cada fruta contiene por lo menos un 50 por ciento más de licopeno.

Por último, en lo que se refiere a la fibra dietética, la guayaba es una auténtica estrella. Sus más o menos 9 gramos por taza rebasan la cantidad total proporcionada en conjunto por una manzana, un albaricoque, un plátano amarillo (guineo, banana) y una nectarina. Esto ha llamado la atención de los estudiosos del corazón, porque una de las mejores maneras de bajar el colesterol —y el riesgo de enfermarse del corazón— es aumentando la cantidad de fibra dietética.

En un estudio realizado con 120 hombres, unos investigadores hindúes descubrieron que su índice total de colesterol bajaba en casi un 10 por ciento si comían entre cinco y nueve guayabas al día durante tres meses. Y por si eso fuera poco, su nivel del saludable colesterol lipoproteínico de alta densidad aumentó en un 8 por ciento.

Cómo maximizar sus poderes curativos

Olvídese de las latas. Las frutas tropicales congeladas conservan sus nutrientes, pero las enlatadas plantean más problemas. Un estudio llevado a cabo en España, por ejemplo, encontró que la papaya de lata perdía muchos carotenoides —y gran parte de su fuerza protectora— durante el proceso de enlatado.

Agregue un poco de grasa. El licopeno de la guayaba se absorbe mejor si se come junto con un poco de grasa. Si la sirve en rebanadas y con yogur, por ejemplo, obtendrá la mayor cantidad posible de licopeno, además de complementar muy bien el sabor un poco ácido de esta fruta.

Baje el calor. Las frutas tropicales con frecuencia sirven para acompañar platos de carne en forma de salsa, por ejemplo. Desafortunadamente, el calor destruye parte de la vitamina C, dice Donald V. Schlimme, Ph.D., profesor de Nutrición y Ciencias de la Alimentación en la Universidad de Maryland en College Park. A fin de obtener la mayor cantidad posible de vitaminas, el experto recomienda comérselas crudas, como la naturaleza lo dispuso originalmente.

Guárdelas con cuidado. Al contacto con el aire y la luz del Sol, las frutas tropicales no tardan en perder su vitamina C. Guárdelas en un lugar fresco y oscuro para mantenerlas frescas y conservar este nutriente de importancia fundamental.

Nota: Si no reconoce algún término en este capítulo, vea el glosario en la página 711.

Ensalada de mango y papaya

2 **mangos medianos maduros**

1 **papaya (fruta bomba, lechosa) mediana madura**

1 **cucharada de jugo fresco de limón**

1 **cucharadita de vainilla**

⅛ **cucharadita de pimienta de Jamaica (*allspice*)**

POR PORCIÓN

calorías	**100**
grasa total	**0.4 g**
grasa saturada	**0.1 g**
colesterol	**0 mg**
sodio	**5 mg**
fibra dietética	**4.3 g**

Separe la pulpa de los mangos de sus huesos por todos los lados con un cuchillo. Pique la pulpa en tiras. Pase un cuchillo entre la pulpa y la piel para separarlas. Tire la piel y pique el mango en trozos de ½" (1.2 cm). Ponga en un tazón (recipiente) mediano.

Corte la papaya a la mitad a lo largo. Saque las semillas con una cuchara y tírelas. Pele la papaya con la ayuda de un cuchillo y pique la pulpa en trozos de ½" (1.2 cm). Agregue al tazón. Agregue el jugo de limón, la vainilla y la pimienta de Jamaica. Mezcle suavemente. Tape y deje reposar durante 30 minutos para que se mezclen todos los sabores.

Para 4 porciones

Guayabas con aderezo
dulce de limón verde

10 guayabas maduras
    (aproximadamente 1½
    libras/672 g)
 1 cucharada de jugo de limón
    verde (lima) fresco
 1 cucharada de azúcar
    granulada
 ¼ taza de azúcar glas
 ⅛ cucharadita de vainilla
 1 pizca de canela molida

POR PORCIÓN
calorías	**112**
grasa total	**0.8 g**
grasa saturada	**0.2 g**
colesterol	**0 mg**
sodio	**4 mg**
fibra dietética	**7.4 g**

Coloque un colador fino sobre un tazón (recipiente) grande.

Pele las guayabas y córtelas a la mitad a lo largo. Con una cuchara de orillas afiladas, saque la pulpa interior que contiene las semillas y póngala en el colador.

Corte los casquitos de guayaba a la mitad a lo largo. Póngalos en un tazón grande. Agregue el jugo de limón verde y el azúcar granulada. Mezcle bien.

Aplaste la pulpa de guayaba con el dorso de una cuchara grande para hacerla pasar por el colador, hasta que sólo queden las semillitas. Tírelas. Agregue el azúcar glas, la vainilla y la canela y mezcle bien.

Reparta los casquitos de guayaba entre 4 platitos para postre. Rocíe con el puré.

Para 4 porciones

Consejo de cocina: Sirva las guayabas como postre o como una merienda (botana, refrigerio, tentempié).

FRUTOS SECOS
Crujientes combatientes contra el cáncer

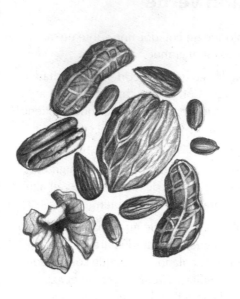

Poderes curativos

Previenen el cáncer

Bajan el colesterol

Protegen contra las enfermedades cardíacas

En la antigua Persia se creía que comer cinco almendras antes de tomar bebidas alcohólicas evitaba la embriaguez o por lo menos la resaca (cruda). También se tenía la idea de que las almendras ofrecen protección contra las brujas y estimulan la producción de leche en las mujeres que están amamantando.

Es posible que tales teorías suenen muy descabelladas, pero realmente no sorprende que las civilizaciones antiguas hayan apreciado tanto los frutos secos. Además de ser una fuente compacta de energía se pueden almacenar fácilmente tanto en el frío del invierno como en el calor del verano, por lo que están disponibles durante todo el año. Por si fuera poco contienen varios compuestos que al parecer previenen las enfermedades cardíacas y el cáncer.

LO GRUESO DE LA GRASA

Antes de hablar de los beneficios que los frutos secos brindan a la salud hay que mencionar una de sus desventajas. Si bien son ricos en nutrientes, también tienen un alto contenido de grasa. Un tercio de taza de frutos secos por lo general suma entre 240 y 300 calorías y entre 20 y 25 gramos de grasa.

No todos los frutos secos están llenos de grasa, pero la mayoría sí. El coco, por ejemplo, cuenta con mucha grasa, y en su mayor parte se trata de la peli-

En la cocina

Es muy divertido preparar crema de cacahuate (maní) en casa. Además de que sabe rica tiene un poco menos de grasa que la comercial, dependiendo de la cantidad de aceite que se le agregue. Además, es muy fácil de hacer. Ahora le diremos cómo.

- Compre cacahuate tostado, de ese que viene en lata o en un frasco sellado al vacío. El cacahuate tostado con cáscara también sirve, pero implica más trabajo porque hay que pelarlo.
- Por cada taza de cacahuate agregue entre 1½ y 2 cucharadas de aceite de *canola* o algún otro aceite de sabor ligero. Algunas personas también agregan ½ cucharadita de sal por cada taza de cacahuate, pero este paso es opcional.
- Ponga los cacahuates y el aceite en una licuadora (batidora) y muélalos hasta obtener la textura deseada: con muchos o pocos trocitos o cremosa.
- Pase la crema de cacahuate a un frasco y guárdela en el refrigerador. Conservará su frescura durante tres o cuatro meses. No obstante, los aceites de la crema de cacahuate "natural" se separan y hay que revolverla bien antes de comérsela.

grosa grasa saturada. "En el otro extremo del espectro está la castaña, que tiene un contenido sumamente bajo de grasa y casi toda es insaturada", según señala la Dra. Joan Sabaté, Dra. Ph., profesora de Nutrición en la Universidad Loma Linda en California.

"Es muy lamentable que la gente evite los frutos secos sólo porque tienen muchas calorías —agrega la Dra. Sabaté—. El chiste de comer frutos secos está en no exagerar e incorporarlos de forma prudente a un plan de alimentación saludable".

A pesar de que el principal tipo de grasa que contienen los frutos secos es saludable, es importante no comerlos en exceso. O bien, si se comen muchos la Dra. Sabaté recomienda disminuir el consumo de otros tipos de grasa menos saludables, como la mantequilla, las margarinas hidrogenadas y las meriendas (botanas, refrigerios, tentempiés) desprovistas de nutrientes como las papitas fritas y las galletitas (*cookies*).

CUALIDADES QUE COMBATEN EL CÁNCER

De la misma forma en que los frutos secos contienen unos compuestos que ayudan a prevenir las enfermedades cardíacas, también proporcionan otros que tal vez eviten el cáncer.

La nuez, por ejemplo, cuenta con un compuesto llamado ácido elágico que al parecer le hace la guerra al cáncer sobre varios frentes. "El ácido elágico es un buen antioxidante que incapacita a las moléculas de oxígeno dañinas llamadas radicales libres que según se sabe promueven el proceso canceroso", explica Gary D. Stoner, Ph.D., el director del programa de quimioprofilaxis del cáncer manejado por el Centro Integral del Cáncer de la Universidad Estatal de Ohio en Columbus. El ácido elágico también ayuda a eliminar la toxicidad de las sustancias potencialmente carcinogénicas y al mismo tiempo evita que las células cancerosas se dividan.

En un estudio científico se observó que la probabilidad de desarrollar cáncer del esófago se redujo en un 33 por ciento en un grupo de animales de laboratorio a los que se les dio ácido elágico además de una sustancia carcinogénica, en comparación con los que sólo recibieron el carcinógeno. En otro estudio se comprobó que la probabilidad de desarrollar tumores hepáticos disminuye en un 70 por ciento en los animales de laboratorio que reciben ácido elágico purificado. (Para más información sobre los radicales libres, vea la página 591).

Compuestos para un corazón compuestito

Una de las maravillosas cualidades de los frutos secos es que contienen varios compuestos que ayudan a mantener despejadas las arterias y aseguran que la sangre fluya sin problema alguno.

Un grupo de investigadores de la Universidad de Loma Linda descubrió que el consumo de frutos secos al parecer protege contra las enfermedades cardíacas. De hecho su descubrimiento se dio por casualidad cuando les pidieron a 26,000 miembros de la Iglesia de los adventistas del Séptimo Día —gente muy consciente de su salud— que indicaran la frecuencia con la que ingerían 65 alimentos.

Y resulta que a los adventistas les encantan los frutos secos. El 24 por ciento de los participantes los comían por lo menos cinco veces a la semana. En la población en general, por el contrario, sólo el 5 por ciento de las personas los consumen con la misma frecuencia. Los investigadores descubrieron que esta diferencia en el consumo de frutos secos se traduce en una enorme diferencia en cuanto al riesgo de sufrir enfermedades cardíacas. Con tan sólo comer frutos secos entre una y cuatro veces a la semana, el riesgo de morir de una enfermedad cardíaca relacionada con la obstrucción arterial resulta bajar en un 25 por ciento. El peligro se reduce a la mitad en las personas que los comen cinco veces a la semana o más.

Los investigadores no están seguros del tipo particular de fruto seco que más influye en este resultado. Algunos de los más populares del estudio eran el cacahuate (maní), la almendra y la nuez. (A pesar de que, hablando estrictamente, el cacahuate pertenece a la familia de las legumbres, desde el punto de vista alimenticio se parece a los frutos secos. De hecho en inglés a veces se le llama *groundnut* o "nuez de la tierra").

Pero los frutos secos prácticamente escurren grasa. ¿Cómo es que se la quitan a las arterias? "Con pocas excepciones, la mayoría de los frutos secos son ricos en grasas monoinsaturadas y poliinsaturadas —afirma la Dra. Sabaté— Cuando estos tipos de grasa reemplazan las grasas saturadas en la alimentación pueden ayudar a bajar el colesterol total así como el colesterol lipoproteínico de baja densidad (o *LDL* por sus siglas en inglés) malo para la salud". Al mismo tiempo, los frutos secos no afectan al nivel del colesterol lipoproteínico de alta densidad (o *HDL* por sus siglas en inglés), tan saludable para el corazón.

Otro componente por el que los frutos secos son tan buenos para el corazón es un aminoácido llamado arginina. El cuerpo convierte una parte de la arginina en óxido nítrico, un compuesto que ayuda a dilatar los vasos sanguíneos. De hecho actúa de forma muy parecida al fármaco nitroglicerina, el cual se utiliza para dilatar las arterias rápidamente y permitir que una mayor cantidad de sangre llegue al corazón. Al parecer el óxido nítrico asimismo evita que las plaquetas de la sangre se peguen entre sí, lo cual también reduce el riesgo de sufrir enfermedades cardíacas.

"Los frutos secos también son ricos en vitamina E, la cual tal vez evite que el colesterol LDL se oxide", afirma la Dra. Sabaté. El proceso de oxidación hace que el colesterol se adhiera más fácilmente a las paredes de las arterias y termine por cerrarle el paso a la sangre. Los frutos secos contienen más vitamina E que cualquier otro alimento, a excepción de los aceites. La almendra y la nuez son particularmente valiosas en este sentido. Un tercio de taza de cualquiera de estos frutos secos cuenta con unas 12 unidades internacionales de vitamina E, lo cual corresponde al 40 por ciento de la Cantidad Diaria Recomendada (o *DV* por sus siglas en inglés).

Además, los frutos secos proporcionan generosas cantidades de cobre y magnesio, dos minerales que también son muy buenos para el corazón. Al parecer el magnesio regula el colesterol y la presión sanguínea al igual que los ritmos cardíacos, mientras que el cobre tal vez reduzca el colesterol.

SE COMPLETA LA CARGA ALIMENTICIA

Todos los frutos secos son muy ricos en proteínas y la mayoría ofrecen una generosa cantidad de vitaminas y minerales así como de fibra dietética.

El cacahuate no destaca por sus poderes curativos, pero entre todos los frutos secos es el que más proteínas proporciona; ⅓ taza ofrece más de 11 gramos, el 22 por ciento de la DV. Se trata de más proteínas que las contenidas en la misma cantidad de carne de res o pescado. Mejor aún, la proteína del cacahuate es completa, lo cual significa que brinda todos los aminoácidos esenciales que necesitamos. El coquito del Brasil (castaña de Pará), la nuez de la India (anacardo, semilla de cajuil, castaña de cajú), la nuez y la almendra también son buenas fuentes de proteínas, pues ⅓ taza de cualquiera de estos frutos secos contiene por lo menos 6 gramos, el 12 por ciento de la DV.

Además, todos los frutos secos son una buena fuente de fibra. Una ración de ⅓ taza suele contar con entre 1 y 2 gramos, cantidad equivalente a la que se encuentra en una ración semejante del cereal de caja *Cheerios*. Dos de los frutos secos más ricos en fibra son el pistache (casi 5 gramos por ⅓ taza, prácticamente el 20 por ciento de la DV) y la almendra (un poco más de 6 gramos, más o menos el 24 por ciento de la DV).

Nota: Si no reconoce algún término usado en este capítulo, vea el glosario en la página 711.

Merienda (botana, refrigerio, tentempié) de cereal y almendras con especias

1   **clara de huevo**

1½   **cucharaditas de sazonador tipo *Cajun***

1   **cucharadita de salsa *Worcestershire***

½   **cucharadita de ajo en polvo**

1   **cucharadita de agua**

2   **tazas de cereal de trigo integral en cuadritos**

1½   **tazas de almendras enteras**

Por ⅓ taza

calorías	**163**
grasa total	**11.4 g**
grasa saturada	**1.1 g**
colesterol	**0 mg**
sodio	**146 mg**
fibra dietética	**2.9 g**

Precaliente el horno a 300°F (150°C). Rocíe una bandeja de hornear con aceite antiadherente en aerosol.

Ponga la clara de huevo, el sazonador tipo *Cajun*, la salsa *Worcestershire*, el ajo en polvo y el agua en un tazón (recipiente) grande y bata todos los ingredientes a mano hasta que queden bien mezclados. Incorpore el cereal y las almendras hasta recubrirlos perfectamente con la mezcla de especias.

Extienda la mezcla de manera uniforme sobre la bandeja de hornear ya preparada y hornéela por 30 minutos o hasta que esté bien dorada y crujiente. Deje que se enfríe y guárdela en una lata o un frasco hermético.

Para aproximadamente 3⅓ tazas

Aderezo de nuez y pimiento rojo para pasta

⅔ **taza de nuez picada**

⅔ **taza de pimiento (ají, pimiento morrón) rojo asado y picado**

2 **dientes de ajo, picados en trocitos**

2 **cucharadas de perejil fresco picado en trocitos**

⅛ **cucharadita de sal**

⅛ **cucharadita de pimienta roja molida**

POR ⅓ TAZA

calorías	**149**
grasa total	**12.7 g**
grasa saturada	**1.2 g**
colesterol	**0 mg**
sodio	**240 mg**
fibra dietética	**1.4 g**

Ponga la nuez picada en una sartén anti-adherente grande y tuéstela a fuego mediano por 1 ó 2 minutos, sacudiendo la sartén con frecuencia, hasta que quede bien tostada y aromática.

Agregue el pimiento asado, el ajo, el perejil, la sal y la pimienta roja. Deje todos los ingredientes al fuego por 3 minutos, revolviéndolos con frecuencia, hasta que estén bien calientes. Si la mezcla empieza a pegarse a la sartén agréguele un poco de agua.

Para 1⅓ tazas

Consejos de cocina: Este aderezo se conserva por 1 semana como máximo en un recipiente cubierto en el refrigerador. Recaliéntelo antes de mezclarlo con la pasta cocida.

Si va a usar pimientos rojos asados de un frasco, escúrralos y lávelos. Séquelos cuidadosamente con toallas de papel antes de agregarlos a la sartén.

Fumar
Alimentos protectores para fumadores

Aparentemente los fumadores evitan revisar los melones o ponerse a escoger tomates en el supermercado. Los expertos no saben cuál es la razón, pero no comen la misma cantidad de frutas y verduras que los no fumadores. No obstante, los estudios científicos han demostrado que entre más frutas y verduras comen, más probabilidades tienen de salvarse de los estragos causados por las tres grandes amenazas a las que se enfrentan: las enfermedades cardíacas, el derrame cerebral y el cáncer.

No es necesario comer racimos enteros de plátanos amarillos (guineos, bananas) ni toda una cacerola de coles (repollitos) de Bruselas para cosechar los beneficios de estos alimentos. Una sola fruta o una sola ración de verduras al día reduce un poco el riesgo de sufrir cáncer del pulmón; nueve raciones diarias o más influyen de manera significativa.

Hay dos razones por las cuales las frutas y las verduras deben ser una prioridad de los fumadores. En primer lugar están llenas de antioxidantes, unos poderosos nutrientes que protegen el cuerpo contra algunas enfermedades ligadas al hábito de fumar, como las cardíacas y el cáncer. Además, estos alimentos contienen un montón de fitonutrientes, unos compuestos vegetales prometedores en cuanto a la prevención e incluso el tratamiento de esos males.

Desde luego incluso un abundante consumo de frutas y verduras no compensa toda una cajetilla diaria de cigarrillos. La única forma de disminuir realmente el riesgo de sufrir las enfermedades ligadas al hábito de fumar es dejando de hacerlo. No obstante, ya sea que alguien haya dejado de fumar hace poco o piense hacerlo muy pronto, en el ínterin las frutas y las verduras lo protegerán bastante.

EL PRINCIPAL PELIGRO

Los plátanos amarillos se ponen cafés. Los aceites de cocina se vuelven rancios. Nuestros cuerpos se descomponen con el tiempo. ¡Qué horror! No se trata de un pensamiento muy bonito. En todos los casos mencionados los daños se deben a la misma causa: unas moléculas altamente reactivas y peligrosas llamadas radicales libres. (Para más información sobre los radicales libres, vea la página 591).

A pesar de que los radicales libres ocurren de forma natural, se multiplican muchísimo por factores como la contaminación y el humo de los cigarrillos.

Cuando son muchos pueden provocar afecciones ligadas a la edad, como enfermedades cardíacas y cáncer.

LA LÍNEA DEFENSIVA

A pesar del potencial de los radicales libres para causar estragos, la naturaleza nos ha brindado una poderosa defensa: los antioxidantes. Algunos antioxidantes se encuentran de forma natural en el cuerpo humano en forma de enzimas y otros compuestos. Otros provienen de los alimentos, particularmente de las frutas y verduras frescas.

Una protección óptima

El Departamento de Agricultura de los Estados Unidos recomienda que comamos por lo menos cinco raciones de frutas y verduras al día. No obstante, el humo del tabaco elimina los valiosos nutrientes del cuerpo, por lo que los fumadores "deben comer por lo menos el doble", indica el nutriólogo James Scala, Ph.D.

Lo mejor siempre va a ser comer una amplia variedad de frutas y verduras. No obstante, se ha descubierto que algunos alimentos ofrecen más protección que otros.

Alimentos de soya. El tofu, el *tempeh* y otros alimentos derivados de la soya contienen muchas sustancias anticancerígenas, como genisteína e inhibidores de la proteasa. En el Japón, donde la gente come grandes cantidades de soya, más del 60 por ciento de los hombres mayores de 20 años fuman. Sin embargo, el índice de cáncer del pulmón es mucho menor que en los Estados Unidos, indica el farmacéutico Earl Mindell, R.Ph., Ph.D., profesor de Nutrición en la Universidad Occidental del Pacífico en Los Ángeles.

Cítricos. Un solo cigarrillo destruye entre 25 y 100 miligramos de vitamina C, según el Dr. Mindell. "Sería buena idea comer una fruta o verdura rica en vitamina C por cada cigarrillo que se fume", sugiere el experto.

Crucíferas. El brócoli, la coliflor y otros miembros de esta familia vegetal contienen unos compuestos llamados indoles e isotiocianatos. Los estudios de laboratorio han demostrado que retardan el crecimiento del cáncer.

Fresas, uvas y cerezas. Estas frutas son ricas en ácido elágico, un fitoquímico que, según se ha demostrado, destruye los hidrocarburos, unas sustancias químicas potencialmente carcinogénicas presentes en el humo del cigarrillo.

Tomates. En el interior del tomate hay una sustancia llamada licopeno, que tiene poderosas capacidades antioxidantes. De hecho el tomate parece proteger más contra el cáncer que otras frutas o que las verduras verdes.

Los antioxidantes revisten una importancia particular para los fumadores. Según Gary E. Hatch, Ph.D., toxicólogo investigador de la división de Toxicología Pulmonar de la Agencia para la Protección Ambiental, el cuerpo extrae antioxidantes de la sangre y se los lleva a los pulmones en un valeroso esfuerzo por neutralizar los daños causados por los radicales libres. "Las células en los pulmones de un fumador están llenas de muchos más antioxidantes que las de alguien que no fuma —explica el experto—. Los antioxidantes están tratando de proteger las vías respiratorias contra el ataque de estas sustancias químicas nocivas".

Algunos antioxidantes que se han ligado a un índice más bajo de cáncer son el betacaroteno, las vitaminas C y E y el mineral selenio.

El betacaroteno. Las frutas y verduras anaranjadas y amarillas, como el albaricoque (chabacano, damasco), el cantaloup (melón chino), la zanahoria, la calabaza (calabaza de Castilla) y el *squash*, contienen betacaroteno en abundancia. Este nutriente al parecer protege contra los "cánceres de los fumadores", que son los de colon, riñón, piel y pulmón, según lo indica el nutriólogo James Scala, Ph.D. Un sinnúmero de estudios han demostrado que un bajo nivel de betacaroteno implica un mayor riesgo de sufrir cáncer, incluyendo el de pulmón.

La vitamina C. La vitamina C se halla en la fresa, la papaya (fruta bomba, lechosa), los cítricos y otros muchos alimentos. Se ha observado que protege contra diversos tipos de cáncer al igual que contra las enfermedades cardíacas y el derrame cerebral. Así lo afirma el farmacéutico Earl Mindell, R.Ph., Ph.D., profesor de Nutrición en la Universidad Occidental del Pacífico en Los Ángeles.

La vitamina E. Este nutriente se concentra en el germen de trigo y el aceite de germen de trigo. Ayuda a conservar intactas las paredes celulares, de modo que a los radicales libres merodeadores les cuesta más trabajo introducirse. El Dr. Scala opina que su capacidad para neutralizar los radicales libres es aún más importante.

El selenio. El selenio se halla en la mayoría de las frutas y verduras, particularmente el ajo, la cebolla y otras verduras de bulbo. Colabora con la vitamina E para neutralizar a los radicales libres.

LA FRESCURA PROTEGE

Cada vez hay más pruebas sólidas de que las personas que comen muchas frutas y verduras frescas corren menos riesgo de desarrollar cáncer del pulmón o de otro tipo, en comparación a quienes consumen una menor cantidad de estos alimentos.

En un estudio llevado a cabo en el Japón, por ejemplo, los investigadores encontraron que el riesgo de tener cáncer del pulmón se reduce más o menos en un 36 por ciento en los hombres que comen verduras crudas todos los días. Comer fruta diariamente disminuye este riesgo en un 55 por ciento.

Los beneficios incluso alcanzan a los fumadores. Si estos comen fruta, verduras crudas o bien verduras verdes todos los días, su riesgo de sufrir cáncer del pulmón baja en un 59, un 44 y un 52 por ciento, respectivamente.

Las cualidades de estos alimentos no sólo abarcan al cáncer del pulmón. El elevado consumo de frutas y verduras ha sido ligado a una disminución en el riesgo de sufrir prácticamente cualquier tipo de cáncer.

PROTECCIÓN DE SEGUNDA MANO

No sólo los fumadores necesitan protección alimenticia extra. Las investigaciones han demostrado que el humo de segunda mano puede ser peligroso para quienes viven o trabajan al lado de los aficionados a los cigarrillos. De acuerdo con un estudio encabezado por Susan Taylor Mayne, Ph.D., directora adjunta de prevención del cáncer y estudios de control en el Centro Yale del Cáncer, 1½ raciones adicionales de frutas o verduras crudas y frescas al día pueden hacer que el riesgo de sufrir cáncer del pulmón causado por el humo de segunda mano disminuya hasta en un 60 por ciento.

"Comer frutas y verduras está ligado a una disminución en el riesgo, sin importar la cantidad de humo pasivo a la que estén expuestos los no fumadores", indica la Dra. Mayne. Algunas opciones particularmente buenas son el cantaloup, la zanahoria y el brócoli, los cuales están llenos de betacaroteno.

Nota: Si no reconoce algún término usado en este capítulo, vea el glosario en la página 711.

Gases intestinales
Cómo evitar las emanaciones

Es un hecho conocido en todo el mundo que al digerir nuestros alimentos comunes se crea o produce en las entrañas de los seres humanos una gran cantidad de gases". —Benjamín Franklin.

El Dr. Franklin quiso decir con esto que la mayoría de nosotros, nos guste o no, tendremos gases intestinales de vez en cuando. Los gases se crean siempre cuando los alimentos se descomponen en el tracto digestivo. Son una parte normal de la digestión.

Algunos alimentos producen más gases que otros, por supuesto. Los frijoles (habichuelas) y otros alimentos vegetales con un alto contenido de carbohidratos tienen fama por la cantidad de gases que producen. Esto se debe a que el proceso de digestión no los descompone por completo. Cuando pequeñas partículas de carbohidratos pasan a la parte inferior del intestino las bacterias entran en acción y se ponen a comer, lo cual produce muchos gases. Estos gases tienen que irse a alguna parte y terminan saliendo, entre 14 y 23 veces al día.

Desde luego los alimentos vegetales no son los únicos que causan problemas. Casi todo lo que comemos potencialmente puede producir gases por lo menos en algunas ocasiones. A continuación hablaremos de algunas causas comunes de los gases intestinales, además de incluir sugerencias para controlarlos.

La escasez de enzimas

La mayoría de los niños pueden tomar leche y comer queso durante todo el día sin que les pase nada, pero muchos adultos ya no producen una cantidad suficiente de la enzima (lactasa) que hace falta para digerir completamente el azúcar (la lactosa) presente en los productos lácteos. Cuando la lactosa sin digerir entra a la parte inferior del intestino se empieza a fermentar y provoca gases, según el Dr. Marvin Schuster, director del Centro Marvin M. Schuster para Trastornos Digestivos y de la Motilidad Digestiva en el Centro Médico Johns Hopkins Bayview de Baltimore, Maryland.

Aunque ya no sea posible tomar dos o tres vasos, la leche probablemente se pueda disfrutar en cantidades menores sin ningún problema. En un estudio realizado por un grupo de investigadores de la Universidad de Minnesota en Minneapolis se observó que las personas son capaces de beber hasta 8 onzas (240 ml) de leche al día sin sufrir gases intestinales. Además, si la leche se toma junto con las comidas es mucho menos probable que provoque gases que cuando se toma sola.

Otra forma de saborear la leche sin molestias es comprando leche de lactosa reducida, en la cual el contenido de lactosa se reduce en un 70 por ciento en comparación con la leche normal. De esta manera se obtienen los beneficios de la leche sin sus contratiempos. También es posible tomar suplementos de lactasa, que le facilitan al cuerpo digerir la lactosa de los productos lácteos.

Incluso las personas que no toleran la leche muchas veces pueden disfrutar el yogur preparado con cultivos vivos. Este tipo de yogur contiene bacterias que ayudan a descomponer el azúcar problemática. Y entre más ayuda se obtenga con la digestión, menos probabilidad hay de que se produzcan gases intestinales.

TAMBIÉN LA FIBRA LOS FABRICA

Todos sabemos la importancia que tiene incluir más fibra en la alimentación. Desafortunadamente la misma fibra que baja el colesterol y protege contra las enfermedades cardíacas también se encarga de producir grandes cantidades de gases intestinales. Así sucede particularmente cuando apenas se empiezan a comer más alimentos ricos en fibra.

"Si la fibra se agrega demasiado rápido el cuerpo no es capaz de recibirla adecuadamente —dice el Dr. Schuster—. El estadounidense común sólo consume unos 12 gramos de fibra al día. Si esta cantidad de repente se duplica habrá muchos gases".

Para cosechar los beneficios de la fibra sin los gases es buena idea irla agregando a la alimentación poco a poco, según sugiere la Dra. Marie Borum, profesora adjunta de Medicina en el Centro Médico de la Universidad George Washington en Washington, D. C. Por ejemplo, es posible cambiar los espaguetis normales por espaguetis integrales, los cuales proporcionan 2 gramos adicionales de fibra por cada ración de media taza. Media taza de corazones de alcachofa cocidos ofrece más de 4 gramos de fibra, y la misma cantidad de habas blancas (*lima beans*) agrega casi 5 gramos. De acuerdo con la Dra. Borum, si los alimentos ricos en fibra se van introduciendo a la alimentación diariamente y en forma gradual a lo largo de un período de entre cuatro y seis semanas es menos probable que haya un problema de gases.

ALGUNOS DATOS SOBRE LO DULCE

A veces simplemente no hay opciones. Muchas personas padecen gases intestinales cuando comen un alimento dulce, como galletitas (*cookies*) o helado. Pero cuando recurren a dulces o chicles sin azúcar para controlar esos antojos de todas formas padecen gases. ¿Por qué?

Resulta que el chicle y los dulces sin azúcar producen gases, según afirma la Dra. Borum. Contienen edulcorantes artificiales como sorbitol, xilitol o manitol, que al cuerpo le cuesta trabajo digerir. Estas sustancias sirven para bajarle a las calorías, pero a veces también producen grandes cantidades de gases intestinales.

Los edulcorantes naturales tampoco carecen de problemas. La fructosa, un azúcar que se halla en la miel, la fruta y los jugos, por ejemplo, frecuentemente produce gases. No hace falta mucha fructosa para causar problemas. En un estudio, un grupo de investigadores griegos encontró que tan sólo 1½ cucharadas de miel bastan para producirles gases a algunas personas.

De acuerdo con la Dra. Borum, definitivamente no es buena idea eliminar la fruta de la alimentación. No obstante, si se tiene un problema de gases tal vez sea preferible evitar las fuentes más concentradas de fructosa, como la miel o los jugos.

Nota: Si no reconoce algún término usado en este capítulo, vea el glosario en la página 711.

GOTA
Protección contra las purinas

Es muy probable que todos los que lean este capítulo tengan gota, sospechen que la tienen o conozcan a alguien que la tiene. Es como un gran club del que en realidad nadie quiere formar parte.

La gota es una forma de artritis en la que unos fragmentos de ácido úrico parecidos a cristales pinchan las articulaciones, lo cual provoca un agudo dolor. En algunos casos resulta insoportable hasta el peso de una simple frazada (cobija, manta, frisa) sobre el dedo gordo del pie inflamado. La gota también puede venir acompañada de fiebre y escalofríos cuando el sistema inmunitario trata de combatirla.

La gota afecta a más o menos un millón de personas en los Estados Unidos. Según los médicos se está haciendo más frecuente conforme la población envejece. La mayoría de los enfermos de gota son hombres mayores de 40 años y con sobrepeso, pero también la padecen las mujeres.

LA AMENAZA DEL ÁCIDO

El ácido úrico que causa la gota es una parte normal del metabolismo. Nuestros cuerpos producen ácido úrico al descomponer unos subproductos proteínicos llamados purinas.

Normalmente el ácido úrico se disuelve en la sangre, lo filtran los riñones y se expulsa del cuerpo a través de la orina. No sucede así en los enfermos de gota. Debido, quizá, a algún problema de su metabolismo, o producen demasiado ácido úrico o les cuesta trabajo deshacerse de él. Con el tiempo el exceso de ácido se condensa para formar unos cristalitos afilados que se alojan en las articulaciones y el tejido conjuntivo alrededor de estas, lo que provoca inflamaciones y dolor, según explica el Dr. Doyt Conn, vicepresidente sénior de asuntos médicos de la Fundación para la Artritis en Atlanta, Georgia. El dedo gordo del pie es el blanco preferido de los ataques de gota, pero también puede lanzar su primer golpe contra los tobillos, las rodillas, las manos o los hombros.

La gota es engañosa, porque los ataques a veces están separados por largos períodos de tiempo sin síntomas aparentes. Cuando efectúa su golpe por lo común lo hace de noche; si no se recibe ningún tratamiento, el dolor puede alargarse durante varios días o incluso semanas. A quien le toca una vez seguramente le dará de nuevo. La mitad de las personas que han sufrido un ataque

Un mal que afecta a más y más mujeres

Durante mucho tiempo la gota fue una enfermedad de hombres, pero muy a su pesar son cada vez más las mujeres que también la sufren.

Aproximadamente el 20 por ciento de las personas gotosas en los Estados Unidos son mujeres, y la gran mayoría de estas ya pasaron de la menopausia. ¿Por qué?

Los médicos sospechan que el estrógeno ayuda a evitar la acumulación de ácido úrico en la sangre, según afirma el Dr. Doyt Conn, vicepresidente sénior de asuntos médicos de la Fundación para la Artritis en Atlanta, Georgia. Este escudo se pierde durante la menopausia, cuando baja el nivel de estrógeno de las mujeres. Conforme envejezca el vasto número de mujeres que nacieron inmediatamente después de la Segunda Guerra Mundial, con toda seguridad aumentará el índice de gota.

"Las mujeres que sufren ataques de gota tienden a tener sobrepeso y muchas veces hipertensión (presión arterial alta), además de tomar diuréticos", agrega el Dr. Conn.

padecen otro en menos de un año; las tres cuartas partes, dentro de los cinco años siguientes.

El dolor no es lo único por lo que hay que preocuparse. De no recibir ningún tratamiento, los ataques de gota muchas veces se vuelven más frecuentes e intensos. Al término de unos 10 años es posible que se empiecen a formar depósitos de cristales de ácido úrico, llamados tofos, alrededor de alguna articulación y en el cartílago de otras partes del cuerpo. Los tofos a veces se distinguen a simple vista debajo de la piel, particularmente cuando aparecen en el oído externo. Si se dejan sin tratar, estos depósitos van creciendo gradualmente y pueden paralizar una articulación de manera irreversible. Además, las personas gotosas tienen una mayor probabilidad de desarrollar cálculos renales de ácido úrico.

No hay más cura para la gota que los medicamentos que sólo la controlan. Sin embargo, los enfermos de gota también cuentan con otras armas. De acuerdo con el Dr. Conn, bajar de peso, alimentarse correctamente, reducir el consumo de alcohol y tomar mucha agua son medidas que ayudan a bajar el nivel de ácido úrico y a disminuir el riesgo de un ataque.

El peso de la prevención

Controlar el peso es muy importante para las personas que tienen gota, porque la obesidad se ha ligado a elevados niveles de ácido úrico en la sangre. Sin embargo, los regímenes (dietas) drásticos y los ayunos no resuelven nada, ya que de hecho pueden aumentar el nivel de ácido úrico. Perder peso de forma lenta y constante no sólo es mejor para la salud en general sino también la manera más segura de controlar la gota, según el Dr. Conn.

En un estudio realizado por la Universidad Johns Hopkins en Baltimore, Maryland, los investigadores realizaron el seguimiento de 1,200 estudiantes de Medicina durante más de 30 años. Encontraron que quienes habían subido más de peso al iniciar la edad adulta (cuando la mayoría de las personas aumentan un poco) enfrentaban el mayor riesgo de desarrollar gota más adelante en sus vidas. De hecho se ha demostrado que incluso un pequeño aumento de peso —de 6 a 10 libras (2.5–4.5 kg)— entre los 25 y los 35 años de edad casi duplica el riesgo de desarrollar gota.

Todos sabemos que es mucho más fácil evitar subir de peso que bajar de peso más adelante. Para prevenir la gota en el futuro es muy importante controlar el peso de antemano.

ALIVIO A TRAVÉS DE LOS ALIMENTOS

En el pasado, lo único que podía hacerse contra la gota era eliminar la purina de la alimentación. Esta terapia no funcionaba muy bien y con frecuencia hacía muy aburrida la comida, según comenta Donna Weihofen, R.D., una dietista clínica del Hospital y Clínicas de la Universidad de Wisconsin en Madison.

"Sólo elimine los alimentos más altos en purinas —sugiere Weihofen—. Eso mejorará los efectos de los medicamentos y tal vez evite algunos de los síntomas graves". Algunos de los alimentos con el más alto contenido de purinas son las vísceras —como el hígado, el riñón y las mollejas— así como las sardinas, las anchoas, la caballa (macarela, escombro), el espárrago, los hongos y los frijoles (habichuelas).

Además de reducir los alimentos ricos en purinas es buena idea asegurarse de sólo tomar alcohol con moderación. La cerveza, el vino y otras bebidas alcohólicas aumentan el riesgo de gota de dos formas: incrementan la producción de ácido úrico por parte del cuerpo y afectan a la capacidad de los riñones para deshacerse de él. También es buena idea olvidarse de los vinos tintos espesos como el Oporto y el vino de Madeira, porque son los que más purinas contienen.

Por otra parte, según Weihofen una mayor cantidad de agua en el organismo diluye el ácido úrico en el torrente sanguíneo, lo cual ayuda a evitar que se formen cristales. Los refrescos (sodas) y los jugos de fruta pueden ayudar, pero en realidad la mejor opción es el agua, porque pasa por el cuerpo rápidamente sin agregar azúcares innecesarios. La dietista recomienda tomar por lo menos 10 ó 12 vasos de agua al día.

Nota: Si no reconoce algún término usado en este capítulo, vea el glosario en la página 711.

La supercereza

Las cerezas se han utilizado para tratar la gota por lo menos desde los años 50. El primer caso registrado de este tratamiento fue el de un texano llamado Ludwig W. Blau, Ph.D., a quien un dedo gordo gotoso del pie obligaba a utilizar una silla de ruedas. El Dr. Blau informó, a través de una revista médica de Texas, que un régimen de alimentación que incluía seis cerezas diarias muy pronto le había permitido caminar nuevamente. Además, apuntó que su médico probó el método de las cerezas con 12 pacientes y con todos obtuvo resultados igualmente positivos.

¿Funcionan las cerezas? No hay pruebas científicas de que así sea, pero algunas personas juran que es cierto. En una encuesta realizada por la revista *Prevention en Español*, unas 700 personas dijeron que habían probado las cerezas para tratar la gota, y más o menos el 67 por ciento indicó que experimentó una mejoría.

El jugo de cereza negra supuestamente tiene el mismo efecto, según afirma Steve Schumacher, un kinesiólogo en Louisville, Kentucky. "Debo decir que de todos los remedios que he utilizado con personas con diversos problemas de salud, este ha tenido éxito con todo mundo", señala Schumacher.

En su libro *Natural Prescriptions* (Recetas naturales), el Dr. Robert M. Giller indica que la cereza (y otras bayas rojas y azul oscuro) es rica en compuestos que ayudan a evitar la destrucción del colágeno. El cuerpo utiliza el colágeno para formar el tejido conjuntivo, dañado por la gota.

A algunas personas, según recomienda en su libro, media libra (225 g) de cerezas (aproximadamente 34) al día durante una semana les ayudarán a aliviar sus síntomas.

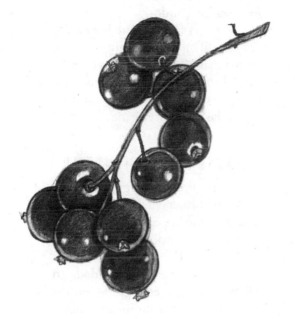

GROSELLAS
Prevención poco común

Poderes curativos
Protegen contra el cáncer

Evitan el estreñimiento

Reducen el colesterol

Disminuyen el riesgo de sufrir
enfermedades cardíacas

A los ingleses les encantan las mermeladas de grosella. Los franceses muestran un especial gusto por el licor de grosella negra. En Alemania se toma mucho jugo de grosella (*currant*). Y hasta principios del siglo XX también se consumía mucha grosella fresca, además de mermeladas y salsas de grosella, en los Estados Unidos.

¿Qué acabó con nuestro gusto por la grosella? A comienzos del siglo XX, el Departamento de Agricultura de los Estados Unidos prohibió su cultivo porque los arbustos alojaban a un hongo que estaba destruyendo el pino blanco. A pesar de que la prohibición se levantó en los años 60, en realidad nunca recuperamos el gusto.

A menos que se tenga la suerte de contar con un grosellero en el jardín de la casa, actualmente la grosella fresca es tan rara en los Estados Unidos como la nieve en el mes de julio. No hay que dejarse engañar por la "grosella" negra que se vende en los supermercados; en realidad se trata de uva crespa. De hecho la confusión empieza por el nombre, pues en inglés se le dice *currant* tanto a la grosella como a la uva crespa e incluso a la pasa de Corinto. La grosella y la uva crespa pertenecen a la misma familia botánica. La grosella puede ser roja, rosa, amarilla, blanca verdosita o negra, mientras que la uva crespa es negra solamente. La pasa de Corinto, por su parte, no tiene nada que ver con las otras dos. Se trata de una pasa pequeñita sin semilla que se hace de la uva tipo *zante* originaria de

En la cocina

La grosella es muy ácida, por lo que rara vez se come al natural. Sin embargo, hay varias formas de endulzar estas bayas para aprovechar sus beneficios.

- Al igual que el arándano agrio (*cranberry*), la grosella se convierte en una salsa perfecta para darles mayor interés a los platos de carne. No obstante, es un poco más dulce que el arándano agrio, por lo que no hace falta prepararla con tanta azúcar.
- La grosella aporta una rica y refrescante acidez a las ensaladas de frutas. Y el plato se verá aún más bonito si se combinan grosellas rojas, blancas y negras.
- Para preparar un postre de grosella, la fruta se sirve en un platito hondo y se remata con azúcar y un poquito de crema ligera.

la región griega de Corinto, aunque actualmente también se cultiva en los Estados Unidos.

Es una lástima que la grosella sea tan difícil de conseguir, porque es una magnífica fuente de vitamina C y de fibra. Además, ofrece un compuesto dotado de un enorme potencial anticancerígeno.

UN ARSENAL ALIMENTICIO

A pesar de que la grosella es sumamente rica en vitaminas —media taza de grosella negra, por ejemplo, contiene 101 miligramos de vitamina C, el 168 por ciento de la Cantidad Diaria Recomendada (o *DV* por sus siglas en inglés)—, no es por eso por lo que los investigadores están emocionados. La gran noticia es que esta baya contiene un compuesto llamado ácido elágico, el cual promete impedir el cáncer desde antes de que se dé siquiera.

El ácido elágico pertenece a una familia de compuestos que se conocen como polifenoles, los cuales se dedican a combatir las enfermedades. (La frambuesa, la fresa y la uva también contienen polifenoles). En diversos estudios de laboratorio se ha demostrado que el ácido elágico es un poderoso antioxidante, lo cual significa que ayuda a neutralizar a los radicales libres, unas moléculas dañinas de oxígeno a las que les faltan electrones, según indica Gary D. Stoner, Ph.D., el director del programa de quimioprofilaxis del cáncer manejado por el Centro Integral del Cáncer de la Universidad Estatal de Ohio en Columbus. Al tratar de reemplazar los electrones que les faltan, los radicales libres les quitan electrones a las células sanas y producen cambios celulares que pueden conducir al cáncer. (Para más información sobre los radicales libres, vea la página 591).

También se ha probado que el ácido elágico bloquea los efectos de las sustancias químicas carcinogénicas en el cuerpo, además de estimular la actividad de las enzimas que combaten el desarrollo del cáncer. Este doble ataque hace del compuesto un poderoso aliado para evitar esta enfermedad.

Los médicos no están seguros de la cantidad de grosellas que se tendrían que comer para cosechar todos sus beneficios. El Dr. Stoner supone que entre cuatro y seis raciones diarias de diversas frutas (incluyendo la grosella) y verduras bastan para reducir considerablemente el riesgo de desarrollar cáncer.

La digestión y otros detalles

Al igual que la mayoría de las bayas, la grosella es rica en fibra; todas las variedades importantes —la negra, la roja y la blanca— proporcionan aproximadamente 2 gramos de fibra, o sea, el 8 por ciento de la DV. Además de controlar

---

Chutney de grosella

2 tazas de grosella roja fresca

2 tazas de tomate verde picado

2 tazas de manzana ácida picada

1 taza de cebolla picada

½ taza de miel

½ taza de vinagre de manzana

2 cucharaditas de ajo picado en trocitos

2 cucharaditas de semilla de mostaza café

1 chile (ají, pimiento) serrano, picado en trocitos (use guantes de plástico al tocarlo)

1 cucharadita de jengibre fresco rallado

1 limón verde (lima)

POR ¼ TAZA

calorías	**63**
grasa total	**0.3 g**
grasa saturada	**0 g**
colesterol	**0 mg**
sodio	**4 mg**
fibra dietética	**1.6 g**

Ponga la grosella, el tomate, la manzana, la cebolla, la miel, el vinagre, ½ taza de agua, el ajo, la semilla de mostaza, el chile y el jengibre en una cacerola grande y deje que rompa a hervir a fuego mediano-alto.

Pique el limón verde en 4 trozos a lo largo. Pique cada trozo horizontalmente en rodajas delgadas y agréguelas a la cacerola. Baje el fuego a mediano-lento. Deje que la mezcla hierva suavemente por 15 ó 20 minutos o hasta que la manzana esté cocida y la mezcla se haya espesado un poco.

Deje enfriar el *chutney* y guárdelo por varios días en un recipiente tapado en el refrigerador para que su sabor se intensifique.

Para 4 tazas

Consejos de cocina: En un recipiente tapado, el chutney se conserva por varias semanas en el refrigerador o por varios meses en el congelador.

Sírvase con pechuga de pavo asada a la parrilla o al horno, muslos de pollo o filete (tenderloin) de cerdo.

---

problemas digestivos como el estreñimiento y las hemorroides (almorranas), la fibra ayuda a evitar problemas más graves de la salud como el colesterol alto y las enfermedades cardíacas.

De hecho, un estudio que abarcó a 21,930 hombres finlandeses observó que un aumento de tan sólo 10 gramos en su consumo diario de fibra bastó para reducir su riesgo de morir de una enfermedad cardíaca en un 17 por ciento. Una o dos raciones de grosella al día, además de otras frutas y verduras, proporcionan toda la fibra que necesitamos para que nuestra circulación se mantenga en excelentes condiciones.

Cómo maximizar sus poderes curativos

Recorra la carretera. El único problema de la grosella fresca es que es muy difícil de encontrar. Ya que la mayoría de los supermercados no la venden, lo mejor es darse una vuelta por los puestos a las orillas de la carretera o los mercados de agricultores. A veces ahí se ofrecen pequeñas cantidades de esta fruta que sólo se cultiva en huertas pequeñas.

Cuídelas. Si se tiene la suerte de encontrar grosellas frescas hay que hacer que duren. Las bayas se mantienen frescas por dos o tres días si se guardan en un recipiente hermético en el refrigerador. O bien se pueden congelar para comerse durante todo el año.

Nota: Si no reconoce algún término usado en este capítulo, vea el glosario en la página 711.

HEMORROIDES
Adiós a las almorranas

A veces la ida al baño, por muy natural que sea, se convierte en un suplicio. Se tienen ganas, pero cuesta más trabajo del que uno quisiera. Así que hay que esforzarse. Y esforzarse un poco más. Este esfuerzo ejerce mucha presión sobre algunas venitas del ano y del recto, las cuales se hinchan y se estiran hasta perder su forma original. El resultado es una afección a veces dolorosa pero muy común conocida como hemorroides (almorranas). En vista de que en la mayoría de los casos las hemorroides se deben al esfuerzo para hacer de vientre, la mejor forma de prevenirlas es haciendo que el excremento sea más fácil de pasar, en opinión del Dr. Marvin Schuster, director del Centro Marvin M. Schuster para Trastornos Digestivos y de la Motilidad Digestiva en el Centro Médico Johns Hopkins Bayview de Baltimore, Maryland. Y la mejor forma de lograr esta meta es con los alimentos correctos.

MÁS VOLUMEN PARA EL VIENTRE

Según el Dr. Schuster, la razón por la que tantas personas en los Estados Unidos tienen hemorroides es que el consumo promedio de fibra en este país son 12 gramos diarios, un total muy inferior a la Cantidad Diaria Recomendada (o *DV* por sus siglas en inglés) de 25 gramos. La fibra es importante porque agrega volumen y peso al excremento, de modo que este pase más fácilmente. Los estudios científicos han demostrado, de hecho, que las hemorroides son mucho menos frecuentes entre las personas que comen muchos alimentos ricos en fibra que entre quienes la consumen menos.

No es difícil aumentar el consumo de fibra a través de la alimentación, según agrega el Dr. Schuster. Cinco o más raciones diarias de frutas y verduras y seis raciones de panes o cereales integrales o bien de legumbres le proporcionan al tracto digestivo toda la fibra que necesita para trabajar sin ningún problema.

LA UTILIDAD DE LA HUMEDAD

¿Cómo se sentiría comer unas cuantas galletas saladas *saltines* sin tomar un poco de agua? Estarían muy secas y difíciles de tragar, ¿verdad? Pues algo semejante ocurre cuando el tracto digestivo intenta procesar la comida sin contar con líquidos suficientes, de acuerdo con la Dra. Marie Borum, profesora adjunta de

Alivie el ardor

Cuando las hemorroides (almorranas) se hinchan ejercen presión contra unos nervios muy sensibles. Por eso suelen ser tan dolorosas. Además, el consumo de ciertos alimentos puede intensificar el dolor. Por lo tanto, la próxima vez que las hemorroides hagan acto de presencia tal vez sea mejor evitar los siguientes alimentos.

Cuidado con el café. Al tomar café el intestino se contrae, lo cual puede irritar unas hemorroides ya sensibles, según explica el Dr. Marvin Schuster, director del Centro Marvin M. Schuster para Trastornos Digestivos y de la Motilidad Digestiva en el Centro Médico Johns Hopkins Bayview de Baltimore, Maryland. Además, el café es diurético, por lo cual el cuerpo pierde el agua que tanto necesita. Se requiere más agua y no menos cuando las hemorroides hacen acto de presencia.

Absténgase del alcohol. Al igual que el café, el alcohol es un diurético y puede estreñir. Cuando se tienen hemorroides es buena idea abstenerse hasta que se quiten.

Insista en lo insípido. Las mismas sustancias químicas que les dan su sabor a los alimentos condimentados pueden arder en el baño. Por lo tanto, cuando las hemorroides duelen es mejor olvidarse de los chiles y optar por comida menos condimentada.

Medicina en la Universidad George Washington en Washington, D. C. El excremento se vuelve seco y difícil de pasar, lo cual causa las hemorroides, según lo que ya vimos.

El agua cumple con más funciones que sólo asistir al proceso de digestión. Al ser absorbida por el excremento, este se hace más pesado y fácil de pasar. Según la Dra. Borum así sucede particularmente cuando se ha agregado más fibra a la alimentación, porque la fibra absorbe el agua como una esponja.

La Dra. Borum recomienda beber entre seis y ocho vasos de agua al día. Puede parecer mucho y lo sería si alguien intentara tomársela toda al mismo tiempo. No obstante, si el agua se tiene a mano y se toma poco a poco a lo largo del día —poniendo un vaso junto a la cama, por ejemplo, o una botella de plástico en el escritorio— es muy fácil beber la cantidad indicada.

BAYAS PARA BATIRLAS

Incluso las personas que comen cantidades industriales de fibra y que toman jarras enteras de agua a veces llegan a estreñirse o tienen hemorroides. Por eso algunos médicos piensan que se debería hacer todo lo posible para fortalecer las venas anales.

La cereza, la zarzamora y el arándano contienen unos compuestos llamados proantocianidinas, que ayudan a reforzar las paredes de los vasos capilares y las venas del ano. Así es menos probable que se estiren bajo presión, según indica el Dr. Andrew Weil, director adjunto de la división de Perspectiva Social en la Medicina en el Colegio de Medicina de la Universidad de Arizona en Tucson. De acuerdo con el Dr. Weil es posible que se ayude a prevenir las hemorroides al incluir más de estas bayas en la alimentación.

Si bien es posible cosechar los beneficios de estos compuestos al comer las bayas enteras, los jugos ofrecen una forma más concentrada para mantener fuertes las venas. Los médicos especializados en la curación alimenticia recomiendan beber 4 onzas (120 ml) de jugo de bayas mezclado con la misma cantidad de jugo de manzana todos los días.

Nota: Si no reconoce algún término usado en este capítulo, vea el glosario en la página 711.

Herpes
El poder de las proteínas

El virus del herpes simple es un maestro de las emboscadas. Pasa la mayor parte de su vida inactivo, escondido en las profundidades de los nervios, a la espera de que el sistema inmunitario baje la guardia. En cuanto no hay moros en la costa sale corriendo a la piel para producir unas úlceras desagradables y dolorosas que pueden durar una semana o más. Luego vuelve a retirarse a los nervios, donde es capaz de aguardar por semanas, meses e incluso años antes de volver a asomar su fea cabeza.

No hay cura para el herpes, que puede causar úlceras en cualquier parte de la superficie de la piel. Lo último que uno quiere es infectarse. No obstante, si la infección ya existe hay ciertos indicios de que el virus se debilita y la probabilidad de que ataque se reduce al comer más de algunos alimentos y menos de otros.

Liquídelo con lisina

Uno no pensaría que un huevo o un plato de frijoles (habichuelas) en salsa de tomate pudieran hacer mucho contra el virus del herpes. Pero estos alimentos, al igual que la carne, la leche y el queso, contienen mucha lisina, un aminoácido que puede ayudar a evitar que el virus se desarrolle.

"El virus del herpes utiliza ciertos aminoácidos para construir la capa de proteínas que lo rodea —explica el Dr. Mark McCune, un dermatólogo con consulta privada en Overland Park, Kansas—. La lisina inhibe el crecimiento de esta capa, de modo que el virus no puede desarrollarse".

Los médicos no están seguros de la cantidad de lisina necesaria para controlar el herpes, pero el Dr. McCune recomienda entre 1,000 y 2,000 miligramos al día. Los investigadores a cargo de un estudio observaron que las personas que obtienen entre 500 y 1,000 miligramos diarios de lisina por encima de su consumo normal rara vez sufren un brote. Incluso al tener brotes las úlceras son más pequeñas y en algunos casos sólo duran la mitad.

Es fácil obtener grandes cantidades de lisina a través de la alimentación. Una onza y media (42 g) de queso tipo *provolone*, por ejemplo, contiene 1,110 miligramos. Dos huevos proporcionan 900 miligramos y una taza de frijoles en salsa de tomate (*baked beans*) cuenta con 960 miligramos. La carne de cerdo es una riquísima fuente de lisina; una sola chuleta del centro del lomo asada al horno brinda casi 2,000 miligramos.

Déjelo sin defensas

De la misma forma en que los alimentos ricos en lisina impiden que el virus del herpes construya su cubierta protectora, los que tienen un alto contenido de arginina fortalecen las defensas del virus. "La arginina es un aminoácido del que el herpes depende para construir su capa de proteína —afirma el Dr. McCune—. Si la alimentación contiene mucha arginina puede ayudarle al virus a crecer de manera muy dinámica".

Algunos alimentos ricos en arginina son el chocolate, el chícharo (guisante, arveja), los frutos secos y la cerveza. De acuerdo con el Dr. McCune no hay que renunciar a estos alimentos por completo aunque se tenga herpes. Lo que sí se debe hacer es equilibrarlos con alimentos ricos en lisina.

"El sistema de la lisina y la arginina no le funciona a todo el mundo —agrega el Dr. McCune—. Pero he visto que a mucha gente le va bien con él. Y no tiene los efectos secundarios de los medicamentos".

Una vitamina para la inmunidad

A la vitamina C se le conoce muy bien por su capacidad para reforzar la inmunidad y combatir los virus. Si bien no hay estudios para demostrar que funcione contra el herpes, existen ciertas pruebas de que ayuda a bloquear el virus al combinarse con unos compuestos afines en los alimentos, los bioflavonoides, según indica Craig Zunka, D.D.S., un dentista en Front Royal, Virginia.

Para aumentar la cantidad de vitamina C y bioflavonoides en la alimentación basta con comer varias raciones diarias de frutas y verduras. Una guayaba, por ejemplo, contiene 165 miligramos de vitamina C, casi tres veces la Cantidad Diaria Recomendada. Un vaso de 6 onzas (180 ml) de jugo de naranja (china) proporciona 93 miligramos y el brócoli ofrece 41 miligramos.

Un remedio del refri

Una vez que una úlcera de herpes se ha formado parece que tarda una eternidad en desaparecer. No obstante, hay una forma de acelerar el proceso y el remedio probablemente se encuentre a mano en cualquier refrigerador. Los médicos no están seguros de la razón, pero al parecer el herpes labial (fuego, boquera, pupa) se cura más rápido si se le aplica una compresa de leche.

Sólo hay que mojar una toallita o un pañuelo con leche, aplicarla a la úlcera por 5 segundos y retirarla por otros 5 segundos. El proceso se continúa por 5 minutos y se repite cada 3 ó 4 horas, enjuagando la piel entre los tratamientos.

Nota: Si no reconoce algún término usado en este capítulo, vea el glosario en la página 711.

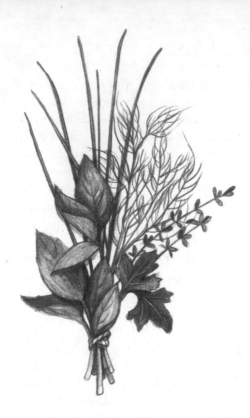

HIERBAS
Plantas que siembran salud

Poderes curativos
Previenen las infecciones

Alivian el dolor y la hinchazón

Reducen las molestias de la menopausia

Bajan el colesterol

Es imposible imaginarse una salsa marinara sin el ajo. Unos frijoles (habichuelas) refritos sin epazote. O un sofrito sin el culantro (recao). Nadie que disfrute comer querría vivir en un mundo sin hierbas.

Sin embargo, las hierbas no sólo les agregan delicados matices a las salsas o un toque de sabor a las papas y el tofu. En todo el mundo, millones de personas recurren a ellas como su principal instrumento para cuidar su salud.

"Antes de que se descubrieran los fármacos modernos, tanto los europeos como los estadounidenses confiaban en las hierbas", afirma William J. Keller, Ph.D., profesor de Ciencias Farmacéuticas en la Universidad Samford en Birmingham, Alabama. Incluso en la actualidad, las personas en Alemania, Francia y otras naciones europeas usan medicamentos herbarios casi todos los días. "No obstante, en este país prácticamente los hemos dejado al lado hasta ahora", indica el Dr. Keller.

Los médicos están descubriendo que muchas hierbas alivian las afecciones comunes con la misma eficacia que los medicamentos. La razón es muy simple: los principios activos de las hierbas a veces son casi idénticos a las sustancias químicas halladas en los medicamentos. Cuando se toma una aspirina, por ejemplo, se obtienen los beneficios de un compuesto llamado ácido acetilsalicílico, el cual alivia el dolor, baja la fiebre y reduce las inflamaciones. Antes de

En la cocina

La mayoría de las hierbas son fáciles de cultivar, ya sea en el jardín trasero o simplemente en unas macetas frente a la ventana. No obstante, para conservar sus poderes curativos hay que saberlas secar y guardar. A continuación explicaremos cómo.

- Para secar las hojas o flores, las hierbas se amarran en manojitos que se cuelgan cabeza abajo en un sitio seco y bien ventilado como el ático (desván) o una despensa (alacena, gabinete) grande. Para evitar que se llenen de polvo se pueden colgar dentro de unas bolsas de papel (cartucho, estraza) a las que se hacen unos agujeros a los lados para que el aire circule. Hay que tener cuidado de no aplastar las hierbas, lo cual disiparía sus preciosos aceites.
- Para secar las raíces se cortan en trozos delgados, se ensartan en un hilo y se cuelgan a secar.
- Para secar las semillas, toda la planta se cuelga cabeza abajo dentro de una bolsa de papel y se deja secar. Conforme la planta se seca, las semillas caen al fondo de la bolsa.
- Para mantener frescas las hierbas secas se guardan en frascos herméticamente cerrados en un sitio oscuro y fresco. Cuando se guardan adecuadamente conservan su fuerza curativa durante aproximadamente un año o incluso más.

que existiera la aspirina la gente se preparaba un té de corteza de sauce. El sauce contiene un compuesto llamado salicina, cuyos efectos son en gran parte idénticos a los de la aspirina.

Los medicamentos "simples" no son los únicos que tienen homólogos herbarios. Muchos medicamentos de receta también se parecen a las hierbas (o están hechos de estas). La etoposida, por ejemplo, un medicamento utilizado para tratar el cáncer, se extrae de la raíz del podofilo (*Podophyllum peltatum*), y el medicamento cardíaco digitalis contiene compuestos parecidos a los de la dedalera (digital). De hecho, los investigadores calculan que hasta un 30 por ciento de los medicamentos que utilizamos hoy en día contienen componentes muy parecidos a los compuestos hallados en las plantas.

DE LAS PLANTAS A LA PENICILINA

En la actualidad, los investigadores utilizan equipo sofisticado y costosas pruebas para determinar cuáles hierbas son las más eficaces. Las "investigaciones" de los primeros herbolarios eran muy distintas y con frecuencia significaban observar a los animales salvajes para ver a qué hojas, corteza o bayas recurrían cuando estaban enfermos. A lo largo de los años los herbolarios (y los médicos) adquirieron bastantes conocimientos acerca de las mejores hierbas para aliviar un dolor de cabeza, por ejemplo, o curar una infección.

No obstante, para mediados del siglo XX a los científicos les interesaban menos las hierbas que su contenido. "Con el avance de la química de laboratorio se volvió posible aislar y purificar los compuestos químicos de las plantas para producir medicamentos farmacéuticos", indica Mark Blumenthal, director ejecutivo del Consejo Botánico de los Estados Unidos en Austin, Texas.

Los nuevos medicamentos ofrecían muchas ventajas por encima de sus antecesores verdes. El trabajo de precisión de los laboratorios permitió fabricar miles (o millones) de pastillas con la misma concentración cada una. Los medicamentos también eran más cómodos de usar. Ya no hacía falta dedicar horas a buscar y preparar las hierbas —colgarlas a secar, extraer sus aceites o preparar un té—, puesto que era posible tragar una pastilla que surtía el mismo efecto.

"La gente no dejó de usar las hierbas porque fueran ineficaces sino porque había medicamentos confiables más económicos e interesantes, como las sulfamidas y posteriormente la penicilina —dice Blumenthal—. Por lo tanto, las hierbas experimentaron una especie de ocaso".

LA VUELTA A LOS ORÍGENES

Hoy en día desde luego es mucho más fácil encontrar medicamentos vendidos sin receta que los remedios herbarios que hacen lo mismo. No obstante, son cada vez más los estadounidenses que devuelven los medicamentos a los estantes y optan por una forma más natural de curación.

Una ventaja de las hierbas es que tienden a producir menos efectos secundarios que los medicamentos modernos. Las medicinas están muy concentradas, por lo que una pastillita o una cápsula puede tener resultados impresionantes. Las hierbas están mucho menos concentradas, por lo que el cuerpo no recibe la misma cantidad del principio activo de un solo golpe y hay menos probabilidad de que experimente una reacción desagradable.

No obstante, la principal razón por la que la gente utiliza hierbas como el ajo, la equinacia (equiseto) y la matricaria (margaza, *feverfew*) es que funcionan. Por eso los médicos alemanes recetaron *ginkgo* (biznaga), una hierba que según se ha demostrado mejora el flujo de la sangre al cerebro, 5.4 millones de veces en un solo año. También recetaron la equinacia 2 millones de veces, una hierba que estimula al sistema inmunitario y que con frecuencia se utiliza para tratar los resfriados (catarros) y la gripe.

"Los estudios han demostrado que si se empieza a tomar equinacia en cuanto se comienza a sentirse mal se acorta la duración de la infección", afirma Donald J. Brown, un médico naturópata e instructor en la Universidad Bastyr de Seattle, Washington.

De todas las hierbas curativas el ajo tal vez sea la que más se ha estudiado, y con buena razón. Esta planta de penetrante olor contiene unos compuestos que según se ha demostrado bajan el colesterol y la hipertensión (presión arterial alta), dos de los principales factores de riesgo para las enfermedades cardíacas. En un estudio de importancia histórica, por ejemplo, se les dieron 2½ onzas (70 g) diarias de mantequilla a dos grupos de personas durante varias semanas, lo cual aumentó su nivel de colesterol. A la mitad de las personas también se les dio diariamente un extracto que contenía el equivalente a siete dientes de ajo. Como era de esperarse aumentó el colesterol en ambos grupos. Sin embargo, los que comieron ajo tuvieron un aumento menor que quienes no comieron ajo. Es más, su nivel de triglicéridos, otro tipo de grasa sanguínea ligada a las enfermedades cardíacas, de hecho bajó en un 16 por ciento.

La matricaria es una hierba que ha llamado la atención de los científicos porque al parecer ayuda a prevenir las migrañas (jaquecas). En un estudio, por ejemplo, unos investigadores del Hospital Universitario de Nottingham, Inglaterra, les dieron cápsulas de matricaria diariamente durante cuatro meses a un grupo de personas propensas a sufrir migrañas. Al finalizar el estudio, el número de migrañas experimentadas por el grupo había disminuido en un 24 por ciento.

La raíz de regaliz (orozuz, *licorice*) es un ejemplo perfecto de una hierba que posiblemente funcione igual de bien o incluso mejor que sus homólogos químicos. Esta raíz contiene unos compuestos llamados fitoestrógenos, los cuales intensifican los efectos del estrógeno que la mujer produce de forma natural. Por lo tanto puede ser muy útil para tratar diversos problemas de la salud femenina, como los sofocos (bochornos, calentones) y los bruscos cambios de humor ocasionados por la menopausia, según indica Mary Bove, una naturópata y directora de la Clínica Naturópata Brattleboro de Brattleboro, Vermont.

De acuerdo con la Dra. Bove, de hecho es posible que a algunas mujeres la raíz de regaliz les funcione igual de bien que los fuertes medicamentos utilizados por la terapia de reposición hormonal. Lo mejor es que al parecer no aumenta el riesgo de sufrir cáncer de mama o de útero, como sucede con los medicamentos. Las mujeres a las que les gustaría probar la raíz de regaliz harían bien en preguntarle al médico si pudiera funcionarles.

SUS FORMAS DE FUNCIONAMIENTO

Cuando se está acostumbrado a destapar un frasco y echarse una pastilla a la boca, puede tomar un poco de tiempo acostumbrarse a las hierbas. Muchas farmacias y tiendas de productos naturales ofrecen cientos de hierbas curativas, ya sea en cápsulas, disueltas en aceite o sueltas en frascos de vidrio. No siempre es fácil saber qué forma elegir ni cómo preparar las hierbas una

(continúa en la página 410)

Las hierbas curativas

Son literalmente miles las hierbas utilizadas para curar en todo el mundo. La mayoría pueden tomarse en forma de cápsula, comprimido o líquido, al igual que en té. Las siguientes hierbas curativas son las de uso más común e incluimos instrucciones para usarlas. Las mujeres embarazadas o las personas con graves problemas de salud desde luego deben consultar a su médico antes de usar una hierba medicinal.

Hierba	Beneficios	Cómo se usa
Ajedrea	Alivia los gases intestinales y la diarrea y estimula el apetito.	Agregue generosas cantidades de las hojas machacadas a la comida durante el proceso de cocción.
Ajo	Ayuda a bajar el colesterol y la hipertensión (presión arterial alta) y reduce el riesgo de sufrir enfermedades cardíacas.	Coma de 1 a 6 dientes al día.
Apio de monte	Alivia los gases intestinales y la retención de líquidos.	Vierta agua hirviendo sobre ½ a 1 cdita de la raíz finamente picada y deje en infusión para tomar como té. Repita 3 veces al día si lo está utilizando como diurético.
Cardo de leche	Bueno para problemas hepáticos como la hepatitis y la cirrosis.	Tome una cápsula de 200 miligramos una vez al día.
Corazoncillo	Alivia el nerviosismo y la ansiedad, mejora la memoria y la concentración y tiene efectos antivirales y antiinflamatorios.	Tome una cápsula de 250 miligramos una vez al día.
Equinacia	Fortalece el sistema inmunitario.	Tome ½ cdita de la tintura (*tincture*) 3 veces al día a la primera señal de un resfriado (catarro). O bien vierta agua hirviendo sobre ½ cdita de la hierba seca pulverizada y deje en infusión para tomar como té.
Gayuba	Ayuda a aliviar la retención de líquidos y combate las inflamaciones en el tracto urinario.	Vierta agua fría sobre 1 cdita de hojas trituradas y deje reposar de 12 a 24 horas para tomar como té.
Genciana	Estimula el apetito y mejora la digestión.	Vierta agua hirviendo sobre ½ cdita de la hierba finamente picada o pulverizada y deje en infusión para tomar como té.
Ginkgo	Ayuda a prevenir los coágulos sanguíneos y aumenta el flujo de la sangre al cerebro.	Tome una cápsula de 40 miligramos 3 veces al día durante 1 a 2 meses.

Hierba	Beneficios	Cómo se usa
Hinojo	Alivia los sofocos y otros problemas de la menopausia. Facilita la digestión.	Machaque de 1 a 2 cditas de la semilla y deje en infusión en agua hirviendo para tomar como té.
Manzanilla	Buena para la indigestión y los gases intestinales, así como contra el dolor de garganta.	Vierta agua hirviendo sobre 1 a 2 cdas de la hierba y deje en infusión para tomar como té.
Marrubio	Un expectorante suave que es bueno contra la tos.	Vierta agua hirviendo sobre 1½ cditas de hojas finamente picadas y deje en infusión para tomar como té.
Matricaria	Ayuda a prevenir y aliviar las migrañas (jaquecas).	Coma de 2 a 3 hojas frescas al día.
Menta	Alivia el estómago descompuesto y reduce los gases intestinales.	Vierta agua hirviendo sobre 1 cda de hojas secas y deje en infusión para tomar como té.
Milenrama	Buena contra la indigestión y para estimular el apetito.	Vierta agua hirviendo sobre 1 cdita colmada (copeteada) de la hierba finamente picada y deje en infusión para tomar como té.
Ortiga	Ayuda a aliviar la retención de líquidos.	Vierta agua hirviendo sobre 2 cditas de hojas finamente picadas y deje en infusión para tomar como té.
Perejil	Una ayuda para la digestión y un diurético suave.	Agregue generosas cantidades de hojas y tallos durante el proceso de cocción.
Raíz de regaliz	Alivia los problemas de la menopausia, como cambios de humor y sofocos. Ayuda a curar el dolor de garganta y las úlceras.	Vierta agua hirviendo sobre ½ cdita de la raíz finamente picada y deje en infusión para tomar como té. No utilice durante más de 4 a 6 semanas seguidas. Evítela si sufre de hipertensión.
Romero	Facilita la digestión y ayuda a estimular el apetito.	Vierta agua hirviendo sobre 1 cdita de hojas finamente picadas y deje en infusión para tomar como té.
Sauce, corteza de	Ayuda a aliviar el dolor, la fiebre y los dolores de cabeza.	Vierta agua hirviendo sobre 1 a 2 cditas de corteza finamente picada y deje en infusión para tomar como té.
Tomillo	Alivia la tos y las infecciones de las vías respiratorias superiores.	Vierta agua hirviendo sobre 1 cdita de la hierba seca y deje en infusión para tomar como té.
Toronjil	Una hierba calmante que también ayuda a aliviar el herpes labial (fuego, boquera, pupa).	Vierta agua hirviendo sobre 1 a 2 cditas de hojas finamente picadas y deje en infusión para tomar como té.
Valeriana	Buena contra el insomnio.	Vierta agua hirviendo sobre 2 cditas de la raíz finamente picada y deje en infusión para tomar como té.

vez que se llega a casa. A continuación le damos algunas sugerencias para empezar.

Elija la presentación apropiada. Muchos remedios herbarios vienen en tres presentaciones: pastillas o cápsulas, en forma líquida (extractos y tinturas/*tinctures*) y en su forma natural, como hojas, corteza, raíces o flores. Cada presentación produce beneficios curativos, pero actúan de maneras un poco diferentes, según lo indica Debra Brammer, una doctora naturópata y miembro del profesorado clínico en la Clínica de Salud Natural de la Universidad Bastyr en Seattle, Washington.

Para cuando uno está enfermo y quiere aliviarse rápidamente, la Dra. Brammer recomienda los extractos herbarios porque el cuerpo los absorbe muy rápidamente. No son tan fáciles de tomar como una pastilla —hay que medirlos con un gotero (cuentagotas) o una cucharita y echar la cantidad justa a un vaso de agua o jugo—, pero según la experta surten efecto casi al instante.

Cuando las hierbas se usan por sus efectos de protección a largo plazo —para fortalecer el sistema inmunitario, por ejemplo—, no importa la rapidez de su acción. Lo que sí cuenta es la comodidad, ya que se van a utilizar casi todos los días. No hay nada más fácil que tomarse unas hierbas en forma de pastillas o cápsulas. Según el Dr. Keller sólo hay que asegurarse de revisar la etiqueta antes de comprarlas. Las pastillas herbarias deben estar estandarizadas, lo cual significa que contienen una cantidad precisa de la hierba curativa. Los productos no estandarizados quizá sólo contengan una cantidad mínima de los compuestos activos de la hierba, o incluso nada.

También es posible comprar las hierbas en su forma natural o pulverizadas. En esta presentación se utilizan para preparar tés, según explica la Dra. Brammer. Los tés herbarios funcionan un poco más despacio que los extractos, pero el cuerpo los absorbe más rápidamente que las pastillas o las cápsulas. Además, muchas personas disfrutan el sabor del té herbario recién hecho. "El rito de preparar un té y de tomárselo a sorbos lentos es tan relajante que con frecuencia hace que la gente se sienta mejor", agrega la Dra. Brammer.

Fíjese en la frescura. El único problema de las hierbas frescas es que con el tiempo pierden sus beneficios. "Es mala señal que las hierbas se encuentren en cajones en el aparador de la tienda, inundadas por el sol, puesto que pierden su potencia cuando están expuestas a la luz y el aire", advierte el Dr. Keller.

El Dr. Keller aconseja utilizar la nariz antes de comprar hierbas. Las hierbas frescas deben oler frescas, pues. "No compre hierbas que huelan a humedad o se vean mohosas, muy secas o descoloridas", recomienda el farmacéutico. Y una vez que se llegue a casa hay que guardarlas en un recipiente hermético en un sitio oscuro y fresco, como una alacena de la cocina lejos de la estufa.

Cómprelas con frecuencia. De acuerdo con la Dra. Brammer es cómodo comprar grandes cantidades de hierbas secas, pero no se conservan por tiempo indefinido. Según la experta, lo mejor es comprar las hierbas en pequeñas cantidades y reabastecerse más seguido cuando se trata de maximizar sus poderes curativos.

Trátelas con respeto. A pesar de que muchas hierbas actúan con mayor suavidad que los medicamentos modernos llegan a tener efectos secundarios, como un estómago descompuesto, según el Dr. Keller. Es buena idea tomar las hierbas curativas con las comidas y no en ayunas. Y puesto que no dejan de ser medicamentos siempre hay que consultar al médico antes de tomarlas, agrega el experto, particularmente si se están tomando otros medicamentos para tratar afecciones graves como la diabetes o las enfermedades cardíacas.

Nota: Si no reconoce algún término usado en este capítulo, vea el glosario en la página 711.

Peras a la menta

1   taza de agua

3   cucharadas de azúcar

1   cucharada de jugo de limón fresco

½   taza de hojas de menta (*peppermint*) o de menta verde (*spearmint*) frescas muy apretadas, picadas en trozos grandes

4   peras Bartlett rojas medianas, maduras pero firmes

POR PORCIÓN

calorías	**153**
grasa total	**0.8 g**
grasa saturada	**0 g**
colesterol	**0 mg**
sodio	**19 mg**
fibra dietética	**5.6 g**

Ponga el agua, el azúcar y el jugo de limón en un caldero (caldera, *Dutch oven*). Deje que rompa a hervir a fuego mediano. Reserve más o menos 2 cucharadas de hojas de menta, agregue las demás al caldero y revuélvalo todo. Deje que todos los ingredientes se calienten de 1 a 2 minutos, hasta que el almíbar (sirope) comience a hervir suavemente.

Corte las peras en cuartos a lo largo y saque y tire los corazones. Agregue las peras al caldero con la cáscara hacia arriba. Tape el caldero y cocine las peras de 5 a 6 minutos, hasta que apenas estén cocidas. Para saber si lo están, introduzca la punta de un cuchillo afilado en una pera.

Reparta las peras entre cuatro platitos para postre. Vierta el almíbar de menta encima. Espolvoréelas con la menta fresca que reservó y sírvalas tibias.

Para 4 porciones

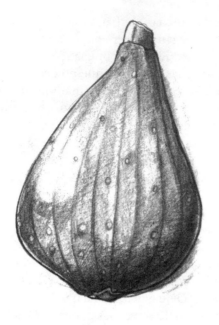

Higo
Los favores de la fibra

Poderes curativos
Baja la hipertensión

Alivia el estreñimiento

Controla el colesterol

Previene el cáncer del colon

En los Estados Unidos al higo se le conoce más como ingrediente básico de la galleta rellena de pasta de higo *Fig Newton*. Sin embargo, ha sido mucho más que eso a lo largo de la historia. Incluso es posible que se trate de la fruta más importante de todos los tiempos. Los asirios lo utilizaban para endulzar sus alimentos en tiempos tan remotos como el 3000 a. C. Era la fruta preferida de Cleopatra. Y de acuerdo con algunos historiadores fue el verdadero fruto prohibido del Edén. Es posible que esta última cuestión nunca se resuelva, aunque es cierto que las hojas de higuera eran un accesorio muy importante de la moda de aquel entonces.

Actualmente sabemos que el higo representa una fabulosa fuente de fibra y una muy buena de potasio. Además, enriquece la alimentación con un poco de vitamina B_6, la cual normalmente es muy difícil de conseguir.

Una fuente de fibra

El estadounidense común sólo consume entre 11 y 12 gramos de fibra dietética al día, mucho menos de los 25 a 30 gramos recomendados por la Asociación Dietética de los Estados Unidos. La Cantidad Diaria Recomendada (o *DV* por sus siglas en inglés) son 25 gramos.

En la cocina

Muchas personas nunca han probado un higo fuera de la galleta *Fig Newton*, por lo que la fruta entera, chata, con forma de bulbo y muy arrugada puede confundirlos un poco. Pero no hay por qué huirle, porque tanto el higo fresco como el seco son muy fáciles de manejar. A continuación explicamos cómo.

Fíjese en la firmeza. El higo, ya sea fresco o seco, debe estar firme pero ceder levemente cuando se le toca. Si el higo seco parece piedra, no lo compre. Si un higo fresco está muy blando probablemente ya se pasó y más vale dejarlo. Por el contrario, si un higo fresco está duro le faltó madurar y no desarrollará todo su sabor.

Corra a comérselos. El higo fresco se echa a perder muy pronto y normalmente no dura más de una semana después de haber abandonado el árbol. Por lo tanto, no hay que comprar más de los que se puedan comer en unos cuantos días. Se mantendrán frescos durante unos tres días si se guardan en el refrigerador. El higo seco, por el contrario, se conserva durante meses si se guarda en una bolsa hermética en el refrigerador.

Prevenga lo pegajoso. El higo es sumamente pegajoso, por lo que puede ser difícil picarlo. Para prevenir que se pegue al cuchillo o las tijeras se puede poner en el refrigerador durante una hora antes de picarlo. También se puede enjuagar el cuchillo con agua caliente cuando empiece a ponerse pegajoso.

"La fibra es muy buena para muchas cosas —afirma Diane Grabowski-Nepa, R.D., dietista y asesora en nutrición del Centro Pritikin para la Longevidad ubicado en Santa Mónica, California . Puesto que la fibra hace más pesado al excremento permite eliminar los desechos más rápida y eficientemente, lo cual, según lo demuestran los estudios, ayuda a prevenir el estreñimiento y el cáncer del colon". Al aumentar la cantidad de fibra en la alimentación también baja el colesterol y por lo tanto el riesgo de sufrir enfermedades cardíacas.

El higo es una muy buena fuente de fibra. Tres higos secos o frescos proporcionan aproximadamente 5 gramos de fibra, el 20 por ciento de la DV. Estos 5 gramos rinden mucho. Un estudio de 43,757 hombres entre los 40 y los 75 años de edad realizado por la Universidad de Harvard encontró que el riesgo de sufrir un infarto baja a la mitad en quienes consumen la mayor cantidad de fibra, en comparación con quienes ingieren menos. Además, el riesgo de padecer una enfermedad cardíaca desciende casi en un 30 por ciento al aumentar el consumo de fibra en sólo 10 gramos diarios.

"El higo es particularmente bueno para las personas que tienen sobrepeso, otro factor de riesgo para las enfermedades cardíacas", indica Grabowski-Nepa.

En vista de que es tan rico en fibra, esta fruta permanece en el estómago durante más tiempo, lo cual ayuda a comer menos. "Y es muy dulce, así que satisface el antojo de algo dulce", agrega la dietista.

HIGOS CONTRA LA HIPERTENSIÓN

El higo es una buena fuente de potasio, un mineral esencial para controlar la presión sanguínea. Diversos estudios científicos han demostrado que las personas que comen muchos alimentos ricos en potasio no sólo tienden a tener una presión arterial más baja sino también un menor riesgo de afecciones ligadas a esta, como el derrame cerebral.

El potasio ayuda a bajar la hipertensión (presión arterial alta) de varias formas. En primer lugar contribuye a evitar que el peligroso colesterol lipoproteínico de baja densidad se acumule en las paredes de las arterias, según explica David B. Young, Ph.D., profesor de Fisiología y Biofísica del Centro Médico de la Universidad de Mississippi en Jackson. Además ayuda a sacar el exceso de sodio del interior de las células, lo cual mantiene el equilibrio entre los niveles de líquidos en el cuerpo y controla la presión sanguínea.

Tres higos frescos contienen 348 miligramos de potasio, el 10 por ciento de la DV. El higo seco es aún mejor, pues tres de estos proporcionan 399 miligramos de potasio, el 11 por ciento de la DV.

LOS BENEFICIOS DE LA B_6

Por último, el higo permite agregar un poco de vitamina B_6 a la alimentación. La mayoría de las personas obtienen toda la vitamina B_6 que necesitan, pero al envejecer ya no la absorben con la misma eficacia que antes. Además, ciertos medicamentos afectan la absorción de este nutriente, por lo que puede resultar indispensable aumentar su consumo. Tres higos frescos contienen 0.18 miligramos de B_6, el 9 por ciento de la DV.

Cómo maximizar sus poderes curativos

Explore la dulzura. Una razón por la que en los Estados Unidos no se comen muchos higos es que la gente no sabe qué hacer con ellos. Es posible aumentar la cantidad de esta fruta tan rica en fibra en la alimentación agregándola a los alimentos que requieren un toque de dulce, como los cereales, los pasteles (bizcochos, tortas, *cakes*) o la avena. También se puede agregar el higo aplastado a alimentos como el puré de papas.

Nota: Si no reconoce algún término usado en este capítulo, vea el glosario en la página 711.

Higos rellenos de crema de naranja y anís

16 higos secos

4 onzas (112 g) de queso crema sin grasa a temperatura ambiente

1 cucharada de jugo de naranja (china) fresco

2 cucharaditas de cáscara rallada de naranja

1½ cucharaditas de miel

½ cucharadita de anís machacado

POR PORCIÓN

calorías	**228**
grasa total	**0.9 g**
grasa saturada	**0.2 g**
colesterol	**2 mg**
sodio	**146 mg**
fibra dietética	**7 g**

Corte y tire los rabitos de los higos. Corte el extremo de los higos donde tenían el rabito de manera vertical y horizontal para trazar una "X". Abra cada higo suavemente. Coloque los higos con el extremo cortado hacia arriba sobre un platón extendido.

Ponga el queso crema, el jugo de naranja, la cáscara de naranja, la miel y el anís en un tazón (recipiente) mediano. Bata todos los ingredientes con un batidor eléctrico o una cuchara de madera hasta que adquieran una consistencia cremosa. Ponga una cucharada de esta mezcla en el centro de cada higo.

Sirva los higos de inmediato o tápelos con envoltura autoadherente de plástico y póngalos en el refrigerador durante 2 horas como máximo.

Para 4 porciones

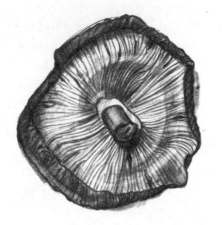

HONGOS
Derrotadores de tumores

Poderes curativos
Inhiben el crecimiento de tumores

Refuerzan el sistema inmunitario

Bajan el colesterol

Los hongos son tan populares en muchas naciones asiáticas que se consiguen en puestos callejeros, al igual que aquí en los Estados Unidos los *hot dogs* o el helado italiano. Los estadounidenses hemos tardado un poco en adquirirles el gusto a estas delicias carnosas, pero se están haciendo cada vez más comunes, tanto en la cocina como en los laboratorios de investigación.

Los científicos están descubriendo lo que los curanderos naturales sabían desde tiempos inmemoriales. Además de ser importantes fuentes nutritivas, los hongos estimulan el sistema inmunitario. De acuerdo con los investigadores, es posible que ayuden a combatir el cáncer, los altos niveles de colesterol y quizá incluso el SIDA. Ahora bien, dado que no todas las especies de hongos tienen estos poderes curativos, debemos aclarar que en este capítulo tratamos los hongos —principalmente hongos japoneses— y no los champiñones. Estos últimos son varias especies de hongos, como por ejemplo el pequeño champiñón blanco común (*button mushroom*), el cual no posee valores medicinales conocidos. A estas especies se les dice "setas" en Puerto Rico. Aunque no tienen la capacidad curativa de los hongos, es importante notar que los champiñones proporcionan algunos nutrientes clave en buenas cantidades, como las vitaminas del grupo B.

Alto al cáncer

Los hongos *shiitake* son muy apreciados en el Japón desde hace mucho tiempo debido a su supuesta capacidad para hacer que se encojan los tumores. Ahora están atrayendo la atención del mundo debido al compuesto anticancerígeno que contienen.

Estos grandes y carnosos hongos negros contienen un polisacárido, es decir, un azúcar compleja, llamado lentinano. Los polisacáridos son unas moléculas grandes cuya estructura se parece a la de las bacterias, según explica Robert Murphy, R.N., un enfermero y naturópata con consulta privada en Torrington, Connecticut. Cuando se consumen hongos *shiitake*, el sistema inmunitario empieza a armar un ejército de células especializadas en combatir las infecciones. "En esencia engañan al sistema inmunitario para que se eche a andar", indica Murphy. Los investigadores han observado que cuando a los animales de laboratorio que tienen tumores se les alimenta con lentinano en forma de hongos secos en polvo, el crecimiento de los tumores se inhibe hasta en un 67 por ciento.

Por otra parte los investigadores están estudiando el hongo *maitake*, también conocido en inglés como "gallina de los bosques" (*hen-of-the-woods*) u "hongo danzante". Al igual que el *shiitake*, el hongo *maitake* desde hace siglos se ha ganado la reputación de ayudar en el tratamiento de los pacientes de cáncer. Sin embargo, las naciones occidentales apenas en fechas recientes empezaron a prestarle la atención que merece.

En la cocina

Es posible encontrar hongos *shiitake* frescos en tiendas especializadas. No obstante, se consiguen más fácilmente deshidratados. Y ahora le diremos cómo prepararlos.

Suavícelos. Para rehidratar unos hongos secos, póngalos en una cacerola, cubra con agua y deje que rompa a hervir. Baje el fuego y cocine a fuego lento durante 20 minutos. Escurra, pique y agregue a su plato.

Tal vez quiera guardar el agua en el que cocinó los hongos. Agrega mucho sabor a las sopas y las salsas.

Manéjelos con moderación. Los hongos rehidratados no son tan bonitos como los recién cosechados. Además, se caracterizan por un sabor levemente acre que puede resultar desagradable en grandes cantidades. Los *chefs* por lo común los pican y luego los agregan en cantidades moderadas a platos sofritos preparados al estilo asiático, cacerolas (guisos), sopas y platos de cereales.

El polisacárido activo del hongo *maitake* se llama betaglucana o fracción D. Ha demostrado ser muy eficaz para hacer que se encojan los tumores en los animales de laboratorio, hasta más que el lentinano, opinan los expertos.

"Definitivamente se obtienen algunos de los polisacáridos que activan el sistema inmunitario al comer una buena ración —más o menos media taza— de estos hongos —indica el Dr. Murphy—. Le digo a la gente que puede ir al mercado y comprar hongos *shiitake* y *maitake* e incluirlos en su alimentación". Ambos tipos de hongo por lo común se encuentran en las tiendas de alimentos asiáticos así como en algunos supermercados.

Los estímulos inmunitarios y el SIDA

En vista de que los hongos *shiitake* y *maitake* han resultado tan eficaces para estimular el sistema inmunitario, algunos científicos han decidido —con cierto éxito— ponerlos a prueba contra el VIH, el virus que produce el SIDA.

En estudios de laboratorio, un extracto de la betaglucana del hongo *maitake* le impidió al VIH matar las células T, los glóbulos blancos de fundamental importancia para el sistema inmunitario. "Comer estos hongos con regularidad parece ser una muy buena manera de mantener funcionando el sistema inmunitario", comenta el Dr. Murphy.

Combate el colesterol

Las personas cuyo nivel de colesterol anda cerca de la zona de peligro —200 o más— harían bien en incluir una guarnición de hongos en sus comidas con cierta frecuencia.

Durante los años 70 y 80, diversos estudios realizados en Japón tanto con seres humanos como con animales demostraron que uno de los compuestos de los hongos *shiitake*, la eritadenina, de hecho baja el nivel del colesterol. En fechas más recientes, unos investigadores de Eslovaquia observaron que al darles a unos ratones el cinco por ciento de su alimentación en hongos secos, particularmente hongos ostra (*oyster mushrooms*), su nivel sanguíneo de colesterol se reducía en un 45 por ciento a pesar de que los ratones comieran alimentos altos en colesterol.

Los investigadores aún no saben cuántos hongos ostra tiene que comer la gente para obtener el mismo efecto. No obstante, los expertos están de acuerdo en que no le haría daño a nadie agregar algunos ejemplares de esta variedad grande y carnosa de hongo a su plato todos los días; tal vez hasta le ayude a bajar su nivel de colesterol.

VIGOR VITAMÍNICO

Los hongos proporcionan dos importantes vitaminas del grupo B, niacina y riboflavina, que no son muy frecuentes en las verduras. En este caso sí es posible que el pequeño champiñón blanco común desempeñe un papel clave. Si bien los hongos *shiitake* tienen una concentración más alta de nutrientes, también se distinguen por su fuerte sabor; la mayoría de las personas no los utilizan en grandes cantidades. El sabor suave de los champiñones blancos (setas blancas), por el contrario, permite disfrutarlos prácticamente en todas las comidas.

La niacina es importante porque ayuda al cuerpo a formar las enzimas necesarias para convertir el azúcar en energía, aprovechar la grasa y mantener sanos los tejidos. Los pequeños champiñones blancos son una buena fuente de este nutriente. Una taza de ellos contiene 4 miligramos de niacina, el 20 por ciento de la Cantidad Diaria Recomendada (o *DV* por sus siglas en inglés).

Al igual que la niacina, la riboflavina es un "nutriente auxiliar". Se requiere para convertir otros nutrientes, como la niacina, la vitamina B_6 y el folato, en formas que el cuerpo pueda aprovechar. Una insuficiencia de riboflavina muy bien puede traducirse en una insuficiencia de estos otros nutrientes. Media taza de champiñones blancos hervidos contiene 0.2 miligramos de riboflavina, el 12 por ciento de la DV.

Cómo maximizar sus poderes curativos

Cocínelos. Es preferible comer los hongos cocidos que crudos, tanto desde el punto de vista del sabor como de la nutrición, porque están compuestos principalmente de agua. Al cocinarlos se extrae el agua y se concentran tanto los nutrientes como el sabor.

Elija lo exótico. Según los expertos, el máximo poder curativo se encuentra en los hongos asiáticos, particularmente el *shiitake* y el *maitake*. Otras variedades que tal vez proporcionen beneficios terapéuticos son el *enoki* así como los hongos ostra, pino (*pine mushroom*) y paja (*straw mushroom*).

Nota: Si no reconoce algún término en este capítulo, vea el glosario en la página 711.

Hongos *shiitake* glaseados

1 **libra (448 g) de hongos** ***shiitake***

1 **cucharadita de aceite de** ***canola***

⅓ **taza de consomé de pollo sin grasa de sodio reducido**

1 **cucharadita de maicena**

2 **cucharaditas de salsa de soya de sodio reducido**

1 **cucharada de jerez seco**

POR PORCIÓN

calorías	**89**
grasa total	**1.6 g**
grasa saturada	**0.2 g**
colesterol	**0 mg**
sodio	**99 mg**
fibra dietética	**2.7 g**

Enjuague los hongos y seque cuidadosamente con toallas de papel. Corte y tire los pies. Pique cada sombrerete en 3 ó 4 rodajas.

Ponga el aceite a calentar a fuego mediano en una sartén antiadherente grande. Agregue los hongos y 2 cucharadas de consomé. Cocine de 5 a 6 minutos, revolviendo con frecuencia, hasta que los hongos se calienten y empiecen a soltar su agua.

En un tazón (recipiente) pequeño, disuelva la maicena con el consomé restante. Agregue la salsa de soya y el vino y revuelva. Agregue a la sartén. Cocine durante 2 minutos, revolviendo constantemente, hasta que la salsa esté transparente y los hongos, glaseados.

Para 4 porciones

INFECCIONES
Armas alimenticias contra las bacterias

No hay forma de evitar los gérmenes por completo. Sin embargo, lo que sí se puede hacer es comer para mejorar la salud. "Comer los alimentos correctos no sólo ayuda a prevenir las infecciones sino también a combatirlas", afirma Frances Tyus, R.D., una asesora del equipo para el tratamiento de heridas de la Fundación Clínica de Cleveland en Ohio.

La manzana, el té, la cebolla y la col rizada son algunos de los alimentos vegetales que contienen unas sustancias llamadas flavonoides, las cuales pueden evitar que los gérmenes se afiancen en el cuerpo, según indica Joseph V. Formica, Ph.D., profesor de Microbiología en la Universidad Commonwealth de Virginia en Richmond. Es posible que se deba a los flavonoides el hecho de que el té sea un remedio tan eficaz contra los resfriados (catarros) y la gripe.

Uno de los flavonoides más poderosos es un compuesto llamado quercetina. Se halla en grandes cantidades en la cebolla y la col rizada y se ha demostrado que daña el material genético en el interior de los virus, evitando de esta forma que se multipliquen.

Al parecer la quercetina bloquea el virus del herpes eficazmente, al igual que uno de los virus que causan los resfriados. Las investigaciones aún se encuentran en una fase preliminar, por lo que los médicos no saben con certeza cuánta quercetina (u otros flavonoides) se requieren para bloquear las infecciones. Por ahora, según indica el Dr. Formica, varias raciones diarias de alimentos ricos en flavonoides ayudarán a controlar los gérmenes y le darán al sistema inmunitario la oportunidad de luchar contra estos.

UN CONDIMENTO QUE CURA

La próxima vez que una infección se haga presente sería buena idea ir por el ajo. Las investigaciones han demostrado que este condimento contiene unos compuestos capaces de detener las infecciones.

Unos investigadores de la Escuela de Medicina del Colegio Médico de Virginia encontraron que el agua extraída del ajo era capaz de bloquear un hongo que causa un tipo de meningitis, una infección grave del cerebro. En estudios de laboratorio el ajo ha erradicado el hongo *Candida albicans* que produce la candidiasis.

"Está muy claro que el ajo tiene fuerza antiviral, antifúngica y antibacteriana —afirma John Hibbs, un naturópata y profesor adjunto de Medicina Clínica en la Universidad Bastyr de Seattle, Washington—. A las personas con alguna infección que disfruten comer el ajo les recomendamos masticar todo el ajo fresco que puedan tolerar. El ajo liofilizado o en otras formas también puede ayudar".

Probablemente haga falta comer más o menos una cabeza de ajo al día para maximizar sus beneficios curativos, según opina el Dr. Elson Haas, director del Centro Médico Preventivo de Marin en San Rafael, California. A algunas personas les duele la boca con la sola idea de comer tal cantidad de ajo crudo. En estos casos tal vez sea preferible cocinarlo primero. Si la cabeza de ajo se hornea hasta que los dientes estén cocidos pierde un poco de su ardor, pero no los beneficios.

LA INMUNIDAD CONTRA LAS INFECCIONES

Si nos imaginamos el sistema inmunitario como un ejército que lucha contra las infecciones, entonces dos vitaminas son sus generales más importantes. La vitamina A ayuda a fortalecer las defensas del cuerpo, mientras que la vitamina C le ayuda al sistema inmunitario a efectuar sus ataques. Esta doble estrategia ofrece mucha protección contra los gérmenes que se acercan al cuerpo.

La vitamina A se obtiene en forma de betacaroteno en alimentos como la zanahoria, la espinaca, las hojas de la mostaza, la col rizada y el *squash* amarillo y anaranjado. El cuerpo la utiliza para mantener suaves y húmedas las membranas mucosas. Se trata de un detalle importante, porque estas membranas —que forran la nariz, la boca, la garganta y otras partes del cuerpo— forman nuestra primera línea defensiva contra las infecciones. Mientras estén húmedas son capaces de atrapar los virus y otros gérmenes antes de que penetren al organismo.

Como una especie de doble protección, el cuerpo también utiliza la vitamina A para fabricar unas enzimas especiales que buscan y destruyen las bacterias que logran entrar al cuerpo. "La vitamina A es de importancia fundamental para impedir las infecciones", afirma Tyus.

Mientras que el papel de la vitamina A es más que nada de carácter defensivo, la vitamina C le ayuda al cuerpo a tomar la ofensiva. Las naranjas (chinas), el brócoli y otros alimentos ricos en vitamina C refuerzan el "poder devorador" de las células "matagérmenes" del cuerpo. En un estudio de personas con infecciones de las vías respiratorias, por ejemplo, unos investigadores ingleses encontraron que aquellos que consumen 200 miligramos de vitamina C al día —más o menos la cantidad presente en tres naranjas— muestran una mejoría mucho más acelerada que las personas que consumen cantidades menores de este nutriente.

CINC PARA LA SALUD

Entre todos los minerales el cinc probablemente sea el más importante para mantener la fuerza del sistema inmunitario. Una cantidad insuficiente de cinc puede provocar una disminución de los glóbulos blancos que combaten las infecciones, lo cual a su vez aumenta el riesgo de enfermarse.

En un estudio, por ejemplo, unos investigadores de la Escuela de Medicina de la Universidad Tufts en Boston, Massachusetts, observaron que los niños que habían recibido 10 miligramos diarios de cinc durante 60 días tenían mucha menos probabilidad de sufrir una infección de las vías respiratorias que los niños que obtenían menos. De hecho la probabilidad de padecer fiebre bajó en un 70 por ciento, la de tener tos disminuyó en un 48 por ciento y la de una acumulación de mucosidad se redujo en un 28 por ciento en los niños que consumían una cantidad suficiente de cinc.

A pesar del poder probado del cinc, muchos habitantes de los Estados Unidos no lo consumen en cantidades suficientes. Se trata de un hecho lamentable, porque las necesidades de cinc son muy fáciles de cubrir a través de la alimentación. Una pata de centolla (*king crab*) de Alaska, por ejemplo, contiene 10 miligramos de cinc, el 67 por ciento de la Cantidad Diaria Recomendada (o *DV* por sus siglas en inglés). Una ración de 3 onzas (84 g) de bistec *sirloin* magro (bajo en grasa) cuenta con 6 miligramos, el 40 por ciento de la DV, y una taza de lentejas tiene 3 miligramos, el 20 por ciento de la DV.

Nota: Si no reconoce algún término usado en este capítulo, vea el glosario en la página 711.

INFECCIONES DEL TRACTO URINARIO
Líquidos que las liquidan

Durante mucho tiempo, los médicos rechazaban la idea de curar las infecciones del tracto urinario (o *UTI* por sus siglas en inglés) por medio de la alimentación. Pensaban que sólo era un mito. Sin embargo, cada vez se reúnen más pruebas de que las bebidas que uno toma pueden prevenir e incluso tratar esta dolorosa afección.

Las UTI se dan cuando las bacterias se instalan en la vejiga o la uretra (el tubito por el que pasa la orina). Esto causa dolor al orinar, o bien se tiene que orinar con más frecuencia. Las UTI, que son más comunes en las mujeres que en los hombres, por lo general se tratan con antibióticos, los cuales tardan unos días en eliminar el problema.

De acuerdo con ciertas investigaciones, el jugo de arándano agrio (*cranberry*) no sólo ayuda a prevenir las UTI sino que acelera el proceso de recuperación si la infección ya se presentó. Dentro del marco de un estudio realizado por un grupo de investigadores en Boston, durante seis meses 153 mujeres tomaron 10 onzas (300 ml) diarias de jugo de arándano agrio o la misma cantidad de un líquido idéntico en apariencia. Las mujeres que estaban tomando el jugo de arándano agrio resultaron tener un 58 por ciento menos de probabilidades de desarrollar una UTI que las que estaban tomando el otro líquido.

En opinión de los investigadores, es posible que las mujeres propensas a sufrir UTI tengan células más "pegajosas" en la uretra, a las que las bacterias se fijan con mayor facilidad. Al parecer el arándano agrio contiene una sustancia aún no identificada que sirve como una especie de recubrimiento antiadherente para estas células y facilita la eliminación de las bacterias. Por cierto, el jugo de arándano agrio no es el único que sirve para combatir las UTI. Los científicos creen que el jugo de arándano (*blueberry*) posiblemente tenga un efecto semejante.

Desde luego también se obtienen ciertos beneficios al comer el arándano agrio y el arándano entero. Sin embargo, los jugos ofrecen una manera más conveniente de obtener una mayor cantidad de compuestos protectores. Por eso los médicos recomiendan que las mujeres que con frecuencia sufren UTI tomen 10 onzas diarias de jugo de arándano agrio o de jugo de arándano, si logran encontrarlo.

ARREMÉTALES CON AGUA

Es posible prevenir las UTI por medio de otra estrategia líquida aún más sencilla que la de los jugos. Ocho vasos de agua de 8 onzas (240 ml) cada uno, tomados diariamente, ayudarán a su cuerpo a deshacerse de las bacterias antes de que provoquen una infección.

El agua resulta particularmente importante el día de su examen ginecológico anual. A muchas mujeres les da una UTI después de este examen, quizá porque los instrumentos utilizados irritan la vagina y acercan las bacterias al orificio externo de la uretra, donde hay más posibilidad de que causen una infección. Para mantener el tracto urinario libre de bacterias, basta con tomar dos grandes vasos con agua, uno antes del examen y el otro después, y luego ir al baño.

Nota: Si no reconoce algún término en este capítulo, vea el glosario en la página 711.

¿Ayuda el ácido?

Cuando los científicos empezaron a estudiar el jugo de arándano agrio (*cranberry*) como posible cura para las infecciones del tracto urinario (o *UTI* por sus siglas en inglés), sospechaban que su poder curativo radicaba en su alto contenido de ácidos. Suponían que la orina ácida crearía un ambiente menos grato para las bacterias.

Al poco tiempo, algunas personas empezaron a tratar de aliviar estas infecciones con otras sustancias muy ácidas, como la vitamina C o grandes cantidades de naranjas (chinas) y tomates.

Desde entonces se ha demostrado que el poder curativo tal vez no se encuentre en el ácido. De hecho, algunos médicos están convencidos de que la creación de un ambiente muy ácido sólo sirve para irritar una vejiga ya inflamada todavía más.

Aún no se sabe con certeza si las mujeres afectadas por una UTI deben comer o evitar los alimentos ácidos, o bien dejar de preocuparse por ellos. Sin embargo, algo que los médicos sí recomiendan es que haga caso a lo que su cuerpo le indique. Si usted tiene una infección, tal vez observe que ciertos alimentos, como los cítricos, el tomate, el queso añejo, los alimentos condimentados y el café, aumentan el dolor a la hora de orinar. En tal caso, lo mejor será evitarlos hasta que se le cure su infección.

INFERTILIDAD
Cómo comer para concebir

El nacimiento de un bebé es uno de los momentos más emocionantes de la vida. No obstante, para un 15 por ciento de las parejas la simple tarea de concebir llega a entrañar un proceso largo y difícil. Son muchos los problemas físicos que pueden ocasionar infertilidad. Sin embargo, en algunos casos es posible que unos cuantos cambios en el menú basten para mejorar las perspectivas.

Las investigaciones han demostrado, por ejemplo, que el semen del hombre quizá no pueda cumplir con su cometido si no obtiene ciertos nutrientes clave en cantidades suficientes. En cuanto a la mujer, ese cafecito matutino o la copita por la noche pueden interferir con el embarazo tan deseado. Por lo tanto, antes de ponerse a comprar ropita para el bebé tal vez sea conveniente realizar unos cuantos cambios en la cocina.

El contratiempo cafeínico

En todo el territorio estadounidense la mañana se anuncia con el sonido de los despertadores seguido por el de las cafeteras eléctricas. No obstante, cuando se trata de tener un bebé quizá sea mejor desenchufar la máquina del café.

La costumbre de tomar café, té, refresco (soda) de cola u otras bebidas con cafeína puede reducir de manera significativa las posibilidades de la mujer de quedar embarazada, según indica el Dr. John Jarrett, un endocrinólogo especializado en la reproducción con consulta privada en Indianapolis, Indiana.

En un estudio que abarcó a más de 1,400 mujeres, un grupo de investigadores de la Escuela de Higiene y Salud Pública de la Universidad Johns Hopkins en Baltimore, Maryland, descubrió que las probabilidades de que se atrase la concepción son 2½ veces más altas en las mujeres no fumadoras que consumen por lo menos 300 miligramos de cafeína al día (el equivalente de aproximadamente cinco tazas de café) que en el caso de las mujeres que consumen menos cafeína.

Los investigadores no están seguros de la razón por la que la cafeína retrasa el viaje de la cigüeña. Sin embargo, especulan que posiblemente altere el equilibrio hormonal del cuerpo, interfiriendo con la capacidad de ovulación. "Reducir la cantidad de cafeína que se toma tal vez ayude aunque sea un poco", indica Elizabeth E. Hatch, Ph.D., del departamento de Epidemiología y Salud Pública de la Universidad de Yale.

EL ALCOHOL Y EL AMOR NO SE MEZCLAN

Cuando se trata de concebir, una reunión romántica muy bien puede ambientarse con velas perfumadas y un CD de Luis Miguel, pero más vale dejarle el corcho a esa botella de Borgoña. Una o dos copitas de vino tal vez le despejen el camino al amor, pero no mejoran las posibilidades de tener un bebé.

Unos investigadores de Harvard hallaron que la probabilidad de ser infértiles aumenta en un 60 por ciento en las mujeres que toman más de una copa al día —no sólo de vino sino también de cerveza o bebidas fuertes— en comparación con las abstemias. Incluso en las mujeres que toman una copa o menos al día, la probabilidad de embarazarse baja en un 30 por ciento en comparación con las que no toman.

Por cierto, no sólo las mujeres deben pensarlo dos veces antes de decir "salud". De acuerdo con el Dr. Jarrett, una pequeña cantidad de alcohol es suficiente para bajar el nivel de testosterona de los hombres, lo cual le resta resistencia al esperma.

SIN CINC NO HAY FERTILIDAD

Casanova, el legendario amante, siempre comía ostras (ostiones) antes de hacer el amor. La historia no nos dice cuántos hijos engendró, pero tuvo la idea correcta. Las ostras son extremadamente ricas en cinc, un mineral esencial para la fertilidad masculina.

"Los hombres necesitan cinc para producir esperma y también para que este esperma sea sano —afirma John Hibbs, un naturópata y profesor adjunto de Medicina Clínica en la Universidad Bastyr de Seattle, Washington—. El cinc también afecta la motilidad del esperma: la rapidez y eficacia con la que nada". Además, un bajo nivel de cinc puede reducir la producción de testosterona por el cuerpo, lo cual interfiere con la fertilidad.

A pesar de que la Cantidad Diaria Recomendada (o *DV* por sus siglas en inglés) de cinc es sólo 15 miligramos, la mayoría de los hombres no la cubren, según el Dr. Hibbs. Pero basta con seguir el ejemplo de Casanova para obtener todo el cinc que hace falta y aún más. Las ostras son una fuente increíble de este mineral. Doce ostras cocidas proporcionan hasta 152 miligramos, más de 10 veces la DV. La carne de res también es buena. Tres onzas (84 g) de carne molida magra (baja en grasa) contienen 4 miligramos, el 27 por ciento de la DV.

A GANAR LA CARRERA

Cuando los espermas se miran a través del microscopio parecen unos renacuajos sobrealimentados decididos a ganar una carrera.

Por lo menos eso es lo que se supone que deben hacer. No obstante, cuando un hombre no obtiene una cantidad suficiente de vitamina C su esperma pierden un poco de impulso. De hecho se vuelve pegajoso y empieza a amontonarse. Los médicos le dicen "aglutinación" a este problema, según explica Earl Dawson, Ph.D., profesor adjunto de Obstetricia y Ginecología en la Escuela Médica de la Universidad de Texas en Galveston. Sin embargo, una vez que los hombres empiezan a consumir más vitamina C aumenta el número de su esperma, que además adquiere mayor velocidad. Dentro del marco de un estudio, por ejemplo, unos hombres infértiles tomaron 1,000 miligramos de vitamina C al día. Después de tres semanas el porcentaje de sus espermas que aún se amontonaban había bajado de un promedio del 20 por ciento al 11 por ciento.

Según agrega el Dr. Dawson, aumentar el consumo de vitamina C es particularmente importante para los hombres que fuman. Diversos estudios han demostrado que los fumadores que obtienen más vitamina C a través de la alimentación tienen espermas más sanos y activos que quienes no la consumen.

Nota: Si no reconoce algún término usado en este capítulo, vea el glosario en la página 711.

INMUNIDAD
Sabor defensor

Un compañero de trabajo estornuda y una nube de virus llena el ambiente. Basta con agarrar una pluma o un par de medias (calcetines) para quedar expuesto a miles, quizá millones de bacterias. Al caminar sobre el pasto (césped), los pies descalzos recogen hongos, parásitos y más bacterias todavía.

¿Un mundo peligroso? Lo sería si no contáramos con la protección de nuestro sistema inmunitario.

"Nuestros cuerpos se encuentran bombardeados constantemente por bacterias, virus y otros organismos que tratan de meterse —afirma Thomas Petro, Ph.D., profesor adjunto de Microbiología e Inmunología en el Centro Médico de la Universidad de Nebraska en Lincoln—. El sistema inmunitario es la única defensa de la que disponemos contra esta invasión".

Realmente se trata de una lucha por la supervivencia. Una sola pulgada cuadrada de piel recién lavada llega a alojar a más de 1 millón de bacterias. Sin un sistema inmunitario fuerte, los microbios se multiplicarían rápidamente dentro y alrededor de nuestro cuerpo hasta alcanzar un número inconcebible. No obstante, cada minuto del día nuestro sistema inmunitario mantiene a estos merodeadores microscópicos a raya.

Según el Dr. Petro, la capacidad para mantener un sistema inmunitario sano depende directamente, en gran medida, de lo que se come. Los estudios científicos han demostrado, por ejemplo, que en las regiones del mundo donde los alimentos nutritivos saludables escasean, el sistema inmunitario con frecuencia se debilita y las personas son mucho más propensas a desarrollar infecciones. La inmunidad de las personas con enfermedades graves como el cáncer también se debilita a veces, puesto que muchas veces tienen problemas para comer bien.

Cuando anda bajo el nivel hasta de un solo nutriente el sistema inmunitario muchas veces tiene que pagar el precio. En un pequeño estudio llevado a cabo por investigadores de la Escuela de Nutrición de la Universidad Tufts en Boston, Massachusetts, por ejemplo, un grupo de ocho personas recibió una alimentación muy baja en vitamina B_6. Al cabo de tres semanas cayó en picada el nivel de glóbulos blancos en su sangre, los cuales se encargan de combatir las enfermedades. Cuando se les permitió volver a comer alimentos con un alto contenido de vitamina B_6, sus sistemas inmunitarios no tardaron en recuperar sus fuerzas.

"La comida es un medicamento poderoso", opina el Dr. Keith Block, director médico del Instituto del Cáncer en el Hospital Edgewater de Chicago, Illinois. De hecho cuando se aumenta el consumo de algunos alimentos y se reduce el de otros la capacidad del cuerpo para luchar contra la mayoría de las enfermedades, desde los resfriados (catarros) hasta el cáncer, experimenta una mejoría considerable.

Un magnífico sistema

A pesar de que se habla del sistema inmunitario como si fuera uno solo, en realidad consiste en dos partes muy diferentes. Una de ellas no es específica. Es decir, se dedica a atacar o simplemente se resiste a casi todo con lo que entra en contacto. La piel, por ejemplo, forma una barrera contra las bacterias, los virus y otros invasores. También segrega sudor y grasa, los cuales por ser ácidos ayudan a evitar el crecimiento de bacterias nocivas. El estómago segrega ácidos y enzimas que matan los gérmenes. La saliva y las lágrimas contienen una enzima que destruye las bacterias. Incluso los pelos de la nariz evitan que los gérmenes entren al cuerpo.

Si un microbio tiene la suerte de abrir una brecha en esta parte no específica del sistema inmunitario se topa con el siguiente nivel de defensas, el sistema específico. Esta parte del sistema inmunitario es sumamente selectiva. De acuerdo con el tipo de invasor que le salga al paso lanza sus armas hechas a la medida, los anticuerpos, unas proteínas diseñadas para matar sólo a un tipo de invasor y a ningún otro.

El sistema inmunitario es capaz de fabricar más de cien mil millones de anticuerpos diferentes, por lo que puede reconocer y atacar casi todo aquello con lo que entra en contacto. Además tiene una memoria muy buena. Una vez que el cuerpo estuvo expuesto a un germen el sistema inmunitario lo recuerda para siempre. Si ese mismo germen regresa —meses, años o incluso décadas después— los anticuerpos apropiados rápidamente entran en acción.

El apoyo alimenticio

La protección más poderosa que se puede brindar al sistema inmunitario es una alimentación bien equilibrada que consista en diversas frutas, verduras, cereales integrales, semillas y frutos secos así como mariscos, según indica Michelle S. Santos, Ph.D., una investigadora del Centro Jean Mayer de Investigación de la Nutrición Humana en Relación con el Envejecimiento del Departamento de Agricultura de los Estados Unidos, ubicado en la Universidad Tufts de Boston, Massachusetts. Todos esos alimentos son ricos en los nutrientes necesarios para asegurar la salud del sistema inmunitario. Es más, algunos son antioxidantes, lo cual brinda un apoyo especial al sistema inmunitario.

Los antioxidantes son muy importantes por la siguiente razón. A cada segundo las células inmunitarias del cuerpo sufren la arremetida de los radicales libres, unas moléculas nocivas de oxígeno que diariamente se crean en enormes cantidades. A los radicales libres les falta un electrón, por lo que se la pasan corriendo por todo el cuerpo para robar electrones dondequiera que los encuentren. Y cada vez que realizan un ataque sale lastimada otra célula. (Para más información sobre los radicales libres, vea la página 591).

No obstante, los antioxidantes de los alimentos literalmente se interponen entre los radicales libres y las células de inmunidad sanas para sacrificar sus propios electrones. Este proceso neutraliza a los radicales libres y les impide hacer más daño. Y las células inmunitarias del cuerpo se mantienen protegidas y fuertes.

En un estudio llevado a cabo por la Universidad Memorial de Terranova en Canadá, los investigadores encontraron que las personas que a través de la alimentación reciben la mayor cantidad de diversos nutrientes, entre ellos de antioxidantes como el betacaroteno y las vitaminas C y E, son capaces de producir un mayor número de células asesinas naturales —células inmunitarias que buscan y destruyen las bacterias y otros invasores— que las personas que menos reciben de estos nutrientes. Otro estudio halló que las personas que reciben grandes cantidades de diversos antioxidantes típicamente se enferman unos 23 días al año, mientras que quienes reciben cantidades pequeñas se enferman más del doble, es decir, unos 48 días al año.

Algunos de los mejores alimentos para reforzar la inmunidad del cuerpo son los que contienen betacaroteno, un pigmento vegetal presente en alimentos como la espinaca y la calabaza de invierno (*winter squash*). Los estudios científicos han demostrado que entre 15 y 30 miligramos de betacaroteno al día —la cantidad encontrada en una o dos zanahorias grandes— tienen un impacto importante sobre la inmunidad. En un estudio llevado a cabo por investigadores de la Universidad de Arizona en Tucson, por ejemplo, se observó que las personas que obtienen un mínimo de 30 miligramos de betacaroteno al día producen más células asesinas naturales y linfocitos —los cuales matan los virus— que quienes lo consumen en cantidades menores.

La zanahoria, la batata dulce (camote, *yam*, *sweet potato*) y la espinaca son magníficas fuentes de betacaroteno. De hecho, una batata dulce y una zanahoria grande al día proporcionan casi 30 miligramos de betacaroteno, la cantidad que al parecer maximiza la inmunidad. También se encuentra mucho betacaroteno en las verduras de hojas verdes, como el brócoli y la col rizada.

La vitamina C es un poderoso antioxidante, pero también refuerza el sistema inmunitario de otra forma. El cuerpo la utiliza para producir interferón, una proteína que ayuda a destruir los virus en el cuerpo. Además es posible que la vitamina C incremente el nivel de un compuesto llamado glutation, el cual se ha demostrado que también mantiene la fuerza del sistema inmunitario.

En un estudio amplio, un grupo de investigadores de la Universidad de Helsinki en Finlandia revisó 21 estudios más pequeños que examinaban la capacidad de la vitamina C para combatir los resfriados. Encontraron que las personas que obtienen 1,000 miligramos de vitamina C al día pueden acortar la duración de la enfermedad y reducir sus síntomas en un 23 por ciento.

La Cantidad Diaria Recomendada (o *DV* por sus siglas en inglés) de vitamina C es 60 miligramos, pero muchos investigadores afirman que la cantidad mínima necesaria para maximizar la inmunidad probablemente sean 200 miligramos. Es fácil obtener esta cantidad de vitamina C a través de la alimentación, agrega el Dr. Block. Medio cantaloup (melón chino), por ejemplo, cuenta con 113 miligramos de vitamina C, casi el doble de la DV, mientras que media taza de coles (repollitos) de Bruselas ofrecen 48 miligramos, el 80 por ciento de la DV. Desde luego también se encuentra mucha vitamina C en los cítricos, el brócoli, el colinabo, los rábanos y el té de escaramujos (*rosehips*).

La vitamina E también ha recibido mucha atención como nutriente que refuerza la inmunidad. El cuerpo la utiliza para producir una poderosa proteína inmunitaria llamada interleukin-2, la cual según se ha demostrado se enfrenta a todo, desde las bacterias y los virus hasta las células del cáncer. En un estudio llevado a cabo por investigadores del centro de investigación Jean Mayer en la Universidad Tufts, se observó que en las personas que toman grandes cantidades (800 unidades internacionales) de vitamina E al día el nivel de interleukin-2 aumenta en un 69 por ciento.

La DV de la vitamina E es 30 unidades internacionales, por lo que resulta completamente imposible obtenerla tan sólo a través de los alimentos. Algunos médicos recomiendan tomar suplementos de vitamina E. No obstante, el Dr. Block opina que parece ofrecer cierta protección aunque se obtenga sólo de los alimentos.

MENOS GRASA, MÁS INMUNIDAD

Los alimentos correctos pueden ayudarle al sistema inmunitario a mantener su fuerza, pero los incorrectos —particularmente los que tienen un alto contenido de grasa— lo perjudican. "Una alimentación alta en grasa acelera el envejecimiento del sistema inmunitario, aunque no sabemos por qué —indica el Dr. Petro—. Lo que sí sabemos es que da por resultado la producción de más radicales libres que dañan las células".

Los estudios científicos han demostrado, de hecho, que la actividad de las células asesinas naturales, una señal de un sistema inmunitario fuerte, aumenta rápidamente en las personas que reducen el contenido de grasa de su alimentación. En un estudio, un grupo de investigadores de la Escuela de Medicina de la Universidad de Massachusetts en Worcester sometió a unos hombres a una alimentación baja en grasa durante tres meses. Por cada un 1 por ciento que los hombres reducían la cantidad de grasa en su alimentación, la actividad de sus células asesinas naturales subía casi en un 1 por ciento.

Según el Dr. Petro no hace falta una alimentación sumamente baja en grasa para reforzar la inmunidad. Para la mayoría de las personas probablemente sea ideal el límite de no obtener más del 30 por ciento de sus calorías de la grasa, y de preferencia entre el 20 y el 25 por ciento.

Vea la cajita "Cómo calcular su consumo de calorías y grasa" en la página 183 para obtener una explicacion completa sobre lo que significa tener una alimentación en que no más del 25 por ciento de las calorías totales provengan de la grasa. Además, vea "Cuotas diarias de grasa para los hombres" en la página 185 y "Cuotas diarias de grasa para las mujeres" en la página 186 para conocer medidas precisas sobre el consumo adecuado de grasa para ambos sexos.

Ahora bien, pese a todos los cálculos y medidas que mencionamos, no tiene que ser científico para controlar su consumo de grasa. Hay varias estrategias generales que pueden ayudarlo al respecto. Primero que nada, usted debe comer menos alimentos procesados, como los que vienen en latas, paquetes y cajas. Con excepción de las frutas, los frijoles (habichuelas) y las verduras, muchos alimentos procesados suelen tener un alto contenido de grasa. También debe aumentar su consumo de frutas y verduras frescas, frijoles, panes integrales y cereales. Asimismo, cuando se cambia los productos lácteos de grasa entera por leche descremada y yogur y queso bajos en grasa, además de reducir la cantidad de carne roja, se ayuda a mantener los niveles de grasa en una zona segura.

Nota: Si no reconoce algún término usado en este capítulo, vea el glosario en la página 711.

INSOMNIO
Alimentos que apaciguan

Cuando tenemos demasiadas cosas que hacer, todos hemos deseado alguna vez que el día tuviera más horas. A veces se nos cumple este deseo, pero desafortunadamente a expensas del sueño.

Hay pocas cosas más lamentables que estar despierto en la cama, frustrado y cansado, mientras todos los demás duermen apaciblemente. El insomnio suele ser temporal, por supuesto; lo puede causar un exceso de café, quizá, o la preocupación por el trabajo del día siguiente. No obstante, a veces llega para quedarse no sólo unos cuantos días sino durante semanas, meses o incluso años. Después de unas cuantas noches de mirar el techo del cuarto, uno se puede sentir como si jamás fuera a descansar de nuevo.

Lo mejor que se puede hacer es levantarse de la cama, ponerse las pantuflas (chancletas) e ir a la cocina. Todo parece indicar que lo que uno come antes de acostarse ayuda a terminar con el insomnio.

DIGERIR Y DORMIR

Una siestecita después de comer es tradición en muchos países. Y no se trata de evitar el trabajo, sino de la respuesta natural a una de las órdenes más rigurosas del cuerpo: "Primero se come, luego se duerme".

"Cuando se introduce comida al estómago por la noche se debería dormir mejor —afirma David Levitsky, Ph.D., profesor de Nutrición y Psicología en la Universidad de Cornell en Ithaca, Nueva York—. Comer atrae sangre al tracto gastrointestinal y la aleja del cerebro. Y si se le resta sangre al cerebro da sueño".

Esto no significa que hartarse de comida antes de acostarse sirva para viajar tranquilamente al país de los sueños, según agrega el experto. De hecho, comer demasiado a avanzadas horas de la noche puede producir una sensación de abotagamiento así como gases y lo más probable es que termine quedándose despierto en lugar de dormir. No obstante, una merienda (botana, refrigerio, tentempié) ligera justo antes de irse a la cama ayuda a indicarle al cuerpo que es hora de dormir.

EL PODER DEL PAVO

¿Alguna vez se ha preguntado por qué tanta gente se duerme frente a la televisión después del banquete navideño o del Día de Acción de Gracias? No se debe a los invitados. Muchos alimentos tradicionales de días de fiesta, como

434

el pavo (chompipe) y el pollo, tienen un contenido muy alto de un aminoácido llamado triptofano, el cual se ha demostrado que afecta la parte del cerebro que regula el sueño, según explica el Dr. Levitsky. De acuerdo con el experto, los productos lácteos también contienen mucho triptofano.

El cuerpo convierte el triptofano en serotonina, la cual se convierte en melatonina. Tanto la serotonina como la melatonina relajan y dan sueño. De hecho el triptofano es tan eficaz, al parecer, que durante mucho tiempo los médicos recomendaban tomarlo en suplementos para conciliar el sueño más fácilmente. A pesar de que las pastillas fueron prohibidas en algún momento (debido a un lote contaminado importado del Japón), los médicos opinan que el aminoácido presente en los alimentos es seguro y eficaz como ayuda para dormir.

No obstante, para que el triptofano desarrolle su máxima eficacia es importante tomarlo junto con almidones, según Judith Wurtman, Ph.D., investigadora de nutrición en el Instituto Tecnológico de Massachusetts en Cambridge. Cuando se comen almidones —un *bagel*, por ejemplo—, el cuerpo libera insulina, la cual se encarga de introducir todos los aminoácidos excepto el triptofano a las células musculares. El triptofano se queda solo en el torrente sanguíneo y es el primero en llegar al cerebro.

Obviamente no sería buena idea llenarse de pavo antes de meterse a la cama. No obstante, un vaso de leche o un trozo de queso poco antes de acostarse aumenta el nivel de triptofano en el cuerpo, lo cual facilita un poco conciliar el sueño.

UNA AYUDA PARA ADORMILARSE NATURALMENTE

Hasta hace poco los científicos pensaban que la melatonina sólo se producía en el cuerpo. No obstante, esta hormona del sueño también se halla en diversos alimentos, como la avena, el maíz (elote, choclo) tierno, el arroz, el jengibre, el plátano amarillo (guineo, banana) y la cebada, según afirma Russell Reiter, Ph.D., profesor de Neuroendocrinología en el Centro de Ciencias de la Salud de la Universidad de Texas en San Antonio.

Los médicos muchas veces les recomiendan suplementos de melatonina a las personas que tienen problemas para dormir. Las investigaciones se encuentran en una fase preliminar, por lo que no está muy claro aún cuántos alimentos con melatonina se tienen que comer para recibir los mismos beneficios. No obstante, cuando el sueño simplemente no quiere llegar, un plátano amarillo o un plato de avena subirá un poco el nivel de melatonina en el cuerpo y ayudará a prepararlo para dormir.

CUERPO SANO, SUEÑO SANO

Es cierto que los científicos han identificado unas cuantas sustancias clave que ayudan a mejorar la calidad del sueño, pero simplemente no hay nada que sustituya una alimentación saludable en general. Tal es la opinión de James G.

Penland, Ph.D., psicólogo investigador del Centro de Investigaciones sobre Nutrición Humana del Departamento de Agricultura de los Estados Unidos ubicado en Grand Forks, Dakota del Norte. "Una insuficiencia de minerales o vitaminas puede afectar el sueño —afirma el Dr. Penland—. Entre mejor sea la alimentación, mejor será, probablemente, el sueño".

Algunos estudios científicos han demostrado, por ejemplo, que cuando la gente no obtiene hierro o cobre suficiente en su alimentación tarda más en dormirse y, una vez dormidos, no descansa muy bien.

La forma más fácil de aumentar la cantidad de estos minerales en la alimentación es a través de los mariscos. Sólo 20 almejas pequeñas al vapor, por ejemplo, proporcionan un poco más de 25 miligramos de hierro, el 139 por ciento de la Cantidad Diaria Recomendada (o *DV* por sus siglas en inglés), y 0.62 miligramos de cobre, el 31 por ciento de la DV. Las lentejas, los frutos secos y los cereales integrales también son buenas fuentes de hierro y cobre.

El magnesio es otro mineral esencial para dormir bien. "Se ha demostrado que un bajo nivel de magnesio estimula los neurotransmisores que activan el cerebro, lo cual produce una estimulación excesiva del cerebro", indica el Dr. Penland. La insuficiencia de magnesio es particularmente común en las personas mayores, agrega el psicólogo, ya que a veces los medicamentos que toman impiden la absorción de este mineral. "Es un problema doble que les crea mucho riesgo de tener dificultades para dormir", explica el experto.

Algunas buenas fuentes de magnesio son los frijoles (habichuelas), como los pintos o los blancos pequeños, así como las verduras de hojas verdes como la espinaca y la acelga. También proporcionan magnesio los frijoles de soya, las semillas de calabaza (pepitas), el germen de trigo y las almendras.

Por último, la inclusión de una buena cantidad de vitaminas del grupo B en la alimentación tal vez ayude a aliviar el insomnio. El cuerpo utiliza estos nutrientes para regular muchos aminoácidos, incluyendo al triptofano. La niacina es particularmente importante, porque al parecer aumenta la eficiencia del triptofano. La carne magra (baja en grasa) es una magnífica fuente de todas las vitaminas del grupo B, incluyendo la niacina. El atún de lata también es bueno, pues 3 onzas (84 g) brindan 11 miligramos de niacina, el 55 por ciento de la DV.

LOS "QUITASUEÑOS"

Todos sabemos que el café puede espantar el sueño, pero también el chocolate pone a funcionar al cerebro a altas revoluciones. Una ración de chocolate no contiene la misma cantidad de cafeína que una taza de café o un refresco (soda) de cola, pero llega a afectar el sueño de la misma forma, según indica Michael Bonnet, Ph.D., un especialista en el sueño y director del Centro Médico del Departamento de Veteranos en Dayton, Ohio.

De acuerdo con el Dr. Bonnet, no hace falta ingerir cafeína a altas horas de la noche para quedarse con los ojos abiertos. El cuerpo tarda entre 6 y 8 horas en eliminar la cafeína, por lo que incluso el café tomado a la hora del almuerzo o el chocolate que se probó por la tarde pueden quitar el sueño por la noche.

Otra cosa muy común que quita el sueño es el alcohol, según afirma el Dr. Bonnet. A pesar de que una copa de vino o de otra bebida alcohólica puede dar sueño poco antes de acostarse, estas pequeñas cantidades de alcohol hacen que se descanse menos al dormir. Cuando cuesta trabajo dormirse por la noche es buena idea olvidarse de esa copita antes de dormir y cambiarla, quizá, por un poco de leche.

Nota: Si no reconoce algún término usado en este capítulo, vea el glosario en la página 711.

INTOLERANCIA A LA LACTOSA
Alternativas amables

Conforme envejecemos resulta más difícil disfrutar la leche, porque gradualmente disminuye nuestra producción de la enzima (lactasa) necesaria para digerir el azúcar (lactosa) hallada en la leche y otros lácteos. Esto significa que la lactosa sin digerir se acumula en el intestino y con frecuencia ocasiona gases intestinales, retortijones (cólicos) y diarrea. A este problema los médicos le llaman intolerancia a la lactosa.

La intolerancia a la lactosa normalmente no es grave por la simple razón de que es fácil reducir el consumo de leche, queso y otros alimentos lácteos, según indica el Dr. Talal M. Nsouli, profesor clínico adjunto de Alergias e Inmunología en la Escuela de Medicina de la Universidad de Georgetown y director del Centro Watergate para las Alergias y el Asma, ubicados ambos en Washington, D. C. Por otra parte, renunciar a los productos lácteos significa arriesgarse a perder su beneficio alimenticio más grande, el calcio, que resulta imprescindible para el cuerpo.

No obstante, hay formas de obtener los beneficios de los productos lácteos sin sus problemas. Los supermercados venden una leche de lactosa reducida, por ejemplo, a la que se le ha quitado aproximadamente el 70 por ciento de esta sustancia. También se consiguen quesos de lactosa reducida.

El yogur es otro alimento maravilloso para las personas con intolerancia a la lactosa. A pesar de que el yogur de cultivos vivos la contiene, también cuenta con una bacteria benéfica que ayuda a descomponerla y convertirla en ácido láctico, el cual es más fácil de digerir. El yogur bajo en grasa también está lleno de calcio; una ración ofrece 414 miligramos.

Además, al cuerpo le resulta más fácil digerir la lactosa cuando la recibe en combinación con otros alimentos. "Muchas personas no tendrán problemas si toman leche o comen queso con la comida", afirma Sheah Rarback, R.D., portavoz para la Asociación Dietética de los Estados Unidos en Miami, Florida.

Aunque se haya tenido problemas para digerir los lácteos en el pasado es buena idea probar las aguas nuevamente de vez en cuando, según agrega la experta. Algunas personas con el tiempo desarrollan cierta tolerancia a la lactosa, lo cual les permite aumentar su consumo de productos lácteos.

Otra forma de reducir el problema de los lácteos es con un suplemento de lactasa. Estos suplementos están disponibles en las farmacias y los supermercados y pueden disolverse en la leche o tomarse en forma de pastilla o comprimido junto con los lácteos.

Si los productos lácteos de plano ocasionan demasiadas molestias hay que encontrar otras formas de aumentar la cantidad de calcio en la alimentación. Rarback recomienda buscar alimentos enriquecidos con calcio, como jugos y cereales. "Un vaso de jugo de naranja (china) enriquecido con calcio contiene el equivalente en calcio de un vaso de leche".

Nota: Si no reconoce algún término usado en este capítulo, vea el glosario en la página 711.

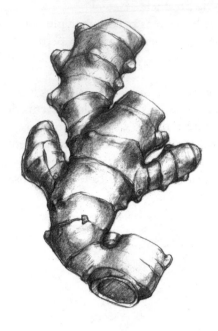

JENGIBRE
Magnífico para mareos y migrañas

Poderes curativos
Previene los mareos por movimiento

Calma el estómago descompuesto

Alivia las migrañas (jaquecas)

Reduce la formación de coágulos en la sangre

Los médicos romanos lo tenían a mano durante las marchas militares. Pitágoras, el filósofo griego, promovía sus virtudes para asegurar la salud digestiva. Y el rey Enrique VIII de Inglaterra estaba convencido de que protegía contra la plaga, si bien no hay indicios de que sus poderes lleguen a tanto. No obstante, efectivamente contamos con muchas pruebas de que esta raíz retorcida y picante ayuda a aliviar docenas de afecciones, desde los mareos por movimiento y otros trastornos digestivos hasta las migrañas, la artritis, el colesterol alto e incluso los peligrosos coágulos sanguíneos. Por eso millones de personas en todo el mundo le tienen una fe ciega al jengibre como poderoso alimento curativo.

NADA DE NÁUSEAS

Cualquiera que haya sufrido mareos por movimiento sabe que incluso un ataque menor echa a perder hasta los planes mejor organizados para las vacaciones. Por eso casi todas las listas hechas antes de salir de viaje incluyen la anotación "Comprar *Dramamine*".

Sin embargo, la próxima vez tal vez valga la pena darse una vuelta por el supermercado en lugar de la farmacia. Resulta que el jengibre es uno de los mejores remedios contra los mareos por movimiento.

En un estudio clásico dirigido por Daniel B. Mowrey, Ph.D., director del Laboratorio Estadounidense de Investigación sobre la Fitoterapia en Salt Lake City, Utah, ataron a 36 estudiantes propensos a sufrir mareos por movimiento a unas sillas giratorias inclinadas y les dieron vueltas hasta que se enfermaron. Los que habían tomado 100 miligramos de dimenhidrinato (*Dramamine*) no aguantaron por más de 4½ minutos, aproximadamente, y la mayoría no llegó ni a eso. Por el contrario, la mitad de quienes habían tomado jengibre soportaron los 6 minutos completos de la prueba y sufrieron menos náuseas y mareos que el grupo que había ingerido el medicamento.

En otro estudio, unos investigadores holandeses probaron los efectos del jengibre con unos cadetes navales mareados por un viaje marítimo. Encontraron que las pastillas de jengibre les reducían las náuseas y los vómitos y les proporcionaban alivio hasta por 4 horas.

Los expertos no están seguros de la razón por la que el jengibre tranquiliza el estómago revuelto. Unos investigadores del Japón han sugerido que los gingeroles, una de las sustancias que contiene el jengibre, tal vez sean los indirectamente responsables de bloquear el reflejo de vómito del cuerpo.

Para combatir los mareos por movimiento se toma aproximadamente ¼ cucharadita de jengibre fresco o en polvo 20 minutos antes de subirse a un coche o un barco, según recomienda Varro E. Tyler, Ph.D., profesor emérito de Farmacognosia en la Universidad Purdue en West Lafayette, Indiana. La dosis se repite cada dos horas o según sea necesario.

El jengibre también sirve para aliviar el estómago descompuesto. Se prepara una taza de té de jengibre agregando tres o cuatro delgadas rodajas de jengibre fresco a una taza de agua hirviendo y se toma según sea necesario, según sugiere el Dr. Charles Lo, quien ejerce la medicina china en su consulta privada de Chicago, Illinois.

MENOS MIGRAÑAS

Les tenemos buenas noticias a los millones de personas que padecen migrañas (jaquecas) en los Estados Unidos: es posible que el jengibre ayude a ahuyentar el dolor y las náuseas. En un pequeño estudio llevado a cabo por investigadores de la Universidad Odense en Dinamarca se llegó a la conclusión de que el jengibre posiblemente sirva para evitar una migraña inminente sin los molestos efectos secundarios de algunos medicamentos contra este mal. La raíz al parecer bloquea la acción de las prostaglandinas, unas sustancias que producen dolor e inflamación en los vasos sanguíneos del cerebro.

Las investigaciones aún se encuentran en una fase preliminar, así que los expertos están renuentes a recomendar tratamientos específicos con respecto al uso del jengibre para combatir las migrañas. Como sea, si el dolor de cabeza amenaza con desatarse tal vez valga la pena probar ¼ cucharadita de jengibre

En la cocina

El aspecto del jengibre fresco puede parecerle algo misterioso a las personas que no lo conocen. Sin embargo, no hay que dejarse intimidar por su aspecto nudoso ni su color café, porque es más fácil de usar de lo que parece. Sólo hay que saber lo siguiente.

Envuélvalo y métalo al refri. El jengibre fresco sin pelar se conserva hasta por dos semanas si se envuelve muy bien con envoltura autoadherente de plástico. En el congelador se conserva hasta por dos meses.

Pélelo. La piel dura color café claro no tiene ningún sabor que valga la pena aprovechar. Antes de usar el jengibre, pélelo con un pelador de papas o un cuchillo de pelar (mondar) afilado.

Píquelo finamente. Para sacarle todo el sabor posible al jengibre fresco hay que picarlo (o bien rallarlo o machacarlo) lo más finamente posible. Quizá la forma más fácil de extraer el jugo es cortando un trocito de jengibre y exprimiéndolo en un triturador de ajo.

fresco o en polvo, la cantidad sugerida por los investigadores daneses.

AYUDA CONTRA LA ARTRITIS

A veces las articulaciones de unos dedos artríticos llegan a estar tan tiesas y adoloridas que resulta imposible hasta quitarle la tapa a prueba de niños al frasco de las aspirinas. Para estos casos es buena idea agregar un poco de jengibre al botiquín.

En un estudio realizado por investigadores daneses se examinó a 56 personas con artritis reumatoide u osteoartritis que estaban tomando jengibre fresco o en polvo. Se encontró que el jengibre aliviaba al 55 por ciento de las personas con osteoartritis y al 74 por ciento de quienes tenían artritis reumatoide.

Algunos expertos sospechan que el jengibre posiblemente alivie el dolor de la artritis de la misma forma en que ayuda a bloquear las migrañas: al impedir la formación de las prostaglandinas inflamatorias que causan dolor e hinchazón.

Para aliviar el dolor de la artritis, el Dr. Lo recomienda, de nueva cuenta, preparar un té ligero con tres o cuatro rodajas de jengibre fresco en una taza de agua hirviendo. También se puede tomar ½ cucharadita de jengibre en polvo o hasta 1 onza (28 g) (más o menos 6 cucharaditas) de jengibre fresco una vez al día.

SALUD SANGUÍNEA

Muchos coágulos sanguíneos son buenos. Cuando uno se corta el dedo, por ejemplo, las plaquetas —los componentes sanguíneos que ayudan a formar los coágulos— acuden a "pegar" la herida para que se cure.

No obstante, esas plaquetas pegajosas a veces también se pegan a las paredes de las arterias o entre sí. Cuando esto sucede, los coágulos dejan de ser buenos y se convierten en un motivo de preocupación. Muchas personas toman aspirinas siempre para ayudar a mantener su sangre despejada de los coágulos que pudieran conducir a derrames cerebrales o infartos.

El gingerol del jengibre tiene una estructura química parecida a la de la aspirina. Los estudios científicos indican que al incluir esta raíz en la alimentación —aunque los expertos aún no saben en qué cantidad— es posible que se inhiba la producción de una sustancia química llamada tromboxano, la cual desempeña un papel clave en el proceso de coagulación.

Pollo al jengibre con tirabeques

1 **libra (448 g) de pechuga de pollo deshuesada y sin pellejo**

2 **cucharaditas de maicena**

⅓ **taza de consomé de pollo de sodio reducido desengrasado**

2 **cucharaditas de salsa de soya de sodio reducido**

2 **cucharaditas de aceite de canola**

2 **dientes de ajo, picados en trocitos**

1 **cucharada de jengibre fresco rallado**

1 **taza de tirabeques (chícharos, guisantes o arvejas mollares)**

POR PORCIÓN

calorías	**170**
grasa total	**5 g**
grasa saturada	**0.9 g**
colesterol	**63 mg**
sodio	**150 mg**
fibra dietética	**1 g**

Corte el pollo horizontalmente en lonjas (lascas) delgadas.

Ponga la maicena en un tazón (recipiente) pequeño. Agregue el consomé y revuélvalo para disolver la maicena. Agregue la salsa de soya y revuélvalo todo. Ponga aparte.

Ponga el aceite a calentar a fuego alto en un *wok* o una sartén grande. Agregue el pollo y fríalo durante 2 ó 3 minutos sin dejar de revolver, hasta que la carne del pollo pierda su color rosado. Agregue el ajo y el jengibre. Fríalos sin dejar de revolver por 30 segundos más, hasta que empiecen a soltar su aroma. Agregue los tirabeques y mezcle todo bien.

Agregue la mezcla del consomé. Cocine todo por 1 ó 2 minutos sin dejar de revolver, hasta que la salsa se espese y se ponga traslúcida.

Para 4 porciones

Consejo de cocina: Sirva encima de arroz o pasta cocida caliente.

Cómo maximizar sus poderes curativos

Úselo fresco. El jengibre puede comprarse en varias presentaciones, entre ellas fresco, seco, cristalizado o en polvo. Lo mejor es usarlo fresco, recomienda el Dr. Lo. "El jengibre fresco es más activo que el seco", señala el médico. El jengibre cristalizado es casi igual de bueno, agrega el médico.

El jengibre más fresco es el que más compuestos curativos ofrece. "Evite el jengibre con puntos blandos, moho o la piel seca y arrugada", aconseja el Dr. Lo.

Pan de jengibre

¾ **taza de compota de manzana (*applesauce*) sin azúcar**

½ **taza de melado (melaza)**

¼ **taza de sustituto de huevo sin grasa**

3 **cucharadas de aceite de *canola***

1½ **tazas de harina multiuso sin blanquear**

1 **cucharadita de bicarbonato de sodio**

1 **cucharadita de jengibre en polvo**

1 **cucharadita de canela molida**

⅛ **cucharadita de sal**

⅓ **taza de jengibre cubierto (*candied ginger*) picado en cubitos**

POR PORCIÓN

calorías	**211**
grasa total	**4.8 g**
grasa saturada	**0.4 g**
colesterol	**0 mg**
sodio	**192 mg**
fibra dietética	**1 g**

Precaliente el horno a 350°F (178°C).

Ponga la compota de manzana, el melado, el sustituto de huevo y el aceite en un tazón (recipiente) grande. Revuelva los ingredientes hasta mezclarlos.

Ponga la harina, el bicarbonato, el jengibre en polvo, la canela y la sal en un tazón mediano y revuélvalos. Agregue estos ingredientes secos a la mezcla de la compota de manzana y revuélvala hasta que apenas se incorporen.

Aparte 1 cucharada de jengibre cubierto. Mezcle el resto del jengibre cubierto con la masa del pan.

Vierta la masa en una fuente antiadherente para hornear (refractario) de 8" × 8" (20 cm × 20 cm). Hornee de 25 a 30 minutos, o hasta que un cuchillo introducido en el centro de la masa salga seco.

Ponga el pan a enfriar sobre una rejilla (parrilla) de alambre. Córtelo en cuadros. Espolvoree cada trozo con el jengibre cubierto restante justo antes de servirlo.

Para 9 porciones

Consejo de cocina: Una cucharada de crema agria sin grasa es un delicioso complemento para este pan de jengibre.

Rállelo. Cuando el jengibre fresco se ralla, libera más jugo curativo que si se pica en rodajas o en trozos, según afirma el Dr. Lo. Un triturador de ajo también sirve para extraer la cantidad máxima de jugo de la raíz.

Disfrútelo con frecuencia. Para sacarle los mayores beneficios para la salud, conviene consumir jengibre lo más a menudo posible, en opinión del Dr. Lo. Sin embargo, no es necesario obsesionarse con esta raíz para obtener sus beneficios curativos. Basta con menos de una onza (28 g) al día. "Beber unas cuantas razas de té de jengibre o agregar una pequeña cantidad de jengibre fresco a un plato sofrito al estilo asiático debe de ser suficiente".

Elija la raíz correcta. Cuando sea posible es preferible comprar el jengibre cultivado en África o la India, según sugiere Stephen Fulder, Ph.D., asesor privado de investigaciones y autor de un libro sobre el jengibre. Los estudios científicos demuestran que estas variedades son más fuertes que la de Jamaica, que es más común.

Sin embargo, no se distinguen a simple vista. Hay que preguntarle al encargado de la sección de frutas y verduras del super (colmado) o de la tienda de productos naturales, quien debería de saber de dónde proviene el jengibre que está vendiendo.

Nota: Si no reconoce algún término usado en este capítulo, vea el glosario en la página 711.

JUGO DE UVA
El valor de la viña

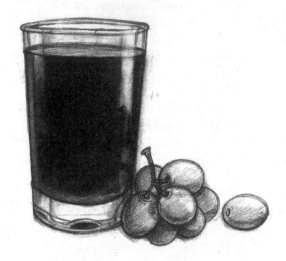

Poderes curativos
Baja el colesterol

Disminuye el riesgo de sufrir enfermedades cardíacas

Reduce la hipertensión (presión arterial alta)

El jugo de uva se dio a conocer en los Estados Unidos hacia el final del siglo XIX, cuando ciertas iglesias que predicaban la abstinencia del alcohol decidieron que necesitaban un sustituto que no fuera alcohólico para el vino que servían en la Sagrada Comunión.

Hoy en día los abstemios siguen brindando por esa innovación. El jugo de uva les permite obtener beneficios parecidos a los que disfrutan los amantes del vino (ambas bebidas contienen unos poderosos compuestos que ayudan a bajar el colesterol, previenen el endurecimiento de las arterias y combaten las enfermedades cardíacas), pero sin los efectos del alcohol que prefieren evitar.

UNA BEBIDA MUY BENÉFICA

Es posible que los investigadores nunca hubieran dado con los beneficios que el jugo de uva y su animado hermano, el vino, brindan a la salud, de no haber sido por los corazones sanos de la población de un país que también nos dio los *croissants*, las boinas y a Brigitte Bardot.

Hace algunos años, los científicos descubrieron un fenómeno al que bautizaron como la "paradoja francesa". Lo que hallaron, concretamente, fue que si bien los franceses comían casi cuatro veces más mantequilla y tres veces más manteca que los estadounidenses, además de tener niveles más altos de colesterol y una presión sanguínea más elevada y de fumar al parejo de la población de los Estados Unidos, su índice de infartos era 2½ veces menor que en este país.

Actualmente los investigadores piensan que el secreto de la salud cardíaca de los franceses radica por lo menos en parte en el vino tinto. Esta bebida contiene unos compuestos llamados flavonoides que se han vinculado a un menor índice de enfermedades cardíacas.

Si el vino tinto brinda protección al cuerpo, pensaron los investigadores, ¿por qué no habría de hacer lo mismo el jugo de la uva roja?

Efectivamente resulta que el jugo de uva contiene algunos de los mismos flavonoides presentes en el vino. Diversos estudios científicos sugieren que estos compuestos tal vez ayuden a bajar el colesterol, impidan que el colesterol se adhiera a las paredes de las arterias y eviten que las plaquetas de la sangre se peguen entre sí y formen peligrosos coágulos en el torrente sanguíneo.

LA UTILIDAD DE LA UVA

Los científicos aún están descifrando el misterio de cómo el jugo de uva protege contra las enfermedades cardíacas. Lo que sí saben con certeza es que al parecer ayuda de varias maneras.

Los flavonoides del jugo de uva figuran entre los antioxidantes más poderosos que hay; incluso es posible que sean mejores que las vitaminas C o E, en opinión de John D. Folts, Ph.D., profesor de Medicina en la Universidad de Wisconsin en Madison. Dentro del cuerpo ayudan a impedir que se oxide el colesterol lipoproteínico de baja densidad (o *LDL* por sus siglas en inglés). El proceso de oxidación es el que le permite al colesterol adherirse a las paredes de las arterias y cerrarle el paso a la sangre.

Controlar el colesterol LDL "malo" es un buen comienzo cuando se trata de conservar la salud del corazón. No obstante, también hay que evitar que las plaquetas, unos componentes de la sangre que causan coágulos, se peguen entre sí innecesariamente. De acuerdo con el Dr. Folts, los flavonoides del jugo de uva también sirven para eso. Un estudio realizado por la Universidad de Wisconsin halló que cuando los animales de laboratorio toman jugo de uva se reduce de manera significativa la coagulación anormal. De tal forma, el jugo de uva brinda dos beneficios en uno.

De hecho son más de dos. El jugo de uva también es una fuente bastante buena de potasio. Ocho onzas (240 ml) proporcionan 334 miligramos, el 10 por ciento de la Cantidad Diaria Recomendada (o *DV* por sus siglas en inglés). Se trata de una aportación importante, pues el potasio ayuda a controlar la hipertensión (presión arterial alta) y protege contra el derrame cerebral.

Si bien es cierto que el jugo de uva contiene unos poderosos compuestos, no están presentes en grandes cantidades. De hecho, según el Dr. Folts hay que tomar tres veces más jugo de uva que vino para recibir los mismos efectos de protección.

Todos los flavonoides protectores de la uva se encuentran en el mosto, una

"Nieve" de uva

3   tazas de jugo de uva roja

1   cucharada de azúcar

1   cucharadita de vainilla

POR PORCIÓN

calorías	**130**
grasa total	**0.2 g**
grasa saturada	**0 g**
colesterol	**0 mg**
sodio	**6 mg**
fibra dietética	**0.2 g**

Vierta el jugo de uva en una sartén mediana. Incorpore el azúcar. Deje que el jugo rompa a hervir a fuego alto, reduzca el calor a mediano y deje que hierva de 6 a 8 minutos o hasta que se haya reducido a 2 tazas. Agregue la vainilla. Vierta el jugo en una fuente de vidrio para pastel (pay, tarta, *pie*) de 9" (23 cm) o 10" (25 cm) de diámetro, que pueda meterse al congelador, y deje que se enfríe a temperatura ambiente.

Ponga la fuente en el congelador durante 1 a 1½ horas, o hasta que las orillas estén sólidas, en su mayor parte, y el centro siga líquido. Aplaste los cristales de hielo grandes con un tenedor para romperlos.

Regrese la fuente al congelador durante 1 hora o hasta que el jugo esté congelado en su totalidad pero no duro. Rompa los cristales con un tenedor antes de servir el postre.

Para 4 porciones

Consejo de cocina: Después de haberse metido al congelador la segunda vez, la "nieve" puede guardarse en el congelador en un recipiente cubierto durante 1 día como máximo antes de servirse. Sáquela del congelador y déjela a temperatura ambiente de 5 a 10 minutos antes de servirla.

mezcla de la piel, la pulpa, la semilla y el rabo de la fruta. El mosto es la materia prima tanto del vino como del jugo de uva, según explica el Dr. Folts. Cuando se fermenta para preparar el vino, gran parte de los flavonoides se pasan a este líquido, indica el experto. En vista de que el jugo de uva no se fermenta, sólo se obtienen los flavonoides que se pasan al jugo durante las fases de calentamiento y procesamiento.

Los compuestos que terminan en el jugo siguen siendo muy fuertes, según agrega el Dr. Folts. Sólo hay que tomar más para aprovecharlos.

Cómo maximizar sus poderes curativos

Tome un vaso grande. Puesto que hace falta más jugo de uva que vino para cosechar los mismos beneficios para la salud, el Dr. Folts sugiere tomar hasta 12 onzas (360 ml) al día.

Opte por el oscuro. "Ya que los flavonoides son los que le dan su intenso color morado, si quiere un jugo de uva con la mayor cantidad de flavonoides escoja el más oscuro de todos", aconseja el Dr. Folts.

Beba el jugo, no la bebida. Las bebidas con sabor a uva no son más que una imitación diluida y azucarada del jugo original. Desde el punto de vista de la nutrición ni se comparan. Por lo tanto, si se buscan los beneficios del jugo de uva hay que asegurarse de comprar el verdadero jugo.

Nota: Si no reconoce algún término usado en este capítulo, vea el glosario en la página 711.

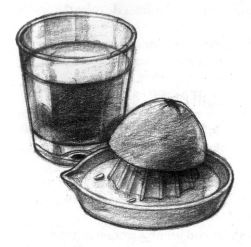

JUGOS
Sorbos de salud

Poderes curativos
Previenen el cáncer y las
enfermedades cardíacas

Refuerzan la inmunidad

Al igual que la música disco y los pantalones acampanados, los jugos tuvieron su auge en los años 70, pero al poco tiempo se les dejó de hacer caso. No obstante, ahora que son cada vez más las investigaciones sobre los beneficios que el consumo de una buena cantidad de frutas y verduras frescas ofrecen a la salud los estamos volviendo a descubrir.

Algunas personas pasan las frutas y verduras frescas por el exprimidor de jugos (juguera) para sacar vasos llenos de espeso néctar cargado de vitaminas con el fin de asegurarse las entre cinco y siete raciones diarias recomendadas de estos alimentos. Otros recurren a los jugos para obtener más carotenoides y flavonoides, unos compuestos curativos que según los expertos pueden combatir enfermedades graves como el cáncer y las enfermedades cardíacas. Para otros más, los jugos son una forma de limpiar el cuerpo de toxinas, reforzar el sistema inmunitario y ayudar en el tratamiento de diversas enfermedades, desde la anemia y el estreñimiento hasta la artritis.

VITAMINAS EN UN VASO

Para millones de personas en los Estados Unidos, un puñado de suplementos vitamínicos y de minerales forman una parte tan invariable de su desayuno como el plato de cereal y un gran vaso de jugo de naranja. No es un mal complemento para la alimentación, pero tal vez exista uno mejor.

"Los jugos son el suplemento multivitamínico/de minerales para las personas que no quieren tomar pastillas ni cápsulas —afirma Eve Campanelli, Ph.D., quien se dedica al cuidado natural de la salud en Beverly Hills, California—. Y el cuerpo absorbe los nutrientes de los jugos muchísimo mejor que de una pastilla".

De hecho el cuerpo absorbe los nutrientes de los jugos mejor que de los alimentos mismos, según indica Steven Bailey, un naturópata con consulta privada en Portland, Oregon. Si bien las plantas están llenas de vitaminas, minerales y otros compuestos curativos, estas sustancias se encuentran unidas a tejidos fibrosos y contenidas dentro de paredes de celulosa. Cuando las verduras o las frutas se muelen para producir jugo, explica el Dr. Bailey, la celulosa se descompone, libera los compuestos y los hace disponibles para su absorción.

"A menos que se mastique muy, muy bien —y pocas personas lo hacen— no se obtiene de los alimentos la misma cantidad de nutrientes que del jugo. El jugo es uno de los alimentos integrales más poderosos que se pueden introducir al cuerpo —comenta el Dr. Bailey—. Se requiere muy poca energía para digerirlo, de modo que se conservan casi toda la energía y los nutrientes que aporta".

Además, haría falta un cerro de verduras para obtener la misma cantidad de nutrientes contenidos en un solo vaso de jugo. "Para obtener todas las vitaminas que se consiguen en sólo 6 onzas (180 ml) de jugo de zanahoria se tendrían que comer ocho zanahorias —dice la Dra. Campanelli—. No son muchas las personas que van a comer ocho zanahorias. Pero beberán un vasito de jugo de zanahoria".

Un vaso de 6 onzas de jugo de zanahoria contiene grandes cantidades de betacaroteno, el cual al ser convertido en vitamina A por el cuerpo ofrece el 948 por ciento de la Cantidad Diaria Recomendada (o *DV* por sus siglas en inglés). El mismo vaso de jugo también cuenta con 16 miligramos de vitamina C, el 27 por ciento de la DV; 0.4 miligramos de vitamina B_6, el 20 por ciento de la DV; 537 miligramos de potasio, el 15 por ciento de la DV; y 0.2 miligramos de tiamina, el 11 por ciento de la DV.

A pesar de su carga nutritiva, los jugos deben utilizarse para complementar las frutas y verduras frescas y los cereales en la alimentación, no para reemplazarlos, según advierte la Dra. Campanelli. Por buenos que sean, no aportan mucha fibra al total de entre 20 y 35 gramos que un adulto necesita diariamente. Ocho zanahorias proporcionan 17 gramos de fibra, por ejemplo, pero un vaso de 6 onzas de jugo sólo contiene unos miserables 2 gramos. Una alimentación alta en fibra ha sido ligada a un índice menor de ciertos tipos de cáncer, problemas digestivos y colesterol alto.

Deliciosas combinaciones

Los sabores y las texturas que se pueden crear mezclando diversas frutas y verduras en el exprimidor de jugos (juguera) prácticamente no tienen límite. Las siguientes son unas cuantas combinaciones sencillas para empezar.

- Dos verduras que frecuentemente se combinan con otras son la zanahoria y el apio, pues se considera que quedan con todo, o sea, que pueden mezclarse con cualquier otra verdura. Pruebe un jugo hecho con tres zanahorias por cada tallo de apio.

- El jugo de varios tomates combinado con el de unos trozos de pimiento (ají, pimiento morrón) verde produce una alternativa refrescante y libre de sodio para el jugo de tomate lleno de sal que se compra en la tienda.

- Un pepino pelado grande y una cebolla pequeña producen una bebida muy refrescante. Se puede probar con diversas variedades de cebolla, desde la morada dulce hasta la blanca muy fuerte, para obtener toda una gama de sabores interesantes.

MÁS ALLÁ DE LAS VITAMINAS Y LOS MINERALES

Los jugos frescos brindan otras cosas aparte de las vitaminas y los minerales que el cuerpo necesita. También contienen una variedad de fitonutrientes, unos compuestos vegetales que tal vez ayuden a prevenir amenazas graves contra la salud, como el cáncer y las enfermedades cardíacas.

Es posible que el fitonutriente mejor conocido sea el betacaroteno, el pigmento vegetal que le da su brillo anaranjado a la batata dulce (camote, *yam*, *sweet potato*), la zanahoria y el cantaloup (melón chino). Diversos estudios científicos han demostrado que las personas cuya alimentación contiene muchas frutas y verduras, particularmente grandes cantidades de betacaroteno, enfrentan un riesgo mucho menor de cáncer que los demás.

El betacaroteno no es el único fitonutriente que se halla en las frutas y las verduras. De hecho estos alimentos contienen cientos de compuestos, como luteína, licopeno y alfacaroteno, que también luchan contra las enfermedades. De acuerdo con el Dr. Bailey, el jugo de los alimentos ricos en carotenoides, particularmente de la zanahoria, el tomate y las verduras de color verde oscuro, le proporciona todo un arsenal de estos compuestos al cuerpo.

Los jugos de frutas y verduras también contienen unos compuestos llamados flavonoides, los cuales son unos poderosos antioxidantes. Es decir, ayudan a prevenir las enfermedades al recoger unas moléculas nocivas de oxígeno llamadas radicales libres, las cuales se acumulan de forma natural en el cuerpo, donde dañan las células. (Para más información sobre los radicales libres, vea la página 591).

Los antioxidantes evitan que se oxide el colesterol lipoproteínico de baja densidad, la forma peligrosa de colesterol. El proceso de oxidación es el que le permite al colesterol adherirse a las paredes de las arterias y así contribuir a las enfermedades cardíacas. Algunos estudios científicos demuestran que las personas que comen alimentos ricos en flavonoides, como la manzana y la cebolla, tienen menos riesgo de sufrir un infarto que quienes no los consumen.

"Tomar una amplia variedad de jugos de verduras y frutas es una maravillosa forma de obtener cantidades terapéuticas de todos estos compuestos curativos", indica la Dra. Campanelli.

Para maximizar los beneficios curativos de los jugos, el Dr. Bailey recomienda tomar entre una pinta (473 ml) y un cuarto de galón (946 ml) de jugo de verduras mixtas todos los días.

"TERMINATOXINAS"

La contaminación, los pesticidas, los conservantes y los colorantes artificiales son sólo unos cuantos elementos tóxicos entre todos los que se introducen al cuerpo diariamente. Desde luego al cuerpo le interesa cuidarse y trata de eliminar estas toxinas a través de los órganos de limpieza como el hígado. No obstante, de la misma forma en que las bolsas de la aspiradora se vacían para que la máquina funcione bien, según la Dra. Campanelli es buena idea sacar las toxinas del cuerpo ocasionalmente.

La mayor parte de la comunidad médica establecida no toma en cuenta esta teoría. Sin embargo, los médicos naturistas recomiendan realizar una "limpieza general" del cuerpo de vez en cuando mediante un ayuno de jugos. Se trata de abstenerse de los alimentos sólidos por varios días, alimentándose sólo con jugos de frutas y verduras frescas.

"Cuando durante un par de días uno se nutre principalmente de jugos, no sólo se obtiene una porción más grande de vitaminas, minerales y enzimas naturales sino que el cuerpo no tiene que trabajar muy arduamente en la digestión, de modo que se cuenta con una sangre más rica desde el punto de vista de la nutrición y con más tiempo para limpiar, curar las células agotadas y ayudar al cuerpo a regenerarse", indica el Dr. Bailey.

El ayuno de jugos también puede estimular el sistema inmunitario, según afirma el Dr. Bailey. Como resultado del mismo "por lo general se reducen radicalmente los síntomas de afecciones crónicas como la artritis, la sinusitis y las alergias", dice el experto. Si bien los médicos naturistas están de acuerdo en que el ayuno de jugos no cura estos males, es posible que brinde un alivio temporal.

Si bien los ayunos de jugos por lo general son seguros, pueden agravar ciertas enfermedades, como la diabetes del Tipo II (no dependiente de la

En la cocina

Hay que conocer algunos trucos para preparar un buen jugo. No es tan sencillo como simplemente echar la cosecha del día a la licuadora (batidora). Para obtener el sabor más fresco y a la vez conservar la mayor cantidad posible de nutrientes, los expertos aconsejan lo siguiente.

Lávelas. Asegúrese de lavar todas las frutas y verduras muy bien y de cortarles los pedazos golpeados o dañados.

Pélelas. No es necesario pelar todas las frutas y verduras, pero muchas sí, por diversas razones. La cáscara de la naranja (china) y la toronja (pomelo), por ejemplo, contiene unas sustancias químicas que pueden resultar tóxicas si se consumen en grandes cantidades. Los productos encerados deben pelarse antes de exprimirse, al igual que las frutas tropicales, que en muchos casos se cultivan en países donde el uso de los pesticidas no está bien reglamentado.

Quite los huesos y las semillas. Las semillas de la manzana, que contienen un rastro de cianuro, deben quitarse antes de preparar el jugo. La semilla del melón, el limón y el limón verde (lima), así como los huesos del melocotón (durazno), la ciruela y otras frutas semejantes también deben tirarse. Por su parte, la semilla de la uva es segura y puede pasarse por el exprimidor de jugos (juguera) junto con la fruta.

Use la verdura entera. La mayoría de las verduras pueden exprimirse en su totalidad, con hojas, tallos y todo. Dos excepciones a esta regla son el ruibarbo y la zana-

insulina). Según advierte el Dr. Bailey, nadie debe ayunar sin haber consultado primero al médico.

Cómo maximizar sus poderes curativos

Tómeselo pronto. Una vez que la fruta o la verdura pasa por el exprimidor de jugos, las enzimas naturales de los alimentos comienzan a descomponer sus nutrientes. El jugo pierde su valor alimenticio muy rápido, según explica el Dr. Bailey. Para maximizar sus beneficios el naturópata recomienda tomárselo durante los primeros 30 minutos después de haberlo preparado.

Los jugos de lata desde luego se conservan casi de forma indefinida si no se abren. La desventaja es que les faltan muchos de los nutrientes hallados en los jugos frescos. El jugo más saludable, dice el Dr. Bailey, siempre se prepara en casa.

Concéntrese en las verduras. Un gran vaso de jugo de frutas es una delicia en el verano, pero es mejor concentrarse en los jugos de verduras. "Los jugos de frutas tienen un contenido demasiado alto de azúcar y ácido para beberse en horia: tanto las hojas del ruibarbo como el extremo superior de la zanahoria contienen compuestos tóxicos.

Píquelas. La boca de la mayoría de los exprimidores es bastante pequeña, de modo que es recomendable picar las frutas y verduras en trozos adecuados. Además, los pedazos pequeños fuerzan menos el motor, lo cual ayudará a que el exprimidor dure más tiempo.

Al último los plátanos. Al preparar jugo de frutas o verduras que contienen poca agua, como el plátano amarillo (guineo, banana) y el aguacate (palta), es buena idea exprimir primero otras cosas y luego agregar estos alimentos más secos para producir una bebida espesa y cremosa.

Tómeselo rápido. Ya sabemos que los jugos pierden sus beneficios alimenticios al poco tiempo de haber sido preparados. Lo mismo pasa con su sabor. Algunos jugos, como el de repollo (col), se vuelven rancios en unas cuantas horas. Es buena idea preparar sólo la cantidad que se piense tomar de inmediato.

O congélelo. Los jugos de zanahoria, manzana y naranja son bastante resistentes y se conservan durante tres o cuatro semanas si se congelan en un recipiente de plástico sellado.

grandes cantidades —señala el Dr. Bailey—. Los jugos de verduras son mejores desde el punto de vista alimenticio y tienen un contenido alcalino (o sea, no ácido) más elevado".

Varíe las verduras. De acuerdo con el Dr. Bailey conviene tomar jugos preparados con diversas verduras para maximizar sus poderes curativos. "Entre mayor la variedad que pueda incluir en su alimentación, mejor. Es fácil con los jugos, porque se pueden combinar varias verduras en una sola bebida".

Nota: Si no reconoce algún término usado en este capítulo, vea el glosario en la página 711.

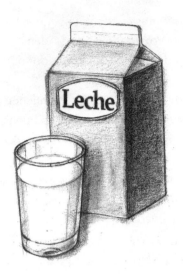

LECHE
Un vaso lleno de virtudes

Poderes curativos
Conserva fuertes los huesos y previene la osteoporosis

Baja la presión arterial y el colesterol

Reduce el riesgo de sufrir un derrame cerebral

Incluso las personas a quienes les encanta la leche muchas veces se sienten culpables al darse el gusto. A pesar de su reputación tradicional de ser el alimento perfecto, la leche tiene un contenido extremadamente alto de grasa. Una taza de leche entera contiene un 49 por ciento de grasa. La leche semidescremada al 2 por ciento (*reduced-fat milk*) no es mucho mejor, pues contiene un 34 por ciento de grasa. Lo peor es que esta grasa es saturada, o sea, tapa las arterias. No es precisamente lo que se llamaría "perfecto".

No obstante, antes de limpiarse ese bigote de leche para siempre hay que tomar en cuenta el lado más ligero del asunto: la leche semidescremada al 1 por ciento (*low-fat milk*) y la descremada (*skim milk*). En una taza de leche semidescremada al 1 por ciento, sólo el 23 por ciento de las calorías proviencen de la grasa. La leche descremada (también llamada "sin grasa" o "libre de grasa") es la mejor en este sentido, pues prácticamente no tiene nada de grasa. Tanto la leche descremada como la semidescremada al 1 por ciento son una de las formas más económicas y fáciles de ayudar a cubrir la necesidad diaria de varios nutrientes importantes. Lo mejor de todo es que la leche descremada ha dejado de ser ese líquido poco espeso, grisáceo y diluido que fue en algún momento. Varios fabricantes han entendido que los consumidores quieren el sabor de la grasa sin esta y ahora ofrecen leches descremadas más ricas y cremosas. Muchas veces ni se nota la diferencia.

Cremosa, no grasosa

El suero de la leche (*buttermilk*), con su consistencia espesa, cremosa y deliciosamente agria, parecería tener un contenido muy alto de grasa. No obstante, las apariencias engañan, pues el suero de la leche tiene menos grasa que la leche normal. De hecho es una saludable alternativa de la leche, la crema y la mayonesa en cualquier plato, desde los aliños (aderezos) para ensaladas hasta los productos panificados.

Una taza de suero de leche descremada contiene aproximadamente 2 gramos de grasa. El suero de leche semidescremada al 2 por ciento tiene 5 gramos de grasa. A manera de contraste, una taza de leche normal cuenta con 8 gramos de grasa, más o menos. El sencillo cambio de una parte de la leche consumida por suero de leche puede restar una cantidad considerable de grasa a la alimentación. Sólo hay que acordarse de revisar la etiqueta antes de poner el suero de la leche en el carrito del supermercado, puesto que algunas marcas tienen mucha menos grasa que otras. El suero de la leche se puede comprar en versión descremada, semidescremada al 1 por ciento (*low-fat*) y semidescremada al 2 por ciento (*reduced-fat*).

El suero de la leche también es bueno por otra causa. Al igual que la leche semidescremada al 1 por ciento y la descremada, es una de las mejores fuentes de calcio que hay. Una taza de suero de leche descremada ofrece más de 285 miligramos de calcio, aproximadamente el 29 por ciento de la Cantidad Diaria Recomendada (o *DV* por sus siglas en inglés).

"Una vez que se le quita la grasa la leche es un alimento muy nutritivo", afirma Curtis Mettlin, Ph.D., jefe de investigaciones epidemiológicas en el Instituto Roswell Park para el Cáncer en Buffalo, Nueva York. El gran número de nutrientes que la leche contiene hacen mucho para impedir la hipertensión (presión arterial alta), el derrame cerebral, la osteoporosis y tal vez incluso el cáncer, y todo a cambio de 85 calorías, menos de 5 gramos de colesterol y menos de 1 gramo de grasa por vaso de leche descremada.

MENOS COLESTEROL PARA CUIDAR EL CORAZÓN

Las personas preocupadas por controlar su colesterol probablemente ya estén comiendo cosas como manzanas, avena y frijoles (habichuelas). Y resulta que la leche es otro alimento capaz de mandar a volar al colesterol.

Unos investigadores de la Universidad Estatal de Kansas en Manhattan, Kansas, así como de la Universidad Estatal de Pensilvania en University Park, pusieron a 64 personas a tomar un cuarto de galón (946 ml) de leche descremada al día. Después de un mes el colesterol de la gente con los niveles más altos había bajado en casi 10 puntos, lo cual equivale a una reducción de casi el 7 por ciento. En vista de que cada descenso del 1 por ciento del colesterol se traduce en una reducción del 2 por ciento en la probabilidad de morir de una enfermedad cardíaca, la leche les ayudó a estas personas a reducir su riesgo de sufrir un infarto o un derrame cerebral en casi un 14 por ciento.

"Los estudios han demostrado que la leche contiene unas sustancias que reducen la producción de colesterol por el hígado", afirma Arun Kilara, Ph.D., profesor de Ciencias de la Alimentación en la Universidad Estatal de Pensilvania y uno de los investigadores que participó en el estudio.

Y la leche tiene otra gran virtud. Es posible que su abundancia de calcio ayude a reducir la presión arterial además del colesterol. En el estudio llevado a cabo en University Park se demostró la capacidad de la leche para bajar la presión sistólica de la sangre (el número superior) de 131 a 126 en ocho semanas, en promedio, mientras que la presión diastólica (el número inferior) bajó de 82 a 78.

Los investigadores no están seguros de la cantidad de leche que debe tomarse para tratar de bajar el colesterol o la presión sanguínea. No obstante, sería bueno empezar con cuatro vasos diarios, la cantidad utilizada por el estudio. Si parece demasiado se puede tratar de tomar un vaso de 8 onzas (240 ml) de leche descremada con cada comida, además de uno como merienda (botana, refrigerio, tentempié).

LA MEJOR FÁBRICA DE HUESOS FUERTES

Por lo que más se le conoce a la leche es por su capacidad para fortalecer los huesos. Y con muy buena razón, porque se trata de una magnífica fuente de calcio. Una taza de leche descremada contiene más de 300 miligramos de este nutriente, casi la tercera parte de la Cantidad Diaria Recomendada (o *DV* por sus siglas en inglés). Por eso muchas veces se recomienda tomar leche como una excelente estrategia para prevenir la osteoporosis, la enfermedad de los huesos frágiles que afecta a más de 28 millones de personas en los Estados Unidos, en su mayoría mujeres.

En un estudio de 581 mujeres posmenopáusicas, un grupo de investigadores de la Universidad de California en San Diego halló que las que habían bebido la mayor cantidad de leche durante su adolescencia y hasta los 25 años, más o menos, tenían los huesos más fuertes que quienes habían bebido menos.

La DV del calcio es 1,000 miligramos. No obstante, las necesidades individuales dependen de la edad, el sexo y otros factores. Los hombres entre los 25 y los 65 años de edad y las mujeres entre los 25 y los 50 años necesitan 1,000 miligramos de calcio al día; los hombres y las mujeres de más de 65 años necesitan 1,500 miligramos. Las mujeres posmenopáusicas que están tomando estrógeno necesitan 1,000 miligramos. Las mujeres embarazadas o las que están amamantando necesitan entre 1,200 y 1,500 miligramos al día.

DURO CONTRA LOS DERRAMES

Las investigaciones indican que la leche le hace bien no sólo al cuerpo sino también al cerebro. Un estudio observó que el riesgo de sufrir un derrame tromboembólico (el cual ocurre cuando un coágulo bloquea el flujo de la sangre al cerebro) baja en un 50 por ciento en los hombres que tienen un consumo mínimo de 16 onzas (480 ml) de leche al día, en comparación con quienes no la toman.

No se sabe con certeza a qué se deben estos resultados tan impresionantes. Al parecer el calcio no tiene nada que ver, ya que las personas estudiadas que tomaron suplementos de calcio mas no productos lácteos no obtuvieron los mismos beneficios, según indica el director del estudio, Robert Abbott, Ph.D., profesor de Bioestadística en la Escuela de Medicina de la Universidad de Virginia en Charlottesville. "Pero la leche contiene todo tipo de nutrientes aparte del calcio, y sí pareció proteger", afirma el experto. Los beneficios no se debían sólo a la leche, según agrega. "Los consumidores de leche tendían a ser más delgados y más activos físicamente. . . que los hombres que no tomaban leche".

PROTECCIÓN CONTRA EL CÁNCER

Las frutas y las verduras han alcanzado la mayor gloria en cuanto luchadores contra el cáncer, y con mucha razón. No obstante, es posible que la leche descremada o semidescremada al 1 por ciento también sirvan para proteger el cuerpo contra este mal.

Un grupo de investigadores del Instituto Roswell Park para el Cáncer, bajo la dirección del Dr. Mettlin, les preguntaron a más de 4,600 personas, enfermas de cáncer o no, cuántos vasos de leche entera, descremada o semidescremada al 2 por ciento tomaban al día. Encontraron que las personas que tomaban leche descremada o semidescremada al 2 por ciento enfrentaban un menor riesgo de desarrollar varios tipos de cáncer, entre ellos cáncer de estómago y de recto, que quienes tomaban leche entera. "Esta reducción del riesgo con toda probabilidad se debía a un menor consumo de grasa dietética de la leche al igual que de otros alimentos", indica el Dr. Mettlin.

Otro estudio, en este caso patrocinado por la Sociedad contra el Cáncer de los Estados Unidos, halló que la probabilidad de tener cáncer de ovarios es tres veces menor en las mujeres que toman leche descremada o semidescremada al 2 por ciento que en las que toman más de un vaso de leche entera al día.

En vista de que un elevado consumo de grasa dietética se ha ligado al cáncer no sorprende que las personas que beben leche entera tengan el más alto riesgo de desarrollar esta enfermedad. Lo que sí sorprende es que en ambos estudios las personas que no tomaban leche enfrentaban un mayor riesgo de desarrollar cáncer que quienes bebían leche descremada o semidescremada al 2 por ciento. Por lo tanto, según el Dr. Mettlin es posible que la leche contenga algo que ayuda a proteger contra esta enfermedad.

NUTRICIÓN LÍQUIDA

Hemos hablado del papel que la leche desempeña en la prevención de las enfermedades. No obstante, incluso en lo que se refiere a una vida cotidiana saludable la leche es un alimento realmente nutritivo. Además de su alto contenido de calcio, una taza de leche también contiene 100 unidades internacionales de vitamina D, el 25 por ciento de la DV. De la misma forma en que los huesos necesitan calcio para mantenerse fuertes también les hace falta la vitamina D, que le ayuda al cuerpo a absorber el calcio.

Además, una taza de leche descremada proporciona aproximadamente 400 miligramos de potasio, más o menos el 12 por ciento de la DV. El potasio es un mineral clave para proteger el cuerpo contra la hipertensión, los derrames cerebrales y los problemas cardíacos. Además, la leche contiene 0.4 miligramos de riboflavina, más del 23 por ciento de la DV.

Cómo maximizar sus poderes curativos

Cómprala en envase de cartón. Las jarras traslúcidas de plástico son muy cómodas para cargar, pero dejan pasar la luz, la cual destruye la riboflavina y la vitamina A. De hecho, sólo un día en una jarra traslúcida de plástico basta para que la leche pierda el 90 por ciento de su vitamina A y el 14 por ciento de su riboflavina. Además, la luz le puede dar un saborcillo especial a la leche que les resulta desagradable a muchas personas. Por lo tanto es preferible comprarla en envases de cartón.

Prepare sus papilas gustativas. A algunas personas la leche descremada les gusta enseguida, pero otras no soportan su sabor, por lo menos al principio. Para integrar la leche descremada a la alimentación sin espantar a las papilas gustativas es buena idea realizar el cambio poco a poco. Se puede mezclar un envase de leche entera con uno de leche semidescremada y beberla así durante varias semanas. A continuación se va reduciendo la proporción de leche entera hasta estar tomando leche semidescremada solamente. Una vez acostumbrado a eso, se va agregando leche descremada a la semidescremada. En algún momento se estará bebiendo —y disfrutando— la descremada sola.

Espésela. Una de las cosas que a muchos les resulta desagradables de la leche descremada es su consistencia algo diluida. Para espesarla un poco y hacerla más cremosa se pueden agregar de 2 a 4 cucharadas de leche descremada en polvo a cada taza de leche descremada líquida.

Mejor cambie de marca. Si no le agrada la leche que está tomando, pruebe una de las versiones más cremosas. *Borden* hace un producto llamado *Lite Line*, por ejemplo, que no tiene grasa pero sabe a leche semidescremada al 2 por ciento. *Lite Line* está disponible en Texas y otras regiones del país. También se puede buscar leche descremada enriquecida con sólidos lácteos sin grasa. La etiqueta dice "enriquecida con proteínas" (*protein fortified*).

Si no le gusta beberla, "cómasela". Aun para las personas a las que de plano no les gusta tomar leche hay otras formas de introducirla a la alimentación. Al preparar la avena con leche descremada en lugar de agua, por ejemplo, el contenido de calcio del desayuno aumenta de 20 a 320 miligramos.

Nota: Si no reconoce algún término usado en este capítulo, vea el glosario en la página 711.

Sopa de crema de papa

½   **taza de agua**

2   **dientes de ajo partidos a la mitad**

3½   **tazas de leche descremada**

4   **papas medianas, peladas y picadas en trozos de 1" (2.5 cm)**

¼   **cucharadita de sal**

3   **cucharadas de perejil fresco picado**

¼   **cucharadita de pimienta negra molida**

⅛   **cucharadita de nuez moscada molida**

2   **cucharaditas de mantequilla sin sal**

POR PORCIÓN

calorías	**212**
grasa total	**2.5 g**
grasa saturada	**1.5 g**
colesterol	**9 mg**
sodio	**253 mg**
fibra dietética	**1.9 g**

Ponga el agua, el ajo y 3 tazas de leche a calentar a fuego mediano en un caldero (caldera) para asar (*Dutch oven*) hasta que la mezcla esté a punto de romper a hervir.

Baje el fuego a lento y agregue las papas y la sal. Tape el caldero y cocine todo por unos 30 minutos, revolviendo de vez en cuando, hasta que las papas estén suaves. Agregue el perejil, la pimienta, la nuez moscada y la ½ taza restante de leche.

Retire el caldero del fuego y deje que se enfríe por 5 minutos. Muela todos los ingredientes en una licuadora (batidora) o un procesador de alimentos; de ser necesario, hágalo por partes. Regrese el puré al caldero y póngalo a calentar brevemente. Incorpore la mantequilla.

Para 4 porciones

LIMONES Y LIMONES VERDES
Cítricos sanadores

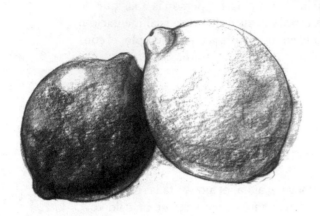

Poder curativo
Curan cortadas y cardenales

Previenen el cáncer y las enfermedades cardíacas

Aunque nos encanta su sabor, la verdad es que los limones y los limones verdes (limas) no son protagonistas principales en nuestros platos. Son más bien actores de reparto que dan sabor a nuestras bebidas o postres o tal vez adoben (marinen) nuestras carnes. Y es lógico porque con sus sabor agrio a nadie le agradaría comerse un limón como si fuera una naranja (china).

Bueno, no precisamente a nadie. Resulta que en el siglo XVII los marineros ingleses disfrutaban los limones verdes. No es que su sabor les fascinara tanto sino que el alto contenido de vitamina C de estas frutas prevenía el escorbuto. Como ellos normalmente estaban embarcados por meses sin poder comer frutas, los limones les servían para su salud.

Usted probablemente no estará embarcado por meses pero aun así le conviene disfrutar más de estas frutas. Quizás no sirvan de protagonistas en su plato, pero por lo menos les puede dar un papel más importante. A continuación explicaremos por qué y cómo puede aprovechar estos alimentos agrios para eludir enfermedades.

La "C" saludable

De todos los nutrientes que conocemos a fondo, la vitamina C tal vez sea la más impresionante. Siempre tiene mucha demanda cuando hace frío, porque reduce la cantidad de histamina, una sustancia química natural que irrita los ojos y hace moquear la nariz. También es un poderoso antioxidante, lo cual significa que ayuda a disminuir la fuerza de las potentes moléculas de oxígeno en el cuerpo que contribuyen al cáncer y las enfermedades cardíacas. El cuerpo también la utiliza para fabricar colágeno, la sustancia que pega las células entre sí y que se requiere para ayudar a curar las cortadas y heridas.

En la cocina

Cuando se ralla la cáscara de un cítrico, ¿habrá alguna manera de evitar que el rallador se lleve también un pedazo de los nudillos?

De hecho sí existe una manera más fácil de rallar la cáscara de los cítricos: con un pelador de cítricos. Este aparato económico se parece un poco a un destapador. Consiste en una lámina angosta de acero inoxidable provista de agujeros con las orillas afiladas. Al pasar el pelador por la cáscara de la fruta, va levantando fácilmente una peladura delgada y rizada, sin poner en peligro sus manos.

La pulpa y el jugo de los limones y los limones verdes son ricas fuentes de vitamina C. Un limón grande, por ejemplo, contiene más o menos 45 miligramos de esta vitamina, el 75 por ciento de la Cantidad Diaria Recomendada (o *DV* por sus siglas en inglés). Los limones verdes no se quedan muy atrás. Uno pequeño contiene aproximadamente 20 miligramos, el 33 por ciento de la DV.

Cáscaras que contrarrestan el cáncer

La vitamina C no es lo único que los limones y los limones verdes pueden ofrecer. Estos cítricos también contienen otros compuestos, como limonina y limoneno, que al parecer ayudan a impedir algunos de los cambios celulares que pueden provocar el cáncer.

El limoneno se encuentra principalmente en la cáscara de la fruta. Se ha demostrado que estimula la actividad de las proteínas que eliminan el estradiol, una hormona natural que ha sido asociada con el cáncer de mama. Asimismo se ha observado que el limoneno aumenta, en el hígado, el nivel de las enzimas que eliminan las sustancias químicas causantes del cáncer.

En Europa, las empresas de alimentos agregan la cáscara de los cítricos a la harina para hornear a fin de enriquecerla con mayores beneficios para la salud, dice Antonio Montanari, Ph.D., científico investigador del Departamento de Florida del Centro de Investigación de los Cítricos en Lake Alfred. "Aquí en los Estados Unidos tiramos lo que tal vez sea la mejor parte de la fruta", explica.

Cómo maximizar sus poderes curativos

Intensifique el sabor. Ya sea que quiera preparar un pastel (pay, tarta, *pie*) de limón o simplemente agregar un poco de sabor a ese yogur de limón que compró, póngale mucha cáscara rallada. El limoneno, su compuesto curativo, corresponde más o menos al 65 por ciento de los aceites de la cáscara, dice Michael Gould, Ph.D., profesor de Oncología Humana en la Universidad de Wisconsin en Madison.

Úsela seca. Las cáscaras frescas de los cítricos contienen más compuestos curativos, pero no por eso hay que despreciar la seca, dice el Dr. Montanari. Encontrará la cáscara seca del limón en la sección de las especias de su supermercado.

Nota: Si no reconoce algún término en este capítulo, vea el glosario en la página 711.

Salsa de limón para postres

½ **taza de azúcar**

1 **cucharada de maicena**

1 **cucharada de cáscara de limón rallada**

⅓ **taza de jugo de limón fresco**

½ **taza de sustituto de huevo sin grasa**

2 **cucharaditas de mantequilla sin sal**

POR 3 CUCHARADAS

calorías	**95**
grasa total	**1.3 g**
grasa saturada	**0.8 g**
colesterol	**3.5 mg**
sodio	**4 mg**
fibra dietética	**0.2 g**

Mezcle el azúcar, la maicena y la cáscara de limón en una cacerola pequeña. Agregue el jugo de limón y bata hasta obtener una pasta homogénea. Cocine a fuego lento de 5 a 6 minutos, batiendo con frecuencia, hasta que la salsa esté caliente y se haya espesado levemente.

Ponga el sustituto de huevo en un tazón (recipiente) pequeño. Agregue 2 cucharadas de salsa y bata a mano, mezclando bien, para que el sustituto de huevo se caliente un poco. Agregue a la cacerola. Cocine a fuego lento de 2 a 3 minutos sin dejar de batir, o hasta que la salsa se espese. Quite del calor y agregue la mantequilla. Ponga aparte para que se enfríe.

Para 1 taza aproximadamente

Consejo de cocina: Sirva esta salsa con fruta, yogur congelado sin grasa, galletitas de jengibre, pastel blanco esponjoso u otros pasteles (bizcochos, tortas, cakes).

LUPUS
Comida que combate la inflamación

El lupus es una enfermedad misteriosa que ocurre cuando las fuerzas que deben proteger el cuerpo lo traicionan. El lupus eritematoso, al que se le suele decir simplemente lupus, se da cuando el sistema inmunitario, que normalmente protege el cuerpo, se vuelve en su contra y ataca y lesiona los tejidos sanos.

Por razones que no son del todo claras, el lupus, que es un tipo de artritis, afecta a un número ocho veces mayor de mujeres que de hombres, probablemente debido al efecto de las hormonas femeninas sobre el sistema inmunitario. Hay dos versiones de esta enfermedad. El lupus eritematoso discoide, la forma menos grave, afecta la piel. Por su parte, el lupus eritematoso sistémico es más grave y puede involucrar a todo el cuerpo, incluyendo el corazón, los pulmones, los riñones, las articulaciones y el sistema nervioso.

No hay cura para el lupus. Sin embargo, cada vez se acumulan más pruebas de que la forma de llevar la alimentación —al escoger ciertos alimentos y evitar otros— puede ayudar a combatirlo.

CÓMO CURARSE CON COMIDA

La asociación más común que viene a la mente al pensar en el aceite de semilla de lino (linaza) es el olor de una fábrica de pinturas. No obstante, se ha demostrado que el grano del que se extrae este aceite les ayuda mucho a las personas cuyos riñones han sido afectados por el lupus.

El aceite de semilla de lino, al que en inglés se le dice tanto *linseed oil* como *flaxseed oil*, contiene dos compuestos en abundancia que posiblemente ayuden a mejorar el funcionamiento de los riñones. El primero es el ácido alfalinolénico, un ácido graso omega-3 (el mismo tipo de grasa saludable que se halla en el pescado). El ácido alfalinolénico evita que las arterias se inflamen y se tapen. Ambos problemas influyen en los daños que el lupus causa a los diminutos y muy frágiles vasos sanguíneos que abastecen de sangre a los riñones.

El aceite de semilla de lino también tiene un alto contenido de lignanos, unos compuestos que pueden ayudar a evitar que se formen coágulos en el torrente sanguíneo. Estos coágulos llegan a dañar y tapar los pequeñísimos vasos sanguíneos de los riñones.

En un estudio llevado a cabo por la Universidad de Ontario Occidental en Canadá, un grupo de investigadores les dio semilla de lino a nueve perso-

466

nas con riñones dañados por el lupus. Hallaron que el funcionamiento renal mejoró en el caso de las personas que tomaban ¼ taza de semilla de lino cruda molida al día, revuelta con el jugo o espolvoreada encima del cereal a la hora del desayuno.

Hace falta realizar más investigaciones, pero las pruebas preliminares también indican que la semilla de lino tal vez ayude a fortalecer el sistema inmunitario, lo cual sirve para controlar los brotes de lupus. Además, al parecer los lignanos de la semilla de lino poseen capacidades antibacterianas y antifúngicas. Este detalle es importante, porque los enfermos de lupus son más propensos a sufrir infecciones que las personas que no tienen esta enfermedad.

"Sólo un poco de semilla de lino basta para brindar los beneficios", afirma Lilian Thompson, Ph.D., profesora de Ciencias de la Nutrición en la Universidad de Toronto, Canadá. Según ella, a la mayoría de las personas les alcanza con ¼ taza al día.

La semilla de lino se compra en las tiendas de productos naturales. No obstante, para cosechar los beneficios de los lignanos hay que molerla antes de comérsela. Se puede comprar semilla de lino molida que ha sido empacada al vacío para conservar su frescura, según señala Stephen Cunnane, Ph.D., profesor de Ciencias de la Nutrición en la Universidad de Toronto. También es posible adquirirla entera y molerla en casa. La semilla de lino molida puede usarse en lugar de una parte de la harina de trigo en los *muffins* (panqués) o el pan, o bien se puede espolvorear sobre el cereal, los guisos (estofados) o las sopas.

El asunto de la alfalfa

Desde hace años se ha manejado la opinión de que el germinado (o los suplementos) de alfalfa pueden empeorar los síntomas del lupus o incluso provocar la enfermedad. Paradójicamente, la tradición folclórica afirma que la alfalfa es buena contra la artritis. Puesto que el lupus es una forma de artritis, la alfalfa debería ser buena contra el lupus. ¿Cuál de las dos versiones es cierta?

De acuerdo con el Dr. Victor Herbert, profesor de Medicina de la Escuela de Medicina Mount Sinai en la ciudad de Nueva York, la alfalfa aparentemente perjudica al sistema inmunitario de los pacientes de lupus sistémico.

¿Qué hacer, pues? Tal vez sería bueno llevar un diario de la alimentación durante los brotes de lupus para ayudarse a recordar qué se estaba comiendo cuando aparecieron los síntomas. Entonces se sabrá cuáles son los alimentos (y entre ellos posiblemente la alfalfa) que al parecer están causando problemas.

La grasa lo agrava

Todos conocemos la importancia de comer menos grasa, particularmente de la grasa saturada presente en las carnes así como en muchos productos lácteos. Esta regla es aún más importante en el caso de las personas que tienen lupus. "Los pacientes de lupus sufren más enfermedades cardíacas por arterias tapadas que las personas de la población en general, y también les sucede a una edad más temprana", indica la Dra. Michelle Petri, directora del Centro del Lupus en la Escuela de Medicina de la Universidad Johns Hopkins en Baltimore, Maryland. Una de las mejores formas de reducir este riesgo es bajándole a la grasa en la alimentación.

Otra razón para reducir la cantidad de grasa tiene que ver con la inmunidad, ya que las personas cuya alimentación contiene mucha grasa al parecer padecen más problemas relacionados con la inmunidad. Como resulta lógico, un consumo excesivo de carne roja puede causar dificultades, ya que por lo común contiene mucha grasa saturada. Un estudio japonés de más de 150 mujeres, por ejemplo, demostró que en las que comían carne con frecuencia la probabilidad de desarrollar lupus era casi 3½ veces más alta que en las demás.

La carne y la grasa saturada no son el único problema. De acuerdo con los resultados de diversos estudios de laboratorio los síntomas de los ratones con lupus se reducen cuando se les alimenta con una cantidad menor a la acostumbrada de grasas poliinsaturadas, las cuales se encuentran en aceites vegetales como los de alazor (cártamo) y maíz (elote, choclo).

En resumen, para las personas que padecen lupus es importante reducir cualquier tipo de grasa en su alimentación. Hay varias formas de lograrlo.

Recorte las raciones. La carne suele ser una de las principales fuentes de grasa en la alimentación. Al reducir su consumo automáticamente se reduce la cantidad total de grasa ingerida. Es buena idea limitarse a raciones de 2 a 3 onzas (de 56 a 84 g) de carne preparada al horno, asada o a la parrilla.

Varíe el menú con verduras. Para bajarle al consumo de grasa también se pueden incluir más comidas vegetarianas en el menú, las cuales suelen basarse en verduras frescas, cereales y legumbres. Cuando menos se debería tratar de sustituir dos comidas de carne a la semana por comidas vegetarianas.

Escoja unas especias. En lugar de agregar automáticamente mantequilla o margarina a la comida conviene explorar la posibilidad de usar otros condimentos más sanos. Las especias, las hierbas frescas y un chorrito de limón o de vinagre de sabor sirven para sazonar sin tanta grasa.

Ajuste el aceite. En vista de que las grasas poliinsaturadas pueden agravar el lupus es buena idea cambiar a aceites con un contenido más alto de grasa monoinsaturada, como los de oliva y de *canola*.

Nota: Si no reconoce algún término usado en este capítulo, vea el glosario en la página 711.

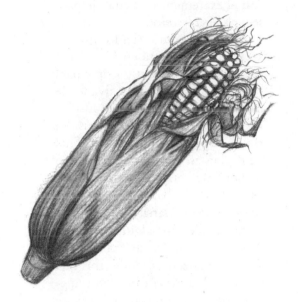

Maíz
Vigorizante vencedor del colesterol

Poder curativo
Baja el colesterol

Aumenta la energía

Cuando hay una ocasión grande solemos comprar la comida más elegante —y costosa— posible, evitando los alimentos comunes como el maíz (elote, choclo). Después de todo, comparado con *fondue*, caviar y trufas, simplemente no tiene el mismo caché que estos. Por otra parte, aunque den un toque colorido y distintivo a las cenas, no debemos olvidar que el propósito principal de los alimentos es alimentar. Y la verdad es que el maíz se lleva de calle a muchísimos alimentos *gourmet* en este aspecto.

Su alto contenido de fibra ayuda a bajar el colesterol. Además, la gran cantidad de carbohidratos que contiene sirven para obtener energía rápido y casi sin grasa.

"El maíz realmente es un alimento básico excelente", dice Mark McLellan, Ph.D., profesor de Ciencias de la Alimentación en la Universidad de Cornell en Geneva, Nueva York. "En combinación con otras verduras en la alimentación, es una buena fuente de proteínas, carbohidratos y vitaminas".

SUS CAPACIDADES CONTROLADORAS DEL COLESTEROL

El maíz contiene un tipo de fibra dietética conocida como fibra soluble. Cuando se come, esta fibra se enlaza con la bilis, un líquido digestivo producido por el hígado y que está lleno de colesterol. En vista de que el cuerpo no absorbe

Aviso

EL MAÍZ PUEDE SER PROBLEMÁTICO

Cuando pensamos en los alimentos que provocan alergias, lo primero que se nos ocurre probablemente sean los mariscos, el cacahuate (maní) y otros por el estilo. No obstante, muchas personas también tienen problemas con el maíz (elote, choclo) procesado. De hecho, los cereales de maíz se ubican entre los cinco principales alimentos causantes de alergias.

Está comprobado que los cereales de maíz provocan una intensificación de los síntomas en las personas que sufren del síndrome del intestino irritable, el cual causa dolores y calambres en el abdomen. Varios estudios han descubierto que el maíz puede causar problemas en más del 20 por ciento de las personas afectadas por este mal.

El maíz forma parte de muchos productos. Por lo tanto, si usted es sensible a este grano (o cree serlo), asegúrese de leer las etiquetas con cuidado antes de comprar el alimento.

la fibra soluble fácilmente, esta se va con el excremento, el cual de paso se lleva el colesterol.

Todos hemos leído mucho acerca de la manera en que el salvado de avena y de trigo sirve para bajar el colesterol. El salvado de maíz tiene el mismo efecto. Los investigadores a cargo de un estudio realizado por la Universidad Estatal de Illinois en Normal sometieron a 29 hombres con altos índices de colesterol a dietas bajas en grasa. Después de dos semanas con la nueva dieta, les dieron a algunos de ellos 20 gramos (casi ½ cucharada) de salvado de maíz al día, mientras que otros recibían una cantidad semejante de salvado de trigo. Durante las seis semanas que duró el estudio, los que estaban comiendo el salvado de maíz tuvieron una reducción de más del 5 por ciento en su colesterol y más o menos del 13 por ciento en su índice de triglicéridos, las grasas sanguíneas que cuando están presentes en grandes cantidades favorecen las enfermedades cardíacas. Los que comieron salvado de trigo no mostraron cambio alguno, aparte de la reducción inicial causada por la dieta baja en grasa.

NUTRIENTES EN ABUNDANCIA

Lo mejor del maíz es que proporciona mucha energía y muy pocas calorías, más o menos 83 por mazorca.

El maíz es una fuente muy buena de tiamina, una vitamina B que resulta esencial para transformar los alimentos en energía. Cada mazorca de maíz contiene 0.2 miligramos de tiamina, el 13 por ciento de la Cantidad Diaria Recomendada. Esto supera la cantidad presente en tres lonjas de tocino o en 3 onzas (84 g) de rosbif.

El maíz dulce fresco está compuesto principalmente de carbohidratos simples y complejos. Por lo tanto, es una espléndida fuente de energía, en palabras de Donald V. Schlimme, Ph.D., profesor de Nutrición y Ciencias de la Alimentación en la Universidad de Maryland en College Park. "Satisface nuestras necesidades de energía sin proporcionarnos una cantidad considerable de grasa", explica el Dr. Schlimme. La poca grasa que el maíz contiene es poliinsaturada y monoinsaturada, las cuales son mucho más saludables que la grasa saturada que se encuentra en la carne o los productos lácteos.

Cómo maximizar sus poderes curativos

Concéntrese en el color. No todos los tipos de maíz son iguales. El maíz amarillo contiene más de 2 gramos de fibra por ración, mientras que el blanco suma más del doble, un poco más de 4 gramos por mazorca.

Asegúrese de su madurez. Al comprar el maíz en el supermercado, busque mazorcas que tengan los granos llenitos y gordos. "Cómprelo en el momento óptimo de madurez —recomienda el Dr. Schlimme—. En estas condiciones, su nivel de nutrientes es más alto".

Para ver si el maíz está maduro, reviente uno de los granos con una uña. Si el líquido que sale no es lechoso, el maíz está verde o ya se pasó, así que no lo compre.

En la cocina

El maíz (eloto, choclo) es tan fácil de preparar que hasta podría sospecharse que la Madre Naturaleza lo inventó para cuando no tuviéramos ganas de cocinar. Sólo hay que quitarle las hojas y los pelos, echarlo en una vaporera y esperar unos minutos para que se cocine. Las siguientes indicaciones le permitirán obtener siempre un excelente sabor.

Guíselo enseguida. Cuando el maíz se conserva por algún tiempo, su azúcar natural se transforma en almidón y los granos pierden su dulce sabor natural. La solución es cocerlo lo más pronto posible después de cosechado.

Aguante la sal. No añada sal al agua en la que vaya a hervir el maíz. La sal extrae la humedad de los granos y los vuelve duros y difíciles de masticar.

Desgránelo. Cuando se le antoje el maíz fresco pero no tiene ganas de roer una mazorca, simplemente desgránelo. Coloque el maíz en posición vertical dentro de un tazón (recipiente). Desgránelo con movimientos descendentes de un cuchillo afilado, abarcando varias hileras de granos con cada corte. Cuando lo haya desgranado por completo, raspe la mazorca con el lado romo del mismo cuchillo para extraer todo el jugo dulce y lechoso.

"Vaporícelo" para conservar sus virtudes. El maíz de mazorca tradicionalmente se cocina en agua hirviendo, pero tal vez sea la peor forma de prepararlo. "Se pierden menos nutrientes cuando el maíz se prepara al vapor —dice el Dr. Schlimme—. Al ponerlo en agua hirviendo, que es como la mayoría de la gente preparan el maíz dulce, se eliminan más nutrientes solubles en agua que cuando se prepara al vapor".

Cómprelo empacado al vacío. El maíz de lata es casi igual de nutritivo que el fresco, pero pierde parte de su valor alimenticio cuando viene en salmuera, un líquido salado que extrae los nutrientes de los alimentos durante el proceso de enlatado, explica el Dr. Schlimme. Para obtener la mayor cantidad posible de vitaminas, busque el maíz empacado al vacío, que no contiene salmuera. El maíz empacado al vacío, o *vacuum-packed* en inglés (así lo indicará la etiqueta), por lo común viene en pequeñas latas planas, dice el experto.

Nota: Si no reconoce algún término en este capítulo, vea el glosario en la página 711.

Ensalada de maíz con miel

1 bolsa de 16 onzas (448 g) de granos de maíz (elote, choclo) congelados

1 pimiento (ají, pimiento morrón) rojo, picado en cubitos finos

1 cucharada de cebolleta fresca picada

3 cucharadas de vinagre de jugo de manzana

1 cucharada de miel

½ cucharadita de semilla de apio

⅛ cucharadita de sal

Ponga los granos de maíz en un colador y lave con agua caliente para descongelarlos. Ponga en un tazón (recipiente) grande y agregue el pimiento y la cebolleta. Mezcle bien.

Mezcle el vinagre, la miel, la semilla de apio y la sal en una cacerola pequeña. Ponga a fuego mediano de 1 a 2 minutos, o hasta que se adelgace la miel. Vierta sobre el maíz y mezcle para cubrir los granos. Sirva de inmediato o ponga a enfriar en el refrigerador.

Para 4 porciones

POR PORCIÓN

calorías	**112**
grasa total	**0.2 g**
grasa saturada	**0 g**
colesterol	**0 mg**
sodio	**74 mg**
fibra dietética	**3 g**

MAL DE PARKINSON
Salud cerebral de la cocina

Una sustancia química, la dopamina, controla todos los movimientos del cuerpo, desde el de pasar las hojas de este libro hasta el de tomar un poco de agua. La dopamina es una sustancia química del cerebro que envía señales a los músculos de todo el cuerpo. No obstante, en los enfermos del mal de Parkinson las células que normalmente producen la dopamina han sido dañadas o destruidas. Conforme baja su nivel de dopamina hasta los movimientos más simples se vuelven cada vez más difíciles.

El mal de Parkinson es incurable, pero las investigaciones indican que la alimentación puede retardar los daños sufridos por estas células esenciales, aunque no los impida por completo. De hecho es posible que al cubrir las necesidades de unos cuantos nutrientes clave se logre prevenir los daños.

EL RETO DE LOS RADICALES LIBRES

Los científicos creen que la causa del mal de Parkinson radica en parte en unas moléculas perjudiciales de oxígeno llamadas radicales libres. A estas moléculas les faltan electrones, por lo que andan saltando por todo el cuerpo y roban electrones dondequiera que los encuentren. (Para más información sobre los radicales libres, vea la página 591). Mientras están en eso llegan a lesionar las células cerebrales que producen la dopamina, según explica James David Adams Jr., Ph.D., profesor adjunto de Farmacología Molecular y Toxicología en la Universidad del Sur de California en Los Ángeles.

Una de las mejores formas de poner un alto a estos daños es con un aumento en el consumo de vitaminas antioxidantes a través de la alimentación, particularmente de las vitaminas C y E. Estos nutrientes se interponen entre los radicales libres y las células del cuerpo para sacrificar sus propios electrones e impedir que ocurran daños peores. Diversos estudios han demostrado, de hecho, que el nivel de antioxidantes tiende a andar bajo en las personas que padecen el mal de Parkinson. "Los antioxidantes aparentemente protegen mucho", indica Christine Tangney, Ph.D., profesora adjunta de Nutrición Clínica en el Centro Médico Rush-Presbyterian-St. Luke's de Chicago, Illinois.

Es fácil incluir más vitamina C en la alimentación, pero la vitamina E plantea todo un reto, porque su fuente principal son aceites como los de girasol o de cacahuate (maní). No obstante, según la Dra. Tangney es posible aumentar el consumo de vitamina E con varias raciones diarias de frutos secos o germen de trigo. Una ración de germen de trigo (un poco menos de 2 cucharadas) proporciona casi 5 unidades internacionales de vitamina E, casi el 17 por ciento de la Cantidad Diaria Recomendada (o *DV* por sus siglas en inglés). Las avellanas también son buenas, pues 1 onza (28 g) contiene casi 7 unidades internacionales, casi el 23 por ciento de la DV. Y algunos cereales de caja vienen enriquecidos con vitamina E.

LA REPARACIÓN DE LOS DAÑOS

Las vitaminas antioxidantes pueden ayudar a proteger las células productoras de dopamina, pero no reparan los daños que ya existan. No obstante, las pruebas reunidas por investigaciones preliminares sugieren que estas células posiblemente se recuperen si se aumenta la cantidad de niacina en la alimentación.

Al igual que las vitaminas C y E, la nicotinamida, una forma de niacina presente en las carnes, los cereales, el pescado y las legumbres, es un antioxidante que ayuda a evitar los daños causados por los radicales libres. Y tiene otra facultad más importante aún: al parecer protege unas enzimas que hacen falta en el cerebro para reparar las células dañadas. Teóricamente un aumento en el consumo de esta vitamina le permitiría al cerebro incrementar su producción de dopamina, según afirma el Dr. Adams.

Las investigaciones apenas están comenzando, así que aún no se sabe con certeza cuánta niacina hace falta para asegurar la salud del cerebro, según advierte el Dr. Adams. Hasta que se realicen más investigaciones, el farmacéutico recomienda cubrir la DV de 20 miligramos de niacina. Sobre todo las personas entre los 60 y los 65 años de edad deben tomar esta recomendación muy en serio, pues con frecuencia no obtienen una cantidad suficiente de niacina, además de que este grupo es el que más riesgo corre de sufrir el mal de Parkinson.

Hay muchos alimentos ricos en niacina. Una ración de 3 onzas (84 g) de atún fresco, por ejemplo, contiene más de 10 miligramos de niacina, aproximadamente el 50 por ciento de la DV. La misma cantidad de carne blanca de pavo (chompipe) cuenta con más de 5 miligramos, aproximadamente el 27 por ciento de la DV, y una ración de *flank steak* (bistec) ofrece más de 4 miligramos, casi el 22 por ciento de la DV. También se obtiene niacina de las legumbres. Media taza de lentejas, por ejemplo, brinda 1 miligramo de niacina, el 5 por ciento de la DV.

EN TODAS PARTES SE CUECEN HABAS

Desde hace años muchos enfermos del mal de Parkinson han afirmado que las habas (*fava beans*) les ayudan un poco. Las investigaciones actuales sugieren que tal vez tengan razón.

Las habas (que en inglés también se conocen como *broad beans*) contienen un compuesto llamado levodopa, el principio activo en los medicamentos utilizados para tratar el mal de Parkinson. Según la Dra. Tangney, el cuerpo convierte la levodopa de las habas en dopamina, la sustancia química que el cerebro necesita para comunicarse con los músculos. Media taza de habas contiene aproximadamente 250 miligramos de levodopa, la misma cantidad presente en una pastilla.

De acuerdo con la Dra. Tangney, un estudio halló que las personas que comen grandes cantidades de habas —aproximadamente 10 onzas (280 g) al día— obtienen los mismos beneficios que de los medicamentos.

No obstante, las personas que ya estén tomando levodopa deben consultar a su médico antes de llenarse de habas, según agrega la nutrióloga. Sólo media taza de esta legumbre, si se toma además del medicamento, podría sobrecargar al cuerpo de dopamina y quitarle eficacia a la sustancia química.

Nota: Si no reconoce algún término usado en este capítulo, vea el glosario en la página 711.

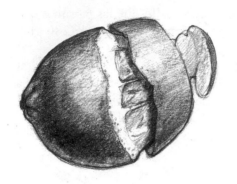

MANDARINA
Otra arma en la lucha contra el cáncer

Poderes curativos
Previene las enfermedades cardíacas

Reduce el riesgo de sufrir cáncer

Todos en algún momento hemos utilizado unas mandarinas de lata, con sus gajitos anaranjados chiquititos y tan bonitos, realmente perfectos. Hasta se puede uno imaginar que viajaron hasta nuestra mesa desde China, el país donde la mayoría de los cítricos efectivamente tuvieron su origen.

No obstante, a pesar de su tamaño la mandarina de lata es la misma fruta que comemos fresca. No es más exótica que cualquier otra fruta que echamos a la lonchera.

Los beneficios que la mandarina ofrece, por otra parte, no son nada comunes. Esta fruta contiene un montón de compuestos dotados de impresionantes poderes curativos. Al igual que la naranja (china), es rica en vitamina C. Una mandarina contiene 26 miligramos de este nutriente, el 43 por ciento de la Cantidad Diaria Recomendada (o *DV* por sus siglas en inglés). Asimismo cuenta con un compuesto llamado betacriptoxantina, el cual se convierte en vitamina A en el cuerpo. Ocho onzas (240 ml) de jugo de mandarina proporcionan hasta 1,037 unidades internacionales de vitamina A, lo cual equivale a más del 20 por ciento de la DV.

La combinación de estas dos vitaminas es importante, porque ambas son antioxidantes. Es decir, ayudan a impedir que unas peligrosas moléculas de oxígeno llamadas radicales libres dañen las células del cuerpo y causen muchos problemas, desde arrugas y enfermedades cardíacas hasta cáncer. Así lo explica Bill Widmer, Ph.D., científico investigador del Centro de Investigación de los Cítricos del Departamento de Florida en Lake Alfred. (Para más información sobre los radicales libres, vea la página 591).

PROTECCIÓN CONTRA EL CÁNCER

Los dos compuestos de la mandarina que más les llaman la atención a los investigadores son la tangeretina y la nobiletina. Ambos parecen sumamente eficaces contra ciertos tipos de cáncer de mama. Un grupo de investigadores de la Universidad de Ontario Occidental en London, Canadá, hallaron que cada uno de estos compuestos desarrolla una fuerza 250 veces mayor en la lucha contra determinado tipo de célula del cáncer de mama humano que la genistína, un poderoso compuesto anticancerígeno presente en la soya. Según observaron los investigadores, la combinación de estos compuestos los hace aún más fuertes.

En el Japón, unos investigadores del Colegio de Farmacia de Tokio encontraron que la tangeretina inhibe el crecimiento de las células de la leucemia al inducirlas, esencialmente, a programar sus propias muertes. Mejor aún, el compuesto no resultó tóxico para las células sanas, característica importante de cualquier tratamiento contra el cáncer.

En la cocina

Muchas veces pensamos en las mandarinas como en una especie de naranja (china) pequeña, pero ofrecen todo un mundo de sabores y texturas propias. Vale la pena probar las siguientes variedades.

- La **Fairchild** es la primera mandarina de la temporada. Está disponible desde mediados de octubre hasta fines de diciembre y es facilísima de pelar.

- La **Dancy** se distingue por su sabor dulce, cáscara suelta e impresionante número de huesitos.

- La **Satsuma** también es fácil de pelar. De sabor delicado y dulce, esta mandarina es jugosa y lo mejor de todo es que casi carece de huesos por completo.

- La mandarina tipo miel o **Honey tangerine** es tan dulce que parece caramelo, además de muy jugosa. A veces tiene muchos huesos.

- La **Tangelo**, un cruce entre la mandarina y la toronja (pomelo), muchas veces tiene una especie de nudito de un lado que parece un moño (chongo). Como era de esperarse en vista de sus papás, esta mandarina es agria y dulce a la vez, y también muy jugosa.

Cómo maximizar sus poderes curativos

Aproveche la cáscara. La pulpa de la mandarina contiene una buena cantidad de compuestos curativos, pero la mayor parte de la tangeretina y la nobiletina se concentran en la cáscara. Para aumentar el consumo de estas sustancias benéficas se puede utilizar un pelador de cítricos para cortar tiras del exterior de la cáscara y agregarlas a un vaso de jugo, mezclarlas con los platos de arroz o de pasta o agregárselas a las ensaladas. La cáscara de mandarina aporta mucho sabor, además de los beneficios para la salud.

Bébasela. A pesar de que la temporada de la mandarina sólo dura de octubre a mayo, es posible disfrutar su jugo también durante el resto del año. En el supermercado se consiguen jugos preparados o bien concentrados congelados a los que se ha agregado jugo de mandarina.

Nota: Si no reconoce algún término usado en este capítulo, vea el glosario en la página 711.

Mandarina glaseada con almendras

4 **mandarinas grandes**

2 **cucharadas de almendra picada**

1 **cucharada de azúcar morena (mascabado) clara apretada**

1 **cucharadita de jengibre fresco rallado**

POR PORCIÓN

calorías	**70**
grasa total	**2.3 g**
grasa saturada	**0.2 g**
colesterol	**0 mg**
sodio	**2 mg**
fibra dietética	**1.7 g**

Precaliente el asador del horno. Rocíe una charola para asador con aceite antiadherente en aerosol.

Ralle la cáscara de 2 de las mandarinas y ponga las ralladuras en un tazón (recipiente) pequeño. Incorpore la almendra, el azúcar y el jengibre.

Pele las mandarinas y tire la cáscara. Separe los gajos. Acomódelos muy cerca unos de otros sobre la charola del asador del horno y espolvoréelos de manera uniforme con la mezcla de las almendras.

Ase las mandarinas por 1 ó 2 minutos a 6" (15 cm) de la fuente del calor, hasta que la cubierta empiece a echar burbujas y se dore un poco. Sírvalas calientes.

Para 4 porciones

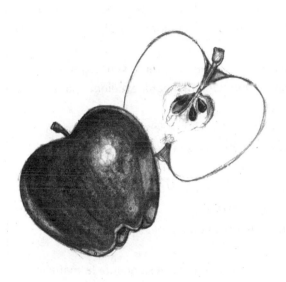

MANZANA
Su polifacética piel preventiva proporciona protección

Poderes curativos
Reduce el riesgo de sufrir enfermedades cardíacas

Previene el estreñimiento

Controla la diabetes

Previene el cáncer

En realidad no sorprende que las manzanas se hayan convertido en un símbolo de buena salud y vitalidad desde hace mucho tiempo. Para empezar se pueden tener a mano para comer en cualquier parte y a la hora que sea, con sólo guardar una en el portafolios, la mochila o la cartera (bolsa). Además, ya vienen envueltas con su propia piel protectora pero también sabrosa, la cual encierra su rico gusto agridulce. Es casi como si su diseñador hubiera dicho: "Las manzanas son buenas, así que las haré fáciles de comer".

Sin embargo, esta fruta es más que una merienda (botana, refrigerio, tentempié) saludable. Los estudios científicos indican que el consumo de manzanas puede ayudar a reducir el riesgo de sufrir enfermedades cardíacas. En el laboratorio se ha demostrado que tienen el poder de inhibir las células cancerosas. Las pruebas aún son preliminares, pero al parecer el refrán es cierto: a diario una manzana efectivamente *es* una cosa sana.

EL PODER DE LA PIEL

A pesar de que muchas personas prefieren la pulpa, gran parte del poder curativo de la manzana radica en la piel, la cual contiene grandes cantidades —aproximadamente 4 miligramos— de un compuesto llamado quercetina. Al

479

En la cocina

Existen 2,500 tipos de manzana tan sólo en los Estados Unidos. Sería imposible probarlas todas, y mucho menos las de todo el mundo. Sin embargo, sí se pueden saborear algunas de las variedades más destacadas. A continuación mencionamos algunas que vale la pena buscar.

Braeburn. El color de la manzana *Braeburn* varía desde un dorado verdoso hasta un rojo casi perfecto, y es dulce y agria al mismo tiempo. Una manzana excelente para comerse tal cual.

Fuji. Disponible durante todo el año, la manzana *Fuji* es crujiente y dulce con un ligero toque condimentado. Es maravillosa para comerse entera.

Gala. Unas rayas rojas características se dibujan sobre la piel entre amarilla y anaranjada de esta manzana. Crujiente y dulce al mismo tiempo, se come tal cual y también se utiliza para preparar compota de manzana (*applesauce*).

Jonagold. Ácida y dulce al mismo tiempo, la manzana *Jonagold* se usa tanto para comerse entera como para hornear.

Liberty. A los productores de cultivos alternativos biológicos les encanta la manzana *Liberty*, la cual es resistente a muchas enfermedades y no requiere grandes cantidades de pesticidas. Es excelente tanto para comerse tal cual como para cocinar.

Newtown Pippin. El sabor de esta manzana definitivamente verde es muy ácido, lo cual la convierte en una buena opción para la compota de manzana y los pasteles (pays, tartas, *pies*).

Northern Spy. Esta manzana amarilla verdosa con rayas rojas tiene un sabor agrio magnífico para cocinar y hornear.

Winesap. Esta manzana de sabor condimentado y agrio se utiliza frecuentemente para jugo así como para hornear y en ensaladas.

igual que la vitamina C y el betacaroteno, este compuesto antioxidante puede ayudar a evitar que las moléculas nocivas de oxígeno dañen cada una de las células. Con el tiempo esto evita cambios en las células que pueden conducir al cáncer.

Incluso en el mundo curativo de los antioxidantes se considera que la quercetina es un compuesto excepcional. En un estudio llevado a cabo en Finlandia, un grupo de investigadores compararon la cantidad de varios antioxidantes presente en la alimentación de las personas con su riesgo de sufrir enfermedades cardíacas a lo largo de un período de 20 años. En los hombres que consumían la mayor ración diaria de quercetina y otros antioxidantes (su alimentación incluía más o menos un cuarto de manzana), el riesgo de desarrollar una enfermedad cardíaca bajaba en un 20 por ciento en comparación con los hombres que menos consumían de estos nutrientes. Los investigadores llegaron a la conclusión de que la quercetina era responsable de la mayor parte de los buenos resultados del estudio.

En un estudio realizado en los Países Bajos, por su parte, los investigadores observaron que el riesgo de sufrir un infarto baja en un 32 por ciento en los hombres que comen una manzana al día (así como 2 cucharadas de cebolla y cuatro tazas de té), en comparación con quienes comen menos manzanas.

"Comer una manzana al día no es mala idea", afirma Lawrence H. Kushi, Sc.D., profesor adjunto de Salud Pública, Nutrición y Epidemiología en la Universidad de Minnesota en Minneapolis.

Las cardíacas no son las únicas enfermedades graves combatidas por la quercetina. El compuesto también ha demostrado su fuerza en la lucha contra el cáncer. Diversos estudios de laboratorio demuestran que es capaz de inhibir el crecimiento de los tumores y que también ayuda a evitar que las células cancerosas se extiendan.

"Cuando las células se exponen a un carcinógeno y luego se agrega la quercetina se evita que ocurra una mutación: se evita que el carcinógeno actúe —explica el Dr. Kushi—. La quercetina es una de las cosas de las que las manzanas tienen un contenido relativamente alto".

Sabrosa fuente fibrosa

Más allá de estos descubrimientos recientes, a la manzana posiblemente se le conozca mejor por su fibra. Contiene fibra soluble e insoluble, incluyendo pectina. Una manzana de 5 onzas (140 g) con piel proporciona aproximadamente 3 gramos de fibra. "Son una buena fuente", señala Chang Lee, Ph.D., profesor de Ciencias y Tecnología de la Alimentación en la Estación Agrícola Experimental de la Universidad Cornell y el estado de Nueva York en Geneva.

La fibra insoluble se halla principalmente en la piel y desde hace mucho tiempo se recomienda para aliviar el estreñimiento. Hay más en juego que simplemente comodidad. Los estudios demuestran que un tracto digestivo que funciona sin problemas puede ayudar a evitar la diverticulosis, una afección en la que se forman unas bolsitas en el intestino grueso, así como cáncer del colon. Además, la fibra insoluble es llenadora, por lo que las manzanas son un alimento excelente para las personas que quieren bajar de peso sin sentir hambre todo el tiempo.

La fibra soluble de las manzanas pertenece al mismo tipo que la del salvado de avena y funciona de forma distinta que la insoluble. En lugar de recorrer el tracto digestivo más o menos sin cambios, la fibra soluble forma una especie de gel en el interior de este; así, ayuda a bajar el colesterol y de tal manera el riesgo de sufrir enfermedades cardíacas y derrame cerebral.

Postre de manzana cubierto de avena tostada

6 manzanas *Jonagold* medianas

½ taza de compota de manzana (*applesauce*) sin azúcar

¾ taza de copos de avena tradicionales (*old-fashioned oats*) o de cocción rápida

3 cucharadas de germen de trigo tostado

3 cucharadas de azúcar morena (mascabado) clara apretada

1 cucharadita de canela molida

1 cucharada de aceite de *canola*

1 cucharada de mantequilla sin sal cortada en trocitos

POR PORCIÓN

calorías	**197**
grasa total	**5.7 g**
grasa saturada	**1.6 g**
colesterol	**5 mg**
sodio	**3 mg**
fibra dietética	**4.7 g**

Precaliente el horno a 350°F (178°C). Rocíe una fuente para hornear (refractario) de 12" × 8" (30 cm × 20 cm) con aceite antiadherente en aerosol.

Corte las manzanas a la mitad a lo largo. Saque y tire los corazones y los rabitos. Pique las manzanas en rodajas finas.

Ponga las manzanas y la compota de manzana en la fuente para hornear ya preparada. Mézclelas hasta cubrir las manzanas de manera uniforme con la compota. Extienda las manzanas uniformemente en la fuente para hornear.

Mezcle la avena, el germen de trigo, el azúcar morena y la canela en un tazón (recipiente) pequeño. Esparza el aceite encima y agregue la mantequilla. Mezcle todo con los dedos para revolver el aceite y la mantequilla con los ingredientes secos.

Espolvoree las manzanas de manera uniforme con la mezcla de la avena. Hornee de 30 a 35 minutos, o hasta que la cubierta esté dorada y las manzanas estén burbujeando. Sírvalas tibias.

Para 6 porciones

Consejo de cocina: Es posible preparar esta receta también con manzanas peladas, pero al dejarles la piel se obtiene más fibra así como el benéfico antioxidante llamado quercetina.

No sólo la fibra soluble en general es muy útil, sino también un tipo particular de fibra soluble llamado pectina. La pectina, el mismo ingrediente que se utiliza para espesar las mermeladas y las jaleas, al parecer reduce la cantidad de colesterol producida por el hígado y así proporciona una doble protección. "Además, la capacidad de la pectina de formar un gel hace más lenta la digestión, lo cual a su vez hace más lenta la elevación del azúcar en la sangre (glucosa), y por eso es buena para los diabéticos", afirma Joan Walsh, R.D., Ph.D., instructora sobre Alimentos y Nutrición en el Colegio San Joaquin Delta de Stockton, California.

Una manzana de tamaño medio contiene 0.7 gramos de pectina, más que las fresas o los plátanos amarillos (guineos, bananas).

Cómo maximizar sus poderes curativos

Cómase las de color café. "Algunas variedades de manzana, como la *Granny Smith*, se desarrollan para tener un bajo contenido de ciertos compuestos protectores por los que las manzanas se ponen de color café cuando se pelan", indica Mary Ellen Camire, Ph.D., profesora de Ciencias de la Alimentación y Nutrición Humana en la Universidad de Maine en Orono. Las variedades que se ponen de color café rápidamente son las que ofrecen los mayores beneficios para la salud.

No cuente con el jugo. Si bien el jugo de manzana contiene un poco de hierro y potasio, no es la gran maravilla en comparación con la fruta entera. Para cuando la manzana se convierte en jugo ha sacrificado la mayor parte de su fibra y quercetina.

Si se trata de elegir entre un refresco (soda) y un jugo de manzana es mucho mejor este último, por supuesto. Sólo que no se debe usar para sustituir la fruta misma.

Nota: Si no reconoce algún término usado en este capítulo, vea el glosario en la página 711.

Mareos por movimiento
Cómo poner en paz a la pancita

La comida es lo último en lo que se piensa cuando el estómago se parece estar volteando al revés. No obstante, el 90 por ciento de las personas radicadas en los Estados Unidos llegan a padecer mareos por movimiento de vez en cuando y sería una buena idea que pusieran la comida en el primer lugar de su lista de prioridades, desde antes de subirse al barco o de meterse al coche. Según lo demuestran las investigaciones, lo que uno mete o no mete al estómago afecta mucho cómo se siente.

Algunos alimentos estimulan la producción de gases y ácidos por parte del cuerpo, lo cual puede intensificar los mareos por movimiento. Por el contrario, otros comestibles ayudan a tener tranquilito el estómago, ya sea porque bloquean los efectos de las toxinas naturales o porque impiden que las "señales de las náuseas" lleguen al cerebro.

Una de las mejores formas de evitar los mareos de movimiento es con un poco de jengibre. El jengibre funciona como una esponja que absorbe gran parte del ácido fabricado por el estómago como reacción natural al movimiento. Además ayuda a bloquear las señales de las náuseas que a veces viajan del estómago al cerebro, según indica Daniel B. Mowrey, Ph.D., director del Laboratorio Estadounidense de Investigación sobre la Fitoterapia en Salt Lake City, Utah. El Dr. Mowrey ha estudiado el efecto calmante producido por el jengibre con miles de personas que padecen mareos por movimiento. Es más, conoce las bondades de esta raíz de primera mano, pues se la da a sus propios hijos. "Cuando nos subimos al coche para salir de viaje, si se les olvida su raíz de jengibre están perdidos —comenta el Dr. Mowrey—. Cuando se la toman están muy bien".

Para los mareos menores por movimiento basta con tomar *ginger ale* o bien galletas o té de jengibre antes del viaje y durante el mismo para tener calmadito el estómago, según indica el Dr. Mowrey. A las personas que requieren algo más fuerte él les recomienda dos cápsulas de 940 miligramos de raíz de jengibre (o el equivalente en cápsulas más pequeñas) unos 20 minutos antes de salir y luego cada media hora durante el viaje. En cuanto a los que realmente se sienten muy

Unas medidas dictadas por la desesperación

Desde que se inventaron los barcos la gente se ha mareado. El movimiento de las olas hace que muchas personas se sientan tan mal que están dispuestas a probar o a comer lo que sea para aliviarse.

En un libro sobre el tema, Charles Mazel, Ph.D., un ingeniero marino y biólogo marino del Instituto Tecnológico de Massachusetts en Cambridge, describe algunas de las estrategias bastante raras a las que la gente ha recurrido a lo largo del tiempo para aliviar este estado tan desagradable.

- Cocinar un pescado extraído de la panza de otro pescado, sazonarlo con pimienta y comérselo al subir a bordo.
- Hacer un agujero en una hogaza de pan con el dedo y llenarla con salsa *Worcestershire* y salsa picante.
- Probar un poco de arroz bañado con salsa de rábano picante y acompañado de arenque y sardinas.
- Comer unos tomates cocidos fríos con galletas saladas *saltines*.
- Acompañar el desayuno con un puñado de cacahuates (manís) salados todos los días.
- Tomar un puñado de trigo, machacarlo, agregarle un poco de agua y exprimir el jugo. Tomar una cucharada de este brebaje cada 10 minutos.
- Encontrar una piedra en el estómago de un bacalao, ponerla en un vaso de agua y tomarla.

mal, el Dr. Mowrey sugiere aumentar la cantidad a seis cápsulas antes de salir y entre seis y ocho cápsulas cada media hora durante el viaje. "Se sabe cuándo se ha tomado lo suficiente para arreglar el asunto cuando se percibe un regusto —agrega el Dr. Mowrey—. Si no se percibe ese saborcillo se puede tomar más".

El ácido estomacal puede influir en los mareos por movimiento, por lo que es buena idea comer algo antes de salir de viaje. Los alimentos con un alto contenido de carbohidratos, como el pan y las galletas (*crackers*), son particularmente buenos porque absorben grandes cantidades de ácido estomacal, según afirma el Dr. William Ruderman, un gastroenterólogo con consulta privada en Orlando, Florida. En un estudio de 57 pilotos, un grupo de investigadores de la Universidad de Dakota del Norte en Grand Forks observaron que quienes comían alimentos ricos en carbohidratos antes de despegar, como pan o cereal, tendían a marearse menos que los pilotos que comían alimentos ricos en proteínas, sodio o calorías.

De acuerdo con el Dr. Ruderman, no sorprende que los frijoles (habichuelas), los chiles (ajíes o pimientos picantes) y otros alimentos que suelen producir gases a veces causen muchas molestias si se comen antes de un vuelo. "Los alimentos que producen muchos gases de hecho dilatan el tracto intestinal y sólo pueden intensificar el malestar", afirma el experto.

Los mareos por movimiento no se alivian sólo con lo que se come sino también con lo que se bebe. El Dr. Ruderman recomienda tomar mucha agua antes de salir de viaje y durante el mismo. Sobre todo al volar resulta importante tomar más líquidos, porque el aire en las cabinas de los aviones es sumamente seco.

Sin embargo, no hay que sustituir el agua por café, refresco (soda) o alcohol, agrega el gastroenterólogo. Tanto la cafeína como el alcohol son diuréticos, lo cual significa que le quitan más líquidos al cuerpo de los que le aportan.

Nota: Si no reconoce algún término usado en este capítulo, vea el glosario en la página 711.

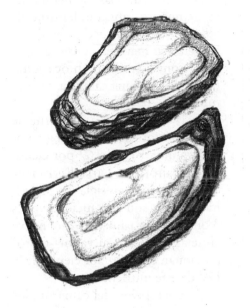

MARISCOS
"Impulso" inmunitario

Poderes curativos
Refuerzan la inmunidad

Previenen la anemia

Previenen las enfermedades cardíacas

Para la mayoría de las personas los mariscos son un lujo. La langosta, el camarón, las vieiras (escalopes, *sea scallops*) y las ostras (ostiones) sólo se sirven en ocasiones especiales. En primer lugar se trata de un gusto caro, pues llegan a costar por lo menos el doble del pescado. Además, tienen fama de contener montones de colesterol y sodio y las personas conscientes de su salud por lo general prefieren evitar ambas cosas.

Si bien es cierto que los mariscos tienen un alto contenido de colesterol y sodio, ninguna de estas sustancias representa una amenaza tan grande para la salud como antes pensaban los científicos. Así lo afirma Robert M. Grodner, Ph.D., profesor de Ciencias de la Alimentación en la Universidad Estatal de Luisiana en Baton Rouge. Además, los mariscos cuentan con una gran abundancia de vitaminas, minerales y otros compuestos saludables que compensan con creces sus pequeños inconvenientes alimenticios.

PROTECCIÓN MULTIVITAMÍNICA

Los mariscos son una fuente increíblemente rica de varias vitaminas y minerales esenciales (y difíciles de encontrar). Por ejemplo, contienen grandes cantidades de vitamina B_{12}, que el cuerpo utiliza para asegurar la salud de los nervios así como para fabricar glóbulos rojos. Cuando el nivel de vitamina B_{12} disminuye,

Aviso

EL PELIGRO DE LAS PROFUNDIDADES

Los mariscos son nutritivos y deliciosos. Sin embargo, si no se preparan con cuidado también pueden ser peligrosos.

A fin de alimentarse y respirar, algunos mariscos —como las almejas y las ostras (ostiones)— utilizan su concha para filtrar entre 15 y 20 galones (57–76 l) de agua diariamente. Cuando el agua contiene bacterias como la potencialmente peligrosa *Vibrio vulnificus*, el marisco se contamina y puede enfermar a quien lo consuma.

De todas formas se pueden disfrutar sin ningún problema. El calor mata las bacterias inmediatamente, por lo que al cocinarlos se evita cualquier contratiempo. Desde luego se trata de una mala noticia para los degustadores de las ostras en su concha, pero los científicos están estudiando un posible método alterno para acabar con el peligro. Diversos estudios de laboratorio indican que las bacterias se mueren cuando las ostras crudas se bañan en salsa de chile picante. Sin embargo, hasta que las investigaciones no profundicen más es mejor irse por la segura y comer los mariscos cocidos.

literalmente se puede producir un cortocircuito en el cuerpo (y la mente); las consecuencias son pérdida de la memoria, confusión, lentitud de reflejos y fatiga. De hecho, lo que en las personas mayores a veces se identifica como senilidad en ocasiones no es más que una carencia de vitamina B_{12}.

Tres onzas (84 g) de carne de cangrejo contienen 10 microgramos de vitamina B_{12}, el 167 por ciento de la Cantidad Diaria Recomendada (o *DV* por sus siglas en inglés). Las almejas son aún mejores, pues 3 onzas —aproximadamente nueve almejas pequeñas al vapor— proporcionan el 1,400 por ciento de la DV de este nutriente.

A excepción del camarón, los mariscos también cuentan con mucho cinc, un mineral esencial para un sistema inmunitario fuerte. Las ostras son la mejor fuente, pues seis de estos animalitos ofrecen más o menos 27 miligramos, casi el 181 por ciento de la DV.

A veces cuesta trabajo cubrir las necesidades de hierro que el cuerpo tiene a través de la alimentación, por lo que aproximadamente el 20 por ciento de las personas radicadas en los Estados Unidos andan bajos de este importante mineral. No obstante, si la fuerza alcanza para meterse un mejillón a la boca es posible conseguir gran parte del hierro necesario para evitar una anemia por carencia de hierro. Tres onzas de mejillón proporcionan aproximadamente 6 miligramos de hierro, el 60 por ciento de la Asignación Dietética Recomendada (o *RDA* por sus siglas en inglés) para los hombres y el 40 por ciento de la RDA para las mujeres.

Por último, muchos mariscos son buenas fuentes de magnesio, potasio y vitamina C. La vitamina C es una aportación excelente, pues ayuda al cuerpo a absorber una mayor proporción del hierro que también está presente en los mariscos.

CUALIDADES CARDÍACAS

La sustancia por la que los mariscos son tan saludables es, irónicamente, justo la que la mayoría de las personas tratamos de evitar: la grasa. No obstante, el tipo de grasa que se encuentra en los mariscos se conoce como ácidos grasos omega-3 y es muy bueno para el corazón. Un grupo de investigadores de la Universidad de Washington en Seattle observó que el riesgo de sufrir un paro cardíaco —una irregularidad en el ritmo cardíaco que con frecuencia tiene consecuencias mortales— se reduce a la mitad en las personas que comen una cantidad suficiente de mariscos para sumar casi 6 gramos de ácidos grasos omega-3 al mes, en comparación con quienes no los consumen para nada.

De hecho, la salud cardíaca de las personas que comen muchos mariscos es mejor incluso que la de los vegetarianos. De acuerdo con un estudio científico, los consumidores de mariscos, que tienen altas concentraciones de ácidos grasos omega-3 en la sangre, disfrutan de una presión sanguínea considerablemente más baja así como de niveles más bajos de colesterol y triglicéridos —unas grasas sanguíneas que aumentan el riesgo de sufrir enfermedades cardíacas

En la cocina

Los mariscos se echan a perder muy fácilmente. Aunque se guarden como debe ser sólo se mantienen frescos por uno o dos días. Además, se cocinan muy rápido. La diferencia entre "perfecto" y "qué asco" muchas veces se mide por minutos o incluso menos. Las siguientes sugerencias están pensadas para disfrutarlos siempre perfectamente frescos.

Vaya por los vivos. En vista de que los mariscos se echan a perder muy pronto lo mejor es comprarlos vivos y cocinarlos el mismo día. Para que conserven su frescura en casa hay que guardarlos en el refrigerador hasta que llegue la hora de preparar la comida.

Cómaselos bien cociditos. Pocos alimentos son menos apetitosos que unos mariscos a medio cocer. Las langostas y los cangrejos adquieren un vivo color rojo cuando están cocidos, lo cual normalmente tarda entre 15 y 20 minutos. Cuando la concha de las almejas, los mejillones y las ostras (ostiones) se abre significa que les falta muy poco. Otros 5 minutitos bastarán para acabar de cocinarlos.

cuando están presentes en grandes cantidades— que los vegetarianos que no comen mariscos. A pesar de que muchas de las investigaciones sobre los ácidos grasos omega-3 se han centrado en pescados como el salmón y la caballa (macarela, escombro), según el Dr. Dan Sharp, Ph.D., director del Programa Cardíaco de Honolulú en Hawai, todos los pescados y mariscos ofrecen cierta cantidad de estos ácidos grasos.

Los ácidos grasos omega-3 de los mariscos brindan varios beneficios. Por una parte fortalecen el músculo cardíaco, lo cual le ayuda a latir a un ritmo constante y firme. Asimismo contribuyen a bajar la presión arterial, controlan el colesterol y también reducen la tendencia de las plaquetas —unos disquitos en la sangre— a pegarse entre sí y formar coágulos.

Las ostras tanto del Atlántico como del Pacífico son particularmente ricas en ácidos grasos omega-3. Las necesidades que el corazón tiene de este nutriente quedan cubiertas por completo con ingerir seis ostras medianas de cinco a siete veces al mes.

Una noticia saludable

A muchas personas les preocupa la idea de comer mariscos debido a las grandes cantidades de sodio y colesterol que contienen. Sin embargo, lo más probable es que ninguna de estas sustancias les cause problemas a la mayoría.

"A diferencia de otras fuentes de colesterol como la carne roja, los mariscos casi no tienen grasas saturadas", explica el Dr. Grodner. De acuerdo con este experto es mucho más probable que el nivel de colesterol salga disparado debido a un alto contenido de grasa saturada en la alimentación que por consumir el colesterol mismo.

Queda la cuestión del sodio. Como resulta lógico en vista de que se extraen del mar, los mariscos proporcionan bastante sodio, entre 150 y 900 miligramos por ración de 3 onzas, según la especie de que se trate. No obstante, a menos que su médico personal haya recomendado bajarle a la sal en la alimentación, los mariscos no presentan ningún problema. El contenido de sodio de una ración no se acerca siquiera a la DV de 2,400 miligramos.

Cómo maximizar sus poderes curativos

Aproveche las ventajas de esta vitamina. El cuerpo absorbe el hierro de los alimentos mejor cuando se le suministra vitamina C al mismo tiempo, así que es buena idea incluir alimentos ricos en vitamina C en el menú cuando se vayan a comer mariscos. Dos posibilidades serían el brócoli o el pimiento (ají, pimiento morrón) rojo.

Mezcle los mariscos. Puesto que por lo común se consideran un artículo de lujo, la mayoría de las personas sólo comen pocos mariscos a la vez. De acuerdo con el Dr. Grodner una forma fácil de consumir más mariscos es juntando varias especies en un abundante guiso (estofado) marino. "Daría para una comida muy saludable", indica.

Nota: Si no reconoce algún término usado en este capítulo, vea el glosario en la página 711.

Ostras con cebolla dulce y berros

16 **onzas (448 g) de ostras (ostiones) sin concha, lavadas y escurridas**

1 **manojo de berros**

⅓ **taza de cebolla *Vidalia* u otro tipo de cebolla dulce picada**

Pimienta negra molida

2 **cucharadas de pan rallado (pan molido) seco sin saborizante**

2 **cucharaditas de mantequilla sin sal**

El jugo de un limón mediano

Salsa de chile picante

Precaliente el asador (*broiler*) del horno.

Rocíe una fuente para hornear (refractario) de 12" × 8" (30 cm × 20 cm) con aceite antiadherente en aerosol. Acomode las ostras en una sola capa en esta fuente.

Corte y tire los tallos gruesos de los berros. Pique las hojas en trozos grandes. Espolvoree las ostras con el berro, la cebolla, la pimienta y el pan rallado. Reparta encima la mantequilla cortada en trocitos.

Ase las ostras por 6 minutos a 6" (15 cm) de la fuente del calor, hasta que estén bien cocidas y se enrosquen un poco de las orillas. Para ver si están cocidas, introduzca la punta de un cuchillo afilado en una ostra.

Espolvoree las ostras con el jugo de limón. Sírvalas acompañadas por la salsa de chile picante.

Para 4 raciones como entremés

POR PORCIÓN

calorías	**135**
grasa total	**4.6 g**
grasa saturada	**1.8 g**
colesterol	**59 mg**
sodio	**152 mg**
fibra dietética	**0.6 g**

Guiso (estofado) de mariscos

2 **cucharadas de aceite de oliva**

1½ **tazas de cebolla picada**

1 **cucharada de ajo picado en trocitos**

1 **lata de 28 onzas (784 g) de tomates italianos pequeños (*plum tomatoes*) con albahaca (también el jugo)**

2½ **tazas de agua**

1 **taza de jugo de verduras de sodio reducido**

¼ **taza de pasta de tomate sin sal**

1 **cucharadita de orégano**

8 **onzas (224 g) de carne cocida de cangrejo tipo *Dungeness o blue crab***

9 **onzas (23 g) de camarón mediano crudo, pelado y desvenado**

8 **onzas de almeja picada (con su jugo)**

1 **cucharada de perejil fresco picado**

POR PORCIÓN

calorías	**227**
grasa total	**6.6 g**
grasa saturada	**0.9 g**
colesterol	**108 mg**
sodio	**481 mg**
fibra dietética	**2.7 g**

Ponga el aceite a calentar a fuego mediano en un caldero (caldera) para asar (*Dutch oven*). Agregue la cebolla y el ajo. Fríalo todo por 5 minutos, revolviéndolo con frecuencia, hasta que la cebolla esté suave. Agregue los tomates (con su jugo). Parta los tomates con el dorso de una cuchara.

Incorpore el agua, el jugo de verduras, la pasta de tomate y el orégano. Deje que rompa a hervir y reduzca el fuego a lento. Tape el caldero y déjelo cocinar por 30 minutos.

Mientras que se cocina la salsa revise la carne de cangrejo y tire los pedacitos de caparazón que encuentre. Ponga la carne en un colador fino, enjuáguela con agua fría y escúrrala.

Agregue la carne de cangrejo, los camarones y las almejas al caldero y suba el fuego a mediano-alto. En cuanto el guiso rompa a hervir retírelo del fuego. Deje aparte por 5 minutos o hasta que los camarones estén opacos al centro. Para saber si es así, corte un camarón a la mitad.

Antes de servir el guiso espolvoréelo con el perejil.

Para 6 porciones

Consejo de cocina: Sirva el guiso con mucho pan integral para mojar en la salsa.

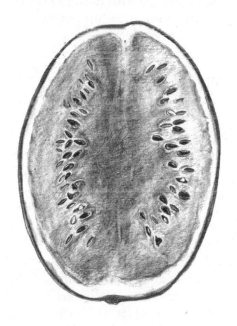

MELONES
El dulce sabor de la salud

Poderes curativos
Previenen los defectos de nacimiento

Reducen el riesgo de sufrir cáncer y enfermedades cardíacas

Mantienen baja la presión arterial

En realidad el mejor momento de un picnic no llega hasta que la barbacoa ya se enfrió y la ensalada de papa se guardó nuevamente en su recipiente. Entonces es hora de sacar el cuchillo para cortar la dura corteza verde de una sandía helada y probar la dulce pulpa roja en su interior.

Es emocionante abrir una sandía o un melón tipo *crenshaw* o *honeydew*. En primer lugar vienen perfectamente envueltos por su cáscara protectora, de modo que la consistencia de la pulpa siempre nos sorprende. E incluso antes de partirlos el rico e intenso aroma de la mayoría de los melones nos abre el apetito, por lo que se les ha llegado a poner el sobrenombre de "frutas perfumadas".

Y todavía quedan más razones por las que los melones son una verdadera maravilla. Los científicos modernos han descubierto que este tipo de fruta contiene varias sustancias muy buenas para la salud. Tanto la sandía como otros melones —por ejemplo, el *honeydew* y el *crenshaw*, entre otros— proporcionan folato, una vitamina del grupo B que según se ha demostrado disminuye el riesgo de sufrir defectos de nacimiento y enfermedades cardíacas. También cuentan con potasio, un nutriente esencial para mantener la presión arterial en un nivel sano. Y en vista de que tienen pocas calorías y grasa son el alimento perfecto cuando se trata de cuidar la línea.

El cantaloup (melón chino) es particularmente saludable, pues ofrece

¿Sandías cuadradas?

Es muy posible que al inventor original de la rueda le hayan encantado las sandías. Todos nos hemos dado cuenta en alguna ocasión de que la forma cilíndrica lisa de la sandía tiende a rodar, como lo acostumbra hacer cuando uno la coloca sobre la mesa o el asiento del carro, produciendo un puré instantáneo.

La forma de la sandía también plantea otro problema. Es imposible apilarlas y ocupan mucho espacio, lo cual les sale caro a los cultivadores. Sin embargo, en el Japón, donde el espacio escasea, se tuvo una idea ingeniosa: la sandía cuadrada.

Cuando las sandías están jóvenes y aún no se separan de sus tallos, los cultivadores japoneses a veces las colocan dentro de cajas. Al crecer la fruta se adapta al espacio disponible y se aplana a los lados, arriba y abajo. Así se puede apilar perfectamente. En los Estados Unidos aún no se venden sandías cuadradas, pero si alguien tiene su propio huerto puede poner a prueba la idea sólo para divertirse.

ciertos nutrientes que no están presentes en los otros melones. Por eso lo tratamos en su propio capítulo (vea la página 190).

MELONES PARA LAS MAMÁS Y TAMBIÉN PARA LOS DEMÁS

Un descubrimiento científico que ha sido señalado como uno de los más importantes del siglo XX es el siguiente: si todas las mujeres en edad fértil consumieran por lo menos 400 microgramos de folato al día, el índice de defectos cerebrales y de la médula espinal (a los que también se les dice defectos del tubo neural) se reduciría por lo menos a la mitad. Durante mucho tiempo los médicos no lograron definir la función del folato. Sospechaban que tenía que ver con la prevención de los defectos de nacimiento, pero no contaban con pruebas contundentes.

Entonces un estudio que abarcó a casi 4,000 mamás reveló que su probabilidad de tener hijos afectados por defectos cerebrales y de la médula espinal bajaba en un 60 por ciento si consumían una cantidad suficiente de folato, en comparación con las mujeres que recibían cantidades menores de este nutriente.

El folato, una vitamina del grupo B, es esencial cuando las células se están dividiendo rápidamente. Funciona como un servicio de enlace que transporta fragmentos de proteínas. Cuando el nivel de folato anda bajo, a estos fragmentos les falta su medio de transporte y es posible que se queden atrás. Por lo tanto, las células que apenas se están formando llegan a padecer defectos que a veces se convierten en defectos de nacimiento. (En épocas más avanzadas de la vida, el mismo problema puede provocar cambios celulares que a veces conducen al desarrollo del cáncer).

Por lo tanto, antes de que una mujer empiece a preocuparse por los antojos de su embarazo sería buena idea que agregara unos cuantos melones a su carrito del supermercado, ya que son una muy buena fuente de folato. Una taza de melón tipo *honeydew*, por ejemplo, contiene 11 microgramos de folato, el 3 por ciento de la Cantidad Diaria Recomendada (o *DV* por sus siglas en inglés). El melón casaba es aún mejor, pues la misma ración proporciona 29 microgramos de folato, el 7 por ciento de la DV.

Quiza el 7 por ciento suene como muy poquito, pero hay que tener presente que una taza de melón equivale a más o menos cinco buenos bocados. La mayoría de las personas son capaces de comer dos tazas de melón o más a la vez, lo cual lo convierte en una magnífica fuente de folato.

No sólo las futuras mamás deberían aprovechar el melón al máximo, por cierto. El mismo nutriente que protege contra los defectos de nacimiento también es bueno para el corazón.

El cuerpo utiliza el folato para controlar los niveles sanguíneos de una sustancia química llamada homocisteína. "A pesar de que cantidades pequeñas

En la cocina

A diferencia de la mayoría de las frutas y verduras, cuya madurez se comprueba fácilmente, los melones esconden su suculenta —o desabrida— pulpa debajo de una corteza protectora. Hay varias formas de asegurarse siempre el mejor sabor.

Revísela por debajo. Si la parte de abajo de una sandía se ve de color amarillo pálido o beige es que se le dejó madurar en el tallo y probablemente se encuentre en su punto de máxima frescura. Si se ve de color uniforme, por el contrario, tal vez se cosechó de forma prematura y nunca va a desarrollar todo su sabor.

Aproveche el aroma. La mayoría de los melones perfectamente maduros (con excepción de la sandía) emanan un rico aroma. Si no lo percibe en la tienda, no lo compre.

Revísele el rabito. Cuando a los melones —excepto la sandía— se les permite madurar en el campo, la fruta se suelta sola de su rabito (tallo), al que deja atrás. Por lo tanto, si un melón aún lo tiene es que se cosechó antes de tiempo y no está totalmente maduro. En cuanto a la sandía, está bien que conserve su rabito.

Pruebe una palmada. El método tradicional para determinar la madurez de una sandía es dándole unos golpecitos, pero una palmada funciona mejor. Si la sandía suena hueca y no sólida está en su punto.

de homocisteína son normales, el exceso de alguna forma contribuye al proceso de obstrucción arterial que produce las enfermedades cardíacas —indica el Dr. Killian Robinson, cardiólogo de la Fundación Clínica de Cleveland en Ohio—. Sabemos que un nivel bajo de folato está ligado a uno demasiado elevado de homocisteína".

Por último se ha demostrado que el folato reduce el riesgo de tener pólipos, unos bultitos precancerosos en el colon que a veces se convierten en cáncer. Un grupo de investigadores de la Escuela de Medicina de Harvard observó que la probabilidad de desarrollar pólipos en el colon se reduce en un 33 por ciento en las personas que consumen la mayor cantidad de folato, en comparación con quienes ingieren menos.

TAMBIÉN CUIDAN EL COLON

Una cosa que nunca debe faltarle al tracto digestivo es el suministro constante de fibra dietética. La fibra es tan importante, de hecho, que el peligro de desarrollar cáncer y diversos problemas digestivos aumenta en las personas que no la consumen en cantidades adecuadas, según señala John H. Weisburger, Ph.D., miembro sénior de la Fundación Estadounidense para la Salud en Valhalla, Nueva York.

Según explica el Dr. Weisburger, los melones contienen un tipo de fibra conocido como fibra soluble, la cual es sumamente importante para tener un colon sano. La fibra soluble absorbe agua al recorrer el tracto digestivo, lo cual le agrega peso y volumen al excremento. De esta forma avanza más rápido por el intestino y se reduce el tiempo que las sustancias nocivas del excremento permanecen en contacto con la pared del colon.

"Un aumento en el consumo de fibra puede reducir el número de pólipos en el tracto gastrointestinal así como el riesgo de sufrir cáncer de colon", afirma el Dr. Weisburger. Todos los melones contienen un poco de fibra, aunque el *honeydew* se lleva de calle a la sandía: medio melón tipo *honeydew* cuenta con casi 3 gramos de fibra, el 12 por ciento de la DV.

A MÁS MELONES, MENOS PRESIÓN

Cuando alguien se entera de que sufre hipertensión (presión arterial alta), suele reducir su consumo de sal y aumentar el de minerales. También es buena idea comer más melones. Todas las variedades de esta fruta, sobre todo el *honeydew* y el *crenshaw*, son buenas fuentes de potasio, el cual quizá sea el mineral más importante cuando se trata de mantener baja la presión arterial.

El potasio de los melones funciona como un diurético natural que elimina el exceso de líquidos del cuerpo. Este detalle es importante, porque cuando el nivel de líquidos es alto puede aumentar la presión arterial, según afirma Michael

T. Murray, un naturópata en Bellevue, Washington. Además, el potasio mantiene relajadas las paredes de las arterias.

Cuando las paredes de las arterias están relajadas no se contraen con la misma fuerza que cuando se encuentran más "tensas" o rígidas. Por lo tanto, la presión arterial producida por cada latido del corazón no es tan grande. El resultado es una presión arterial más baja, por supuesto, la cual reduce el peligro de sufrir un derrame cerebral, enfermedades cardíacas y otras afecciones graves.

A muchas personas con hipertensión se les recomienda cubrir o incluso rebasar la DV de 3,500 miligramos de potasio al día. Es fácil cumplir con esta

Ensalada de melón tipo *honeydew* y arándanos

1   **melón tipo *honeydew***
1   **taza de arándanos frescos**
2   **tiras de cáscara de limón de 1" × ½" cada una (2.5 cm × 1.2 cm)**
¼   **taza de vinagre de bayas (vea el consejo de cocina)**
2   **cucharaditas de azúcar**

Por porción

calorías	**71**
grasa total	**0.2 g**
grasa saturada	**0 g**
colesterol	**0 mg**
sodio	**18 mg**
fibra dietética	**1.5 g**

Parta el melón a la mitad, sáquele las semillas con una cuchara, separe la pulpa de la corteza y tire la corteza. Pique la pulpa en cubos de ¾" (2 cm). Póngalos en un tazón (recipiente) grande de vidrio. Agregue los arándanos y la cáscara de limón.

Ponga el vinagre y el azúcar en un tazón pequeño. Bátalos a mano hasta que el azúcar se disuelva. Vierta esta mezcla encima de la fruta y revuélvala con cuidado. Tape la ensalada y póngala en el refrigerador por 1 ó 2 horas.

Mezcle la ensalada bien. Saque y tire la cáscara de limón. Utilice una cuchara calada para servir la fruta.

Para 8 porciones

Consejo de cocina: El vinagre de frambuesa se consigue en algunos supermercados grandes. El de arándano se vende en algunas tiendas de alimentos selectos y es el que mejor le queda a esta ensalada. El jugo que queda de adobar (remojar) la ensalada puede servirse junto con esta o bien escurrirse y ponerse en el refrigerador para tomarse después como bebida refrescante.

meta si se recurre a los melones. Medio melón tipo *honeydew*, por ejemplo, cuenta con aproximadamente 1,355 miligramos de potasio, cantidad que equivale a más de la tercera parte de la DV. La sandía también proporciona potasio, pero sólo la mitad, más o menos, del que ofrece el *honeydew* o el *crenshaw*.

Cómo maximizar sus poderes curativos

Multiplique los beneficios. La sandía es una fuente bastante buena de nutrientes, pero su contenido de agua los diluye mucho. El melón *honeydew* proporciona más del doble de potasio y casi tres veces más folato que la misma cantidad de sandía.

Cómprelos enteros. Muchos supermercados venden la sandía, el melón *honeydew* y otras variedades de melón partidos a la mitad o en rebanadas. Esta presentación tal vez ahorre espacio en el refrigerador, pero desperdicia muchos nutrientes. Cuando la pulpa de los melones se expone a la luz sus nutrientes empiezan a descomponerse. Por lo tanto es buena idea comprar la fruta entera. Y una vez que se haya partido es importante guardarla en el refrigerador, tapada, para evitar que las vitaminas se descompongan.

Enfríelos. El calor es un gran destructor de folato, por lo que es importante guardar tanto los melones enteros como los ya cortados en un lugar fresco y oscuro.

Nota: Si no reconoce algún término usado en este capítulo, vea el glosario en la página 711.

MIEL
Remedio "redescubierto" para cortadas, úlceras y diarrea

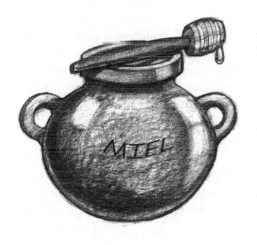

Poderes curativos
Acelera la curación de las heridas

Calma el dolor de las úlceras

Alivia el estreñimiento y la diarrea

De acuerdo con la mitología griega, el dios Zeus sobrevivió de niño gracias a las abejas que lo alimentaron con miel mientras permanecía escondido en una cueva. Les estuvo tan agradecido que las premió otorgándoles una gran inteligencia.

Actualmente la miel sigue conservando un halo especial, a pesar de que tiene muchísima competencia en nuestro mundo moderno que parece estar lleno hasta el tope de todo tipo de dulce. Por una parte es más dulce que la misma cantidad de azúcar de mesa. Además, su maravillosa consistencia espesa se ofrece de manera natural para untarse sobre pasteles (bizcochos, tortas, *cakes*), galletas (*crackers*) y panes.

Si bien es cierto que la miel contiene cantidades mínimas de minerales y vitaminas del grupo B, en realidad no es mucho más nutritiva que el azúcar de mesa común. Sin embargo, tiene varios beneficios que el azúcar no aporta. Las investigaciones científicas sugieren que la miel alivia el estreñimiento, acelera el proceso de curación y evita las infecciones. "Algunas personas han llamado a la miel un remedio redescubierto", afirma Peter Molan, Ph.D., profesor de Bioquímica y director de la Unidad para la Investigación de la Miel en la Universidad de Waikato en Hamilton, Nueva Zelanda. El Dr. Molan lleva 15 años estudiando las propiedades curativas de la miel.

Si uno llegara a ver un frasco de miel en el maletín de un médico, simplemente supondría que se equivocó porque estaba oscuro cuando guardó sus cosas. No obstante, la verdad es que los médicos han utilizado la miel desde hace siglos. "Hasta la Segunda Guerra Mundial, la miel se utilizaba extensamente para tratar las heridas de la piel", indica el Dr. Molan.

En los años 40 llegaron los antibióticos y la miel abandonó los maletines de los médicos y volvió a la cocina. No obstante, algunos médicos están tratando de resucitarla. "Hemos visto que los médicos están empezando a usar la miel en los casos en que se han probado medicamentos modernos para curar las heridas de la piel y han fallado", dice el Dr. Molan.

La miel cuenta con tres componentes que la hacen ideal para tratar las heridas. Debido a su muy alto contenido de azúcar absorbe gran parte de la humedad en el interior de las heridas, lo que les dificulta la supervivencia a las bacterias, según explica el Dr. Molan. Además, muchos tipos de miel contienen grandes cantidades de peróxido de hidrógeno, el mismo medicamento que en forma de agua oxigenada se utiliza para desinfectar las cortadas y los rasguños en casa. Por último,

En la cocina

En la mayoría de las recetas es posible cambiar el azúcar por miel sin ningún problema. Sin embargo, vale la pena tomar en cuenta las siguientes indicaciones.

- La miel es más dulce que el azúcar. Por lo tanto, 1¼ tazas de azúcar se sustituyen por 1 taza de miel y el ingrediente líquido de la receta se reduce en ¼ taza.

- Cuando la miel se utiliza en productos de panadería o pastelería hay que agregar una pizca de bicarbonato de sodio. De esta forma se neutraliza la acidez de la miel y se le ayuda al producto a crecer (esponjarse). (Es posible omitir el bicarbonato de sodio si la receta contiene crema agria o leche agria).

- Cuando la mermelada se prepara con miel en lugar de azúcar hay que subir la temperatura de cocción un poquito para que el líquido adicional se evapore.

La miel viene de muchos sabores diferentes y es importante adecuarla a cada receta. La de flor de azahar (flor de naranjo, *orange blossom*), por ejemplo, tiene un sabor ligero y delicado y queda mejor con alimentos de sabores no muy intensos, como el pastel (bizcocho, torta, *cake*) de nuez y miel. Por su parte, el sabor de la miel de flor de alforjón (trigo sarraceno, *buckwheat*) es mucho más fuerte. Suele untarse en el pan o utilizarse para preparar postres de cereales integrales.

algunos tipos de miel contienen propóleos, un compuesto del néctar capaz de matar las bacterias.

En un estudio de laboratorio, el Dr. Molan untó miel sobre siete tipos de bacterias que con frecuencia infectan las heridas. "Mató los siete tipos de manera muy eficaz", informa el investigador.

LA DULZURA POR DENTRO

De la misma forma en que la miel puede evitar las infecciones en la parte externa del cuerpo, también ayuda a asegurar la salud interna.

Un tipo de miel llamado *manuka*, por ejemplo, que se produce cuando las abejas se alimentan con las flores de cierto arbusto en Nueva Zelanda, al parecer mata las bacterias que provocan las úlceras estomacales. En un pequeño estudio se le dio una cucharada de miel *manuka* a un grupo de personas con úlceras cuatro veces al día. "La miel alivió los síntomas de las úlceras en todas las personas que la tomaron", indica el Dr. Molan.

La miel también promete como tratamiento contra la diarrea. Particularmente en los niños la diarrea llega a ser peligrosa porque extrae grandes cantidades de agua del cuerpo. A fin de reemplazar los líquidos y minerales esenciales, los médicos tradicionalmente la han tratado con una solución de azúcar. No obstante, es posible que una solución de miel sea aún mejor, porque la miel tiene la capacidad de matar las bacterias intestinales que posiblemente estén causando el problema. De hecho, unos investigadores de la Universidad de Natal en Sudáfrica encontraron que cuando se les dio una solución de miel a niños con diarrea causada por una infección bacteriana, se aliviaron en casi la mitad del tiempo que los que recibieron una solución tradicional de azúcar.

La miel posiblemente funcione también contra el estreñimiento. Contiene grandes cantidades de fructosa, un azúcar que a veces llega al intestino grueso sin haber sido digerida. Cuando llega, las bacterias intestinales la empiezan a digerir. Este proceso a su vez atrae agua al intestino, la cual funciona como laxante, según explica el Dr. Marvin Schuster, director del Centro Marvin M. Schuster para Trastornos Digestivos y de la Motilidad Digestiva en el Centro Médico Johns Hopkins Bayview de Baltimore, Maryland. De acuerdo con el Dr. Schuster, el contenido de fructosa de la miel es más elevado que el de prácticamente cualquier otro alimento.

Cómo maximizar sus poderes curativos

Valore la virgen. Según el Dr. Molan, las altas temperaturas utilizadas para producir la miel procesada incapacitan a algunos de sus compuestos protectores. La miel virgen (*raw honey*) ofrece el máximo poder antibacteriano.

Mejórese con *manuka*. La mayoría de las mieles vírgenes contienen algunos componentes activos, pero la miel *manuka* es la que más ofrece en este sentido. Esto puede ser clave cuando se busca un tratamiento antiúlceras, según señala el Dr. Molan. La miel *manuka* se encuentra en muchas tiendas de productos naturales. No obstante, es importante leer la etiqueta para asegurarse de estar comprando "miel *manuka* activa". Si la miel no cuenta con los componentes activos no surtirá efecto contra las úlceras.

Nota: Si no reconoce algún término usado en este capítulo, vea el glosario en la página 711.

Miel cítrica

1 **tira de 1" × ½" (2.5 cm × 1.2 cm) de cáscara de naranja (china)**

1 **tira de 1" × ½" de cáscara de limón**

1 **cucharada de jugo de naranja fresco**

2 **cucharaditas de jugo de limón fresco**

1 **taza de miel**

POR 2 CUCHARADAS

calorías	**130**
grasa total	**0 g**
grasa saturada	**0 g**
colesterol	**0 mg**
sodio	**2 mg**
fibra dietética	**0 g**

Ponga la cáscara de naranja, la de limón y los jugos de naranja y de limón en una cacerola pequeña a fuego mediano y deje que rompa a hervir. Retire la cacerola del fuego y cuele el jugo con un colador fino. Deseche las tiras de cáscara.

Entibie la miel en otra cacerola. Agregue el jugo a la miel tibia y sírvala de inmediato.

Para 1 taza

Consejo de cocina: La miel cítrica se conserva en un frasco tapado en el refrigerador durante 2 semanas como máximo. Caliéntela un poco en el horno de microondas o la estufa antes de servirla con panqueques (pancakes, hotcakes), *waffles o torrejas* (French toast, *pan francés*).

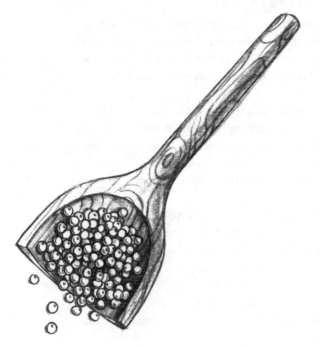

MILLO
Un cereal para molestias menstruales

Poderes curativos
Alivia las molestias premenstruales

Acelera la curación de las heridas

El millo (mijo) es un nutritivo cereal de sabor suave y que tiene el aspecto de una esferita amarilla. Desde hace unos 6,000 años ha sido el alimento básico de muchas regiones del mundo. En Etiopía, por ejemplo, se utiliza para preparar una papilla. En la India, por su parte, sirve para hacer pan.

En los Estados Unidos, por el contrario, los pájaros comen más millo que las personas. Cuando se llena una charolita con alimento para pájaros, unas bolitas paliduchas se encargan de llenar los espacios entre las semillas de girasol. Estas bolitas son el millo.

Haríamos bien en seguir el ejemplo de nuestros amiguitos emplumados, pues el millo es un cereal muy nutritivo. Contiene magnesio, un mineral esencial que tal vez ayude a aliviar las molestias premenstruales. Además, tiene un contenido más alto de proteínas que casi todos los demás cereales, lo cual es una gran ventaja para quienes comen poca o nada de carne. Y al igual que los demás cereales el millo cuenta con fibra dietética, aunque gran parte de la misma se pierde durante el procesamiento. De todas formas, media taza de millo cocido proporciona más fibra que la misma cantidad de arroz integral cocido.

MEDIDA MENSTRUAL PARA NO PASARLA MAL

El magnesio participa en el control de un mayor número de funciones corporales que prácticamente cualquier otro nutriente. Regula los latidos del corazón, ayuda al funcionamiento de los nervios y mantiene fuertes los huesos. Incluso es posible que sea capaz de aliviar las molestias premenstruales de las mujeres.

Las investigaciones han demostrado que muchas mujeres que padecen el síndrome premenstrual (o *PMS* por sus siglas en inglés) andan bajas de magnesio. "Una carencia mínima de magnesio pudiera ocasionar que ciertas mujeres sean propensas a sufrir del PMS", afirma el Dr. Donald L. Rosenstein, jefe del servicio de consultas psiquiátricas de los Institutos Nacionales para la Salud.

Media taza de millo cocido contiene casi 53 miligramos de magnesio, aproximadamente el 13 por ciento de la Cantidad Diaria Recomendada (o *DV* por sus siglas en inglés) de este mineral. De acuerdo con el Dr. Rosenstein es posible que la irritabilidad, la tristeza y los demás altibajos emocionales que algunas mujeres viven mes con mes se alivien algo si aumentan su consumo de millo así como de otros alimentos ricos en magnesio como el tofu, el aguacate (palta), la espinaca, el plátano amarillo (guineo, banana) y la crema de cacahuate (maní).

En la cocina

A diferencia del arroz integral, el millo (mijo) no tarda eternidades en cocerse. Además, es muy fácil de preparar.

Mezcle 1 taza de millo de grano entero con entre 2½ y 3 tazas de agua en una cacerola. Deje que rompa a hervir, después baje a fuego lento. Cocine los granos en la cacerola tapada hasta que estén bien cocidos, lo cual normalmente tarda unos 30 minutos.

A pesar de que por lo común se cocina sin agregar ingredientes adicionales existen varias formas de adaptar su sabor y textura a los gustos de cada quien.

- Si el millo se prepara con jugo de manzana en lugar de agua, el plato sale un poco más dulce.
- Si se desea que el millo se esponje de manera más parecida al arroz que a un cereal, deje que rompa a hervir, baje a fuego lento y cocínelo por sólo 20 minutos.
- Para obtener una textura más cremosa el millo se revuelve con frecuencia mientras se cocina. De esta forma los granos absorben más agua.

Muffins (panqués) de millo con arándano agrio

1 naranja (china)

½ taza de miel

1 huevo

3 cucharadas de aceite de *canola*

1½ tazas de harina multiuso sin blanquear

½ taza de harina integral

1 cucharada de polvo de hornear

⅛ cucharadita de sal

1 taza de arándanos agrios (*cranberries*) secos

¾ taza de millo (mijo)

POR *MUFFIN*

calorías	**293**
grasa total	**5.2 g**
grasa saturada	**0.6 g**
colesterol	**18 mg**
sodio	**152 mg**
fibra dietética	**3 g**

Precaliente el horno a 400°F (206°C). Rocíe un molde para 12 *muffins* con aceite antiadherente en aerosol o forre los moldecitos individuales con capacillos de papel.

Ralle la cáscara de la naranja para obtener 1 cucharada de ralladura y póngala en un tazón (recipiente) grande. Exprima ⅓ taza de jugo de naranja y agréguelo al tazón.

Agregue la miel, el huevo y el aceite y bata todos los ingredientes a mano hasta que queden bien mezclados.

Mezcle la harina multiuso, la harina integral, el polvo de hornear y la sal en un tazón mediano. Agregue esta mezcla seca a la de la miel y revuélvalo todo hasta que apenas se incorporen los ingredientes. No bata demasiado la masa, que debe quedar espesa y grumosa.

Incorpore los arándanos agrios y el millo.

Con una cuchara, pase la masa a los moldes para *muffins* ya preparados, llenándolos sólo hasta ¾ de su capacidad. Hornee los *muffins* por 20 minutos o hasta que se doren. Introduzca un palillo de dientes en el centro de 1 *muffin* y si sale casi seco, ya están. Deje que se enfríen un poco sobre una rejilla (parrilla) de alambre y sírvalos tibios.

Para 12 *muffins*

El cuerpo utiliza las proteínas para construir y reparar los músculos, las fibras conjuntivas y otros tejidos. Cuando uno se corta, se quema o sufre una intervención quirúrgica resulta particularmente importante incrementar el consumo de proteínas a través de la alimentación, según indica Michele Gottschlich, R.D., Ph.D., directora de servicios de nutrición para el Instituto Shriners Burns de Cincinnati, Ohio. "Sin muchas proteínas en la alimentación la curación de las heridas puede retrasarse", explica la nutrióloga.

Media taza de millo contiene casi 4 gramos de proteínas, más del 8 por ciento de la DV. Para apreciar lo que esto vale basta con compararlo con una cantidad semejante de arroz integral, que sólo brinda 2.5 gramos de proteínas.

La carne también es una muy buena fuente de proteínas, pero muchas veces tiene un alto contenido de las grasas saturadas que suben el colesterol, según advierte Lynne Brown, Ph.D., profesora adjunta de Ciencias de la Alimentación en la Universidad Estatal de Pensilvania en University Park. Una taza de millo cocido proporciona más o menos la misma cantidad de proteínas que una onza (28 g) de carne, cualidad que lo convierte en una alternativa baja en grasa y sin colesterol.

Para maximizar sus poderes curativos

Gane con el grano entero. Si bien el millo quebrado se cocina más rápido que el entero, pierde algunos de sus nutrientes a causa del procesamiento. A fin de obtener el mayor valor nutritivo posible es buena idea buscar el grano entero.

Aliméntese con harina. La harina de millo se puede usar en lugar de la de trigo o maíz (elote, choclo) como una manera fácil de incluir una mayor cantidad de este saludable cereal en la alimentación. No obstante, carece de gluten, la proteína de la harina de trigo que permite que la masa del pan preparado con levadura se esponje. Por lo tanto, es mejor utilizarla para panes que no requieran levadura.

Guárdelo con cuidado. El millo se vuelve rancio muy pronto, por lo cual pierde tanto su sabor como algunos de sus nutrientes esenciales. Para mantenerlo fresco hay que guardarlo dentro de un recipiente hermético en un lugar fresco y seco.

Nota: Si no reconoce algún término usado en este capítulo, vea el glosario en la página 711.

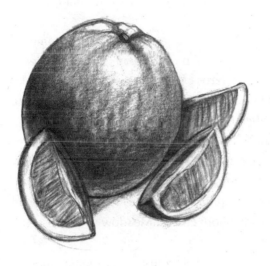

NARANJA
Jugosa, sabrosa, nutritiva y preventiva

Poderes curativos
Baja el riesgo de sufrir enfermedades cardíacas y derrame cerebral

Evita las inflamaciones

Combate el cáncer

La naranja (china) prácticamente es una fruta perfecta. Además de tener un alto contenido de vitamina C y fibra es rica en azúcares naturales, por lo que brinda una rápida inyección de energía. Otra ventaja es que ya viene envuelta en su propia cáscara protectora y se puede comer fácilmente en donde sea y a la hora que sea.

No obstante, la naranja es mucho más que sólo práctica, y sus beneficios para la salud van mucho más allá de los ya mencionados. Contiene un cuarteto de compuestos —limonina, limoneno, glucósido de limonina y hesperidina— cuyo poder para bloquear el cáncer es muy prometedor. Además, tiene otros compuestos que tal vez detengan las enfermedades cardíacas desde antes de que se produzcan.

UN CORAZONCITO CONTENTO

Diversos estudios han demostrado que la eficacia antioxidante de las vitaminas y otros compuestos de la naranja es realmente sorprendente. Es decir, son capaces de bloquear a los radicales libres —unas moléculas corrosivas de oxígeno que perjudican las células del cuerpo— antes de que puedan hacerles daño. Es importante que esto suceda porque los daños causados por los radicales libres muchas veces preparan el camino para la obstrucción de las arterias, uno de los principales factores de riesgo para las enfermedades cardíacas y el derrame cerebral. (Para más información sobre los radicales libres, vea la página 591).

Desde hace mucho tiempo se sabe que la vitamina C es un poderoso antioxidante. Sin embargo, al parecer la naranja cuenta con otros compuestos aún más poderosos.

"Medimos la capacidad antioxidante total de la naranja y hallamos que a la vitamina C sólo le corresponde más o menos entre el 15 y el 20 por ciento de la actividad total —indica Ronald L. Prior, jefe del programa científico del Centro Jean Mayer de Investigación de la Nutrición Humana en Relación con el Envejecimiento del Departamento de Agricultura de los Estados Unidos, ubicado en la Universidad Tufts de Boston, Massachusetts—. Los otros compuestos de la naranja resultaron ser antioxidantes muy fuertes, entre tres y seis veces más que la vitamina C".

Los investigadores a cargo de cierto estudio alimentaron a unas ratas con un extracto de la cáscara y el tejido blanco que recubre la naranja. El extracto contenía el compuesto hesperidina e incrementó de forma significativa el nivel del saludable colesterol lipoproteínico de alta densidad de los animales, mientras que al mismo tiempo hizo que bajara su nivel del peligroso colesterol lipoproteínico de baja densidad. Si la hesperidina resulta tener el mismo efecto en las pruebas que se hagan con seres humanos, la naranja podría utilizarse para ayudar a disminuir el colesterol alto, uno de los principales factores de riesgo para las enfermedades cardíacas.

Es posible que la hesperidina también ofrezca otros beneficios. En unos estudios de laboratorio, por ejemplo, unos investigadores brasileños observaron que alivia las inflamaciones. Puesto que no daña el delicado revestimiento estomacal como lo hace la aspirina, tal vez algún día se aproveche para ayudar a aliviar la hinchazón en las personas sensibles a medicamentos antiinflamatorios como la aspirina o el ibuprofén (*ibuprofen*).

El control del cáncer

Diversos estudios de laboratorio han demostrado que el limoneno de la naranja ayuda a bloquear el cáncer del pulmón y de mama, según indica Bill Widmer, Ph.D., científico investigador del Centro de Investigación de los Cítricos del Departamento de Florida en Lake Alfred.

En un estudio llevado a cabo por el Centro Médico de la Universidad de Duke en Durham, Carolina del Norte, el número de tumores cancerosos de los

En la cocina

Sabemos que la naranja (china) es una rica merienda (botana, refrigerio, tentempié), pero no todas son iguales. Ya sea que se quiera preparar jugo o agregar algunos gajos aciditos al guiso (estofado), cada tipo de naranja tiene su aplicación y forma de uso muy particulares. A la naranja nável (ombliguera) de California muchas veces se le considera la mejor para comerse entera. Es fácil de pelar, dulce y jugosa y no tiene huesitos (semillas). Por su parte, la naranja tipo valencia de la Florida, que con frecuencia muestra un tinte verdoso, es más jugosa que la nável y por lo común se utiliza para hacer jugo. Las siguientes sugerencias están pensadas para sacarle lo mejor a la naranja siempre.

- Si la naranja nável se va a calentar conviene agregarla en el último momento. Se amarga cuando se calienta.
- No es buena idea congelar el jugo de la naranja nável porque el frío —al igual que el calor— puede amargarla
- Para extraer la mayor cantidad posible de jugo de una naranja hay que dejarla a temperatura ambiente para que se le quite lo frío y hacerla rodar sobre la encimera (mueble de cocina) presionándola un poco con la palma de la mano antes de exprimirla.

animales de laboratorio alimentados con un 10 por ciento de limoneno disminuyó en un 70 por ciento. En cuanto a los tumores que restaban, el 20 por ciento se redujo a menos de la mitad de su tamaño anterior.

En otro estudio, un grupo de investigadores de la Universidad de Cornell en Ithaca, Nueva York, alimentó a unos animales enfermos de cáncer del hígado en una etapa temprana con un extracto concentrado de jugo de naranja en el que se había eliminado la vitamina C. La incidencia y el tamaño de las lesiones precancerosas se redujeron en un 40 por ciento.

"Las ratas tomaron lo que en el ser humano equivaldría a un galón (3.8 l) de jugo de naranja al día durante cuatro meses —señala Robert S. Parker, Ph.D., profesor de Ciencias de la Nutrición y la Alimentación en la Universidad de Cornell—. Es una cantidad poco realista para el consumo humano, pero en vista de que alimentamos a los animales sólo con ciertos componentes del jugo es posible que el verdadero efecto protector del jugo entero sea mayor que lo sugerido por estos resultados. Los seres humanos tal vez puedan lograr efectos protectores con una cantidad menor, particularmente si consumen el jugo con regularidad durante un largo período de tiempo".

Los estudios científicos sobre el limoneno prometen tanto que unos investigadores en Inglaterra están probando los efectos que tiene en el cáncer de mama.

"La forma en que el limoneno actúa sobre las células o lesiones tumorosas es realmente interesante y única", opina Michael Gould, Ph.D., profesor de Oncología Humana en la Universidad de Wisconsin en Madison. En esencia, el compuesto hace que las células cancerosas se destruyan a sí mismas. Les ayuda a suicidarse.

"C" DE COMBATIVA

Por lo que más se conoce a la naranja es por la vitamina C que contiene, y con buena razón. Una sola naranja cuenta con unos 70 miligramos de vitamina C, casi el 117 por ciento de la Cantidad Diaria Recomendada (o *DV* por sus siglas en inglés). La vitamina C es de importancia fundamental no sólo para controlar a los perjudiciales radicales libres sino también para facilitar la curación y reforzar la inmunidad. El poder de la vitamina C para reforzar la inmunidad es lo que le ha ganado su reputación como un gran combatiente contra los síntomas del resfriado (catarro).

Esta vitamina también le ayuda al cuerpo a absorber el hierro de los alimentos. Tal función resulta particularmente importante para las mujeres, quienes mes con mes pierden un poco de hierro (y sangre) debido a la menstruación.

En un estudio amplio, Gladys Block, Ph.D., profesora de Epidemiología en la Universidad de California en Berkeley, analizó 46 estudios menores que examinaban los efectos de la vitamina C. La mayoría de estos estudios llegaron a la conclusión de que las personas que consumen la mayor cantidad de vitamina C enfrentan el menor riesgo de sufrir cáncer.

LA FUENTE DE LA FIBRA

Una naranja contiene 3 gramos de fibra, aproximadamente el 12 por ciento de la DV. Al agregar volumen al excremento, la fibra insoluble alivia un montón de problemas intestinales, desde el estreñimiento y las hemorroides (almorranas) hasta la diverticulosis. Al acelerar el proceso de la digestión también ayuda a reducir el riesgo de sufrir cáncer del colon, pues el excremento y cualquier sustancia dañina que contenga recorren el colon más rápidamente.

La naranja también ofrece otro tipo de fibra, la soluble, que en una de sus formas se llama pectina. Al descomponerse, esta fibra se convierte en una especie de gel que recubre el intestino delgado con una barrera. Los estudios demuestran que la fibra soluble ayuda a bajar el colesterol además de controlar los cambios en el azúcar en la sangre (glucosa), un atributo que es de importancia fundamental para los diabéticos.

Si comiéramos más de siete naranjas al día nuestro nivel total de colesterol bajaría aproximadamente en un 20 por ciento. Desde luego sería difícil

---

Ensalada de naranja y cebolla

4   **naranjas (chinas) nável (ombligueras) grandes**

½   **cebolla morada pequeña, picada en rodajas muy finas**

¼   **taza de yogur natural sin grasa**

2   **cucharadas de jugo de naranja fresco**

¼   **cucharadita de estragón seco**

Pele las naranjas y córtelas horizontalmente en 4 ó 5 rodajas cada una. Acomódelas de manera decorativa sobre un platón extendido, alternándolas con las rodajas de cebolla.

Ponga el yogur, el jugo de naranja y el estragón en un tazón (recipiente) pequeño y bátalos a mano. Esparza este aliño (aderezo) sobre la naranja y la cebolla.

Para 4 porciones

POR PORCIÓN

Calorías	**104**
grasa total	**0.3 g**
grasa saturada	**0 g**
colesterol	**0 mg**
sodio	**12 mg**
fibra dietética	**3.8 g**

encontrar a una persona a quien las naranjas le gusten tanto. No obstante, el consumo de diversas frutas y verduras —y también de naranjas, siempre que sea posible— ayuda mucho a mantener bajo el nivel de colesterol.

Cómo maximizar sus poderes curativos

Cómprelo congelado. El jugo de naranja ofrece una de las formas más fáciles de aumentar el consumo de vitamina C en la alimentación. Cuando está fresco es delicioso, desde luego, pero es una lata prepararlo. Afortunadamente el jugo de naranja congelado conserva la mayor parte de sus nutrientes. De hecho los fabricantes del jugo exprimen hasta la última gota de la fruta, por lo que muchos de los poderosos compuestos de la cáscara entran al concentrado y aportan beneficios adicionales a la salud, además de sabor.

Gane con los gajos. La mitad de la pectina de la naranja está en el albedo, la capa interior blanca y esponjosa que se encuentra justo debajo de la parte anaranjada de la cáscara. Por lo tanto no conviene limpiar los gajos muy bien antes de comérselos. Si con cada gajo se come un poco de esta capa esponjosa, el consumo de esta importante fibra aumenta.

Nota: Si no reconoce algún término usado en este capítulo, vea el glosario en la página 711.

OSTEOPOROSIS
La labor de los lácteos

Desde hace años hemos tratado de reducir la grasa en nuestra alimentación a fin de controlar nuestro peso y disminuir el riesgo de sufrir colesterol alto y enfermedades cardíacas. No obstante, es posible que el esfuerzo por salvar nuestros corazones nos esté llevando a perder los huesos.

Es cierto que la leche, el queso y otros productos lácteos llegan a tener un contenido muy alto de grasa. Sin embargo, figuran entre las mejores fuentes de calcio de las que disponemos, y el calcio es un nutriente esencial para unos huesos fuertes, según afirma el Dr. Daniel Baran, profesor de Medicina en el Centro Médico de la Universidad de Massachusetts en Worcester. Por lo tanto, si estos alimentos se evitan por temor a la grasa se corre el riesgo de desarrollar osteoporosis, una afección que tiene como consecuencia huesos delgados y quebradizos.

La osteoporosis está muy extendida en los Estados Unidos y es obvio por qué. La mujer estadounidense común sólo consume 450 miligramos de calcio al día, cantidad que se queda muy por debajo de los entre 1,000 y 1,500 miligramos necesarios para evitar esta enfermedad, según explica la Dra. Susan Broy, directora del Centro para la Osteoporosis en el Grupo Médico Advocate de Chicago, Illinois. De acuerdo con la Dra. Broy, lo irónico es que las mujeres, quienes necesitan más calcio que los hombres, tienden a rechazar más los alimentos ricos en calcio porque les preocupa más su figura que sus huesos.

Es particularmente importante que las mujeres cubran sus necesidades de calcio al acercarse la edad de la menopausia, que es cuando disminuye su nivel de estrógeno. El estrógeno ayuda a los huesos a absorber y conservar el calcio. Cuando el nivel de esta hormona baja, en muchos casos los huesos se debilitan. De hecho, el ritmo más acelerado de pérdida ósea se registra durante los primeros cinco a siete años después de la menopausia.

Según la Dra. Broy, lo triste de la osteoporosis es que en muchos casos se puede evitar, siempre y cuando se consuma suficiente calcio. En un estudio realizado por un grupo de investigadores de los Países Bajos, por ejemplo, se observó que la pérdida ósea de un grupo de mujeres que consumían por lo menos 1,000 miligramos de calcio al día —más o menos la cantidad contenida en tres vasos de leche— se redujo en un 43 por ciento. Por su parte, en un estudio llevado a cabo por un grupo de investigadores del Hospital Radcliffe en Oxford, Inglaterra, se observó que la densidad ósea de las mujeres que bebían la mayor cantidad de leche era más alta en un 5 por ciento que la de quienes no tomaban leche.

513

La sorprendente soya

Muchos médicos tratan de retrasar el reloj biológico de las mujeres posmenopáusicas y les recomiendan la terapia de reposición del estrógeno para tener los huesos fuertes. No obstante, tal vez exista un medio que permita reponer el estrógeno sin tomar ningún medicamento: la soya.

Las investigaciones han demostrado que el tofu, el *tempeh* y otros alimentos de soya contienen unos compuestos llamados isoflavonas, los cuales se parecen mucho (aunque son más débiles) al estrógeno producido por las mujeres de forma natural. Así lo explica Jeri W. Nieves, Ph.D., una epidemióloga de la alimentación que trabaja en la Universidad de Columbia en la ciudad de Nueva York. Existen ciertas pruebas de que una cantidad suficiente de isoflavonas en la alimentación influye sumamente en la fuerza de los huesos.

En un estudio realizado por la Universidad de Illinois se les dieron 55 o bien 90 miligramos de isoflavonas diariamente a dos grupos de mujeres. (Media taza de tofu contiene 35 miligramos). Al cabo de seis meses, la densidad ósea de las mujeres que estaban consumiendo más isoflavonas había aumentado en un 2 por ciento.

Los estudios aún se encuentran en una fase preliminar, según agrega la Dra. Nieves, y los investigadores no están seguros de la cantidad de isoflavonas que se necesitan para tener los huesos fuertes. No obstante, un buen punto de partida serían 90 miligramos, la cantidad aplicada por el estudio científico. Es fácil cubrir esta cuota. Una taza de leche de soya, por ejemplo, cuenta con 30 miligramos, y una taza de "nuez de soya" tostada (*soy nut*) ofrece 60 miligramos.

Pero no todos los alimentos derivados de la soya contienen los compuestos saludables. La salsa de soya, el aceite de soya y los *hot dogs* de soya, por ejemplo, sólo comparten el nombre, pero no ofrecen los beneficios.

Gracias a los productos lácteos bajos en grasa se ha vuelto muy fácil aumentar el consumo de calcio sin preocuparse por el sobrepeso, según agrega el Dr. Baran. Un vaso de leche entera, por ejemplo, cuenta con más de 8 gramos de grasa, mientras que un vaso de leche semidescremada al 1 por ciento (*low-fat milk*) tiene 3 gramos, casi tres veces menos. Un vaso de leche descremada es aún mejor en este sentido, pues contiene apenas 0.5 gramos por ración.

Bajo en grasa no significa bajo en calcio, según aclara la Dra. Broy. Los productos lácteos bajos en grasa contienen la misma cantidad de calcio que sus homólogos de grasa entera. De hecho la leche descremada incluso cuenta con más calcio, pues los fabricantes sustituyen una parte de la grasa por las partes ricas en calcio de la leche entera. Por lo tanto, mientras que un vaso de leche entera proporciona aproximadamente 290 miligramos de calcio, uno de leche descremada enriquecida ofrece casi 352 miligramos.

Aun las personas a las que no les gusta la leche pueden obtener mucho calcio si agregan leche descremada en polvo a su cereal o productos panificados, como los *muffins* (panqués) y los pasteles (bizcochos, tortas, *cakes*). Así lo sugiere Edith Hogan, R.D., portavoz de la Asociación Dietética de los Estados Unidos. Media taza de leche descremada en polvo contiene casi 420 miligramos de calcio y prácticamente no se nota en la textura o el sabor de los alimentos, según afirma la dietista.

Desde luego también es posible agregar leche en polvo a los alimentos que ya contienen leche. Cuando Hogan prepara su avena por la mañana, por ejemplo, sustituye el agua por una taza de leche semidescremada al 1 por ciento y agrega media taza de leche en polvo al cereal ya cocido. Esta doble estrategia le proporciona 720 miligramos de calcio, el doble de lo que muchos estadounidenses consumen en todo el día.

De acuerdo con Hogan, el queso también ofrece una excelente manera de obtener más calcio. Media taza de queso *ricotta* contiene 337 miligramos de calcio, más de lo que se encuentra en un vaso de 8 onzas (240 ml) de leche semidescremada al 1 por ciento.

Es muy fácil aumentar la cantidad de queso en la alimentación, según agrega la experta. El queso *ricotta*, por ejemplo, puede agregarse a cacerolas (guisos), lasaña, enchiladas y otros platos que requieren un poco de queso. O simplemente se puede espolvorear un poco de queso parmesano bajo en grasa

La solidez de los suplementos

En el mundo acelerado que vivimos actualmente a veces nos falta tiempo hasta para comer y no siempre resulta fácil consumir todo el calcio que los huesos necesitan. Cuando la alimentación se queda corta tiene sentido tomar un suplemento de calcio, según indica el Dr. Daniel Baran, profesor de Medicina, Ortopedia y Biología Celular en el Centro Médico de la Universidad de Massachusetts en Worcester.

Las mujeres posmenopáusicas son las que más masa ósea pierden y requieren 1,500 miligramos de calcio al día. (Si están tomando estrógeno sus necesidades son menores y corresponden a aproximadamente 1,000 miligramos diarios). De acuerdo con el Dr. Baran, todos los suplementos son eficaces, ya sea que estén hechos de harina de hueso, conchas de ostra (ostión) o citrato de calcio. No obstante, los mejores —y más baratos— son los que contienen carbonato de calcio (*calcium carbonate*), el mismo componente de muchos antiácidos, según señala el experto.

sobre la pasta o las ensaladas. Una cucharada proporciona casi 70 miligramos de calcio y muy poca grasa.

Las verduras de hoja verde no contienen la misma cantidad de calcio que los productos lácteos, pero de todas formas nos ayudan a cubrir nuestras necesidades de este nutriente. Una ración de media taza de col rizada, por ejemplo, ofrece casi 47 miligramos de calcio, y la misma cantidad de brócoli ofrece 36 miligramos. De acuerdo con Hogan no hace falta comerse las verduras en ensalada para cosechar estos beneficios. Al mezclar una taza de col rizada picada con la sopa, por ejemplo, se agregan un poco de sabor y también 94 miligramos de calcio.

Los productos lácteos y las verduras son las mejores fuentes naturales de calcio, pero muchos alimentos envasados, como el jugo de naranja (china), se enriquecen con calcio. Así lo señala el Dr. John Bilezikian, profesor de Medicina en el Colegio de Médicos y Cirujanos de la Universidad Columbia en la ciudad de Nueva York. El jugo de naranja enriquecido contiene la misma cantidad de calcio que un vaso de leche. Por lo tanto vale la pena leer las etiquetas de los panes, jugos y cereales de caja en el supermercado para asegurarse de obtener todo el calcio que se pueda.

Unas aportaciones aparte

Si bien el calcio es el mineral clave para tener los huesos fuertes, no funciona solo. De hecho ni siquiera se puede introducir a los huesos sin la ayuda de otros nutrientes, particularmente de la vitamina D. "Sin vitamina D se absorbe muy poco calcio dietético", indica el Dr. Baran.

Es posible obtener un poco de vitamina D del salmón y otros pescados grasos, pero según el Dr. Baran los alimentos enriquecidos —como la leche y los cereales de caja— suelen ser las mejores fuentes. La Cantidad Diaria Recomendada (o *DV* por sus siglas en inglés) de vitamina D es 400 unidades internacionales, más o menos lo que se obtiene de cuatro vasos de leche enriquecida con vitamina D.

De hecho no hay necesidad de preocuparse por la vitamina D si se pasa un poco de tiempo al aire libre. El cuerpo produce este nutriente siempre que el sol toca la piel. De acuerdo con el Dr. Baran, aunque no se obtuviera nada de vitamina D a través de la alimentación, unos 15 minutos diarios de exponer sólo la cara y las manos al sol pleno cubrirían las necesidades de esta vitamina.

Además de vitamina D también se necesitan diversos minerales —como cinc, cobre y manganeso— para facilitar la absorción del calcio, según indica Paul Saltman, Ph.D., profesor de Biología en la Universidad de California en San Diego.

De acuerdo con el Dr. Saltman, todos estos minerales son muy fáciles de incluir en la alimentación. Los mariscos y la carne magra (baja en grasa), por ejemplo, son unas fuentes maravillosas de cinc; 3 onzas (84 g) de ostras (ostiones) proporcionan más de 28 miligramos de cinc, aproximadamente el 188 por ciento de la DV. Una ración de 3 onzas de *flank steak* (bistec), por su parte, ofrece un poco menos de 4 miligramos, más o menos el 26 por ciento de la DV.

A AGARRAR A LOS RATEROS (PILLOS). . . DE CALCIO

Al tratar de prevenir la osteoporosis suele ser más importante lo que se come que lo que se evita comer. No obstante, varios alimentos y bebidas impiden que el cuerpo absorba el calcio, por lo que es importante cuidar la alimentación y reducir el consumo de los agresores más evidentes.

El café y los refrescos (sodas) de cola contienen cafeína, por ejemplo, sustancia que reduce de forma considerable la cantidad de calcio que el cuerpo es capaz de absorber. A fin de mantener fuertes los huesos, muchos médicos recomiendan que no se tomen más de dos o tres raciones de café o refresco al día, según lo señala la Dra. Elaine Feldman, profesora emérita de Medicina, Fisiología y Endocrinología en el Colegio Médico de Georgia en Augusta.

Por otra parte, si va a tomar café es buena idea agregarle un poco de leche, según indica Jeri W. Nieves, Ph.D., una epidemióloga de la alimentación que trabaja en la Universidad Columbia en la ciudad de Nueva York. La leche en esencia bloquea los efectos de la cafeína y le impide extraer calcio de los huesos.

Un exceso de sal en la alimentación también les hace daño a los huesos. Además de reducir la proporción de calcio que el cuerpo es capaz de absorber, la sal aumenta la cantidad de calcio expulsado del cuerpo. De acuerdo con Hogan no hace falta renunciar a la sal por completo, pero un poco de moderación ayudará a mantener los huesos saludables.

Nota: Si no reconoce algún término usado en este capítulo, vea el glosario en la página 711.

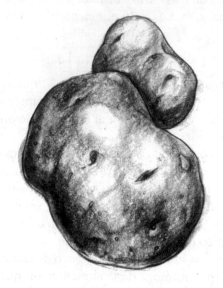

Papa
Tremendo tubérculo para controlar la presión y la diabetes

Poder curativo
Previene el cáncer

Controla la hipertensión y la diabetes

En los albores del Nuevo Mundo, los hombres que poblaban los Andes peruanos y bolivianos tenían mil palabras distintas para referirse a la papa. Tan importante era para ellos.

La reputación de este tubérculo feculento ha tenido altibajos a lo largo de los más o menos 4,000 años transcurridos desde entonces. A los conquistadores españoles la raíz desconocida les interesó lo suficiente para que se la llevaran de regreso al Viejo Mundo. (A los pocos años no hubo ya nave española cuya alimentación no se basara en la papa, porque prevenía el escorbuto). No obstante, en el continente europeo mismo no gozó de la misma aceptación debido a su afinidad con la familia de la belladona, que tenía fama de ser tóxica. Por lo tanto, se le temía.

Con el tiempo tanto los botánicos como los hambrientos se enteraron de la verdad. La papa no implica ningún peligro. Se trata de un alimento básico excelente y es la verdura que más se cultiva en el mundo. Muchas personas la comen con cada comida y existe infinidad de maneras de prepararla.

"La papa tiene un poco de casi todo", dice Mark Kestin, Ph.D., profesor de Epidemiología en la Universidad de Washington en Seattle. "De ser necesario, usted podría cubrir muchas de sus necesidades nutritivas con la papa", agrega el experto.

Cascarita curativa

El poder curativo de la papa empieza por la cáscara, que contiene un compuesto anticarcinógeno llamado ácido clorogénico, dice Mary Ellen Camire, Ph.D., profesora de Ciencias de la Alimentación y Nutrición Humana en la Universidad de Maine en Orono. Diversos estudios de laboratorio han demostrado que este ácido ayuda a la fibra de la papa a absorber el benzopireno, un posible carcinógeno que se encuentra en los alimentos ahumados, como las hamburguesas preparadas a la parrilla. "El ácido del alimento reacciona con el carcinógeno enlazándose con este, fundamentalmente, lo cual produce una molécula demasiado grande para que el cuerpo la absorba —explica la experta—. En nuestro estudio de laboratorio, impidió casi por completo la absorción del carcinógeno".

Abajo con la presión

Por lo común, cuando pensamos en la papa no se nos ocurre que contenga una gran cantidad de potasio. Sin embargo, la verdad es que una papa al horno de 7 onzas (196 g) tiene casi el doble del potasio de un plátano amarillo (guineo, banana) mediano. Una papa al horno con cáscara proporciona unos 1,137 miligramos de potasio, casi la tercera parte de la Cantidad Diaria Recomendada (o *DV* por sus siglas en inglés).

El potasio es importante porque al parecer reduce los repentinos incrementos en la presión arterial causados por la sal. Si algunas personas aumentaran su consumo de potasio con la ayuda de la papa, es posible que ya no tuvieran tanta necesidad de tomar medicamentos para controlar su presión arterial, explica Earl Mindell, R.Ph., Ph.D., profesor de Nutrición en la Universidad Occidental del Pacífico en Los Ángeles, California. En cierto estudio realizado con 54 personas que tenían hipertensión (presión arterial alta), la mitad de ellos agregó alimentos ricos en potasio, como la papa, a su alimentación, mientras que la otra mitad siguió con su alimentación normal. Según el Dr. Mindell, al finalizar la investigación el 81 por ciento de los comedores de papa estaban controlando su presión arterial con menos de la mitad de los medicamentos que solían requerir anteriormente.

Al rescate del azúcar en la sangre

Tal vez no sea evidente la relación que existe entre la vitamina C y el azúcar en la sangre, pero contamos cada vez con más pruebas de que esta poderosa vitamina antioxidante, tan conocida por su poder para prevenir las enfermedades cardíacas, posiblemente también ayude a los diabéticos. Además, es posible que la vitamina C logre disminuir eficazmente los daños causados en las proteínas por los radicales libres, unas peligrosas moléculas de oxígeno que lesionan los tejidos del cuerpo. (Para más información sobre los radicales libres, vea la página 591).

Un estudio llevado a cabo por ciertos investigadores de los Países Bajos llegó a la conclusión de que los hombres cuya alimentación es sana e incluye cantidades considerables no sólo de papa sino también de pescado, verduras y legumbres, al parecer corren menos riesgo de contraer diabetes. Aún no se sabe con certeza en qué consiste el mecanismo de protección, pero los científicos piensan que los antioxidantes, entre ellos la vitamina C, tal vez ayuden a evitar el exceso de azúcar en el torrente sanguíneo. Una papa de 7 onzas contiene más o menos 27 miligramos de vitamina C, aproximadamente el 45 por ciento de la DV.

El alto contenido de carbohidratos complejos de la papa también la convierte en un alimento curativo para las personas que ya tienen diabetes. Cuando se comen carbohidratos complejos, el cuerpo los tiene que descomponer en azúcares simples para que el torrente sanguíneo los pueda absorber. Esto significa que el azúcar va entrando al torrente sanguíneo poco a poco y no de golpe. Tal proceso a su vez ayuda a mantener estable la concentración de azúcar en la sangre, lo cual resulta fundamental para controlar la enfermedad.

Por si esto fuera poco, la papa puede ayudar a los diabéticos a controlar su peso. Esto es importante, porque el sobrepeso le dificulta al cuerpo producir una cantidad suficiente de insulina, la hormona que ayuda a llevar el azúcar del torrente sanguíneo a cada una de las células. Además, el exceso de peso tiene el

En la cocina

No todas las papas se crearon iguales. Algunas saben mejor preparadas al horno, mientras que otras son ideales para una rica sopa o ensalada. El tercer tipo, la papa multiuso, sirve para prepararse tanto al horno como al vapor. La próxima vez que visite el supermercado, tome en cuenta las siguientes consideraciones.

Papas céreas. Llamadas "*waxy potatoes*" en inglés, estas papas redondas pueden ser rojas o blancas; contienen poca fécula y mucha agua, la cual las vuelve muy firmes. Conservan bien su forma durante el proceso de cocción y quedan muy bien en sopas o caldos, guisos (estofados) y ensaladas.

Papas feculentas. La papa blanca para hornear es un tubérculo feculento muy común. Es harinosa por dentro, por lo cual se presta muy bien para prepararse en puré o al horno.

Papas "multiusos". Si le interesa tener guardadas unas papas para lo que se le pueda ofrecer, el mejor tipo es la papa blanca larga y otras semejantes. Estas se pueden preparar como sea: al horno, cocidas o al vapor. En inglés se llaman "*all-purpose potatoes*".

resultado de que la insulina que el cuerpo logra producir trabaje de manera menos eficaz. La papa aporta una sensación de saciedad, de modo que se tiene menos hambre durante más tiempo.

Al observar a 41 estudiantes hambrientos de la Universidad de Sidney en Australia, los investigadores descubrieron que la papa los llenaba más que otros alimentos, además de que contiene menos calorías. Sobre una escala de la saciedad que fijaba al pan blanco en 100, a la avena en 209 y al pescado en 225, la papa llegó a 323, superando en mucho a los demás alimentos.

Cómo maximizar sus poderes curativos

Quédese con la cáscara. A fin de aprovechar todo el potencial de la papa en la lucha contra el cáncer hay que comérsela con cáscara, dice la Dra. Camire. Esto cobra particular importancia cuando se trata de disfrutar los alimentos preparados a la parrilla, un proceso de cocción que deja pequeñas cantidades de sustancias cancerígenas sobre los alimentos. Lo ideal sería que los restaurantes

Papitas fritas a la barbacoa

4 **papas medianas para hornear**

2½ **cucharadas de** *catsup* **(ketchup)**

4 **cucharaditas de aceite de canola**

2 **cucharaditas de salsa** *Worcestershire*

2 **cucharaditas de vinagre de jugo de manzana**

⅛ **cucharadita de sal**

POR PORCIÓN
calorías	**185**
grasa total	**4.7 g**
grasa saturada	**0.3 g**
colesterol	**0 mg**
sodio	**218 mg**
fibra dietética	**3 g**

Precaliente el horno a 425°F (220°C). Rocíe una bandeja de hornear con aceite antiadherente en aerosol.

Lave las papas muy bien y séquelas con toallas de papel. Corte cada papa en 5 ó 6 rodajas a lo largo. Amontone las rodajas y córtelas en tiras de ¼" (6 mm).

Mezcle la *catsup*, el aceite, la salsa *Worcestershire*, el vinagre y la sal en un tazón (recipiente) grande. Agregue las papas. Mezcle hasta cubrirlas perfectamente.

Reparta las papas de manera uniforme sobre la bandeja de hornear. Meta al horno durante 20 minutos. Voltee las papas. Hornee de 10 a 15 minutos más, o hasta que estén suaves y doradas. Para saber si están cocidas, introduzca la punta de un cuchillo afilado en una papa.

Para 4 porciones

Papas con camarones adobados para microondas

4   **papas para hornear grandes**

12   **onzas (336 g) de camarón pelado, desvenado y cocido**

2½   **cucharadas de aceite de oliva extra virgen**

2   **cucharadas de jugo de limón fresco**

2   **cucharaditas de albahaca seca**

¼   **cucharadita de sal**

POR PORCIÓN

calorías	**340**
grasa total	**9.3 g**
grasa saturada	**1.4 g**
colesterol	**121 mg**
sodio	**287 mg**
fibra dietética	**4.6 g**

Lave las papas muy bien y séquelas con toallas de papel. Pique cada una 3 ó 4 veces con un tenedor. Acomode las papas en forma de los rayos de una rueda sobre una toalla de papel en el horno de microondas.

Cocine las papas en alto durante 10 minutos. Voltéelas y cambie las de adelante por las de atrás (si su horno no tiene un plato giratorio). Hornee de 8 a 10 minutos más, o hasta que las papas estén suaves. Para saber si están cocidas, introduzca la punta de un pequeño cuchillo afilado en una de ellas. Deje reposar durante 5 minutos.

Mientras tanto, ponga los camarones en un tazón (recipiente) mediano. Agregue el aceite, el jugo de limón, la albahaca y la sal. Deje reposar durante 10 minutos para que los sabores se mezclen.

Realice un corte a lo largo de cada papa por el centro, sin atravesarla completamente, y apriétalas en los extremos para que se abran. Reparta la mezcla de los camarones encima de las papas.

Para 4 porciones como plato principal

Consejo de cocina: Puede picar un diente de ajo en trocitos y agregarlo a la mezcla de los camarones, si así lo desea.

vendieran sus hamburguesas envueltas con cáscara de papa en lugar de pan para absorber los cancerígenos de la parrilla", afirma la experta.

Como es difícil que eso suceda, una solución más práctica sería la de siempre acompañar su hamburguesa a la parrilla, *hot dog* u otro alimento ahumado con una papa al horno o ensalada de papa (con cáscara).

Cocínelas con cuidado. Hervir las papas debe ser una de las formas de preparación más comunes para este tubérculo, pero es posible que sea la peor en lo que se refiere a la conservación de los nutrientes. Gran parte de la vitamina C y algunas vitaminas B se salen de la papa y terminan en el agua con que se coció. De hecho, al hervir una papa se llega a perder más o menos la mitad de la vitamina C, la cuarta parte del folato y el 40 por ciento del potasio que contiene, dice Marilyn A. Swanson, R.D., Ph.D., profesora de Nutrición y Ciencias de la Alimentación en la Universidad Estatal de Dakota del Sur en Brookings.

Cuando hierva unas papas, aproveche sus nutrientes guardando el agua en que se cocinaron para luego agregarla a otros platos tales como sopas y caldos.

La papa se ablanda muy bien cuando se prepara al horno o al vapor, y en ambos casos conserva más nutrientes. "El microondas es la mejor opción", dice Susan Thom, R.D., una asesora de nutrición en Brecksville, Ohio.

Prepárelas a última hora. Cuando tienen mucho trabajo, los cocineros suelen pelar las papas con anticipación, cortarlas en rodajas y cubrirlas con agua para evitar que se pongan oscuras. Esta técnica conserva el aspecto fresco de las papas, pero también elimina muchos nutrientes valiosos. "Algunas de las vitaminas solubles se pierden en el agua", dice Mona Sutnick, R.D., asesora de nutrición en Filadelfia, Pensilvania.

Nota: Si no reconoce algún término en este capítulo, vea el glosario en la página 711.

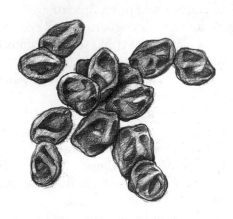

PASAS
Merienda que mejora la hipertensión y la digestión

Poderes curativos
Bajan la presión sanguínea

Mantienen la salud de la sangre

Mejoran la digestión

Las pasas tienen un aspecto más bien insignificante, pero una historia gloriosa. El hombre prehistórico les atribuía poderes divinos, fabricaba collares y adornos de pasas y las dibujaba en las paredes de sus cuevas. En el año 1000 a. C., los israelitas le pagaron sus impuestos al rey David en pasas. Qué pena que no podemos hacer esto hoy en día, ¿verdad?

No cabe duda de que las pasas ocupan un sitio mucho más humilde en la sociedad actual. Pero siguen siendo igualmente útiles. Los mochileros y los excursionistas las aprecian mucho como una merienda (botana, refrigerio, tentempié) baja en grasa que proporciona mucha energía y no requiere preparación. Caben en cualquier lonchera y no se ablandan si por casualidad se olvidan en el cajón del escritorio, como les pasa a los plátanos amarillos (guineos, bananas). Y casi nunca se echan a perder aunque lleven meses en la despensa (alacena, gabinete).

Pero las pasas ofrecen mucho más que eso. Diversos estudios científicos indican que ayudan a bajar la presión sanguínea y el colesterol e incluso a mantener la salud digestiva y de la sangre.

PA'ABAJO CON LA PRESIÓN

Las pasas son una de las mejores meriendas para las personas que padecen hipertensión (presión arterial alta), e incluso para quienes no tienen este problema

En la cocina

Hay poca diferencia alimenticia entre la pasa negra y la amarilla. (La variedad negra contiene más tiamina, mientras que la pasa amarilla sin semilla ofrece un poco más de vitamina B_6). La principal diferencia radica en la forma en que se secan.

- **La pasa negra o secada al sol** realmente se seca al sol. A eso se debe su aspecto oscuro y arrugadito. Se usa tanto para panadería y pastelería como para merienda (botana, refrigerio, tentempié).
- **La pasa amarilla sin semilla** se seca exponiéndola a humo de azufre quemado en un lugar cerrado, lo cual le otorga su tinte dorado. Debido a su apariencia atractiva generalmente se usa en panadería y pastelería, como en el *fruit cake*, por ejemplo.

Ambos tipos de pasa son sumamente duraderos. Siempre y cuando se guarden en un recipiente bien cerrado, se conservan por varios meses en la despensa (alacena, gabinete) y por un año o más en el refrigerador o congelador. Si empiezan a acumular cristales blancos de azúcar en la superficie es que se echaron a perder.

Es normal que las pasas se sequen un poco cuando se guardan por mucho tiempo, pero no hay que desecharlas por eso. Basta con cocinarlas al vapor por unos 5 minutos para que recuperen gran parte de la humedad que perdieron y se hinchen un poco. Si se van a hornear se dejan remojando en agua o jugo de fruta caliente por unos 5 minutos y luego se utilizan según lo indique la receta.

pero quieren asegurarse de que su presión sanguínea se mantenga dentro de un rango saludable. Se trata de una buena fuente de potasio, un mineral que según se ha demostrado baja la hipertensión.

En un estudio efectuado por unos investigadores de las Instituciones Médicas Johns Hopkins de Baltimore, Maryland, se les dio suplementos de potasio o bien pastillas sin fórmula activa a un grupo de 87 hombres afroamericanos. La presión sistólica (el número superior) de quienes tomaron los suplementos de postasio descendió en casi 7 puntos y su presión diastólica bajó en casi 3 puntos. La cantidad de potasio administrada por el estudio era bastante alta —habría que comer unas 3 tazas de pasas para igualarla—, pero el nutriente también es beneficioso en menores cantidades. Sólo ¼ taza de pasas contiene 272 miligramos de potasio, casi el 8 por ciento de la Cantidad Diaria Recomendada (o *DV* por sus siglas en inglés).

"Todos los estadounidenses, pero particularmente los mayores de 40 años, deben consumir bastantes alimentos como pasas que contienen elevados niveles

Lamentablemente el proceso que le da su bonito color a la pasa amarilla puede causarles problemas graves a algunas personas.

Para procesar la pasa amarilla se le expone a sulfitos, los mismos compuestos que a veces se utilizan para evitar que las verduras de la barra de ensaladas se pongan cafés. A mediados de los años 80 los investigadores descubrieron que algunas personas son sensibles a estos compuestos, los cuales les producen ataques de asma o alguna otra respuesta de tipo alérgico.

"Cualquier persona sensible a los sulfitos debe evitar las pasas amarillas sin semilla", recomienda Mark McLellan, Ph.D., profesor de Ciencias de la Alimentación en la Universidad de Cornell en Geneva, Nueva York.

de potasio", recomienda Donald V. Schlimme, Ph.D., profesor de Nutrición y Ciencias de la Alimentación en la Universidad de Maryland en College Park.

A LLENARSE DE HIERRO, ENTRE OTRAS COSAS

Al pensar en los alimentos ricos en hierro normalmente se nos ocurren cosas como la carne roja o el hígado. No obstante, es posible que las pasas sean una mejor fuente de hierro, particularmente para las personas que comen poca o nada de carne. "Si alguien me preguntara qué alimento recomiendo, aparte de la carne roja, por su alto contenido de hierro, diría que las pasas", indica el Dr. Schlimme.

El hierro es esencial para crear la hemoglobina de los glóbulos rojos que el cuerpo utiliza para transportar el oxígeno. A pesar de que es fácil obtener hierro de los alimentos, muchas mujeres necesitan una dosis adicional de este mineral durante su menstruación o embarazo.

Una ración de ¼ taza de pasas contiene 0.8 miligramos de hierro, más del 8 por ciento de la Asignación Dietética Recomendada (o *RDA* por sus siglas en inglés) para los hombres y el 5 por ciento de la RDA para las mujeres.

Al igual que otras frutas secas, las pasas también son una buena fuente de fibra dietética. Una ración de ¼ taza cuenta con casi 2 gramos de fibra, más o menos el 8 por ciento de la DV. Aparte de ayudar a prevenir problemas cotidianos como el estreñimiento y las hemorroides (almorranas), la fibra reduce el colesterol y el riesgo de sufrir enfermedades cardíacas.

En un estudio efectuado por un grupo de investigadores del Centro para la Investigación y los Estudios sobre la Salud ubicado en Los Altos, California, se les pidió a unas personas con colesterol alto que comieran 3 onzas (84 g) de pasas (un poco más de media taza) diariamente como parte de una alimentación rica en fibra y baja en grasa. Al cabo de un mes el colesterol total de los participantes había descendido en promedio en más del 8 por ciento, mientras que su nivel del nocivo colesterol lipoproteínico de baja densidad había bajado en un 15 por ciento

Cómo maximizar sus poderes curativos

Póngale pareja a la pasa. El compuesto de hierro que contienen las pasas no tiene hemo y al cuerpo le cuesta más trabajo absorber este tipo de hierro que el que sí lo contiene, como el hierro presente en las carnes. No obstante, la absorción de hierro aumenta si las pasas se acompañan con alimentos ricos en vitamina C.

Compre lo más cómodo para consumir más. A fin de aumentar lo más posible el consumo de pasas, muchos nutriólogos recomiendan comprar las cajitas individuales para merienda. Debido a su reducido tamaño y al hecho de que las pasas casi nunca se echan a perder, son perfectas para meterlas en la cartera (bolsa), la guantera del carro o el cajón del escritorio y comerlas siempre que se tenga ganas de una merienda rápida.

Nota: Si no reconoce algún término usado en este capítulo, vea el glosario en la página 711.

Pan dulce con pasas

Pan

- 1   libra (448 g) de masa congelada para pan de trigo integral o trigo, descongelada
- 1½ tazas de pasas
- ½   taza de jugo de naranja (china) fresco
- 2   cucharaditas de vainilla
- ¼   cucharadita de canela molida
- 2   cucharaditas de mantequilla sin sal

Almíbar para glasear

- 2   cucharadas de jugo de naranja fresco
- 3   cucharadas de azúcar glas
- 1   cucharadita de mantequilla sin sal

Para preparar el pan: Ponga las pasas, el jugo de naranja, la vainilla y la canela a calentar en una cacerola mediana a fuego mediano de 5 a 7 minutos, revolviéndolo todo con frecuencia, hasta que las pasas hayan absorbido todo el líquido. Retire la cacerola del fuego. Incorpore la mantequilla. Tape la cacerola y póngala aparte.

Rocíe una bandeja de hornear con aceite antiadherente en aerosol. Con las manos extienda y estire la masa sobre una mesa hasta formar un rectángulo de 12" × 6" (30 cm × 15 cm).

(continúa)

Pan dulce con pasas (*continuación*)

POR REBANADA

calorías	**172**
grasa total	**2.6 g**
grasa saturada	**0.6 g**
colesterol	**3 mg**
sodio	**168 mg**
fibra dietética	**3 g**

Extienda la mezcla de las pasas de manera uniforme sobre la masa, dejando descubierta una franja de más o menos ½" (1.2 cm) en uno de los lados largos. Empezando por el otro lado largo, forme un rollo apretado con la masa. Pellizque la orilla para sellarla.

Pase el rollo a la bandeja de hornear y forme un aro con la masa. Pellizque los extremos para juntarlos. Con un cuchillo afilado corte el aro a intervalos de aproximadamente 1½" (3.8 cm). (Corte la masa casi hasta abajo, pero deje intacto el centro del aro). Abra los cortes un poco de manera que se vea el relleno.

Cubra el aro con envoltura autoadherente de plástico sin sellarla. Póngalo en un sitio tibio de 2 a 4 horas o hasta que se duplique su tamaño. Precaliente el horno a 350°F (178°C). Quite la envoltura de plástico y hornee el pan de 20 a 25 minutos o hasta que se dore. Sáquelo del horno y colóquelo sobre una rejilla (parrilla) de alambre.

Para preparar el almíbar: Ponga el jugo de naranja, el azúcar glas y la mantequilla en un pequeño tazón (recipiente) adecuado para usarse en horno de microondas. Caliente en alto por unos 30 segundos o hasta que se derrita la mantequilla. Bata a mano hasta incorporar todos los ingredientes. Unte el pan tibio con este almíbar. Quítelo cuidadosamente de la bandeja de hornear y páselo a una rejilla de alambre para que se enfríe.

Para 12 rebanadas

PECTINA
Pegajosa protectora para problemas preocupantes

A la hora del desayuno tal vez se nos antoje untar un poco de mermelada en una rebanada de pan tostado y luego hincarle el diente a una suculenta pera. A pesar de que sus sabores y texturas son totalmente distintos, ambos alimentos de hecho tienen algo en común y ese algo es muy bueno para la salud.

Las mermeladas, legumbres, frutas y verduras, así como diversos cereales, contienen pectina, un tipo de fibra dietética que funciona como un espesante natural. Los fabricantes de alimentos muchas veces la utilizan para cuajar las mermeladas. Y resulta que la naturaleza aprovecha la pectina de una forma muy parecida.

La pectina es una fibra soluble, por lo que se disuelve en el cuerpo y produce un gel pegajoso dentro del intestino. Este gel se une a las sustancias potencialmente nocivas e impide que el cuerpo las absorba. Al mismo tiempo tiene el efecto de que los nutrientes se absorban un poco más lentamente. Ambos factores convierten la pectina en un agente clave para prevenir varias afecciones, desde las enfermedades cardíacas y la diabetes hasta el sobrepeso.

El "guardagrasa"

La amenaza más grande contra la salud de los habitantes de los Estados Unidos son las enfermedades cardíacas, y una de sus causas más importantes es el colesterol alto. De hecho el colesterol representa un peligro tan grande que por cada punto porcentual que baje su nivel los médicos calculan que el riesgo de sufrir una enfermedad cardíaca se reduce en un 2 por ciento.

Aumentar la cantidad de pectina en la alimentación es una estrategia excelente para bajar el colesterol, según indica Beth Kunkel, R.D., Ph.D., profesora de Alimentos y Nutrición en la Universidad Clemson de Carolina del Sur. La pectina se disuelve en forma de un gel que atrapa las moléculas de grasa y colesterol antes de que logren introducirse al torrente sanguíneo. Y como la pectina misma no se absorbe abandona el cuerpo junto con el excremento, llevándose la grasa y el colesterol.

La pectina también ayuda a bajar el colesterol de otra forma. En vista de que

En la cocina

Ya sea que la pectina venga en un envase de plástico o dentro de la envoltura natural de la fruta, es la sustancia que cuaja las mermeladas y confituras. Las siguientes sugerencias están pensadas para cuando estas se preparen en casa.

- Algunas frutas, como la manzana y la uva espina (*gooseberry*), tienen un alto contenido de pectina de por sí; en este caso se cuajan sin necesidad de agregar pectina comercial.
- El arándano (*blueberry*) y el melocotón (durazno) contienen muy poca pectina. Para que se cuajen probablemente hará falta agregar pectina líquida o en polvo.
- Otra forma de obtener los resultados deseados es combinando las frutas bajas en pectina con otras que tengan un contenido más alto. Muchas veces se agregan manzanas a las mermeladas, por ejemplo, no sólo por su sabor sino también debido a su alto contenido de pectina.

no se digiere, las bacterias empiezan a devorarla en el intestino. Al hacerlo liberan unas sustancias químicas que viajan al hígado e interrumpen la producción de colesterol, según explica el Dr. Michael H. Davidson, director del Centro para la Investigación Clínica de Chicago, Illinois. Diversas investigaciones han demostrado que las personas que consumen más o menos 6 gramos de pectina al día —aproximadamente la cantidad presente en 3 tazas de gajos de toronja (pomelo)— pueden bajar su colesterol por lo menos en un 5 por ciento.

La toronja es una buena fuente de pectina; una ración de 4 onzas (112 g) contiene 1 gramo de esta fibra. Sin embargo, no es el único lugar donde se encuentra. También la manzana, el plátano amarillo (guineo, banana), el melocotón (durazno) y otras frutas cuentan con pectina, al igual que las verduras y legumbres. De hecho prácticamente todos los alimentos de origen vegetal proporcionan cantidades abundantes de pectina.

UNA DIGESTIÓN MENOS DIFÍCIL

A las personas que están tratando de bajar de peso muchas veces se les recomienda comer más frutas, legumbres y otros alimentos ricos en pectina. Hay una buena razón para ello. Cuando la pectina se disuelve en el estómago se va agrandando poco a poco y empieza a ocupar más espacio. Al mismo tiempo hace más lenta la absorción de azúcares y nutrientes por el torrente sanguíneo. De esta forma uno se siente más satisfecho aunque no haya comido mucho.

"La pectina ayuda a producir esa sensación de saciedad, de modo que no se necesita comer tanto —afirma Barbara Harland, Ph.D., profesora de Nutrición en la Universidad Howard de Washington, D. C.—. Una de las cosas más importantes para perder peso de manera definitiva es aumentar el consumo de fibra, incluyendo la pectina".

Aumentar el consumo de pectina es particularmente importante para los diabéticos, quienes deben hacer todo lo que esté a su alcance para mantener estable el nivel de azúcar en la sangre. En vista de que la pectina hace más lenta la absorción del azúcar evita que el azúcar en la sangre (glucosa) aumente repentinamente, lo cual puede dañar los nervios, los ojos y los órganos vitales, según explica la Dra. Harland.

Nota: Si no reconoce algún término usado en este capítulo, vea el glosario en la página 711.

Pera

Le corta el paso al colesterol mientras mejora la memoria

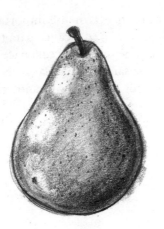

Poderes curativos

Baja el colesterol

Conserva fuertes los huesos

Mejora la memoria y la agilidad mental

Desde el punto de vista de la salud, uno se imaginaría que la pera tiene más en común con la manzana y la naranja (china) que con un plato de frijoles (habichuelas). No obstante, resulta que esta fruta (al igual que los frijoles) contiene un tipo de fibra dietética muy buena para bajar el colesterol.

Se trata de lignina, una fibra insoluble que ayuda a sacar el colesterol del cuerpo. La lignina se pega a las moléculas de colesterol en el intestino antes de que el torrente sanguíneo tenga oportunidad de absorberlas. Puesto que la lignina no puede atravesar la pared intestinal se incorpora al excremento y de esta forma se lleva el colesterol, según explica Mary Ellen Camire, Ph.D., profesora de Nutrición Humana en la Universidad de Maine en Orono. "Debido a la lignina, comer peras con regularidad puede tener un gran impacto en bajar el colesterol —afirma—. No hay muchas frutas que estén a la altura de la lignina de la pera".

La fibra insoluble de la pera también sirve para otra cosa. Tal como lo indica su nombre, no se disuelve en el intestino. Lo que sí hace es absorber grandes cantidades de agua. De tal forma el excremento recorre el tracto digestivo de manera más fácil y rápida, lo cual previene el estreñimiento y las hemorroides (almorranas), además de reducir el riesgo de sufrir cáncer del colon.

Asimismo, la pera contiene otro tipo de fibra, la pectina. Se trata de la misma sustancia que se agrega a las mermeladas para ayudarlas a cuajar. La pec-

En la cocina

Existen más de 5,000 variedades de pera en todo el mundo, de modo que sería posible probar una distinta diariamente durante años sin repetir nunca el mismo sabor. Las siguientes peras son las que se encuentran en cualquier tienda con mayor facilidad.

Anjou. Esta pera tiene la piel verde amarillenta y por lo general está disponible en el invierno. Es dulce y muy jugosa y sabe muy rica en ensaladas.

Bartlett. La pera *Bartlett* hace acto de presencia durante el verano y a comienzos del otoño. Tiene la piel verde amarillenta y la pulpa dulce y jugosa. Se puede comer como merienda (botana, refrigerio, tentempié) o bien pelada y cocida.

Bosc. La pera *Bosc* se estrecha mucho hacia la punta, tiene la piel amarilla rojiza y un sabor agridulce. La pulpa es firme, por lo que es una buena opción para cocerse a fuego lento. Incluso se deja rallar y así permite agregar un toque dulce a la avena o el cereal seco.

Comice. El color de esta pera abarca desde el amarillo verdoso hasta el amarillo rojizo. Se distingue por derretirse en la boca y por su dulce aroma. Puesto que es tan blanda y sabrosa muchas veces se sirve como postre.

---

tina es una fibra soluble, lo cual significa que se disuelve en el intestino, donde forma una capa pegajosa parecida a un gel. Al igual que la lignina, la pectina se une al colesterol y así logra sacarlo del cuerpo junto con el excremento.

Al sumar toda la fibra que hay en una sola pera se obtiene un total de más o menos 4 gramos, cantidad mayor a la de una ración del cereal *Common Sense Oat Bran* o incluso a la de un *muffin* (panqué) de salvado. Dos peras bastan para cubrir aproximadamente el 32 por ciento de la Cantidad Diaria Recomendada (o *DV* por sus siglas en inglés) de fibra.

Una mina de minerales

Normalmente no pensamos en la pera como un alimento para los huesos, pero efectivamente contiene un mineral, el boro, que al parecer ayuda a mantenerlos fuertes.

Hasta hace muy poco el boro no se consideraba esencial para la alimentación saludable. Sin embargo, los investigadores han descubierto que al obtenerlo en cantidades suficientes se ayuda a evitar la pérdida de calcio en las mujeres posmenopáusicas. Se trata de un detalle importante, porque estas mujeres corren un alto riesgo de sufrir osteoporosis, la enfermedad que adelgaza los huesos y que se debe a la pérdida gradual de minerales por el cuerpo.

Y lo que beneficia a los huesos también es bueno para el cerebro. Cuando andan bajos de boro, las personas no rinden lo mismo en las pruebas de memoria, percepción y atención como cuando tienen un nivel más alto de este mineral. Asimismo, en un estudio realizado por investigadores del Departamento de Agricultura de los Estados Unidos se observó una mejoría en los reflejos y la agilidad mental al administrar una dosis adicional de boro.

No se requiere mucho boro para obtener estos beneficios. Se ha demostrado que sólo 3 miligramos al día previenen la pérdida de calcio y preservan las habilidades mentales. Es poco probable que alguien cubra sus necesidades de boro sólo a base de peras —una pera contiene un poco más de 0.3 miligramos—, pero al menos cinco raciones diarias de diversas frutas y verduras, incluyendo la pera, brindarán todo el boro que el cuerpo necesita.

Cómo maximizar sus poderes curativos

Prefiéralas sin pelar. La mayor parte de la fibra de la pera está en su cáscara. Al comérsela con todo y piel se obtiene la oferta completa de fibra y todos

---

Ensalada de pera y pavo ahumado

4 peras *Anjou* o *Bartlett*

2 onzas (56 g) de pechuga de pavo (chompipe) ahumada cortada en rebanadas delgadas

2 cucharadas de vinagre de arroz o de vino blanco

4 cucharaditas de aceite de oliva

1 cucharada de miel

2 cucharadas de albahaca fresca picada en trocitos

Pimienta negra molida

POR PORCIÓN

calorías	**190**
grasa total	**5.3 g**
grasa saturada	**0.7 g**
colesterol	**4 mg**
sodio	**151 mg**
fibra dietética	**5 g**

Corte las peras en cuartos a lo largo y sáqueles el corazón. Corte cada cuarto a la mitad a lo largo. Acomode las peras de forma decorativa sobre un platón extendido, alternándolas de vez en cuando con tiras de pavo ahumado.

Ponga el vinagre, el aceite y la miel en un tazón (recipiente) pequeño y bátalos a mano. Agregue la albahaca y revuelva todo. Con una cuchara, reparta el aliño (aderezo) de manera uniforme sobre las peras y el pavo. Sazone la ensalada ligeramente con pimienta.

Para 4 porciones como entremés

---

sus beneficios en cuanto a la reducción del colesterol, según advierte la Dra. Camire.

Disfrute la fruta fresca. Las peras de lata son muy prácticas, pero en cuanto a beneficios para la salud ni se acercan a las frescas, de acuerdo con Donald V. Schlimme, Ph.D., profesor de Nutrición y Ciencias de la Alimentación en la Universidad de Maryland en College Park. Para empezar, las peras enlatadas vienen ya peladas, por lo que han perdido la mayor parte de su fibra curativa. Además pierden grandes cantidades de nutrientes durante el proceso de enlatado.

No pretendemos decir que no se gane nada al comer unas peras de lata. Sí hay algo, aunque probablemente nadie lo quiera. Una ración de peras de lata conservadas en un espeso almíbar (sirope) cuenta con un 25 por ciento más de calorías que su contraparte fresca, según indica el Dr. Schlimme.

Nota: Si no reconoce algún término usado en este capítulo, vea el glosario en la página 711.

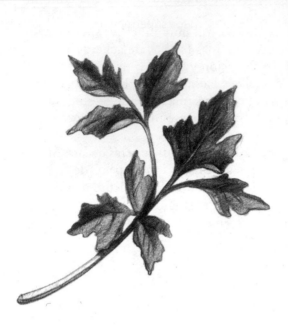

PEREJIL
Agente antiinfeccioso y además acaba con el mal aliento

Poderes curativos
Alivia las infecciones del tracto urinario

Previene los defectos de nacimiento

Reduce las molestias premenstruales

De todas las hierbas, el perejil debe ser la más conocida. Todos los años toneladas de sus hojas aromáticas adornan los platos de comida en todo el mundo, pero la mayor parte se desecha junto con las sobras. Para la mayoría de las personas el único propósito del perejil es el de agregar un poco de color a un plato fuerte de color café uniforme, junto con una rodaja de naranja o de limón. No obstante, la intención original de incluir el perejil con la comida obedecía a una causa mucho más noble. El perejil es el remedio natural por excelencia para refrescar el aliento y una forma deliciosa de limpiar el paladar.

Actualmente sabemos que la fuerza de estos ramitos verdes va más allá de asegurar un aliento dulce. El perejil se ha ganado una sólida reputación como remedio curativo natural cuando se consume como alimento en lugar de un simple adorno.

UTILIDAD URINARIA

La magia curativa del perejil se debe a dos de sus compuestos, la miristicina y el apiol, los cuales aumentan el flujo de orina, según explica Varro E. Tyler, Ph.D., profesor de Farmacognosia en la Universidad Purdue en West Lafayette, Indiana. Cuando se pasa más orina se elimina una mayor cantidad de las bacterias que pudieran causar infecciones en el tracto urinario.

En la cocina

A pesar de que el perejil fresco se obtiene fácilmente en los supermercados, muchas veces escasea en la casa. Esto se debe a que es bastante perecedero y no siempre dura lo suficiente como para sazonar una segunda comida.

Hay que hacer lo siguiente para mantenerlo fresco y disponible.

Enfríelo. El perejil se marchita en pocas horas si se guarda a temperatura ambiente, por lo que es importante meterlo al refrigerador lo más pronto posible.

Consérvelo con cuidado. Además de tirar las hojas o tallos que estén echados a perder, hay que lavar el perejil al llegar a casa. Luego se seca, se envuelve con una toalla de papel húmeda y se guarda en una bolsa de plástico que no esté cerrada herméticamente en el cajón para la fruta y la verdura en el refrigerador.

Anímelo con agua. Otra forma de mantenerlo fresco es poniendo el manojo en un vaso lleno a la mitad con agua; las hojas se envuelven con una toalla de papel húmeda para impedir que se marchiten.

Esta misma acción diurética también ayuda a prevenir el abotagamiento premenstrual. Comer perejil desde unos días antes de la menstruación ayuda a aumentar el flujo de orina y de esta forma elimina el exceso de líquidos del cuerpo antes de que puedan causar molestias.

Poder polivitamínico

Si bien el perejil por lo general se utiliza en pequeñas cantidades, su poder curativo equivale al de muchos alimentos muy saludables.

Por ejemplo, media taza de perejil fresco contiene 40 miligramos de vitamina C, el 66 por ciento de la Cantidad Diaria Recomendada (o *DV* por sus siglas en inglés). Eso corresponde a más de la mitad de la vitamina C de toda una naranja (china).

El perejil también es una buena fuente de folato. Media taza contiene 46 microgramos de este nutriente, más del 11 por ciento de la DV. El folato, una vitamina del grupo B, hace falta para producir glóbulos rojos y prevenir los defectos de nacimiento.

Cómo maximizar sus poderes curativos

Prefiera el fresco. Si bien el perejil seco no carece de propiedades alimenticias, el fresco es mucho mejor. "Es posible que conserve una mayor cantidad de aceite volátil curativo que la hierba seca", indica el Dr. Tyler.

Inclúyalo como ingrediente principal. Si bien el perejil se utiliza más como hierba culinaria, sus beneficios curativos se multiplican cuando se aprovecha como ingrediente principal. La ensalada libanesa llamada *tabbouleh*, por ejemplo, suele incluir hasta una taza de perejil fresco picado. También se puede agregar medio manojo a una ensalada de verduras. Los ramos enteros proporcionan una textura agradable, además de un sabor parecido al del apio. El perejil liso italiano tiene un sabor más fuerte que el perejil chino.

Guárdelo bien. Es más fácil guardar el perejil seco que el fresco, por lo que la mayoría de los cocineros tienen una bolsita o un pequeño frasco de perejil seco a mano en la despensa (alacena, gabinete). Para impedir que pierda sus cualidades debe guardarse en un sitio fresco y seco, de preferencia en un recipiente hermético opaco.

Nota: Si no reconoce algún término usado en este capítulo, vea el glosario en la página 711.

Sazonador de perejil y ajo

1½ **tazas muy apretadas de hojas de perejil liso**

1 **cucharada de cáscara de limón rallada**

1 **diente de ajo, picado en trocitos**

1 **cucharada de jugo de limón fresco**

POR 3 CUCHARADAS

calorías	**61**
grasa total	**0.8 g**
grasa saturada	**0 g**
colesterol	**0 mg**
sodio	**97 mg**
fibra dietética	**5.2 g**

Ponga el perejil, la cáscara de limón y el ajo en un procesador de alimentos. Muela todo hasta que el perejil esté finamente picado. Agregue el jugo de limón y muela el sazonador otra vez brevemente sólo para mezclar. Sírvalo de inmediato.

Para ¾ taza

Consejo de cocina: Este sazonador sirve para espolvorearse encima de pescado o pollo a la parrilla. O bien se puede mezclar con pasta o papas cocidas.

Pescado

Contiene un componente excelente para su corazón y pulmones

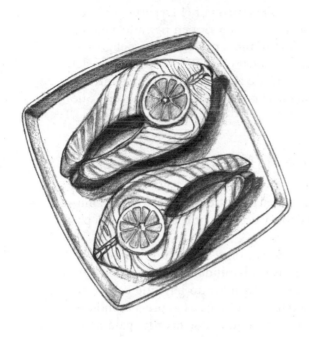

Poder curativo

Reduce el riesgo de sufrir enfermedades cardíacas

Previene los cánceres de mama y del colon

Favorece un mayor peso en los bebés al nacer

Disminuye la inflamación de los pulmones en los fumadores

La guerra contra la grasa parece ser la nueva moda de los Estados Unidos. Desde que se confirmó que un alto consumo de grasa se vinculaba con el sobrepeso, el colesterol alto, las cardiopatías y los derrames cerebrales, muchísimas personas han estado tratando de buscar la forma de reducir la cantidad de grasa en su alimentación. De hecho usted podría ser una de esas personas. Pero antes de empezar a montar su campaña antiadiposa, debe saber que hay una grasa contra la cual no debe guerrear: la grasa del pescado. Resulta que mamá tenía razón cuando le decía que comer pescado es bueno para la salud. Lo que quizá no sabía era que la grasa es la fuente de su poder nutritivo.

Resulta que el pescado de agua fría contiene varias grasas poliinsaturadas, conocidas en forma colectiva como ácidos grasos omega-3. Estas grasas le ayudan al pez a mantenerse caliente en aguas frías. También guardan muchos beneficios para la salud humana.

Los esquimales de Groenlandia son un ejemplo perfecto. Comen pescado en cantidades industriales, y es posible que a eso se deba su índice muy bajo de enfermedades cardíacas. Se han observado beneficios semejantes en otras partes del mundo. Cuando la gente come pescado, disminuye mucho la probabilidad de que mueran de enfermedades cardíacas.

"Hace falta realizar más investigaciones, pero hay indicios convincentes de que los aceites del pescado ayudan a controlar varias afecciones", dice Gary J.

Nelson, Ph.D., químico investigador del Centro Occidental de Investigación de la Nutrición Humana mantenido en San Francisco por el Departamento de Agricultura de los Estados Unidos. Una alimentación rica en pescado ayuda a impedir que el cuerpo produzca sustancias químicas posiblemente peligrosas. Sin embargo, sus beneficios van más allá de reducir el peligro de enfermarse del corazón. También se ha demostrado que puede ayudar en la lucha contra el cáncer del colon y el de mama, que aumenta el peso de los bebés al nacer y que reduce la inflamación pulmonar.

"Pescando" las enfermedades cardíacas

En los años 80, una serie de estudios informaron que una alimentación rica en pescado ayuda a proteger contra las enfermedades cardíacas. Por lo tanto, muchos estadounidenses cambiaron su carne roja y de aves por la de pescado un par de veces a la semana.

Tomaron la decisión correcta. Las investigaciones han demostrado que las personas que comen pescado tienen menos probabilidad de morir de enfermedades cardíacas que quienes no lo hacen. Es más, no hay que consumir grandes cantidades de pescado para aprovechar sus ventajas. Las pruebas indican que dos comidas con pescado a la semana es todo lo que se necesita para mantener abiertas las arterias y feliz el corazón.

Al parecer los ácidos grasos omega-3 del pescado frenan la producción de prostaglandinas, leucotrienos y tromboxano, unos compuestos naturales que, cuando están presentes en grandes cantidades, conducen a la constricción de los vasos sanguíneos, lo cual eleva la presión arterial. También es posible que estos compuestos fomenten la formación de coágulos en el torrente sanguíneo, lo que puede conducir a las enfermedades cardíacas.

La capacidad de los ácidos grasos omega-3 para impedir la formación de coágulos en la sangre es muy importante, dice James Kenney, R.D., Ph.D., especialista en la investigación de la nutrición en el Centro Pritikin para la Longevidad de Santa Mónica, California. Los coágulos que se forman en el torrente sanguíneo pueden llegar a bloquear el flujo de la sangre al corazón y posiblemente provoquen ataques cardíacos. Además, el aceite que se encuentra en el pescado al parecer incrementa el índice del colesterol lipoproteínico de alta densidad (o *HDL* por sus siglas en inglés), el colesterol "bueno" que ayuda a evitar que la placa se deposite en las arterias.

Las investigaciones demuestran que el pescado ofrece beneficios especiales a las personas que ya han sufrido un ataque cardíaco. Al comer pescado dos veces por semana (consumiendo más o menos 3 onzas/84 g de pescado en cada ocasión), es posible que se reduzcan sus probabilidades de sufrir un segundo ataque cardíaco, que sí pudiera ser mortal. También parece que un aumento en el consumo de pescados de agua fría, como el salmón, ayude a evitar que las arterias se tapen después de una angioplastia, intervención que sirve para destapar los vasos sanguíneos del corazón.

El aceite del pescado no sólo tiene efectos favorables sobre la coagulación y el colesterol.

Al parecer también ayuda a asegurar que el corazón lata con un ritmo saludable. Esto es muy importante. Cualquier arritmia, o irregularidad potencialmente seria del latido cardíaco, puede provocar un paro cardíaco durante el cual el corazón deja de latir por completo. Contamos cada vez con más pruebas de que los ácidos grasos omega-3 del pescado de alguna manera fortalecen el músculo del corazón y mantienen la regularidad de sus latidos. Un estudio demostró que en las personas que consumen casi 6 gramos de ácidos grasos omega-3 al mes —es decir, una ración de 3 onzas (84 g) de salmón a la semana—, el peligro de sufrir un paro cardíaco se reduce a la mitad del riesgo al que se enfrentan quienes no consumen estos ácidos.

Los beneficios de comer más pescado son muy conocidos. Sin embargo, tampoco hay que exagerar. Un estudio encabezado por investigadores de la Escuela de Medicina de la Universidad del Noroeste en Chicago descubrió que las personas que comen más de 8 onzas (224 g) de pescado a la semana tienen un

En la cocina

El sabor del pescado fresco es uno de los más delicados que existen. Sin embargo, se echa a perder muy fácilmente. En un solo día, un exquisito pescado puede convertirse en un plato que más bien se puede olvidar. Asegúrese de obtener siempre el mejor sabor posible siguiendo estas indicaciones.

Guíese por el olfato. El pescado fresco debe tener un levísimo aroma a mar. Los olores desagradables aparecen primero en el interior del pescado, en la cavidad de donde se sacaron las tripas. Al comprar pescado, siempre huélalo en esta parte para asegurarse de que esté limpio y fresco.

Hay que desconfiar, por cierto, de los pescados que ya vienen envueltos con plásico. Si no están congelados, pueden echarse a perder muy rápido.

Mírelo a los ojos. Al comprar el pescado entero, fíjese en los ojos para asegurarse de que estén claros, transparentes y saltones. Si se ven un poco lechosos o hundidos, el pescado ya no está tan fresco.

Revise las agallas. Las agallas deben estar húmedas y de un subido color rojo, casi color vino. Si se ven grises o cafés, el pescado está viejo y será mejor no comprarlo.

Apriete la carne. La carne del pescado fresco debe estar firme y elástica. Si la aprieta con el dedo y le queda una marca, el pescado está viejo y su sabor no será el mejor.

mayor índice de derrames cerebrales que quienes comen menos de esta cantidad. Pero no por eso vaya a dejar de comer pescado, dice el Dr. Kenney. Si disfruta raciones pequeñas de 2 a 3 onzas (de 56 a 84 g) dos veces por semana, obtendrá la mayoría de los beneficios sin correr riesgo alguno.

Un freno para el cáncer

Hace mucho tiempo que los nutriólogos nos recomiendan que ingeramos menos grasa, sobre todo la grasa que se encuentra en los distintos tipos de carne y en los productos lácteos, para reducir el riesgo de contraer ciertas formas de cáncer. Sin embargo, la grasa de pescado es una excepción a esta regla, porque beneficia la salud. "Existen pruebas excelentes de que comer pescado protege contra el cáncer de mama y el colorrectal", dice Bandaru S. Reddy, Ph.D., jefe de la división de Carcinogénesis en la Fundación Estadounidense para la Salud en Valhalla, Nueva York.

El pescado protege contra el cáncer casi de la misma manera en que ayuda a prevenir las enfermedades cardíacas: al reducir la producción de prostaglandinas por parte del cuerpo. Según el Dr. Reddy, cuando las prostaglandinas están presentes en grandes cantidades estimulan el crecimiento de tumores cancerosos.

Algunos investigadores británicos llevaron a cabo un estudio de la población de 24 países europeos. Descubrieron que las personas que comen pescado con regularidad tienen mucha menos probabilidad de que les dé cáncer. Incluso llegaron a la conclusión de que el cáncer del colon en los hombres se reduciría en casi en un 33 por ciento con tan sólo agregar pequeñas raciones de pescado a la alimentación tres veces por semana, además de reducir el consumo de grasas de origen animal.

Protección polifacética

Por si aún no está convencido, le daremos otras dos razones para incluir el pescado en su alimentación. Un estudio observó los hábitos en cuanto al consumo de pescado de más de 1,000 mujeres embarazadas en las islas Feroe al norte del Reino Unido. Encontraron que, entre más pescado comían las mujeres, más grandes solían ser sus bebés a la hora de nacer. De hecho, los bebés cuyas mamás habían comido pescado con frecuencia pesaban media libra (224 g) más, en promedio, que los hijos de las mamás que habían comido menos. Esto es importante porque los bebés más grandes suelen ser más sanos que los que tienen un peso menor que el normal.

Los investigadores suponen que los ácidos grasos omega-3 del pescado ayudan a estimular el flujo de la sangre a través de la placenta, lo cual permite al feto recibir una mayor cantidad de nutrientes. Además, estos ácidos detienen los efectos de las prostaglandinas, responsables de iniciar las contracciones uterinas. Por lo tanto, es posible que ayuden a prevenir partos prematuros.

Remedio respiratorio

A nadie se le ocurriría que comer pescado pudiera aliviar las dificultades para respirar causadas por el hábito de fumar, pero eso es precisamente lo que los investigadores han encontrado. Las personas que fuman a veces sufren una afección llamada enfermedad pulmonar obstructiva crónica, la cual reduce mucho su capacidad para introducir y sacar oxígeno de sus pulmones. Hay ciertas pruebas de que el consumo de pescado ayuda a evitar este problema.

Desde luego, si usted sigue fumando, un filete de atún de vez en cuando sólo lo protegerá hasta cierto punto contra esta enfermedad. No obstante, si está tratando de dejar el hábito o si vive con alguien que fuma, comer pescado es una forma de reducir el daño.

Cómo maximizar sus poderes curativos

Busque el salmón. Todos los pescados proporcionan cierta cantidad de ácidos grasos omega-3, pero el salmón tal vez sea la mejor opción. Cada ración de 3 onzas (84 g) de salmón tipo *Chinook* proporciona 3 gramos.

Fíjese en el color. Entre más intenso sea el color del salmón, más ácidos grasos omega-3 contiene. El salmón tipo *Chinook* proporciona la mayor cantidad de este aceite, por ejemplo, mientras que el salmón rosado más claro tiene un poco menos. Como regla general, las variedades más caras de salmón suelen tener la mayor cantidad de ácidos grasos omega-3.

Varíe el menú. No sólo el salmón tiene ácidos grasos omega-3. Otras fuentes buenas son la caballa (macarela, escombro), la trucha arco iris, el atún, el pescado blanco (fresco, no ahumado) y el arenque del Atlántico en vinagre.

Hágase la vida fácil. Una de las maneras más fáciles de aumentar la cantidad de ácidos grasos omega-3 en su alimentación es con una lata de atún en agua. Por otra parte, si va a preparar una ensalada de atún, asegúrese de no llenarla de mayonesa. Las grasas poco saludables de la mayonesa normal eliminarán los beneficios de las grasas saludables del pescado.

Además, ya que al comprar atún estará en el pasillo de los productos enlatados, tal vez quiera comprar una lata de sardinas, las cuales también contienen buenas cantidades de ácidos grasos omega-3.

Use su horno de microondas. Las altas temperaturas producidas durante los métodos de cocción convencionales como asar llegan a destruir casi la mitad de los ácidos grasos omega-3 del pescado. Las microondas, por el contrario, casi no afectan estos aceites benéficos. Por lo tanto, el horno de microondas es una buena manera de aprovechar al máximo los beneficios que el pescado le puede ofrecer.

Nota: Si no reconoce algún término en este capítulo, vea el glosario en la página 711.

Salmón al vapor con puerro para microondas

4 **filetes de salmón tipo** *Chinook,* **de 4 onzas (112 g) cada uno**

1 **puerro (poro) grande**

1 **cucharada de jengibre fresco rallado**

1 **cucharada de vino de jerez seco**

2 **cucharaditas de salsa de soya de sodio reducido**

POR PORCIÓN

calorías	**229**
grasa total	**11.9 g**
grasa saturada	**2.9 g**
colesterol	**75 mg**
sodio	**232 mg**
fibra dietética	**0.9 g**

Enjuague el salmón con agua fría. Seque con toallas de papel.

Corte la parte verde dura y el extremo de la raíz del puerro y tírelos. Corte el puerro a la mitad a lo largo. Enjuague muy bien con agua fría, separando las capas una por una para eliminar toda la tierra.

Pique el puerro en rodajas muy finas. Extienda las dos terceras partes de las rodajas de puerro de manera uniforme sobre un plato grande adecuado para usarse en horno de microondas. Tape con papel encerado y hornee en alto durante 30 segundos.

Mezcle el jengibre, el vino de jerez, la salsa de soya y el puerro restante en un tazón (recipiente) pequeño.

Acomode el salmón sobre el plato en forma de los rayos de una rueda, con la piel hacia abajo y el extremo más grueso hacia fuera. Reparta la mezcla del puerro encima de manera uniforme. Tape con papel encerado.

Hornee en alto de 4 a 6 minutos, o hasta que el salmón esté opaco al centro. Para saber si está cocido, introduzca la punta de un cuchillo afilado en el centro de 1 filete.

Deje reposar durante 5 minutos antes de servirse.

Para 4 porciones

Ensalada de atún a la francesa

Aderezo

- 3 **cucharadas de vinagre de vino blanco**
- 1 **cucharada de mostaza** *Dijon*
- 1 **cucharadita de estragón**
- 1 **cucharada de aceite de oliva**

Ensalada de atún

- 12 **onzas (336 g) de habichuelas verdes (ejotes, *green beans*)**
- 2 **cucharadas de agua**
- 2 **tomates medianos, picados en pedazos**
- 2 **latas de 6 onzas (168 g) cada una de atún albacora en agua, escurrido**

Pimienta negra molida

POR PORCIÓN

calorías	**196**
grasa total	**6.3 g**
grasa saturada	**1 g**
colesterol	**36 mg**
sodio	**440 mg**
fibra dietética	**3 g**

Para preparar el aderezo: Ponga el vinagre, la mostaza y el estragón en un tazón (recipiente) pequeño y bata a mano. Agregue el aceite poco a poco sin dejar de batir.

Para preparar la ensalada: Ponga las habichuelas verdes y el agua en una fuente para hornear (refractario) mediana adecuada para usarse en horno de microondas. Tape y hornee en alto durante 4 ó 5 minutos en total, o hasta que las habichuelas adquieran un intenso color verde y estén cocidas, pero sin perder su firmeza; interrumpa el horneado y revuelva después de 2 minutos. Escurra en un colador y enjuague con agua fría para impedir que las habichuelas se sigan cociendo. Escurra y seque con toallas de papel.

Extienda las habichuelas sobre un platón extendido. Acomode los pedazos de tomate alrededor de las habichuelas y luego rocíe un poco del aderezo sobre las habichuelas y el tomate. Ponga el atún en un pequeño montón sobre las habichuelas y rocíe con el aderezo restante. Sazone con pimienta.

Para 4 porciones

Consejo de cocina: Esta ensalada queda muy bien como almuerzo ligero para 4 personas, o como una cena más abundante para 2.

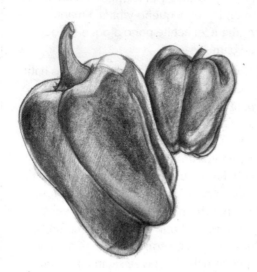

Pimientos morrones
Mucho provecho, poco picante

Poderes curativos
Previenen las cataratas

Reducen el riesgo de sufrir
enfermedades cardíacas

Esta verdura que viene en muchos colores, entre ellos rojo, verde y amarillo, quizás no le sea familiar. Lo que sucede es que se usa frecuentemente en algunos países latinoamericanos y en otros es prácticamente desconocida. Por ejemplo, en Cuba el pimiento morrón, conocido allá como ají, se usa para preparar frijoles negros y ropa vieja. En Puerto Rico, donde se le llama pimiento, se usa en el asopao de pollo y en el arroz con carne de cerdo. En Venezuela se le llama pimentón y es un ingrediente del platillo guasacaca. En cambio, en México no se conoce tanto porque realmente no es un ingrediente usado en la cocina mexicana tradicional, donde se favorece a su primo picante, el chile. Entre todo este relajo de nombres y familiaridad, lo que sí es cierto es que el pimiento morrón es excelente para la salud. Está lleno de nutrientes que combaten las cataratas y las enfermedades cardíacas, según se ha demostrado. Además, no pica y se puede comer en grandes cantidades, de modo que sus beneficios para la salud pueden cosecharse fácilmente.

ATESTADOS DE ANTIOXIDANTES

A pesar de que el pimiento morrón, incluyendo las variedades conocidas en inglés como *bell peppers*, *pimientos* y *frying peppers*, no recibe tanta atención como el brócoli, la coliflor y otros alimentos igualmente curativos, figura entre las verduras dotadas de la mayor densidad alimenticia, sobre todo cuando se trata de vitamina C y betacaroteno. (Por regla general, entre más rojo el pimiento, más betacaroteno contiene).

De hecho hay pocas verduras que contienen tanto betacaroteno (que el cuerpo convierte en vitamina A) como el pimiento morrón rojo. Se trata de un detalle importante, porque el betacaroteno desempeña un papel clave para mantener la salud del sistema inmunitario. También es un poderoso antioxidante, lo cual significa que lucha contra unas moléculas de oxígeno conocidas como radicales libres que se dedican a dañar los tejidos; los científicos están convencidos de que los radicales libres facilitan la aparición de peligrosos enemigos de la salud, como cataratas y enfermedades cardíacas. (Para más información sobre los radicales libres, vea la página 591).

El pimiento morrón rojo es una fuente tan buena de betacaroteno que un grupo de investigadores alemanes lo clasificó como un alimento "imprescindible" para las personas que quieran aumentar su consumo de este antioxidante. Un solo pimiento morrón cuenta con 4 miligramos de betacaroteno, lo cual equivale

En la cocina

A algunos el picante les encanta, pero a otros no. Las personas que prefieren el pimiento dulce a los que hacen sudar pueden probar las siguientes variedades con toda confianza.

- El **bell pepper**, disponible en casi todos los colores del arco iris, se puede comer crudo, a la parrilla, al horno o frito y revuelto al estilo asiático.

- El **pimiento** —así se le conoce también en inglés— es una variedad chata con forma de corazón que de acuerdo con sus partidarios es el pimiento más sabroso que se puede comprar. Se usa mucho para rellenar las aceitunas. No obstante, es posible encontrarlo fresco en algunas tiendas de verduras selectas desde finales del verano hasta entrado el otoño.

- El **frying pepper** tiene un sabor dulce muy suave y por sus paredes delgadas es perfecto para sofreírse (saltearse) y comerse con pan italiano tostado.

- El **paprika pepper** es el que se seca para hacer el pimentón (paprika). También se puede freír, rellenar o comer crudo.

- El **Hungarian yellow wax pepper** o **banana pepper** se parece al plátano amarillo (guineo, banana) tanto en su color como en su forma. Tiene un sabor dulce y suave y muchas veces se agrega a las ensaladas y los sándwiches (emparedados).

a entre el 40 y el 66 por ciento de la Cantidad Diaria Recomendada (o *DV* por sus siglas en inglés) de entre 6 y 10 miligramos.

Tanto el pimiento morrón rojo como el verde también contienen una generosa cantidad de vitamina C, otro poderoso antioxidante. Media taza de pimiento morrón verde picado (aproximadamente la mitad de uno) ofrece 45 miligramos de vitamina C, el 74 por ciento de la DV. El pimiento morrón rojo es aún mejor en este sentido, pues una ración del mismo tamaño proporciona 142 miligramos de vitamina C, el 236 por ciento de la DV. Esta cantidad es más del doble de la que se obtiene de una naranja (china) mediana.

La combinación de vitamina C y betacaroteno brinda una excelente protección contra las cataratas. En un estudio que abarcó a más de 900 personas, unos investigadores italianos encontraron que quienes comen pimiento morrón y otros alimentos ricos en betacaroteno de forma regular tienen mucha menos probabilidad de sufrir cataratas que los que no lo hacen.

Cómo maximizar sus poderes curativos

Cocínelos con cuidado. La vitamina C es delicada y el proceso de cocción la destruye fácilmente. Se obtiene la mayor cantidad de este nutriente si el pimiento se come crudo. El betacaroteno, por el contrario, requiere un poco de calor para liberarse de las células de fibra del pimiento. Para obtener la mayor cantidad posible de ambos nutrientes es buena idea prepararlos al vapor, sofritos (salteados) o en el horno de microondas hasta que estén cocidos pero todavía un poco crujientes.

Gane con la grasa. El betacaroteno debe acompañarse con un poco de grasa para que el torrente sanguíneo lo pueda absorber. Si se esparce un poquito de aceite encima del pimiento antes o después de cocinarlo se obtiene el máximo de este importante compuesto. Si se va a comer crudo, un poco de *dip* también facilita la absorción del nutriente.

Complemente su comida. A pesar de que el pimiento morrón es una de las verduras más saludables de las que disponemos, pocas personas lo comen en cantidades suficientes para aprovechar todos sus beneficios. La forma más fácil de aumentar la cantidad de pimientos en la alimentación es utilizándolo como complemento para otros alimentos, según indica Paul Bosland, Ph.D., profesor de Horticultura en la Universidad Estatal de Nuevo México en Las Cruces, Nuevo México. Sirve para dar un toque dulce a platos de pasta, a la ensalada de atún o a la ensalada verde, por ejemplo.

Licúelo. Otra forma de incluir más pimientos morrones en la alimentación es convirtiéndolos en jugo. El jugo de dos pimientos morrones verdes contiene 132 miligramos de vitamina C, tres veces más de la que se obtiene de una ración normal de media taza. El jugo de pimiento morrón no es muy apetitoso por sí solo, pero agrega un saborcito especial y muy rico a los jugos de otras verduras, como el de zanahoria. Por ejemplo, se pueden mezclar cuatro o cinco zanahorias con dos pimientos morrones verdes en el exprimidor de jugos (juguera) para obtener un cóctel supercargado de antioxidantes.

Nota: Si no reconoce algún término usado en este capítulo, vea el glosario en la página 711.

Pimiento morrón sofrito (salteado)

1 **pimiento morrón verde**

1 **pimiento morrón rojo**

1 **pimiento morrón amarillo**

2 **cucharaditas de aceite de oliva**

1 **cucharada de vinagre balsámico**

⅛ **cucharadita de sal**
  Pimienta negra molida

POR PORCIÓN

calorías	**39**
grasa total	**2.4 g**
grasa saturada	**0.3 g**
colesterol	**0 mg**
sodio	**69 mg**
fibra dietética	**0.8 g**

Corte los pimientos verde, rojo y amarillo a la mitad a lo largo. Sáqueles las venas y las semillas y deséchelas. Pique los pimientos a lo largo en tiras de ¼" (0.6 mm) de ancho.

Ponga el aceite a calentar en una sartén grande a fuego mediano-alto. Agregue los pimientos y fríalos por 2 ó 3 minutos, hasta que apenas empiecen a suavizarse. Retírelos del fuego y espolvoréelos con el vinagre y la sal. Sazónelos al gusto con la pimienta negra y revuelva todo. Sírvalos calientes.

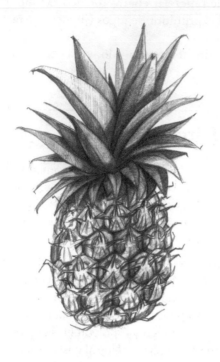

PIÑA
Excelente para su esqueleto y estómago

Poder curativo
Mantiene fuertes los huesos

Mejora la digestión

Alivia los síntomas del resfriado

Reduce el riesgo de sufrir cáncer y enfermedades del corazón

Esta fruta tropical es originaria de América. Su nombre original, de los indios guaraní, era *naná*, que significa "fruta excelente". Pero cuando Colón se topó con esta fruta en la isla de Guadalupe en 1493, él la nombró "piña de las Indias". De ahí tenemos el origen de sus dos nombres en distintas partes de América. En el Caribe se llama "piña", gracias a Colón, y, en ciertos países de Sudamérica, gracias a los guaraní, se llama "ananá". Y quizás al fin de cuentas este sea el nombre más adecuado para esta "fruta excelente", ya que rebosa tanto de sabor como de poderes curativos.

MINA DE MANGANESO PARA LOS HUESOS

Todos sabemos que necesitamos calcio para evitar la osteoporosis, una enfermedad que debilita los huesos y que afecta en principal medida a las mujeres después de la menopausia. Un hecho no tan conocido, por el contrario, es que nuestros huesos también necesitan manganeso.

El cuerpo utiliza el manganeso para producir colágeno, una proteína fibrosa y resistente que ayuda a construir los tejidos conectivos como los huesos, la piel y los cartílagos. Las investigaciones han demostrado que una carencia de manganeso provoca problemas óseos parecidos a la osteoporosis. Un estudio

En la cocina

La cáscara dura y los picos filosos de la piña (ananá) a veces parecen una armadura que se resiste a entregar su dulzura interior. Además, por su culpa puede ser difícil seleccionarla en el supermercado. Siga estas indicaciones para escoger la mejor fruta y descubrir su corazón dorado y jugoso.

Busque la firmeza. Escoja una piña llenita y firme. Evite las frutas golpeadas o que tengan algunas partes suaves. El color de la cáscara no sirve como indicador de madurez. En el extremo del tallo, la piña debe tener un aroma dulce, sin indicio de fermentación.

Prefiera la frescura. Las hojas de la piña deben estar firmes y de color verde oscuro, sin puntas amarillentas o cafés. Al contrario de lo que muchas personas dicen, no es posible probar la madurez de la fruta sacando una hoja de la corona. Aunque se desprenda con facilidad, esto no indica que la piña esté madura.

Pautas para pelarla. Ya en casa, corte los extremos de arriba y de abajo. Coloque la piña de lado en un plato no muy hondo para juntar el jugo mientras la rebana. Corte la piña en rebanadas de ½ pulgada (1.2 cm) de grueso y córteles la cáscara. A continuación, extraiga el centro duro con un cuchillo afilado o, mejor aún, con un pequeño molde para cortar galletas.

descubrió que las mujeres con osteoporosis tienen índices más bajos de manganeso que las mujeres que no padecen esta enfermedad.

"Comer piña fresca o tomar jugo de piña es una buena manera de agregar manganeso a su alimentación", dice Jeanne Freeland-Graves, Ph.D., profesora de Nutrición en la Universidad de Texas en Austin. Una taza de piña fresca en trozos o de jugo de piña le proporciona más de 2 miligramos de manganeso, lo cual equivale a más del 100 por ciento de la Cantidad Diaria Recomendada (o *DV* por sus siglas en inglés) de este elemento.

DIVINA PARA LA DIGESTIÓN

Desde hace siglos, la piña se conoce por sus virtudes para calmar la indigestión y es posible que la ciencia haya dado con el motivo para ello. La piña fresca contiene bromelina, una enzima que descompone las proteínas y de esta manera facilita la digestión. Es posible que esta cualidad sea importante para algunas personas mayores que tengan un bajo nivel de ácido estomacal, imprescindible para digerir las proteínas.

Por mucho que le encante la piña es poco probable, por supuesto, que la vaya a comer todos los días. No obstante, si usted es mayor y sufre de indigestión con frecuencia, unas cuantas rebanadas de piña como postre tal vez ayuden a mantener tranquilo su estómago, dice Joanne Curran-Celentano, R.D., Ph.D., profesora adjunta de Ciencias de la Nutrición en la Universidad de Nueva Hampshire en Durham.

UNA VETA DE VITAMINA C

A pocos nutrientes les hacemos tanto caso como a la vitamina C. Hay buenas razones para ello. Esta vitamina es un poderoso antioxidante, lo cual significa que impide la acción de los radicales libres, unas moléculas inestables de oxígeno que dañan las células y contribuyen al desarrollo del cáncer y de las enfermedades cardíacas. (Para más información sobre los radicales libres, vea la página 591).

Además, el cuerpo utiliza la vitamina C para producir el colágeno, el "pegamento" que une los tejidos y los huesos. Y cuando usted siente que se le acerca un resfriado (catarro), lo más probable es que recurra a la vitamina C, la cual reduce el nivel de histamina, causante de algunos síntomas del resfriado, como ojos llorosos y mocos abundantes.

En lo que se refiere a su contenido de vitamina C, la piña no puede competir con la naranja (china) o la toronja (pomelo). Sin embargo, no deja de ser una magnífica fuente de esta vitamina. Una taza de piña en trozos, por ejemplo, contiene unos 24 miligramos de vitamina C, el 40 por ciento de la DV. El jugo es mejor todavía. Una taza de jugo de piña contiene 60 miligramos, el 100 por ciento de la DV.

Cómo maximizar sus poderes curativos

Cómprela fresca. A veces es más práctico y fácil abrir una lata de piña que pelar la fruta fresca, pero si lo que quiere es calmar su estómago esta última es la mejor elección. El calor intenso al que se somete a la piña al enlatarla destruye la bromelina, dice el Dr. Taussig.

Endulce su plato. La próxima vez que vaya al mercado busque una piña *Gold*. Esta fruta importada de Costa Rica es particularmente dulce y contiene más de cuatro veces la vitamina C encontrada en los otros tipos de piña.

Tome un poco de jugo. El jugo de piña de lata es una manera excelente de cubrir su DV de vitamina C. De hecho, 4 onzas (120 ml) de jugo de piña contienen más vitamina C que la misma cantidad de jugo de manzana, arándano agrio (*cranberry*) o tomate.

Nota: Si no reconoce algún término en este capítulo, vea el glosario en la página 711.

Piña con crema de almendras

1 **piña (ananá) grande, pelada**

⅔ **taza de requesón semidescre-mado al 1 por ciento**

1 **cucharada de azúcar**

¼ **cucharadita de vainilla**

¼ **cucharadita de extracto de almendra**

POR PORCIÓN

calorías	**98**
grasa total	**0.9 g**
grasa saturada	**0.3 g**
colesterol	**2 mg**
sodio	**153 mg**
fibra dietética	**1.4 g**

Corte la piña en 8 rebanadas horizontales. Extraiga el centro de cada rebanada con un cuchillo o un molde pequeño para cortar galletas. Ponga 4 de las rebanadas sobre 4 platitos para postre. Pique las rebanadas restantes en trocitos.

Ponga el requesón, el azúcar, la vainilla y el extracto de almendra en una licuadora (batidora) o un procesador de alimentos. Muela hasta que la mezcla esté suave y cremosa.

Ponga una porción de la cubierta cremosa en el centro de cada rebanada de piña. Esparza los trocitos de piña alrededor de las rebanadas.

Para 4 porciones

Consejo de cocina: Algunos supermercados venden la piña pelada, con o sin centro. Si aún tiene el centro, simplemente sáquelo y tírelo antes de utilizar la fruta.

Plátano Amarillo
Cascaritas llenitas de curación

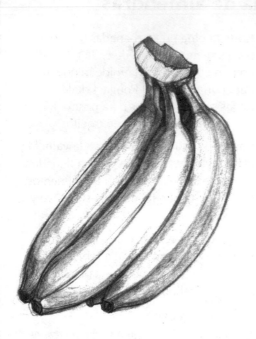

Poderes curativos

Ayuda a prevenir el derrame cerebral

Baja la hipertensión (presión arterial alta)

Alivia la acidez (agruras, acedía)

Previene las úlceras

Acelera la curación de la diarrea

El plátano amarillo (guineo, banana) tiene algo que hace reír a la gente. Muchas escenas cómicas se basan en resbalones sobre sus cáscaras, y ni hablar de los chistes de doble sentido inspirados en su forma. Parecería que esta fruta se creó con el fin de hacernos reír.

Sin embargo, vale la pena tomarla en serio. Diversos estudios han demostrado que la pulpa escondida dentro de su resbalosa cáscara hace maravillas para nuestra salud. Es posible que el plátano amarillo prevenga afecciones que abarcan desde el infarto y el derrame cerebral hasta la hipertensión y las infecciones. Incluso ayuda a curar las úlceras.

De hecho, a pesar de que aparentemente no lo respetamos mucho nos comemos racimos enteros de plátano amarillo. En los Estados Unidos consumimos más o menos 27 libras (12 kg) por persona —hombres, mujeres y niños— al año. Y la verdad es que después de averiguar más acerca de los extraordinarios beneficios que ofrece a la salud es posible que decidamos agregar otra libra (o kilo) a esa cantidad.

CUESTIÓN DEL CORAZÓN

Cuando alguien observa que la aguja que mide su presión sanguínea empieza a subir y subir, tal vez haya llegado el momento para tomarse unas vacacioncitas en una región tropical. Y si el sol y el mar no logran bajarle la presión, el plátano amarillo no fallará.

El plátano amarillo es una de las mejores fuentes de potasio que la naturaleza nos ofrece. Cada uno nos proporciona aproximadamente 396 miligramos de este mineral esencial, el 11 por ciento de la Cantidad Diaria Recomendada (o *DV* por sus siglas en inglés). Un estudio tras otro han demostrado que las personas que consumen alimentos ricos en potasio enfrentan un riesgo mucho menor de sufrir hipertensión y las enfermedades ligadas a esta afección, como el infarto o el derrame cerebral.

Aunque ya se padezca hipertensión, es posible que el consumo de muchos plátanos amarillos reduzca o incluso elimine la necesidad de tomar medicamentos para controlar la situación, según un grupo de científicos de la Universidad de Nápoles en Italia. Estos investigadores están convencidos de que una de las formas en que el plátano amarillo baja la presión sanguínea es al impedir que la placa ateromatosa se adhiera a las paredes de las arterias. Lo que hace es evitar que el colesterol lipoproteínico de baja densidad "malo" se oxide, lo cual es bueno porque el proceso químico de la oxidación aumenta la probabilidad de que el colesterol se acumule. Por eso es posible que el plátano amarillo sea una buena defensa contra la arteriosclerosis o endurecimiento de las arterias, otro factor que contribuye a crear condiciones propicias para la hipertensión, el infarto y el derrame cerebral.

Y lo mejor es que no hace falta devorar cantidades industriales de plátano amarillo para recibir estos beneficios, según afirma David B. Young, Ph.D., profesor de Fisiología del Centro Médico de la Universidad de Mississippi en Jackson. Basta con entre tres y seis raciones.

"Los estudios demuestran que se obtiene un impacto significativo con cambios relativamente pequeños —indica el Dr. Young—. Mi consejo sería pensar en los alimentos ricos en potasio igual que en el amor y el dinero: no es posible tener demasiado".

EFECTIVIDAD ESTOMACAL

Hacen falta más investigaciones, pero por lo pronto parece que el plátano amarillo pudiera reemplazar a los antiácidos en el botiquín de la casa como una manera eficaz de apagar el ardor interno de la acidez y la indigestión. Si bien los expertos aún no saben a qué se debe este efecto, el plátano amarillo aparentemente funciona como un antiácido natural.

Además, esta fruta quizá sirva para prevenir y tratar las úlceras. "Algunos estudios han demostrado que el plátano amarillo tal vez surta un efecto protector en el tratamiento de las úlceras —afirma el Dr. William Ruderman, un gastroenterólogo con consulta privada en Orlando, Florida—. No obstante, necesitamos más investigaciones antes de saberlo con certeza".

Los científicos sospechan que el plátano amarillo cuida el estómago de dos formas. En primer lugar, una sustancia química, el inhibidor de la proteasa, al parecer es capaz de matar las bacterias nocivas que causan úlceras antes de que hagan daño. En segundo lugar, el plátano amarillo aparentemente estimula la producción de mucosidad protectora, la capa que impide que los fuertes ácidos estomacales entren en contacto con el delicado revestimiento del estómago.

Un equilibrio eficaz

Cuando la diarrea ha agotado las reservas del cuerpo es importante recuperar todos los líquidos y nutrientes vitales eliminados por la enfermedad. Y el plátano amarillo es el alimento perfecto para ello, según opina el Dr. Ruderman.

"El plátano amarillo es una magnífica fuente de electrólitos, como el potasio, que se pierden al deshidratarse", explica el gastroenterólogo. Los electrólitos son unos minerales que se convierten en partículas con carga eléctrica dentro del cuerpo, donde ayudan a controlar casi todo lo que sucede, desde las contracciones musculares y el equilibrio de los líquidos hasta los latidos del corazón.

Además, el plátano amarillo contiene un poco de pectina, una fibra soluble que funciona como una esponja en el tracto digestivo para absorber los líquidos y ayudar a controlar la diarrea.

Cómo maximizar sus poderes curativos

Amplíe sus horizontes. Incluso las personas a las que el plátano amarillo no se les antoja mucho como merienda (botana, refrigerio, tentempié) pueden aprovechar sus beneficios curativos de otras maneras. En la región del Caribe así como en Centroamérica y Sudamérica, por ejemplo, las personas acostumbran agregarlo a muchas recetas cotidianas, desde el pan de carne (*meat loaf*) hasta las cacerolas (guisos). Debido a su sabor poco intenso y ligeramente dulce, el plátano amarillo funciona en casi cualquier receta.

Cómprelo con confianza. Una razón por la que algunas personas no comen muchos plátanos amarillos es porque tienden a ablandarse muy pronto. Pero existe un truco que los mantendrá frescos. Si los plátanos amarillos se están ablandando demasiado rápido sólo hay que meterlos al refrigerador, lo cual acaba con el proceso de maduración. (No se alarme si la cáscara se pone negra por el frío: la fruta en su interior seguirá fresca y sabrosa).

Si por el contrario se está esperando con impaciencia que ese racimo de plátanos verdes madure es fácil adelantar el proceso. Sólo hace falta meterlos en una bolsa de papel (cartucho, estraza) a temperatura ambiente. El gas llamado etileno que el plátano produce de forma natural acelerará el proceso de maduración.

Nota: Si no reconoce algún término usado en este capítulo, vea el glosario en la página 711.

Plátano amarillo sofrito (salteado)

4 **plátanos amarillos grandes, maduros pero aún firmes**

1 **cucharadita de mantequilla sin sal**

1 **cucharadita de aceite de *canola***

Pimienta de Jamaica (*allspice*) molida

POR PORCIÓN

calorías	**150**
grasa total	**2.8 g**
grasa saturada	**0.9 g**
colesterol	**3 mg**
sodio	**2 mg**
fibra dietética	**2.9 g**

Pele los plátanos y córtelos horizontalmente a la mitad. Luego córtelos a la mitad a lo largo para obtener 16 pedazos.

Ponga la mantequilla y el aceite a calentar a fuego mediano en una sartén antiadherente grande. Agregue el plátano con el corte hacia abajo y fríalo por unos 5 minutos sin moverlo, hasta que se dore. Voltéelo y fríalo por 1 ó 2 minutos más, hasta que se dore ligeramente. Saque los plátanos de la sartén con una pala y coloque 4 pedazos cada uno en 4 platitos para postre. Sazónelos a gusto con la pimienta de Jamaica y sírvalos calientes.

Para 4 porciones

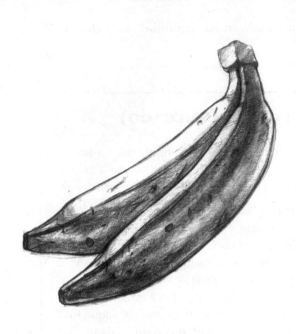

PLÁTANO VERDE
Protección contra las úlceras

Poder curativo
Baja la presión arterial

Previene y trata las úlceras

Previene el estreñimiento

Reduce del riesgo de sufrir enfermedades cardíacas

Casi todos lo conocemos, y se disfruta hasta en África, donde se usa para elaborar cerveza. Lo único es que lo conocemos a él y a sus parientes bajo varios nombres distintos. Este capítulo trata del plátano verde, conocido como plátano macho en México, que es distinto al dulce plátano amarillo. Este último también se conoce como guineo, cambur, banana o banano. Pero a veces se aplican estos nombres al plátano verde y también hay distintos tipos de plátano verde, como el manzano, el pintón y el maduro. A pesar de esta confusión, lo que sí está claro es que lo disfrutamos en grande en el mofongo, el mangú, los maduros, los patacones y las arañitas de plátano, por mencionar unos cuantos deleites. Si acaso le han entrado antojos por uno de estos platillos, pues consiéntase y luego siga leyendo. Resulta que el plátano aporta muchísimos nutrientes para tratar y prevenir varios males.

ÚTIL PARA LAS ÚLCERAS

Si usted estuviera en la India y acudiera al consultorio de un médico a causa de un intenso dolor de estómago, sería más probable que saliera con una bolsita de plátano (plátano macho) en polvo que con un frasco de *Tagamet*.

558

Aunque los expertos todavía no saben cómo funciona, está probada la capacidad del plátano para prevenir y tratar las úlceras así como para eliminar ciertas molestias digestivas, como los gases y la indigestión.

"Parece haber un compuesto en los plátanos que forma una capa protectora sobre las paredes del estómago", dice Robert T. Rosen, Ph.D., director asociado del Centro para Tecnología Avanzada de los Alimentos en el Colegio Cook de la Universidad de Rutgers, en New Brunswick, Nueva Jersey. "Sin embargo, hacen falta más investigaciones antes de que sepamos exactamente cómo funciona y cuánto plátano se requiere para este efecto".

Menos hambre y menos calorías

El plátano no es una de las mejores fuentes de fibra, pero se distingue por ser uno de los alimentos que menos calorías contiene por cada gramo de fibra que proporciona. Usted puede obtener más o menos 1 gramo de fibra en sólo ⅒ taza de plátano cocido hecho puré, y esta cantidad sólo suma 58 calorías.

Sírvase una taza de esta fruta llena de fécula y tendrá casi 5 gramos de fibra, prácticamente el 20 por ciento de la Cantidad Diaria Recomendada (o *DV* por sus siglas en inglés). Se ha demostrado que la fibra ayuda a reducir el colesterol y previene muchos problemas digestivos, desde el estreñimiento hasta las hemorroides (almorranas).

Un regalo para el corazón

Cada onza (o gramo) de plátano le gana con creces a su primo, el plátano amarillo, en cuanto a su contenido de potasio. Por lo tanto, si su presión arterial ha estado subiendo y le hace falta bajarla, sería bueno comenzar por un plato de hojuelas de plátano.

Cada taza de plátano cocido en rodajas proporciona una verdadera mina de potasio: 716 miligramos, es decir, más o menos el 20 por ciento de la DV. El potasio ya está más que reconocido como el mineral más importante en lo que se refiere a la prevención de las enfermedades cardíacas.

Diversos estudios han demostrado que la carencia de potasio en la alimentación aumenta en mucho el riesgo de padecer hipertensión (presión arterial alta), ataques cardíacos y derrames cerebrales. Una investigación llevada a cabo por científicos de la Universidad de Nápoles en Italia llegó a la conclusión de que el consumo de entre tres y seis raciones diarias de alimentos ricos en potasio, como el plátano, en muchos casos permite reducir o incluso eliminar los medicamentos contra la hipertensión.

Además, una alimentación rica en potasio reduce el riesgo de sufrir un derrame cerebral de manera significativa, hasta en un 40 por ciento en algunos casos. Así lo afirman ciertos investigadores de la Universidad de California en San Diego y de la Escuela de Medicina de la Universidad de Cambridge en Inglaterra.

El plátano también puede mantener su corazón en forma al ayudar a evitar la formación de depósitos en las arterias. Según los investigadores, los alimentos ricos en potasio, como el plátano, al parecer ayudan a impedir que el colesterol lipoproteínico de baja densidad (o *LDL* por sus siglas en inglés) se oxide y se pegue a las paredes de las arterias. Es posible que sea una buena manera de protegerse contra la arteriosclerosis, es decir, el endurecimiento de las arterias. Tal es la opinión de David B. Young, Ph.D., profesor de Fisiología y Biofísica del Centro Médico de la Universidad de Mississippi en Jackson.

"Los estudios indican que se logran efectos importantes con cambios

En la cocina

El plátano (plátano macho) se parece a la papa en que es muy fácil de preparar. Incluso se aprovecha casi de la misma manera en la cocina: en puré, sofrito (salteado) o al horno. Su suave sabor se lleva muy bien con *omelettes*, sopas o caldos y guisos (estofados).

Los siguientes consejos lo convertirán en un experto a la hora de seleccionar y preparar sus plátanos de la manera más fácil posible.

Elija un color. Al igual que el plátano amarillo (guineo, banana), el plátano empieza su vida de color verde, el cual cambia a amarillo y luego a negro conforme el fruto madura. En todas sus etapas hay que cocinarlo antes de podérselo comer, en eso no hay vuelta de hoja, pero el negro es más dulce que el verde. El que usted prefiera ya es cuestión de gusto personal.

Practique estos puntos para pelarlo. Corte las puntas del plátano. Realice 3 ó 4 cortes a todo lo largo del plátano, atravesando apenas la cáscara. Coloque el plátano en un tazón (recipiente), cubra con agua tibia y deje remojar durante 10 minutos. Meta el pulgar cuidadosamente por los cortes realizados y suavemente desprenda la cáscara del plátano. Ahora lo puede picar en rodajas y cocinarlo. Lo puede cocer al vapor durante 10 minutos. Una vez suave, el plátano se puede aplastar o sofreír. O bien rocíe los pedazos con un poco de aceite de oliva y sirva.

Fíjese en el tiempo. Definitivamente hay que cocer el plátano hasta que esté suave, pero tampoco es bueno exagerar. Cuando se recuece, suelta un compuesto que provoca un sabor amargo. Por eso, cuando piensa incluirlo en guisos (estofados), *omelettes* u otros platillos, lo mejor es agregarlo hacia el final del proceso de cocción, para evitar que salga afectado el sabor.

relativamente pequeños —dice el experto—. Sin embargo, no es posible comer demasiados alimentos ricos en potasio, especialmente porque una parte tan grande de nuestra alimentación moderna se somete a demasiados procesos industriales, por lo que es alta en sodio y muy baja en potasio".

Una última palabra sobre la presión arterial: una taza de plátano cocido proporciona aproximadamente 49 miligramos de magnesio, es decir, más del 12 por ciento de la DV. Este mineral también ayuda a controlar la presión arterial, sobre todo en las personas sensibles al sodio.

Fuerza inmunitaria

Además de sus otras cualidades en lo que se refiere al combate contra las enfermedades, el plátano también está lleno de nutrientes que fortalecen el sistema inmunitario. Y entre más fuerte sea este, mayor será su capacidad de resistir las enfermedades.

Una taza de plátano cocido y cortado en rodajas, por ejemplo, contiene casi 17 miligramos de vitamina C, es decir, más del 28 por ciento de la DV. Entre todas las vitaminas que luchan contra las infecciones y refuerzan el sistema inmunitario, la vitamina C probablemente sea la más conocida.

La misma taza de plátano en rodajas también proporciona 40 microgramos de folato, el 10 por ciento de la DV; 0.4 miligramos de vitamina B_6, o sea, el 20 por ciento de la DV; y 1,400 Unidades Internacionales de vitamina A, el 28 por ciento de la DV.

Y todo eso, ¿para qué sirve? El folato hace falta para el crecimiento normal de los tejidos y posiblemente proteja contra el cáncer, las enfermedades cardíacas y los defectos de nacimiento. La vitamina B_6 es imprescindible para que su sistema nervioso funcione en las mejores condiciones y para reforzar la inmunidad. La vitamina A también aumenta la inmunidad, además de evitar problemas de visión nocturna así como problemas de la visión relacionados con el envejecimiento, como la degeneración macular.

Cómo maximizar sus poderes curativos

Valore el verde. Si quiere comer plátano (plátano macho) para prevenir las úlceras o acelerar la cicatrización de una úlcera, los expertos recomiendan el plátano verde aún no maduro. Al parecer contiene una mayor cantidad de enzimas curativas que el plátano amarillo o negro ya maduro.

Nota: Si no reconoce algún término en este capítulo, vea el glosario en la página 711.

Plátano verde con ajo y tomillo

2 **plátanos verdes grandes**

2 **tazas de agua**

1½ **cucharaditas de tomillo**

1 **cucharadita de pimentón (paprika)**

¼ **cucharadita de sal**

4 **cucharaditas de aceite de oliva**

3 **dientes de ajo, picados en trocitos**

POR PORCIÓN

calorías	**137**
grasa total	**4.9 g**
grasa saturada	**0.8 g**
colesterol	**0 mg**
sodio	**138 mg**
fibra dietética	**2 g**

Pele el plátano según las indicaciones en la cajita en la página 560. Pique en rodajas de ⅛" (3 mm) de grueso.

Ponga el agua a hervir a fuego mediano en una sartén antiadherente grande. Agregue el plátano. Tape y hierva a fuego lento durante 15 minutos, o hasta que esté suave. Para saber si está cocido, introduzca la punta de un cuchillo afilado en una rodaja.

Saque las rodajas de plátano del agua caliente con unas pinzas o una cuchara calada y ponga sobre toallas de papel para que se escurran. Tire el líquido de la sartén y séquela con toallas de papel.

Mezcle el tomillo, el pimentón y la sal en un tazón (recipiente) grande. Agregue las rodajas de plátano y mezcle con las manos hasta que se cubran perfectamente.

Agregue el aceite a la sartén y ponga a calentar a fuego mediano-alto. Agregue las rodajas de plátano y extiéndalas de manera uniforme en la sartén. Fría de 2 a 3 minutos, o hasta que el plátano se dore en la parte de abajo. Voltee. Esparza el ajo sobre el plátano. Fría de 2 a 3 minutos más, o hasta que el plátano se dore en la parte de abajo. Mezcle suavemente para cubrirlo con el ajo.

Para 4 porciones

Consejo de cocina: Otra forma de pelar un plátano es cortarle las puntas y picarlo en rodajas de 3 pulgadas (7.5 cm) de grueso a lo horizontal. Luego inserte el cuchillo entre la pulpa y la cáscara y despréndala cuidadosamente.

PRESIÓN ARTERIAL ALTA
Contrólela en la cocina

La hipertensión (presión arterial alta) se ha ganado la fama de ser una "asesina silenciosa", pero en realidad nadie muere directamente por su causa. Las enfermedades que matan son los derrames cerebrales, los ataques cardíacos y la insuficiencia cardíaca. Sin embargo, la hipertensión tiene que ver, por lo menos en parte, con todos y cada uno de estos males.

Lo que da miedo de la hipertensión es que puede durar años sin provocar síntoma alguno. No se siente ni se ve. Sólo se descubre con la ayuda de un esfigmomanómetro, trabalenguas que no significa más que "instrumento para medir la presión arterial".

No obstante, por muy discretita que sea, la hipertensión muchas veces tiene efectos mortales. "La hipertensión no es más que el reflejo de un sistema cardiovascular a punto de estallar internamente, —dice el Dr. John A. McDougall, director médico del Programa McDougall en el Hospital Saint Helena de Napa Valley, California—. No obstante, si su alimentación es buena (o sea, si consiste en muchas frutas y verduras y alimentos basados en carbohidratos, en lugar de alimentos con mucha grasa y azúcar), usted puede cambiar todo eso".

CÓMO SE DA LA HIPERTENSIÓN

¿Cómo es posible que la hipertensión cause tantos problemas? Impulsa la sangre por las arterias con un exceso de fuerza. Las arterias se debilitan, el corazón tiene que trabajar horas extras, los coágulos de sangre se alborotan y se desplazan. Los expertos no saben explicar qué es lo que causa la hipertensión exactamente, pero tienen muy presentes los diversos factores que la favorecen: un alto índice de colesterol, el endurecimiento de las arterias, enfermedades del riñón y un exceso de sal en la alimentación, en el caso de las personas sensibles al sodio.

La hipertensión es muy común. En los Estados Unidos afecta a uno de cada cuatro adultos, es decir, a hasta 50 millones de personas. En la mayoría de los casos —más o menos el 80 por ciento de ellos—, la hipertensión se clasifica como benigna, o bien de Fase 1. Si cuando le miden la presión esta se encuentra entre 140 y 159 sobre 90 a 99, su hipertensión es benigna. (La cifra superior mide la presión sistólica, o sea, la fuerza con la que su corazón trabaja para enviar la sangre a sus arterias. La cifra inferior se refiere a la presión diastólica y mide la presión ejercida por la sangre sobre las paredes arteriales entre cada latido del corazón). Una presión arterial normal es de menos de 130 sobre 85.

La hipertensión benigna responde muy bien a diversos tratamientos que no implican medicamentos. Si usted se alimenta bien y hace ejercicio, tal vez logre controlar su presión arterial y calmar su torrente sanguíneo sin medicamentos (que con frecuencia causan efectos secundarios bastante molestos). Sin embargo, no se deje engañar por el adjetivo "benigno". "La mayoría de los ataques cardíacos y derrames cerebrales se dan en personas que tienen hipertensión de Fase 1", explica el Dr. Norman Kaplan, profesor de Medicina Interna en la Universidad de Texas en Dallas.

Un grupo de investigadores de la Universidad de la Columbia Británica en Vancouver revisaron 166 estudios relacionados con tratamientos para la hipertensión, tanto medicinales como sin medicamentos, a fin de comparar su eficacia. Observaron que bajar de peso (además de hacer ejercicio) servía para reducir la presión arterial en la misma medida que los medicamentos. También resultó eficaz disminuir el consumo de sodio y de alcohol y aumentar la cantidad de potasio obtenido a través de la alimentación. En los Estados Unidos, algunos científicos han comenzado a estudiar el potencial de la fibra y de otros dos minerales, el magnesio y el calcio, para reducir la presión arterial. A continuación le resumimos lo que hasta el momento han encontrado.

Cómo quitarle un peso a su corazón

Todos los expertos están de acuerdo en que lo primerísimo que hay que hacer cuando se quiere bajar la presión arterial es bajar de peso. Tienen buenos motivos para esta recomendación. Las personas que rebasan su peso ideal en un 30 por ciento son las más propensas a tener hipertensión (presión arterial alta). Sin embargo, hay buenas noticias. Basta con bajar de 5 a 10 libras (de 2.2 a 4.5 kg) para lograr un cambio favorable en su presión arterial.

¿Qué relación hay entre el peso y la presión? Entre más tejidos posee el cuerpo, más arduamente tiene que trabajar el corazón para nutrirlos. Y este esfuerzo aumenta la presión sobre las paredes arteriales.

Todo el mundo sabe que bajar de peso no es fácil. Sin embargo, el ejercicio ayuda. Y lo mejor es que se pueden matar dos pájaros de un tiro, porque la mejor alimentación para bajar de peso también es la que más conviene para controlar la presión arterial: una que sea baja en grasa y que incluya grandes cantidades de frutas y verduras.

"Realmente hacemos hincapié en una alimentación baja en grasa y alta en frutas y verduras. Es casi seguro que baje su presión arterial, porque reduce el sodio y aumenta todas las sustancias buenas que, según plantean las hipótesis, bajan la presión arterial —fibra, calcio y potasio—, y también es un camino eficaz hacia la pérdida de peso", dice Pao-Hwa Lin, Ph.D., directora de la unidad de investigación en nutrición de la Universidad de Duke en Durham, Carolina del Norte.

Una alimentación baja en grasa no puede incluir grandes cantidades de carne roja, la cual está llena de grasa saturada. Tampoco va a tomar en cuenta muchos alimentos procesados, con frecuencia muy altos en grasa. Además, los alimentos procesados son altos en sal y bajos en potasio. Por lo tanto, al eliminarlos estará matando *tres* pájaros de un tiro.

La situación salina

Muchos expertos opinan que más o menos la mitad de las personas que sufren hipertensión son sensibles a la sal, lo cual significa que su presión arterial depende de la cantidad de sal que comen. "Sin embargo, existe cierta controversia con respecto a esta cuestión", dice el Dr. Lawrence Appel, profesor de Medicina y Epidemiología de la Universidad Johns Hopkins en Baltimore. "Creo que la mayoría de las personas son sensibles a la sal, pero la respuesta de algunos es más fuerte que la de otros, —indica el experto—. Además, las personas mayores tienden a ser más sensibles a la sal, al igual que los afroamericanos".

Veamos lo que sucede. Cuando se come la ración de sodio típica de un

---

Minas de sal

Si usted se ha informado acerca del sodio y necesita cuidar su presión arterial, ya sabe que debe evitar alimentos como las hojuelas de todo tipo o los pepinillos salados. Sin embargo, el sodio aparece en muchos alimentos donde uno no lo esperaría. Tanto el bicarbonato como el polvo de hornear, por ejemplo, están hechos de bicarbonato de sodio. La fruta seca contiene sulfito de sodio y el helado con frecuencia tiene caseinato de sodio y alginato de sodio.

Incluso la persona más alerta puede pasar por alto algunas minas de sal. Cuídese de las siguientes.

Pudín (budín) instantáneo con sabor a chocolate. La media taza contiene 470 miligramos de sodio, más del que se encuentra en dos lonjas de tocino.

Catsup (ketchup). Una cucharada contiene 156 miligramos de sodio.

Pastelillos. Un *Danish* de fruta tiene 333 miligramos de sodio, mientras que uno de queso contiene 319. Los *scones* y los *biscuits* de harina preparada por lo común también contienen una gran cantidad de sodio.

Queso. La mayoría de los quesos son ricos en sodio. Esto incluye el requesón. Una ración de media taza contiene 425 miligramos.

habitante de los Estados Unidos —de 3,000 a 6,000 miligramos al día o incluso más, lo cual está muy por encima del límite recomendado de 2,400 miligramos—, la presión arterial sube. Si una persona es sensible a la sal, el sodio que esta contiene hace que su cuerpo atraiga el agua como si fuera una esponja. Al absorber el agua, los vasos sanguíneos se expanden y producen una presión más fuerte. El sodio también llega a dañar las paredes de los vasos sanguíneos, lo cual ocasiona cicatrices y una tendencia creciente a que se tapen.

"Si usted tiene hipertensión, debe reducir su consumo de sodio a la mitad", dice el Dr. Kaplan. "No ponga sal en la mesa ni la agregue a los alimentos que cocina. Evite la mayoría de los alimentos procesados, la fuente del 80 por ciento del sodio en la alimentación estadounidense. Si su presión arterial no baja con todo eso, entonces el sodio no es el culpable", agrega el experto.

Según el Dr. Kaplan, la presión arterial de más o menos la mitad de las personas que tienen hipertensión bajaría en 5 puntos (o más) si redujeran su consumo de sodio a la mitad.

BONDADES MINERALES

El potasio y el calcio son dos minerales cuya acción puede compararse con la de un masaje cuando el cuerpo está tenso. Ayudan a que los vasos sanguíneos se relajen. Cuando las arterias se relajan, se dilatan, es decir, se hacen más grandes, y le dan a la sangre el espacio que necesita para fluir con toda calma sin problemas y sin presión.

"Se puede pensar en el potasio como lo opuesto del sodio", dice el Dr. Harvey B. Simon, profesor adjunto de Medicina en la Escuela de Medicina de Harvard. El potasio ayuda al cuerpo a expulsar el sodio. Por lo tanto, entre más potasio contiene la alimentación, más sodio se elimina. Al examinar a más de 10,000 personas en 32 países, INTERSALT, un estudio que sentó precedentes, descubrió que las personas con la mayor cantidad de potasio en su sangre tenían la presión arterial más baja, mientras que la presión arterial más alta se manifestaba en las personas en cuya sangre había la menor cantidad de potasio.

"Las frutas y las verduras son por naturaleza bajos en sodio y altos en potasio, —explica la Dra. Lin—. Una alimentación alta en verduras y frutas casi reproduce la alimentación vegetariana, que como se sabe está relacionada con una presión arterial más baja". Algunos alimentos particularmente ricos en potasio son los frijoles (habichuelas), la papa, el aguacate (palta), la almeja al vapor, las habas blancas (*lima beans*), el plátano amarillo (guineo, banana) y las frutas secas, como los orejones de albaricoque (chabacano, damasco) y las pasas.

Diversos estudios han demostrado que existe una relación semejante entre el calcio y la presión arterial. De acuerdo con algunos de ellos, un consumo muy bajo de calcio hasta puede convertirse en un factor de riesgo para desarrollar hipertensión. El Estudio Framingham del Corazón, que también marcó un hito en estas investigaciones, examinó el consumo de calcio de 432 hombres. Quienes más calcio recibían (entre 322 y 1,118 miligramos al día) tenían un 20 por ciento menos de riesgo de sufrir hipertensión que quienes menos comían (de 8 a 109 miligramos al día).

¿Entonces cómo puede conseguir más calcio para mejor cuidarse? Bueno, una taza de yogur sin grasa contiene más o menos 415 miligramos de calcio, mientras que un vaso de leche descremada tiene aproximadamente 352 miligramos. Además de los productos lácteos bajos en grasa y sin grasa, otras fuentes muy buenas de calcio son el tofu, el jugo de naranja (china) enriquecido con calcio, la col rizada, el brócoli y las berzas (bretones, posarnos, *collard greens*).

Cómo comprar para comer bien

Un buen lugar para empezar es convirtiéndose en lo que el Dr. Appel llama un "consumidor activo". Es decir, lea las etiquetas. Antes de comprar cualquier alimento provisto de una etiqueta con información sobre su valor nutritivo, revise el contenido de sodio. Una lata de 8 onzas (224 g) de tomate cocido puede contener más de 800 miligramos de sodio, mientras que otra tal vez sólo tenga 70. "Muchas veces cuesta trabajo encontrar un cereal bajo en sodio, —agrega el Dr. Appel—. El *shredded wheat* es uno de los bajos en sal".

Sodium-free (sin sodio) es una buena indicación que buscar en las etiquetas. También lo es *low-sodium* (bajo en sodio). Por el contrario, no se confíe al ver la palabra *light*. Una salsa de soya *light*, por ejemplo, de todas maneras puede contener 605 miligramos de sodio por cucharada.

Muchos tipos de pan se pueden considerar alimentos nutritivos y saludables. Sin embargo, en ocasiones contienen mucha sal. Si lo compra fresco en la panadería y no viene con etiqueta, no olvide preguntar cuánta sal trae cada hogaza. "La cantidad varía, y puede ser casi nada o hasta 2 cucharadas por hogaza de 2 libras (896 g)", indica Brian Johnson, egresado de Cordon Bleu en Londres y *chef* de repostería en la Panadería Metropolitana de Filadelfia.

Al comprar alimentos enlatados, la sal llega a convertirse en un verdadero problema. No obstante, en la mayoría de los casos basta con lavar el alimento para eliminar una buena parte de la sal. Si no encuentra una lata de frijoles bajos en sodio, por ejemplo, puede lavarlos para deshacerse de por lo menos la mitad de la sal con que se envasó, sugiere Neva Cochran, R.D., asesora de nutrición en Dallas, Texas. Los mejores resultados se obtienen lavando alimentos como los frijoles o el atún dos veces bajo el chorro del agua.

Las frutas y las verduras frescas son la base de una alimentación que garantiza una presión arterial sana. Por lo tanto, siempre debe buscar maneras de comer más frutas y verduras. La Dra. Lin tiene las siguientes recomendaciones para que lo logre con facilidad.

- Ase las verduras en el horno después de rociarlas levemente con aceite de oliva ligero.
- Compre verduras para ensalada lavadas e incluso picadas de antemano, para los días en que esté demasiado ocupado para hacerlo usted mismo.
- Cuando salga a comer a un restaurante, pida un plato con fruta como entremés.
- Prepare dos cenas vegetarianas a la semana.

Al pasar por la sección de frutas y verduras, no olvide llevarse unas manzanas, peras y naranjas. Estas tres frutas son las reinas de la fibra. Además, según los resultados que los estudiosos del corazón están empezando a obtener a través de sus investigaciones, la fibra no sólo reduce la cantidad de colesterol peligroso en el cuerpo, sino que posiblemente también haga bajar la presión arterial. La fibra de la fruta hizo alarde de poder curativo en un estudio llevado a cabo por la Escuela de Medicina de Harvard, el cual abarcó a más de 30,000 hombres. Los hombres examinados que comían menos de 12 gramos de fibra de fruta al día (la correspondiente más o menos a cuatro naranjas o a tres manzanas o peras) tenían un 60 por ciento más de probabilidades de sufrir hipertensión.

Por último es imprescindible que reduzca la cantidad de grasa en su alimentación. Sin embargo, no se tiene que convertir en un fanático de estas medidas. En lugar de cortar la grasa de tajo, hágalo poco a poco. La Dra. Lin recomienda ir haciendo cambios pequeños que de manera gradual vayan reduciendo a la mitad la cantidad total de grasa que come. Compre sustitutos de mantequilla y margarinas más bajas en grasa. En lugar de aceites líquidos o mantequilla, sofría (saltee) sus alimentos con aceite en aerosol. Cambie la mayonesa por mostaza siempre que esto sea posible, y a la hora de elegir una merienda (botana, refrigerio, tentempié), opte por *pretzels* bajos en sal en lugar de papitas fritas.

Nota: Si no reconoce algún término en este capítulo, vea el glosario en la página 711.

PROBLEMAS DE MEMORIA
Remedios alimenticios que refuerzan los recuerdos

Aunque parezca increíble, a veces la solución a los problemas de memoria más desconcertantes se encuentra en el interior de una caja de cereal. Así lo confirma el Dr. William Regelson, profesor de Medicina del Colegio Médico de Virginia en Richmond.

"Lo que a veces suponemos que es el comienzo de la 'senilidad' puede deberse a carencias alimenticias mínimas —indica el Dr. Regelson—. Cuando la gente afirma que está perdiendo sus funciones mentales, una de las primeras cosas que les digo es que coman el cereal *Total*, que contiene cantidades varias de todas las vitaminas y minerales que necesitan. Se sorprendería al ver cuanta gente queda perfectamente bien una vez que cubren sus necesidades alimenticias".

Muchos investigadores están descubriendo lo mismo. Cuando a la gente le faltan ciertos nutrientes, su rendimiento mental baja. Incluso una escasez de agua puede hacer que la mente se confunda, según Susan Nitzke, R.D., Ph.D., profesora de Ciencias de la Nutrición en la Universidad de Wisconsin en Madison. "El mecanismo de la sed se hace más lento conforme envejecemos, de modo que no siempre nos damos cuenta enseguida de que necesitamos agua —indica—. Uno de los síntomas de la deshidratación grave es la confusión mental".

Además, con el tiempo el cuerpo empieza a absorber algunos nutrientes de manera menos eficaz. Por lo tanto, aunque no cambie la necesidad calórica, de acuerdo con el Dr. Regelson posiblemente se requieran más nutrientes para mantener la agudeza mental.

No todos los problemas de la memoria se deben a la alimentación. Pero si no hay ningún otro problema, tal vez lo que se está comiendo —o no— es lo que tiene aletargado al cerebro.

SUSTENTO PARA EL CEREBRO

Las vitaminas del grupo B probablemente sean los nutrientes más importantes desde el punto de vista de la agudeza mental. El cuerpo las utiliza para

La amenaza alcohólica

Matar las células cerebrales no es la mejor manera de rendir más en cuestiones de memoria. No obstante, esto es exactamente lo que muchos hacemos con nuestra materia gris diariamente, según lo advierte el Dr. Vernon Mark, un experto en cómo revertir la pérdida de la memoria.

"El alcohol es un veneno para el cerebro —indica el Dr. Mark—. Aunque se esté haciendo bien todo lo demás, un consumo excesivo de alcohol puede causar una disminución considerable en la función de la memoria". De hecho incluso pequeñas cantidades de alcohol pueden dañar las células de la parte del cerebro que ejecuta la memoria.

Muchos médicos recomiendan abstenerse del alcohol por completo para maximizar la agudeza mental. Por lo menos es buena idea limitar el consumo diario a uno o dos tragos; es decir, 12 onzas (360 ml) de cerveza, 5 onzas (150 ml) de vino o 1½ onzas (45 ml) de una bebida más fuerte.

convertir la comida en energía mental así como para fabricar y reparar los tejidos cerebrales. "Las carencias de tiamina, niacina y vitaminas B_6 y B_{12} todas pueden ocasionar disfunciones mentales —explica el Dr. Vernon Mark, un experto en cómo revertir la pérdida de la memoria—. De hecho la pelagra, una carencia de niacina, solía ser una de las principales causas de internación a los hospitales psiquiátricos estatales".

Las investigaciones han demostrado, de hecho, que los niños que reciben 5 miligramos de tiamina en lugar de la Cantidad Diaria Recomendada (o *DV* por sus siglas en inglés) de 1.5 miligramos obtienen calificaciones bastante más altas en las pruebas de funcionamiento mental, según agrega el Dr. Mark.

Actualmente muchos panes, cereales y pastas vienen enriquecidos con tiamina y niacina, de modo que la mayoría de las personas cubren sus necesidades de estos nutrientes. Las carencias de niacina se han vuelto sumamente raras, sobre todo en los Estados Unidos. No obstante, en las personas de edad o aquellas que con frecuencia toman alcohol el nivel de tiamina llega a bajar lo suficiente como para producir problemas de memoria, según advierte el Dr. Mark.

La forma más fácil de asegurarse una cantidad suficiente de las vitaminas del grupo B que fortalecen la actividad cerebral es por medio de los alimentos que contienen cereales enriquecidos. Una taza de espaguetis enriquecidos, por ejemplo, cuenta con 0.3 miligramos de tiamina, el 20 por ciento de la DV, y 2 miligramos de niacina, el 10 por ciento de la DV. La carne también es una buena fuente de estos nutrientes. Tres onzas (84 g) de filete (*tenderloin*) de cerdo, por ejemplo, proporcionan 0.8 miligramos de tiamina, el 53 por ciento de la DV. En cuanto a la niacina, 3 onzas de pechuga de pollo ofrecen 12 miligramos, el 60 por ciento de la DV.

No es tan fácil aumentar el consumo de las vitaminas B_6 y B_{12}, porque al cuerpo le cuesta cada vez más trabajo absorberlas conforme se envejece. "Después de los 55 años es muy común andar bajo de estas vitaminas, porque el revestimiento del estómago está cambiando", explica el Dr. Regelson.

Conforme se envejece es buena idea consumir una mayor cantidad de la DV de ambos nutrientes. La vitamina B_6 se encuentra en abundancia en las papas al horno, el plátano amarillo (guineo, banana), los garbanzos y el pavo (chompipe). Una papa al horno proporciona 0.4 miligramos de vitamina B_6, el 20 por ciento de la DV, y un plátano amarillo ofrece 0.7 miligramos, el 35 por ciento de la DV. En lo que se refiere a la vitamina B_{12}, la carne y los mariscos son buenas opciones. Tres onzas de carne de res magra (baja en grasa) molida brindan 2 microgramos de vitamina B_{12}, más o menos la tercera parte de la DV. La almeja es una fuente increíble, pues 20 almejas al vapor proporcionan 89 microgramos, el 1,483 por ciento de la DV.

CÓMO FOMENTAR EL FLUJO

Una forma de aliviar los problemas de memoria es aumentando el flujo de la sangre al cerebro, según opina el Dr. Regelson. Cuando no se mantiene un flujo adecuado de sangre, el rendimiento del cerebro y la memoria empiezan a bajar.

La falta de sangre en el cerebro muchas veces se debe a la misma causa que produce las enfermedades cardíacas: la acumulación de colesterol y grasa en las arterias. "Esta condición no sólo se puede prevenir a través de la alimentación —comenta el Dr. Regelson—, sino que se puede revertir al menos en parte".

De acuerdo con la Dra. Nitzke, una de las principales causas de las enfermedades cardiovasculares —arterias tapadas en el corazón y el cerebro— es el exceso de grasa, sobre todo de grasa saturada, en la alimentación. "Mantenga bajo el consumo de grasa saturada cocinando con pequeñas cantidades de aceites líquidos en lugar de mantequilla o margarina y reduciendo al mínimo el consumo de alimentos grasos como la mayonesa, los postres muy sustanciosos y las carnes grasas", recomienda.

Según agrega la nutrióloga, aumentar el consumo de frutas y verduras es igualmente importante. Las frutas y las verduras están llenas hasta el tope de antioxidantes, unos compuestos que bloquean los efectos de unas moléculas dañinas de oxígeno llamadas radicales libres. Esta cualidad es importante, porque cuando los radicales libres lesionan al colesterol lipoproteínico de baja densidad "malo", este se hace más pegajoso y hay mayor probabilidad de que se adhiera a las paredes de las arterias. (Para más información sobre los radicales libres, vea la página 591).

La estrategia combinada de reducir la grasa en la alimentación y de comer más frutas y verduras ayuda a mantener despejadas las arterias. De hecho, de acuerdo con el Dr. Regelson incluso puede ayudar a restablecer el flujo de sangre a través de las arterias que ya han comenzado a cerrarse.

La cuestión del café

Millones de personas en los Estados Unidos ayudan a sus cerebros a despertar todas las mañanas con una taza bien caliente de café, y con buena razón. Se ha demostrado que la cafeína del café mejora el rendimiento mental, incluyendo la función de la memoria.

En un estudio realizado por un grupo de investigadores de los Países Bajos, se utilizó una sustancia química para bloquearles la memoria de corto plazo a 16 personas sanas. Según se observó, al administrar 250 miligramos de cafeína a estas personas —más o menos la cantidad presente en tres tazas de café— no tardaron en recuperar su capacidad de recordar.

Un exceso de café desde luego puede causar más problemas de los que resuelve, aunque sólo sea porque el estímulo producido por esta bebida tarda entre 6 y 8 horas en pasar. Por lo menos a algunas personas el bajón posterior les produce cierta confusión mental.

"Cada persona reacciona a la cafeína de modos distintos", afirma Suzette Evans, Ph.D., profesora de la Universidad de Columbia en la ciudad de Nueva York. De acuerdo con la Dra. Evans, una o dos tazas de café definitivamente pueden mejorar el rendimiento y la memoria de las personas que sólo lo toman rara vez. No obstante, si se toma café de manera constante durante el día, rápidamente se desarrolla tolerancia y ya no se obtienen los mismos beneficios. De hecho, un exceso de cafeína produce nerviosismo y reduce la concentración.

Nota: Si no reconoce algún término usado en este capítulo, vea el glosario en la página 711.

PROBLEMAS MENOPÁUSICOS
Manutención para la madurez
(y muchos años más)

Para muchas mujeres, la menopausia es una época de gran exaltación. Se han liberado de la menstruación, las preocupaciones por el embarazo y la angustia de iniciar una carrera profesional y es natural que experimenten una repentina sensación de libertad, como si el resto de su vida fuera realmente suyo y de nadie más.

"No existe una fuerza más creativa en el mundo que la mujer menopáusica con entusiasmo", afirmó la antropóloga Margaret Mead, que realizó algunos de sus trabajos más apasionantes bastante más allá de los 50 años.

No obstante, durante la menopausia el cuerpo se ve sometido a varios cambios físicos capaces de robarles la energía hasta a las mujeres más decididas. Los sofocos (bochornos, calentones), los cambios de humor y el insomnio son sólo tres de los síntomas que asaltan a muchas mujeres durante esta fase de su vida. Durante muchos años las mujeres (y sus médicos) supusieron que las molestias de la menopausia eran inevitables. No obstante, resulta que muchos de los problemas menopáusicos pueden controlarse o incluso eliminarse con tan sólo comer los alimentos correctos, según indica el Dr. Isaac Schiff, jefe de Obstetricia y Ginecología en el Hospital General de Massachusetts en Boston.

OBSERVACIONES HORMONALES

Conforme las mujeres se acercan a la menopausia, la producción de las hormonas femeninas estrógeno y progesterona por parte de los ovarios empieza a disminuir. Llega el momento en que producen una cantidad tan reducida de estas hormonas que la mujer deja de menstruar. Entonces comienzan los problemas físicos, como los sofocos y los cambios de humor.

Algunos de los cambios físicos a largo plazo ocasionados por el bajo nivel de hormonas son más graves aún. El estrógeno se encarga de regular el colesterol de la mujer, por ejemplo. Cuando el estrógeno baja el colesterol sube, por lo que las mujeres enfrentan un riesgo más alto de sufrir enfermedades del corazón después de haber pasado por la menopausia.

El estrógeno también interviene para mantener los huesos de la mujer llenos de calcio. Cuando su nivel baja los huesos pierden calcio de forma muy acelerada. A menos que las mujeres se aseguren de aumentar la cantidad de calcio en su alimentación sus huesos pueden adelgazarse y debilitarse, una afección conocida como osteoporosis.

CUALIDADES QUE CUIDAN EL CORAZÓN

En vista de que muchos de los problemas de la menopausia se deben a un bajo nivel de estrógeno tiene sentido que las mujeres estén más sanas si encuentran un sustituto para una parte del estrógeno. Los científicos han descubierto que varios alimentos —especialmente algunos derivados de la soya, como el tofu y el *tempeh*— contienen grandes cantidades de fitoestrógenos, unos compuestos vegetales que actúan de manera muy parecida a la hormona natural.

Esta circunstancia reviste una importancia particular cuando se trata de proteger el corazón, pues el riesgo de la mujer de sufrir una enfermedad cardíaca aumenta después de la menopausia. Diversas investigaciones han demostrado que el colesterol y también el riesgo de sufrir enfermedades cardíacas bajan al aumentar el consumo de derivados de la soya. De acuerdo con un estudio realizado por la Universidad de Kentucky en Lexington, las personas que comen casi 2 onzas (56 g) de tofu al día reducen su nivel total de colesterol en más del 9 por ciento, y el del dañino colesterol lipoproteínico de baja densidad en casi un 13 por ciento.

Cuando se comen más derivados de la soya desde luego el consumo de grasa saturada se reduce automáticamente, lo cual también ayuda a mantener bajo el nivel de colesterol. "Las mujeres que andan cerca de la menopausia y las que ya son menopáusicas deben concentrarse en obtener la alimentación más saludable posible para el corazón —agrega el Dr. Wulf H. Utian, Ph.D., director del departamento de Obstetricia y Ginecología en el Hospital University MacDonald Womens en Cleveland, Ohio—. Es uno de los problemas más importantes a los que se enfrentan debido a la menopausia".

CÓMO BAJARLE AL CALOR

Los sofocos tal vez sean el indicio de la menopausia que mejor conozcamos. Salen de la nada y dejan a las mujeres sintiéndose acaloradas e incómodas. De nueva cuenta los fitoestrógenos de la soya pueden ayudar.

Vale la pena tomar en cuenta los siguientes datos. En los países asiáticos, donde las mujeres comen muchos derivados de la soya, sólo el 16 por ciento, aproximadamente, padecen molestias menopáusicas. De hecho el idioma japonés ni siquiera tiene una palabra para decir "sofoco". En los Estados Unidos, por el contrario, donde no existe la costumbre de comer alimentos de soya, el

75 por ciento de las mujeres menopáusicas se quejan de sofocos u otros síntomas desagradables.

No sólo los frijoles (habichuelas) de soya (*soybeans*) ayudan a aliviar los sofocos. Los frijoles negros (con los que se pueden preparar unas sopas y ensaladas riquísimas) contienen más o menos la misma cantidad de fitoestrógenos que los de soya. La semilla de lino (linaza, *flaxseed*) molida, que se puede mezclar con la masa del pan o los *muffins* (panqués), también es una buena fuente.

Es más, no hace falta comer muchos alimentos ricos en fitoestrógenos para gozar de estos beneficios. Sólo 2 onzas diarias de tofu o *tempeh* (un pastel/bizcocho/torta/*cake* hecho de frijoles de soya) evitan que los sofocos regresen. También se podría probar un plato de sopa *miso*, la cual se sazona con un condimento salado hecho de frijoles de soya y sal.

LA CAPTACIÓN DE CALCIO

Uno de los asuntos más críticos que las mujeres enfrentan en su vida es conservar la fuerza de sus huesos después de la menopausia. "El consumo de una cantidad suficiente de calcio antes, durante y después de la menopausia es una de las cosas más importantes que una mujer puede hacer para impedir fracturas posiblemente desastrosas de sus huesos", opina el Dr. Utian.

Una vez más es posible que los derivados de la soya influyan en esta circunstancia, pues se cuenta con ciertas pruebas de que los fitoestrógenos de la soya intervienen activamente en la tarea de ayudarles a los huesos a retener su calcio. Un estudio de laboratorio observó, por ejemplo, que los animales que reciben pequeñas cantidades de genisteína (un fitoestrógeno presente en la soya) pueden conservar huesos sanos llenos de calcio aun después de haber dejado de producir estrógeno.

Es importante retener el calcio porque muchas mujeres ni se acercan a cubrir sus necesidades de este importante mineral. En promedio consumen más o menos 600 miligramos diarios entre los 20 y los 50 años de edad; después de la menopausia, esta cantidad baja a sólo 500 miligramos diarios.

Los científicos de los Institutos Nacionales para la Salud recomiendan que las mujeres en edad fértil obtengan por lo menos 1,000 miligramos de calcio al día. Después de la menopausia deben tratar de consumir 1,500 miligramos diarios.

La mayoría de las mujeres tienen la oportunidad de incluir mucho calcio en su alimentación. Una taza de leche descremada, por ejemplo, contiene 302 miligramos de calcio, el 30 por ciento de la Cantidad Diaria Recomendada (o *DV* por sus siglas en inglés). Una ración de 8 onzas (224 g) de yogur cuenta con 415 miligramos, el 41 por ciento de la DV, y 3 onzas (84 g) de salmón proporcionan 181 miligramos, el 18 por ciento de la DV.

Nota: Si no reconoce algún término usado en este capítulo, vea el glosario en la página 711.

PROBLEMAS PREMENSTRUALES
Cómo manejar el malestar mensual

Probablemente no exista la mujer que no sepa lo que es el síndrome premenstrual. Sin embargo, el hecho de que sea muy común no significa que entendamos de qué se trata.

Se calcula que el síndrome premenstrual afecta a entre la tercera parte y la mitad de las mujeres en edad fértil radicadas en los Estados Unidos. Tiene más de 150 síntomas, como ansiedad, senos adoloridos y antojos de comida. Algunas mujeres sólo experimentan uno o dos de ellos, mientras que a otras las asalta una docena. Las molestias suelen aparecer entre 10 y 15 días antes de la menstruación y se alivian al comenzar esta.

Los médicos solían pensar que el síndrome premenstrual era un problema psicológico más que físico. Han cambiado de opinión. Sin embargo, aún no están seguros de lo que causa este enorme despliegue de problemas físicos y emocionales. Es probable que intervengan varios factores, como fluctuaciones hormonales (del estrógeno y la progesterona), el azúcar en la sangre (glucosa) y la serotonina, una sustancia química del cerebro.

Si bien aún desconocemos muchas cosas acerca de esta afección, una está clara: lo que la mujer come influye mucho en cómo se siente antes de su menstruación. Las siguientes estrategias alimenticias están diseñadas para aliviar las molestias.

LOS CARBOHIDRATOS: COMIDA QUE CALMA

Uno de los síntomas más comunes del síndrome premenstrual es el impulso de comer grandes cantidades de alimentos con azúcar. Esta comida a su vez puede producir sobrepeso, así como depresiones y cambios de humor.

No es raro que el gusto por lo dulce despierte durante esta época del mes. En las mujeres que padecen el síndrome premenstrual se trata de un período en el que su nivel de azúcar en la sangre suele andar bajo, según explica la Dra. Susan M. Lark, directora del Centro de Autoayuda para el Síndrome Premenstrual y la Menopausia en Los Altos, California. No se sabe con certeza a qué se debe el fenómeno. Aparentemente la insulina, que es la encargada de transportar el azúcar del torrente sanguíneo a cada una de las células, funciona de manera más eficaz conforme se acerca la menstruación. Al bajar la circulación de azúcar en el torrente sanguíneo el cerebro dispone de menos combustible. Se da cuenta de esta escasez y le avisa al cuerpo de que necesita más, lo cual se traduce así: "¡Necesito dulces!"

Para satisfacer la necesidad de azúcar del cuerpo sin acabarse todas las galletitas de la despensa (alacena, gabinete) es buena idea comer carbohidratos complejos, pues el cuerpo los absorbe más lentamente que el azúcar de los dulces. De esta forma ayudan a estabilizar el azúcar en la sangre, lo cual a su vez controla los antojos de azúcar.

Los carbohidratos complejos también alivian las molestias premenstruales de otra forma: incrementan el nivel de serotonina en el cerebro. Esta sustancia química tranquilizante regula el estado de ánimo y el sueño. En un pequeño estudio llevado a cabo por el Instituto Tecnológico de Massachusetts en Cambridge, unas mujeres que padecían el síndrome premenstrual informaron que una sola comida rica en carbohidratos alivió sus sensaciones premenstruales de depresión, tensión y tristeza y las hizo sentirse más calmadas y alertas.

Algunos médicos recomiendan que las mujeres con molestias premenstruales coman una pequeña cantidad de pasta, cereal o pan integral cada 3 horas para evitar que el nivel de azúcar en la sangre baje demasiado. En un estudio científico, el 54 por ciento de las mujeres participantes que cada 3 horas ingirieron una minicomida basada en féculas —como pan, galletas o

Astutos sustitutos

Existen muchos alimentos (y sustancias en los alimentos) capaces de agravar los dolores premenstruales. El problema que muchas mujeres enfrentan es cómo hacerle para renunciar a sus comidas favoritas durante toda una semana o incluso más. Los siguientes son algunos de los comestibles que más comúnmente tienen este efecto negativo. Incluimos algunos sustitutos igualmente satisfactorios.

- La cafeína puede tener como consecuencia senos adoloridos, además de aumentar la irritabilidad y la ansiedad. Vale la pena probar refrescos (sodas) de cola sin cafeína, café descafeinado o sustitutos de café como *Postum*.

- El exceso de sal puede hacer que el cuerpo retenga líquidos, lo cual intensifica el abotagamiento y el dolor en los senos. Se recomienda sazonar los alimentos con hierbas, especias o sazonadores sin sal, como *Mrs. Dash*, y elegir alimentos enlatados o procesados que sean bajos en sal.

- Muchas veces el chocolate intensifica los cambios de humor y el dolor en los senos. Es preferible comer carob sin azúcar, un sustituto de chocolate hecho de algarrobas.

Una saludable solución

Son muchos los alimentos que agravan las molestias premenstruales, pero también existen algunos que las alivian. El tofu, el *tempeh* y otros alimentos hechos de frijoles (habichuelas) de soya son opciones excelentes en este sentido.

De acuerdo con la Dra. Susan M. Lark, directora del Centro de Autoayuda para el Síndrome Premenstrual y la Menopausia en Los Altos, California, los alimentos de soya contienen unos compuestos llamados fitoestrógenos. Estos estrógenos de origen vegetal se parecen al estrógeno que las mujeres producen en forma natural, aunque son más débiles. Lo paradójico es que al consumir estos compuestos de la soya el nivel de estrógeno en el cuerpo baja, lo cual ayuda a aliviar las molestias del síndrome premenstrual.

"El síndrome premenstrual es mucho menos común en las naciones asiáticas, porque las mujeres comen más proteínas vegetales como el tofu y no tantas proteínas de origen animal", según agrega el Dr. Guy Abraham, antiguo profesor de Obstetricia y Ginecología en la Universidad de California en Los Ángeles.

cereal— sufrieron menos molestias premenstruales.

Por su parte, algunas mujeres deben evitar el trigo durante estos días. El trigo contiene gluten, una proteína que tiende a empeorar el abotagamiento premenstrual y a favorecer que se suba de peso. A las mujeres que aparentemente tengan este problema, la Dra. Lark les recomienda limitarse a cereales como el arroz, el millo (mijo) u otros que no sean trigo antes de la menstruación.

No hay motivo para restringirse al pan y las galletas cuando se trata de aumentar el consumo de carbohidratos. Un plato de algún cereal integral, como *granola* o avena, ayuda a sentirse satisfecha y también controla el antojo de dulces. Las tortitas de arroz son una buena merienda (botana, refrigerio, tentempié) también, particularmente cuando se untan con un poco de crema de cacahuate (maní) o confitura. Otra buena fuente de carbohidratos complejos son los frijoles (habichuelas).

Las frutas y las verduras también representan una magnífica fuente de carbohidratos complejos. Además, tienen pocas calorías, así que se pueden comer con frecuencia sin preocuparse por subir de peso. La Dra. Lark particularmente recomienda las raíces, como la zanahoria, el nabo y la chirivía (pastinaca), así como las verduras de hoja verde como las berzas (bretones, posarnos, *collard greens*) o las hojas de la mostaza. Todas estas verduras son ricas en magnesio y calcio y se ha demostrado que ambos nutrientes alivian las molestias premenstruales.

Si bien la mayoría de las frutas son buenas para las mujeres que padecen el síndrome premenstrual, las variedades tropicales como el mango, la papaya (fruta bomba, lechosa) y la piña (ananá) tienen un contenido sumamente alto de azúcar. Por lo tanto intensifican los antojos en lugar de aliviarlos. Cuando se acerca la menstruación tal vez sea preferible limitarse a frutas cultivadas en zonas más templadas, como la manzana, la naranja (china) o la toronja (pomelo).

EL GUSTO POR LA GRASA

Como hemos visto, a muchas mujeres se les antojan los dulces al acercarse su menstruación. De la misma forma es posible que les entre el gusto por los alimentos ricos en grasa, como *donuts* (donas), papitas fritas o helado. De hecho algunas mujeres afectadas por el síndrome premenstrual llegan a cubrir hasta un 40 por ciento de sus calorías con grasa. Así lo afirma el Dr. Guy Abraham, antiguo profesor de Obstetricia y Ginecología en la Universidad de California en Los Ángeles.

El asunto implica otros problemas aparte de las calorías adicionales. El tipo —y la cantidad— de grasa que se ingiere antes de la menstruación afecta la gravedad de los síntomas. A nadie sorprenderá el hecho de que el peor tipo de grasa sea la saturada, que se encuentra en las carnes, los productos lácteos de grasa entera y muchos alimentos procesados. La grasa saturada hace que suba el nivel de estrógeno en el cuerpo e intensifica prácticamente todos los síntomas del síndrome premenstrual, según indica el Dr. Abraham. Por el contrario, las pruebas indican que las mujeres que comen muchas frutas, verduras y cereales integrales pero poco o nada de carne tienden a padecer menos síntomas premenstruales que sus hermanas carnívoras.

Se recomienda que todas las mujeres, no sólo las que sufren el síndrome premenstrual, limiten su consumo de grasa a no más del 30 por ciento de su total de calorías. De acuerdo con el Dr. Abraham, la tercera parte de esta cantidad de grasa debe provenir de la saturada y el resto de la insaturada.

Actualmente los investigadores están estudiando la cuestión de si los ácidos grasos omega-3, un tipo de grasa presente en ciertas especies de pescado así como en los aceites de *canola* y semilla de lino (linaza, *flaxseed*), influyen en el síndrome premenstrual. Las pruebas preliminares sugieren que una escasez de estos ácidos grasos así como un exceso de ácido linoleico (una grasa insaturada) en el organismo pueden conducir a una sobreproducción de cierto tipo de prostaglandina. Este compuesto parecido a las hormonas puede producir dolores (cólicos) menstruales.

Recibimos mucho ácido linoleico de aceites como los de maíz (elote, choclo) y de alazor (cártamo), por lo que algunos nutriólogos sugieren aumentar nuestro consumo de ácidos grasos omega-3 por medio de pescados como el salmón, la caballa (macarela, escombro) y el atún. También se puede usar un poco de aceite de *canola* para cocinar y recurrir al aceite de semilla de lino (*flaxseed oil*) para los aliños (aderezos) de las ensaladas.

En términos prácticos estas indicaciones significan utilizar aceite de oliva en lugar de mantequilla y cambiar los alimentos altos en grasa como los *donuts* y otras meriendas por *bagels* y queso crema bajo en grasa, por decir algo. Hasta alteraciones mínimas de la alimentación ayudan a estabilizar el estrógeno y de esta forma, a aliviar el sufrimiento mensual.

CALCIO CONTRA LOS CÓLICOS

Si bien los antojos son un síntoma frecuente del síndrome premenstrual, de ninguna manera se trata del único. Muchas mujeres también sufren dolores de cabeza, cólicos y abotagamiento. A las que esto les suene familiar se les recomienda servirse un vaso de leche semidescremada al 1 por ciento (*low-fat milk*), pues es posible que los síntomas disminuyan al consumir más calcio antes de la menstruación.

En un estudio realizado por un grupo de investigadores del Centro de Investigaciones sobre Nutrición Humana del Departamento de Agricultura de los Estados Unidos ubicado en Grand Forks, Dakota del Norte, algunas mujeres recibieron una alimentación baja en calcio (587 miligramos de calcio al día), mientras que otras consumieron una mayor cantidad de calcio (1,336 miligramos al día). El 70 por ciento de las mujeres que estaban consumiendo mucho calcio afirmaron experimentar menos dolores de espalda y cólicos; el 80 por ciento se sintieron menos abotagadas y el 90 por ciento indicaron que estaban menos irritables o deprimidas.

El calcio funciona de varias formas. Por una parte previene las contracciones musculares a las que se deben los cólicos menstruales, según explica el director del estudio, James G. Penland, Ph.D. Además, "el calcio evidentemente afecta ciertas sustancias químicas cerebrales y hormonas de las que se sabe que influyen en el estado de ánimo", agrega el experto.

De acuerdo con el Dr. Penland, es buena idea empezar a incrementar el consumo de alimentos bajos en grasa y ricos en calcio, como leche descremada o semidescremada al 1 por ciento y yogur bajo en grasa, durante todo el ciclo menstrual. No hacen falta cantidades industriales para cosechar los beneficios. Las mujeres del estudio que más calcio consumían sólo recibieron 336 miligramos de calcio diarios por encima de la Cantidad Diaria Recomendada (o *DV* por sus siglas en inglés) de 1,000 miligramos. Esta cantidad de calcio equivale más o menos a la de una taza de leche descremada.

UN MINERAL CON MAÑA

El calcio no es el único mineral que afecta a la química cerebral. Numerosos estudios han observado que las mujeres que padecen del síndrome premenstrual tienden a andar bajas de magnesio. Un bajo nivel de magnesio da por resultado un descenso en la dopamina, una sustancia química cerebral que ayuda a regular los estados de ánimo, al igual que la serotonina, según afirma el Dr. Melvyn Werbach, profesor de Psiquiatría en la Universidad de California en Los Ángeles. De acuerdo con el experto, "es posible que una carencia de magnesio también afecte al metabolismo del estrógeno", otra causa del mal humor premenstrual.

En un estudio realizado en Italia, 28 mujeres que padecían el síndrome premenstrual empezaron a tomar 360 miligramos de magnesio al día. Al cabo de dos meses informaron sentirse menos deprimidas y abotagadas, además de tener menos cólicos y otros síntomas premenstruales.

La DV del magnesio es 400 miligramos, cantidad fácil de obtener a través de la alimentación. Una ración de copos de avena instantáneos (*instant oats*), por ejemplo, contiene 28 miligramos de magnesio, el 7 por ciento de la DV. Un plátano amarillo (guineo, banana) cuenta con 33 miligramos, el 8 por ciento de la DV, y un filete de platija horneado o asado al horno ofrece 49 miligramos, el 12 por ciento de la DV. El arroz integral es otra extraordinaria fuente de magnesio; media taza proporciona 42 miligramos, el 11 por ciento de la DV. Los cereales integrales y las verduras de hoja verde también son ricas en este mineral.

OTRA MANERA DE MEJORAR EL MAL HUMOR

Otro nutriente que ayuda a acabar con los altibajos emocionales del síndrome premenstrual es la vitamina B_6. En un estudio llevado a cabo en Inglaterra, 32 mujeres que sufrían el síndrome premenstrual tomaron 50 miligramos de vitamina B_6 al día por tres meses. Afirmaron sentirse menos deprimidas, irritables y fatigadas. Es posible que las altas dosis de vitamina B_6 equilibren las hormonas premenstruales al bajar el nivel de estrógeno y subir el de progesterona. En vista de que el cuerpo utiliza la vitamina B_6 para fabricar serotonina, también es posible que los suplementos de este nutriente ayuden a aliviar la depresión, según afirma el Dr. Werbach.

La cantidad de vitamina B_6 administrada por el estudio mencionado es mucho más alta que la DV de 2 miligramos, pero no hay que preocuparse por eso. Una dosis de 50 miligramos diarios es totalmente segura, según el Dr. Werbach. No obstante, si se pretende tomar más que eso es imprescindible consultar primero al médico.

No hace falta tomar suplementos para aumentar el consumo de la vitamina B_6, de acuerdo con el Dr. Werbach. Una comida compuesta de 3 onzas (84 g) de pechuga de pollo deshuesada, una papa sin pelar al horno y un plátano amarillo, por ejemplo, contiene casi 2 miligramos, el 100 por ciento de la DV.

Nota: Si no reconoce algún término usado en este capítulo, vea el glosario en la página 711.

PSORIASIS
Estrategias para evitar las escamas

Uno pensaría que la piel que cubre nuestro cuerpo hoy es la misma de ayer y del día anterior. No obstante, todos los días millones de células de la piel mueren, se desechan y son reemplazadas por células sanas.

El cuerpo de las personas que padecen psoriasis produce una cantidad exagerada de células de la piel a una velocidad aproximadamente cinco veces más rápida que la común. Por lo tanto, su piel se torna gruesa y escamosa. Los médicos no están seguros de lo que causa la psoriasis, aunque aparentemente lo que sucede es que el sistema inmunitario daña el material genético que les indica a las células de la piel con qué frecuencia dividirse.

Existen ciertas pruebas de que es posible ayudar a controlar la psoriasis consumiendo más verduras y frutas frescas. En un estudio de 680 personas, un grupo de investigadores de la Universidad de Milán en Italia encontró que quienes comen la mayor cantidad de zanahorias, tomates, frutas frescas y verduras verdes tienen mucha menos probabilidad de contraer psoriasis que las personas que comen estos alimentos en menor cantidad. De hecho, tan sólo tres o más raciones de zanahorias a la semana reducen el riesgo de sufrir psoriasis en un 40 por ciento. Siete o más raciones de tomates a la semana hacen que el riesgo baje en un 60 por ciento. En vista de que las zanahorias, los tomates y las frutas son importantes fuentes de betacaroteno así como de vitaminas C y E, los investigadores especulan que la diferencia radica en el efecto antioxidante y la capacidad de estos alimentos para estimular el sistema inmunitario.

ÁCIDOS QUE ALIVIAN

Por mucho tiempo los investigadores han sospechado que comer ciertos tipos de pescado ayuda con la psoriasis. En un estudio realizado en Inglaterra se encontró que los síntomas de la psoriasis mejoran en un 15 por ciento en sólo seis semanas si se comen 6 onzas (168 g) diarias de pescado como salmón, caballa (macarela, escombro) y arenque. Estos pescados de agua fría contienen un tipo de grasa llamado ácidos grasos omega-3, los cuales aparentemente reducen la producción de prostaglandinas y leucotrienos por el cuerpo, dos compuestos que pueden provocar inflamaciones de la piel. Aunque no basta con comer pescado para curar la psoriasis, al menos puede ofrecer alivio adicional.

Nota: Si no reconoce algún término usado en este capítulo, vea el glosario en la página 711.

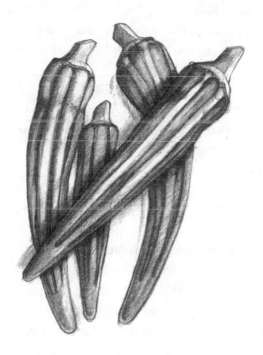

QUIMBOMBÓ
Cuida contra el cáncer

Poder curativo
Previene el cáncer

Alivia los síntomas del resfriado

Reduce el riesgo de sufrir
enfermedades cardíacas

Previene el estreñimiento

Traída a América por los esclavos afri-
canos, esta verdura se conoce en muchos (pero no todos) hogares latinos. Por
ejemplo, en México no se conoce. Sin embargo, sí se disfruta mucho en el
Caribe, Venezuela y hasta en el sur de los Estados Unidos. Normalmente se
prepara en un guiso (estofado) con harina o se agrega a sopas. Y como todas las
comidas de este libro, es un alimento que debemos aprovechar más. Está repleto
de vitaminas y fibra, más nos ayuda a evitar el cáncer.

UNA PROMESA DE PROTECCIÓN

El quimbombó (guingambó, calalú) contiene un compuesto que según los
investigadores promete combatir el cáncer. Este compuesto, llamado glutation,
ataca dicho mal en dos formas. Es un antioxidante, lo cual significa que contrarresta los efectos de los radicales libres, unas moléculas inestables de oxígeno
que pueden dañar las células saludables y volverlas cancerosas. (Para más información sobre los radicales libres, vea la página 591).

Además, el glutation impide que los carcinógenos, es decir, las sustancias químicas que causan cáncer, lesionen el ADN, el programa químico que les
dice a las células cómo deben funcionar. El glutation aleja los carcinógenos de las
células, se los lleva a la orina y de esta manera termina por sacarlos del cuerpo.

Un estudio llevado a cabo con más de 1,800 personas permitió a algunos

En la cocina

La mayoría de las personas describen el quimbombó (guingambó, calalú) como una verdura dura y babosa. Sin embargo, las siguientes indicaciones le permitirán apreciar su curioso sabor al máximo.

Súbale al fuego. La cantidad de baba producida por el quimbombó se reduce cuando la verdura se cocina rápidamente. Esto evita que sus jugos se espesen.

Pero no lo recueza. La baba del quimbombó se pone muy pegajosa si el vegetal está demasiado cocido. Cocínelo hasta que apenas se suavice, retírelo del fuego y sirva.

Espese el caldo. Basta con cortar los tallos del quimbombó o con picarlo en rodajas antes de cocinarlo para espesar cualquier caldo, sopa o guiso (estofado). Si no le gusta espeso, añada el quimbombó entero durante los últimos 10 minutos del tiempo de cocción.

Cómprelo fresco. Con el tiempo el quimbombó se pone duro y fibroso. Linda Eck, R.D., profesora adjunta de Psicología en la Universidad de Memphis en Tennessee, recomienda que al comprar esta verdura la someta a la prueba de la uña. Si su uña no atraviesa la cáscara de la vaina con facilidad, probablemente está demasiado duro para comerse.

En los estados del sur de los Estados Unidos hay quimbombó fresco durante todo el año. En el resto del país, la mejor temporada para comprarlo es entre mayo y octubre.

investigadores de la Universidad de Emory descubrir que quienes consumían la mayor cantidad de glutation —el cual no se encuentra sólo en el quimbombó sino también en la sandía, el aguacate (palta) y la toronja (pomelo)— tenían un 50 por ciento menos de probabilidades de sufrir cáncer de la boca y la garganta que los que mostraban un índice bajo de este compuesto.

El quimbombó no es la mejor fuente de glutation, pero tampoco es la peor. En un estudio realizado por la Universidad de Louisville en Kentucky, se llevaron a cabo mediciones de los niveles de glutation presentes en los distintos alimentos. El quimbombó ocupó una posición a media tabla, señala Calvin A. Lang, Sc.D., profesor de Bioquímica en la Universidad de Louisville.

Los investigadores no están seguros de cuánto glutation hace falta para asegurar una buena salud, pero lo que sí saben es que entre más glutation se consume, mejor. "Si usted mantiene su glutation en un nivel alto, reduce su riesgo de contraer una enfermedad seria", dice el Dr. Lang.

UNA VAINA DE NUTRIENTES MIXTOS

El quimbombó contiene toda una mezcolanza de elementos, al igual que el caldo en el que por lo común se incluye esta verdura. La vitamina C encabeza la lista. Media taza de quimbombó contiene más de 13 miligramos de esta vitamina, o sea, el 22 por ciento de la Cantidad Diaria Recomendada (o *DV* por sus siglas en inglés). La vitamina C es un poderoso antioxidante. Se ha demostrado que lucha contra el cáncer, previene las enfermedades cardíacas e incluso ayuda a aliviar el resfriado (catarro) común.

El quimbombó también proporciona una buena cantidad de magnesio. Media taza de la verdura cocida contiene más o menos 46 miligramos de este mineral, el 11 por ciento de la DV. Es posible que el magnesio ayude a evitar las enfermedades cardíacas, combatir el síndrome de fatiga crónica, bajar la presión arterial, prevenir la diabetes y retardar la pérdida de tejido óseo.

Además, según Belinda Smith, R.D., dietista investigadora del Centro Médico del Departamento de Veteranos en el Colegio de Medicina de la Universidad de Kentucky en Lexington, el quimbombó es una buena fuente de fibra. Media taza de esta verdura, congelada o cocida, contiene más o menos 2 gramos de fibra, el 8 por ciento de la DV.

El quimbombó tiene dos tipos de fibra. Uno reduce el colesterol y ayuda a controlar la diabetes mientras que el otro ayuda a prevenir el estreñimiento.

Cómo maximizar sus poderes curativos

Échele vapor. El quimbombó tradicionalmente se sirve frito, lo cual agrega una enorme cantidad de grasa a la alimentación. En cambio, Smith recomienda prepararlo al vapor. No hay necesidad de usar grasa cuando la verdura se cocina con calor húmedo. Además, en comparación con otras técnicas de cocción, este método tiene la ventaja de conservar una mayor cantidad de nutrientes.

Que se le caiga la baba. Cuando se cocina, el quimbombó produce un líquido espeso y baboso que representa una rica fuente de nutrientes. En lugar de tirar esta baba, aprovéchela como una forma natural de espesar los caldos que prepare con el mismo quimbombó, así como otros guisos (estofados) y sopas.

Nota: Si no reconoce algún término en este capítulo, vea el glosario en la página 711.

Quimbombó a lo criollo

1	**libra (448 g) de quimbombó (guingambó, calalú) fresco**
1½	**tazas de cebolla picada**
1	**lata de 16 onzas (448 g) de tomate de sodio reducido (con su jugo)**
½	**cucharadita de albahaca**
½	**cucharadita de salsa de chile picante**
½	**cucharadita de azúcar morena (mascabado) clara, apretada**
¼	**cucharadita de tomillo**
⅛	**cucharadita de sal**

Por porción

calorías	**81**
grasa total	**0.6 g**
grasa saturada	**0.1 g**
colesterol	**0 mg**
sodio	**92 mg**
fibra dietética	**5.7 g**

Limpie el quimbombó y pique en rodajas de ½" (1.2 cm).

Rocíe una cacerola grande con aceite antiadherente en aerosol. Agregue la cebolla y fría a fuego mediano de 7 a 8 minutos, revolviendo con frecuencia, hasta que esté levemente dorada.

Mientras tanto, escurra el tomate en un colador fino colocado sobre un tazón (recipiente) mediano; ponga el jugo aparte. Aplaste el tomate levemente con una cuchara.

Agregue el tomate a la cacerola. Agregue la albahaca, la salsa de chile picante, el azúcar morena, el tomillo, la sal y ¼ taza del jugo de tomate reservado y revuelva. Cocine durante 2 minutos sin dejar de revolver. Agregue el quimbombó. Cocine de 10 a 15 minutos, revolviendo con frecuencia, hasta que el quimbombó esté suave. Vaya agregando el jugo de tomate restante según sea necesario para evitar que el quimbombó se pegue.

Para 4 porciones

Consejo de cocina: Si no consigue quimbombó fresco, use el congelado. No lo descongele antes de usarlo. Agregue 2 ó 3 minutos al tiempo de cocción.

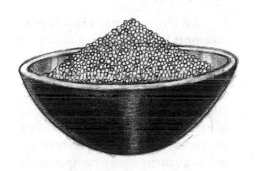

QUINUA
El supercereal peruano

Poder curativo
Combate la fatiga

Previene la anemia

Regula la presión arterial

Hace siglos, en lo alto de la sierra peruana, los incas comían un cereal tan importante que le pusieron quinua, nombre que literalmente significa "la madre de todos los cereales".

Cualquier cereal es bueno para la salud, pero la quinua sobresale entre todos. Contiene más proteínas que sus semejantes y es una fuente tan rica y equilibrada de nutrientes esenciales que los expertos en alimentos la han nombrado el supercereal del futuro.

PROTEÍNAS EN ABUNDANCIA

Entre los cereales, la quinua es uno de los que contiene más proteínas. Además, a diferencia de la mayoría de los cereales, las proteínas de la quinua son completas. Esto significa que contienen los nueve aminoácidos que el cuerpo necesita obtener a través de los alimentos, según lo explica Diane Grabowski-Nepa, R.D., dietista y asesora en Nutrición del Centro Pritikin para la Longevidad ubicado en Santa Mónica, California. Por lo tanto, la quinua resulta ideal para las personas que han reducido la cantidad de carne que comen y que por ello posiblemente tengan problemas para cubrir su necesidad de proteínas.

Media taza de quinua cocida proporciona 5 gramos de proteínas, el 10 por ciento de la Cantidad Diaria Recomendada (o *DV* por sus siglas en inglés). "Es

En la cocina

Mientras que el trigo, el arroz y otros cereales se preparan todos de manera semejante, la quinua es más pequeña y delicada y exige un trato diferente. Los *chefs* sugieren lo siguiente:

Lávela bien. Al crecer la quinua, le sale una capa protectora natural llamada saponina, la cual a veces tiene un sabor algo amargo. Lave la quinua antes de cocerla para eliminar cualquier residuo de esta sustancia.

Fíjese en el reloj. La quinua tarda menos en cocerse que otros cereales. Además, como es tan delicada, si se recuece queda casi como papilla. No es difícil lograr la consistencia exacta. Ponga a hervir 2 tazas de agua, agregue 1 taza de quinua, baje el fuego a lento y cocine de 10 a 15 minutos con la olla tapada, hasta que los granos estén suaves y hayan absorbido todo el líquido.

Use poca y coma mucha. Algunas personas se espantan por el precio de la quinua, ya que es bastante más cara que otros cereales. Sin embargo, se esponja mucho cuando se cocina, llegando a alcanzar hasta cuatro veces su volumen original. Por lo tanto, incluso pequeñas cantidades de quinua rinden mucho.

particularmente alta en el aminoácido lisina", dice Grabowski-Nepa. La lisina es importante para ayudar a los tejidos a crecer y a repararse.

Una gran fuente de energía

La sangre necesita hierro para transportar el oxígeno. Cuando la alimentación no contiene una cantidad suficiente de hierro los glóbulos rojos hasta llegan a encogerse, lo cual reduce la cantidad de oxígeno que pueden transportar. El corazón y los pulmones tienen que trabajar más arduamente para compensar la diferencia. Con el tiempo, este esfuerzo adicional produce fatiga.

La quinua se encarga de reponer esas energías perdidas. "La mayoría de los cereales tienen poco hierro pero la quinua es una fuente muy buena", dice Grabowski-Nepa. Media taza de quinua cocida, por ejemplo, contiene 4 miligramos de hierro, lo cual corresponde al 40 por ciento de la Asignación Dietética Recomendada (o *RDA* por sus siglas en inglés) para los hombres, y al 27 por ciento de la RDA para las mujeres. Por si aún no está convencido, simplemente compare estos datos con los de una cantidad semejante de arroz integral, el cual sólo contiene 1 miligramo de hierro.

Un estímulo para la circulación

Además de ser una verdadera mina de hierro, la quinua proporciona otros dos nutrientes, magnesio y riboflavina, que ayudan a la sangre a trabajar de manera más eficiente.

Las personas que no obtienen una cantidad suficiente de magnesio en su alimentación corren un mayor peligro de sufrir hipertensión (presión arterial alta). De hecho, los médicos han descubierto que cuando las personas con un índice bajo de magnesio empiezan a cubrir sus necesidades de este nutriente, su presión arterial mejora, su sangre se vuelve menos propensa a coagularse y los latidos de su corazón son más regulares.

La quinua puede ayudar a devolver su nivel de magnesio a condiciones saludables para su corazón. Media taza del cereal cocido contiene 90 miligramos de magnesio, el 22 por ciento de la DV.

Ensalada de quinua y garbanzo al estilo del sudoeste

1	taza de quinua
1¾	tazas de agua
4	cucharaditas de aceite de oliva
1	taza de garbanzos de lata, lavados y escurridos
1	tomate mediano, sin semilla y picado
3	cucharadas de jugo de limón verde (lima) fresco
2	cucharadas de cilantro fresco picado en trocitos
½	cucharadita de comino molido
1	diente de ajo, picado en trocitos
⅛	cucharadita de sal

Ponga la quinua en un colador fino y enjuague bien con agua fría. Escurra y pase a una cacerola mediana.

Agregue el agua y ponga a fuego mediano hasta que rompa a hervir. Tape, baje el fuego a lento y hierva durante 15 minutos, o hasta que la quinua esté suave, pero un poco crujiente todavía. Si no ha terminado de absorber toda el agua, escúrrala con un colador fino.

Ponga la quinua en un tazón (recipiente) mediano. Rocíe con el aceite y mezcle bien. Agregue los garbanzos, el tomate, el jugo de limón verde, el cilantro, el comino, el ajo y la sal. Mezcle muy bien.

Para 4 porciones

POR PORCIÓN

calorías	**271**
grasa total	**8.4 g**
grasa saturada	**0.9 g**
colesterol	**0 mg**
sodio	**219 mg**
fibra dietética	**6.4 g**

Cómo maximizar sus poderes curativos

Explore las posibilidades. Por no saber qué hacer con ellos, muchas personas sólo utilizan los cereales para acompañar otros platos. La quinua es blanda y algo desabrida, por lo cual combina bien casi con cualquier otro alimento. Agregue quinua a sus sopas, pastas o rellenos y le resultará fácil enriquecer su alimentación diaria con la fuerza nutritiva de este cereal, recomienda Grabowski-Nepa.

Manténgala fría. A diferencia de la mayoría de los cereales, que se conservan muy bien, la quinua se echa a perder muy rápido. A fin de conservar sus nutrientes y sabor, lo mejor es comprarla en cantidades pequeñas y guardarla en un recipiente hermético en el refrigerador u otro lugar fresco y oscuro.

Nota: Si no reconoce algún término en este capítulo, vea el glosario en la página 711.

RADICALES LIBRES
Una abierta amenaza

¡No! —gritó Dorothy mientras observaba horrorizada, junto con el Espantapájaros y el León Cobarde, cómo su amigo metálico se ponía rígido bajo la lluvia—. ¡El Hombre de Hojalata se está oxidando!"

En su camino para visitar al Mago de Oz debieron haber tenido más cuidado en no permitir que su compañero férreo se expusiera a la lluvia. Cuando la humedad toca el hierro, el metal experimenta un proceso químico llamado oxidación. Su resultado es la capa rojiza que conocemos como óxido.

A diferencia del Hombre de Hojalata no tenemos que preocuparnos por oxidarnos bajo la lluvia. No obstante, el mismo proceso de oxidación que sufre el metal afecta nuestros cuerpos por dentro.

Tal como lo sugiere la palabra, "oxidación" simplemente significa que algún elemento ha hecho reacción con el oxígeno. De forma más específica quiere decir que las moléculas de oxígeno han perdido un electrón debido a su interacción con otras moléculas. Entonces las de oxígeno se convierten en lo que los científicos llaman radicales libres, unas moléculas heridas e inestables de oxígeno. Son tan peligrosas como su nombre lo indica. En el esfuerzo por "curarse", los radicales libres roban electrones de cualquier molécula sana que se les cruce en el camino. Al hacerlo crean más radicales libres.

¿Qué tiene todo esto que ver con nuestra salud? Cada vez que el oxígeno se mezcla con otras moléculas se forman radicales libres. Si se parte un plátano, por ejemplo, los daños causados por los radicales libres hacen que la fruta expuesta al oxígeno se ponga café. Basta con inhalar para exponer el cuerpo humano a este proceso. De hecho cada vez que respiramos se producen radicales libres, los cuales dañan nuestras células sanas al tratar de estabilizarse.

Los daños causados por los radicales libres son pasmosos. Las investigaciones científicas han acumulado cada vez más pruebas de que estos perjuicios contribuyen a muchas enfermedades graves desde la arteriosclerosis, a males degenerativos como la degeneración macular, ciertos tipos de cáncer y el envejecimiento mismo.

LA NATURALEZA DE LO NOCIVO

Es un error imaginarse los radicales libres como unos invasores del exterior, como lo sería un virus o las bacterias. La mayoría de los radicales libres se

El ejercicio: ¿será un error?

Se inhala. Se exhala. Y ya se generaron cientos de radicales libres.

Se inhala. Se exhala. Y se empieza a jadear. Después de correr un par de millas (o kilómetros) se han producido miles de radicales libres. ¿Realmente nos hace bien el ejercicio?

En fechas recientes se ha manifestado cierta preocupación de que el ejercicio, que debe mejorar nuestra salud, tal vez eleve la producción de radicales libres a dimensiones potencialmente peligrosas. Si los radicales libres son un producto secundario de la generación de energía, según razonan los científicos, el ejercicio debe dar por resultado una sobrecarga de radicales libres.

"Puesto que acelera el metabolismo, el ejercicio efectivamente crea una mayor cantidad de radicales libres —afirma Balz Frei, Ph.D., director del Instituto Linus Pauling en la Universidad Estatal de Oregon en Corvallis—. Pero hay que recordar que los radicales libres sólo hacen daño si no se les equilibra con antioxidantes que los neutralicen. Las personas que hacen ejercicio también suelen tener un estilo de vida más saludable, por lo que cuentan con reservas mayores de antioxidantes. Además, los beneficios que se obtienen del ejercicio son enormes y están muy bien comprobados. La gente no debe dejar de hacer ejercicio porque se preocupe por los radicales libres", indica el experto.

fabrican dentro del cuerpo mismo. "La gente muchas veces no se da cuenta de que los radicales libres ocurren en forma natural —indica Balz Frei, Ph.D., director del Instituto Linus Pauling en la Universidad Estatal de Oregon en Corvallis—. El cuerpo los produce al generar energía".

Normalmente cada célula del cuerpo convierte el oxígeno que se respira en agua. No obstante, más o menos el 1 por ciento del oxígeno se escapa de esta cadena de montaje. Este 1 por ciento es el que se transforma en radicales libres, según explica el Dr. Frei.

"Los glóbulos blancos también generan radicales libres a propósito para matar las bacterias y los microorganismos que invaden el cuerpo —agrega el experto—. Desafortunadamente estos radicales libres no tienen muy buen tino y terminan no sólo matando las bacterias extrañas sino también haciéndoles daño a tejidos sanos".

EL ESFUERZO PARA ESTABLECER EL EQUILIBRIO

Si cada vez que inhalamos radicales libres estos se entregan a una batalla campal, ¿qué impide que nos deterioremos al poco tiempo de haber inhalado por primera vez? Tal como corresponde a las leyes de la Naturaleza, para cada impulso que ocurre se produce un impulso contrario. Y por cada radical libre que nuestros cuerpos producen existe un antioxidante que lo controla.

Todos hemos oído hablar de antioxidantes como las vitaminas C y E y el betacaroteno. Los antioxidantes literalmente se interponen entre los radicales libres y las moléculas sanas del cuerpo. Al sacrificar sus propios electrones, estabilizan a los radicales libres y evitan que hagan más daño.

La Naturaleza anticipó el peligro de los radicales libres y se preparó para enfrentarlos. Según lo hemos visto, ciertos alimentos están llenos de vitaminas antioxidantes. Además, de la misma forma en que el cuerpo fabrica radicales libres también produce antioxidantes para bloquear sus efectos.

"Contamos con toda una orquesta de mecanismos de defensa para eliminar la toxicidad de los radicales libres —explica Robert R. Jenkins, Ph.D., profesor de Biología en la universidad Ithaca de Nueva York—. Conforme los radicales libres se producen nuestros cuerpos les quitan la toxicidad, ya sea mediante enzimas antioxidantes o vitaminas".

Además de los radicales libres generados dentro de nuestros cuerpos, vivimos en un medio ambiente que también crea un sinnúmero de ellos. La exposición a factores como la contaminación, la luz ultravioleta, la radiación y los gases de escape de los carros incrementa la producción de radicales libres enormemente.

"Fumar cigarrillos, por ejemplo, es una importante fuente externa de radicales libres —afirma el Dr. Frei—. Cuando se produce tal exceso de radicales libres les cuesta trabajo a los antioxidantes mantenerse al corriente". De hecho se requieren 20 miligramos de vitamina C, la tercera parte de la Cantidad Diaria Recomendada (o *DV* por sus siglas en inglés), para neutralizar el efecto de un solo cigarrillo.

LOS PERJUICIOS QUE PROVOCAN

Una vez que los radicales libres se han proliferado, el daño que causen depende principalmente del sitio donde decidan lanzar su ataque. "El mejor ejemplo del daño que los radicales pueden causar es la arteriosclerosis, o sea, el endurecimiento de las arterias —indica el Dr. Frei—. Está bien documentado que los radicales libres contribuyen a esta enfermedad de manera muy importante".

Las enfermedades cardiovasculares con frecuencia ocurren cuando el colesterol lipoproteínico de baja densidad "malo" (o *LDL* por sus siglas en inglés) en el torrente sanguíneo empieza a formar una especie de grumos y se adhiere a las paredes de las arterias, lo cual produce endurecimiento y obstrucciones. Los científicos han descubierto que el colesterol LDL empieza a pegarse a las paredes de las arterias debido a los daños causados por los radicales libres.

En otros casos es posible que los radicales libres se lancen contra el ADN.

Cuando lesionan estas hebras críticas de información genética, las células pueden sufrir cambios que les hacen reproducirse sin control alguno; es decir, volverse cancerosas, según explica el Dr. Frei.

Los radicales libres también afectan a los ojos. En un estudio que sin duda pondrá a todos a buscar sus lentes de sol, un grupo de investigadores de la Escuela de Medicina de Harvard comprobaron un fuerte vínculo entre la degeneración macular —la principal causa de pérdida irreversible de la vista en personas mayores de 50 años— y los daños por radicales libres. Por hermosa que sea, la luz del Sol contiene una tremenda cantidad de la peligrosa luz ultravioleta (UV), uno de los más destacados productores de radicales libres.

No sólo los ojos sufren bajo los poderosos rayos del Sol, sino también la piel. Se cree que las arrugas, el engrosamiento de la piel y otros indicios del envejecimiento prematuro de la piel también se deben a los daños causados por los radicales libres generados por los rayos UV.

A pesar de que las investigaciones aún son muy especulativas, se vislumbra la posibilidad de que los radicales libres también representen uno de los factores clave para entender misteriosos trastornos neurológicos como las enfermedades de Alzheimer y de Parkinson. Algunos científicos creen que los radicales libres tal vez abran agujeros en la barrera que normalmente protege al cerebro contra invasores externos, como los virus y las bacterias. Al responder a estas lesiones el sistema inmunitario produce más radicales libres, los cuales posiblemente causen los daños que en opinión de los investigadores conducen a las enfermedades neurológicas.

"En muchos casos los radicales libres no participan en el inicio de la enfermedad —agrega el Dr. Jenkins—, pero los que resultan de la enfermedad misma mantienen andando el proceso dañino".

Tal es el caso de la artritis reumatoide. La inflamación en el interior de las articulaciones crea radicales libres, los cuales al parecer hacen más daño que la enfermedad misma. Lo mismo puede decirse de muchas enfermedades digestivas. Los radicales libres tal vez no causen enfermedades inflamatorias del aparato digestivo como la de Crohn, por ejemplo, pero definitivamente multiplican los daños.

REACCIONES RADICALES

Si la respiración y la exposición al sol son propuestas tan arriesgadas, ¿cómo se puede estar seguro de que el cuerpo cuenta con suficientes reservas antioxidantes para rechazar los ataques de los radicales libres? "Aparte de evitar las cosas que uno sabe que generan cantidades excesivas de radicales libres, como el humo del cigarrillo, una de las mejores cosas que se pueden hacer para uno mismo es tener una alimentación basada en plantas, rica en frutas y verduras", recomienda el Dr. Jenkins.

Las frutas y las verduras contienen una abundancia de antioxidantes naturales, particularmente de las vitaminas C y E y el betacaroteno, así como docenas de otros compuestos dedicados a combatir los radicales libres. "Cuando se revisan los estudios poblacionales a largo plazo, al parecer las personas que siguen una alimentación vegetariana obtienen protección contra enfermedades que según se cree están ligadas a los daños por radicales libres —afirma el Dr. Jenkins . Llevan vidas más largas y sanas".

Para maximizar la protección antioxidante contra los radicales libres, el Dr. Jenkins sugiere incrementar el consumo de vitamina C a entre 200 y 400 miligramos, así como las dosis diarias de vitamina E a entre 100 y 400 unidades internacionales.

De acuerdo con el Estudio de Antioxidantes Cardíacos de Cambridge, en el que se examinó a 2,000 personas con arteriosclerosis, los investigadores observaron que el riesgo de sufrir un infarto se redujo más o menos en un 75 por ciento en el caso de las personas que consumieron entre 400 y 800 unidades internacionales de vitamina E diariamente durante un año.

Las investigaciones también han demostrado que el riesgo de padecer degeneración macular disminuye en un 43 por ciento en las personas con el mayor consumo de carotenoides —unos compuestos de las plantas que son poderosos antioxidantes— en comparación con aquellas que consumen la menor cantidad de este nutriente.

Algunas de las mejores fuentes alimenticias de compuestos antioxidantes son los cítricos, el brócoli, los pimientos (ajíes, pimientos morrones) verdes y rojos y las verduras de hoja verde oscura, todos retacados de vitamina C; la zanahoria, la batata dulce (camote, *yam*, *sweet potato*) y la espinaca, ricas en betacaroteno; y el germen de trigo y los aceites vegetales, llenísimos de vitamina E.

"Tampoco se puede perder de vista la verdadera dimensión de las cosas —agrega el Dr. Frei—. Aunque resulte que los radicales libres desempeñan un importante papel en las enfermedades, no dejan de ser un solo factor entre muchos. No hay que dejarse llevar por el pánico. Más bien se debe llevar una vida sana, comer con prudencia y hacer ejercicio".

Nota: Si no reconoce algún término usado en este capítulo, vea el glosario en la página 711.

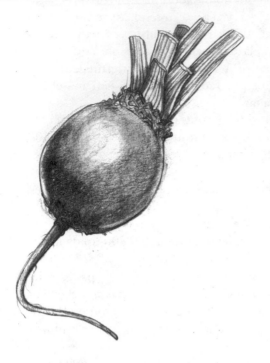

REMOLACHA
Remedio rojo para el cáncer que es bondadoso para los bebés

Poderes curativos
Protege contra el cáncer

Previene los defectos de nacimiento

Cuando pensamos en una alimentación saludable, la comida rusa definitivamente no es lo primero que se nos ocurre.

En realidad esto no es raro. Por lo común un plato de repollo (col) con papas nadando en mantequilla y rociado con vodka no es lo que nos imaginamos ni por alta cocina ni por cocina saludable.

No obstante, existe un plato tradicional ruso que merece una oportunidad: el *borscht*. Esta sopa dulce de vivo color rojo que se sirve caliente o fría está hecha de remolachas (betabeles) frescas. Es decir, está llena de nutrientes capaces de combatir los defectos de nacimiento y tal vez incluso de evitar el cáncer.

COLOR ANTITUMOR

En la medicina popular, la remolacha y su jugo aparecen frecuentemente como remedio contra el cáncer. Si bien hace falta realizar muchas investigaciones más, algunos científicos sospechan que el compuesto que le da su intenso color carmesí a la remolacha, la betacianina, es muy poderoso en la lucha contra los tumores.

"En Europa, el jugo de remolacha se usa para tratar el cáncer —indica Eleonore Blaurock-Busch, Ph.D., directora de la empresa Trace Minerals International en Boulder, Colorado—. Es posible que el pigmento presente en la remolacha tenga propiedades anticancerígenas".

Los investigadores a cargo de un estudio sobre la eficacia de la remolacha contra el cáncer examinaron el jugo de remolacha, además de otros jugos de verduras y frutas, en cuanto a sus efectos sobre algunos cancerígenos químicos comunes. El jugo de remolacha ocupó uno de los primeros lugares en impedir las mutaciones celulares que por lo común conducen al cáncer.

Falsa alarma

La remolacha se puede comer rallada con la ensalada, en rodajas o de lata. Y no sólo tiñe de rojo la lengua sino también otra cosa. Pero no hay que espantarse.

No hay por qué preocuparse si la orina se pinta de rojo. Muchas personas experimentan algo que se llama *beeturia* cuando comen remolacha; es decir, su orina sale rosada o roja.

Definitivamente puede resultar alarmante si no se sabe qué está sucediendo. Sin embargo, según los expertos no pasa nada. El efecto por lo común desaparece el mismo día, a menos que se siga comiendo remolachas, por supuesto.

"La remolacha no se ha estudiado en la misma medida que otras verduras como el brócoli —comenta la Dra. Blaurock-Busch—. No obstante, definitivamente se cuenta con pruebas suficientes para justificar que se incluya en la alimentación".

FUENTE DEL FOLATO QUE FAVORECE A LOS FETOS

Uno de los nutrientes que más suele faltarles a las mujeres es el folato, una vitamina del grupo B. Simplemente no comen una cantidad suficiente de lentejas, espinacas u otros alimentos ricos en folato para obtener los 400 microgramos que necesitan diariamente.

Es fundamental cubrir las necesidades diarias de folato para asegurar el crecimiento normal de los tejidos y posiblemente para proteger contra las enfermedades cardíacas y ciertos tipos de cáncer. Además, los médicos han descubierto que el folato es uno de los nutrientes más importantes para las mujeres embarazadas, pues ayuda a evitar los defectos de nacimiento.

Media taza de rodajas de remolacha cocida contiene 45 microgramos de folato, casi el 11 por ciento de la Cantidad Diaria Recomendada (o *DV* por sus siglas en inglés).

En la cocina

La remolacha (betabel) no es una verdura muy fácil de cocinar. Tiene un sabor fuerte, muchas veces es dura y suelta un jugo rojo. De hecho cocinar con remolachas es como agregar un par de medias (calcetines) rojas a una carga de ropa blanca: inevitablemente algo se va teñir de rosado.

Hay varias formas de controlar esta verdura rebelde.

Controle el color. A fin de evitar lo más posible que suelte su jugo, los *chefs* recomiendan lavar la remolacha fresca con cuidado, fijándose en no romperle la piel, pues la capa exterior más dura de la piel es lo que mantiene la mayoría de los pigmentos en el interior de la verdura. Por la misma razón no hay que pelar la remolacha ni cortarle el extremo de la raíz o los tallos hasta que ya esté cocida y se encuentre en un tazón (recipiente) aparte de los demás ingredientes.

Tome las tiernitas. Los mejores resultados se obtienen con remolachas pequeñas o medianas. Suelen ser tan tiernas que muchas veces ni siquiera hace falta pelarlas.

Cómo llegarle al hierro

Cuando se trata de obtener hierro, la remolacha no puede competir con riquísimas fuentes de minerales como la carne de res magra (baja en grasa). No obstante, los millones de estadounidenses que están reduciendo su consumo de carne o renunciando por completo a ella harían bien en aumentar la cantidad de remolacha que consumen.

Cómo maximizar sus poderes curativos

Cocínela por corto tiempo. Diversos estudios demuestran que el calor disminuye el poder de la remolacha en la lucha contra los tumores. Es buena idea cocerla sólo un poco para obtener todos sus beneficios.

Destape la lata. Una de las características interesantes de la remolacha es que resulta casi igual de nutritiva salida de una lata o apenas extraída de la tierra. Por lo tanto sus beneficios para la salud pueden disfrutarse aunque no sea temporada de remolachas frescas.

Nota: Si no reconoce algún término usado en este capítulo, vea el glosario en la página 711.

Sopa fría de remolacha

2 latas de 15 onzas (420 g) cada una de remolacha (betabel) de sodio reducido

2 cucharadas de vinagre de vino tinto

1 cucharadita apretada de azúcar morena (mascabado) clara

½ taza de pepino picado en cubitos

4 cucharadas de crema agria sin grasa

1 cucharada de eneldo fresco picado

POR PORCIÓN

calorías	**89**
grasa total	**0.3 g**
grasa saturada	**0.1 g**
colesterol	**0 mg**
sodio	**116 mg**
fibra dietética	**3.9 g**

Escurra la remolacha, guardando 1½ tazas del líquido. Píquela en cubitos y aparte ½ taza de estos.

Ponga el resto de la remolacha en una licuadora (batidora) o un procesador de alimentos. Agregue el vinagre, el azúcar y el líquido de remolacha que guardó. Muela todo por 1 ó 2 minutos o hasta obtener un puré grumoso al que todavía le queden trozos de verdura. Si así lo desea puede poner la sopa en el refrigerador por 12 horas como máximo.

Sirva la sopa espolvoreada con los cubitos de pepino y remolacha. Remate cada porción con 1 cucharada de crema agria y un poco de eneldo.

Para 4 porciones

Consejos de cocina: Si utiliza remolacha normal de lata, el sodio aumenta a 305 miligramos por porción.

Para variar el sabor un poco se puede sustituir 1 taza del líquido de la remolacha por jugo de manzana.

REPOLLO
Arma adicional del arsenal alimenticio anticanceroso

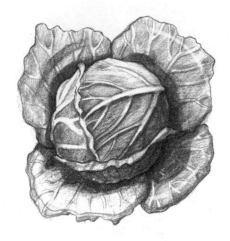

Poderes curativos

Previene el cáncer de mama, de próstata y del colon

Reduce el riesgo de padecer cataratas

Previene las enfermedades cardíacas y los defectos de nacimiento

En la antigua Roma, los curanderos creían poder aliviar el cáncer de mama frotando los senos con pasta de repollo (col). Los científicos modernos hubieran descartado esta idea como producto del folclor hasta hace sólo unos cuantos años. Ahora ya no se muestran tan convencidos.

"Los estudios han demostrado que si se prepara una pasta de repollo y se frota en los lomos de los animales de laboratorio se puede impedir el desarrollo de tumores", indica el Dr. Jon Michnovicz, Ph.D., presidente de la Fundación de Oncología Preventiva así como del Instituto para la Investigación Hormonal, ubicados ambos en la ciudad de Nueva York.

Desde luego la mejor manera de absorber las propiedades curativas del repollo es comiéndoselo. Además de combatir diversos tipos de cáncer, el repollo contiene un montón de nutrientes que según las investigaciones científicas defienden al cuerpo contra las enfermedades cardíacas, los problemas digestivos y otros males.

A COMBATIR EL CÁNCER CON CRUCÍFERAS

Al igual que otros miembros de la familia vegetal de las crucíferas, el repollo contiene varios compuestos que ayudan a impedir el desarrollo del cáncer, según lo han demostrado varios estudios. Es particularmente eficaz para evitar el cáncer de mama, de próstata y del colon.

Los científicos creen que dos compuestos en particular hacen del repollo un alimento muy poderoso en la lucha contra el cáncer. El primero es el indol-3-carbinol o I3C, el cual resulta muy eficaz contra el cáncer de mama, según lo indican las investigaciones. Este compuesto funciona como antiestrógeno, es decir, recoge los estrógenos nocivos cuya presencia se ha ligado al cáncer de mama.

En un estudio realizado por un grupo de investigadores, se les pidió a unas mujeres israelíes que comieran más o menos un tercio de un repollo al día durante tres meses. Después de cinco días de haber empezado a enriquecer su alimentación con el repollo, el nivel de hormonas dañinas de las mujeres participantes había bajado significativamente.

"Nadie dudaba de que el I3C puro hubiera funcionado si se lo hubiéramos dado a las mujeres —afirma el Dr. Michnovicz—. No obstante, este estudio demostró que para la persona común el consumo de repollo o de alguna verdura parecida, como el brócoli, tiene el mismo efecto".

Para incrementar la protección aún más se puede cambiar el repollo común por *bok choy*, el repollo chino. En investigaciones de laboratorio se ha hallado que un compuesto llamado brasinina que se encuentra en el *bok choy* tal vez impida el desarrollo de tumores de mama.

También se ha demostrado que otro compuesto del repollo, el sulforafano, bloquea el cáncer al aumentar la producción de enzimas que impiden los tumores en el cuerpo.

En un estudio pionero llevado a cabo por la Universidad Johns Hopkins en Baltimore, Maryland, unos científicos expusieron a 145 animales de laboratorio a un cancerígeno químico muy fuerte. Veinticinco de estos animales no habían recibido ningún tratamiento especial, mientras que a los demás se les alimentó con altas dosis de sulforafano. Cincuenta días más tarde, el 68 por ciento de los animales no protegidos tenían tumores de mama, en comparación con sólo el 26 por ciento de los que habían tomado altas dosis de sulforafano.

El sulforafano convierte el repollo en un combatiente muy preciado en la batalla contra el cáncer del colon, según agrega el Dr. Michnovicz, pues estimula el nivel de una enzima llamada glutation en este órgano. En opinión de los investigadores, esta enzima se encarga de sacar las toxinas del cuerpo antes de que tengan la oportunidad de lastimar las delicadas células que revisten la pared intestinal.

Es probable que el riesgo de contraer cáncer disminuya al comer cualquier tipo de repollo con regularidad. No obstante, los investigadores afirman que para obtener la mejor protección posible no hay nada mejor que el repollo rizado (de Milán, *savoy cabbage*). Este tipo de repollo no sólo contiene I3C y sulforafano sino también otros cuatro fitonutrientes que casi parecen trabalenguas: betasitosterol, feofitina a, nonacosana y nonacosanona. Todos son poderosos combatientes contra los posibles cancerígenos.

En la cocina

Entre todas las verduras, el repollo (col) es una de las más prácticas desde el punto de vista del cocinero. Se puede preparar de muchas formas, es barato, se vende en cualquier parte y es muy fácil de cocinar. Desde luego queda la cuestión del olor, pero eso es fácil de remediar.

Al cocinar el repollo basta con agregar un tallo de apio o una nuez de Castilla (con cáscara) a la olla para neutralizar el fuerte olor de la verdura. Otra opción es cocinarlo más rápido, en un horno de microondas o *wok*, por ejemplo, en lugar de usar una olla de cocción lenta. Cuando el repollo se cocina durante mucho tiempo libera una mayor cantidad de los compuestos de azufre que producen su fuerte olor.

ADEMÁS, NOS APORTA AMIGOS ANTIOXIDANTES

Todos hemos oído hablar mucho de antioxidantes como las vitaminas C y E y el betacaroteno, los cuales ayudan a defender el cuerpo contra las enfermedades al neutralizar a unas moléculas nocivas de oxígeno llamadas radicales libres que se acumulan en el cuerpo de forma natural. Los radicales libres dañan los tejidos sanos en todo el cuerpo y les ocasionan cambios que pueden provocar enfermedades cardíacas, cáncer y otros males graves. (Para más información sobre los radicales libres, vea la página 591).

Todos los tipos de repollo están llenísimos de estos compuestos nutritivos. El *bok choy* y el repollo rizado destacan como magníficas fuentes de betacaroteno, el cual sólo está presente en pequeñas cantidades en los otros tipos de repollo.

Un alto nivel de betacaroteno en la sangre se ha ligado a un menor índice de infartos, ciertos tipos de cáncer y cataratas.

Además de tener un alto contenido de betacaroteno, tanto el *bok choy* como el repollo rizado son buenas fuentes de vitamina C, la cual se ha demostrado que estimula la inmunidad, reduce la presión sanguínea y combate las enfermedades cardíacas. Una ración de media taza de *bok choy* crudo proporciona 16 miligramos de vitamina C, el 27 por ciento de la Cantidad Diaria Recomendada (o *DV* por sus siglas en inglés), mientras que la misma cantidad de repollo rizado crudo ofrece 11 miligramos, el 18 por ciento de la DV.

Ambos tipos de repollo también son apreciables fuentes de folato. Media taza de cualquiera de los dos brinda más o menos 35 microgramos de este nutriente, es decir, el 9 por ciento de la DV. El cuerpo utiliza el folato para asegurar el crecimiento normal de los tejidos. Según lo han demostrado diversos estudios, es posible asimismo que el folato proteja el cuerpo contra el cáncer, las enfermedades cardíacas y los defectos de nacimiento. Diversas investigaciones científicas indican que las mujeres corren un alto riesgo de sufrir carencias de folato, particularmente si toman la píldora anticonceptiva.

Cómo maximizar sus poderes curativos

Cómaselo crudo. De acuerdo con los expertos, al hervir el repollo se pierde más o menos la mitad de sus valiosos indoles. A fin de aprovechar estos compuestos al máximo recomiendan que se coma crudo; por ejemplo, mezclado con una ensalada verde o de forma concentrada en un *coleslaw*.

Viva la variedad. Vale la pena explorar las diferentes variedades de repollo para obtener sus beneficios curativos varias veces a la semana sin aburrirse. El repollo verde, el colorado y el rizado, así como el *bok choy*, tienen un alto contenido de compuestos protectores. Se pueden comer crudos en un *coleslaw*, agregarse a la sopa o rellenarse de lo que se quiera.

Abastézcase abundantemente. Con frecuencia evitamos comprar muchas frutas y verduras frescas porque se echan a perder con facilidad. En el caso del repollo no hay que preocuparse por eso, pues se conserva hasta por 10 días en el cajón para la fruta y verdura del refrigerador. Por lo tanto se puede comer un poco diariamente sin preocuparse porque se vaya a echar a perder.

Nota: Si no reconoce algún término usado en este capítulo, vea el glosario en la página 711.

Bok choy con hongos

1 **libra (448 g) de *bok choy* (repollo chino)**

4 **hongos *shiitake* grandes**

1 **cucharadita de aceite de canola**

2 **cucharaditas de salsa de soya de sodio reducido**

2 **cucharaditas apretadas de azúcar morena (mascabado) clara**

½ **cucharadita de aceite de sésamo (ajonjolí) oscuro**

POR PORCIÓN

calorías	**46**
grasa total	**1.9 g**
grasa saturada	**0.2 g**
colesterol	**0 mg**
sodio	**123 mg**
fibra dietética	**2.2 g**

Limpie el *bok choy* y separe las hojas de los tallos. Pique tanto los tallos como las hojas en rodajas delgadas.

Corte y deseche los pies de los hongos. Pique los sombrerillos en rodajas delgadas.

Ponga el aceite de *canola* a calentar a fuego mediano en un *wok* o una sartén grande. Agregue los hongos y fríalos revolviendo por 2 ó 3 minutos o hasta que estén suaves. Agregue los tallos de *bok choy* y continúe revolviendo por 1 minuto. Agregue las hojas de *bok choy* y fríalas revolviendo por 20 segundos. Agregue la salsa de soya, el azúcar morena y el aceite de sésamo. Fría y revuelva todos los ingredientes por 1 ó 2 minutos, hasta que el *bok choy* apenas comience a marchitarse.

Para 4 porciones

Ensalada de repollo colorado y colinabo

3 **tazas de repollo (col) colorado rallado**

1 **colinabo mediano, pelado y picado en tiritas largas y finas**

¼ **taza de vinagre de manzana**

1 **cucharada de miel**

1 **cucharada de semilla de mostaza café**

⅛ **cucharadita de sal**

POR PORCIÓN

calorías	**41**
grasa total	**0.4 g**
grasa saturada	**0.1 g**
colesterol	**0 mg**
sodio	**126 mg**
fibra dietética	**2.3 g**

Ponga el repollo y el colinabo en un tazón (recipiente) mediano y mézclelos bien.

Ponga el vinagre, la miel, la semilla de mostaza y la sal en un tazón pequeño y bátalos a mano. Vierta este aliño (aderezo) encima del repollo y el colinabo y mezcle todos los ingredientes bien. Deje reposar la ensalada por 30 minutos para que los sabores se mezclen, revolviéndola en una o dos ocasiones durante este tiempo. También se puede dejar en el refrigerador por 8 horas como máximo. Vuelva a mezclarla justo antes de servir.

Para 4 porciones

Resfriados y gripe
Sírvase un plato de "vencevirus"

Para evitar los resfriados (catarros) y la gripe por completo habría que convertirse en ermitaño e irse a vivir lejos de los estornudos de los compañeros de trabajo, los mocos infantiles y la tos de los extraños con quienes nos topamos en las calles de las ciudades.

Sin embargo, recluirse en una isla desierta no sirve cuando hay que pagar las facturas. Por lo tanto, una de las mejores estrategias para evitar estas enfermedades es comer todos los alimentos habidos y por haber que refuercen la inmunidad. Y resulta que hay mucho de dónde escoger. En diversas investigaciones científicas se ha descubierto que algunos de los alimentos que consumimos diariamente contienen unos poderosos compuestos que ayudan a evitar que los virus se instalen en nuestro cuerpo. E incluso cuando uno ya se enfermó, los alimentos correctos sirven para aliviar las molestias y posiblemente para mejorarnos más rápidamente.

Inmunidad ingerida

Los resfriados y la gripe empiezan cuando unos cuantos virus se introducen en el cuerpo. Una vez adentro, inmediatamente se ponen a producir más virus. Si el sistema inmunitario no los detiene rápidamente se multiplican hasta sumar un número estratosférico y entonces es cuando uno empieza a sentirse malito.

Una forma de detener esta invasión microbiana es comiendo más frutas y verduras. Estos alimentos contienen diversas sustancias que refuerzan el sistema inmunitario y aumentan su capacidad para destruir los virus antes de que logren enfermarlo a uno. Las investigaciones han demostrado, por ejemplo, que muchas frutas y verduras contienen un compuesto llamado glutation, el cual estimula el sistema inmunitario para que libere grandes cantidades de macrófagos, unas células especializadas que agarran los virus y los marcan para ser destruidos. El aguacate (palta), la sandía, el espárrago, la calabaza de invierno (*winter squash*) y la toronja (pomelo) son ricos en glutation. El quimbombó (guingambó, calalú), la naranja (china), el tomate, la papa, la coliflor, el brócoli, el cantaloup (melón chino), la fresa y el melocotón (durazno) también son buenas fuentes.

Otro poderoso compuesto presente en muchas frutas y verduras es la vitamina C. Hace años que los médicos debaten si este nutriente ayuda a prevenir los resfriados, y el debate continúa. No obstante, se ha demostrado que cuando uno ya está enfermo un aumento en el consumo de vitamina C a través de la alimentación alivia los síntomas del resfriado y ayuda a restablecerse más pronto.

La vitamina C hace que baje el nivel de histamina, una sustancia química defensiva que el sistema inmunitario libera. La histamina produce congestión nasal así como otros síntomas del resfriado y la gripe. Y parece que la vitamina C también fortalece los glóbulos blancos, los cuales resultan fundamentales para combatir las infecciones.

Después de revisar 21 estudios científicos publicados desde 1971, un grupo de investigadores de la Universidad de Helsinki en Finlandia llegó a la conclusión de que el consumo de 1,000 miligramos de vitamina C al día puede reducir los síntomas del resfriado y acortar la duración de la enfermedad en un 23 por ciento.

Desde luego habría que comer montones de naranjas, brócoli y otros alimentos ricos en vitamina C para obtener tales cantidades de este importante nutriente. Es mejor beber muchos jugos, según opina Won Song, R.D., Ph.D., profesora de Nutrición Humana en la Universidad Estatal de Michigan en East Lansing. El jugo de naranja brinda 61 miligramos de vitamina C por cada ración de 6 onzas (180 ml) y probablemente sea la mejor opción, aunque los jugos de arándano agrio (*cranberry*) y de toronja también contienen mucha vitamina C.

EL TRABAJO DEL AJO

A lo largo de los siglos el ajo se ha utilizado para tratar prácticamente cualquier tipo de infección. Y ahora contamos cada vez con más pruebas de que también ayuda a proteger contra los resfriados y la gripe.

El ajo contiene docenas de compuestos químicamente activos. Se ha demostrado que dos de ellos, la alicina y la aliina, matan los gérmenes infecciosos de forma directa. Además, al parecer el ajo estimula el sistema inmunitario para que libere células asesinas naturales, las cuales destruyen todavía más gérmenes.

No obstante, para obtener los beneficios del ajo hay que comerlo en grandes cantidades, hasta una cabeza diaria para combatir los resfriados y la gripe, según afirma el Dr. Elson Haas, director del Centro Médico Preventivo de Marin en San Rafael, California.

A menos que realmente le guste a uno probablemente sea imposible comer tal cantidad de ajo crudo. No obstante, si se mete al horno —de microondas o tradicional— hasta que se suavice su sabor se vuelve menos picante y más dulce, según indica el Dr. Irwin Ziment, profesor de Medicina en la Universidad de California en Los Ángeles. "El ajo cocido aún parece ser muy fuerte", agrega el Dr. Ziment.

TRES TRATAMIENTOS TRADICIONALES

Las investigaciones científicas han demostrado que dos tratamientos tradicionales de los resfriados y la gripe —una taza de té caliente seguida por un plato de caldo de pollo bien caliente— figuran entre los remedios caseros más poderosos de todos los tiempos. Ambos alimentos, al igual que el chile (ají o pimiento picante) y otros alimentos picantes, contienen unos compuestos que alivian la congestión nasal y mantienen la fuerza del sistema inmunitario.

El té, por ejemplo, contiene un compuesto llamado teofilina que ayuda a acabar con la congestión nasal, según explica el Dr. Steven R. Mostow, presidente del Comité de la Sociedad Torácica Estadounidense para la Prevención de la Neumonía y la Gripe en Denver, Colorado. También cuenta con quercetina, un compuesto que tal vez ayude a impedir que los virus se multipliquen.

El caldo de pollo es otro remedio popular que ha resultado ser eficaz. De hecho un plato de caldo de pollo es una de las mejores formas de aliviar la congestión nasal y otros síntomas del resfriado y la gripe. Un grupo de investigadores del Centro Médico de la Universidad de Nebraska en Omaha observó en unos estudios de laboratorio, por ejemplo, que el caldo de pollo es capaz de impedirles a los glóbulos blancos inflamar y congestionar las vías respiratorias.

No obstante, según agrega el Dr. Mostow es importante prepararlo en casa. Los médicos no están seguros de la razón, pero el caldo de pollo de lata no funciona igual de bien que el casero, y si se prepara con consomé en cubitos o en polvo no sirve para nada.

Por otra parte, cuando la nariz está tan congestionada por culpa de un resfriado que se tiene la sensación de estar respirando a través de una frazada (cobija, manta, frisa) gruesa, tal vez sea buena idea darle una buena mordida a un chile. Los jalapeños (cuaresmeños), la pimienta roja molida y todos sus primos picantes contienen un compuesto llamado capsaicina. De acuerdo con el Dr. Ziment, este compuesto se parece a un fármaco que suele incluirse en los medicamentos contra los resfriados y la gripe y ayuda a respirar otra vez con facilidad.

Y no hace falta recurrir al chile fresco para cosechar estos beneficios, según agrega el Dr. Haas. Puede resultar muy efectivo agregar ¼ cucharadita de pimienta roja molida a un vaso de agua y bebérsela. "Calienta pero no irrita", afirma el Dr. Haas.

Nota: Si no reconoce algún término usado en este capítulo, vea el glosario en la página 711.

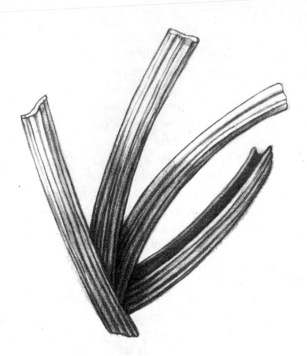

RUIBARBO

"Le entra" al estreñimiento, "corta" el colesterol e incrementa la inmunidad

Poderes curativos
Baja el colesterol

Previene el cáncer

Refuerza la inmunidad

Alivia los problemas digestivos

"Alabemos el ruibarbo. . .", comienza un poema de Cynthia Francisco. A decir verdad a la mayoría de las personas esta planta de sabor ácido e incluso agrio no los emociona lo suficiente como para escribirle unos versitos. No obstante, si está sufriendo de estreñimiento es posible que por fin encuentre un buen motivo para cantarle un himno de alabanza.

Y tal vez hasta termine formando un coro. Las investigaciones científicas demuestran que el ruibarbo brinda muchos beneficios a las personas que padecen colesterol alto y baja inmunidad. Además, existe la posibilidad de que el ruibarbo ayude a combatir ciertos tipos de cáncer.

No obstante, antes de ir más lejos vale la pena expresar unas palabras de advertencia. Sólo hay que comer los tallos del ruibarbo. Sus hojas contienen un nivel sumamente alto de oxalatos, unas sales minerales que el cuerpo no es capaz de metabolizar; llegan a ser tóxicas para las personas sensibles a ellas. Pero cuando el ruibarbo se prepara como debe ser es un alimento muy saludable que nadie debe pasar por alto.

LA TRADICIÓN TIENE LA RAZÓN

Quizá la idea sea producto del folclor, pero de todas formas la mayoría de los expertos están de acuerdo en que el ruibarbo alivia el estreñimiento porque este miembro de la familia del alforjón es una buena fuente de fibra.

608

En la cocina

Para contrarrestar la acidez del ruibarbo, la mayoría de las personas le agregan montones de azúcar antes de probar la primera cucharada. Y lo único que logran es sumar calorías desprovistas de valor nutritivo a un alimento saludable.

Los *chefs* recomiendan los siguientes trucos para disfrutar el ruibarbo sin exagerar con el azúcar.

Juéguesela con el jugo. Muchas personas cocinan el ruibarbo con jugo de naranja (china) o piña (ananá), lo que reduce la acidez y agrega un agradable toque dulce.

Para cocinar el ruibarbo, los tallos se pican en pequeños trozos y se ponen en una cacerola. Por cada 3 ó 4 tazas de ruibarbo se agrega más o menos media taza de agua o jugo y se deja al fuego por unos 15 minutos o hasta que esté bien cocido.

Escoja alguna especia. Las especias ayudan a controlar la acidez del ruibarbo sin recurrir al azúcar. Algunas buenas opciones son la ralladura de naranja, el agua de rosas (*rose water*), el jengibre y la canela.

"Las personas han utilizado el ruibarbo históricamente contra el estreñimiento comiéndoselo en compota o pasteles (pays, tartas, *pies*), pero no sabían por qué funcionaba —señala Tapan K. Basu, Ph.D., profesor de Nutrición en la Universidad de Alberta en Edmonton, Canadá—. Ahora sabemos que es una buena fuente de fibra".

Los fibrosos tallos del ruibarbo contienen grandes cantidades de fibra dietética —más de 2 gramos por ración de media taza— la cual proporciona el volumen necesario para que se haga de vientre con regularidad.

El Dr. Ronald L. Hoffman, director del Centro Hoffman para Medicina Holística en la ciudad de Nueva York, ofrece la siguiente receta de ruibarbo para esos momentos de estreñimiento.

Pique tres tallos de ruibarbo crudo fresco (deseche las hojas, que son tóxicas) y mézclelo con 1 taza de jugo de manzana, ¼ de un limón pelado y 1 cucharadita de miel. Ponga todos los ingredientes en una licuadora (batidora) y muélalos muy bien. (El ruibarbo crudo es muy ácido, por lo que tal vez quiera agregar otros jugos a la receta para atenuar su sabor). Beba según le haga falta.

CÓMO CORTAR EL COLESTEROL

Al igual que otros alimentos ricos en fibra como el salvado de avena y los frijoles (habichuelas), el ruibarbo tiene la capacidad de absorber el colesterol y sacarlo del cuerpo antes de que tenga la oportunidad de adherirse a las arterias. De esta forma evita que se tapen y contribuyan al desarrollo de las enfermedades cardíacas.

En un estudio llevado a cabo por un grupo de investigadores de la Universidad de Alberta en Canadá, se observó que la fibra del ruibarbo reduce el colesterol de manera significativa, particularmente el lipoproteínico de baja densidad (o *LDL* por sus siglas en inglés), que es el que hace daño. Además, reduce la cantidad de triglicéridos, unas grasas potencialmente peligrosas en el torrente sanguíneo. Las personas que participaron en el estudio consumieron 27 gramos diarios de tallos de ruibarbo pulverizados con alta densidad de fibra por 30 días.

"Aún no sabemos cuánto ruibarbo hace falta comer para obtener el mismo efecto —afirma el Dr. Basu, el investigador que coordinó el estudio—. No obstante, ya podemos decir que el ruibarbo contiene un tipo eficaz de fibra, así que definitivamente no hace daño comérselo".

UNA TÁCTICA CONTRA LOS TUMORES

A pesar de que aún no se cuenta con pruebas definitivas, las investigaciones científicas indican que el ruibarbo posiblemente contenga unos compuestos capaces de prevenir el cáncer.

En el único estudio que se ha publicado con respecto a la eficacia del ruibarbo para combatir el cáncer, un grupo de investigadores de la Universidad de Maguncia en Alemania probaron la acción anticancerígena del jugo crudo de ruibarbo así como del jugo de otras verduras y frutas. Encontraron que el ruibarbo se ubica entre los primeros lugares cuando se trata de impedir las mutaciones celulares que por lo común conducen al cáncer.

Si bien estas investigaciones tempranas son prometedoras, los científicos aún no están seguros si beber el jugo de ruibarbo o comer sus tallos produce los mismos beneficios como pudieron observarse en las probetas.

CUENTE CON SU "C" POTENTE

El ruibarbo contiene vitamina C, una vitamina antioxidante que ataca e inmoviliza los radicales libres. Estas moléculas de oxígeno son la fuerza dañina que causa las enfermedades cardíacas, algunos tipos de cáncer y ciertos "síntomas" del envejecimiento, como las arrugas o los problemas de la vista. (Para más información sobre los radicales libres, vea la página 591).

Además, se ha demostrado que la vitamina C ayuda a evitar que el colesterol LDL "malo" se oxide en el cuerpo, lo cual le permitiría adherirse a las paredes de las arterias. También desempeña un papel importante en la formación del colágeno, una proteína que compone la piel y el tejido conjuntivo y que ayuda a mantener lisa la piel. Además, la vitamina C es muy conocida por su poder para reforzar la inmunidad, lo cual le ayuda al cuerpo a defenderse contra los resfriados (catarros) y las infecciones.

Media taza de ruibarbo cocido proporciona casi 4 miligramos de vitamina C, casi el 7 por ciento de la Cantidad Diaria Recomendada (o *DV* por sus siglas en inglés).

Cómo maximizar sus poderes curativos

Recoja el rojo. Debido a su acidez, a la mayoría de las personas les cuesta trabajo comer grandes cantidades de ruibarbo, pero tal vez este *tip* les ayude. Por lo general, entre más rojo el tallo, más dulce el sabor y más fácil resulta de comer.

Nota: Si no reconoce algún término usado en este capítulo, vea el glosario en la página 711.

Salsa de ruibarbo y naranja

12	**onzas (336 g) de ruibarbo, limpio y picado**
¾	**taza de cebolla picada en trocitos**
¼	**taza de jugo de naranja (china) fresca**
3	**cucharadas de miel**
2	**cucharadas de pasas amarillas**
2	**cucharaditas de jengibre fresco rallado**

Ponga el ruibarbo, la cebolla, el jugo de naranja, la miel, las pasas y el jengibre en una cacerola grande a fuego mediano. Deje que rompa a hervir, revolviéndolo con frecuencia. Baje a fuego lento y deje que hierva por 5 minutos o hasta que el ruibarbo esté cocido, revolviéndolo un par de veces. Retire la cacerola del fuego y deje que se enfríe.

Para 2 tazas

Consejo de cocina: Esta salsa puede servirse con pechugas de pollo a la parrilla, pechugas de pavo (chompipe) asadas o filete (tenderloin) de cerdo asado.

POR ½ TAZA

calorías	**100**
grasa total	**0.3 g**
grasa saturada	**0.1 g**
colesterol	**0 mg**
sodio	**6 mg**
fibra dietética	**2.4 g**

SALUD DENTAL
Defensores dietéticos de los dientes

A pesar de que los dientes son duros, parecidos a los huesos, definitivamente están vivos. Al igual que la piel, los músculos o cualquier otra parte del cuerpo, deben alimentarse bien para estar saludables. "De hecho probablemente sea tan importante elegir alimentos nutritivos como evitar los que producen la caries", señala Dominick DePaola, D.D.S., Ph.D., presidente del Colegio Baylor de Odontología en Dallas, Texas.

No hay nada que sustituya los hábitos de lavarse los dientes regularmente con cepillo y usar hilo dental. Sin embargo, los alimentos correctos, sobre todo los que proporcionan grandes cantidades de calcio y vitaminas A y C, ayudan a mantener fuertes los dientes y las encías. Al mismo tiempo es importante no bombardear los dientes frecuentemente con meriendas (botanas, refrigerios, tentempiés) pegajosas llenas de azúcar, pues crean el ambiente perfecto para que se multipliquen las bacterias que producen la caries, según advierte Donna Oberg, R.D., una nutrióloga del Programa de Salud Dental del Departamento de Salud Pública del Condado Seattle-King en Kent, Washington.

NUTRIENTES PARA LOS DIENTES

De la misma forma en que a los huesos les hace falta calcio para estar fuertes, los dientes también dependen de este mineral esencial, particularmente durante los primeros años de la infancia. "Los alimentos ricos en calcio son sumamente importantes —indica William Kuttler, D.D.S., un dentista con consulta privada en Dubuque, Iowa—. Sin el calcio los dientes no se forman". En los adultos, el calcio fortalece el hueso que sostiene los dientes para que no se aflojen con el tiempo.

Aumentar el consumo de productos lácteos es la mejor protección que se les puede brindar a los dientes. Un vaso de leche semidescremada al 1 por ciento (*low-fat milk*) o una ración de yogur, por ejemplo, contienen más o menos 300 miligramos de calcio cada uno, aproximadamente el 30 por ciento de la Cantidad Diaria Recomendada (o *DV* por sus siglas en inglés). Se obtienen cantidades algo menores de los quesos bajos en grasa así como de algunas verduras de hojas verdes, como las hojas de nabo, el *bok choy* (repollo chino) y la endibia (lechuga escarola).

Sin embargo, se necesita más que calcio para asegurar la salud dental. También hacen falta varias vitaminas, entre ellas la C y la A. El cuerpo utiliza la primera para fabricar el colágeno, una fibra proteínica dura que mantiene fuertes las encías. La vitamina A, por su parte, sirve para formar la dentina, una capa de material parecido al óseo que se encuentra justo debajo de la superficie de los dientes.

Es fácil cubrir las necesidades de ambos nutrientes a través de la alimentación. Una ración de media taza de brócoli cocido, por ejemplo, contiene 58 miligramos de vitamina C, casi el 97 por ciento de la DV. Una ración de media taza de cantaloup (melón chino) cuenta con 34 miligramos, el 57 por ciento de la DV, y una naranja (china) nável (ombliguera) mediana ofrece 80 miligramos, el 133 por ciento de la DV.

La mejor forma de obtener vitamina A es a través de alimentos ricos en betacaroteno, sustancia que el cuerpo convierte en vitamina A. La batata dulce (camote, *yam*, *sweet potato*) es una magnífica fuente; media taza proporciona más de 21,000 unidades internacionales de vitamina A, cuatro veces más de lo que pide la DV. Otras buenas fuentes de betacaroteno son la col rizada, la zanahoria y la mayoría de las calabazas de invierno (*winter squash*) amarillas o anaranjadas. (A pesar de su color, el *acorn squash* contiene muy poco betacaroteno; media taza sólo cuenta con 0.2 miligramos).

PROBLEMAS PEGAJOSOS

Mientras algunos alimentos ayudan a mantener la salud interior de los dientes, otros los perjudican por fuera. Los alimentos azucarados, por ejemplo, crean la posibilidad de que grandes cantidades de bacterias se multipliquen en la boca. A lo largo del tiempo las bacterias y los ácidos que producen funcionan casi como unas pequeñas fresas dentales. Desgastan la superficie de los dientes y facilitan la formación de caries, según indica el Dr. Kuttler.

Incluso los jugos de frutas que muchas personas toman como una opción saludable a los refrescos (sodas) pueden causar problemas. "El jugo es una fuente muy concentrada de azúcar", explica el Dr. Kuttler. De hecho, un grupo de investigadores en Suiza descubrió que los jugos de toronja (pomelo) y manzana dañan los dientes más que el refresco de cola.

Si bien los alimentos dulces plantean un problema, los pegajosos son aún peores, según opina el Dr. Kuttler. Esta circunstancia se debe a que tales alimentos se pegan a los dientes, lo cual les facilita a las bacterias permanecer en la boca por mucho tiempo.

No es necesario renunciar a un dulce de vez en cuando. Sin embargo, es importante tomar ciertas precauciones. Vale la pena dedicar un momento a cepillarse los dientes después de haber comido una merienda dulce o de tomar alguna bebida con azúcar. Aunque no sea posible cepillárselos, el simple hecho de enjuagarse la boca con agua ayuda a eliminar el azúcar antes de que las bacterias tengan la oportunidad de hacer daño.

La fuerza de los dientes no se debe sólo a lo que se come sino también a la forma de comer. La boca produce saliva de forma natural cada vez que se mastica, de modo que entre más se mastique —durante una comida, por ejemplo, o al masticar chicle—, más saliva habrá para llevarse el azúcar de los dientes, según indica el Dr. Kuttler. Además, la saliva contiene calcio y fósforo, los cuales ayudan a neutralizar los ácidos que se forman en la boca después de haber comido y que pueden dañar los dientes.

A la hora de la cena tal vez también se quiera probar un poco de queso. Los investigadores no están seguros de la razón, pero al parecer el queso ayuda a prevenir la caries dental. De acuerdo con el Dr. Kuttler, es posible que contenga unos compuestos que se encargan de neutralizar los ácidos en la boca antes de que hagan daño.

Nota: Si no reconoce algún término usado en este capítulo, vea el glosario en la página 711.

SEMILLA DE LINO

Una cura para el corazón y otras cositas

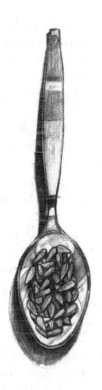

Poderes curativos

Previene el cáncer

Reduce el riesgo de sufrir enfermedades cardíacas

Mejora el funcionamiento de los riñones

Desde hace siglos, la semilla de lino (y la planta de la cual proviene) se ha utilizado prácticamente para todo excepto como alimento. El lino es una de las fuentes más antiguas de fibras textiles. Su semilla, que en inglés se llama *flaxseed* o también *linseed*, se utiliza para fabricar pintura. En cuanto a su uso alimenticio, en el mundo moderno se le solía dar únicamente al ganado.

Últimamente ya no es así.

Actualmente la semilla de lino (linaza) ha adquirido fama como alimento saludable y son muchas las personas en los Estados Unidos que disfrutan su sabor ligeramente dulce. A cambio reciben protección contra las enfermedades cardíacas y el cáncer.

CONTROL DEL CÁNCER

La semilla de lino es una fuente increíblemente rica de un grupo de compuestos llamados lignanos. Si bien muchos alimentos de origen vegetal contienen lignanos, la semilla de lino ocupa el primer lugar en abundancia, pues ofrece por lo menos 75 veces más lignanos que cualquier otro alimento de origen vegetal. (Habría que comer aproximadamente 60 tazas de brócoli fresco o 100 rebanadas de pan integral para obtener la misma cantidad de lignanos contenida en ¼ taza

En la cocina

A diferencia de la semilla de calabaza (calabaza de Castilla) o de girasol, las cuales pueden comerse solas, la de lino por lo común se utiliza como ingrediente en otros alimentos. Hay varias formas de prepararla.

Suavícela. La semilla de lino se encuentra protegida por una dura cáscara exterior, pero basta con remojar unas cucharadas de semilla en un poco de agua durante toda la noche para que se suavice lo suficiente para comérsela. Luego se puede comer por cucharadas o agregarse al cereal o incluso a un batido (licuado) de frutas.

Muélala. Una manera fácil de aumentar la cantidad de semilla de lino en la alimentación es moliéndola en un molinillo de especias o de café, para luego agregar la harina a *muffins* (panqués), panes u otros productos panificados. Se pueden sustituir varias cucharadas de la harina normal por harina de semilla de lino sin que se note un cambio en el sabor o la textura del alimento.

de semilla de lino). Este factor es importante debido a las poderosas propiedades antioxidantes de los lignanos, que ayudan a impedir los efectos dañinos de unas peligrosas moléculas de oxígeno llamadas radicales libres. Se cree que estas moléculas producen ciertos cambios en el cuerpo que pueden conducir al cáncer. (Para más información sobre los radicales libres, vea la página 591).

"Los lignanos mitigan los cambios cancerosos una vez que se han dado, lo cual disminuye la probabilidad de que pierdan el control y se conviertan en un cáncer plenamente desarrollado", indica la investigadora del lino Lilian Thompson, Ph.D., profesora de Ciencias de la Nutrición en la Universidad de Toronto en Canadá.

Los lignanos prometen mucho sobre todo en lo que se refiere a la lucha contra el cáncer de mama. Bloquean los efectos del estrógeno, el cual con el tiempo parece aumentar el riesgo de sufrir cáncer de mama en algunas mujeres. Incluso cuando los tumores sensibles al estrógeno tienen la oportunidad de crecer los lignanos los detienen, y la influencia que ejercen puede hacer más lento su crecimiento o incluso pararlo. En un estudio de laboratorio se observó que los tumores de mama de unos animales se redujeron en un 50 por ciento en siete semanas cuando se les alimentó con semilla de lino.

Además, la semilla de lino combate el cáncer con otros dos trucos. Es una fuente muy rica en grasas poliinsaturadas, entre ellas los ácidos grasos omega-3 que al parecer limitan la producción en el cuerpo de unas sustancias químicas llamadas prostaglandinas. Este detalle es importante porque cuando las prostaglandinas están presentes en grandes cantidades pueden "acelerar el crecimiento de los tumores", según afirma Bandaru S. Reddy, Ph.D., jefe de la división de carcinogénesis de la nutrición en la Fundación Estadounidense para la Salud en Valhalla, Nueva York.

Por si fuera poco, la semilla de lino tiene un contenido muy alto de fibra. Tres cucharadas proporcionan 3 gramos de fibra, aproximadamente el 12 por ciento de la Cantidad Diaria Recomendada (o *DV* por sus siglas en inglés). Es muy importante recibir fibra a través de la alimentación, pues ayuda a bloquear los efectos de los compuestos dañinos en el cuerpo que con el tiempo pueden perjudicar las células del intestino y producir cáncer. También sirve para eliminar estos compuestos del intestino más rápidamente, lo cual disminuye la probabilidad de que hagan daño.

ACCIÓN A FAVOR DEL CORAZÓN Y TAMBIÉN DEL RIÑÓN

Algunos de los compuestos de la semilla de lino que ayudan a luchar contra el cáncer también prometen reducir el riesgo de sufrir enfermedades cardíacas. Diversos estudios han demostrado que los ácidos grasos omega-3 que la semilla de lino contiene (los cuales también están presentes en el pescado) al parecer reducen la formación de coágulos en la sangre, los cuales incrementarían el riesgo de padecer enfermedades cardíacas y derrame cerebral.

La semilla de lino aparentemente también baja el nivel del peligroso colesterol lipoproteínico de baja densidad (o *LDL* por sus siglas en inglés), el cual contribuye a las enfermedades cardíacas. Según un pequeño estudio, un grupo de personas que comieron 50 gramos (más o menos 5 cucharadas) de semilla de lino al día por cuatro semanas lograron reducir su nivel del nocivo colesterol LDL hasta en un 8 por ciento.

Además, la semilla de lino promete revertir los daños renales ocasionados por el lupus, una enfermedad que se da cuando el sistema inmunitario produce sustancias perjudiciales que atacan y dañan los tejidos sanos. Cuando unos investigadores de la Universidad de Ontario Occidental en Canadá les dieron semilla de lino a nueve personas con enfermedades renales relacionadas con el lupus, descubrieron que varias medidas del funcionamiento renal, entre ellas la capacidad de filtrar los desechos, mejoraron rápidamente. Los investigadores especulan que los lignanos y los ácidos grasos omega-3 de la semilla de lino combaten las inflamaciones en las arterias diminutas y muy delicadas que abastecen de sangre a los riñones, lo cual ayuda a reducir el proceso de obstrucción de las arterias que puede dar como resultado daños renales.

Por último, las investigaciones de laboratorio sugieren que los lignanos de la semilla de lino tal vez tengan capacidades bactericidas y antimicóticas, lo cual significa que ayudarían a combatir las infecciones.

Pan de plátano amarillo y semilla de lino

½ **taza apretada de azúcar morena (mascabado) clara**

½ **taza de suero de leche semidescremada al 1 por ciento (*low-fat buttermilk*)**

¼ **taza de sustituto de huevo sin grasa**

3 **cucharadas de aceite de *canola***

¾ **taza de harina multiuso sin blanquear**

½ **taza de harina integral**

¾ **taza de semilla de lino (linaza) molida**

1 **cucharadita de polvo de hornear**

1 **cucharadita de bicarbonato de sodio**

⅛ **cucharadita de sal**

1 **taza de plátano amarillo (guineo, banana) molido**

POR REBANADA

calorías	**202**
grasa total	**8.3 g**
grasa saturada	**0.4 g**
colesterol	**0 mg**
sodio	**227 mg**
fibra dietética	**2.4 g**

Precaliente el horno a 350°F (178°C). Rocíe un molde de caja antiadherente de 8" × 4" (20 cm × 10 cm) con aceite antiadherente en aerosol.

Ponga el azúcar, el suero de leche, el sustituto de huevo y el aceite en un tazón (recipiente) grande y bátalos bien a mano.

Ponga la harina sin blanquear, la harina integral, la semilla de lino, el polvo de hornear, el bicarbonato de sodio y la sal en un tazón mediano. Bátalos a mano hasta mezclar bien todo y agregue estos ingredientes secos a los líquidos. Revuélvalos hasta que apenas se incorporen; no los vaya a revolver demasiado. Agregue el plátano e incorpórelo.

Vierta la masa en el molde preparado. Hornee el pan de 40 a 50 minutos o hasta que un cuchillo introducido en el centro de la masa salga seco. Ponga el molde sobre una rejilla (parrilla) de alambre y deje que el pan se enfríe un poco. Mientras aún esté tibio voltee el molde para sacarlo.

Para 10 rebanadas

Consejos de cocina: Para obtener los mejores resultados escoja plátanos amarillos muy maduros, póngalos en una licuadora (batidora) o en un procesador de alimentos y muélalos muy bien.

La semilla de lino molida se vende en las tiendas de productos naturales. Guárdela en un recipiente herméticamente sellado en el refrigerador o el congelador.

Cómo maximizar sus poderes curativos

Prefiérala procesada. Muchas personas espolvorean sus ensaladas o panes recién horneados con semilla de lino entera. No obstante, en esta presentación la semilla de lino ofrece pocos beneficios, porque el cuerpo no es capaz de abrir sus duras cascaritas. Lo mejor es comprar la semilla de lino quebrada o molida. En ambos casos entrega de buena gana las bondades nutritivas que guarda en su interior.

Olvídese del aceite. Algunos fabricantes quieren aprovechar la reputación saludable de la semilla de lino para anunciar el aceite de semilla de lino como una fuente de ácidos grasos omega-3. Algunos incluso ofrecen un aceite rico en lignanos que contiene algunos restos de la semilla.

Sin embargo, no conviene gastar en el aceite. Hay buenas razones para pasarlo por alto.

La mayoría de los lignanos presentes en la semilla de lino se encuentran en la harina, que es la parte no aceitosa de la semilla. Si bien es posible que el aceite contenga algunos lignanos, no puede competir con la semilla. Además, si bien el aceite de semilla de lino no carece de beneficios, no proporciona la misma cantidad de los demás compuestos saludables hallados en la semilla, como fibra, proteínas y minerales.

"Si bien es posible que se obtenga la misma cantidad de una sustancia buena para la salud del aceite, es mejor elegir el alimento entero —indica Cindy Moore, R.D., directora de terapia alimenticia en la Fundación Clínica de Cleveland en Ohio—. Lo más probable es que se reciban otras sustancias necesarias para la buena salud que los investigadores ni siquiera han descubierto todavía".

Nota: Si no reconoce algún término usado en este capítulo, vea el glosario en la página 711.

SENOS FIBROQUÍSTICOS
Consejos para cuidarse contra los quistes

No puede haber mayor alivio para la mujer que cuando se entera de que la bolita que de repente apareció en su seno es inofensiva. No obstante, ese alivio puede convertirse en frustración cuando la bolita crece y empieza a doler más o cuando aparecen otras bolitas. A pesar de que estas molestias se reducen después de la menstruación, se repiten cada mes.

Esta afección se llama senos fibroquísticos y ocurre cuando unos saquitos chiquititos llenos de líquido se forman en las glándulas productoras de leche. En muchos casos, unos cuantos cambios sencillos en la alimentación bastan para mantener este problema bajo control, según indica el Dr. Bruce H. Drukker, profesor de Obstetricia y Ginecología en la Universidad Estatal de Michigan en East Lansing. De hecho es posible que baste con renunciar a unos cuantos alimentos para que las bolitas desaparezcan por completo.

LA CONEXIÓN CAFEÍNICA

Si se toma mucho café, té o refresco (soda) de cola, es posible que los senos tengan que pagar el precio. Las bebidas cafeínicas contienen unos compuestos llamados metilxantinas que hacen que los quistes se inflamen y empiecen a doler. Entre más cafeína se consuma, más adoloridos estarán los senos.

En un estudio realizado por la Universidad Estatal de Ohio en Columbus, 45 mujeres que en promedio tomaban cuatro tazas diarias de café renunciaron a la bebida de un día para otro. Después de dos meses, 37 de ellas —el 82 por ciento— indicó que los quistes y el dolor habían desaparecido por completo.

En las mujeres que toman poco o nada de café, la probabilidad de desarrollar senos fibroquísticos es mucho menor. Un grupo de investigadores de la Escuela de Medicina de la Universidad de Yale descubrió que la probabilidad de desarrollar senos fibroquísticos aumenta en un 150 por ciento en las mujeres que toman más o menos dos tazas de café al día y en un 230 por ciento en las mujeres que toman entre cuatro y cinco tazas al día.

"A las mujeres con senos fibroquísticos les recomiendo encarecidamente que eliminen la cafeína de su alimentación", indica el Dr. Drukker. Pero no hay que esperar resultados inmediatos, según agrega el experto. "Hace falta eliminar la cafeína por dos o tres meses para determinar si influye o no".

Lo bueno de bajar la grasa

El dolor de los senos no se ve influido sólo por lo que se bebe sino también por lo que se come. Según diversas investigaciones científicas han demostrado, las mujeres que reciben mucha grasa a través de su alimentación —particularmente grasa saturada, la cual se encuentra en las carnes y los productos lácteos— tienen una mayor probabilidad de desarrollar senos fibroquísticos que aquellas cuya alimentación contiene menos grasa. De acuerdo con el Dr. Drukker, es probable que este fenómeno se deba al hecho de que una alimentación rica en grasa aumenta la cantidad de estrógeno en el cuerpo, lo cual puede fomentar el crecimiento de quistes en los senos.

En un estudio pequeño se les pidió a 10 mujeres con senos fibroquísticos que redujeran su consumo de grasa dietética al 20 por ciento del total de las calorías que consumían a diario. Tres meses después, las 10 afirmaron que sus senos ya no estaban adoloridos.

"Hay que seguir una alimentación baja en grasa por unos tres meses para ver si ayuda —indica el Dr. David P. Rose, Ph.D., jefe del departamento de Nutrición y Endocrinología en el Instituto Naylor Dana de la Fundación Estadounidense para la Salud en Valhalla, Nueva York, y el encargado del estudio—. Eso es lo que el estrógeno que está circulando en la sangre tarda en disminuir".

Para aumentar la protección al máximo debe restringir la cantidad de grasa en la alimentación al 20 por ciento del total de calorías, tal como se hizo en el estudio, según señala el Dr. Rose. De acuerdo con el experto existen muchas formas de reducir la cantidad de grasa en la alimentación. Por ejemplo, hay que evitar las carnes rojas, cambiar la leche entera por leche semidescremada al 1 por ciento (*low-fat milk*) y comer más frutas, verduras, legumbres y cereales integrales.

El factor de la fibra

Reducir el consumo de grasa no es la única manera de bajar el nivel de estrógeno en el cuerpo. Al comer más frutas y verduras no sólo se reduce el consumo de grasa sino que también se obtiene más fibra. "La fibra puede ayudar a reducir la hinchazón y el dolor en los senos al absorber el exceso de estrógeno y sacarlo del cuerpo", explica el Dr. Rose.

La Cantidad Diaria Recomendada (o *DV* por sus siglas en inglés) de fibra es 25 gramos. Debería alcanzar para reducir el estrógeno y ayudar a disminuir el dolor de unos senos fibroquísticos, según el Dr. Rose, quien afirma que una de las formas más fáciles de obtener más fibra es desayunando cereales de caja que contengan salvado. Las verduras, las frutas, las legumbres y los cereales también agregan fibra a la alimentación.

El efecto de la E

No se cuenta con pruebas científicas sólidas para demostrar que funcione, pero algunas mujeres —y sus médicos— afirman que un aumento en el consumo de vitamina E ayuda a reducir el dolor de unos senos fibroquísticos. En vista de que la vitamina E estabiliza las fluctuaciones en las hormonas femeninas, esta idea tiene sentido, según opina el Dr. Drukker.

Una forma de consumir más vitamina E es a través de suplementos. No obstante, de acuerdo con el Dr. Drukker también es buena idea incluir más vitamina E en la alimentación. A pesar de que las mejores fuentes de vitamina E son aceites vegetales como los de girasol y alazor (cártamo), este nutriente también se encuentra en algunos alimentos. Un cuarto de taza de germen de trigo tostado, por ejemplo, contiene 8 unidades internacionales de vitamina E, el 27 por ciento de la DV. La almendra también es una magnífica fuente. Una onza (28 g) de almendras tostadas sin mondar cuenta con 7 unidades internacionales, el 23 por ciento de la DV.

Nota: Si no reconoce algún término usado en este capítulo, vea el glosario en la página 711.

SÍNDROME DEL INTESTINO IRRITADO
Cómo tranquilizar las tripas

Los médicos no saben con certeza qué es lo que causa el síndrome del intestino irritado (o *IBS* por sus siglas en inglés). Este lamentable problema intestinal muchas veces produce retortijones (cólicos), gases, diarrea y estreñimiento. Lo que sí saben es que una alimentación saludable, que incluya más de ciertos alimentos y menos de otros, sirve para controlar el IBS en lugar de que este lo controle a uno.

Es posible que la parte más peliaguda de manejar el IBS sea identificar los alimentos que con toda probabilidad desencadenarán un ataque. Varían de persona en persona, por lo que se requiere de cierto tiempo para averiguar qué alimento causa problemas y cuál no. "En gran parte se hace al tanteo", indica el Dr. David E. Beck, director del departamento de Cirugía del colon y rectal en la Clínica Ochsner de Nueva Orleáns, Luisiana.

Aunque todos los enfermos del IBS muestran reacciones distintas a los alimentos, existen algunos denominadores comunes. Los productos lácteos suelen ser un problema, por ejemplo. A pesar de que por lo común los niños pueden consumir toda la leche y el queso que desean, hasta el 70 por ciento de los adultos en todo el mundo producen una cantidad insuficiente de la enzima (lactasa) necesaria para digerir el azúcar (lactosa) presente en los productos lácteos. De acuerdo con el Dr. Beck, el consumo de productos lácteos puede resultar particularmente incómodo para las personas afectadas por el IBS.

No hace falta forzosamente renunciar por completo a la leche y el queso, según agrega el experto. Lo que sí se querrá hacer es reducir el consumo para ver si mejoran los síntomas. Con el tiempo se obtendrá una buena idea de la cantidad de un producto lácteo en especial que puede disfrutarse sin ningún problema.

Por otra parte, muchas veces los frijoles (habichuelas) les causan problemas a las personas afectadas por el IBS. De nueva cuenta no hay que descartarlos por completo, según indica el Dr. Beck. Tal vez algunos tipos de frijol produzcan más molestias que otros, y es posible que otros no molesten para nada.

Otro alimento difícil de digerir es el azúcar (fructosa) presente en los refrescos (sodas) así como en los jugos de manzana y pera, según señala el Dr. Samuel Meyers, profesor clínico de Medicina en la Escuela de Medicina Mount Sinai en la ciudad de Nueva York. También pueden causar problemas algunos edulcorantes como el sorbitol, que se encuentra en los caramelos de dieta y el chicle. De acuerdo con el Dr. Meyers, muchas personas con IBS tal vez sólo necesiten reducir la cantidad de jugos y caramelos que consumen para aliviar las molestias del síndrome.

Los síntomas del IBS comúnmente se recrudecen a causa de la grasa. Esto se debe al hecho de que el intestino suele contraerse después de una comida con alto contenido de grasa. Estas contracciones normales llegan a ser sumamente dolorosas para las personas que tienen IBS, según explica el Dr. Meyers, quien indica que el intestino irritable se calma mucho si la grasa de la alimentación se reduce a no más (y de preferencia menos) del 30 por ciento del total de las calorías consumidas a diario.

Además de reducir la grasa es buena idea aumentar el consumo de fibra. La fibra ayuda a aliviar el IBS de varias formas. Hace que crezca el excremento, de modo que el intestino no tiene que esforzarse tanto para que avance, según dice el Dr. Beck. Además, los trozos más grandes de excremento ayudan a eliminar los posibles agentes irritantes del intestino antes de que produzcan retortijones, gases u otros síntomas. Asimismo, un aumento en el consumo de fibra dietética ayuda a aliviar tanto la diarrea como el estreñimiento,

Alivio natural

De la misma forma en que algunos alimentos ayudan a calmar la irritación del intestino, también hay varias hierbas que sirven para controlar el problema, según indica Daniel B. Mowrey, Ph.D., director del Laboratorio Estadounidense de Investigación sobre la Fitoterapia en Salt Lake City, Utah. El experto recomienda las siguientes.

Regaliz (orozuz, **licorice***).* Esta hierba dulce, con la que se prepara un té, es un agente antiinflamatorio natural que según el Dr. Mowrey ayuda a aliviar la irritación del intestino.

Menta **(peppermint***).* De acuerdo con el Dr. Mowrey, todos o la mayoría de los síntomas del IBS desaparecieron en un estudio en el que las personas afectadas por el síndrome tomaron cápsulas de menta. El té de menta también es eficaz, según agrega el experto.

Psyllium. El *psyllium* es el componente principal de varios laxantes vendidos sin receta y tiene un contenido muy alto de fibra. Se ha demostrado que ayuda a aliviar el dolor del IBS, al igual que la diarrea y el estreñimiento que a veces lo acompañan.

síntomas que de acuerdo con el Dr. Beck se dan con frecuencia en los enfermos del IBS.

La Cantidad Diaria Recomendada (o *DV* por sus siglas en inglés) de fibra es 25 gramos. Basta con comer una mayor cantidad de cereales integrales, frutas y verduras para aumentar el consumo de fibra de manera significativa. "Si todos los estadounidenses tuvieran una alimentación baja en grasa y alta en fibra, los intestinos irritables serían muy poco frecuentes", afirma el Dr. Meyers.

También es buena idea beber menos café. Esta bebida (normal o descafeinada) hace más sensible el intestino de muchas personas, según opina el Dr. Beck. Recomienda restringirse a una o dos tazas diarias.

Por último sirve reducir el tamaño de las comidas. Entre más alimento se introduzca en el cuerpo de una sola vez, más arduamente tiene que trabajar el intestino, lo cual puede causarles problemas a los enfermos del IBS. Normalmente le resulta más fácil al cuerpo manejar varias comidas pequeñas que dos o tres grandes, según indica el Dr. Douglas A. Drossman, profesor de Medicina en la Universidad de Carolina del Norte en Chapel Hill.

Nota: Si no reconoce algún término usado en este capítulo, vea el glosario en la página 711.

Síndrome del túnel carpiano
Semillitas saludables que le mejoran las muñecas

De la misma forma en que las carreteras y autopistas atraviesan túneles para dar la vuelta a los obstáculos con los que se encuentran en su camino (o para pasar por debajo de ellos), algunas partes del cuerpo, como los nervios y los ligamentos, también utilizan túneles para llegar adonde van. Uno de los túneles de mayor tránsito es el carpiano, por el que los nervios, los vasos sanguíneos y los ligamentos atraviesan la muñeca para llegar a los dedos.

Por lo común sobra espacio dentro del túnel carpiano. No obstante, cuando las manos y las muñecas se mantienen muy ocupadas escribiendo a máquina, cosiendo o con algún otro movimiento repetitivo, los tejidos al interior del túnel pueden inflamarse e hincharse y terminan oprimiendo el nervio. El resultado es una muñeca adolorida así como hormigueo en los dedos, los cuales también pueden dormirse. Así lo explica el Dr. James L. Napier Jr., profesor de Neurología en la Universidad Case Western Reserve en Cleveland, Ohio. A este estado los doctores le llaman el síndrome del túnel carpiano.

Uno de los mejores remedios contra el síndrome del túnel carpiano es simplemente descansar las muñecas. Además, hay ciertos indicios de que el consumo de semilla de lino (linaza, *flaxseed*) ayuda a disminuir las inflamaciones en el cuerpo, incluyendo las muñecas, según afirma Jack Carter, Ph.D., profesor de Ciencias Vegetales en la Universidad Estatal de Dakota del Norte en Fargo.

La semilla de lino contiene un compuesto llamado ácido alfalinolénico, el cual según se ha demostrado reduce los niveles de prostaglandinas, unas sustancias químicas en el cuerpo que contribuyen a las inflamaciones, de acuerdo con el Dr. Carter. Asimismo cuenta con otros compuestos llamados lignanos, cuyas propiedades antioxidantes bloquean los efectos de unas moléculas nocivas de oxígeno, los radicales libres. Esta circunstancia es importante, porque cuando hay una inflamación se producen grandes cantidades de radicales libres. A menos que se les detenga, la inflamación empeora. (Para más información sobre los radicales libres, vea la página 591).

Hasta ahora los investigadores no han probado la semilla de lino en relación con el síndrome del túnel carpiano, de modo que no hay forma de saber con certeza cuánta hay que comer para cosechar sus beneficios, según dice el Dr. Carter. No obstante, ciertas pruebas indican que entre 25 y 30 gramos (aproximadamente 3 cucharadas) de semilla de lino molida o entre 1 y 3 cucharadas de aceite de semilla de lino tal vez sean suficientes para ayudar a aliviar los síntomas.

En vista de que el cuerpo es incapaz de digerir la semilla de lino entera hay que comprarla ya molida o molerla uno mismo. (Se vende en las tiendas de productos naturales). La semilla molida puede agregarse a los cereales calientes o bien mezclarse con la harina de los productos panificados.

Un problema de peso

Al reflexionar acerca de cómo hacerle para incluir más semilla de lino en la alimentación, probablemente valdría la pena también pensar en cómo eliminar el exceso de calorías. Se cuenta con pruebas científicas de que las personas con sobrepeso tienen mayor probabilidad de desarrollar el síndrome del túnel carpiano que los flacos, según opina el Dr. Peter A. Nathan, cirujano de las manos e investigador del túnel carpiano en el Centro Portland para Cirugía y Rehabilitación de las Manos en Oregon. De hecho, las investigaciones llevadas a cabo por el Dr. Nathan indican que las personas pasadas de peso enfrentan un mayor riesgo de padecer el síndrome del túnel carpiano que los mecanógrafos, los cajeros u otras personas que trabajan mucho con las manos y las muñecas.

"Las personas corpulentas tienden a acumular más líquidos en sus tejidos blandos, incluyendo la muñeca", explica el Dr. Nathan. Al acumularse los líquidos pueden empezar a ejercer presión sobre el nervio dentro del túnel carpiano, a la vez que reducen la cantidad de oxígeno que dicho nervio recibe.

Bajar de peso no necesariamente va a "curar" el síndrome del túnel carpiano, según advierte el Dr. Nathan. No obstante, en el caso de una persona con sobrepeso que tiene este problema, es posible que baste con perder unas cuantas libras para que la presión sobre este nervio tan vulnerable disminuya.

Una "cura" contraproducente

Desde los años 70, algunos médicos han intentado tratar el síndrome del túnel carpiano con grandes dosis de vitamina B_6, un nutriente que el cuerpo utiliza para formar mielina, el tejido graso que recubre las fibras nerviosas. El problema es que las cantidades de vitamina B_6 que muchas veces suelen recomendarse —normalmente entre 150 y 300 miligramos, o sea, 70 ó 150 veces más que la Cantidad Diaria Recomendada (o *DV* por sus siglas en inglés)— pueden resultar peligrosas. "Unas dosis tan fuertes de vitamina B_6 de hecho pueden causar problemas nerviosos", señala el Dr. Alfred Franzblau, profesor adjunto de Medicina Ocupacional en la Universidad de Michigan en Ann Arbor.

Hay pocos indicios de que un consumo adicional de vitamina B_6 combata el dolor del túnel carpiano. El Dr. Franzblau estudió a 125 empleados de dos fábricas de piezas automotrices, de los cuales 71 mostraban los síntomas del síndrome del túnel carpiano. No halló nada que ligara esta afección con un bajo nivel de la vitamina B_6.

Si bien la respuesta no parece radicar en los suplementos, cubrir las necesidades de este nutriente a través de la alimentación no deja de ser importante para la salud del sistema nervioso. Una ración de pechuga de pollo sin pellejo es una magnífica fuente, por ejemplo, al ofrecer 0.5 miligramos, el 26 por ciento de la DV, mientras que una ración de filete de cerdo (*tenderloin*) cuenta con 0.4 miligramos, el 18 por ciento de la DV. Otra buena fuente es el *orange roughy*, un pescado de las aguas de Nueva Zelanda también conocido como *slimehead*, pues una ración de 3 onzas (84 g) contiene 0.3 miligramos, el 15 por ciento de la DV.

Nota: Si no reconoce algún término usado en este capítulo, vea el glosario en la página 711.

Sobrepeso
Cómo comer para perder

¡Cuántas promesas se hacen a las personas que quieren bajar de peso! "Pierda una libra (448 g) al día, ¡sin dietas!" "¡Queme grasa mientras duerme!"

Todos sabemos que no es tan fácil. Pero no por eso la mayoría de nosotros nos hemos dejado de ir con la finta de las dietas milagrosas, aunque lo único milagroso que tengan sea el hecho de que las volvamos a intentar una y otra vez.

Para bajar de peso de manera definitiva no se requieren milagros. Todo se basa en un principio sencillo, según Simone French, Ph.D., profesora adjunta de Epidemiología en la Universidad de Minnesota en Minneapolis. "La energía que entra es igual a la energía que sale, —explica la experta—. Si se consume más energía de la que se gasta, se sube de peso. Si se consume menos energía de la que se gasta, se pierde peso".

Dicho de otra manera, las calorías cuentan. La cantidad de calorías consumidas tiene que ser menor que la cantidad de calorías quemadas. El ejercicio también cuenta, porque ayuda a quemar calorías. Además, los investigadores están llegando a la conclusión de que, cuando de perder peso se trata, no importa sólo la cantidad que se come sino también el tipo de alimento. Por ejemplo, el cuerpo no utiliza las calorías de una galleta *chocolate chip* alta en calorías de la misma manera que las calorías de una papa o de un plato de pasta llena de carbohidratos. Y los estudios han demostrado que al comer ciertos alimentos se estimula el apetito, mientras que con otros sucede todo lo contrario.

El verdadero milagro tal vez se encuentre en el hecho de que ciertos alimentos apoyan sus esfuerzos para bajar de peso, en lugar de entorpecerlos.

El primer paso: declararle la guerra a la grasa

La mayoría de las personas que están tratando de bajar de peso se saben de memoria las calorías que contiene cada alimento. Sin embargo, aunque las calorías efectivamente son importantes, también hace falta otra cosa para bajar de peso. Si quiere reducir la grasa de su cintura, primero tiene que eliminarla de su plato.

Hay varias razones por las que el éxito de cualquier programa para perder peso depende fundamentalmente de la atención que se le pone a la grasa que se consume. En primer lugar, la grasa contiene una cantidad increíble de calorías.

Un solo gramo de grasa contiene 9 calorías, mientras que un gramo de carbohidratos o proteínas sólo tiene 4 calorías. Por eso una zanahoria cruda sólo suma 31 calorías, mientras que una ración semejante de pastel (bizcocho, torta, *cake*) de zanahoria tiene el impresionante total de 314 calorías.

La grasa tiende por naturaleza a permanecer en nuestros cuerpos, más que las proteínas o los carbohidratos. El cuerpo sólo quema el 3 por ciento de las calorías de la grasa en el proceso de almacenarla. En el caso de los carbohidratos, por el contrario, quema el 23 por ciento de sus calorías antes de almacenarlas.

Dentro del marco de un estudio realizado por la Universidad de Indiana en Bloomington, un grupo de investigadores examinó la alimentación de 78 personas. No sorprende el hecho de que hayan descubierto que las personas con sobrepeso consumían más grasa que las más delgadas. Sin embargo, lo que sí sorprende es que las personas pasadas de peso consumieran menos calorías que las demás. Este resultado indica que hay mucha más probabilidad de que la grasa de los alimentos a su vez se deposite en el cuerpo en forma de grasa corporal.

La mayoría de los expertos están de acuerdo en que, para estar bien de salud, el consumo de grasa debe limitarse a no más del 25 por ciento de las calorías que uno consume a diario. Sin embargo, si de perder peso se trata, hay que reducir esta cantidad aún más, al 20 por ciento. (Para más información sobre esto, vea las cajas en las páginas 183, 185 y 186 en el capítulo "Cáncer").

Una amenaza sin grasa

La alimentación sin grasa también guarda sus peligros: las meriendas (botanas, refrigerios, tentempiés) bajos en grasa. "Muchas personas piensan que pueden comer todos los alimentos bajos en grasa que quieran, pero estos alimentos pueden contener una cantidad importante de calorías —explica la Dra. French—. Además, si comen muchas más calorías de las que le hacen falta, aunque sean calorías sin grasa, van a subir de peso".

Esto no significa que esté prohibido disfrutar las meriendas bajas en grasa. Sólo hay que sabérselas comer. "Sin grasa" no significa "sin calorías". Por lo tanto, no hay que llenarse todo el tiempo de alimentos bajos en grasa o sin grasa. Sin embargo, le servirán si se los come en pequeñas cantidades entre comidas. Si satisface sus antojos antes del almuerzo o de la cena, tendrá menos apetito a la hora de la comida fuerte, opina Joanne Curran-Celentano, R.D., Ph.D., profesora adjunta de Ciencias de la Nutrición en la Universidad de Nueva Hampshire en Durham.

Está bien disfrutar las meriendas sin grasa (e incluso las altas en grasa) de vez en cuando para darse un gusto especial. Sin embargo, no tiene caso depender de ellas para saciar el hambre y mucho menos para cuidar la figura. Siempre que sea posible, elija meriendas bajas en grasa por naturaleza, como fruta, verduras y cereales integrales, sugiere la Dra. Curran-Celentano.

UN VOTO A FAVOR DE LOS CARBOHIDRATOS

Hasta hace poco tiempo, las personas evitaban el pan, las papas y la pasta al tratar de bajar de peso, porque se creía que el almidón de estos alimentos y otros semejantes se depositaba directamente en las caderas. No obstante, las investigaciones han demostrado que las personas que pierden peso en forma definitiva tienden a comer una mayor cantidad de estos alimentos, no menos.

Los alimentos altos en carbohidratos complejos, como el arroz, los frijoles (habichuelas), las verduras con almidón y la pasta, producen una sensación de saciedad porque tienen una "densidad de energía" menor. Esto significa que, si bien pesan más que los alimentos altos en grasa, contienen menos calorías, explica Barbara Rolls, Ph.D., profesora de Nutrición en la Universidad Estatal de Pensilvania en University Park. "Entre más baja la densidad de energía de un alimento, más probable es que lo llene", dice la experta.

Un ejemplo servirá para ilustrar la importancia de la densidad de energía. Para cubrir un total de 1,600 calorías en un día con alimentos altos en carbohidratos, tendría usted que elegir cualquiera de las siguientes opciones: 17 panqueques (*pancakes*, *hotcakes*) de trigo integral, 11 papas al horno, 8 tazas de espagueti u 8 *bagels* de canela y pasas tostados. Supongamos que usted prefiere obtener la misma cantidad de calorías con alimentos altos en grasa. Su menú sería el siguiente: sólo tres sándwiches (emparedados) de pescado de comida rápida con queso y salsa tártara.

El panorama es muy diferente, ¿verdad? Como lo indica la Dra. French, cuando se comen alimentos altos en carbohidratos es posible quedar satisfecho sin rebasar una cantidad saludable de calorías.

Es más, las investigaciones indican que por lo común las personas prefieren las dietas altas en carbohidratos y bajas en grasa cuando tratan de perder peso. En un estudio realizado por la Universidad de Minnesota en Minneapolis, se sugirió a un grupo de mujeres que observaban una dieta baja en grasa que comieran todo lo que quisieran de alimentos bajos en grasa pero altos en carbohidratos complejos, como fruta, verduras, cereales y frijoles. Otro grupo de mujeres, por el contrario, siguió una dieta baja en calorías pero más alta en grasa; hasta el 30 por ciento del total de las calorías que consumían a diario provenía de la grasa.

Al cabo de seis meses, las mujeres de ambos grupos habían perdido más o menos la misma cantidad de peso, o sea, 9.7 libras (4.3 kg) en el caso de la dieta baja en grasa, en comparación con 8.4 libras (3.8 kg) en el de las mujeres que estaban contando sus calorías. No obstante, las mujeres que limitaron la grasa consumida opinaron que la experiencia de bajar de peso había sido más agradable y que su alimentación era más sabrosa, en comparación con las del grupo que redujo la cantidad de las calorías que comían. Y lo que más llama la atención es que las mujeres que siguieron la alimentación baja en grasa hayan consumido un 17 por ciento menos de calorías que las otras, sin esforzarse en lo más mínimo.

La Dra. Curran-Celentano sugiere armar su alimentación con un 60 por ciento de carbohidratos, un 20 por ciento de proteínas y un 20 por ciento de grasa. "Es una buena idea seleccionar alimentos altos en fibra cuando se trata de carbohidratos —recomienda—. Obtendrá más nutrientes y evitará bajas repentinas en el azúcar de la sangre, las cuales pueden causar antojos fuertes y punzadas de hambre".

Alimentos de alta satisfacción

Si usted ha tenido la idea de que para bajar de peso hay que "comer ligero", le conviene proponerse justo lo contrario. Según lo indican diversas investigaciones, es posible que para controlar el apetito y evitar subir de peso lo único que deba hacer es escoger alimentos "de alta satisfacción".

Unos investigadores de la Universidad de Sidney en Australia pusieron a un grupo de voluntarios a comer raciones de 240 calorías de diversos alimentos, entre ellos fruta, panes, pays (tartas, *pies*) y pasteles (bizcochos, tortas, *cakes*), meriendas (botanas, refrigerios, tentempiés), alimentos altos en carbohidratos, alimentos altos en proteínas y cereales. Después de comer, los participantes evaluaban su sensación de hambre cada 15 minutos. El objetivo era ver cuál de los alimentos los mantenía satisfechos por más tiempo.

Al pan blanco se le asignaron 100 puntos de manera automática y los demás alimentos se midieron de acuerdo con esto. El resultado fue el siguiente: la papa encabezó la lista con 323 puntos, es decir, demostró ser más de tres veces más llenadora que el pan blanco. Siguió el pescado (225 puntos), la avena (209), la naranja (china) (202), la manzana (197) y la pasta de trigo integral (188). Sorprende que los panes y otros productos horneados hayan obtenido la clasificación menor. Y lo que sorprende más aún es el hecho de que entre más grasa contiene un alimento, menos probabilidades tiene de ocupar un lugar alto en la escala. El *croissant*, por ejemplo, recibió 47 puntos, es decir, no resultó ni la mitad de llenador que una rebanada de pan blanco. Entre más proteínas, fibra o agua contenían los alimentos, más puntos reunían.

Aproveche los resultados de este estudio y siempre dé la preferencia a alimentos llenadores, como verduras y frutas, antes que a otras opciones más altas en grasa y con menos fibra, recomienda la Dra. Rolls. Una papa al horno es mejor que una ración de papas a la francesa, por ejemplo. Entre comidas, coma una o dos tazas de palomitas (rositas) de maíz hechas a presión, las cuales le quitarán el hambre mejor que la misma cantidad de papitas fritas. Una manzana o una naranja sería mejor aún. De lo que se trata es de saciar su hambre en ese momento y de ayudar a controlar su apetito durante el siguiente par de horas, sin necesidad de llenarse de un exceso de calorías.

Nota: Si no reconoce algún término en este capítulo, vea el glosario en la página 711.

Adiós al hambre

De acuerdo con un estudio realizado por la Universidad de Sidney en Australia, es posible que la clave para bajar de peso sea que se logre controlar el apetito. Los investigadores identificaron varios alimentos que producen un alto grado de saciedad, por lo que hacen que uno se sienta satisfecho por más tiempo. La siguiente tabla incluye entre estos alimentos todo lo que alcanza 100 puntos o más (la cantidad asignada al pan blanco). Los alimentos de menos de 100 puntos no llenan el estómago por mucho tiempo, así que probablemente se termine por comer más. . . y por subir de peso.

Alimento	Puntos	Alimento	Puntos
Papas	323	Galletas saladas	127
Pescado	225	Galletitas	120
Avena	209	Pasta de harina refinada	119
Naranjas (chinas)	202	Plátanos (guineos, bananas)	118
Manzanas	197	*Cornflakes*	118
Pasta de trigo integral	188	Caramelos de goma (*jelly beans*)	118
Bistec	176	Papas a la francesa	116
Frijoles (habichuelas)	168	Pan blanco	100
Uvas	162	Helado	96
Pan multigrano	154	Papitas fritas	91
Palomitas (rositas) de maíz	154	Yogur	88
Cereal de salvado	151	Cacahuate (maní)	84
Huevos	150	Barra de confitura	70
Queso	146	*Donut* (dona)	68
Arroz blanco	138	Pastel (bizcocho, torta, *cake*)	65
Lentejas	133	*Croissant*	47
Arroz integral	132		

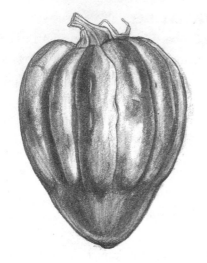

Squash
Nutrición milenaria

Poderes curativos
Previene los problemas pulmonares

Reduce el riesgo de sufrir cáncer uterino

A juzgar por los restos antiguos encontrados en unas cuevas mexicanas, hemos comido *squash* desde hace por lo menos 7,000 años. El *squash*, término que se refiere a varios tipos de calabaza, chayote y zapallo, fue uno de los tres alimentos principales de la antigua población del continente americano. (Los otros dos eran el maíz/elote/choclo y los frijoles/habichuelas). Su importancia fue tal que muchas veces se enterraba junto con los difuntos para alimentarlos durante su último viaje.

La ciencia ha tardado varios miles de años en comprobar algo que los antiguos americanos sabían por experiencia propia: el *squash* prácticamente ofrece una sobrecarga de compuestos nutritivos. De hecho contiene una gama tan rica de vitaminas, minerales y otros compuestos que los científicos apenas han comenzado a delinear su potencial curativo. "No creo que nadie conozca realmente todas las buenas sustancias que hay en el *squash*", afirma el Dr. Dexter L. Morris, Ph.D., profesor de Medicina de Urgencia en la Universidad de Carolina del Norte en Chapel Hill.

Cuando los investigadores hablan de los poderes curativos del *squash*, normalmente se refieren a la calabaza de invierno (*winter squash*), que incluye variedades como el *hubbard squash*, el *acorn squash* y el *butternut squash*, los cuales se distinguen por su intenso color amarillo o anaranjado. La pálida calabaza de verano (*summer squash*), por el contrario, generalmente no se considera una mina de nutrición, pero tiene pocas calorías y es una buena fuente de fibra. Habrá que ver lo que las investigaciones futuras descubren sobre su valor nutritivo.

"Hace poco yo decía que la manzana y la cebolla no tenían mucho valor nutritivo", admite Mark Kestin, Ph.D., profesor de Epidemiología en la Universidad de Washington en Seattle, Washington. Entonces los investigadores descubrieron varios flavonoides buenísimos para el corazón y ambos alimentos demostraron poseer una riqueza nutritiva insospechada. "Es posible que la calabaza de verano contenga alguna sustancia increíble que aún no hayamos descubierto", opina el experto.

COLORES CURATIVOS

La calabaza de invierno ofrece una enorme variedad de formas, tamaños y texturas, desde el *baby acorn squash* del tamaño de una nuez hasta el gigantesco *hubbard squash* del tamaño de un bolo (pino de boliche). No obstante, todos tienen una cosa en común: un color intenso que indica la presencia de muchos compuestos curativos.

Dos de las calabazas de invierno más populares, el rugoso *hubbard squash* y el *butternut squash* de color caramelo, son ricas tanto en vitamina C como en betacaroteno. Diversos estudios científicos han demostrado que estas dos vitaminas antioxidantes ayudan a prevenir el cáncer, las enfermedades cardíacas y ciertas afecciones relacionadas con la edad, como los problemas de la vista. Media taza de *butternut squash* al horno cubre más de la cuarta parte de la Cantidad Diaria Recomendada (o *DV* por sus siglas en inglés) de vitamina C. La misma ración proporciona entre el 40 y el 66 por ciento del betacaroteno que los expertos recomiendan que comamos.

El *squash* y otros alimentos ricos en vitamina C ayudan a los asmáticos a respirar. La razón es fácil de entender. La vida moderna está llena de los gases de escape de los carros, del humo de cigarrillos así como de otros contaminantes —los científicos los llaman oxidantes— que dañan los tejidos pulmonares y

En la cocina

La calabaza de invierno (*winter squash*) está llena de betacaroteno, vitamina C y otros compuestos curativos, pero no los suelta fácilmente. Viene cubierta por una cáscara dura y correosa y se requiere un cuchillo afilado y una mano fuerte para partirla. Y si la mano se llegara a resbalar, la situación podría volverse peligrosa.

Pero hay una forma de facilitarse las cosas. En lugar de tratar de partir la dura cáscara del *squash* crudo, se cocina parcialmente en el horno. En cuanto la cáscara se suavice —normalmente después de unos 20 minutos a 375°F (192°C)—, el *squash* se parte y se limpia. Luego se regresa al horno hasta que quede bien cocido.

Delicias diversas

Al salir a comprar un *squash*, la mayoría pensamos en las variedades tradicionales ya conocidas, como el *acorn squash* o el *spaghetti squash*. No obstante, muchos supermercados modernos ofrecen una selección más amplia. Vale la pena probar los siguientes.

- El ***buttercup squash*** parece un tamborcito provisto de un pálido gorrito del mismo color que las rayas verticales dibujadas sobre su cáscara verde. Esta variedad pesa un promedio de 3 libras (1.3 kg) y tiene un sabor suave y dulce; a veces es un poco seco.

- La **calabaza**, un tipo de *squash* de las Antillas que muchos latinos conocen, llega al mercado en enormes trozos que lucen su pulpa de intenso color anaranjado. Se trata de un *squash* dulce que queda mejor en puré o cocido junto con otros alimentos.

- La cáscara del ***delicata squash*** tiene el color de la crema pesada, pero viene con manchas y rayas verdes y a veces anaranjadas; su pulpa amarilla es dulce.

- El ***golden nugget*** parece el carruaje de Cenicienta a medianoche: una calabaza (calabaza de Castilla) en miniatura. Es un poco dulce y su pulpa sólo alcanza para una ración.

- El ***sweet dumpling*** es de color crema con manchas verdes y apenas más grande que una manzana de buen tamaño. Muchas veces se prepara al horno y se sirve entero.

reducen la eficacia con la que estos trabajan. No obstante, alimentos como el *squash* son ricos en antioxidantes como la vitamina C. Diversos estudios han demostrado que entre más vitamina C se consume, menos riesgo se corre de enfermarse de asma u otras enfermedades respiratorias.

"Las personas que incluyen más vitamina C en su alimentación con el tiempo tienen menos padecimientos pulmonares. La vitamina se transporta al revestimiento del pulmón, donde sirve de antioxidante", explica Gary E. Hatch, Ph.D., toxicólogo investigador de la división de Toxicología Pulmonar de la Agencia para la Protección Ambiental.

El Dr. Hatch recomienda que todo el mundo consuma por lo menos 200 miligramos diarios de vitamina C a través de la alimentación. Esta cantidad se obtiene de aproximadamente 6½ tazas de *butternut squash* al horno.

En lo que se refiere al betacaroteno, "montones de estudios demuestran que el consumo de verduras ricas en betacaroteno" es bueno para la salud, según señala el Dr. Morris. Los beneficios van más allá de simplemente cuidar la nutrición básica que recibimos. Un grupo de médicos de Italia y Suiza, por ejemplo, estudió la alimentación de más de 1,000 paisanas suyas. Las investigaciones preliminares indican que el riesgo de sufrir cáncer uterino baja a la mitad en las mujeres que consumen la mayor cantidad de betacaroteno —5.5 miligramos al día, cantidad que puede encontrarse en aproximadamente una taza de calabaza de invierno al horno—, en comparación que las que menos comen de este nutriente.

El betacaroteno no es el único caroteno presente en el *squash*. También cuenta con un compuesto afín, el alfacaroteno, aunque en cantidades menores. "Químicamente se parece mucho al betacaroteno, pero aún no se ha estudiado mucho", afirma el Dr. Kestin.

Cómo maximizar sus poderes curativos

Coloree su cocina. La cantidad de betacaroteno que contiene el *squash* varía enormemente. Fluctúa entre 0.5 miligramos y más o menos 5 miligramos, incluso en el mismo tipo de *squash*.

Por regla general, indican los expertos, entre más oscuro el *squash* más

---

Zucchini con ajo y orégano

1½ **libras (672 g) de *zucchini* (calabacita)**

1½ **cucharaditas de aceite de oliva**

4 **dientes de ajo, picados en trocitos**

1 **tomate grande, sin semilla y picado en cubitos**

¾ **cucharadita de orégano seco**

¼ **cucharadita de sal**

1 **pizca de pimienta negra molida**

POR PORCIÓN

calorías	**48**
grasa total	**1.9 g**
grasa saturada	**0.3 g**
colesterol	**0 mg**
sodio	**141 mg**
fibra dietética	**2.2 g**

Limpie el *zucchini* y rebánelo en rodajas de ¼" (0.6 mm) de grueso.

Ponga el aceite a calentar a fuego mediano en una sartén grande. Agregue el ajo y fríalo por 30 segundos o hasta que apenas comience a soltar su aroma. Agregue el *zucchini* y revuélvalo. Agregue el tomate y el orégano y revuélvalo todo muy bien. Baje el fuego a mediano-lento. Tape y fríalo todo por 5 minutos, hasta que el *zucchini* esté bien cocido.

Agregue la sal y la pimienta y revuélvalo todo con cuidado.

Para 4 porciones

Consejo de cocina: Si así lo desea, espolvoree el zucchini con queso parmesano rallado antes de servirlo.

Acorn Squash relleno de pan

2   *acorn squashes* grandes (de aproximadamente 1½ libras/672 g cada uno)

4   cucharaditas de aceite de oliva

1   taza de cebolla picada en trocitos

5   rebanadas de pan viejo, picado en cubos de ½" (1.3 cm)

¾   cucharadita de ajedrea (*savory*) molida

¼   cucharadita de pimienta negra molida

¾–1   taza de agua

POR PORCIÓN

calorías	**256**
grasa total	**6.2 g**
grasa saturada	**1 g**
colesterol	**0 mg**
sodio	**182 mg**
fibra dietética	**11.6 g**

Precaliente el horno a 375°F (192°C).

Corte cada *squash* a la mitad a lo largo. Saque y deseche las semillas. Ponga las mitades de *squash* en una fuente para hornear (refractario) grande con la parte cortada hacia abajo. Agregue ½ pulgada (1.25 cm) de agua y hornee el *squash* por 25 ó 30 minutos, hasta que sea posible picarlo con la punta de un cuchillo afilado, pero la pulpa aún esté bastante firme.

Mientras tanto ponga el aceite a calentar a fuego mediano en una sartén antiadherente grande. Agregue la cebolla y fríala por 5 minutos o hasta que esté suave. Agregue el pan, la ajedrea y la pimienta y revuélvalo todo. Fría todo hasta que el pan empiece a dorarse; entonces agregue ¾ taza de agua. Vaya agregando lo que haga falta de la ¼ taza restante de agua para que el pan quede húmedo pero no mojado.

Saque el *squash* del horno. Voltee las mitades y llene los huecos con la mezcla del pan. Vierta una cantidad suficiente de agua caliente de la llave (grifo, canilla, pila) en la fuente para hornear para recuperar un nivel de aproximadamente ½ pulgada.

Hornee el *squash* entre 20 y 30 minutos, hasta que esté bien cocido y el relleno se haya dorado. Para saber si está cocido introduzca la punta de un cuchillo afilado en el *squash*.

Para 4 porciones

Consejo de cocina: Use pan viejo de granos de trigo integral (wheatberry) o multigrano para un relleno bien sabroso y nutritivo.

betacaroteno contiene. La cáscara del *acorn squash*, por ejemplo, debe tener un intenso color verde oscuro. El *butternut squash* debe ser de vivo color caramelo, y el anaranjado del *hubbard squash* casi debe brillar en la oscuridad.

"Entre más intenso el color, más rico el contenido de nutrientes", afirma Susan Thom, R.D., portavoz de la Asociación Dietética de los Estados Unidos y asesora en nutrición en Brecksville, Ohio.

Almacénelo con anticipación. La dura cáscara de la calabaza de invierno dificulta mucho la tarea de abrirla, pero también ayuda a proteger la pulpa. Por lo tanto se puede guardar por un mes o más en un sitio fresco y bien ventilado antes de que los nutrientes empiecen a perderse. Al almacenar el *squash* la cantidad de betacaroteno que contiene de hecho aumenta, de acuerdo con Densie Webb, R.D., Ph.D., una experta en nutrición.

Cómaselo con cáscara. El *zucchini* (calabacita) y otros tipos de calabaza de verano no cuentan con las abundantes reservas alimenticias de la calabaza de invierno, pero sí contienen mucha fibra. Para obtenerla hay que comer la cáscara, según advierte Pamela Savage-Marr, R.D., portavoz de la Asociación Dietética de los Estados Unidos y especialista en educación en materia de salud para el centro de salud Oakwood Health Care System de Dearborn, Michigan. Media taza de calabaza de verano cruda sin pelar proporciona más de 1 gramo de fibra.

Nota: Si no reconoce algún término usado en este capítulo, vea el glosario en la página 711.

SUPLEMENTOS ALIMENTICIOS
Cuando la alimentación no alcanza

Por mucho que uno se esfuerce por comer entre 2 y 3 raciones de frutas, 3 y 5 raciones de verduras y 6 y 11 raciones de cereales todos los días, a veces resulta simplemente imposible ingerir más que una hamburguesa gigante acompañada por una porción igualmente grande de papas a la francesa.

La vida moderna es agitada y pasamos demasiados almuerzos en los restaurantes de comida rápida. Así que nos dirigimos al supermercado o a la farmacia para comprar vitaminas, minerales y extractos alimenticios con la esperanza de que las pastillitas de esos frasquitos nos sirvan de seguro médico cuando nuestra alimentación no cubre las expectativas de nuestros cuerpos.

¿Pero sirven de algo?

"Claro que sí —afirma Mary Ellen Camire, Ph.D., profesora de Nutrición Humana en la Universidad de Maine en Orono—. Cuando se anda corriendo de aquí para allá, saltándose las comidas, un suplemento multivitamínico puede ayudar a obtener los nutrientes que tal vez falten".

De hecho muchos médicos están convencidos de que los suplementos no sólo sirven para compensar las deficiencias de la nutrición. Las pruebas indican que incluso cuando se está comiendo bien, los suplementos mejoran la salud, según opina el Dr. Michael Janson, un experto en vitaminas.

"La literatura científica indica claramente que las personas que obtienen ciertos nutrientes, como las vitaminas C y E, en un nivel más alto del que brindan los alimentos reciben beneficios adicionales", afirma el Dr. Janson.

MÁS ALLÁ DEL MÍNIMO

Desde hace más de 50 años, el Consejo de Alimentación y Nutrición de los Estados Unidos nos ha estado diciendo qué cantidad de los diversos nutrientes debemos tratar de obtener de los alimentos diariamente. Las recomendaciones del consejo, llamadas Asignaciones Dietéticas Recomendadas, están pensadas como meta básica para la buena nutrición. Por su parte, la Cantidad Diaria Recomendada (o *DV* por sus siglas en inglés) es la versión abreviada de estas recomendaciones y a ella corresponden los números que se encuentran en las etiquetas de los alimentos.

Recientemente los científicos han empezado a encontrar ciertas conexiones entre la falta de vitaminas y diversas amenazas contra la salud, como el cáncer y las enfermedades cardíacas, donde nadie había sospechado anteriormente que pudiera existir tal relación. A pesar de que las cantidades manejadas por la DV son adecuadas para evitar las enfermedades causadas por carencias alimenticias, como el raquitismo y el escorbuto, tal vez no alcancen para impedir otros males.

Tal es el caso particularmente de los antioxidantes como las vitaminas C y E. Los antioxidantes son de importancia fundamental para bloquear los efectos de los radicales libres, unas moléculas destructivas de oxígeno que dañan las células saludables en todo el cuerpo y a las que se les considera como un factor importante en el desarrollo de enfermedades cardíacas, cáncer y otras afecciones graves. En vista de que diariamente se producen enormes cantidades de radicales libres en el cuerpo, es posible que la cantidad de antioxidantes incluida en las DV no basten para evitar estos daños. (Para más información sobre los radicales libres, vea la página 591).

Además, a veces se dificulta un poco cubrir las necesidades de algunos nutrientes tan sólo a través de la alimentación. Casi el único lugar donde se obtienen grandes cantidades de vitamina E, por ejemplo, es de los aceites vegetales y otros alimentos con un alto contenido de grasa. Cuando las personas reducen la cantidad de grasa en su alimentación es posible que también disminuya su consumo de vitamina E. "Un suplemento de vitamina E puede ayudar a lograr el objetivo sin tanta grasa", indica Joanne Curran-Celentano, R.D., Ph.D., profesora de Ciencias de la Nutrición en la Universidad de Nueva Hampshire en Durham.

¿A QUÉ LE APUNTAMOS?

Esta línea de investigación aún es bastante nueva, así que los científicos no están seguros de las cantidades que se necesiten por encima de la DV. No obstante, en el caso de algunos nutrientes, como la vitamina C, las pruebas indican que hace falta entre dos y cuatro veces más para asegurar una protección máxima.

En un estudio que abarcó a más de 1,500 hombres de edad madura, por ejemplo, un grupo de investigadores de Chicago observó que la probabilidad de morir de cáncer baja en un 37 por ciento cuando se ingieren 138 miligramos de vitamina C al día (así como pequeñas cantidades de betacaroteno), en comparación con un consumo de 66 miligramos de vitamina C al día. (La DV son 60 miligramos). Otros estudios científicos han demostrado que al consumir más vitamina C de lo que sugiere la DV se estimula la inmunidad, mejora el funcionamiento de los pulmones y se reduce el riesgo de sufrir cáncer, enfermedades cardíacas y cataratas.

La vitamina E es un antioxidante muy poderoso. Diversos estudios indican que es capaz de bloquear el proceso mediante el cual el colesterol se adhiere a las paredes de las arterias, además de impedir, al mismo tiempo, que las plaquetas —los componentes sanguíneos que se encargan de la coagulación de la sangre— formen grumos en el torrente sanguíneo e incrementen el riesgo de sufrir enfermedades cardíacas. No obstante, las investigaciones también demuestran que la vitamina E resulta más eficaz si se consume mucho más que la DV de 30 unidades internacionales. De hecho un grupo de investigadores de la Universidad de Nueva Gales del Sur en Australia descubrió que la cantidad mínima de vitamina E que se necesita para impedir las enfermedades cardíacas es más o menos 500 unidades internacionales, más de 16 veces lo sugerido por la DV. Es prácticamente imposible conseguir tal cantidad de vitamina E tan sólo a través de la alimentación. "La mayoría de las personas sanas se beneficiarían de obtener más vitamina E", opina el Dr. Janson.

Si bien tiene sentido tomar suplementos en el caso de algunos nutrientes, el asunto del betacaroteno no está tan claro. A pesar de que se ha demostrado que los alimentos ricos en betacaroteno como la zanahoria, la espinaca y la col rizada ayudan a prevenir varias enfermedades, entre ellas el cáncer, los suplementos de betacaroteno no han resultado igualmente útiles. Al parecer este nutriente funciona mejor cuando se consume en combinación con otros compuestos protectores de origen vegetal; dicho de otra manera, cuando se recibe en su forma natural de los alimentos.

Además, la cantidad de betacaroteno que aparentemente protege la salud se ubica entre 6 y 10 miligramos diarios y es fácil de obtener de la alimentación. Una batata dulce (camote, *yam*, *sweet potato*), por ejemplo, contiene casi 15 miligramos de betacaroteno. Otras buenas fuentes son las verduras de intenso color anaranjado y verdes oscuras como la calabaza de invierno (*winter squash*), las berzas (bretones, posarnos, *collard greens*) y el brócoli, así como frutas como el cantaloup (melón chino) y el albaricoque (chabacano, damasco) seco.

No obstante, algunas personas simplemente no comen una cantidad suficiente de frutas y verduras. En su caso los suplementos de betacaroteno pueden ser útiles, según el Dr. Janson.

LOS ASOMBROSOS ALIMENTOS ACHICADOS

Al comprar vitaminas y minerales vale la pena revisar las novedades. A diferencia de los suplementos de vitaminas y minerales, en los que los nutrientes se aíslan, los llamados suplementos "nutracéuticos" cuentan con los compuestos extraídos de los alimentos enteros, concentrados y encogidos para formar una pastilla digna de los Super Sónicos (Jetsons). Hay pastillas de brócoli, espinacas, tomates, verduras mixtas y muchos alimentos más.

La ventaja de los suplementos nutracéuticos es que no proporcionan sólo una vitamina o mineral sino todos los compuestos presentes en los alimentos de forma natural, en la misma proporción diseñada por la naturaleza.

¿Reemplazarán a las versiones originales?

Lo más probable es que no. A la mayoría de los investigadores les parece poco realista pensar que los alimentos puedan convertirse en pastillas que ofrezcan los mismos beneficios. Para empezar, aunque las pastillas contaran con todos los compuestos saludables que se obtienen de las frutas y las verduras, probablemente no proporcionarían la fibra, según advierte la Dra. Camire. Además, es posible que el proceso de fabricación dañe algunas de las sustancias químicas saludables que contienen. "Las sustancias químicas de la Madre Naturaleza son mucho más poderosas que las que producimos en nuestras fábricas", agrega la experta.

No obstante, cuando menos es posible que las verduras convertidas en pastillas protejan un poco a las personas que no siempre pueden llevar la alimentación que les gustaría. "Hay muchas personas que simplemente no comen verduras, se niegan a hacerlo —indica la Dra. Camire—. En este caso las pastillas pueden ser un tanto beneficiosas".

Pero es importante leer las etiquetas con cuidado, según explica la nutrióloga. Algunos productos se dicen nutracéuticos pero en realidad sólo contienen uno o unos cuantos extractos aislados —de carotenoides, por ejemplo—, en lugar de la dotación completa de compuestos saludables presentes en los alimentos verdaderos. Al comprar suplementos nutracéuticos hay que revisar la etiqueta para asegurarse de que contengan diversos nutrientes. "Los científicos aún no saben cómo funcionan todas estas sustancias químicas —advierte la Dra. Camire—. Aisladas, es posible que sean inútiles o, peor aún, perjudiciales para la salud".

Nota: Si no reconoce algún término usado en este capítulo, vea el glosario en la página 711.

SUSTITUTOS DE GRASA
El mismo sabor pero con más salud

No hay nada que se compare con el sabor de una hamburguesa jugosa y tierna, el aroma de unas galletitas recién horneadas o la sensación del helado sobre la lengua. El ingrediente que distingue a estos alimentos, eso que les da un aroma, sabor, textura y capacidad de satisfacer el paladar como ninguna otra cosa, es la grasa.

Desafortunadamente nada en este mundo, incluso la grasa, es perfecto. Junto con su sabor sin igual nos ofrece muchísimas calorías que terminan alojándose en nuestra cinturas, muslos y asentaderas. Otro de sus defectos es que incrementa nuestro riesgo de padecer múltiples males, entre ellos obesidad, hipertensión (presión arterial alta), enfermedades cardíacas, derrame cerebral, diabetes e incluso cáncer.

De hecho los investigadores piensan que la grasa es tan mala que sólo una probadita de alimentos grasos basta para aumentar nuestro nivel de triglicéridos, unas grasas potencialmente peligrosas en el torrente sanguíneo. En un estudio realizado por investigadores de la Universidad Purdue de West Lafayette, Indiana, un grupo de personas recibió galletas untadas con queso crema normal o bien sin grasa que debían masticar y luego escupir. Aquellos a quienes les tocó el queso de grasa entera terminaron con un nivel de triglicéridos casi dos veces más alto que las personas que probaron el queso sin grasa.

No sorprende, pues, que los fabricantes estén trabajando horas extras para crear alimentos con sustitutos de grasa y que los estemos devorando tan pronto como llegan a los supermercados.

Tales sustancias no sustituyen una alimentación rica en comidas naturales bajas en grasa, como frutas, verduras y cereales. No obstante, los sustitutos de grasa son una excelente forma de reducir (o incluso eliminar) la grasa de muchos alimentos comunes, como el queso y los aliños (aderezos) para ensalada, según indica Christina M. Stark, R.D., una especialista en Nutrición de la Universidad Cornell de Ithaca, Nueva York.

LA GUÍA DE LA GRASA

Hay muchos tipos diferentes de sustituto de grasa. Algunos simplemente están hechos de carbohidratos o proteínas procesadas de tal forma que imitan la sensación y la textura de la grasa. Otros se producen con moléculas de grasa alteradas químicamente para que no puedan atravesar la pared intestinal y pasar al torrente sanguíneo. Estos sustitutos de grasa no están pensados para el uso casero sino para que los fabricantes de alimentos les resten calorías a sus meriendas (botanas, refrigerios, tentempiés), postres y otras comidas con un alto contenido de grasa.

Y se puede ahorrar bastante. Dos cucharadas de aliño estilo italiano sin grasa, por ejemplo, llegan a ahorrar 11 gramos de grasa y más de 100 calorías en comparación con la misma cantidad del aliño normal. De manera semejante es posible rebajarle 5 gramos de grasa y 40 calorías a un sándwich (emparedado) de queso a la parrilla al utilizar queso sin grasa en lugar del amarillo normal.

Los sustitutos de grasa también son buenos en otro sentido. Frecuentemente se hacen de carbohidratos o proteínas, por lo que hasta brindan algunos beneficios a la salud más allá de su capacidad para recortar las calorías. A continuación presentamos una guía de los sustitutos de grasa más comunes.

La calidad de los carbohidratos

Los primeros sustitutos de grasa, y posiblemente los mejores, son los hechos de carbohidratos, que aparecen en las etiquetas de los alimentos como dextrinas (*dextrins*), maltodextrinas (*maltodextrins*), almidones alimenticios modificados (*modified food starches*), polidextrosa (*polydextrose*) y gomas (*gums*). Contienen entre 0 y 4 calorías por gramo en lugar de las 9 calorías aportadas por la grasa. En vista de que retienen hasta 24 veces más agua de lo que pesan, muchas veces se les utiliza para agregar humedad a los productos panificados bajos en grasa.

Lo mejor de los sustitutos de grasa basados en carbohidratos es que están hechos de fibra, según afirma Mark Kantor, Ph.D., profesor de Nutrición en la Universidad de Maryland en College Park. "No sólo tienen menos calorías de grasa, sino que pueden ayudar a bajar los niveles de colesterol así como a controlar el peso porque contienen fibra soluble", indica el experto.

Un grupo de investigadores a cargo de un estudio observaron que cuando las personas con un nivel ligeramente elevado de colesterol comen grandes cantidades de *Oatrim*, un sustituto de grasa basado en carbohidratos, por cinco semanas, su colesterol baja en un 15 por ciento. También baja su presión sistólica (la cual mide el esfuerzo que el corazón tiene que hacer para que la sangre corra por las arterias), y el nivel de azúcar en su sangre (glucosa) se mantiene más estable.

A pesar de ser poco probable que alguien coma tanto *Oatrim* como los participantes en el estudio, que esencialmente lo ingirieron con cada comida, según el Dr. Kantor es bueno saber que proporciona un beneficio, aunque sea pequeño.

Portentos proteínicos

No hay nada que se parezca a la cremosa textura del helado, la cual tradicionalmente deriva de su alto contenido de grasa. A fin de reproducir la sensación que el helado de grasa entera produce en la boca, los fabricantes utilizan sustitutos de grasa hechos de proteínas como la leche o la clara de huevo, que se desliza sobre la lengua de la misma forma que la grasa.

Los sustitutos de grasa basados en proteínas, como *Simplesse* y *Trailblazer*, aparecen en las etiquetas como productos proteínicos microparticulados (*microparticulated protein products* o *MPP* por sus siglas en inglés). Estas sustancias contienen entre 1 y 4 calorías por gramo y se utilizan principalmente en el helado, la mantequilla, la crema agria, el yogur, la mayonesa y otros alimentos cremosos.

Al igual que sus primos basados en carbohidratos, los sustitutos de grasa proteínicos ofrecen otros beneficios a la salud aparte de sólo cortar la grasa, según indica el Dr. Kantor. "A pesar de que no se debería depender de estos alimentos, sí aportan pequeñas cantidades de proteínas a la alimentación, las cuales hacen falta para construir los músculos, producir hormonas y combatir las infecciones", explica.

Otros sustitutos de grasa basados en las proteínas, las mezclas de proteínas, combinan proteínas de origen vegetal o animal con gomas o almidones y se utilizan para hacer postres congelados y algunos productos panificados. Si bien proporcionan un poco de proteínas, la cantidad no es significativa.

Ojo con el *olestra*

Durante mucho tiempo, uno de los problemas de las grasas falsas era que no se derritieran ni hirvieran, por lo cual no se podían utilizar para preparar alimentos fritos como papitas o galletas. La situación cambió al presentarse un producto basado en grasa que se llama *olestra* (*Olean*), la primera grasa falsa capaz de resistir a la freidora.

El *olestra* se hace de moléculas grandes que se mantienen unidas de tal forma que las enzimas de la digestión no pueden descomponerlas, por lo que no tiene calorías. Sin embargo, a pesar de que el *olestra* es un invento genial para quienes gustan de las meriendas fritas, simplemente no es saludable si se consume en grandes cantidades.

Ya que el *olestra* está hecho de grasa, absorbe los nutrientes solubles en grasa y los elimina del cuerpo. Las personas que comen mucho *olestra* pierden vitaminas A, D, E y K, al igual que fitonutrientes solubles en grasa como el betacaroteno de la calabaza de invierno (*winter squash*) o el licopeno de la zanahoria y la batata dulce (camote, *yam, sweet potato*). Un estudio halló que pequeñas cantidades de *olestra* bastan para reducir el nivel de betacaroteno en un 34 por ciento y el de licopeno en un 52 por ciento. Se trata de un problema grave, porque si los carotenoides y otros compuestos vegetales afines andan bajos es posible que aumente el riesgo de sufrir enfermedades cardíacas, lesiones a la vista y ciertos tipos de cáncer, según explica el Dr. Kantor.

Actualmente el *olestra* viene enriquecido, por lo que reemplaza muchas de las vitaminas que se lleva. Sin embargo, no puede aportar fitonutrientes protectores como el betacaroteno. "La mayoría de las personas no consumen una cantidad suficiente de estos nutrientes para empezar, y es posible que el *olestra* les quite un poco de lo que sí obtienen", advierte el Dr. Kantor. Además, las personas que comen muchos alimentos con *olestra* pueden padecer de estómago suelto, retortijones (cólicos) y otras molestias digestivas.

"En resumidas cuentas, los alimentos que contienen *olestra*, al igual que los alimentos con un alto contenido de grasa a los que reemplazan, no deben ser un ingrediente básico de la alimentación —señala Stark—. Si se comen sólo como un lujo ocasional debería ser posible cosechar los beneficios de la reducción de grasa sin tener que enfrentar las demás consecuencias".

Nota: Si no reconoce algún término usado en este capítulo, vea el glosario en la página 711.

TÉ
A tomar una tacita de salud

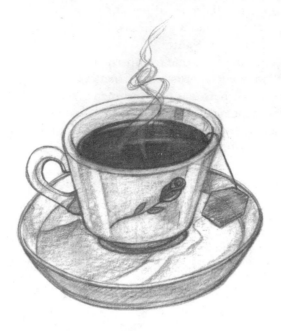

Poderes curativos
Controla el colesterol

Previene el derrame cerebral y las enfermedades cardíacas

Reduce la caries dental

Previene el cáncer intestinal

Si un tipo saliera en la tele anunciando una bebida que previene el cáncer de la piel, pulmón, estómago, colon, hígado, mama, esófago y páncreas, más el del intestino delgado así como las enfermedades cardíacas y el derrame cerebral, al seguro que la gran mayoría de nosotros pensaríamos: "¡Charlatán!"

Pues fíjese que el "charlatán" no andaría tan mal. Diversos estudios de laboratorio han demostrado que el té de hecho evita la formación de tumores. El riesgo de sufrir un derrame cerebral y enfermedades cardíacas cae en picada cuando se toma té. Y el té efectivamente combate la caries dental.

El té contiene cientos de compuestos llamados polifenoles. Estas sustancias funcionan como antioxidantes, es decir, ayudan a neutralizar unas moléculas dañinas de oxígeno en el cuerpo conocidas como radicales libres, los cuales se han ligado al cáncer, las enfermedades cardíacas y varios problemas menos graves, como las arrugas. (Para más información sobre los radicales libres, vea la página 591).

"En términos generales los polifenoles son antioxidantes muy, muy buenos. Pero los mejores polifenoles se encuentran en el té, que tiene muchos —afirma Joe A. Vinson, Ph.D., profesor de Química en la Universidad de Scranton en Pensilvania—. Forman casi el 30 por ciento del peso en seco del té".

Es posible que esto ayude a explicar por qué el té es la bebida más popular del mundo.

Todos los tipos de té

Té verde. Té negro. Té de arce (*maple*) a la vainilla. Té de vainilla francesa. Té de frambuesa. Té de grosella negra. Té de albaricoque (chabacano, damasco). ¿Cuál contiene la mayor cantidad de polifenoles curativos?

No importa cuál se elija. Siempre y cuando se trate de té de verdad y no de té herbario, el cual no contiene hojas de la *Camellia sinensis*, la planta del té, casi no hay diferencia entre ellos, según indica el investigador del té Joe A. Vinson, Ph.D., profesor de Química en la Universidad de Scranton en Pensilvania. Al fin y al cabo, todos contienen hojas de la misma planta.

Sin embargo, no son idénticos. A continuación repasaremos brevemente los tés "auténticos".

- El **té verde** es el más fresco y menos procesado. Tiene un sabor ligero y sutil y lo aprecian más en Asia y algunas partes del norte de África.
- El **té negro** tiene un sabor fuerte y sustancioso. Se trata de té verde fermentado por unas 6 horas. La fermentación hace que las hojas verdes se pongan negras. También transforma los polifenoles del té verde en otros, como la teaflavina y el tearubigen. "Son antioxidantes muy buenos también", afirma el Dr. Vinson.
- El **té *oolong* semifermentado** está a la mitad entre el té verde y el negro. Se toma mucho en Taiwán y algunas partes de China. Es un poco más fuerte que el té verde, pero no demasiado.

AYUDA ARTERIAL

Las arterias no se obstruyen de un día para otro, ni tampoco son cosa de un ratito los infartos, la hipertensión (presión arterial alta) y los derrames cerebrales que pueden causar. Todas estas afecciones suelen verse precedidas por años de deterioro creciente. En este tiempo se oxida el peligroso colesterol lipoproteínico de baja densidad (o *LDL* por sus siglas en inglés) y poco a poco se va adhiriendo a las paredes de las arterias, lo cual las endurece y estrecha.

Ahí es donde entra el té. En diversos estudios el Dr. Vinson observó que los polifenoles del té son extremadamente eficaces para impedir que el colesterol se oxide y obstruya los vasos sanguíneos. De hecho uno de los polifenoles del té, el galato de epigalocatequina, neutraliza una cantidad cinco veces mayor de colesterol que la vitamina C, la más fuerte entre las vitaminas antioxidantes.

Una de las razones por la que los polifenoles del té son tan eficaces es porque actúan en dos sitios de manera simultánea. Bloquean los efectos nocivos del colesterol LDL oxidado tanto en el torrente sanguíneo como en las paredes arteriales, "donde el LDL realmente produce la arteriosclerosis", según indica el Dr. Vinson.

Los investigadores responsables de un estudio holandés que abarcó a 800 hombres hallaron que el riesgo de morir de enfermedades cardíacas bajaba en un 58 por ciento en quienes comían la mayor cantidad de flavonoides, una gran familia química que incluye los polifenoles del té, en comparación con aquellos que consumían menos flavonoides. Después de un análisis más detenido de los resultados se reveló que los hombres más saludables recibían más de la mitad de sus flavonoides del té negro, mientras que el resto correspondía a la cebolla y la manzana.

No hay necesidad de tomar ríos de té para cosechar estos beneficios. En la investigación holandesa, los hombres más saludables tomaban más o menos 4 tazas de té al día.

De la misma forma en que el té ayuda a proteger las arterias que salen del corazón, tiene un efecto similar en las que conducen al cerebro o se encuentran en este, según agrega el Dr. Vinson.

En otro estudio amplio, un grupo de investigadores holandeses examinó la alimentación de 550 hombres entre 50 y 69 años de edad. Al igual que en el estudio relacionado con las enfermedades cardíacas, en este caso el riesgo de sufrir un derrame cerebral resultó disminuir en un 69 por ciento en los hombres que consumían los niveles más altos de flavonoides, es decir, en aquellos que bebían un mínimo de casi 5 tazas de té negro al día, en comparación con quienes bebían menos de 3 tazas de té negro al día.

A LA CARGA CONTRA EL CÁNCER

Cada vez que se fríe una hamburguesa, unos compuestos llamados aminas heterocíclicas se forman en la superficie del alimento. En el cuerpo estas sustancias químicas se convierten en otras más peligrosas que pueden producir cáncer, según indica John H. Weisburger, Ph.D., miembro sénior de la Fundación Estadounidense para la Salud en Valhalla, Nueva York.

Afortunadamente, podemos contar con unos protectores pequeños pero potentes. . . los polifenoles del té. En el cuerpo estos compuestos ayudan a prevenir la formación de posibles carcinógenos, según explica el Dr. Weisburger. Dicho de otra manera, ayudan a detener el cáncer antes de que empiece siquiera.

En unos experimentos llevados a cabo por la Universidad Case Western Reserve en Cleveland, Ohio, Hasan Mukhtar, Ph.D., profesor de Ciencias de la Salud, ha visto que el té detiene el cáncer en todas las etapas de su ciclo vital, impidiendo que crezca y también que se extienda. Asimismo ha observado que el té hace que se encojan los tumores cancerosos ya formados.

Al estudiar los efectos del té verde en la piel quemada por el sol de animales de laboratorio, el Dr. Mukhtar descubrió que los animales que tomaban té desarrollaban la décima parte de los tumores que les salían a los que tomaban agua. (Incluso cuando los animales tratados con té desarrollaban tumores, estos con frecuencia eran benignos, no cancerosos). Es más, el té demostró ser igualmente eficaz bebido que aplicado a la piel. Algunas empresas de cosméticos han empezado a agregar té verde a sus productos para la piel debido a la protección que posiblemente le brinde.

DEFENSA DENTAL

Un dolor de muelas no parece gran cosa hasta que le da a uno. El té ayuda a prevenir el dolor, puesto que contiene varios compuestos —tanto polifenoles como tanino— que funcionan como antibióticos. Es decir, es muy bueno para acabar con las bacterias que fomentan la caries dental.

El té también contiene fluoruro, lo cual aumenta la protección de los dientes. Cuando unos investigadores del Centro Dental Forsyth en Boston, Massachusetts, examinaron las cualidades antibacterianas de varios alimentos, encontraron que el té se lleva de calle a los demás.

Por su parte, un grupo de investigadores japoneses de la Universidad Kyushu en Fukuoka, Japón, identificaron cuatro componentes del té —el tanino, la catequina, la cafeína y el tocoferol, que es una sustancia parecida a la vitamina E— que ayudan a incrementar la resistencia del esmalte dental a los ácidos. La eficacia de este cuarteto de compuestos aumenta aún más al agregarse fluoruro adicional. Esta fuerza extra hace que el esmalte dental sea impermeable en un 98 por ciento a la acción de los ácidos sobre los dientes.

En la cocina

Quizá lo único que les gusta más a los ingleses que sus jardines sea una taza de té bien hecha. Y tienen una estrategia especial para asegurarse un té siempre perfecto.

1. La tetera se lava muy bien con agua jabonosa para eliminar los residuos amargos de la vez anterior.

2. Para calentar la tetera se le echa agua hirviendo, se le da unas vueltas y se tira. Así se evita que el té se enfríe.

3. Se ponen las hojas de té sueltas en la tetera. Se calcula 1 cucharadita de té por cada 6 onzas (180 ml) de agua hirviendo.

4. Se vierte agua hirviendo sobre el té, se tapa la tetera y se deja en infusión entre 3 y 5 minutos.

5. A menos que el té se vaya a tomar de inmediato, las hojas se sacan de la tetera con una cuchara calada o un colador. De otra forma el té se hace demasiado fuerte y adquiere un sabor amargo.

Cómo maximizar sus poderes curativos

Uno, dos, tres y listo. Cuando el té se deja en infusión tarda 3 minutos en liberar sus compuestos saludables. Los investigadores también lo dejan reposar este tiempo al realizar sus estudios sobre el té. A pesar de que se liberan más compuestos al dejarlo en infusión por más tiempo, "estos compuestos son amargos. Y una dosis más grande no necesariamente introduce el doble de ellos al cuerpo", indica el Dr. Vinson.

Bébalo de bolsita. Los aficionados al té siempre preparan la bebida con hojas sueltas, despreciando la facilidad que ofrecen las bolsitas de té. No obstante, el contenido pulverizado de las bolsas de té libera más polifenoles que las hojas sueltas. Las diminutas partículas de té en la bolsa aumentan la superficie a través de la cual los polifenoles pueden disolverse en el agua caliente.

Tómese todos. A pesar de que existen investigaciones más meticulosas del té verde que de la variedad negra (principalmente porque los primeros estudios científicos se realizaron en China y el Japón, donde se prefiere el té verde), de acuerdo con el Dr. Vinson ambas bebidas tienen los mismos efectos saludables.

Si alguien prefiere el té descafeinado, adelante. La eliminación de la cafeína prácticamente no afecta el contenido de polifenoles del té, así que se pierde muy poco en el proceso, según dice el Dr. Vinson.

De acuerdo con el experto, lo mismo ocurre con el té embotellado, el té helado y los tés en polvo. De hecho los beneficios del té han impresionado tanto a algunos fabricantes de refrescos (sodas) y jugos que han comenzado a enriquecer sus bebidas con té verde. Vale la pena pasar por la tienda de productos naturales para ver qué productos nuevos hay.

Limite la leche, por ahora. Un estudio preliminar llevado a cabo en Italia observó que al tomar el té con leche, como hacen los ingleses a la hora del té, se bloquean los beneficios antioxidantes de la bebida. "Hay ciertas pruebas de que las proteínas de la leche se unen a algunos de los compuestos del té y bloquean su absorción. No obstante, es posible que esos compuestos se liberen en el estómago, así que no estamos tan seguros de que la leche sea mala", dice el Dr. Vinson.

Manténgalo frío y fresquecito. El té helado que se prepara en casa debe beberse en unos cuantos días, según sugiere el Dr. Vinson. "Y asegúrese de taparlo para mantenerlo fresco al guardarlo en el refrigerador —recomienda—. Mi experiencia me indica no guardar el té helado por más de una semana, porque la concentración de los compuestos disminuye. Se llega al punto en que más o menos el 10 por ciento se ha perdido o cambiado".

Que acompañe la carne. En vista de que los compuestos polifenólicos del té ayudan a bloquear la formación de sustancias químicas carcinogénicas es buena idea organizar un té después de haber comido carne frita o asada al horno.

Nota: Si no reconoce algún término usado en este capítulo, vea el glosario en la página 711.

Higos cocidos con té

20   higos secos tipo *Calimyrna*

¾   taza de agua

½   taza de jugo de manzana

1   tirita de cáscara de naranja (china) de 1" × ½" (2.5 cm × 1.2 cm)

1   raja (rama) de canela de 2" (5 cm) de largo

4   bolsas de té *orange pekoe*

POR PORCIÓN

calorías	**253**
grasa total	**1.1 g**
grasa saturada	**0.2 g**
colesterol	**0 mg**
sodio	**13 mg**
fibra dietética	**8.7 g**

Corte y deseche los rabitos de los higos. Pique cada higo 1 ó 2 veces con la punta de un cuchillo afilado.

Ponga el agua, el jugo, la cáscara de naranja y la canela en una cacerola mediana y deje que rompa a hervir a fuego mediano. Retire la cacerola del fuego y agréguele las bolsas de té. Deje reposar por 5 minutos revolviéndolo de vez en cuando, hasta que la mezcla se vea como té. Aplaste las bolsas de té con una cuchara para extraerles el líquido y tírelas.

Agregue los higos. Ponga la cacerola a calentar a fuego mediano entre 1 y 2 minutos o hasta que el líquido comience a hervir suavemente. Baje el fuego a lento y hierva los higos por 5 minutos, revolviéndolos de vez en cuando, hasta que estén gorditos y saturados de humedad.

Pase los higos a un tazón (recipiente) a prueba de calor. Deseche la cáscara de naranja y la raja de canela. Deje que todo se enfríe. Sirva los higos junto con el líquido en que se cocieron.

Para 4 porciones

TIROIDISMO
Ojo con las hormonas

Bocio. Ojos saltones. Sobrepeso. La palabra "tiroides" despierta todas estas imágenes. Sin embargo, es poca la gente enterada de lo que esta glándula hace hasta que empieza a fallar.

La tiroides es una glándula con forma de mariposa que abraza la tráquea justo debajo de la nuez de Adán. Produce unas hormonas que ayudan a controlar el metabolismo del cuerpo, o sea, la forma en que quemamos las calorías y aprovechamos la energía. Por eso la glándula tiroides afecta de manera directa nuestro peso, nivel de energía y capacidad para absorber los nutrientes de los alimentos. Cuando produce la cantidad indicada de hormonas todo marcha sobre ruedas. Por el contrario, cuando la cantidad de hormonas que le proporciona al cuerpo es demasiado grande o muy pequeña, puede interferir con estos procesos físicos.

Las enfermedades de la tiroides o tiroidismo casi siempre se tratan con medicamentos que regulan la producción hormonal de la glándula. No obstante, estos remedios a veces tardan varios meses en surtir efecto. Es posible que mientras tanto el cuerpo no sea capaz de metabolizar de forma adecuada ciertos nutrientes, como el yodo, el calcio, la grasa y las proteínas. Por lo tanto, el médico tal vez recomiende ajustar la alimentación temporalmente.

"Una vez que el medicamento haya corregido el problema es posible tener una alimentación saludable normal", indica el Dr. Robert Volpe, profesor emérito de Endocrinología y Metabolismo de la Universidad de Toronto en Canadá.

UN EQUILIBRIO FRÁGIL

Según lo que hemos visto, la principal tarea de la tiroides es regular el metabolismo. Cuando una cantidad suficiente de la hormona de la tiroides está presente en la sangre, la glándula "se apaga", por decirlo de alguna manera, de la misma forma en que un sistema de aire acondicionado se apaga cuando una habitación ha alcanzado la temperatura correcta. Cuando el cuerpo requiere más hormona de la tiroides, la glándula se echa a andar nuevamente.

Este mecanismo interno no funciona como debe en las personas enfermas de la tiroides. Cuando se sufre una afección llamada hipotiroidismo, la glándula no produce una cantidad adecuada de hormonas. El cuerpo baja de revoluciones y experimenta una sensación de frío o de cansancio. El pelo y la piel se resecan y es posible que se suba de peso. Por razones desconocidas es 10 veces más probable que las mujeres desarrollen esta enfermedad.

Por el contrario, las personas enfermas de lo que se llama *hiper*tiroidismo producen cantidades excesivas de la hormona de la tiroides, lo cual acelera el metabolismo. Algunos síntomas comunes son pérdida de peso, palpitaciones cardíacas y piel acalorada y sudorosa. De nueva cuenta las mujeres tienen una mayor probabilidad de desarrollar este mal que los hombres.

Evidentemente los diferentes tipos de tiroidismo exigen estrategias alimenticias distintas en lo que el medicamento surte efecto, señala el Dr. Volpe.

La delicada ecuación del yodo

La tiroides necesita el yodo de los alimentos para fabricar su hormona. No hace falta mucho. El yodo presente en el cuerpo equivale a menos del 0.00001 por ciento del peso del cuerpo. Pero no por eso deja de ser importante. La glándula no puede cumplir con su trabajo de no contar con esta cantidad mínima de yodo.

La tiroides está tan ávida de yodo que cuando no logra satisfacer sus necesidades se va agrandando gradualmente conforme trata de chupar todo el yodo posible. Con el tiempo se hace tan grande que se puede ver por fuera del cuerpo. Esta hinchazón es el bocio.

En los países en vías de desarrollo, donde es más fácil que el yodo escasee en la alimentación, el bocio es bastante común. En los Estados Unidos, por el contrario, los alimentos —no sólo la sal yodada sino también el pan y la leche— contienen mucho yodo. Por lo tanto, este tipo de bocio es raro.

Sin embargo, el yodo no deja de causar problemas en este país. De hecho el estadounidense común lo consume en exceso, comenta el Dr. Volpe. No hay problema si la tiroides está funcionando con normalidad. Pero cuando ya existe alguna enfermedad de la tiroides puede suceder que la glándula produzca una cantidad insuficiente de su hormona esencial.

Cuando apenas se empieza a tomar medicamentos para la tiroides, según el Dr. Volpe es posible que el médico recomiende evitar los alimentos ricos en yodo, como los mariscos y las espinacas. Una vez que el medicamento comience a surtir efecto plenamente es posible volver a la alimentación normal, agrega el experto.

Otro alimento que tal vez se prefiera evitar es la *kelp*. Si bien algunos practicantes de medicina alternativa la sugieren como tratamiento del tiroidismo, los médicos tradicionales por lo general aconsejan lo contrario. La *kelp* (una especie de alga marina) contiene grandes cantidades de yodo, el cual podría empeorar la cosa, explica el Dr. Volpe.

Afínese con fibra

Cuando la tiroides no es lo bastante activa se hace más lento el funcionamiento del cuerpo, incluyendo la digestión. Esto a su vez puede derivar en estreñimiento, un síntoma común para las personas con esta afección.

De acuerdo con el Dr. Volpe, para que la digestión se lleve a cabo de manera regular es importante comer muchos alimentos ricos en fibra. "La fibra de las frutas, las verduras y los cereales ayuda a que los alimentos sigan avanzando a través del organismo", indica el experto.

El Dr. Volpe recomienda consumir entre 20 y 35 gramos de fibra al día. Tal vez suene complicado, pero en realidad no lo es. Basta con comer diariamente entre 3 y 5 raciones de verduras (de preferencia crudas), entre 2 y 4 raciones de frutas frescas y entre 6 y 11 raciones de cereales integrales, es decir, pan, cereal de caja o cereales cocidos como el arroz, para obtener una cantidad adecuada de fibra.

Cuente con el calcio

Hemos hablado del caso de una actividad insuficiente de la tiroides. Las personas cuya tiroides se mantiene demasiado activa tienen otras preocupaciones. Una de las más importantes es el riesgo de que la osteoporosis les debilite los huesos, según indica Deah Baird, una naturópata con consulta privada en Norwich, Vermont.

Cuando la tiroides desarrolla una actividad excesiva, el calcio es extraído de la sangre y expulsado a través de la orina, explica la Dra. Baird. Se trata de un problema grave porque el cuerpo, para compensar, saca calcio de los huesos.

La Dra. Baird recomienda una alimentación rica en calcio para evitar los problemas óseos. Los productos lácteos, entre ellos la leche, el queso y el yogur, son buenas fuentes de calcio, al igual que las verduras de hojas verdes como las berzas (bretones, posarnos, *collard greens*) y las espinacas. Una taza de yogur sin grasa y una taza de verduras verdes cocidas acompañadas por un vaso de leche descremada suman la Cantidad Diaria Recomendada (o *DV* por sus siglas en inglés) de 1,000 miligramos de calcio. Puesto que las personas con esta enfermedad suelen bajar de peso es importante que su alimentación sea bien equilibrada y cuente con las calorías suficientes para mantener un peso sano. Si adicionalmente se sufre una alergia a los lácteos, comenta la experta, se haría bien en tomar un suplemento de calcio o en agregar fuentes de calcio no lácteas a la alimentación.

Cómo tratar la tiroides

Si la actividad excesiva de la tiroides no fuera tan peligrosa tal vez la consideraríamos un excelente instrumento para bajar de peso. "El paciente gravemente hipertiroideo pierde peso rapidísimo —dice el Dr. Volpe—. Puesto que el metabolismo se acelera puede resultar difícil cubrir la cantidad de calorías que el cuerpo necesita".

Según advierte el Dr. Volpe, la mayoría de las personas con una tiroides demasiado activa tienen que aumentar su consumo de calorías entre un 15 y un 20 por ciento en comparación con alguien cuya glándula está sana, por lo menos hasta que el medicamento surta efecto. Las personas con problemas graves tal vez tengan que comer el doble —más de 3,000 calorías al día— sólo para conservar la energía y el peso que tenían antes.

El Dr. Volpe les recomienda a sus pacientes que consuman alimentos altos en grasa y proteínas para evitar que sus metabolismos demasiado activos quemen la grasa y los músculos que necesitan. La carne de todo tipo, incluyendo el pescado y las aves, la leche de grasa entera, el queso, la mantequilla, los frutos secos y las semillas son buenas fuentes tanto de grasa como de proteínas.

Desde luego esta alimentación abundante sólo es a corto plazo. Una vez que el medicamento haya surtido efecto plenamente y los niveles de la hormona de la tiroides hayan vuelto a la normalidad, "habrá que comer menos calorías o se subirá de peso", dice el Dr. Volpe.

Las personas cuya glándula muestra una actividad insuficiente, por el contrario, tal vez sólo necesiten la mitad de las calorías requeridas por otros adultos. También querrán reducir su consumo de alimentos ricos en grasa. "Las personas con una actividad insuficiente de la tiroides tienden a mostrar niveles más altos de colesterol y triglicéridos", indica el Dr. Volpe, lo cual puede incrementar su riesgo de sufrir una enfermedad cardiovascular. El endocrinólogo recomienda comer muchos carbohidratos complejos, como pan integral, cereales integrales, frutas y verduras, así como leche descremada y queso y yogur bajos en grasa o sin grasa.

De nueva cuenta esta alimentación especial sólo debe ser a corto plazo. "Con la medicación apropiada los niveles tiroideos volverán a la normalidad y se podrá comer el mismo número de calorías que se acostumbraba antes de volverse hipotiroideo", asegura el Dr. Volpe.

LAS VENTAJAS DE LAS VERDURAS Y LAS FRUTAS

Ya vimos que la fibra de las frutas y las verduras ayuda a aliviar los síntomas causados por una actividad insuficiente de la glándula tiroides. Sin embargo, las verduras, particularmente el repollo (col), también contienen sustancias que ayudan a una glándula demasiado activa. Las investigaciones sugieren que estos compuestos tal vez contribuyan a que la glándula se desacelere de forma natural, indica la Dra. Baird.

Todos los miembros de la familia botánica *Brassica* contienen bociogenéticos, unas sustancias químicas que bloquean la capacidad de la tiroides para utilizar el yodo. Al disponer de menos yodo la producción de hormonas por parte de la glándula se reduce de manera natural, explica la Dra. Baird. Algunas de las verduras de esta familia son el brócoli, el repollo, las coles (repollitos) de Bruselas, la coliflor, la col rizada, las hojas de la mostaza y el nabo, pero también ofrecen el mismo beneficio los frijoles (habichuelas) de soya, el cacahuate (maní), el millo (mijo) y las espinacas.

El proceso de cocción desactiva los bociogenéticos de las verduras. Por lo tanto, cuando se está enfermo de la tiroides es buena idea comérselas crudas. Una alternativa a las verduras crudas es el jugo de verduras, el cual contiene grandes cantidades de compuestos curativos. No está claro cuánto se necesita para afectar la tiroides de manera positiva. Un buen punto de partida sería un vaso de 8 onzas (240 ml) de jugo al día.

Los jugos son muy fáciles de preparar. Las verduras se lavan bien, se cortan en pedazos para que entren al exprimidor de jugos (juguera) y se exprimen. Se puede hacer jugo de un solo ingrediente o combinar las verduras para crear sabores diversos. Muchas personas incluyen zanahorias y apio en sus jugos, porque se suele considerar que el sabor de estas verduras queda con todo.

Si bien en términos generales es buena idea incluir muchas verduras en la alimentación, según indica el Dr. Volpe, cuando se sufre de actividad insuficiente de la tiroides no hay que comer demasiadas representantes de la familia *Brassica*, por lo menos hasta que el medicamento surta efecto. "Después de eso no hay problema", afirma el endocrinólogo.

Nota: Si no reconoce algún término usado en este capítulo, vea el glosario en la página 711.

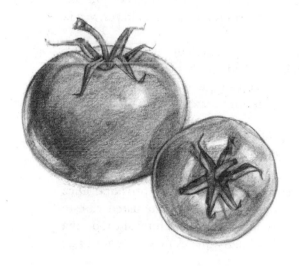

TOMATES
Protección para la próstata

Poderes curativos
Reducen el riesgo de sufrir cáncer y enfermedades cardíacas

Previenen las cataratas

Mantienen activas a las personas mayores

Aunque ya son un alimento bastante universal, cuando se piensa en los tomates, mucha gente los asocia con Italia, ya que se usan tanto con las ricas pastas de ese país y algunas personas hasta piensan que son de allá. En realidad, los tomates son originarios del Perú y Ecuador. Para el tiempo que llegaron los conquistadores, ya se disfrutaban en muchas de las tierras que hoy en día constituyen América Latina. Los españoles los llevaron a Europa, pero tomó tiempo para que llegaran a ser populares. Igual que las papas, los tomates son parientes de la venenosa belladona y la gente pensaba que eran nocivos. Lo mismo ocurrió en los Estados Unidos y no se hicieron populares hasta este siglo.

En cambio, en América Latina siempre fueron parte de la alimentación de la gran mayoría de los países. Se empleaban en salsas sabrosas, ensaladas y hasta en dulces, como el dulce de tomate de la República Dominicana. Aunque en general se ha disfrutado como ingrediente adicional y no como plato principal, quizás ya sea la hora de que cambie esa costumbre. Resulta que los tomates, tan sencillos y sabrosos como son, también son una especie de superalimento. Contienen compuestos anticancerosos y anticataratas, más ayudan a cuidarle el corazón. Por lo tanto, ¿por qué no se prepara una ensaladita antes de seguir leyendo?

Contienen un "cuidacélulas" colorido

El tomate contiene un pigmento rojo llamado licopeno. Al parecer este compuesto actúa como antioxidante, lo cual quiere decir que ayuda a neutralizar unas moléculas de oxígeno conocidas como radicales libres, las cuales pueden llegar a dañar las células. (Para más información sobre los radicales libres, vea la página 591).

Hasta hace poco se hacía menos caso de los poderes curativos del licopeno que de los de otro pigmento mucho más estudiado, el betacaroteno. Sin embargo, algunas investigaciones más recientes indican que las armas del licopeno en la lucha contra el cáncer posiblemente sean dos veces más poderosas que las del betacaroteno.

Al llevar a cabo una investigación amplia que abarcó a casi 48,000 hombres, un grupo de científicos de Harvard descubrió que quienes comían por lo menos 10 raciones de tomate a la semana, ya sea crudo, cocido o en salsa, reducían en un 45 por ciento su riesgo de padecer cáncer de la próstata. Diez raciones tal vez parezcan mucho, pero lo más probable es que usted ya esté comiendo esta cantidad, repartida a lo largo de la semana. Al fin y al cabo, una ración equivale a sólo media taza de salsa de tomate, que es más o menos lo de una rebanada de pizza.

"El licopeno es un antioxidante muy fuerte", dice el Dr. Meir Stampfer, coautor del estudio mencionado y profesor de Epidemiología y Nutrición en la Escuela de Salud Pública de Harvard. "Por algún motivo, el licopeno se concentra en la próstata. Los hombres cuyo índice de licopeno en la sangre es alto tienen menos riesgo de sufrir cáncer de la próstata".

Las virtudes del tomate no sólo benefician a la próstata. Al realizar diversos estudios de laboratorio, unos investigadores israelíes encontraron que el licopeno también es un fuerte inhibidor de las células del cáncer de mama, del pulmón y de la mucosa uterina.

En todo el mundo, es probable que quienes más beneficios obtengan del tomate sean los italianos. Casi todos los días lo comen en alguna forma. En Italia, los investigadores han descubierto que, al comer siete raciones semanales o más de tomate crudo, la posibilidad de tener cáncer del estómago, colon o recto se reduce en un 60 por ciento, en comparación con las personas que comen dos raciones o menos. Una vez más, este efecto saludable se atribuye por lo menos en parte al licopeno.

Diversas investigaciones también sugieren que las personas mayores pueden mantenerse activas por más tiempo al incluir una mayor cantidad de licopeno en su alimentación. En un estudio efectuado por un grupo de científicos con 88 monjas entre los 77 y los 98 años de edad, se descubrió que, entre más licopeno consumían, menos ayuda necesitaban para realizar sus actividades cotidianas, como vestirse o caminar.

Aviso
OJO CON LAS ALERGIAS

Por muy nutritivos que sean los tomates, algunas personas deben pensarlo dos veces antes de comerse uno.

Es bastante común la alergia al tomate. Según el Dr. Richard Podell, profesor clínico de Medicina Familiar en la Escuela de Medicina Robert Wood Johnson de New Providence, Nueva Jersey, esta alergia se manifiesta mediante síntomas como urticaria (ronchas), asma y dolor de cabeza. Y este no es el único peligro del tomate. Para otras personas, el problema que tiene es su acidez, la cual les descompone el estómago o les irrita la boca.

El asunto se vuelve particularmente grave si usted tiene una alergia a la aspirina. En este caso, es muy importante que evite el tomate, por lo menos hasta no consultar con su médico. El tomate contiene salicilatos, unas sustancias químicas que son el principio activo de la aspirina. Es cierto que la mayoría de las personas sensibles a la aspirina no tienen ningún problema con los salicilatos de los alimentos. Sin embargo, usted pudiera ser la excepción, y la reacción alérgica llega a tener consecuencias bastante serias o incluso mortales, advierte el Dr. Podell.

NUEVOS DESCUBRIMIENTOS

Es posible que en un futuro no muy lejano los médicos empiecen a recomendar el tomate como una forma de prevenir el cáncer del pulmón. El tomate contiene dos poderosos compuestos, el ácido cumarínico y el ácido clorogénico. Es posible que ambos ayuden a bloquear los efectos de las nitrosaminas, unos compuestos causantes de cáncer que se forman en el cuerpo de manera natural y que se distinguen, además, por ser "los carcinógenos más potentes del humo del tabaco", en opinión de Joseph Hotchkiss, Ph.D., profesor de Química de los Alimentos y Toxicología en la Universidad de Cornell en Ithaca, Nueva York.

Hasta hace poco, los científicos creían que la vitamina C de las frutas y las verduras era la que se encargaba de neutralizar estos peligrosos compuestos. Sin embargo, un estudio llevado a cabo por el Dr. Hotchkiss y sus colegas reveló que los tomates bloquean la formación de nitrosaminas aun cuando se les ha extraído toda su vitamina C.

Los benéficos ácidos cumarínico y clorogénico del tomate también se encuentran en otras frutas y verduras, como la zanahoria, el pimiento (ají, pimiento morrón) verde, la piña (ananá) y la fresa. El Dr. Hotchkiss sospecha que el hecho de que las personas que comen más frutas y verduras enfrentan un menor riesgo de contraer cáncer se debe en parte a la acción de estos compuestos.

En la cocina

En el mes de febrero, los jugosos tomates recién cosechados que disfrutó el verano anterior no son más que vagos recuerdos. Pero no se desanime. El tomate secado al sol es una excelente manera de reproducir aquel delicioso sabor a lo largo del año, incluso cuando no es temporada de tomates frescos.

Lo único malo es que el tomate secado al sol a veces sale bastante caro. Mejor séquelo usted mismo y podrá disfrutar su rico sabor sin que lo resienta su monedero. A continuación le diremos cómo.

1. Lave los tomates muy bien y córteles los extremos del tallo y el opuesto.
2. Ponga cada tomate de lado y corte en rebanadas de ¼ pulgada (6 mm).
3. Ponga las rebanadas sobre una bandeja de hornear y meta al horno a 120°–140°F (50°–61°C) durante unas 24 horas. El tomate estará listo cuando esté correoso pero aún flexible.
4. Guarde el tomate seco en pequeños frascos, bolsas de plástico para el congelador o recipientes de plástico y meta al refrigerador o congelador hasta que lo vaya a ocupar. Si utiliza frascos de vidrio, asegúrese de que estén a temperatura ambiente antes de meterlos al congelador, para evitar que se rompan.

Tire los pedazos de tomate a los que les salgan manchas negras, amarillas o blancas. Posiblemente se trate del moho que a veces aparece durante el proceso de secado.

MÁS PROTECCIÓN

El limón y el limón verde (lima) no son las únicas frutas con un alto contenido de vitamina C. El tomate también contiene una gran cantidad de esta poderosa vitamina, la cual, según se ha demostrado, ayuda a aliviar todo tipo de afecciones, desde las cataratas y el cáncer hasta las enfermedades cardíacas. Un tomate mediano proporciona casi 24 miligramos de vitamina C, es decir, el 40 por ciento de la Cantidad Diaria Recomendada (o *DV* por sus siglas en inglés) de este nutriente.

El tomate también es una buena fuente de vitamina A, la cual, según se ha probado, refuerza el sistema inmunitario y ayuda a prevenir el cáncer. De un tomate mediano se obtienen 766 unidades internacionales de vitamina A, o sea, el 15 por ciento de la DV.

Por si fuera poco, un tomate también proporciona 273 miligramos de potasio, lo cual equivale al 8 por ciento de la DV. Además, contiene 1 gramo de hierro. Aunque esta cantidad de hierro es relativamente pequeña, el cuerpo absorbe este mineral muy bien cuando se ingiere junto con vitamina C, nutriente que el tomate ofrece en abundancia.

Cómo maximizar sus poderes curativos

Dé preferencia al color. Al escoger el tomate fresco, compre el más rojo que pueda encontrar. El tomate rojo y maduro llega a tener hasta cuatro veces más betacaroteno que el verde aún no maduro.

Busque la comodidad. No es necesario comprar el tomate fresco para aprovechar sus poderes curativos. El licopeno soporta las altas temperaturas utilizadas en los procesos industriales de elaboración, así que el tomate de lata y la salsa de tomate conservan su dosis completa de este valioso compuesto.

Fríalo un poco. El licopeno del tomate se encuentra en las paredes celulares. Al freír el tomate con un poco de aceite, sus paredes celulares revientan y el poder curativo del licopeno se libera en mayores cantidades.

Nota: Si no reconoce algún término en este capítulo, vea el glosario en la página 711.

Clásica salsa de tomate

2 **cucharaditas de aceite de oliva**

1 **taza de cebolla picada**

2 **dientes de ajo, picados en trocitos**

1 **lata de 28 onzas (784 g) de tomate aplastado con puré de tomate**

2 **cucharadas de pasta de tomate sin sal**

1½ **cucharaditas de albahaca**

½ **cucharadita de tomillo**

Ponga el aceite a calentar a fuego mediano-bajo en un caldero (caldera) (*Dutch oven*). Agregue la cebolla y el ajo. Revolviendo de vez en cuando, fría durante 8 minutos o hasta que la cebolla esté suave. Agregue el tomate, la pasta de tomate, la albahaca y el tomillo.

Tape parcialmente y cocine a fuego mediano durante 30 minutos, o hasta que el tomate esté suave.

Para 4 tazas aproximadamente

Consejo de cocina: Esta salsa es el complemento perfecto para pasta, cuscús, arroz o papas al horno.

POR TAZA

calorías	**111**
grasa total	**2.4 g**
grasa saturada	**0.3 g**
colesterol	**0 mg**
sodio	**495 mg**
fibra dietética	**4.4 g**

Gazpacho

8 **tomates medianos**

¼ **taza de cebolla morada picada en cubitos**

2 **cucharadas de cilantro fresco picado**

2 **cucharaditas de aceite de oliva extra virgen**

1 **cucharada de vinagre de vino tinto**

2 **dientes de ajo, picados en trocitos**

¼ **cucharadita de sal**

1 **pimiento (ají, pimiento morrón) amarillo pequeño, picado en trocitos finos**

Quite el centro a los tomates y píquelos en trozos. Ponga en una licuadora (batidora) o procesador de alimentos. Agregue la cebolla, el cilantro, el aceite, el vinagre, el ajo y la sal y muela hasta obtener un puré no muy fino, al que todavía le queden trozos de verduras.

Pase a un tazón (recipiente). Agregue el pimiento y revuelva. Tape y meta al refrigerador por lo menos durante 2 horas, para que los sabores se mezclen bien.

Para 4 porciones

POR PORCIÓN

calorías	**87**
grasa total	**3.2 g**
grasa saturada	**0.4 g**
colesterol	**0 mg**
sodio	**157 mg**
fibra dietética	**3.5 g**

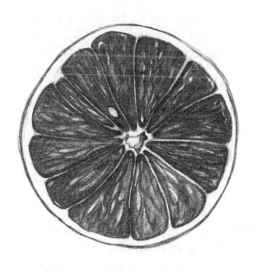

TORONJA
El poder de la pectina

Poderes curativos

Previene el cáncer

Reduce los cardenales (moretones, magulladuras)

Alivia los síntomas del resfriado (catarro)

Previene las enfermedades cardíacas y el derrame cerebral

La toronja (pomelo) es una de las frutas más grandes de la mesa del desayuno. No obstante, a veces preferimos pasarla por alto. Debido a su sabor ácido a algunas personas no les gusta tanto como los cítricos más dulces.

Pero cuando se trata de cuidar la salud, la toronja, sobre todo la sangría, de veras sabe lucirse. Contiene varios compuestos antioxidantes, no sólo vitamina C sino también licopeno, limonoides y naringina. En conjunto estos compuestos ayudan a reducir los síntomas del resfriado (catarro) y también el riesgo de sufrir enfermedades cardíacas y cáncer.

Lo que estas sustancias tienen en común es su capacidad para recoger el exceso de unas peligrosas moléculas de oxígeno llamadas radicales libres en el cuerpo. Si bien los radicales libres son una producto natural del metabolismo, también llegan a tener efectos peligrosos. Al comerse una toronja en esencia se está ingiriendo un "trapeador" químico que ayuda a eliminar los problemas antes de que ocurran. (Para más información sobre los radicales libres, vea la página 591).

Además, la toronja contiene grandes cantidades de pectina. Se ha demostrado que este tipo de fibra reduce el colesterol considerablemente, lo cual baja el riesgo de sufrir enfermedades cardíacas, hipertensión (presión arterial alta) y derrame cerebral.

Un color curativo

Uno de los compuestos de la toronja que le otorga su inconfundible color rosado es el licopeno, el cual también se encuentra en el tomate y el pimiento (ají, pimiento morrón) rojo. Se trata de "un antioxidante y barrendero de radicales libres muy importante, muy fuerte —indica Paul Lachance, Ph.D., profesor de Nutrición en la Universidad de Rutgers en New Brunswick, Nueva Jersey—. Nuestra situación en cuanto al cáncer y las enfermedades cardíacas sería mucho peor si no fuera por el licopeno en nuestros alimentos".

La toronja también es una magnífica fuente de limonoides. Se ha demostrado que estos compuestos tienen propiedades anticancerígenas, al igual que la vitamina C. En unos estudios de laboratorio realizados por un grupo de investigadores del Laboratorio de Química Frutal y Vegetal del Departamento de Agricultura de los Estados Unidos en Pasadena, California, se encontró que

---

Aviso
UN INDESEABLE INCREMENTO DE INTENSIDAD

A veces los alimentos que comemos influyen —de manera positiva o negativa— en el efecto de los medicamentos que estamos tomando. En un estudio llevado a cabo por la Universidad de Ontario Occidental en London, Canadá, David G Bailey, Ph.D., descubrió que cuando se toma jugo de toronja (pomelo) junto con un medicamento el efecto de este se intensifica. En algunos casos, una sola dosis del fármaco en esencia llega a tener el mismo efecto que cinco dosis.

"Entre más estudiamos, más fármacos encontramos a los que les afecta el jugo de toronja", indica el Dr. Bailey, profesor adjunto de Farmacología y Toxicología en la universidad.

Al parecer la naringina, un compuesto de la toronja, desactiva el funcionamiento de cierta enzima en el intestino delgado, la cual normalmente ayuda al procesamiento metabólico de ciertos medicamentos. Cuando el metabolismo no procesa un fármaco con la misma rapidez, el cuerpo lo absorbe en mayores cantidades, lo cual intensifica sus efectos. Hasta ahora se han identificado los siguientes medicamentos afectados por el jugo de toronja, entre otros: los bloqueadores del canal del calcio (contra la hipertensión/presión arterial alta), el *Seldane* (un medicamento antialérgico) y el *Halcion* (un fármaco contra la ansiedad).

A fin de evitar cualquier problema es importante leer los folletos que vienen con los medicamentos. También se puede sustituir el jugo de toronja por jugo de naranja (china) (que no contiene naringina) mientras dure el tratamiento.

---

los limonoides incrementan el nivel de ciertas enzimas que ayudan a eliminar la toxicidad de los agentes carcinogénicos y a sacarlos del cuerpo.

"La toronja probablemente sea la mejor fuente de limonoides", afirma Antonio Montanari, Ph.D., científico investigador del Departamento de Florida del Centro de Investigación de los Cítricos en Lake Alfred. Un vaso de 6 onzas (180 ml) de jugo de toronja, por ejemplo, contiene más de 100 miligramos de varios compuestos limonoides.

La toronja también es rica en otro compuesto, la naringina, que al parecer no existe en ninguna otra fruta. Diversos estudios de laboratorio han demostrado que la naringina detiene el crecimiento de algunos tipos de célula cancerosa de la mama.

Por último, la toronja es una muy buena fuente de vitamina C. Es uno de los pocos alimentos capaces de proporcionar más de la Cantidad Diaria Recomendada (o *DV* por sus siglas en inglés) en una sola ración. Una taza de gajos de toronja contiene 88 miligramos de vitamina C, el 146 por ciento de la DV.

Además de ser una poderosa vitamina antioxidante, la vitamina C también forma parte del colágeno, el "pegamento" que une las células de la piel. Si no se cubren las necesidades de vitamina C, las cortadas tardan en curarse y las encías llegan a sangrar. También se ha demostrado que la vitamina C ayuda a aliviar los síntomas del resfriado al reducir el nivel de histamina, una sustancia química que se da naturalmente y que produce los mocos.

LA POTENCIA DE LA PECTINA

La toronja ha recibido mucha atención recientemente debido a su generoso contenido de pectina, un tipo de fibra soluble que ayuda a bajar el colesterol a un nivel saludable. Logra este efecto al formar un gel en el intestino que ayuda a evitar que las grasas sean absorbidas por el torrente sanguíneo.

En unos estudios llevados a cabo con animales, el Dr. James Cerda, profesor de Medicina en el Colegio de Medicina de la Universidad de Florida en Gainesville, descubrió que la pectina puede producir una baja del 21 por ciento en el colesterol. Al mismo tiempo evita que unos componentes pegajosos de la sangre llamados plaquetas formen coágulos en el torrente sanguíneo e incrementen el riesgo de sufrir enfermedades cardíacas y derrame cerebral. El Dr. Cerda encontró que más del 5 por ciento de las paredes arteriales estaban cubiertas por plaquetas en el caso de los animales que por nueve meses llevaron una alimentación que incluía un 3 por ciento de pectina de toronja. En el caso de los animales que no consumieron pectina, las plaquetas cubrían el 14 por ciento de las paredes arteriales.

Una ración de 4 onzas (112 g) (más o menos ½ taza) de toronja proporciona 1 gramo de pectina. No está presente sólo en la pulpa sino también en la cáscara, así como en la delgada capa blanca debajo de esta.

En la cocina

Muchas personas realmente disfrutan la acidez de la toronja (pomelo), pero otras prefieren un sabor un poco más dulce. Las siguientes indicaciones servirán para encontrar una fruta un poco más grata al paladar.

Escójala en su época. Si bien la toronja está disponible en los supermercados durante todo el año, la temporada alta cae entre enero y junio. En esta época la fruta está más madura y dulce.

Identifique los híbridos. Existen varias "casi toronjas" que son mucho más dulces que la auténtica. Algunos híbridos, como la *oroblanco* y la *melogold*, por ejemplo, saben a toronja con azúcar.

Otra opción es la *pummelo*, que se consigue en las tiendas de alimentos selectos. De acuerdo con Andrea S. Boyle, directora de servicios al cliente en el departamento de frutas frescas de Sunkist Growers, "es un poco más seca y dulce que la toronja, y siempre sabe menos amarga y ácida".

Endúlcela. Una forma sabrosa y sencilla de quitarle la acidez a la toronja es con un poco de azúcar o miel. También se puede espolvorear con un poco de azúcar morena (mascabado) y luego asarla al horno por unos minutos, hasta que el azúcar eche burbujas.

Cómo maximizar sus poderes curativos

Deguste los gajos. Cuando la toronja se come partida a la mitad, sacando la pulpa con una cuchara, la mitad de la pectina se queda sin comer. De acuerdo con los expertos, para obtener la mayor cantidad posible de fibra hay que pelar la toronja y comerse los gajos enteros.

Eleve su eficacia. En comparación con la pulpa, el jugo de toronja es una fuente mucho más concentrada de naringina. Se puede preparar en casa, pero es posible que el jugo comercial sea mejor ya que al procesarse la fruta se incorpora una parte de la saludable cáscara.

Organice sus opciones. La toronja sangría contiene más licopeno que las variedades blancas. Algunas buenas opciones son la *Ruby Red*, la *Flame* y la *Star Ruby*, según afirma Bill Widmer, Ph.D., científico investigador del Departamento de Florida del Centro de Investigación de los Cítricos en Lake Alfred.

Nota: Si no reconoce algún término usado en este capítulo, vea el glosario en la página 711.

Toronja adobada (remojada) con miel

4 **toronjas (pomelos)** *ruby*

2 **cucharadas de miel**

1 **cucharada de menta (hierbabuena) fresca picada en trocitos**

POR PORCIÓN

calorías	**110**
grasa total	**0.3 g**
grasa saturada	**0 g**
colesterol	**0 mg**
sodio	**5 mg**
fibra dietética	**3.8 g**

Ralle más o menos 1 cucharadita de la cáscara de 1 toronja. Parta la misma toronja a la mitad por el centro, exprima el jugo y póngalo aparte.

Ponga la miel en un pequeño tazón (recipiente) adecuado para usarse en el horno de microondas. Caliente en mediano (al 50 por ciento) entre 20 y 30 segundos. Agréguele el jugo y la ralladura de la cáscara y revuelva todo bien.

Pele las otras 3 toronjas con un cuchillo de pelar (mondar) afilado, retirando la mayor parte el tejido blanco fibroso debajo de la cáscara, pero no todo. Separe los gajos cuidadosamente. Saque las semillas que haya y pique cada gajo 1 ó 2 veces con la punta del cuchillo para que el adobo (marinado) pueda impregnar la toronja.

Acomode los gajos de toronja sobre 4 platos para postre y vierta la mezcla de la miel encima. Deje reposar al menos por 15 minutos para que los sabores se mezclen. Si así lo desea puede meter el postre al refrigerador. Espolvoréelo con la menta antes de servirlo.

Para 4 porciones

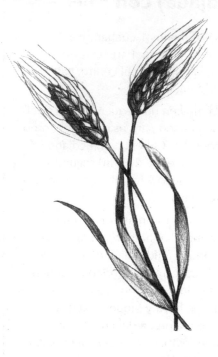

TRIGO
Mejoría multiuso

Poderes curativos
Mejora la digestión

Reduce el riesgo de sufrir
enfermedades cardíacas y
cáncer

Olvidemos el maíz (elote, choclo), la
avena, el arroz o el centeno. En los Estados Unidos el trigo es el cereal número
uno. El estadounidense común ingiere 148 libras (66 kg) de trigo al año en
forma de pasta, pan, *bagels* y cereales.

Una razón por la que comemos tanto trigo es que este cereal se ofrece para
muchísimos usos. Aun las personas a las que no les gusta el pan se encuentran
con el trigo en docenas, si no es que en cientos de recetas comunes. Su sabor
ligero funciona muy bien en todo tipo de alimentos, desde el *biscuit* más esponjoso hasta la polenta más sustanciosa.

Qué suerte que el trigo sea tan nutritivo como delicioso. De hecho se trata
de uno de los alimentos más saludables que podemos comprar. Al igual que todos
los cereales, el trigo es rico en vitaminas, minerales y carbohidratos complejos.

Sin embargo, lo que hace realmente especial al trigo es el hecho de que contiene un elemento ausente de la mayoría de los alimentos: vitamina E. Este detalle es importante, pues la principal fuente de vitamina E son los aceites de
cocina como el de alazor (cártamo) y el de *canola*. Por lo tanto resulta algo difícil
cubrir la Cantidad Diaria Recomendada (o *DV* por sus siglas en inglés) de 30
unidades internacionales de vitamina E a menos que los alimentos se elijan con
cuidado, según advierte Susan Finn, Ph.D., la directora de los servicios de nutrición en los Laboratorios Ross de Cleveland, Ohio.

Aumentar el consumo de trigo facilita la tarea un poco. Y vale la pena, según agrega la Dra. Finn, porque es posible que la vitamina E intervenga de forma directa tanto en bajar el colesterol como en evitar que se adhiera a las paredes de las arterias, lo cual ayuda a reducir el riesgo de sufrir enfermedades cardíacas.

UNA CURA PARA EL CORAZÓN

Todos los días el cuerpo produce un gran número de radicales libres, unas moléculas nocivas de oxígeno que han perdido un electrón. Por lo tanto se la pasan corriendo por todo el cuerpo y recogiendo electrones adicionales dondequiera que los encuentren. En el proceso dañan el colesterol en el torrente sanguíneo, con lo que este se vuelve pegajoso y aumenta la probabilidad de que se adhiera a las paredes de las arterias. Se trata del primer paso hacia las enfermedades cardíacas. (Para más información sobre los radicales libres, vea la página 591).

Las investigaciones científicas han demostrado que al consumir más trigo se ayuda a detener este proceso desde antes de que empiece. Los encargados de un estudio que abarcó a 31,000 personas, por ejemplo, descubrieron que quienes comen la mayor cantidad de pan integral enfrentan un riesgo mucho menor de sufrir enfermedades cardíacas que los consumidores de pan blanco.

De acuerdo con el Dr. Michael H. Davidson, director del Centro para la Investigación Clínica de Chicago, Illinois, los médicos especulan que la vitamina E del trigo reduce la producción de colesterol por el hígado. En un estudio científico, por ejemplo, se les dio 20 gramos (aproximadamente ¼ taza) de germen de trigo diariamente por cuatro semanas a un grupo de personas con colesterol alto (la mayor parte de la vitamina E del trigo se concentra en el germen). Durante las 14 semanas siguientes, la cantidad se incrementó a 30 gramos. Al finalizar el estudio, los investigadores observaron que el nivel de colesterol de los participantes había bajado en un 7 por ciento en promedio.

El germen de trigo es una fuente muy concentrada de vitamina E. Un poco menos de 2 cucharadas proporciona 5 unidades internacionales de este nutriente, más o menos el 16 por ciento de la DV. El salvado de avena y los panes y cereales de trigo integral también contienen vitamina E, aunque en cantidades menores que el germen de trigo.

UNA FORMIDABLE FUENTE DE FIBRA

Después del furor que hace algunos años se desató por el salvado de avena, la mayoría de nosotros ya sabemos que este cereal es muy preciado por su alto contenido de fibra. Sin embargo, esta no es la única forma de obtener mucha fibra a través de la alimentación. De hecho, el salvado de trigo contiene 1½ veces más fibra que el de avena. Es una buena noticia para nuestra salud.

El tipo de fibra que se encuentra en el trigo, la fibra insoluble, absorbe grandes cantidades de agua al pasar por el intestino, por lo cual el excremento adquiere mayor volumen y peso. Al hacerse más grande se elimina del cuerpo más pronto, lo cual significa que las sustancias nocivas que llega a contener disponen de menos tiempo para dañar las células del colon. Así lo explica Beth Kunkel, R.D., Ph.D., profesora de Alimentos y Nutrición en la Universidad Clemson de Carolina del Sur.

Cuando un grupo de investigadores analizó más de 13 estudios científicos internacionales que abarcaban a más de 15,000 personas, descubrieron que el riesgo de desarrollar cáncer del colon disminuye considerablemente en aquellos que consumen la mayor cantidad de fibra. Los investigadores calcularon que el riesgo de desarrollar cáncer del colon podría bajar hasta en un 31 por ciento si las personas aumentaran la cantidad de fibra en su alimentación a 39 gramos diarios.

Una ración del cereal *All-Bran*, el cual está hecho de trigo, ofrece casi 10 gramos de fibra, prácticamente el 40 por ciento de la DV en un solo plato. El germen de trigo también es una buena fuente de fibra. Un poco menos de 2

En la cocina

Gran parte del trigo de nuestra alimentación proviene del pan y los cereales de caja, pero existen muchos tipos más. Vale la pena probar las siguientes variedades para aprovechar este cereal nutritivo y delicioso al máximo.

- Los **copos de trigo** se hacen aplastando el grano entero. Muchas veces se utilizan para preparar cereal caliente o como ingrediente en productos panificados.

- El **germen de trigo** es el embrión del grano, o sea, la parte que crece y se convierte en otra planta. Es una fuente increíble tanto de vitamina E como de fibra. Se puede agregar a la masa del pan o a las cacerolas (guisos). Algunas personas incluso lo espolvorean encima del yogur o el helado. No obstante, el germen de trigo contiene mucho aceite, por lo que se echa a perder pronto si no se guarda en el refrigerador.

- El **trigo *bulgur*** está hecho de granos de trigo integral a los que se dio un hervor y luego se secaron. Se utiliza entero o quebrado y es una guarnición excelente; con frecuencia sirve para sustituir el arroz.

- Al igual que el trigo *bulgur*, el **trigo quebrado** está hecho del grano entero. No obstante, viene más molido y quebrado en trocitos, por lo que se cocina más rápidamente. El trigo quebrado con frecuencia se sirve como cereal caliente. También se utiliza para que otros cereales o también las cacerolas tengan una textura más crujiente.

Panqueques (*pancakes, hotcakes*) de trigo integral

1¼ tazas de harina integral

¼ taza de germen de trigo tostado

1½ cucharaditas de polvo de hornear

½ cucharadita de canela en polvo

⅛ cucharadita de sal

1½ tazas de leche descremada

¼ taza de sustituto de huevo sin grasa

1 cucharada de mantequilla sin sal, derretida

POR 3 PANQUEQUES

calorías	**221**
grasa total	**4.5 g**
grasa saturada	**2.1 g**
colesterol	**10 mg**
sodio	**325 mg**
fibra dietética	**5.5 g**

Ponga la harina, el germen de trigo, el polvo de hornear, la canela y la sal en un tazón (recipiente) grande y revuélvalos. Agregue la leche, el sustituto de huevo y la mantequilla. Revuelva todos los ingredientes hasta que apenas se mezclen. No los bata demasiado.

Rocíe una sartén antiadherente grande con aceite antiadherente en aerosol. Póngala a calentar a fuego mediano-alto hasta que una gota de agua "baile" al caer sobre su superficie. Utilice una taza de medir con una capacidad de ¼ taza como cucharón para medir un poco menos de ¼ taza de masa por panqueque. Vierta la masa sobre la sartén, cuidándose de no juntar demasiado los panqueques.

Fría los panqueques por 2 minutos o hasta que se empiecen a secar de las orillas. Voltéelos y fríalos por 1 minuto más o hasta que se doren de abajo. Sáquelos de la sartén.

Retire la sartén del fuego y rocíela con más aceite antiadherente en aerosol. Repita los pasos hasta que se acabe toda la masa.

Para 12 panqueques

Consejo de cocina: Ponga los panqueques sobre una bandeja de hornear en el horno a 175°F (79°C) para que se mantengan calientes hasta que termine de prepararlos todos. Sírvalos acompañados de sirope de arce (maple) o miel.

cucharadas proporcionan más de 1 gramo de esta sustancia. Según la Dra. Finn, el trigo *bulgur*, la pasta de trigo integral y el trigo quebrado (que se usa para preparar el *tabbouleh*) también son buenas fuentes de fibra.

Cómo maximizar sus poderes curativos

Escójalo entero. Para obtener la mayor cantidad posible de vitamina E y fibra del trigo es importante comprar alimentos que contengan germen de trigo o trigo integral; ambos incluyen la parte exterior más nutritiva del cereal. Una vez que el trigo se ha procesado —para preparar el pan blanco o los cereales "ligeros", por ejemplo— pierde la mayor parte de sus componentes saludables según lo indica la Dra. Finn.

Lea la lista. La etiqueta de algunos alimentos indica "trigo integral", pero en realidad sólo contienen muy poco. Según recomienda la Dra. Finn hay que leer la etiqueta bien para asegurarse de estar comprando el bueno. Cuando las palabras "trigo integral" (*whole wheat*) o "harina integral" (*whole-wheat flour*) encabezan la lista de ingredientes, se trata de una buena selección.

Nota: Si no reconoce algún término usado en este capítulo, vea el glosario en la página 711.

Trigo

BULGUR
Otro cereal saludable

Poderes curativos

Previene el estreñimiento

Previene el cáncer del colon y de mama

Reduce el riesgo de sufrir diabetes y enfermedades cardíacas

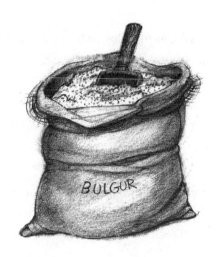

A pesar de su nombre un poco raro, el trigo *bulgur* no es más que trigo entero. Y tal como uno lo esperaría, este saludable cereal es uno de los mejores alimentos que se pueden comer.

Las investigaciones científicas indican que el trigo *bulgur* posiblemente ayude a prevenir el cáncer del colon y de mama así como la diabetes. Además, es muy rico en fibra, lo cual significa que ayuda a prevenir y a tratar varios problemas de la digestión, entre ellos el estreñimiento y la diverticulosis.

UNA CUESTIÓN QUÍMICA

Por mucho que se cuide la alimentación, es probable que todos estemos expuestos a peligrosas sustancias químicas casi diariamente. Dos de las más comunes son los nitratos y los nitritos. Los nitratos se dan de forma natural en muchas verduras, entre ellas la remolacha (betabel), el apio y la lechuga. Los nitritos son componentes comunes de alimentos procesados como el pescado curado, la carne de ave y la carne.

Dichos compuestos no son peligrosos en sí. No obstante, cuando se obtienen a través de la alimentación el cuerpo los transforma en unos compuestos afines llamados nitrosaminas, las cuales se han ligado al cáncer.

Si bien sería difícil evitar los nitratos y los nitritos, una alimentación rica en

En la cocina

Si nunca se ha preparado el trigo *bulgur* es fácil dejarse espantar por su nombre exótico, pero no hay motivo para ello. Es sencillísimo de preparar y ahora le diremos cómo.

Maneje los molidos. El trigo *bulgur* se vende con tres molidos distintos. Cada uno se ajusta a un tipo diferente de receta.

- El **molido grueso** (*coarse grind*), cuya consistencia es parecida a la del arroz, se recomienda para el *pilaf* o cualquier otra receta que use arroz.
- El **molido mediano** (*medium grind*) sirve como cereal cocido para desayunar o para rellenar otros alimentos.
- El **molido fino** (*fine grind*) normalmente se utiliza para preparar el *tabbouleh*.

Cocínelo con calor. No es necesario cocer el trigo *bulgur* por muchísimo tiempo, como sucede con otros cereales. Sólo se cubre con más o menos 2 tazas de agua hirviendo por cada taza de trigo *bulgur*. Luego se deja reposar, tapado, por media hora más o menos, o hasta que los granos estén suaves.

trigo *bulgur* puede ayudar a reducir sus efectos potencialmente peligrosos. El trigo *bulgur* contiene un compuesto llamado ácido ferúlico que ayuda a impedir que tanto nitratos como nitritos se conviertan en nitrosaminas.

El trigo *bulgur* también protege contra el cáncer de otra forma, pues contiene lignanos. "Los lignanos son unos poderosos combatientes contra el cáncer, particularmente el del colon y el de mama", indica Lilian Thompson, Ph.D., profesora de Ciencias de la Nutrición en la Universidad de Toronto, Canadá.

Los lignanos tienen propiedades antioxidantes, lo cual significa que devoran las peligrosas moléculas de oxígeno (radicales libres) antes de que puedan dañar cada una de las células. "Los lignanos también disminuyen los cambios cancerosos una vez que se han dado y reducen la probabilidad de que se salgan de control", señala la Dra. Thompson. (Para más información sobre los radicales libres, vea la página 591).

Cuidados cardíacos

Hemos visto que los radicales libres pueden contribuir a la aparición del cáncer. Las mismas moléculas perniciosas también llegan a dañar los vasos sanguíneos, preparándoles el camino a las enfermedades cardíacas.

Aunque suene paradójico, los lignanos del trigo *bulgur* ayudan a proteger el corazón protegiendo el colesterol. ¿Por qué querríamos proteger al malo del cuento? Sucede que cuando el colesterol sufre daños a mano de los radicales libres es más probable que se adhiera a las paredes de las arterias y contribuya al desarrollo de las enfermedades cardíacas.

El trigo *bulgur* también puede ayudar de otra forma. Este cereal tiene un índice de glicemia bajo, lo cual significa que el azúcar que contiene se libera al torrente sanguíneo más o menos despacio, según explica el Dr. David Jenkins, Sc.D., Ph.D., profesor de Ciencias de la Nutrición en la Universidad de Toronto en Canadá. Esto no sólo influye en mantener estables los niveles de azúcar en la sangre (glucosa), un efecto importante para los diabéticos, sino que tal vez también ayude a reducir el riesgo de sufrir enfermedades cardíacas.

UNA DELICIA PARA LA DIGESTIÓN

Un mayor consumo de fibra ayuda a bajar el colesterol, reducir el riesgo de sufrir cáncer y diabetes y tratar o prevenir muchas molestias digestivas, desde el estreñimiento hasta las hemorroides (almorranas). El trigo *bulgur* es una buena fuente de fibra. Una taza del cereal cocido proporciona más de 8 gramos, casi la tercera parte de la Cantidad Diaria Recomendada (o *DV* por sus siglas en inglés). Para apreciar lo que eso significa sólo hay que compararlo con una taza de avena cocida, que ofrece 4 gramos de fibra, o una taza de arroz blanco cocido, que cuenta con la mísera cantidad de 0.8 gramos.

Muchos de los beneficios del trigo *bulgur* provienen de la fibra insoluble. Este tipo de fibra no se descompone en el cuerpo. En cambio permanece en el intestino, donde absorbe grandes cantidades de agua. De tal forma el excremento adquiere un mayor peso y recorre el sistema digestivo en menos tiempo. Los posibles carcinógenos se eliminan del cuerpo más pronto y disponen de menor tiempo para causar problemas.

En un estudio de cuatro años de duración llevado a cabo por el Centro Médico del Hospital de Nueva York y Cornell en la ciudad de Nueva York, un grupo de investigadores estudió a 58 hombres y mujeres con antecedentes de pólipos intestinales. (Si bien los pólipos mismos no son peligrosos, con el tiempo pueden volverse cancerosos). De acuerdo con este estudio existía una mayor probabilidad de que los pólipos se encogieran o desaparecieran por completo en las personas que comían un cereal de salvado que contenía 22 gramos de fibra insoluble que en aquellos que consumían uno de apariencia semejante pero con un bajo contenido de fibra.

También se ha demostrado que la fibra insoluble previene (y alivia) el estreñimiento. No es sólo cuestión de sentirse bien. Cuando el excremento avanza más rápido por el tracto digestivo se reduce el tiempo que las sustancias nocivas permanecen en contacto con el intestino. Además, al prevenir el estreñimiento también se ayuda a aliviar males como las hemorroides y la diverticulosis.

Ensalada de trigo *bulgur* con grosellas

1   taza de trigo *bulgur* molido fino

3   tazas de agua fría

¼   taza de perejil fresco picado en trocitos

¼   taza de cebollín o cebolla picada

¼   taza de grosellas secas

2   cucharadas de jugo de limón recién exprimido

1   cucharada de aceite de oliva extra virgen

⅛   cucharadita de sal (opcional)

Ponga el trigo *bulgur* y el agua en un tazón (recipiente) mediano y revuélvalo. Deje reposar por 30 minutos o hasta que el trigo haya absorbido toda el agua. Si está suave pero no absorbió el agua por completo, escúrralo en un colador fino y regréselo al tazón.

Agregue el perejil, el cebollín o la cebolla, las grosellas, el jugo de limón, el aceite y la sal (si la está usando). Mezcle todo bien y sirva la ensalada a temperatura ambiente.

Para 4 porciones

POR PORCIÓN

calorías	**180**
grasa total	**3.9 g**
grasa saturada	**0.5 g**
colesterol	**0 mg**
sodio	**77 mg**
fibra dietética	**7.4 g**

UNA MINA DE MINERALES

Por último, la riqueza en minerales del trigo *bulgur* lo convierte en un verdadero depósito de metales. Además del hierro, el fósforo y el cinc, una taza de trigo *bulgur* cocido contiene los siguientes minerales.

- 1 miligramo de manganeso, más o menos la mitad de la DV. El manganeso hace falta para la salud de los huesos, el sistema nervioso y la reproducción.
- 15 microgramos de selenio, el 22 por ciento de la DV. El selenio es imprescindible para proteger el corazón y el sistema inmunitario.
- 58 miligramos de magnesio, el 15 por ciento de la DV. El magnesio ayuda a que el corazón lata y contribuye al buen funcionamiento del sistema nervioso, a las contracciones musculares y a la formación de los huesos.

Cómo maximizar sus poderes curativos

Combínelo. En vista de que el trigo *bulgur* ayuda a bloquear el proceso que convierte los nitritos de los alimentos procesados en cancerígenos, es buena idea combinarlo con ellos siempre que sea posible. El *tabbouleh* es una maravillosa ensalada fresca que combina muy bien con cualquier comida. Se prepara con trigo *bulgur* cocido mezclado con tomates, cebolla, perejil y menta picados y sazonados con un aliño (aderezo) de aceite de oliva y jugo de limón.

Prepárelo pronto. A diferencia de otros cereales enteros, que a veces tardan muchísimo en cocerse, el trigo *bulgur* se expone a vapor, se seca y se machaca antes de llegar a la tienda. Si es de grano fino, estará listo en unos 15 minutos. Si es de molido mediano, tomará entre 15 y 20 minutos para prepararlo; el trigo de molido grueso tarda entre 20 y 30 minutos para cocerse. Si siempre se tiene a mano resulta muy fácil incorporar una mayor cantidad de este saludable cereal a la alimentación.

Enfríelo. En vista de que el trigo *bulgur* se quiebra al procesarse, la parte grasa del germen se expone al aire y tiende a ponerse rancia. Para que el cereal siempre esté fresco y listo para comerse, es buena idea mantenerlo en el refrigerador hasta que se vaya a utilizar.

Nota: Si no reconoce algún término usado en este capítulo, vea el glosario en la página 711.

ÚLCERAS
Alivio alimenticio

Han quedado muy atrás los días en que las úlceras se trataban con una alimentación simple y fácil de digerir basada en leche, crema y huevo. Los médicos creían que esta comida desabrida de alguna manera se encargaría de neutralizar el exceso de ácidos en el estómago, causado según se creía por el estrés o por un consumo excesivo de alimentos irritantes como el chile, posibilitando así la curación de la úlcera.

Desde entonces se ha descubierto que la mayoría de las úlceras son provocadas por bacterias. Por eso esas dietas no servían de nada. De todas maneras, si usted ya tiene una úlcera, lo que come y bebe sí afecta cómo se siente, indica el Dr. Isadore Rosenfeld, profesor de Medicina en el Centro Médico del Hospital de Nueva York, en la ciudad de Nueva York. Ciertos alimentos, entre ellos el café (también el descafeinado), estimulan la secreción de ácidos estomacales, lo cual puede retrasar la curación e intensificar el dolor causado por la úlcera. Por el contrario, otros alimentos fortalecen el revestimiento protector de las paredes del estómago, lo cual las hace menos vulnerables. De hecho, los alimentos correctos pueden acelerar la curación de la úlcera y hacer menos probable que vuelva a aparecer.

UN REMEDIO HISTÓRICO

El repollo (col) es uno de los remedios caseros más antiguos para tratar las úlceras. De hecho, se utiliza desde el tiempo de los romanos. En 1949, un grupo de investigadores de la Escuela de Medicina de la Universidad de Stanford decidió poner a prueba las virtudes de esta verdura. Dieron a tomar 1 litro diario (más o menos un cuarto de galón) de jugo de repollo crudo a 13 personas con úlceras. Se curaron seis veces más rápido que las personas cuyo tratamiento se limitaba a la alimentación blanda de costumbre.

El repollo contiene glutamina, un aminoácido que aumenta el flujo de sangre hacia el estómago y de esta manera ayuda a fortalecer su revestimiento protector.

Tratar las úlceras con repollo resulta sumamente eficaz. Así lo confirma Michael T. Murray, un médico naturópata de Bellevue, Washington. El proceso de curación por lo general tiene lugar en menos de una semana, agrega el experto. Cuando se agudiza el cuadro de la úlcera, el Dr. Murray recomienda tomar el jugo de medio repollo (más o menos 2 tazas) al día. Si usted prefiere masticar su medicina, resulta igualmente eficaz comer la misma cantidad de esta verdura. Sin embargo, no lo cocine, porque el calor destruye su capacidad curativa.

Una dulce solución

Cuando les llega el dolor de la úlcera, la mayoría de las personas buscan el frasco de antiácido en lugar de ir por una cucharada de miel. Sin embargo, esta es mucho más sabrosa que aquella sustancia blanca, y posiblemente sea por lo menos igual de eficaz.

Hace mucho que la medicina popular ocupa la miel para tratar todo tipo de problemas estomacales. Algunos investigadores del Colegio de Medicina de la Universidad del Rey Saudí en Arabia Saudita encontraron que la miel cruda sin procesar fortalece las paredes estomacales. Un estudio de laboratorio realizado por la Universidad de Waikato en Nueva Zelanda, por su parte, descubrió que una solución suave de la miel hecha con el néctar de la flor de la *manuka*, originaria de Nueva Zelanda, detiene por completo el crecimiento de las bacterias causantes de las úlceras. Esto se debe a que la miel contiene sustancias que al parecer fortalecen el revestimiento protector del estómago, además de que en apariencia también tienen poderosas cualidades bactericidas, según lo indica Patrick Quillin, R.D., Ph.D., vicepresidente de Nutrición de los Centros Estadounidenses para el Tratamiento del Cáncer.

El Dr. Quillin recomienda utilizar sólo miel cruda sin pasteurizar para aliviar una úlcera, puesto que la miel tratada con calor no contiene ninguna de las sustancias curativas de la otra. Este tipo de miel se consigue en las tiendas de productos naturales y en la etiqueta dirá "*raw*" o "*raw honey*". Trate de tomar una cucharada de miel cruda sin procesar con el estómago vacío a la hora de acostarse. Hágalo todos los días para apoyar la curación de la úlcera, y continúe este tratamiento dulce indefinidamente para evitar que vuelva a tener el mismo problema, agrega el experto.

Cultivos curativos

Una de las curas alimenticias más importantes es el yogur. Sus poderes se aprovechan con éxito en el tratamiento de la candidiasis vaginal y para aliviar la intolerancia a la lactosa, así como para reforzar el sistema inmunitario. Hay buenas razones para creer que tal vez también sirva para prevenir las úlceras.

La capacidad curativa del yogur se debe a las bacterias vivas —y saludables— que llenan cada cremosa taza de este lácteo. "Estas bacterias amistosas compiten con las bacterias que causan las úlceras", explica el Dr. Quillin. En cuanto llegan al estómago, las bacterias útiles del yogur, como el *Lactobacillus bulgaricus* y el *L. acidophilus*, luchan por ganarse un espacio vital. Si usted introduce una cantidad suficiente de estas bacterias benéficas a su cuerpo, las bacterias causantes de las úlceras se verán derrotadas por el simple hecho de encontrarse en minoría.

Además, un azúcar natural del yogur, la lactosa, se descompone durante el proceso de digestión, convirtiéndose en ácido láctico. Esto ayuda a restablecer un ambiente ácido saludable en el intestino, indica el Dr. Quillin.

Si usted tiene una úlcera, trate de comer una taza de yogur tres o cuatro veces al día durante un par de semanas, recomienda el Dr. Rosenfeld. Al combinar el tratamiento del yogur con cualquier medicamento que esté tomando, opina el Dr. Quillin, la curación de su úlcera se acortará más o menos en un tercio. Cuando compre el yogur, por cierto, busque las marcas que indiquen "cultivos vivos y activos". Estas son las que contienen las benéficas bacterias vivas.

Un programa integral

Si bien es posible facilitar la curación de una úlcera por medio de alimentos curativos específicos, en realidad no hay nada mejor que una alimentación sana en general. Ya sea que esté tomando medicamentos o no, según el Dr. Quillin "una buena alimentación favorece cualquier tratamiento de úlceras".

Para empezar, coma un plátano (plátano macho). Este primo del plátano amarillo (guineo, banana) contiene una enzima que estimula la producción de mucosa en las paredes del estómago y así refuerza sus defensas naturales. Compre el plátano verde aún no maduro del todo, porque al parecer contiene una mayor cantidad de enzimas curativas.

También es una buena idea aprovechar el poder curativo de la fibra. Incluya una gran cantidad de fruta, cereales integrales, legumbres y verduras en su alimentación para ayudar a prevenir o incluso a curar las úlceras. Todos estos alimentos contienen cantidades generosas de fibra dietética, la cual favorece la formación de la mucosa protectora del estómago. El Dr. Rosenfeld recomienda consumir por lo menos 35 gramos de fibra al día.

Antes los médicos recomendaban la leche como elemento principal de una alimentación apuntada a combatir las úlceras, pero ya se dieron cuenta de que no era buena idea. Además de que la leche estimula la producción de ácidos en el estómago, causa alergia en algunas personas; de acuerdo con el Dr. Murray, es posible que las alergias a los alimentos provoquen úlceras.

Al efectuar diversos cambios fundamentales en su alimentación, no vaya a pasar por alto los problemas más evidentes. Si bien la cafeína del café no provoca úlceras, puede hacerlo más propenso a sufrirlas. Al igual que los cigarrillos y el alcohol, puede empeorar las úlceras ya existentes, opina el Dr. Rosenfeld.

Nota: Si no reconoce algún término en este capítulo, vea el glosario en la página 711.

VERDURAS DE HOJA VERDE
Máxima nutrición natural

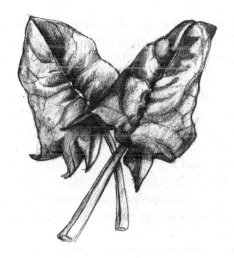

Poderes curativos

Controlan la presión sanguínea

Reducen el riesgo de sufrir enfermedades cardíacas

Disminuyen el peligro de desarrollar cáncer

Protegen contra la pérdida de la vista

Vales para futuras compras, coches que gastan poca gasolina por milla, descuentos de temporada: en los Estados Unidos nos encanta que nos den más por menos.

Por eso las verduras de hoja verde nos deberían de fascinar. Proporcionan más nutrientes por menos calorías que prácticamente cualquier otro alimento.

"Se reciben muchísimos nutrientes importantes de las verduras de hoja verde: magnesio, hierro, calcio, folato, vitamina C y vitamina B_6, además de todos los fitoquímicos que combaten las enfermedades cardíacas y el cáncer —indica Michael Liebman, Ph.D., profesor de Nutrición Humana en la Universidad de Wyoming en Laramie—. Son los alimentos de mayor densidad de nutrientes con los que contamos".

Sin embargo, de acuerdo con los expertos en nutrición, el ingrediente básico y más popular en los Estados Unidos para las ensaladas, la algo insípida lechuga con repollo (*iceberg lettuce*), no cuenta como verdura de hoja verde. Lo sentimos mucho, pero de todos los miembros de esta familia de alimentos llenos de energía, la lechuga con repollo es el menos importante. Son mucho mejores otros representantes como la col rizada (*kale*), la acelga suiza (*swiss chard*), las hojas de diente de león (amargón), mostaza o nabo, la espinaca y las hojas de achicoria (*chicory greens*).

HOJAS CONTRA LA HOMOCISTEÍNA

Hasta cierto punto es posible que la diferencia entre las personas que sufren infartos y las que no radique en el número de viajes que hagan a la barra de ensaladas.

Un grupo de investigadores del Centro Jean Mayer de Investigación de la Nutrición Humana en Relación con el Envejecimiento del Departamento de Agricultura de los Estados Unidos, ubicado en la Universidad Tufts de Boston, así como del Estudio Framingham del Corazón en Massachusetts, estudiaron a más de 1,000 personas entre 67 y 95 años para averiguar qué factores alimenticios afectan la salud del corazón. En este caso, al igual que en tantos asuntos relacionados con la comida, la respuesta resultó ser cuestión de química, concretamente de un aminoácido llamado homocisteína.

La homocisteína es un compuesto natural inofensivo mientras el cuerpo logra controlarlo. No obstante, si sube a niveles elevados se vuelve tóxico y puede contribuir a la obstrucción de las arterias así como a enfermedades cardíacas. Los investigadores observaron que entre las personas con el mayor número de arte-

En la cocina

A excepción de las personas radicadas en los estados del sur, por lo general las verduras de hoja verde no se cocinan en los Estados Unidos. Las incluimos en las ensaladas y tal vez se las ponemos a los sándwiches (emparedados). No obstante, ¿por qué limitarse? Son muy fáciles de preparar una vez que se conocen ciertos trucos.

Tire los tallos. Si bien sus hojas muchas veces son asombrosamente tiernas, los tallos de estas verduras llegan a ser bastante duros y con frecuencia deben desecharse. Antes de cocinarlas hay que pasar un cuchillo afilado junto al tallo y el nervio central de la hoja para separarla del tallo.

Lávelas bien. Las verduras de hoja verde crecen cerca del suelo y sus hojas rizadas recogen mucha tierra y polvo, por lo que es importante lavarlas a conciencia. La manera más fácil es llenando el fregadero (lavaplatos) o un tazón (recipiente) grande con agua fría; las hojas se mueven en el agua para permitir que la tierra o la arena caigan al fondo. Cuando estén limpias se pasan a un colador para que se escurran.

Píquelas. Para cocer las verduras de hojas gruesas como la col rizada o la acelga suiza es buena idea picarlas en tiras o pedacitos. Así se cocinan rápidamente.

Hiérvalas. La manera más fácil de preparar las verduras de hoja verde es sumergiéndolas en agua hirviendo. Se pone a hervir una taza de agua, se agregan las hojas, se tapa la olla y se hierven por unos 4 minutos o hasta que estén cocidas.

rias obstruidas el 43 por ciento de los hombres y el 34 por ciento de las mujeres tenían altos niveles de homocisteína en la sangre.

¿Qué tiene esto que ver con las verduras de hoja verde? El cuerpo utiliza el folato y las vitaminas B_{12} y B_6 para controlar la homocisteína. Muchas de las personas que participaron en el estudio andaban bajos de estos nutrientes esenciales, particularmente de folato y vitamina B_6. Resulta que las verduras de hoja verde son unas magníficas fuentes de folato y también proporcionan vitamina B_6. Por eso los expertos recomiendan agregar muchas verduras de hoja verde a la alimentación para contrarrestar los niveles de homocisteína.

La espinaca hervida probablemente sea la mejor opción cuando se trata de mantener la homocisteína bajo control. Media taza de la merienda (botana, refrigerio, tentempié) favorita de Popeye ofrece 131 microgramos de folato, el 33 por ciento de la Cantidad Diaria Recomendada (o *DV* por sus siglas en inglés). También contiene 0.2 miligramos de vitamina B_6, el 10 por ciento de la DV.

Además de estas importantes vitaminas del grupo B, ciertas verduras de hoja verde —particularmente las hojas de remolacha (betabel), la achicoria y la espinaca— brindan magnesio, potasio y calcio, tres minerales que el corazón necesita para estar sano. Junto con el sodio, estos minerales ayudan a regular la cantidad de líquidos que el cuerpo retiene. Según los investigadores, es muy frecuente que la gente consuma demasiado sodio y muy poco de los otros tres minerales. El resultado es la hipertensión (presión arterial alta).

A pesar de que las verduras de hoja verde son un alimento excelente para ayudar a regular la presión sanguínea, es importante apuntar que el cuerpo no absorbe muy bien el calcio de la espinaca y las hojas de remolacha. Hay que asegurarse de comer una gran variedad de estas verduras para cubrir todas las necesidades de minerales que el cuerpo tiene.

VERDURAS PARA VIVIR MEJOR

Varios estudios amplios demuestran de manera muy convincente que el índice de muchos tipos de cáncer es más bajo en los países donde la gente arma sus comidas en torno a las verduras de hoja verde así como una gran variedad de otras frutas y verduras como ingrediente principal, en lugar de la carne.

Los investigadores a cargo de un estudio compararon a 61 hombres afectados por cáncer del pulmón en Chile con 61 hombres de edad y hábitos de fumar semejantes que no tenían cáncer. La única diferencia que hallaron era que los hombres enfermos de cáncer consumían una cantidad mucho menor de alimentos ricos en carotenoides, particularmente acelga suiza, achicoria y espinaca, al igual que remolachas y repollo (col), en comparación con quienes no padecían esta enfermedad.

Los carotenoides se encuentran en grandes cantidades en la mayoría de las verduras de hoja verde y funcionan como guardaespaldas contra los carcinógenos, según dice Frederick Khachik, Ph.D., químico investigador del Laboratorio de Composición de los Alimentos en el Departamento de Agricultura de los Estados Unidos en Beltsville, Maryland. Los científicos piensan que ciertos tipos de cáncer se deben a los constantes ataques de los radicales libres —unas moléculas dañinas de oxígeno producidas por nuestro cuerpo, aunque también se hallan en la contaminación del aire así como el humo del tabaco—, los cuales agreden las células sanas de nuestro cuerpo. Los carotenoides contrarrestan a los radicales libres al actuar como antioxidantes, lo cual significa que se interponen entre los radicales libres y las células de nuestro cuerpo, neutralizando a los malos del cuento antes de que puedan hacernos daños, según explica el experto. (Para más información sobre los radicales libres, vea la página 591).

"También hay muchas pruebas de que los carotenoides tal vez combatan el cáncer al activar las enzimas de desintoxicación del cuerpo —las llamadas enzimas de Fase II—, responsables de librar al cuerpo de sustancias químicas nocivas y muchas veces carcinogénicas", indica el Dr. Khachik.

"Las verduras de hoja verde oscura figuran entre las mejores fuentes de algunos carotenoides muy importantes, como la luteína, el alfacaroteno y uno que todo mundo conoce, el betacaroteno", señala el investigador. Si bien todas las verduras de hoja verde son ricas en carotenoides, la madre de todas es la espinaca, de la que media taza proporciona 1 miligramo de betacaroteno.

LO VERDE AVIVA LA VISTA

Según cuenta el viejo chiste, las zanahorias deben ser buenas para la vista ya que nunca se ve a un conejo con anteojos (espejuelos). De acuerdo con las investigaciones científicas es probable que no sólo las zanahorias sean buenas para la vista sino también todas las verduras de hoja verde que tanto le gustan a este animalito orejón.

En un estudio realizado por un grupo de científicos del Hospital Massachusetts para la Vista y el Oído en Boston, se comparó la alimentación de más de 350 personas que padecían una avanzada degeneración macular debido a la edad —la principal causa de pérdida irreversible de la vista en los adultos mayores— con la alimentación de más de 500 personas libres de esta enfermedad. Encontraron que la probabilidad de tener degeneración macular se reduce en un 43 por ciento en las personas que comen la mayor cantidad de verduras de hoja verde, particularmente espinacas y berzas (bretones, posarnos, *collard greens*), en comparación con quienes las comen con menos frecuencia.

Los expertos piensan que los carotenoides protegen los ojos de manera muy similar a la forma en que actúan contra el cáncer: al funcionar como antioxidantes y neutralizar los radicales libres y su capacidad para dañar los tejidos antes de que perjudiquen al cuerpo, que en este caso es la región macular del ojo.

A CONSUMIR CALCIO

En algunas partes del mundo —como las zonas rurales de China, por ejemplo, donde la alimentación vegetariana es de rigor—, la gente cubre sus necesidades diarias de calcio no con leche sino comiendo verduras de hoja verde.

De hecho, una taza de hojas de nabo o diente de león proporciona más o menos 172 miligramos de calcio, el 17 por ciento de la DV. Es más de lo que contiene media taza de leche descremada.

El único problema de obtener el calcio de las verduras de hoja verde es que algunas de estas contienen elevadas cantidades de oxalatos, unos compuestos que bloquean la absorción del calcio, según el Dr. Liebman. "La espinaca, la acelga suiza, las berzas y las hojas de remolacha tienen la mayor cantidad de oxalatos, de modo que no deben considerarse como fuente de calcio —afirma—. Las demás están bien. Las investigaciones han demostrado que el calcio de la col rizada se absorbe particularmente bien".

VITAMINAS VEGETALES

Actualmente muchísimas personas tratan de comer menos carne, pero es posible que con ello también estén reduciendo su consumo de un mineral muy importante, el hierro. De nueva cuenta las verduras de hoja verde pueden ayudar. Muchas de ellas, particularmente la espinaca y la acelga suiza, son buenas fuentes de hierro, un mineral que el cuerpo necesita para producir glóbulos rojos y transportar el oxígeno.

Media taza de espinaca hervida contiene 3 miligramos de hierro, el 20 por ciento de la Asignación Dietética Recomendada (o RDA por sus siglas en inglés) para las mujeres y el 30 por ciento de la RDA para los hombres. La misma cantidad de acelga suiza brinda 2 miligramos, lo cual equivale al 13 por ciento de la RDA para las mujeres y al 30 por ciento de la RDA para los hombres.

Desafortunadamente el cuerpo no absorbe el hierro de las plantas con la misma facilidad que el de la carne, a menos que la misma comida se acompañe con vitamina C. Otra vez tenemos buenas noticias. Además de sus altas dosis de hierro, las verduras de hoja verde también contienen grandes cantidades de vitamina C, la cual mejora la absorción del hierro de manera sustancial.

Todas las verduras de hoja verde brindan una buena cantidad de este importante nutriente, pero los gigantes verdes de la vitamina C son la achicoria (una ración de media taza cuenta con 22 miligramos, el 37 por ciento de la DV) y las hojas de remolacha y mostaza, que tienen casi 18 miligramos, el 30 por ciento de la DV.

Además, las hojas de remolacha y la espinaca son ricas en riboflavina, una vitamina del grupo B que resulta esencial para que los tejidos crezcan y se re-

---

Acelga suiza cremosa con cebolla

1 **cucharadita de aceite de oliva**

1 **cebolla mediana picada en rodajas**

1 **libra (448 g) de acelga suiza picada en pequeños trozos**

1 **cucharada de harina multiuso sin blanquear**

1 **lata de leche descremada evaporada**

2 **cucharaditas de queso parmesano rallado**

⅛ **cucharadita de nuez moscada molida**

Por porción

calorías	**102**
grasa total	**1.8 g**
grasa saturada	**0.5 g**
colesterol	**3 mg**
sodio	**316 mg**
fibra dietética	**2.2 g**

Ponga el aceite a calentar a fuego mediano en una sartén antiadherente grande. Agregue la cebolla y baje el fuego a lento. Fríala por 5 ó 6 minutos, revolviendo con frecuencia, hasta que esté cocida. Agregue la acelga. Tape y fríala por 3 ó 4 minutos o hasta que empiece a marchitarse.

Espolvoree la acelga con la harina y revuélvala. Agregue la leche poco a poco sin dejar de revolver. Mantenga la sartén al fuego y siga revolviendo por 2 ó 3 minutos más o hasta que la salsa se espese. Agregue el queso y la nuez moscada y revuélvalo todo.

Para 4 porciones

Ensalada de espinaca y champiñones

Ensalada

1 **bolsa de 6 onzas (168 g) de espinaca, lavada y sin tallos**

1 **taza de champiñones (setas) pequeños picados en rodajas**

1 **taza de germinado de frijol (habichuela), lavado**

1 **naranja (china), pelada y en gajos**

Aliño (aderezo)

3 **cucharadas de yogur natural sin grasa**

1 **cucharada de mayonesa de grasa reducida**

1 **cucharada de jugo de naranja fresco**

2 **cucharaditas de salsa de soya de sodio reducido**

¼ **cucharadita de aceite oscuro de sésamo (ajonjolí)**

Para preparar la ensalada: Ponga la espinaca, los champiñones, el germinado de frijol y la naranja en un tazón (recipiente) grande. Mezcle todo bien.

Para preparar el aliño: Ponga el yogur, la mayonesa, el jugo de naranja, la salsa de soya y el aceite de sésamo en un tazón pequeño. Bata bien a mano.

Vierta el aliño encima de la ensalada de espinaca. Mezcle todo bien.

Para 4 porciones

POR PORCIÓN

calorías	**62**
grasa total	**1.9 g**
grasa saturada	**0.4 g**
colesterol	**2 mg**
sodio	**129 mg**
fibra dietética	**2.5 g**

paren, y también para ayudar al cuerpo a convertir los otros nutrientes en formas que le sean útiles. Media taza de espinaca u hojas de remolacha cocidas proporciona 0.2 miligramos de riboflavina, el 12 por ciento de la DV.

Cómo maximizar sus poderes curativos

Acorte la cocción. "¿Las cocino o no las cocino?" Muchas personas se hacen esta pregunta cuando desean asegurar que las verduras conserven un elevado nivel de nutrientes. En el caso de las de hoja verde los expertos no han quedado de acuerdo. Algunos dicen que sí, otros que no y otros más que tal vez un poco.

"Siempre se termina transando entre que los nutrientes sean más fáciles de digerir cocinando los alimentos y que algunos nutrientes se pierdan por el proceso de cocción —opina el Dr. Liebman—. Sin embargo, si bien es excelente comérselas crudas, es más probable que se coma una mayor cantidad de ciertas verduras si están cocidas. Sólo se debe cuidar el método de cocción. No hay que acabar con ellas hirviéndolas. Cualquier método de cocción rápida, como escaldar, está muy bien. Uno de los mejores métodos de cocción para conservar los nutrientes parece ser el horno de microondas", indica el nutriólogo.

Nota: Si no reconoce algún término usado en este capítulo, vea el glosario en la página 711.

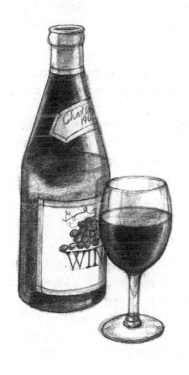

VINO

Descorche este defensor para probar de su salud y sabor

Poderes curativos

Previene las enfermedades cardíacas y el derrame cerebral

Controla las bacterias intestinales

Desde que el hombre descubrió los productos fermentados, el vino se ha disfrutado con gusto, no sólo en la mesa del comedor sino también en bodas, ritos religiosos e incluso consultas médicas.

Sin embargo, los científicos no comenzaron a investigar hasta hace poco los beneficios reales que ofrece a la salud esa copita de *Chianti* que acompaña al *fettuccine*. Y los hallazgos que han descorchado bastan para que cualquier amante del vino alce la copa y exclame: "¡Salud!"

Tomado con moderación, el vino —sobre todo el tinto— puede ayudar a bajar el colesterol y combatir el endurecimiento de las arterias y las enfermedades cardíacas. Además, de acuerdo con diversos estudios mata las bacterias que producen el envenenamiento por alimentos así como la diarrea que a veces azota a los viajeros. Obviamente los expertos no recomiendan que se empiece a tomar botellas enteras en lugar de una copita ni que los abstemios comiencen a beber. Las pruebas científicas indican, más bien, que la costumbre de beber con moderación puede ser un agregado útil a una alimentación saludable.

LAS VIRTUDES DEL VINO

Durante muchos años los investigadores estadounidenses observaron con asombro un fenómeno que se daba del otro lado del Atlántico. Ahí, en Francia, la gente fumaba cigarrillos, comía *croissants* llenos de mantequilla y patés impregnados de grasa, y de todas formas su probabilidad de desarrollar enfermedades cardíacas era 2½ veces menor que la de sus homólogos estadounidenses supuestamente más sanos.

Los científicos aún están estudiando la llamada "paradoja francesa", pero parece probable que la salud cardíaca de los franceses se deba por lo menos en parte a su afición a los vinos tintos. Esta bebida es rica en compuestos que ayudan a bajar el colesterol y evitan que el dañino colesterol lipoproteínico de baja densidad (o *LDL* por sus siglas en inglés) se adhiera a las arterias, en un proceso que conduce a las enfermedades cardíacas. Los vinos tintos también ayudan a impedir que las plaquetas sanguíneas se peguen entre sí y formen peligrosos coágulos.

Doble defensa del corazón

Son bastante complejas las maneras en que el vino tinto mantiene en forma el corazón. El proceso involucra varios compuestos químicos, algunos de los cuales según los investigadores ofrecen más de un beneficio.

Para empezar, es posible que el alcohol del vino tinto sea beneficioso. Por ejemplo, según han demostrado diversos estudios la gente que bebe pequeñas cantidades de alcohol parece disfrutar de una mayor protección contra las enfermedades cardíacas.

De acuerdo con los investigadores tal efecto se debe a que el etanol o alcohol de las bebidas alcohólicas aumenta el nivel del colesterol lipoproteínico de alta densidad "bueno" (o *HDL* por sus siglas en inglés), el cual protege el corazón.

No obstante, si la elevación del colesterol HDL fuera el único beneficio, el vino tinto no sería más saludable que un trago de güisqui escocés o un tarro de cerveza. Y no es así.

La razón por la que el vino ofrece más protección al parecer es que contiene poderosos flavonoides como la quercetina. Junto con otros compuestos potencialmente protectores como el resveratrol, en apariencia ayuda a evitar la oxidación del peligroso colesterol LDL del cuerpo. Este efecto a su vez disminuye la probabilidad de que el colesterol LDL se adhiera a las paredes de las arterias, lo cual las obstruiría y endurecería.

"Los flavonoides del vino tinto son más fuertes que la vitamina E, que como todo el mundo sabe es un antioxidante importante", explica John D. Folts, Ph.D., profesor de Medicina en la Universidad de Wisconsin en Madison.

Controlar el colesterol LDL es un buen comienzo en la lucha contra las enfermedades cardíacas, pero no es lo único que la quercetina del vino hace, según indica el Dr. Folts. También evita que las plaquetas en la sangre se peguen unas con otras. De hecho, en un estudio encabezado por el Dr. Folts y sus colegas se observó que el vino tinto consumido por animales de laboratorio eliminaba coágulos potencialmente peligrosos.

"El vino tinto trabaja al doble, proporcionando dos beneficios importantes al mismo tiempo", dice el Dr. Folts.

EL COLOR CUENTA

Cuando los investigadores se refieren a los beneficios curativos del vino, por lo común están hablando del vino tinto. En lo que respecta a la salud del corazón, los investigadores dicen que los vinos ligeros no se comparan con sus robustos hermanos tintos.

En un estudio de laboratorio llevado a cabo por la Universidad de California en Davis, por ejemplo, los investigadores hallaron que los vinos tintos evitan la oxidación de entre un 46 y un 100 por ciento

Cómo agasajarse sin alcohol

Por cada conocedor de buqués y cosechas finas hay alguien que prefiere saltarse el jerez y tomar una bebida sin alcohol.

Las personas que brindan con vino sin alcohol tienen suerte. A excepción del alcohol, que se extrae al procesarse el vino, estas bebidas contienen los mismos componentes activos que los vinos "auténticos", incluyendo quercetina y resveratrol, dos compuestos que han demostrado tener potencial curativo.

Cuando se bebe por razones de salud, opinan los expertos, hay que elegir los vinos sin alcohol de la misma forma en que se escogen sus homólogos alcohólicos: por su color oscuro. Muchos de los compuestos protectores también le aportan su color carmesí a la bebida.

del colesterol LDL, mientras que los blancos no protegen en la misma medida. Asimismo, diversos estudios de laboratorio sugieren que el vino blanco no tiene la capacidad del tinto para impedir la formación de coágulos en la sangre, según señala el Dr. Folts.

¿A qué se debe esta superioridad del vino tinto por encima de su homólogo más pálido? Todo radica en el proceso de fabricación, de acuerdo con los expertos.

Cuando los vinicultores hacen el vino echan todo a los barriles, no sólo la pulpa de las uvas sino también su piel, semillas y rabitos. Todo esto se convierte en un puré nada fino llamado mosto. Ahí es donde se encuentran los saludables flavonoides.

"Entre más tiempo el mosto fermente en el alcohol, más compuestos libera al vino —explica el Dr. Folts—. En el caso del vino blanco el mosto se saca pronto, así que el vino no se oscurece. En el del vino tinto el mosto se mantiene ahí por mucho tiempo y el vino recoge muchos flavonoides".

Todo el mundo sabe que cuando tomamos una copita de vino tinto de más a veces desearíamos cambiar nuestra cabeza por otra.

No obstante, a algunas personas que tienden a sufrir migrañas (jaquecas) incluso una pequeña cantidad de vino les puede ocasionar un dolor de cabeza muy fuerte. El vino tinto contiene unas sustancias llamadas aminas que causan la contracción y luego la expansión de los vasos sanguíneos del cerebro. Las personas sensibles a estos efectos sienten que la cabeza les estalla de dolor.

Si bien el vino blanco contiene una menor cantidad de aminas productoras de dolores de cabeza en comparación con las variedades tintas, también cuenta con menos compuestos curativos. Por lo tanto, si se padecen dolores de cabeza vale la pena hablar con el médico para ver si un vino sin alcohol servirá para disfrutar los deliciosos sabores sin tanto dolor.

Acción antiinfecciosa

De niños seguramente todos nos topamos con las bacterias que producen la diarrea. Y probablemente todos nos echamos a correr cuando nuestras mamás pretendieron darnos unas cuantas cucharadas del rosado subsalicilato de bismuto mejor conocido como *Pepto-Bismol*.

Los expertos siguen recomendando que al viajar se tome una dosis de este espeso líquido rosado para evitar las infecciones bacterianas que producen la diarrea. Lo malo es que sabe horrible. ¿No sería maravilloso poder cambiar ese líquido terroso de color casi fosforescente por algo más grato para el paladar, como una buena copa de *chardonnay*?

Tal vez sí sea posible, según afirma un grupo de científicos del Centro Médico Tripler del Ejército en Honolulú, Hawai. Intrigados por el uso del vino como digestivo a lo largo de la historia, estos investigadores probaron la acción que ejercen el vino tinto, el blanco y el subsalicilato de bismuto contra algunos de los microbios intestinales más malvados, como la *Shigella*, la salmonela y la *Escherichia coli*. Observaron que tanto el vino tinto como el blanco eliminaban las bacterias perjudiciales con mayor eficacia que el medicamento.

Hace falta profundizar más en las investigaciones, pero parece probable que un poco de vino con la comida sirva para reforzar la salud intestinal durante las vacaciones y evitar las desagradables molestias de la diarrea.

Cómo maximizar sus poderes curativos

Limítese. De acuerdo con los expertos, la sugerencia más importante para obtener los máximos beneficios curativos de la bodega de vinos es que se sepa cuánto tomar. El límite diario es una copa de 5 onzas (150 ml) al día para las mujeres y dos copas de 5 onzas al día para los hombres.

Cuide su corazón. Al buscar el vino con el nivel más alto de compuestos saludables para el corazón conviene escoger las variedades robustas con mucho cuerpo, según aconseja Andrew L. Waterhouse, Ph.D., profesor de Viticultura en la Universidad de California en Davis.

"En los vinos tintos existe una estrecha relación entre el nivel de tanino, la sustancia que le da un sabor seco al vino, y el nivel de compuestos curativos", afirma el Dr. Waterhouse. Tres de los vinos más saludables para el corazón son el *cabernet sauvignon*, el *petite sirah* y el *merlot*.

Nota: Si no reconoce algún término usado en este capítulo, vea el glosario en la página 711.

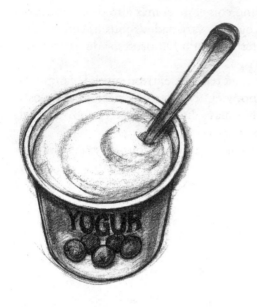

YOGUR
Brinda bacterias bondadosas para la candidiasis vaginal y las úlceras

Poderes curativos
Previene la candidiasis vaginal

Refuerza la inmunidad

Cura y previene las úlceras

Si alguien nos sugiriera tomarnos una cucharada de organismos vivos no lo haríamos por nada, ¿verdad? ¿Pero si se nos dijera que cada cucharada aporta grandes beneficios a la salud?

Millones de personas comen millones de organismos vivos diariamente en los Estados Unidos —y de muy buena gana— al abrir los recipientes de yogur. El yogur rebosa de bacterias: los cultivos vivos y activos que la etiqueta menciona. Diversas investigaciones han demostrado que estas bacterias "amables" fortalecen el sistema inmunitario y ayudan a las úlceras a curarse más rápido. También es posible que ayuden a aliviar la candidiasis vaginal crónica, según indica la Dra. Eileen Hilton, especialista en enfermedades infecciosas del Centro Médico Judío de Long Island en Nueva York. Y aunque las bacterias se sacaran del yogur seguiría siendo una magnífica fuente de calcio; mejor, de hecho, que una ración de leche semidescremada al 1 por ciento (*low-fat milk*).

UN INSTRUMENTO IMPLACABLE CONTRA LAS INFECCIONES

Las mujeres que han sufrido alguna vez de candidiasis vaginal saben que no quieren repetir la experiencia. De acuerdo con la Dra. Hilton, es posible que un mayor consumo de yogur les ayude a evitarla.

La candidiasis vaginal se da cuando un hongo que normalmente vive en la vagina de repente empieza a multiplicarse, lo cual produce comezón, ardor y otros síntomas desagradables. Un estudio llevado a cabo por el Centro Médico Judío de Long Island sugiere que el consumo de yogur de cultivos vivos, particularmente del que contiene una bacteria llamada *Lactobacillus acidophilus*, controla al hongo.

En el estudio se les pidió a un grupo de mujeres que padecían candidiasis vaginal frecuentemente que comieran 8 onzas (240 ml) de yogur al día por seis meses. Al finalizar el estudio, su índice de candidiasis vaginal había bajado de manera significativa. Las mujeres quedaron tan satisfechas, de hecho, que muchas de ellas se negaron a dejar de comer yogur cuando los investigadores les pidieron que suspendieran su consumo.

Los investigadores de Long Island especulan que comer yogur ayuda a mantener el equilibrio bacteriano natural de la vagina, dificultándole crecer al hongo. La Dra. Hilton agrega que hace falta realizar más estudios, pero mientras tanto las mujeres que estén tratando de evitar la candidiasis vaginal tal vez quieran probar una taza de yogur al día, la cantidad que se usó en el estudio.

No obstante, es importante comer yogur que contenga cultivos vivos, según advierte la Dra. Hilton. El yogur tratado con calor no contiene bacterias y probablemente no servirá. Lea la etiqueta para averiguar si su marca se somete a un tratamiento de calor.

A BARRER LAS BACTERIAS DE LA ÚLCERA

La mayoría de las úlceras las causan bacterias, por lo que el tratamiento normal implica grandes dosis de antibióticos. No obstante, se cuenta con pruebas de que el consumo de una buena cantidad de yogur de cultivos vivos puede mantener bajo control a las bacterias que producen las úlceras, según indica Patrick Quillin, R.D., Ph.D., vicepresidente de nutrición de los Centros Estadounidenses para el Tratamiento del Cáncer.

Cuando se come yogur, las bacterias beneficiosas se instalan en el tracto digestivo. Una vez ahí, empiezan a competir con las bacterias perjudiciales que causan las úlceras, según explica el Dr. Quillin. Esta situación les hace la vida más difícil a los gérmenes de las úlceras.

Además, el yogur contiene un azúcar natural llamado lactosa que el proceso de digestión descompone para obtener ácido láctico. De acuerdo con el Dr. Quillin, el ácido láctico ayuda a restablecer un ambiente sano en el intestino.

En cuanto a las personas que ya tienen una úlcera y se encuentran bajo tratamiento médico, el consumo de yogur puede hacer que este tratamiento sea más eficaz, según opina Khem Shahani, Ph.D., profesor de Ciencias y Tecnología de la Alimentación en la Universidad de Nebraska en Lincoln. "Los organismos presentes en muchos yogures tienden a actuar como antibióticos en el estómago", explica.

Las personas que tienen una úlcera harían bien en comer entre 1 y 4 tazas de yogur al día, según recomienda el Dr. Isadore Rosenfeld, profesor de Medicina en el Centro Médico del Hospital de Nueva York y Cornell, en la ciudad de Nueva York. Lo importante es que diga "cultivos vivos y activos" (*live and active cultures*) en la etiqueta.

INTERVENCIÓN INMUNITARIA

Hace unos años en los EE. UU. hubo una campaña publicitaria de televisión que anunciaba una marca de yogur. En ella se retrataba a unos rusos fuertes de 100 años de edad que —gracias al yogur— escalaban picos pedregosos con gran energía. Los comerciales exageraban, por supuesto, pero la reputación del yogur como un alimento saludable no es exagerada.

La misma bacteria del yogur que ayuda a prevenir la candidiasis vaginal también fortalece el sistema inmunitario. Por ejemplo, en un estudio realizado por un grupo de investigadores de la Universidad de California en Davis se observó que las personas que habían comido 2 tazas de yogur diariamente por cuatro meses contaban con una cantidad cuatro veces mayor de interferón gama, una proteína que les ayuda a los glóbulos blancos del sistema inmunitario a combatir las enfermedades, que las personas que no habían comido yogur. "El interferón gama es el mejor mecanismo con el que cuenta el cuerpo para defenderse contra los virus", afirma el Dr. Georges Halpern, Ph.D., profesor de Medicina Interna en la Universidad de California y autor del estudio.

Se han reunido ciertas pruebas de que el yogur tal vez también funcione contra las infecciones bacterianas. En un estudio de laboratorio llevado a cabo por el Instituto para la Investigación de los Lácteos en los Países Bajos, los animales a los que se les dio yogur mostraron tener un nivel mucho más bajo de la bacteria salmonela, una causa común de intoxicación por alimentos, que los animales que tomaron leche. Es más, las bacterias sobrevivientes afectaron poco a los animales que habían comido yogur, mientras que los que habían tomado leche se enfermaron mucho más.

No está totalmente claro por qué el yogur ayudó a proteger los animales contra la enfermedad. Aparte de sus efectos para reforzar la inmunidad, los investigadores especulan que el alto contenido de calcio del yogur tal vez produzca un medio desfavorable para la reproducción de la bacteria.

CALCIO PARA CALMAR EL ESTÓMAGO

La leche semidescremada al 1 por ciento contiene muchísimo calcio, y por eso es uno de los alimentos más saludables que podemos ingerir. No obstante, a muchas personas simplemente les resulta imposible tomarla en grandes cantidades. De hecho los médicos calculan que más de 30 millones de personas radicadas en los Estados Unidos no cuentan con una cantidad suficiente de la enzima (lactasa) que hace falta para digerir el azúcar (lactosa) de la leche.

En cambio, el yogur es una alternativa fácil de digerir. A pesar de que contiene lactosa, las bacterias vivas ayudan al cuerpo a descomponerla, así que existe menos probabilidad de que cause molestias, según indica Barbara Dixon, R.D., una nutrióloga en Baton Rouge, Luisiana. En cuanto al calcio, el yogur es una fuente increíble, pues una taza de yogur natural bajo en grasa proporciona 414 miligramos de este nutriente, más del 40 por ciento de la Cantidad Diaria

Dip de yogur con queso y hierbas

2 **tazas de yogur natural sin grasa**

2 **onzas (56 g) de queso crema de grasa reducida**

1½ **cucharadas de cebolleta (cebollino) fresca picada en trocitos**

1 **cucharada de albahaca fresca picada en trocitos**

¼ **cucharadita de pimienta negra de molido grueso**

POR 2 CUCHARADAS

calorías	**42**
grasa total	**1.6 g**
grasa saturada	**1 g**
colesterol	**6 mg**
sodio	**54 mg**
fibra dietética	**0 g**

Forre un colador con 2 capas de estopilla (bambula, *cheesecloth*) y colóquelo sobre un tazón (recipiente) grande. Pase el yogur al colador con una cuchara. Tápelo y déjelo en el refrigerador durante por lo menos 12 horas o hasta que el yogur tenga la consistencia del queso crema. Debería quedar más o menos 1 taza de queso de yogur y 1 taza de líquido escurrido. (Deseche el líquido o úselo según lo indica el segundo consejo de cocina).

Ponga el queso de yogur, el queso crema, la cebolleta, la albahaca y la pimienta en un procesador de alimentos. Mezcle todo muy bien y páselo a un tazón pequeño. Tápelo y déjelo en el refrigerador por 1 hora, cuando menos, para que los sabores se puedan mezclar.

Para 1 taza

Consejos de cocina: Utilice un yogur que no contenga gomas (gums) como espesantes, porque estos hacen que el líquido no se escurra.

El líquido escurrido del yogur (el suero) puede utilizarse en lugar de leche para hacer panqueques (pancakes, hotcakes), muffins (panqués) y pan que no se prepare con levadura.

Sirva este dip con verduras crudas o pretzels o para untar sobre galletas bajas en grasa.

Recomendada (o *DV* por sus siglas en inglés). Es mucho en comparación con la leche semidescremada al 1 por ciento, que sólo ofrece 300 miligramos por ración.

Cómo maximizar sus poderes curativos

Disfrútelo frío. Las bacterias del yogur no resisten las temperaturas altas, por lo que es mejor comérselo frío. Si se piensa agregar a un alimento que se prepara con calor —una salsa, por ejemplo—, el yogur debe añadirse cuando el plato ya se coció y se retiró de la fuente de calor.

Cómprelo fresco. El yogur fresco contiene aproximadamente 100 millones de bacterias en un solo gramo. No obstante, después de permanecer en los estantes de las tiendas por varias semanas este número no tarda en disminuir. Para obtener el máximo de sus cultivos curativos conviene comprar un yogur que tenga menos de una semana de haberse preparado. El mejor lugar es una tienda de productos naturales. Estos establecimientos por lo común venden mucho yogur, por lo que se tiene una probabilidad mucho mayor de obtenerlo recién hecho.

Nota: Si no reconoce algún término usado en este capítulo, vea el glosario en la página 711.

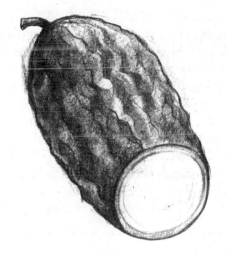

YUCA
Sabor para la sangre

Poderes curativos
Previene la anemia

Reduce el riesgo de sufrir cáncer

Previene las cataratas

Mantiene terso el cutis

También conocida como mandioca y guacamote, este tubérculo feculento con su cáscara de color café y su pulpa de color hueso es popular en muchas cocinas latinoamericanas, en particular en las del Caribe. No se debe confundir con la *yucca*, una planta de hoja perenne que es la flor oficial del estado de Nuevo México en los Estados Unidos. En Latinoamérica la yuca se prepara hervida, asada o frita. Por ejemplo, los cubanos la hierven y luego la sazonan con una salsa de ajo llamada mojo. Los panameños también la hierven, pero la hacen puré y luego rellenan este puré con carne de res para hacer las ricas carimañolas. Los puertorriqueños también la disfrutan en sus famosísimos pasteles. Y ahora, gracias a los jóvenes *chefs* latinos en los EE. UU. que han creado una cocina latina *gourmet* llamada "Nuevo Latino", los norteamericanos están probando y disfrutando de la yuca. Lo irónico es que muchos de ellos ya la han saboreado con gusto sin ni siquiera darse cuenta. Resulta que la yuca se usa para preparar un tipo de pudín llamado *tapioca* que se come mucho en los Estado Unidos.

Quizás no sepan esto tampoco, pero les conviene mucho a los norteamericanos adoptar la costumbre de comer yuca, que después de la papa es la verdura que más se cosecha en el mundo. ¿Por qué? Pues simplemente porque la yuca es muy saludable. Contiene cantidades extraordinarias de hierro, así como la vitamina C necesaria para que su cuerpo absorba este nutriente. Además, se trata de una fuente muy buena de magnesio, el cual hace falta para proteger los huesos, el corazón y las arterias, y también para controlar la presión arterial.

El metal de las mujeres

El hierro es un mineral esencial para que las células de todo el cuerpo reciban el oxígeno que necesitan. Los hombres rara vez tienen problemas para cubrir sus necesidades de hierro a través de la alimentación. Las mujeres en edad fértil, por el contrario, pierden mucho hierro debido a la menstruación. De hecho es posible que las reservas de hierro del 30 por ciento de las mujeres que viven en los Estados Unidos estén bajas, dice la Dra. Sally S. Harris, miembro del profesorado clínico de la Escuela de Medicina de Stanford. Un bajo índice de hierro se manifiesta con cansancio y agotamiento. Si este estado se prolonga, puede derivar en anemia por insuficiencia de hierro.

El hierro se obtiene muy fácilmente de la carne, pero la mayoría de las personas estamos tratando de reducir nuestro consumo de este alimento. Las ver-

(continúa en la página 704)

En la cocina

La yuca es un alimento muy común en algunas partes de Latinoamérica, pero también hay lugares donde se desconoce por completo. Si usted nunca la ha preparado, no se preocupe. Es tan fácil como cocinar una papa.

- Para pelar la yuca, córtela primero en pedazos de 2 a 3 pulgadas (5.1–7.6 cm). Con un cuchillo de pelar (mondar), realice un corte en la cáscara (atravesando las dos capas de la misma), y luego separe un pedazo de cáscara, sin cortarla, con la hoja del cuchillo. Tome el pedazo suelto de cáscara con los dedos y jale para desprenderla.

- Corte cada pedazo a la mitad a lo largo y quite la fibra dura que tiene en el centro.

- Ponga los pedazos de yuca en una olla honda y cubra con agua fría. Deje que rompa a hervir y luego baje el calor para mantener un hervor suave y constante.

- Después de 20 minutos, fíjese si la yuca está cocida. Para ello, introduzca un cuchillo afilado y delgado en la raíz. Si la penetra fácilmente, el pedazo está listo. (No todos los pedazos se cocinan en el mismo tiempo, así que lo mejor será que los revise uno por uno).

- Escurra y sirva como si fuera papa: en trozos, en puré o aderezada con su cubierta favorita.

Yuca al ajo

1 **yuca mediana de aproxi-madamente 1¾ libras (784 g)**

¼ **taza de leche descremada**

¼ **cucharadita de sal**

2 **cucharadas de aceite de oliva extra virgen**

4 **dientes de ajo, picados en trocitos**

Jugo de ½ limón verde (lima)

Pimienta negra molida

Pimienta roja molida (opcional)

POR PORCIÓN

calorías	**201**
grasa total	**7.2 g**
grasa saturada	**1 g**
colesterol	**0 mg**
sodio	**150 mg**
fibra dietética	**1.9 g**

Corte la yuca en pedazos de 2" (5.1 cm) con un cuchillo grande. Corte la cáscara de cada pedazo con un cuchillo de pelar (mondar), guiándose por el "anillo" interior que se encuentra justo debajo de la cáscara. Corte cada pedazo en cuatro trozos a lo largo y luego extraiga la fibra dura del centro. Tire la cáscara y la fibra.

Ponga la yuca en una cacerola grande y cubra con agua fría. Agregue la leche y la sal y revuelva. Deje que rompa a hervir a fuego mediano y luego baje el calor a lento.

Hierva de 25 a 35 minutos, o hasta que la yuca se sienta suave al picarla con un cuchillo. La yuca no se cocina de manera uniforme, de manera que algunos trozos tal vez tarden más que otros. Empiece a revisar a los 25 minutos, introduciendo la punta de un cuchillo afilado en cada pedazo. La yuca debe verse feculenta, con las orillas ligeramente traslúcidas. Escurra. Parta en pedazos más pequeños, si así lo desea.

Ponga 1 cucharada de aceite a calentar a fuego mediano-alto en una sartén antiadherente grande. Agregue el ajo y luego la yuca. Fría, revolviendo constantemente, durante 5 minutos, o hasta que la yuca empiece a dorarse. Retire del calor. Rocíe con la cucharada restante de aceite. Esparza encima el jugo de limón verde. Sazone al gusto con pimienta negra y pimienta roja (si la está usando).

Para 4 porciones

duras plantean dos problemas cuando se trata del hierro: en primer lugar, no contienen mucho, y en segundo, el tipo de hierro que ofrecen (un compuesto de hierro que no contiene hemo) no es absorbido fácilmente por el cuerpo, a menos que al mismo tiempo se tome vitamina C.

Sin embargo, hay excepciones como la yuca, que es una auténtica mina de hierro. Media taza de yuca cocida contiene más de 2 miligramos de hierro, cantidad que equivale al 13 por ciento de la Asignación Dietética Recomendada (o *RDA* por sus siglas en inglés) para las mujeres, o bien al 20 por ciento de la RDA para los hombres. Además, contiene grandes cantidades de vitamina C —casi 21 miligramos, es decir, el 35 por ciento de la Cantidad Diaria Recomendada—; de esta manera, el cuerpo absorbe el hierro con mucha más facilidad.

Otros beneficios

Además de que la vitamina C de la yuca ayude al cuerpo a aprovechar el hierro, se ha demostrado que es un nutriente muy poderoso que previene las enfermedades cardíacas, el cáncer y algunas afecciones que aparecen con la edad, como las cataratas. Además, la vitamina C ayuda al cuerpo a producir colágeno, la sustancia que mantiene tersa la piel. También se ha probado que reduce la duración y la intensidad de los resfriados (catarros), así como de otras infecciones virales.

Los poderes curativos de la yuca no se agotan con las vitaminas que contiene. Lo saben muy bien en algunas regiones amazónicas, donde se prepara una cataplasma (emplasto, fomento) de yuca para tratar los enfriamientos y la fiebre y para aliviar el dolor muscular. En la misma parte del mundo, la esterilidad femenina se trata con un baño de yuca.

Nota: Si no reconoce algún término en este capítulo, vea el glosario en la página 711.

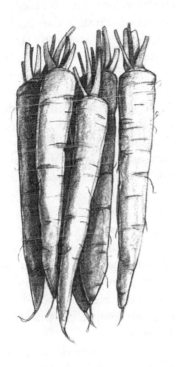

ZANAHORIAS
Buena vista y
buena salud

Poderes curativos
Mejoran la visión nocturna

Reducen el riesgo de sufrir cáncer
y enfermedades cardíacas

De niños a todos se nos dijo que la zanahoria es muy buena para la vista. Y actualmente los investigadores la están viendo con otros ojos también.

El potencial curativo de la zanahoria va mucho más allá de los beneficios que ofrece a la vista. Contiene varios compuestos que tal vez ayuden a prevenir ciertos tipos de cáncer, a bajar el colesterol y a evitar los infartos.

LAS CUALIDADES DEL CAROTENO

La misma sustancia que le da su vivo color anaranjado a la zanahoria también se encarga de proporcionar muchos beneficios a la salud. La zanahoria es rica en betacaroteno, un compuesto antioxidante que lucha contra los radicales libres, las moléculas inestables del cuerpo que contribuyen a producir todo tipo de enfermedades, desde las cardíacas y el cáncer hasta la degeneración macular, la principal causa de pérdida de la visión en los adultos mayores. (Para más información sobre los radicales libres, vea la página 591).

Las investigaciones científicas indican que entre más antioxidantes incluimos en nuestra alimentación, menos probabilidad tenemos de morir de cáncer. En un estudio que abarcó a 1,556 hombres de mediana edad, un grupo de investigadores de la Escuela de Salud Pública de la Universidad de Texas en

En la cocina

La zanahoria cambray (*baby carrot*) es deliciosamente tierna, pero las zanahorias enteras más grandes que se compran en una bolsa muchas veces son demasiado grandes y duras para comerse crudas. Para obtener los beneficios de la zanahoria sin cansar la mandíbula ayuda quitarle el centro duro y fibroso.

Hace falta un cuchillo afilado para cortarle los extremos a la zanahoria. Luego se corta a la mitad a lo largo. El centro queda perfectamente visible. Entonces se introduce la punta de un pequeño cuchillo de pelar (mondar) debajo del centro para desprenderlo con cuidado.

Houston así como del Centro Médico Rush-Presbyterian-St. Luke's y la Escuela de Medicina de la Universidad Northwestern, ambos con sede en Chicago, encontraron que el riesgo de morir de cáncer bajaba en un 37 por ciento en aquellos que recibían la mayor cantidad de betacaroteno y vitamina C a través de su alimentación, en comparación con quienes obtenían la menor cantidad.

Aunque no se agregue vitamina C a la mezcla, el betacaroteno tiene efectos muy significativos. De acuerdo con grandes estudios poblacionales, un bajo nivel de betacaroteno aumenta la probabilidad de desarrollar ciertos tipos de cáncer, particularmente del pulmón y del estómago.

Lo que beneficia a las células del cuerpo también es muy bueno para el corazón. Las pruebas indican que posiblemente se reduzca el riesgo de sufrir enfermedades cardíacas al consumir grandes cantidades de zanahorias así como de otras frutas y verduras ricas en betacaroteno y otros compuestos afines. "Una ración de media taza de zanahorias cocidas contiene 12 miligramos de betacaroteno, más o menos el doble de lo que se necesita para obtener los beneficios", dice Paul Lachance, Ph.D., profesor de Nutrición en la Universidad de Rutgers en New Brunswick, Nueva Jersey.

El poder protector de la zanahoria no se debe únicamente al betacaroteno. También contiene otro antioxidante, el alfacaroteno, que de igual manera parece favorecer la lucha contra el cáncer. En un estudio realizado por investigadores del Instituto Nacional del Cáncer se observó que el cáncer del pulmón afecta con mayor frecuencia a los hombres con un bajo consumo de alfacaroteno que a aquellos que obtienen mayores cantidades de este nutriente.

Ventajas para la vista

El betacaroteno de la zanahoria trabaja a marchas forzadas. Al entrar al cuerpo se convierte en vitamina A y ayuda a mejorar la vista. Este efecto es tan conocido que durante la Segunda Guerra Mundial los investigadores cultivaban zanahorias con un contenido particularmente alto de betacaroteno para ayudarles a los pilotos a ver mejor de noche.

La vitamina A le ayuda a la vista al formar un pigmento morado que el ojo necesita para ver en sitios débilmente iluminados. Este pigmento se llama rodopsina y se encuentra en la parte de la retina que es sensible a la luz. Entre más vitamina A se obtiene, más rodopsina produce el cuerpo. A la inversa, es posible que las personas con un bajo nivel de vitamina A padezcan ceguera nocturna, una afección que dificulta manejar un carro de noche o encontrar una butaca a oscuras en un teatro.

Cómo maximizar sus poderes curativos

Degústela con grasa. El betacaroteno necesita un poco de grasa para atravesar la pared intestinal y penetrar en el cuerpo, según indica John Erdman, Ph.D., coordinador del departamento de Ciencias de la Nutrición en la Universidad de Illinois en Urbana. Por ejemplo, cuando se sirven unos palitos de zanahoria cruda como merienda (botana, refrigerio, tentempié) es buena idea acompañarlos con un poco de *dip*, como un aliño (aderezo) estilo *ranch*.

Cómaselas cocidas. Muchos alimentos son más nutritivos crudos que cocidos, pero en el caso de la zanahoria conviene cocinarla un poco. Lo que pasa es que la zanahoria contiene mucha fibra dietética —más de 2 gramos en una sola—, la cual según el Dr. Erdman atrapa al betacaroteno. El proceso de cocción ayuda a liberar el betacaroteno de las células de la fibra y le facilita al cuerpo absorberlo.

Aproveche el agua. Un problema de cocinar la zanahoria es que algunos de sus nutrientes se pasan al agua en la que se prepara, según explica Carol Boushey, R.D., Ph.D., profesora de Alimentos y Nutrición en la Universidad del Sur de Illinois en Carbondale. Para aprovechar estos nutrientes en lugar de echarlos al fregadero (lavaplatos) se puede utilizar el agua en la que se coció la zanahoria en otra receta, como una salsa, por ejemplo, o para humedecer un puré de papas.

Muélela. Otra forma de liberar una mayor proporción del betacaroteno de la zanahoria es con un cóctel de zanahoria. Cuando la zanahoria se muele en una licuadora (batidora) su fibra se rompe, lo cual le permite al betacaroteno salir, según el Dr. Erdman.

Guárdese los nutrientes. Cuando la zanahoria se compra con hojas es importante cortárselas antes de guardarla. De otra forma esas hojitas tan bonitas funcionan como vampiros, chupándose las vitaminas y la humedad de la zanahoria antes de que uno tenga oportunidad de comérsela.

Nota: Si no reconoce algún término usado en este capítulo, vea el glosario en la página 711.

Ensalada de zanahoria con aliño (aderezo) de limón verde

4 **zanahorias grandes**

6 **cucharadas de yogur natural sin grasa**

1½ **cucharadas de jugo de limón verde (lima) fresco**

1½ **cucharadas de miel**

⅛ **cucharadita de sal**

POR PORCIÓN

calorías	**77**
grasa total	**0.2 g**
grasa saturada	**0 g**
colesterol	**0 mg**
sodio	**116 mg**
fibra dietética	**2.4 g**

Ralle las zanahorias y póngalas en un tazón (recipiente) mediano.

Ponga el yogur, el jugo de limón verde, la miel y la sal en un tazón pequeño y bátalos a mano. Vierta el aliño encima de la zanahoria rallada y revuelva todo muy bien.

Para 4 porciones

Zanahoria a la canela

3   **tazas de zanahorias picadas en rodajas finas**

6   **cucharadas de jugo de naranja (china) fresco**

1½ **cucharaditas de mantequilla sin sal**

¾   **cucharadita de canela molida**

    Pimienta negra molida

POR PORCIÓN

calorías   75
grasa total   **1.7 g**
grasa saturada   **1 g**
colesterol   **4 mg**
sodio   **78 mg**
fibra dietética   **3.2 g**

Ponga las rodajas de zanahoria y el jugo de naranja en una cacerola mediana. Tape la cacerola y ponga a fuego mediano-lento de 6 a 8 minutos, revolviendo un par de veces, hasta que la zanahoria quede cocida pero aún crujiente.

Agregue la mantequilla y la canela y revuélvalas con la zanahoria por 1 minuto para recubrir la verdura. Sazónela al gusto con la pimienta y retire la cacerola del fuego.

Para 4 porciones

Glosario

Algunos de los términos usados en este libro no son muy comunes o se conocen bajo distintos nombres en distintas partes de América Latina. Por lo tanto, hemos preparado este glosario para ayudarle. Esperamos que le sea útil.

Aceite de *canola*. Este aceite viene de la semilla de colza y es bajo en grasa saturada. Sinónimo: aceite de colza. En inglés: *canola oil*.

Ajedrea. Una hierba culinaria que es pariente cercano de la menta (hierbabuena) y tiene un sabor que parece ser una combinación de tomillo y menta. En inglés: *savory*.

Ají. *Vea* **Pimiento**.

Albaricoque. Fruta originaria de la China cuyo color está entre un amarillo pálido y un naranja oscuro. Se parece al melocotón, pero es más pequeño. Sinónimos: chabacano, damasco. En inglés: *apricot*.

Aliño. Un tipo de salsa, muchas veces hecha a base de vinagre y algún tipo de aceite, que se les echa a las ensaladas para darles más sabor. Sinónimo: aderezo. En inglés: *salad dressing*.

Arándano. Una baya azul pariente del arándano agrio. En inglés: *blueberry*.

Arándano agrio. Una baya roja de sabor agrio usada para elaborar postres y bebidas. Sinónimo: arándano rojo. En inglés: *cranberry*. En latín: *Vaccinium macrocarpon*.

***Arugula*.** Hierba italiana con un sabor picantito que actualmente en los EE. UU. se come mucho como parte de las ensaladas. Se consigue en la mayoría de los supermercados.

Asignaciones Dietéticas Recomendadas. Creadas en los EE. UU. en 1941 y revisadas cada cinco años por la Academia Nacional de Ciencias, las Asignaciones Dietéticas Recomendadas (o *RDA* por sus siglas en inglés) son las cantidades de consumo recomendadas de nutrientes. A diferencia de las Cantidades Diarias Recomendadas, que son cantidades recomendadas para todos los adultos, las RDA corresponden a las necesidades nutritivas de varios grupos específicos de la población, entre ellos hombres, mujeres, personas mayores y niños.

En general son usadas por los dietistas al planear dietas específicas para pacientes en hospitales a fin de asegurar que reciban la cantidad adecuada de nutrientes. En la tienda es mucho más probable que usted vea la Cantidad Diaria Recomendada (*Daily Value* o *DV* por sus siglas en inglés) en las etiquetas de los alimentos. En este libro a veces nos referimos a las RDA cuando hablamos de ciertos nutrientes porque la DV no ha sido establecida para algunos de ellos y queremos darle una idea de cuánto debe consumir.

***Bagel*.** Panecillo en forma de rosca con un hueco en el centro. Se cocina en agua hirviendo, luego se hornea. Se puede preparar con una gran variedad de sabores y normalmente se sirve tostado y untado con queso crema.

Batatas dulces. Tubérculos cuyas cáscaras y pulpas tienen el mismo color amarillo-naranja. No se deben confundir con las batatas de Puerto Rico (llamadas "boniatos" en Cuba), que son tubérculos redondeados con una cáscara rosada y una pulpa blanca. Sinónimos de batata dulce: boniato, camote, moniato. En inglés: *yams* o *sweet potatoes*.

Baya de saúco. Fruto de un arbusto británico utilizado como remedio para resfriados (catarros). En inglés: *elderberry*.

Berza. Un tipo de repollo cuyas hojas no forman una cabeza. Son muy nutritivas y pueden aguantar tanto temperaturas muy altas como las muy bajas. Además de ser popular entre los latinos, las berzas son una parte integral de la cocina del sur de los EE. UU. Sinónimos: bretón, col, posarno, repollo, tallo. En inglés: *collard greens*.

Biscuit. Un tipo de panecillo muy popular en los EE. UU. Sinónimo: bisquet.

Bistec. Filete de carne de res sacado de la parte más gruesa del solomillo. Sinónimos: bife, churrasco, biftec. En inglés: *beefsteak* o *steak*.

Bok choy. Un tipo de repollo (vea la definición de este en la página 716) chino.

Brownie. Un pastel (vea la definición de este en la página 715) cremoso de chocolate cortado en trozos cuadrados; a veces se rellena con frutos secos.

Cacahuate. Un tipo de fruto seco que proviene de una hierba leguminosa. Se come en varias formas, entre ellas crudas, tostadas o en forma de una mantequilla. Sinónimos: cacahuete, maní. En inglés: *peanut*.

Cacerola. Una comida horneada en un recipiente hondo tipo cacerola. Sinónimo: guiso. En inglés: *casserole*. También puede ser un recipiente metálico de forma cilíndrica que se usa para cocinar. Por lo general no es muy hondo y tiene un mango o unas asas. Sinónimo: cazuela. En inglés: *saucepan*.

Caldera para asar. Una olla grande de hierro fundido con tapa ajustada usada para preparar guisos (estofados) y otros platillos. En inglés: *Dutch oven*.

Cantidad Diaria Recomendada. Esta es la cantidad general recomendada de un nutriente dado, sea un mineral, una vitamina u otro elemento dietético. Las Cantidades Diarias Recomendadas, conocidas en inglés como *Daily Values* o por las siglas inglesas *DV*, fueron establecidas por el Departamento de Agricultura de los Estados Unidos y La Dirección de Alimentación y Fármacos de los Estados Unidos. Se encuentran en las etiquetas de la mayoría de los productos alimenticios empacados en los Estados Unidos. Corresponden a las necesidades nutritivas generales de los adultos de 18 años y mayores. Si desea averiguar sobre las necesidades específicas de los niños, consulte a su médico o a un nutriólogo.

Cardo de leche. Hierba europea que antiguamente se usaba como remedio para problemas del hígado y que hoy en día se sigue usando para el mismo propósito. Sinónimo: cardo de María. En inglés: *milk thistle*.

Carnes frías (tipo fiambre). Carnes frías de varios tipos, entre ellos jamón, boloña, pavo, rosbif y *salami*, que normalmente se comen en sándwiches (emparedados) a la hora del almuerzo en los EE. UU. En inglés: *lunchmeat*.

Cebolleta. Una hierba que es pariente de la cebolla cuyas hojas altas y delgadas dan un ligero sabor a cebolla a los alimentos. Uno de sus usos populares es como ingrediente de salsas cremosas. También se usa como guarnición para las sopas y ensaladas. Debido a las variaciones regionales entre hispanohablantes, a veces se confunde a la cebolleta con el cebollino o el cebollín. Vea las definiciones de estos últimos abajo para evitar equivocaciones. Sinónimo: cebollino. En inglés: *chives*.

Cebollín. Una variante de la familia de las cebollas. Tiene una base blanca que todavía no se ha convertido en bulbo y hojas verdes que son largas y rectas. Ambas partes con comestibles. Son parecidos a los chalotes, y la diferencia está en que los chalotes son más maduros y tienen el bulbo ya formado. Sinónimos: cebolla de rábano, escalonia, cebolla de cambray, cebollino. En inglés: *scallion*.

Cebollino. Hierba que es pariente de la cebolla y los puerros (poros). Tienen tallos verdes y brillantes con un sabor suave parecido al de la cebolla, Se consiguen frescos durante todo el año. Algunos hispanos le dicen "cebollín" al cebollino, por tanto debe consultar la definición del primero que aparece en la página anterior. Sinónimos: cebolletas, cebollines. En inglés: *chives*.

Champiñon. *Vea* **Hongo**.

Chícharos. Semillas verdes de una planta leguminosa eurasiática. Sinónimos: alverjas, arvejas, guisantes, *petit pois*. En inglés: *peas*.

Chile. *Vea* **Pimiento**.

Chirivía. Una planta de origen europeo con un tallo acanalado de 9 a 12 centímetros de alto, hojas parecidas a las del apio y flores pequeñas y amarillas; su raíz es fusiforme y blanca. Típicamente se hierve y se sirve untada con mantequilla. Sinónimo: chiriva, chiviría, pastinaca. En inglés: *parnsip*.

Chow mein. Un platillo chinoamericano que consiste en verduras guisadas (estofadas), carne y fideos fritos.

Chutney. Un condimento hindú hecho de frutas y especias cocinadas con vinagre y azúcar. Se usa para sazonar los *curries*. Vea de la definición de *curry* abajo.

Colinabo. Una verdura de la familia del repollo (col) cuyo tallo bulboso y hojas son comestibles y saben a repollo y nabo. En inglés: *kohlrabi*.

Corazoncillo. Desde 500 a. C. esta hierba medicinal ha sido utilizada para tratar varios males, entre ellos la curación de heridas. Hoy en día se usa para la depresión. Sinónimos: hipérico, campasuchil, yerbaniz. En inglés: *St. John's wort*.

Curry. Una mezcla de especias indias que se muelen en una piedra especial. Las especias usadas para prepararlo dependen del gusto personal del cocinero, el platillo que se está preparando y la preferencia en una región dada de la India. Entre las especies que se usan para preparar *curry* están la cúrcuma (azafrán de las Indias), el comino, la semilla de cilantro, el fenogreco (alholva), la semilla de hinojo, el azafrán español, el cardamomo, la canela, la cebolla, el ajo y el tamarindo.

Cuscús. Un platillo del Africa del Norte que consiste en pasta de semolina (trigo sin germen ni salvado) que se cocina al vapor en la parte superior de una olla de dos partes.

Embutidos. Cualquiera de las variedades de carnes molidas o picadas que se mezclan con especias y se moldean en una cubierta, la cual normalmente se hace del intestino del animal. Hay muchos tipos de embutidos, entre ellos salchicha, chorizo, perro caliente y salchicha de Frankfurt.

Feta. Un queso griego hecho de leche de cabra. Es blanco, salado y muy desmenuzable.

Filet mignon. Un corte de carne que es tierno, pequeño y no tiene huesos que viene de la parte gruesa del lomo del animal. Algunos hispanos le dicen filete de ternera al *filet mignon*, pero en este libro recomendamos el *filet mignon* de res madura, no de ternera.

Frijoles. Una de las variedades de plantas con frutos en vaina del género *Phaselous*. Vienen en muchos colores: rojos, negros, blancos, etcétera. Sinónimos: alubia, arvejas, caraotas, fasoles, fríjoles, habas, habichuelas, judías, porotos, trijoles. En inglés: *beans*.

Frijoles de caritas. Frijoles pequeños de color beige con una "carita" negra. Sinónimos: guandúes, judías de caritas. En inglés: *black-eyed peas*.

Fudge. Un caramelo semiblando hecho de mantequilla, azúcar y varios aromatizantes, entre ellos chocolate, vanilla y arce (*maple*).

Galletas y galletitas. Tanto "galletas" como "galletitas" se usan en Latinoamérica para referirse a dos tipos de comidas. El primer tipo es un barquillo delgado no dulce (en muchos casos es salado) hecho de trigo que se come como merienda o que acompaña una sopa. El segundo es un tipo de pastel (vea la definición de éste en este glosario) plano y dulce que normalmente se come como postre o merienda. En este libro, usamos "galleta" para describir los barquillos salados y "galletita" para los pastelitos pequeños y dulces. En inglés, una galleta se llama "*cracker*" y una galletita se llama "*cookie*".

Gayuba. Una hierba originaria de Asia tradicionalmente (y actualmente) usada para problemas urinarios. Sinónimos: uvaduz, aguavilla. En inglés: *uva ursi, bearberry.*

Germen de trigo. El embrión del grano del trigo que se utiliza como un suplemento alimenticio agregado al cereal. Se consigue en las tiendas de productos naturales. En inglés: *wheat germ.*

Graham crackers. Galletitas (vea la definición de estas en la página anterior) dulces hechas de harina de trigo integral.

Granola. Una mezcla de copos de avena y otros ingredientes como azúcar morena, pasas, cocos y frutos secos. Se prepara al horno y se sirve en pedazos o barras.

Gravy. Una salsa hecha del jugo (zumo) de la carne asada.

Guiso. Este término tiene variaciones regionales. Para algunos hispanos, se refiere a la comida horneada en un recipiente hondo que en inglés se llama *casserole*. Pero para otros, se refiere a un platillo que generalmente consiste en carne y verduras que se cocina en una olla a una temperatura baja con poco líquido. Sinónimo: *estofado.* En inglés: *stew.*

Haba. Frijol plano de color oscuro (vea la definición de este en la página 713) de origen mediterráneo que se consigue en las tiendas de productos naturales. En inglés: *fava bean.*

Habas blancas. Frijoles planos de color verde pálido originalmente cultivados en la ciudad de Lima en el Perú. Sinónimos: alubias, ejotes verdes chinos, frijoles de Lima, judías blancas, porotos blancos. En inglés: *lima beans.*

Habichuelas verdes. Frijoles verdes, largos y delgados. Sinónimos: habichuelas tiernas, ejotes. En inglés: *green beans* o *string beans.*

Harina de trigo integral. En inglés: *whole-wheat flour. Vea* **Integral**.

Hinojo. Una hierba con un sabor ligero a regaliz (orozuz) que se usa para darles sabor a los licores, los panes y los caramelos (golosinas). También se usa para problemas digestivos. En inglés: *fennel.*

Hoisin. Una salsa china espesa y oscura hecha de frijoles de soya fermentados, ajo, azúcar y sal; se usa para darles sabor a las salsas y los adobos (marinados).

Hongo. Variedad del *fungi* de la clase *Basidiomycetes*. Hay muchas variedades, entre ellas el *shiitake* del Japón y el *Italian brown* de Italia. La variedad pequeña blanca se conoce como champiñón o seta. En inglés los hongos en general se llaman *mushrooms* y los champiñones se llaman *button mushrooms.*

Integral. Este término se refiere a la preparación de los cereales (granos) como arroz, maíz, avena, pan, etcétera. En su estado natural, los cereales tienen una capa exterior muy nutritiva que aporta fibra dietética, carbohidratos complejos, vitaminas B, vitamina E, hierro, cinc y otros minerales. No obstante, para que tengan una presentación más atractiva, muchos fabricantes les quitan las capas exteriores a los cereales. La mayoría de los nutriólogos y médicos recomiendan que comamos los cereales integrales (excepto en el caso del alforjón o trigo sarraceno) para aprovechar de los nutrientes que aportan. Estos productos se consiguen en algunos supermercados y en las tiendas de productos naturales. Entre los productos integrales más comunes están el arroz integral (*brown rice*), pan integral (*whole-wheat bread* o *whole-grain bread*), cebada integral (*whole-grain barley*) y avena integral (*whole oats*).

Magro. Con un bajo contenido de grasa.

Marrubio. Una hierba usada para aliviar el dolor de garganta. En inglés: *horehound.*

Matricaria. Una hierba conocida por los griegos antiguos que actualmente se usa para las migrañas. Sinónimo: margaza. En inglés: *feverfew*.

Melocotón. Fruta originaria de la China que tiene un color amarillo rojizo y cuya piel es velluda. Sinónimo: durazno. En inglés: *peach*.

Merienda. En este libro es una comida entre las comidas principales del día, sin importar ni lo que se come ni a la hora en que se come. Sinónimos: bocadillo, bocadito, botana, refrigerio, tentempié. En inglés: *snack*.

Milenrama. Una hierba que tradicionalmente se ha usado para molestias menstruales y menopáusicas. Sinónimos: real de oro, alcaina, alcanforina. En inglés: *yarrow*.

Millo. Un grano originario de África y Asia que es rico en proteínas. Aunque se come mucho en esos continentes, en los Estados Unidos se usa principalmente como forraje para los animales. No obstante, su valor nutritivo lo ha hecho más popular últimamente y se puede conseguir en las tiendas de productos naturales. Sinónimo: mijo. En inglés: *millet*.

Naturópata. Un doctor o doctora que ejerce la naturopatía, un sistema de tratamiento médico que se basa en la medicina natural. La naturopatía incorpora diversos tipos de tratamiento natural, entre ellos hierbas, alimentos, Ayurveda, homeopatía, hidroterapia, meditación y medicina china.

Nuez. Un fruto seco que proviene de una de las variedades de los árboles del género *Juglans*. Las variedades más populares de esta nuez son la nuez inglesa o pérsica y la nuez negra. Sinónimo: nuez nogal. En inglés: *walnut*.

Olla para asar. Cualquier plato o cacerola de metal, cristal o cerámica con una superficie grande, costados bajos, y que no lleva tapa. Esta se usa para asar alimentos en el horno. Sinónimos: charola. En inglés: *roasting pan*.

Palomitas de maíz. Granos de maíz cocinados en aceite o a presión hasta que formen bolas blancas. Sinónimos: rositas de maíz, rosetas de maíz, copos de maíz, cotufo, canguil.

Pan árabe. Un pan plano originario del Medio Oriente que se prepara sin levadura. Sinónimo: pan de pita. En inglés: *pita bread*.

Panqueque. Un pastel (vea la definición de este abajo) plano generalmente hecho de alforjón (trigo sarraceno) que se dora por ambos lados en una plancha o sartén engrasada. Sinónimo: *hotcake*. En inglés: *pancake*.

Parfait. Un postre francés que consiste en helado cubierto de almíbar (sirope) o frutas y crema batida.

Parrilla. Esta rejilla de hierro fundido se usa para asar diversos alimentos sobre brasas o una fuente de calor de gas o eléctrica en toda Latinoamérica, particularmente en Argentina y Uruguay. En inglés: *grill*. También puede ser un utensilio de cocina usado para poner dulces hasta que se enfríen. Sinónimo: rejilla. En inglés: *rack*.

Pastel. El significado de esta palabra varía según el país. En Puerto Rico, un pastel es un tipo de empanada servido durante las fiestas navideñas. En otros países, un pastel es una masa de hojaldre horneada que está rellena de frutas en conserva. No obstante, en este libro un pastel es un postre horneado generalmente preparado con harina, mantequilla, edulcorante y huevos. Sinónimos: bizcocho, cake, panqué, queque, tarta. En inglés: *cake*.

Pastel blanco esponjoso. Un tipo de pastel (vea la definición de este arriba) ligero que se prepara sin levadura y con claras de huevo batidas. En inglés: *angel food cake*.

Pay. Una masa de hojaldre horneada que está rellena de frutas en conserva. Sinónimos: pai, pastel, tarta. En inglés: *pie*.

Pesto. Una salsa italiana hecha de albahaca machacada, ajo, piñones y queso parmesano en aceite de oliva. Es una salsa robusta para *minestrone* o pasta. Vea la receta para *pesto* saludable en la página 28.

Penne. Un tipo de pasta cortada a lo diagonal para que tenga forma de pluma de ganso.

Pilaf. Un platillo pérsico que consiste en arroz de grano largo sofrito (salteado) en un poco de grasa y cocinado a fuego lento en un líquido saborizado hasta que los granos de arroz estén hinchados pero separados; se le puede agregar pedazos de carne, aves de corral o verduras.

Pimiento. Fruto de las plantas *Capsicum*. Hay muchísimas variedades de esta hortaliza. Los que son picantes se conocen en México como chiles picantes y en otros países como pimientos o ajíes picantes. Por lo general, en este libro nos referimos a los chiles picantes (vea la página 235) o bien a los pimientos rojos o verdes que tienen forma de campana, los cuales no son nada picantes. En muchas partes de México, estos se llaman pimientos verdes o pimientos morrones (vea la pagina 546). En el Caribe, se conocen como ajíes rojos o verdes. En inglés, estos se llaman *bell peppers*.

Plátano amarillo. Fruta cuya cáscara es amarilla y que tiene un sabor dulce. Sinónimos: banana, banano, cambur y guineo. No lo confunda con el plátano verde (plátano macho), que si bien es su pariente, es una fruta distinta.

Queso azul. Un queso suave con vetas de moho comestible de color azul verdoso. En inglés: *blue cheese*.

Regaliz. Una hierba de origen chino cuya raíz dulce se usa para problemas respiratorios y digestivos. Sinónimo: orozuz. En inglés: *licorice*.

Repollo. Una planta verde cuyas hojas se agrupan en forma compacta y que varía en cuanto a su color. Puede ser casi blanco, verde o rojo. Sinónimo: col. En inglés: *cabbage*.

Requesón. Un tipo de queso hecho de leche descremada. No es seco y tiene relativamente poca grasa y calorías. En inglés: *cottage cheese*.

Rodillo. Un palo redondo con dos asas pequeñas usado para amasar pan. Sinónimos: palo de amasar, fuslero, amasador, rollo de pastelería. En inglés: *rolling pin*.

Rotini. Un tipo de pasta italiana.

Sake. Una bebida alcohólica japonesa preparada con arroz fermentado.

Salsa *Worcestershire*. Nombre comercial de una salsa inglesa muy condimentada cuyos ingredientes incluyen salsa de soya, vinagre, melado, anchoas, cebolla, chiles y jugo de tamarindo. La salsa se cura antes de embotellarla.

Shiitake. Un tipo de hongo japonés. Se consigue en las tiendas de productos naturales. En latín: *Lentinus edodes*.

Soya. Un alimento derivado del frijol de soya. Contiene muchos minerales y proteínas y es una parte esencial de la alimentación asiática. Hoy en día se usa como una alternativa vegetariana a la carne de res y también como una terapia alimenticia para las mujeres menopáusicas. Se consigue en las tiendas de productos naturales y en algunos supermercados.

Squash. Nombre genérico de varios tipos de calabaza oriundos de América.

Tabbouleh. Un platillo medio-oriental que consiste en trigo *bulgur* (vea la página 675) con tomates picados, cebolla, perejil, menta, aceite de oliva y jugo de limón.

Tazón. Recipiente cilíndrico sin asas usado para mezclar ingredientes, especialmente al hacer postres y panes. Sinónimos: recipiente, bol. En inglés: *bowl*.

Tempeh. Un alimento parecido a un pastel (vea la definición de este en la página 715) hecho de frijoles de soya. Tiene un sabor a frutos secos y a levadura. Es muy común en las alimentaciones asiáticas y vegetarianas.

Terapia de reposición hormonal. Una terapia para mujeres menopáusicas en que se les administra hormonas femeninas como estrógeno y progesterona con el fin de reponerles sus niveles naturales de estas. Ayuda a prevenir los efectos negativos de la menopausia como los sofocos (bochornos, calentones) y la sequedad vaginal; además, hay indicios de que tal vez proteja a las mujeres contra la osteoporosis. Sin embargo, hay pruebas que indican que la terapia de reposicion hormonal puede incrementar el riesgo de padecer cálculos biliares y tal vez esta esté vinculada con el desarrollo de cáncer de mama, aunque esto no ha sido comprobado. Sólo un médico puede recetar esta terapia. Las mujeres que están pensando en tomar la HRT deben consultar a su doctor primero para informarse acerca de todos los pros y las contras.

Tirabeques. Chícharos (vea la definición de estos en la página 713) que no están bien desarrollados con vainas delgadas y planas; se cultivan para comerse enteros. Sinónimos: chícharos, guisantes o arvejas mollares. En inglés: *snow peas.*

Tofu. Un alimento un poco parecido al queso que se hace de la leche de soya cuajada. Es suso pero cuando se cocina junto con otros alimentos, adquiere el sabor de estos.

Top round. *Round* es un corte de carne de res estadounidense de los cuartos (traseros) del animal. El *top round* es un corte de la parte superior del área del *round* y es más bajo en grasa.

Toronja. Esta fruta tropical es de color amarillo y muy popular en los EE. UU. como una comida en el desayuno. Sinónimos: pamplemusa, pomelo. En inglés: *grapefruit.*

Waffle. Un tipo de pan ligero con una superficie parecida a un nido de abeja perfecta para sostener el almíbar (sirope) que se le echa. Es un alimento que se come con mucha frecuencia en los EE. UU. como parte del desayuno. Sinónimo: gofre.

Wok. Una cacerola (cazuela) grande con un fondo redondo con lados inclinados hacia abajo. Se usa en la cocina china.

Zanahorias cambray. Zanahorias pequeñas, delgadas y tiernas que son 1½" (4 cm) de largo. En inglés: *baby carrots.*

Zucchini. Un tipo de calabaza con forma de cilindro un poco curvo y que es un poco más chico en la parte de abajo que en la parte de arriba. Su color varía entre un verde claro y un verde oscuro, y a veces tiene marcas amarillas. Su pulpa es color hueso y su sabor es ligero y delicado. Sinónimos: calabacín, calabacita, hoco zambo, zapallo italiano. En inglés: *zucchini.*

Índice de términos

Las referencias con letra en **negritas** indican las presentaciones esenciales. Las referencias <u>subrayadas</u> indican que la materia del texto se encuentra dentro de los recuadros.

Antioxidantes (*cont.*)
    para prevenir
        cáncer, 98, 99, 102, 181–82
        degeneración macular, 98, 102
        derrame cerebral, 269
        enfermedades cardíacas, 98, 99, 100,
           304
        Mal de Parkinson, 473
        problemas de envejecimiento, 310–12
        vitamina C, 98–99
        vitamina E, 100
    radicales libres, **591–95**
    silimarina, 35–36
    para tratar, asma, 125–27
Apendicitis, **104–5**
    para prevenir, fibra, 104–5
Apio, **106–9**
    Apio con pimiento rojo, 108
    precauciones con, 107
    para prevenir
        cáncer, 108
        hipertensión, 106–8
    semilla del, 109
Arándanos, 424, 425
Arándanos agrios, **110–14**
    cóctel comercial, 113, 114
    Muffins de millo con arándano agrio, 505
    cómo preparar, 112, 113
    para prevenir
        cáncer, 110–11
        derrame cerebral, 112
        enfermedades cardíacas, 111–12
        infecciones del tracto urinario (*UTI*),
           110, 112–13, 424, 425
    Relish de arándano agrio, 114
Arginina, 381
    fuentes de, 403
    para tratar, herpes, 403
Arroz, **115–19**
    para ácidos grasos, 116–17
    alimento de alta satisfacción, 633
    arroz blanco e integral comparados, 118
    Arroz frito con carne de cerdo y espinacas,
        119
    para bajar el colesterol, 116
    harina de, 296
    integral, 116
    cómo preparar, 117
    para prevenir, cáncer del colon y de mama,
        116–18

Arrugas, para prevenir, berro, 155
Artritis, **120–24**. *Véase también* Gota
    lupus, **466–68**
    para prevenir
        bajar de peso, 124
        evitar grasas, 122–23
        vitamina C, 124
    sensibilidad a los alimentos, 121–22
    para tratar
        ayunos, 121
        crema de capsaicina, 236
        jengibre, 442
        vegetarianismo, 122
Artritis reumatoide, efectos de radicales libres
    en, 594
Arvejas. *Véase* Chícharos; Frijoles
Asignaciones Dietéticas Recomendadas,
    640
Asma, **125–28**
    comidas para ayudar, 127–28
    para tratar
        antioxidantes, 125–27
        selenio, 127
        vitamina C, 126
        vitamina E, 126–27
Aspartamo, 292–94
    precauciones con, 293
Aspirina
    alergia a, precauciones con tomates,
        661
    flavonoides versus, 362–63
Ataques cardíacos. *Véase también*
    Enfermedades cardíacas
    para prevenir, pescado, 540–41
Atún, 543
    Ensalada de atún a la francesa, 545
Avena, **129–34**
    alimento de alta satisfacción, 632, 633
    para bajar el colesterol, 129–31, 133
    enfermedad celiaca, **295–97**
    Galletitas de avena y albaricoque,
        134
    precauciones con, 130
    cómo preparar, 131
    para prevenir
        cáncer, 132
        enfermedades cardíacas, 131–32
Aves de corral, **135–41**
    Caldo de pollo, **176–79**
    codorniz, 137

Electrólitos
para evitar calambres, 167–69
plátano amarillo, 556
Elk. Véase Uapití
Embarazo. *Véase también* Infertilidad
bebés con mayor peso, pescado para, 542
folato, importancia de, 494–95
hierro, 92
leche, 459
precauciones
con multivitamínicos, 263
con vitamina A, 263
Emociones, estrés, **331–33**
Emparedados. *Véase* Sándwiches
Emú, 199
Enfermedad de Alzheimer, **298–300**
aluminio, precauciones con, 300
efectos de radicales libres en, 594
para prevenir
carnitina, 299–300
vitamina E, 298–99
vitaminas B, 299
Enfermedad celiaca, **295–97**
carencias alimenticias por, 295, 297
causas, 295
cereales y harinas sin gluten, 295–96
comida procesada con gluten, 296
cómo manejar las harinas, 296
Enfermedades cardíacas, **301–5**
efectos de radicales libres en, 593–94
por exceso de grasas, 571
grasas malas, 301–2
grasas preferidas, 302–3
en mujer menopáusica, 574
para prevenir
aceite de oliva, 1, 3
acerola, 5
ajo, 19, 20–21, 407, 408
albaricoques, 32
alcachofas, 37–38
alforjón, 46–47
alimentación asiática, 60
alimentación baja en grasa, 66
alimentación mediterránea, 72–74
alimentos de soya, 87
antioxidantes, 98, 99, 100, **304**
arándano agrio, 111–12
avena, 131–32
batatas dulces, 142–44

berro, 155
brócoli, 159
cantaloup, 191
carotenoides, 205–6, 352
cebolla, 217
cereal, 223
cerezas, 228
chiles, 237–38
ciruela seca, 247
coles de Bruselas, 252–53
espárrago, 316
especias, 321–22
fibra, 82–83, **305**, 341
folato, 303–4
frutos secos, 380–81
grosellas, 398
higo, 413
jugo de uva, 446–47
limones y limones verdes, 463
mandarina, 477
manzanas, 480–81
melones, 495–96
naranjas, 508
pectina, 529–30
pescado, 540–42
pimientos, 547
piña, 552
quimbombó, 585
repollo, 502
saponinas, 359
semilla de lino, 617
té, 649–50
toronja, 666, 667
trigo *bulgur*, 676–77
verduras de hoja verde, 685–86
vino, 692
vitamina E, 100
zanahorias, 706
para tratar, flavonoides, 362–63
Enfermedad pulmonar obstructiva crónica, 543
Enfermedades cardíacas en diabéticos, para prevenir, frijoles, 367
Enfermedades por carencias alimenticias, **306–9**
beriberi, 307–8
Cantidad Diaria Recomendada (*DV* en inglés) de vitaminas, 641
escorbuto, 308–9
pelagra, 308